Die

Krankheiten der oberen Luftwege.

Aus der Praxis für die Praxis.

Von

Prof. Dr. Moritz Schmidt,

Zweite, sehr vermehrte und verbesserte Auflage.

Mit 165 Abbildungen im Text und 7 Tafeln.

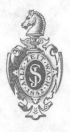

Springer-Verlag Berlin Heidelberg GmbH

1897.

ISBN 978-3-662-39369-7   ISBN 978-3-662-40424-9 (eBook)
DOI 10.1007/978-3-662-40424-9

Druck von Oscar Brandstetter in Leipzig.

Vorrede zur ersten Auflage.

Als mir von der Verlagsbuchhandlung der Antrag gemacht wurde, ein Buch über die Nasen- und Halskrankheiten zu schreiben, wollte ich ihn zuerst ablehnen, da es mir für einen mitten in einer grossen ärztlichen und sonstigen Thätigkeit stehenden Mann fast unmöglich dünkte, ein auf gründlichen Studien beruhendes Buch zu verfassen. Dann aber lockte mich doch der Wunsch, meine mehr als dreissigjährigen Erfahrungen einmal zu sichten und durchzuarbeiten. Ich erwartete davon zunächst einen grossen Nutzen für mich selbst, und dann hoffte ich, meinen Kollegen vielleicht dienlich sein zu können, indem ich ihnen das Wichtigste aus meinen Erfahrungen mittheilte.

Ich habe auf dem Titel gesagt: „Aus der Praxis für die Praxis", weil ich erstens für den praktischen Arzt schreiben wollte, um ihn, wo möglich, an der Hand meines Buches zu überzeugen, dass es für ihn kein unerreichbares Ziel ist, die Handhabung des Spiegels und der Instrumente zu erlernen. Ich kenne einen über fünfzig Jahre alten Kollegen, der sich noch ganz vertraut damit gemacht hat. Meiner Meinung nach kümmern sich die praktischen Ärzte im Allgemeinen zu wenig um die Ergebnisse der Special-fächer, die Meisten verschmähen es, auch nur einmal den Versuch zu machen, sich etwas eingehender damit zu beschäftigen. Andere verlieren nach einem vergeblichen Versuch gleich den Muth und überlassen den Fall vertrauensvoll dem Specialisten. In der Stadt geht dies ja noch an, aber auf dem Lande hat man, trotz der grossen Menge von Specialisten, doch nicht immer gleich einen solchen bei der Hand. Würden die praktischen Ärzte den Versuch, die Handhabung des Laryngoskops zu erlernen, um ein nahe liegendes Beispiel anzuführen, mit ein klein wenig mehr Ausdauer machen, so wären sie bald in dem Stande, eine grosse Menge derartiger Kranker selbst zu heilen, die jetzt den Weg zu dem Specialisten getrieben werden. Der praktische Arzt erklärt in Unkenntniss, theilweise auch in geringschätzender Ablehnung der Ergebnisse dessen, was in dem Specialfache geleistet wird, gar zu gerne die Klagen des Kranken für nervöse. Geht dann der nicht geheilte Kranke zu einem Specialisten und findet dieser mit leichter Mühe als Ursache einer lange dauernden bisher vergeblich behandelten, halbseitigen Trigeminusneuralgie, z. B. einen Mandelpfropf und heilt den Kranken, der durch sein Leiden sehr belästigt war, durch das Auskratzen dieses Pfropfes in wenigen Sekunden, so gewinnt meiner Meinung nach der Specialist ganz unnöthiger Weise an Ansehen und der Hausarzt wird geschädigt, was er hätte vermeiden können, wenn er nur einmal die Spitze der Mandel mit einer Sonde berührt hätte, wobei der Kranke ihm sicher diese Stelle als Ausgangspunkt der Schmerzen bezeichnet haben würde. Ein anderer mir sehr häufig vorkommender Fall ist, dass ich gerufen werde, um einen peritonsillären Abscess aufzuschneiden. Das kann doch jeder praktische Arzt auch thun, dazu bedarf es sicher keines Specialisten. Der praktische Arzt sollte wenigstens so weit die Specialdiagnose beherrschen, dass z. B. Kranke mit Stimmbandpolypen oder Nebenhöhleneiterungen nicht in Bäder geschickt werden, wie das alle Jahre oft vorkommt.

„Aus der Praxis für die Praxis" soll aber zweitens noch sagen, dass ich auch einen Nutzen für das Specialfach von einer regeren Betheiligung der praktischen Ärzte erwarte. Dieselben kommen doch eher als die Specialisten in die Lage, eine Menge Fragen entscheiden zu können, wie die über die Erblichkeit des Krebses, über den hypothetischen Zusammenhang der Ozaena mit Gonorrhoe u. s. w. Sie. kommen öfter dazu, einen Apoplektiker laryngoskopiren zu können, um etwa vorhandene Lähmungen der Stimmbänder im Interesse einer weiteren Ausbildung der Lehre von den Nervencentren im Gehirn und Rückenmark verwerthen zu können und so vieles Andere mehr.

Ich war bemüht, mich bei der Abfassung meines Buches ganz auf den Standpunkt des praktischen Arztes zu stellen und seine Bedürfnisse immer vor Augen zu haben. Der Begriff „praktisches Bedürfniss" kann ja verschieden aufgefasst werden, was mir als solches erschien, hat vielleicht für einen Anderen nicht denselben Werth.

An wissenschaftlich hervorragenden Werken ist ja kein Mangel; wir haben in Deutschland den Vorzug, zwei Werke zu besitzen, wie das von GOTTSTEIN über Kehlkopfkrankheiten und das von SCHECH über Nasen- und Schlundkrankheiten, ausser den mit so vieler Erfahrung geschriebenen Büchern von B. Fränkel, Schrötter, Jurasz und den sonstigen werthvollen Abhandlungen über grössere und kleinere Abschnitte unserer Specialität. Namentlich die neuen Auflagen von Gottstein und Schech sind in der sie so auszeichnenden, kurzen, klaren Darstellung an wissenschaftlichem Werth und Vollständigkeit kaum zu übertreffen. Viele der neueren Werke, die sich nicht auf den Kehlkopf beschränken, haben einen kleinen Nachtheil, dass sie die einzelne Krankheit an drei bis vier verschiedenen Stellen abhandeln, wodurch meiner Empfindung nach die Einheit des Krankheitsbildes leidet.

Ich habe in dem vorliegenden Buche den Versuch gemacht, indem ich mich nur auf den praktischen Standpunkt stellen wollte, jede Krankheit durch das ganze Gebiet im Zusammenhange zu verfolgen. Ob der Versuch gelungen ist, das müssen die Kollegen, namentlich die praktischen Ärzte, entscheiden, hoffentlich unter gütiger Berücksichtigung der mir knapp zugemessenen Zeit.

Eine jede Eintheilung hat ihre Nachtheile und auch die meinige, denn durch sie werden wieder die Krankheiten der einzelnen Abschnitte der oberen Luftwege zerrissen. Mir erschien dies indessen der geringere Nachtheil, der auch zum grossen Theil durch das ausführliche Register ausgeglichen sein dürfte. Es bleiben bei meiner Eintheilung auch eine Anzahl Abschnitte übrig, welche sich die Einreihung in das Ganze nur mittelst der Anwendung eines gewissen Zwanges gefallen lassen wollen. Bei denselben habe ich auch nicht eigensinnig an dem System festgehalten, sondern einzelne Erkrankungen, welche, obgleich zum Ganzen gehörend, doch praktisch eine Gruppe für sich bilden, in besonderen Abschnitten abgehandelt, so die Erkrankungen der Mandeln; andere, wie die Oedeme z. B., bei den eitrigen Entzündungen untergebracht, obgleich ein grosser Theil derselben weder etwas mit Entzündung noch mit Eiter zu thun hat.

Aus Rücksicht auf die Bestimmung des Buches für praktische Ärzte, welche doch nicht so gewöhnt sind, alle einschlagenden Verhältnisse gleich immer vor Augen zu haben, sind wichtigere Gesichtspunkte an verschiedenen Stellen wiederholt worden; denn ich weiss aus Erfahrung, dass es nichts schadet, auf solche wiederholt aufmerksam gemacht zu werden.

Bei der Anatomie habe ich die Kenntniss der systematischen Anatomie vorausgesetzt. Will ein Kollege dieselbe auffrischen, so kann er sein Handbuch hervorholen, oder wenn er keines mehr besitzt, sich eines leihen. Ich habe die Anatomie mehr topographisch genommen. Darin liegt aber die Gefahr, dass ich mich nicht klar und verständlich genug ausgedrückt haben könnte, weil wir Specialisten so gewöhnt sind, mit gewissen anatomischen Begriffen zu arbeiten, dass es uns unbegreiflich erscheinen will, wenn Andere dieselben nicht gleich so zur Hand haben. Ich habe mich nach Möglichkeit bemüht, diese Gefahr zu umgehen.

Eine ausführliche, vielleicht zu ausführliche Darstellung haben die Abschnitte über den chronischen Katarrh, über Physiologie und derjenige über die Nervenerkrankungen gefunden. Ich glaubte, dies thun zu sollen, weil die Kranken mit chronischem Katarrh die bei Weitem grössere Mehrzahl der Besucher unserer Sprechstunden bilden und weil die Kenntniss der Physiologie und der Erkrankungen der Nerven in den oberen Luftwegen so viel zu dem Verständniss wichtiger Vorgänge im übrigen Körper beitragen. Über die genannten Abschnitte bestehen auch, wie ich aus vielfacher Erfahrung weiss, noch so viele Unklarheiten unter den Fachkollegen, dass es wohl nicht schaden dürfte, etwas genauer auf dieselben einzugehen. Ich hoffe nur, dass es mir gelungen sein möchte, diese Unklarheit selbst zu vermeiden.

Einzelne ursächlich wichtige, allgemeine Zustände habe ich, da die Krankheiten der oberen Luftwege doch fast ausschliesslich Theilerscheinungen von Allgemeinerkrankungen sind, in breiterer Weise besprochen, weil es mir nöthig erschien, den Zusammenhang unserer Specialität mit der allgemeinen Medicin immer wieder und wieder zu betonen; andere Krankheiten habe ich nur kurz oder gar nicht berührt, da mein Buch selbstverständlich kein Lehrbuch der inneren Medicin sein soll und kann. Ich habe es ebenfalls unterlassen, eine besondere Beschreibung der Erkrankungen der Centralnervenorgane zu geben, weil dieselben von GOTTSTEIN eine so allgemein als vortrefflich anerkannte Darstellung gefunden haben, dass ich darauf verzichten zu können glaubte, um so mehr, als dieselbe in einem Sonderabdrucke im Buchhandel zu beziehen ist.[1]

Einer Erklärung bedürfte noch die Zusammenfassung verschiedener krankhafter Zustände unter dem Namen „Fernwirkungen". Ich habe in dem Abschnitte hauptsächlich dasjenige besprochen, was sonst als Reflexerscheinungen beschrieben wird. Da aber z. B. das auf mechanischem Wege entstandene Asthma sicher keine Reflexkrankheit ist, es aber doch unzweckmässig gewesen wäre, diese Form von den anderen zu trennen, so habe ich den Ausdruck „Fernwirkungen" gewählt, weil er mir gestattete, die verschiedenen Erkrankungen zusammen abzuhandeln.

---

[1] Verlag von Franz Deuticke, Wien.

Am Schlusse habe ich noch einige praktisch wichtige Abschnitte über in der Halspraxis vorkommende Zustände hinzugefügt, so über Blutungen, über die ärztliche Behandlung von Singstimmen, über die Erkrankungen der Schilddrüse und der Speiseröhre.

Des beschränkten Raumes wegen konnte ich Krankengeschichten nur in der knappsten Form aufnehmen, nur so weit sie mir nothwendig erschienen, um eine Krankheit oder eine Ansicht zu erklären.

Ich habe ferner geglaubt, von der Wiedergabe eines Literaturverzeichnisses absehen zu können, da in der neuen Auflage von Bresgen's: „Krankheits- und Behandlungslehre der Nasen-, Rachen- und Mundhöhle, sowie des Kehlkopfes und der Luftröhre" eine sehr vollständige Literaturangabe enthalten ist, beinahe 3000 Nummern und durch die verschiedenen Centralblätter, besonders durch das so vollständige und mit so gutem Register versehene internationale Centralblatt von Semon das Nachschlagen der in Frage kommenden Stellen sehr erleichtert ist.

Alle Angaben stets bis auf die Quellen zu verfolgen, war mir nicht möglich, weil mir dies meine beschränkte Zeit und die mir hier zugängliche Literatur nicht erlaubten. Die Angaben der nach dem ersten Juli erschienenen Werke und Aufsätze konnte ich leider nur noch ganz vereinzelt verwerthen, da der Druck meines Buches schon im Gange war. Sollten Verstösse gegen die Prioritätsansprüche Anderer vorgekommen sein, so muss ich um Entschuldigung bitten. Wenn es bei Einzelnem den Anschein haben könnte, als ob ich mir fremdes Eigenthum hätte aneignen wollen, so lag mir diese Absicht sicher fern.

Wir älteren Specialisten in der Laryngologie sind alle mehr oder weniger Autodidakten. Als wir anfingen, erschienen noch nicht alle Jahre die mehrere Tausend von Abhandlungen über Nase und Hals; wir mussten uns unseren Weg ohne diese Hülfsmittel selbst suchen. Dadurch ist Jedem von uns, vielleicht nicht zum Nachtheil, eine gewisse Besonderheit im guten Sinne übriggeblieben, gewisse Anschauungen, gewisse Behandlungsmethoden haben wir durch die ganze Zeit und Literatur hinübergerettet und das wird sich auch in meinem Buche bemerklich machen. Vielleicht dürfte dadurch auch Manches darin einen gewissen Werth für meine Specialkollegen haben.

Ich habe in der Behandlung natürlich hauptsächlich das angegeben, was ich als erprobt gefunden; doch will ich mit dem Verschweigen so mancher anderen Methode nicht sagen, dass man die Krankheiten nur auf meine Weise behandeln muss, glaube indessen, dass es für einen praktischen Arzt erwünscht sein dürfte, zu wissen, wie er eine Krankheit behandeln „kann".

Am Schlusse erübrigt mir noch die angenehme Pflicht des Dankes. Vor Allem möchte ich meinem verehrten Freunde Dr. EDINGER danken, der mir bei der Abfassung des Buches mit Rath und That beigestanden hat. Namentlich in den die Nerven behandelnden Abschnitten hat er mit grösster Liebenswürdigkeit mir sein so hervorragendes Wissen und seine reiche Erfahrung als Nervenspecialist zur Verfügung gestellt. Ebenso hat mein Freund Professor C. WEIGERT mir seinen Rath bei pathologisch-anatomischen Fragen mit zuvorkommendster Bereitwilligkeit gegeben. Herr Professor C. FRÄNKEL hatte die grosse Freundlichkeit, mir die Benutzung der Tafeln aus dem Atlas von ihm und R. PFEIFFER zu gestatten und die Anfertigung derselben selbst zu überwachen. Ebenso danke ich auch meinem Freunde Dr. DETTWEILER für seine vielfachen nützlichen Winke in Betreff der Abfassung, und den Herren Dr. AVELLIS, Dr. SPIESS und Dr. REIMANN für die Anfertigung von Auszügen aus meinen Krankenbüchern, für die Hülfe bei der Korrektur und dem Letzteren besonders für die freundlichst übernommene Anfertigung des Registers. Ich denke, dasselbe wird allen Ansprüchen genügen. Mein besonderer Dank gebührt auch noch der Verlagsbuchhandlung, die in so liebenswürdiger Weise allen meinen Wünschen in Bezug auf eine schöne Ausstattung des Buches entgegengekommen ist.

So möge denn in Gottes Namen das Buch zu den Kollegen hinausgehen. Möchte mancher praktische Arzt sich durch dasselbe veranlasst sehen, der so interessanten Wissenschaft der Krankheiten der oberen Luftwege näher zu treten; möchte dadurch recht vielen Kranken Nutzen erwachsen!

Frankfurt am Main, December 1893.

Prof. Dr. Moritz Schmidt.

Vorrede zur zweiten Auflage.

Die Wissenschaft schreitet mit Riesenschritten voran. Es ist wahrlich eine Freude in einer Zeit zu leben, in der alle Jahre so viel Neues in der Medicin gebracht wird, in der beständig neue Gesichtspunkte eröffnet werden und die nun auch in der inneren Medicin grosse, wichtige und bahnbrechende, therapeutische Fortschritte zu verzeichnen hat, denn diese sind doch eigentlich das Endziel aller unserer Bestrebungen. Solche Betrachtungen drängen sich in ganz besonderer Weise Demjenigen auf, der die Aufgabe hat, die zweite Auflage eines Buches nach kaum drei Jahren zu bearbeiten. Ich habe nicht geglaubt, dass diese Aufgabe so bald an mich herantreten würde. Sehr viele freundliche Zuschriften, namentlich auch aus den Kreisen der praktischen Ärzte, hatten mir freilich gezeigt, dass ich die Lehre von den Erkrankungen der oberen Luftwege in meinem Buche in verständlicher Weise vorgetragen und auch in Bezug auf die Eintheilung das Richtige getroffen habe, denn die Darstellung jeder Krankheit in ihrer Ausdehnung durch das ganze Gebiet der oberen Luftwege wurde mir von den Meisten als besonders gelungen und übersichtlich bezeichnet. Abgesehen davon, dass ich diese Eintheilung selbst für praktischer halte, haben mich vornehmlich auch diese Urtheile der Kollegen bewogen, eine wesentliche Änderung darin nicht vorzunehmen.

Zu meiner ganz besonderen Freude haben mich auch viele meiner Specialkollegen versichert, dass sie aus meinem Buche manche Belehrung und Anregung geschöpft hätten.

Eine gründliche Umarbeitung hat der Abschnitt über die Diphtherie und der über die Erkrankungen der Schilddrüse erfahren; der aufmerksame Leser wird aber ausserdem fast auf jeder Seite die bessernde Hand erkennen können, da ich mich bemüht habe, alle Unklarheiten so viel wie möglich auszumerzen und die Ergebnisse der neuesten Forschungen überall nachzutragen und zu verwerthen.

Da inzwischen die Kommission der anatomischen Gesellschaft zur Regelung der anatomischen Nomenklatur ihre Arbeiten vollendet und die Annahme der von ihr vorgeschlagenen Namen empfohlen hat, so habe ich es für richtig gehalten, diese Vorschläge gleich anzunehmen, wenn ich auch einige Bezeichnungen anders gewünscht hätte; eine gleichmässige Benennung hat aber doch so grosse Vortheile, dass die Wünsche des Einzelnen dabei zurückstehen müssen.

Einem mir wiederholt geäusserten Wunsche entsprechend, habe ich die photographischen Abbildungen der in den oberen Luftwegen in Frage kommenden pathogenen Mikroorganismen durch farbige Tafeln ersetzt. Die Mikroorganismen sind jetzt so dargestellt, wie sie der praktische Arzt unter dem Mikroskop sieht. Dank des sehr freundlichen Entgegenkommens meines Herrn Verlegers, sind die Tafeln von der rühmlichst bekannten Firma Werner & Winter dahier in hervorragend schöner Weise ausgeführt worden.

Auch bei der zweiten Auflage hatte ich mich der ebenso freundlichen, wie werthvollen Unterstützung vieler Kollegen zu erfreuen, denen hier einen besonders herzlichen Dank abzustatten mir ein tiefgefühltes Bedürfniss ist. Es sind dies besonders die Herren EDINGER, WEIGERT, LIBBERTZ und für die Herstellung der Tafeln die Herren BENARIO, STRÜBING, LASSAR und KOLISKO. Herr v. GEYER hat sich der Anfertigung des Registers mit grosser Hingebung unterzogen.

Ich kann es schliesslich nicht unterlassen, meinem Herrn Verleger für die so freundliche Erfüllung aller meiner Wünsche in Bezug auf die Ausstattung meinen besten Dank zu sagen.

Möchten die Kollegen diese zweite Auflage ebenso freundlich aufnehmen wie ihre Vorgängerin!

Frankfurt am Main, Januar 1897.

Prof. Dr. Moritz Schmidt.

Inhaltsverzeichniss.

Seite

1. Einleitung 1
2. Anatomie 8
3. Entwicklungsgeschichte und Missbildungen 51
4. Physiologie 60
5. Allgemeine Aetiologie und Therapie 87
6. Untersuchung 109
7. Die örtliche Behandlung 150
8. Die Anaemie und die Hyperaemie des Halses 188
9. Der akute Katarrh 190
10. Der chronische Katarrh 199
11. Die Erkrankungen der vier Mandeln 258
12. Die eitrigen Entzündungen 286
    a) Blennorrhoe 286
    b) Submuköse Entzündungen 288
    c) Perichondritis und Periostitis 300
    d) Die Erkrankungen der Nebenhöhlen der Nase 310
13. Oedeme 342
14. Die Erkrankungen der oberen Luftwege im Gefolge von chronischen
    und akuten Infektionen 351
    a) bei Tuberkulose 351
    b) bei Lupus 404
    c) bei Lepra 408
    d) bei Rotz 410
    e) bei Aktinomykosis 412
    f) bei Sklerom 414
    g) bei Syphilis 419
    h) bei Diphtherie 449
    i) bei Scharlach 505
    k) bei Masern 508
    l) bei Blattern 510
    m) bei Typhus 512
    n) bei Keuchhusten 517
    o) bei Influenza 521
    p) bei Erysipel 525
15. Die Erkrankungen der äusseren Haut, die sich in den oberen Luft-
    wegen zeigen 528
16. Die parasitären Erkrankungen der oberen Luftwege 540

Seite

17. Die chirurgischen Erkrankungen der oberen Luftwege 544
    a) Die Verletzungen, Wunden, Brüche der Knorpel und Knochen 544
    b) Die Verbiegungen und Vorsprünge der Nasenscheidewand . . 550
    c) Die Verwachsungen und Verengerungen 561
    d) Die Fremdkörper 573
18. Die Neubildungen in den oberen Luftwegen 587
    a) Die gutartigen Neubildungen 588
    b) Die bösartigen Neubildungen 620
19. Die Erkrankungen der Nerven in den oberen Luftwegen 655
    a) Die Erkrankungen der Sinnesnerven 659
        aa) Die Erkrankungen der Riechnerven 659
            α) Die Anosmie und Hyposmie 659
            β) Die Hyperosmie 661
            γ) Die Parosmie 662
        bb) Die Erkrankungen der Schmecknerven 663
            α) Die Ageusie und Hypogeusie 663
            β) Die Hypergeusie 664
            γ) Die Parageusie 665
    b) Die Erkrankungen der sensiblen Nerven 665
        α) Die Anaesthesie und Hypaesthesie 666
        β) Die Hyperaesthesie 668
        γ) Die Paraesthesie 672
    c) Die Erkrankungen der motorischen Nerven 677
        α) Die Akinesen und Hypokinesen 678
        β) Die Hyperkinesen 716
           1. Der Laryngismus stridulus 719
           2. Der Kehlkopfkrampf der Erwachsenen . . . 724
           3. Die Aphonia spastica 726
           4. Der nervöse Husten 728
        γ) Die Parakinesen 738
           1. Die perverse Aktion der Stimmlippen 738
           2. Die Ataxie der Stimmlippen 739
           3. Die rhythmischen und zitternden Bewegungen
             der Stimmlippen 741
           4. Das unvollständige Mutiren 746
           5. Die Mogiphonie 747
    d) Die Erkrankungen der vasomotorischen Nerven 747
        α) Die Lähmung der vasomotorischen Nerven 747
        β) Die Reizung der vasomotorischen Nerven 751
20. Die Fernwirkungen 753
21. Die Blutungen 774
22. Die ärztliche Behandlung der Singstimmen 789
23. Die Erkrankungen der Schilddrüse 798
24. Die Erkrankungen der Speiseröhre 831
    Register 853

1. Einleitung.

Ich habe mich bemüht, in den nachfolgenden Abschnitten die Krankheiten der oberen Luftwege getreu meinem Motto: „Aus der Praxis für die Praxis" so zu schildern, dass nicht nur die örtlichen Erscheinungen genau angegeben sind, sondern auch der Zusammenhang derselben mit den Krankheiten des übrigen Körpers immer hervorgehoben ist. Wir dürfen nie vergessen, dass bei Weitem die wenigsten Erkrankungen der oberen Luftwege rein örtliche sind, dass sie im Gegentheil fast immer hervorgerufen oder doch in ihrem Verlaufe wesentlich beeinflusst oder verändert werden durch den Zustand des Körpers im Allgemeinen. Es genügt nicht zu einer richtigen Beurtheilung und Behandlung derselben, dass man mit dem Spiegel in den Hals oder die Nase hineinsieht, sondern es gehört dazu ganz wesentlich eine Untersuchung des ganzen Körpers, die indessen nicht möglich ist ohne ein gewisses Quantum medicinischen Wissens, ohne eine genügende praktische Ausbildung und Übung, und ohne eine gewisse medicinische Begabung, die freilich angeboren sein muss, und die man durch keinen Fleiss ersetzen kann. DE LETAMEND sagt darüber ganz richtig: „Die Kunst der Medicin besteht vor Allem im Handeln; es genügt nicht, dass der Arzt viel weiss, seine ganze Wissenschaft wird unnütz und sogar schädlich, wenn sie nicht eine praktische ist." Das gewisse, nöthige Quantum medicinischen Wissens ist aber leider schwer festzustellen, jedenfalls nicht immer durch die bei uns üblichen Examina, wo der Kandidat vor jeder Station mehr als genügende Zeit hat, sich auf dieselbe vorzubereiten, wie wir es nennen wollen, einzupauken nennt man es gewöhnlich. Man erlebt darin ja erstaunliche Dinge, lernt mitunter Kollegen kennen, von denen man nicht begreifen kann, wie sie mit so wenig Ballast im Schiff durch die gefahrvollen Klippen des Examens durchgesteuert sind; es gelang dies wohl auch nur bei heiterem Wetter, günstigem Wind und einer besonders glücklichen Fahrt. Das Wissen allein genügt jedenfalls nicht. Wir älteren Ärzte haben alle in unserem Leben einzelne Kollegen kennen gelernt, die mit dem umfassendsten Wissen ausgerüstet, es doch nie zu einer erspriesslichen Thätigkeit bringen konnten, weil sie immer nur die Krankheiten sahen, und nicht die kranken Menschen. Diese zu behandeln, lernen einige nie, andere, ich möchte sagen, die meisten, erst in der selbständigen Praxis. Es ist gewiss mit der grössten Freude zu begrüssen, dass man jetzt der Ausbildung der Ärzte in Deutschland nach vollendetem Examen ein weiteres Jahr praktischer Thätigkeit an einem Krankenhause hinzufügen will. Viele, und wahrlich nicht die schlechtesten unter den jüngeren Kollegen, haben dies von selbst gethan, weil sie das Bedürfniss dazu fühlten. Ein auf solche Weise fortgesetztes Studium wird gewiss um so fruchtbringender sein, weil der junge Arzt während seiner weiteren Studien nicht immer den Popanz des Examens vor sich schweben sieht. In Amerika hat die Erkenntniss jener Übelstände zu der Errichtung der sog. postgraduate Schools geführt, d. h. der Fortbildungsschulen nach bestandenem Examen. In England sind die Verhältnisse ganz die gleichen, wenigstens sagt NAPIER in einer einleitenden Vorlesung in dem Mungo's College in Glasgow: „I implore you to remember from the first, from the very commencement of your professional studies, that the aim and object of those studies is not primarly or to any important degree to enable you to pass certain examinations, but that their object is to teach you your work and to train you in the duties of your profession." (Ich bitte Sie dringend, sich zuerst, gleich im Beginn Ihrer Berufsstudien zu erinnern, dass der Zweck und die Absicht jener Studien weder in erster Linie noch überhaupt in irgend einem erheblichen Grade die sind, Sie zu befähigen, gewisse Examina zu bestehen, sondern dass deren Absicht ist, Sie Ihre Arbeit zu lehren und Sie in den Pflichten Ihres Berufes zu erziehen.) Aber auch damit werden höchstens diejenigen als Meister der praktischen Medicin in das Leben gesendet werden, die das Glück gehabt haben, längere Zeit Assistenten an einem klinischen Institute gewesen zu sein, denn im Allgemeinen lernt der Arzt das Beste doch immer in seiner eigenen Praxis. Wegen der Nothwendigkeit, Erfahrungen in selbständiger Praxis sammeln, habe ich mich sehr gefreut, dass der Versuch, den Specialisten die allgemeine Praxis verbieten zu wollen, gescheitert ist. Meiner Meinung nach sollte ein Specialist eher gezwungen werden, wenigstens eine Zeit lang eine solche zu treiben. Wir können uns alle aus unserer Jugend erinnern, wie es uns erging, als wir zum ersten Male ohne den sicheren Rückhalt des Herrn Professors oder seines poliklinischen Assistenten, gefüllt mit all dem Schönen und Guten, was wir bis dahin theoretisch gelernt hatten, allein an einem Krankenbette standen. Ich kann es noch immer an meinen jungen Kollegen bemerken, deren erfrischenden Umgang zu geniessen ich seit Jahren den Vortheil habe, dass es doch nur einzelne hervorragende Geister sind, welche die Praxis zu der Vervollkommnung ihrer wissenschaftlichen Ausbildung nicht nöthig haben; wir dii minores erinnern uns aus dem Beginn unserer praktischen Thätigkeit noch recht gut, dass man es doch erst lernen muss, sein Wissen in das Praktische zu übersetzen. Erst in der Praxis lernt der Arzt, „Arzt und Mensch zu sein, wenn er dem Kranken mit allen seinen Hoffnungen und Sorgen gegenübersteht und den Menschen und nicht die Krankheit behandeln soll", wie das v. LEYDEN so schön in seiner Eröffnungsrede des Vereins für innere Medicin ausgesprochen hat.

Ich glaube, dass ich mir in dieser Frage ein Urtheil erlauben darf, da ich 26 Jahre lang eine ausgedehnte Familienpraxis gehabt habe und sie erst aufgab, als ich sie mit dem Specialfach unmöglich mehr vereinigen konnte, sodann aber auch, weil ich, wie erwähnt, seit Jahren mit einer grösseren Anzahl junger Kollegen und praktischer Ärzte verkehre, und mich bei ersteren überzeugen konnte, dass es mit ihrer so ganz hinreichenden allgemeinen und specialistischen praktischen Ausbildung doch nicht so bestellt ist, wie BRESGEN angenommen hat, obgleich die bei Weitem grössere Mehrzahl unter meinen Assistenten und Volontären zu den tüchtigsten Ärzten gehörte. Ich rede hier nicht allein von den Vierwochenspecialisten, sondern auch von solchen, welche sich um die specialistische Ausbildung besonders bemüht haben. Wie wenige unter ihnen sind trotzdem anfangs im Stande, eine bestimmte Diagnose zu machen. Bei den praktischen Ärzten ist hingegen die Ausbildung fast ausnahmslos meistens nicht genügend specialistisch. Der gewöhnliche praktische Arzt sollte doch in der Untersuchung des Halses soweit geübt sein, dass er in den leichteren Fällen eine Diagnose stellen, wenigstens die gewöhnlicheren Krankheiten auch selbst behandeln und beurtheilen könnte, in welchen Fällen es nöthig ist, einen geübteren Kollegen zu Rathe zu ziehen. Einzelne besondere Fälle und gewisse technisch schwierigere Eingriffe werden immer dem Specialisten zufallen müssen. Bei den sog. Specialisten ist aber die Ausbildung oft auch wieder zu einseitig specialistisch. Es sollte doch nicht vorkommen, dass ein Asthmakranker ein halbes Jahr in der Nase geätzt wird, wenn das Asthma durch eine Stenose des Aortenostiums verursacht ist, oder dass eine auf Verdauungsstörungen beruhende Hyperämie des Halses Jahre lang örtlich behandelt wird, während eine Regelung der Diät und eine abführende Kur sie rasch geheilt haben würde. Freilich wird auf manchen Universitäten auf den Zusammenhang des örtlichen mit den allgemeinen Leiden nicht genug Werth gelegt. Habe ich es doch selbst gesehen, dass ein hochgradiger Halsphthisiker in einer Universitätshalsklinik sofort kokainisirt und mit Milchsäure behandelt wurde, ohne dass durch eine Untersuchung der Brust festgestellt worden wäre, ob es angebracht gewesen, den Kranken den Unannehmlichkeiten, um es gelind auszudrücken, einer so eingreifenden örtlichen Behandlung auszusetzen. Ich hätte dem äusseren Ansehen des Kranken nach denselben schwerlich überhaupt örtlich behandelt.

Ist es da zu verwundern, dass der betreffende Kollege ein ungünstiges Urtheil über die Milchsäure hat? Ich hatte bei dem
Vorgang den Eindruck, als ob die Brustuntersuchung in die
Machtsphäre des inneren Klinikers gehöre. Ist es da zu verwundern, wenn es der Schüler seinem Lehrer nachmacht?

Das Bedürfniss nach allgemeiner Ausbildung wird im Laufe
der praktischen Thätigkeit immer lebhafter; von Bergmann sagt
in der Vorrede zu dem Buch von O. Körner über die otitischen
Hirnerkrankungen: „Je mehr der Specialist sein Fach beherrscht,
desto mehr drängt es ihn, die Beziehungen desselben zur Ge-
sammtmedicin zu pflegen."

Wären die praktischen Ärzte mehr darauf bedacht, sich von
den Errungenschaften der Specialfächer Kenntniss zu verschaffen,
so würde auch das Verhältniss der praktischen Ärzte zu den
Specialisten besser werden, wenigstens bei anständigen Kollegen.
Unanständige wird man auch mit Hülfe eines Kodex kaum anders
machen. Jeder Laie wird einsehen, dass sein Hausarzt unmöglich
auch noch in allen Specialgebieten vollkommen sein kann, aber
es macht doch einen besseren Eindruck auf den Kranken, wenn
ihm dieser sagt: „Ich besitze nicht die für Ihren Fall nöthigen
Instrumente und will deshalb den specialistischen Kollegen bitten,
dass er Sie untersuche, und wir werden dann zusammen be-
rathen, was für Sie das Beste sei." Für einen viel beschäftigten
Hausarzt ist es natürlich mitunter lästig, ja unmöglich, seine
Kranken zu dem Specialisten zu begleiten, aber einen Brief
könnte er ihnen doch mitgeben. Ich habe es immer so gehalten, dass ich, wie es ja an vielen Orten überhaupt Sitte ist,
keinen ersten Besuch in dem Hause des Kranken ausser im
Beisein des Hausarztes mache, die folgenden nur mit dessen
Zustimmung. Freilich fehlen da auch die Hausärzte nicht selten
darin, dass sie eine Konsultation, namentlich mit einem jüngeren
Kollegen, verweigern. Wie weit dann der Specialist noch an
die üblichen kollegialen Verpflichtungen gebunden ist, das bleibt
eine Taktfrage für jeden einzelnen Fall; ebensowenig ist er,
meiner Ansicht nach, dem Kollegen über die Kranken eine
Rechenschaft schuldig, welche ihn von sich selbst aus in seiner
Sprechstunde besuchen. Findet der Specialarzt hier bei der
Untersuchung ein allgemeines, bisher nicht entdecktes Leiden, so
wird jeder anständige Kollege sich darüber mit dem Hausarzt
ins Benehmen setzen.

Zum Schluss dieses Abschnittes möchte ich noch betonen,
dass man vor aller örtlichen und allgemeinen Behandlung doch
auch in Betracht ziehen sollte, ob die Beschwerden des Kranken
derartige sind, um eine unter Umständen langwierige oder auch
recht kostspielige Behandlung zu rechtfertigen. Die Beschwerden
sind bei vielen Kranken ausserordentlich geringfügig, selbst bei
verhältnissmässig stärkerem, chronischem Katarrh, und es ist in

solchen Fällen zu erwägen, ob man dem Kranken grössere Opfer an Gewohnheiten, Bequemlichkeiten, ganz besonders im höheren Alter, oder auch grössere pekuniäre Opfer zumuthen darf. Ich möchte zur Erklärung einen Fall anführen, in welchem ein junger Kaufmann aus der Umgegend einer grösseren Stadt, der eben ein Geschäft angefangen hatte, von einem Specialisten wegen eines ziemlich geringfügigen Nasenkatarrhs viele Wochen lang durch örtliche Einblasungen behandelt wurde. Der betreffende Specialist war in seinen Honorarforderungen gar nicht unmässig, allein die Kosten der Reise betrugen für den Kranken jedes Mal 16 bis 17 Mark. Derselbe hatte im Ganzen, ehe er mich konsultirte, bereits zwischen 600—700 Mark für ein relativ so unbedeutendes Leiden ausgegeben. Abgesehen davon, dass die Summe für einen kleinen Kaufmann auf dem Lande doch recht gross ist, war ihm die nothwendige öftere Abwesenheit aus seinem noch jungen Geschäft das Unangenehmste. Ich verordnete dem Kranken Nasenbäder und Salolgurgelungen, regelte vor Allem seine Diät, versicherte ihm, dass er kein schlimmeres Leiden habe und hörte nachher, dass durch diese einfachen Verordnungen alle seine Beschwerden geschwunden waren. In diesem Falle hat jedenfalls der Aufwand von Mitteln und Zeit nicht der Erkrankung entsprochen.

Hypochondere Kranke sollte man erst recht nicht ohne genaue Untersuchung abfertigen, sie halten sich doch für krank, für sehr krank meistens. Am ehesten kann man ihnen noch Eindruck machen, wenn man sie vorher genügend untersucht hat, sonst glauben sie einem sicher nicht. Sagt man aber einem Hypochonder: „Sie sehen, dass ich Sie jetzt gründlich von Kopf bis zu Fuss untersucht habe, von dem von Ihnen gefürchteten Leiden habe ich aber keine Andeutungen gefunden", so nutzt man mehr, als wenn man ihm sagt: „Das sind lauter Einbildungen von Ihnen", denn der Kranke fühlt doch die Beschwerden, wenn er auch ihre Bedeutung nicht richtig beurtheilt.

Noch schlimmer ist es, wenn ein Arzt aus Unkenntniss, mangelhafter Ausbildung oder aus noch schlimmeren Ursachen Kranken Leiden anuntersucht, welche sie gar nicht haben. Man versetze sich nur in die Lage eines Menschen, dem sein Arzt Schwindsucht zuschreibt, wenn dieser zu der Diagnose durch eine allzu oberflächliche Untersuchung gekommen ist. Schon aus einfach praktischen Gründen sollte man doch recht vorsichtig sein. Ein Mensch, dem einmal Schwindsucht anuntersucht ist, findet so leicht in keiner Lebensversicherung mehr Aufnahme. Ich schreibe hier aus vielfacher Erfahrung. Ein Lungen-Hypochonder hält von da an alle Ärzte, die ihm das Gegentheil sagen, für gutmeinende Lügner.

Kinder sollte man mit derselben Offenheit behandeln, mit welcher sie einem in der Regel entgegenkommen. Geschickten

Kindern, und das sind doch die meisten!, sollte man nie sagen: ich werde dir nicht wehe thun, wenn man es nachher doch thun muss. Sie nehmen dies sehr übel. Ich sage ihnen meistens: „Ich muss dir jetzt wehe thun, das ist aber nöthig, um dich gesund zu machen, der Schmerz dauert aber nur ganz kurz." Viele der von mir Operirten geben mir beim Fortgehen ganz freundlich die Hand und kommen auch ganz gern wieder, wenn ich ihnen sage: „Das nächste Mal brauche ich dir nun nicht wieder wehe zu thun."

Noch eine Bemerkung kann ich nicht unterdrücken, dass viele Kollegen in ihren Verordnungen nicht genau genug sind. Sagt man einem Kranken nur: „Nehmen Sie die Tropfen ein," so weiss er doch nicht, wenn auch „Dreimal täglich 30 Tropfen zu nehmen" auf dem Glase steht, ob er sie rein oder in Wasser, vor oder nach dem Essen etc. nehmen soll. Ebenso ist es mit den Diätverordnungen, mit dem Nasenbad etc. Ich habe mir eine Gebrauchsanweisung für das Letztere drucken lassen, denn es ist ja natürlich sehr langweilig, Tag für Tag diese einer grösseren Anzahl Kranker wiederholen zu müssen, und doch kann man durch eine genaue Verordnung viel Schaden für die Ohren verhüten.

Nach meiner Erfahrung kann ich jüngeren Kollegen auch noch den Rath geben, in ihren Verordnungen recht streng zu sein, man erreicht dadurch viel mehr. Mit Kranken, welche dem Arzte doch nicht folgen, legt man wenig Ehre ein. Er verkündet dann: „Der und der hat mich behandelt, aber ich habe nicht viel Nutzen davon gehabt." Dass er selbst die Ursache des Misserfolges war, setzt er nicht hinzu.

Über die Art und Weise, wie die Praxis geübt werden sollte, drückt sich NAPIER in seiner oben erwähnten Rede sehr gut so aus: „Some men work to make a living, some for ambitious sake and some for the pure love of doing good to their fellow creatures. Now I presume, that the most of us take up the medical profession with the object of making a living and a very good object it is, too. I am not going to pretend to you, that our one and only stimulus is the opportunity presented to us through our profession of doing good; you all know, that it is not so; you have decided to join the ranks of the medical profession in order to make your way in the world. This is your primary object, but to this is added the great pleasure of knowing that inseparably bound up in the practice of that profession is the fact, that we are benefitting mankind. What a stimulus should this be to us, to make our work as perfect as we can, not only during our students days, but through the whole of our career." (Einige arbeiten, um ihren Lebensunterhalt zu gewinnen, andere aus Ehrgeiz und noch andere mit dem reinen Wunsche, ihren Mitmenschen Gutes zu erweisen. Ich nehme an, dass die Meisten unter uns den ärztlichen Beruf erwählen, in der Absicht, den Lebensunterhalt zu gewinnen, und es ist in der That eine recht gute Absicht. Ich will Ihnen nicht einreden, dass unser alleiniger Beweggrund die uns gebotene Gelegenheit ist, durch unseren Beruf Gutes zu thun. Sie alle wissen, dass das nicht so ist. Sie haben sich entschlossen, in den medicinischen Beruf einzutreten, um ihren Weg in der Welt zu machen. Dies ist ihr Hauptzweck, aber dazu gesellt sich die grosse Freude, zu wissen, dass untrennbar verbunden mit der Ausübung dieses Berufes die Thatsache ist, dass wir der Menschheit nützen. Was sollte uns das für eine Anregung sein, unsere Arbeit so vollendet zu thun, wie wir können, nicht nur während der Tage unseres Studiums, sondern während unseres ganzen Lebenslaufes!)

2. Anatomie.

Die äussere Nase wird in ihrem oberen Theil, welcher hauptsächlich die Gestalt derselben bestimmt, durch die *Processus nasales* des Oberkiefers ...d die *Ossa nasi* gebildet. Da die äussere Nase ein lediglich dem Menschen angehörendes Organ ist, und dieselbe also den Menschen erst zum Menschen macht, so haben die *Ossa nasi* eine nicht zu unterschätzende Bedeutung. Sie nehmen gewöhnlich etwa die obere Hälfte der Nase ein; im vergangenen Jahre fand ich sie einmal nur in einem Viertel der Nasenlänge bei sonst wohlgestaltetem Organ. Die Verlängerung der *Ossa nasi* nach unten sind fibrösknorplige Platten, die *Cartt. triangulares,* deren unterer Rand als Umgrenzung des inneren Nasenlochs sich etwas nach innen umschlägt und dadurch vorspringend das *Limen nasi* bildet, den Grenzwall zwischen dem Vorhof (*Vestibulum*) und der eigentlichen Nasenhöhle. Über dem *Limen* liegt das *Atrium meatus medii*, in das von oben her der schräg herabsteigende *Agger nasi*, das Rudiment einer vorderen Muschel hineinreicht. *Sulcus olfactorius* ist die schmale Spalte, die vom *Atrium* aus zwischen dem *Agger nasi* und dem Dach der Nasenhöhle gegen die *Lamina cribrosa* und gegen den vorderen Theil der *Regio olfactoria* hinaufführt. *Recessus sphenoethmoidalis* ist die im Bereich der oberen Muschel liegende, zuweilen von einer *Concha suprema* überragte, dem oberen Nasengang parallele Rinne. *Meatus nasopharyngeus* ist der unter dem Keilbeinkörper durch in den Pharynx sich öffnende Theil des Nasenraumes. Als *Meatus nasi communis* wird die auf beiden Seiten des Septum liegende, durch die gesammte Höhe des Nasenraums sich erstreckende Spalte bezeichnet. Auf dem Nasenrücken fühlt man unterhalb der *Ossa nasi* die knorplige Scheidewand, schmal mit ziemlich scharfen Formen, durch; im erkrankten Zustande ist sie verdickt, rundlich. An die *Cartt. triangulares* legen sich nach ausen bogenförmig verlaufend die seitlichen Nasenflügelknorpel, die *Cartt. alares majores et minores* an und bilden das feste Gerüste des Nasenlochs. Sie überragen die Scheidewand etwas nach vorn und unten, wodurch die seichte Furche, welche die meisten Menschen an der Nasenspitze haben, gebildet wird. Auf der Knorpelschicht nach aussen liegen die Muskeln des Naseneingangs, der *Levator alarum nasi* und der *Depressor*.

Nach innen finden sich am Naseneingang die *Vibrissae* mit ihren tiefen Haarbälgen und dazu gehörigen Schweiss-. und Fettdrüsen. Diese geben nicht selten zur Bildung von Aknepusteln und Furunkeln Anlass. Man unterscheidet das äussere und das schon erwähnte innere Nasenloch.

Die Scheidewand der Nase besteht aus drei Bestandtheilen: dem knöchernen Vomer, der sich von dem Rande der Choanen hinten oben in schräg absteigender Linie nach vorn unten zieht und 1 cm hinter dem Eingang der Nase spitz endet. Über ihm schliesst sich hinten die senkrechte Platte des Siebbeins an bis zu einer fast horizontalen, dem unteren Ende der Nasenknochen entsprechend nach hinten gehenden Linie; vorn und unten wird die Scheidewand ergänzt durch die *Lamina quadrangularis*, die unter normalen Verhältnissen bis in d. höhere Alter knorplig bleibt (Taf. I, Fig. 1 und 2.) In ihrem untersten Theile nach hinten an der Grenze des Vomer liegt, sehr oft leicht zu finden, die Öffnung des vomeronasalen (JACOBSON'schen) Organs. Es ist dies ein in dem Thierreiche mehr ausgebildetes, schlauchförmiges, · Nerven enthaltendes Organ. Beim Menschen ist es nur angedeutet, wenige Millimeter lang nach hinten ziehend. Dasselbe wurde zuerst von RUYSCH 1703, von KÖLLIKER 1877 genauer in der Festschrift für RINECKER beschrieben. Man vergleiche hierüber Tafel I, Fig. 2, wo die Öffnung des erwähnten Organs gezeichnet ist. Um seine Öffnung liegen auch beim Menschen die vomeronasalen (JACOBSON-HUSCHKE'schen) Knorpelchen, die DURSY zuerst genauer abgebildet hat. Von Manchen wird das vomeronasale Organ seiner Lage nach beschuldigt, Ursache der gerade an dieser Stelle häufiger vorkommenden Vorsprünge am Septum zu sein. Ich glaube mit den Meisten, dass, wie in dem betreffenden Abschnitte auseinandergesetzt werden wird, es mehr das Zusammenstossen des knöchernen und des knorpligen Septums an der Stelle ist, welches Anlass zu den erwähnten Missgestaltungen der Scheidewand giebt. Die Scheidewand der Nase in allen ihren drei Theilen besteht aus zwei Platten, welche zwischen sich eine diploeartige Substanz enthalten. Die Scheidewand der Nase geht nach oben durch bis an die *Lamina cribrosa* des Siebbeins. Man kann mit der Sonde bis dahin gelangen, was immerhin wichtig zu wissen ist zur Vermeidung von Gefahren bei Operationen in dieser Gegend, da dicht über der *Lamina cribrosa* das Gehirn liegt.

Nach aussen vom oberen Ende der Sonde würde dann das Siebbein mit seinen Zellen liegen. Sie bilden nach der Nasenhöhle zu eine senkrechte Platte, die *Lamina papyracea*, an deren oberen hinteren Theil die mitunter doppelte obere Muschel eingefügt ist, darunter die mittlere etwas weiter nach vorn gehend, aber noch ganz im Bereich der senkrechten *Lamina papyracea*. Sie kann, weil sie weiter nach vorn reicht, bei der *Rhinoscopia anterior* gesehen werden, was bei der oberen beinahe nie der

Fall ist. Letztere sieht man nur von hinten bei der *Rhinoscopia posterior* und auch da selten.

Unter der mittleren Muschel befindet sich die untere, dieselbe nach vorn, und, wenn auch in geringerem Maasse, nach hinten überragend. Die untere Muschel gehört nicht mehr zum Siebbein, sondern bildet einen Knochen für sich. An dem Oberkieferbein nach innen quer vor der Highmorshöhle befestigt, überragt sie die hintere Choanenfläche um ein klein wenig. Von dem Boden der Nasenhöhle ist der untere freie Rand der unteren Muschel im normalen Zustande durch einen Zwischenraum getrennt. Den Raum zwischen dem Boden und der unteren Muschel nennt man den unteren Nasengang, den zwischen unterer und mittlerer den mittleren und den zwischen mittlerer und oberer den oberen.

Von grosser Wichtigkeit ist es, sich die Lage und die Ausmündung der verschiedenen Nebenhöhlen der Nase klar zu machen.

Die Nebenhöhlen sind bei dem Neugeborenen bereits angedeutet. Nach HARKE können die Kieferhöhlen und die Siebbeinzellen schon beim zweijährigen Kinde mit Eiter gefüllt gefunden werden. Die Stirnhöhle und die Keilbeinhöhle scheinen sich etwas später zu entwickeln. Die Nebenhöhlen erreichen ihre im Verhältniss zum Schädel richtige Ausdehnung zur Zeit des Zahnwechsels, vorher verhindern dies bei der Kieferhöhle die Zahnsäckchen. Im achten Jahre kann der *Sinus maxillaris* (*Antrum Highmori*) schon praktisch wichtig werden, im zwölften ist er fast immer fertig ausgebildet. Vor der zweiten Zahnung liegen die Zahnsäckchen gerade in der *Fossa canina*, was es verbieten würde, einen Versuch der Eröffnung von vorn zu machen.

Die Bedeutung der Nebenhöhlen wird verschieden aufgefasst. Die Ansicht VIRCHOW's, dass sie zur Erleichterung des Gewichts des Gesichtsschädels hohl seien, hat mir immer am meisten eingeleuchtet.

Die Kieferhöhle (der *Sinus maxillaris*) kommt eigentlich erst dadurch zu Stande, dass die grosse Öffnung im Oberkieferbein, der *Hiatus maxillaris*, durch die Vorlagerung der unteren Muschel geschlossen wird. Der *Processus maxillaris* und *ethmoidalis* der unteren Muschel verbinden sich mit dem vom Siebbein von vorn oben nach hinten unten heruntersteigenden *Processus uncinatus oss. ethm.* zum Schluss des *Hiatus max.* Während so der grössere Theil des Hiatus knöchern verschlossen wird, zeigen sich, aber in der Regel nur über dem *Processus uncinatus*, Spalten und Löcher in der Wand, welche theilweise durch Duplikaturen der Schleimhaut geschlossen werden, theilweise als Mündungen der Kieferhöhle in die Nase offen bleiben. Die Hauptöffnung liegt normal über dem oberen konkaven Rande des *Processus uncinatus* bei *a* der Abbildung, Fig. 1. In dem unteren Nasengang sind accessorische Mündungen selten, gewöhnlich ist die ganze äussere Wand desselben knöchern. HARKE hält die accessorischen Öffnungen,

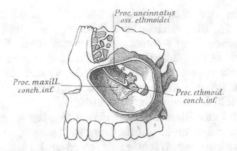

Fig. 1.
Linker Oberkiefer, äussere Wand der Highmorshöhle weggenommen (Henle).

die er beim Kinde nie gefunden, für Durchbruchstellen früher
vorhanden gewesener Empyeme. Meistens ist aber der Ausführungsgang der Kieferhöhle nicht eine Lücke, sondern ein
Gang der gerade, gekrümmt oder geknickt verlaufen kann. Im
letzteren Falle, wie er z. B. auf der Fig. 2 dargestellt ist, könnte
man ihn nicht sondiren.

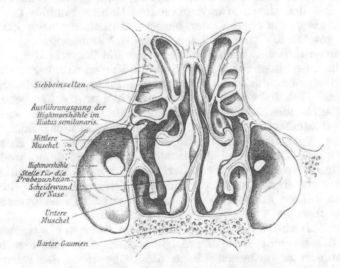

Fig. 2. Frontalschnitt durch die Nase (B. Fränkel).

Die normale Öffnung befindet sich in dem *Hiatus semilunaris*
unter dem vorderen Ende der mittleren Muschel nach aussen, in
der Regel etwas weiter nach hinten von der der Stirnhöhle oder
mit ihr vereinigt.

Die Kieferhöhle selbst liegt also nach aussen von der unteren
Muschel. Sie reicht nach vorn so weit wie die Muschel, nach
hinten nicht ganz so weit, nach oben bis an die Orbita, nach
unten geht sie in den Alveolarfortsatz hinein, also etwas tiefer

als der Boden der Nasenhöhle. Bisweilen sendet sie noch eine Ausbuchtung in die horizontale Platte des Oberkiefers hinein. Von vorn gesehen liegt sie nach aussen von dem Wurzelfache des Eckzahns und senkrecht über den Backenzähnen. Die hintere nach der *Fossa sphenomaxillaris* sehende Wand hinten über dem Weisheitszahn ist wie die anderen sehr dünn. Czerny hat die Kieferhöhle mehrfach von da aus eröffnet.

Dieselbe ist zuweilen durch senkrechte oder wagrechte Scheidewände in zwei oder mehr Abtheilungen getheilt, was in seltenen Fällen von praktischer Wichtigkeit werden kann. Ich hatte einmal bei einem Kranken die Probepunktion vom unteren Nasengang aus mit positivem Erfolge gemacht, bohrte dann von unten von einer Zahnlücke durch den Alveolarfortsatz an, etwas weit hinten, da dort gerade ein Zahn fehlte. Beim Ausspülen erhielt ich klares Wasser zu meinem grossen Erstaunen. Eine nochmalige Probepunktion ergab wieder Eiter, worauf mir dann klar wurde, dass es sich in dem Falle um eine senkrechte, frontal gestellte Scheidewand in der Höhle handeln müsse. Ich erweiterte die Öffnung in dem unteren Nasengang und gelangte so an den Eiter. Bei den durch Wände getheilten Höhlen mündet der Ausführungsgang der oberen oder hinteren Abtheilung nach Zuckerkandl gewöhnlich hinten in den oberen Nasengang.

Von praktischer Wichtigkeit ist, dass die Wurzeln der Backenzähne im Oberkiefer ziemlich nahe an die Kieferhöhle heranreichen. Es ist dies namentlich die des zweiten Bikuspis und des ersten Trikuspis. Ich habe aber auch einmal ein vom zweiten Schneidezahn ausgehendes Empyem der Kieferhöhle gesehen; er war der einzig schadhafte; ich konnte nach seiner Entfernung sehr leicht von dem Wurzelfach aus in die Höhle gelangen. Der Knochen zwischen der Wurzel und der Höhle ist oft papierdünn, wodurch leicht eine Einwanderung von Eiterkokken von einem schadhaften Zahn aus stattfinden kann, doch ist das Ereigniss nicht so häufig, wie man bisher annahm; die meisten Kieferhöhlenempyeme beobachtet man nach den Infektionskrankheiten.

Die Stirnhöhlen nehmen den Raum über der Nasenwurzel bis in die Gegend über den Augenbrauen ein. Sie erstrecken sich bei den Erwachsenen bis in die halbe Höhe der Stirn und reichen nach aussen etwa 5 cm weit von der Mittellinie. Die Scheidewand zwischen beiden steht fast nie in der Mitte, sondern weicht meist erheblich nach einer Seite ab. Nach unten erstrecken sie sich meistens bis in die Gegend des vorderen Endes der mittleren Muschel, bis an den *Hiatus semilunaris*. Dadurch, dass von den Seiten oder von vorn Siebbeinzellen in den untern Theil der Stirnhöhlen vorspringen, bildet sich ein Ausführungsgang, dessen Ausmündung wir also in dem *Hiatus semilunaris* zu suchen haben, gerade vor dem der Kieferhöhle. Will man die Stirnhöhlen von aussen öffnen, so muss man über dem *Arcus superciliaris* nach innen von der *Incisura supraorbitalis* oder von dem Dache der Orbita ganz vorn und innen eingehen. Aus der Bildung des Ausführungsgangs der Stirnhöhlen erklärt sich auch, dass es oft nicht möglich ist, ihn zu sondiren. Ich sah bei B. Fränkel ein Präparat, in welchem der Kanal gerade nach hinten, nach dem unteren Rande der Choane gerichtet war, so dass man von hinten mit der Sonde hätte kommen müssen. In der Praxis habe ich ·gar manche Fälle gefunden, in denen ich nur mit einer rechtwinklig abgebogenen Sonde, wie sie Lichtwitz empfohlen, in den Ausführungsgang gelangen konnte. Noch öfter aber macht der gewundene Verlauf des Kanals die Sondirung unmöglich. Hier und da mündet der Gang erst in eine Siebbeinzelle, z. B. in die gleich zu erwähnende *Bulla ethmoidalis* und durch diese erst in den mittleren Nasengang. Die Stirnhöhlen sind sehr selten in getrennte Fächer getheilt. Reichen die Höhlen bis unten an die mittlere Muschel, so kann man beim Durchbohren der äusseren Nasenwand vor und über dem vorderen Ende der mittleren Muschel direkt in die grosse Höhle gelangen.

Die Siebbeinzellen liegen, wie schon erwähnt, über dem mittleren Nasengang. Geht man mit einer Sonde nach aufwärts, so gelangt man in dieselben hinein, wie man sich in Fig. 2 überzeugen kann. Sie haben keine Ausführungsgänge, sondern münden mit einfachen Lücken der Wand in den mittleren Nasengang, die vorderen wenigstens, die hinteren münden öfter auch in den oberen.

Eine der vorderen Siebbeinzellen macht sich in der äusseren Wand des *Hiatus semilunaris* oft besonders bemerkbar. Es ist dies die *Bulla ethmoidalis*, die gewöhnlich etwas grösser als die anderen ist und von vorn aussen in den Hiatus als eine kuglige Geschwulst vorragt. Sie trägt auch mit zu der geschilderten Bildung des Ausführungsgangs der Stirnhöhlen bei. Mitunter hängt sie an dem Ausführungsgang der Stirnhöhle nach Art eines Divertikelsacks.

Eine Siebbeinzelle findet sich nicht selten in dem vorderen Ende der mittleren Muschel; sie ist eine versprengte, wenn man so will, heruntergerutschte, wie P. Heymann es bezeichnete. Sie kann sich vergrössern und bildet dann die sogenannte knöcherne Auftreibung des vorderen Endes der mittleren Muschel, die die Grösse einer Nuss erreichen und hie und da einen Schleimpolypen beherbergen kann. Dass sie kein pathologisches Produkt ist, für das man sie lange angesehen hat, beweist ihre innere Auskleidung, die genau der Schleimhaut der anderen Nebenhöhlen entspricht; beide Schleimhautflächen tragen nach Heymann und Schmiegelow Flimmerepithel.

Die Siebbeinzellen grenzen nach aussen an die Orbita, wodurch es geschehen kann, dass bei Erkrankungen derselben der Bulbus nach unten und aussen gedrängt wird, wie ja bekanntlich ein dadurch verursachtes Doppelsehen ein wichtiges Symptom abgiebt.

Die Keilbeinhöhle liegt in dem Körper des Keilbeins und hinter der hinteren Wand der Nase über den Choanen. Sie hat im Ganzen bei dem Erwachsenen sehr dünne Wände, nur die untere Wand, welche sie von dem Nasenrachenraum trennt, ist gewöhnlich dicker. Dicht über ihr befindet sich die *Sella turcica* mit der *Hypophysis cerebri;* neben ihr nach aussen und oben verläuft der *Canalis opticus* mit dem Sehnerv und gerade nach aussen der *Canalis rotundus,* durch welchen der zweite Ast des Trigeminus die Schädelhöhle verlässt. Die von BERGER und TYRMANN mitgetheilten Fälle von Kompression des Sehnerven in Fällen von Ausdehnung der Keilbeinhöhle durch Geschwülste oder Zurückhaltung von Flüssigkeit bei Verstopfung der Ausmündung sind daher sehr leicht zu verstehen. Man wird nur dabei in der Regel auch Schmerzen im Bereiche des zweiten Trigeminusastes, also im Tuber frontale, erwarten dürfen, während bei den Stirnhöhlenerkrankungen die schmerzliche Empfindung in der Gegend zwischen *Incisura supraorbitalis* und *Glabella* gefühlt werden wird. Die untere Wand der Keilbeinhöhle bildet die Decke des Nasenrachenraums. Von der Höhle würde man nach hinten zu in den Knochen des Keilbeins gerathen. Sie liegt immer etwas höher als das hintere Ende der mittleren Muschel, wie man es auf Fig. 1 der Tafel I sehen kann. Eine vom Boden der Nase am Eingang über den mittleren Theil der mittleren Muschel weggeführte gerade Sonde wird genau die Höhle treffen. Diese Entfernung beträgt nach GRÜNWALD, dessen Beobachtungen ich bestätigen kann, bei Männern durchschnittlich 8,2, bei Weibern 7,5 cm. Der angegebene Weg für die Sonde bezeichnet auch die Richtung, welche man bei der künstlichen Eröffnung der Höhle einschlagen soll. Ihre natürliche Oeffnung liegt meistens etwas höher als das hintere Ende der mittleren Muschel, etwas lateral von ihm, hinter dem oberen Nasengang. Bei atrophischen Nasen oder durch Beiseitedrängen des hinteren Endes der mittleren Muschel gelingt es nicht so ganz selten, die Öffnung zu Gesicht zu bekommen. Sie ist meistens lippenförmig, ich habe sie auch weit offenstehend gefunden. Auch die Scheidewand der beiden Keilbeinhöhlen steht selten median, gewönlich ist die eine derselben viel grösser.

Von der äusseren Wand der Nasenhöhle habe ich oben schon erwähnt, dass sie in dem unteren Nasengang fast ganz knöchern ist. Es betheiligen sich an ihrer Bildung vorn der aufsteigende nasale Ast des Oberkiefers, dahinter das Thränenbein, aber nur in dem oberen Theil, dann folgt nach hinten der oben mit seinen Verschlüssen geschilderte *Hiatus maxillaris* und hinter diesem die senkrechte Platte des Gaumenbeins. Aus dem Gesagten geht hervor, dass man bei Probepunktionen der Kieferhöhle nicht zu weit vorn einstechen darf, weil man sonst den Thränennasenkanal verletzen könnte. Über dem mittleren Nasengang bildet die senkrechte Papierplatte des Siebbeins die seitliche Wand der

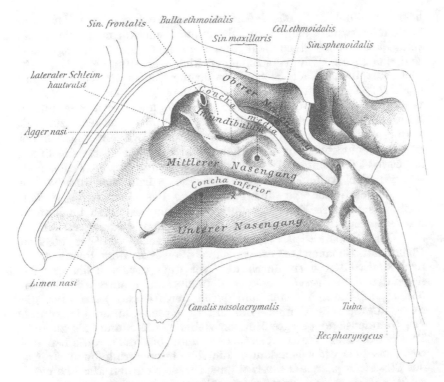

Sin. frontalis   *Bulla ethmoidalis*   *Cell. ethmoidalis*

Sin. maxillaris   *Sin. sphenoidalis*

Lateraler Schleim-hautwulst

Oberer Nasengang

Concha media

Infundibulum

Agger nasi

Mittlerer Nasengang

Concha inferior

Unterer Nasengang

Limen nasi

Canalis nasolacrymalis   *Tuba*

Rec. pharyngeus

Fig. 3. Seitenwand der Nase (nach Merkel); die mittlere und untere Muschel
sind abgetragen.

freien Nasenhöhle. Die obere Wand derselben wird vorn von
den *Ossa nasi* und von der *Lamina cribrosa* des Siebbeins gebildet,
hinten zum kleinen Theil von dem Keilbein. Eine eigentliche
hintere Wand besteht nämlich nur oben und zwar in dem die
Keilbeinhöhle in sich tragenden Körper des Keilbeins, dieser endet
nach unten mit dem Choanenrand. Die Choanen selbst sind
die hintere Grenze der Nase in deren unteren grösseren Hälfte.
Der Boden der Nase ist am Eingang am höchsten, dicht dahinter
fällt er etwas ab. Er wird vorn gebildet von der horizontalen
Platte des Oberkiefers und hinten zu einem kleinen Theile von der
gleichen Platte des Gaumenbeins. Die mediale Wand der Nase
wird durchaus von der Scheidewand dargestellt, deren Zusammensetzung ich oben schon geschildert. In der Fig. 3 habe ich die
äussere Wand der Nasenhöhle nach einer Abbildung MERKEL's
zeichnen lassen, um die Lage der Theile zu veranschaulichen.
Die untere und mittlere Muschel sind weggenommen. Man erkennt
auch in dieser Abbildung, dass die Choanen nur einen Theil, hier
ein Drittel der hinteren Nasenöffnung einnehmen, und dass der
darüber liegende Theil von der vorderen Wand der Keilbein-

höhle gebildet ist. Das *Infundibulum* ist vorn von dem lateralen Schleimhautwulst eingefasst, dahinter bemerkt man die *Bulla ethmoidalis*. Vorn über dem Eingang sieht man den *Agger nasi* und das *Limen*. Die verschiedenen kleineren Öffnungen führen in Siebbeinzellen. Nach meiner Erfahrung findet sich die Öffnung der Kieferhöhle oft im mittleren Nasengang hinter der Mitte der unteren Muschel. Unter dieser gewahrt man vorn das untere Ende des Thränennasenkanals, das ebenfalls meistens zu weit vorn gesucht wird; bei X wäre der Punkt, wo der Einstich bei der Probepunktion der Kieferhöhle stattzufinden hätte; die Stelle ist etwa 4 cm hinter dem Naseneingang gelegen. Wollte man den Einstich weiter vorn versuchen, so würde man das härtere Thränenbein oder gar den *Proc. nasalis* des Oberkiefers treffen, denn das vordere Ende der unteren Muschel ist noch im Bereich des letzteren; zu weit nach hinten kann man kaum gerathen.

Das *Cavum nasopharyngeum* ist nach vorn von der ideellen Ebene der Choanen begrenzt, nach oben von dem Rachendach, nach den Seiten vorn durch den vor dem vorderen Tubenwulst liegenden *Sulcus nasalis posterior* ZUCKERKANDL's, durch die Tuben-öffnung mit ihren Wülsten und durch den *Recessus pharyngeus,* die ROSENMÜLLER'sche Grube. Die untere Grenze bildet eine durch das Gaumensegel gelegte Horizontalebene, die hinten bis zu dem PASSAVANT'schen Wulst reicht, den man bei dem Aufheben des Gaumensegels oft sehen kann; die ihn hervorbringenden Fasern des *Constrictor pharyngis superior* entspringen von den *Hamulis ptery-goideis*. Die schräg ansteigende obere Wand des Cavum wird durch den vorderen Theil des Hinterhauptbeins und das Keilbein gebildet, über dem Rachendach liegt die Keilbeinhöhle. Ich habe sie in einem Falle von da aus mit einer gebogenen Trephine angebohrt und dann ausgespritzt, die Öffnung schloss sich indessen rasch wieder, ebenso wie dies die von vorn angelegten zu thun pflegen. Wenn der *Musc. longus capitis* stärker entwickelt ist, so trägt er zu der Bildung einer rautenförmigen, am *Tuberculum atlantis* endenden Grube bei, die PÖLCHEN recht hübsch abge-bildet hat.

Das *Tuberculum atlantis* macht sich bei der *Rhinoscopia posterior* in fast allen Fällen als vorspringender Höcker bemerklich. Es liegt etwas unter der Höhe des harten Gaumens, hie und da etwas nach einer Seite verschoben und wird nicht so ganz selten für pathologisch gehalten.

Eine Theilung des Cavums durch eine Fortsetzung des Vomer nach hinten hat JOHN MACKENZIE beschrieben. Ich sah einmal eine Andeutung davon in einer kielförmigen Linie am Rachendach.

An der seitlichen Wand des Nasenrachenraums bildet die Tubenöffnung einen mehr oder weniger dicken Wulst. Sie liegt nicht, wie man nach dem Spiegelbilde beim Erwachsenen glauben sollte, gegenüber dem mittleren Nasengang, sondern in der Höhe des hinteren Endes der unteren Muschel. Der Irrthum entsteht durch die von unten schräge Richtung des Blickes beim Spiegeln. Dicht hinter der Choane resp. dem *Sulcus nasalis posterior* findet sich der vordere Tubenwulst, der wesentlich kleiner ist als der hintere. Zwischen beide hinein, wie die Klinge eines Messers in das Heft, legt sich beim Heben des Gaumens der *Levator palati mollis*. Man kann dies bei weiten Nasen recht gut von vorn sehen, wenn man den Untersuchten „Hä" sagen lässt. Der hintere, dickere Tubenwulst liegt zwischen der Tubenöffnung und dem *Recessus pharyngeus*. Er verlängert sich nach unten als *Plica salpingopharyngea*. Bisweilen ist der hintere Tubenwulst in seinem unteren Theile sehr scharf und schmal, fast immer in Verbindung mit einer sackartigen Erweiterung des *Recessus pharyngeus*, der ROSEN-MÜLLER'schen Grube, mit dem von PERTIK beschriebenen Divertikel des Cavum. Die *Recessus pharyngei* liegen also hinter und über der Tubenöffnung. Sie sind selten ganz ohne brückenartige Verwachsungen zwischen dem Tubenwulste und der hinteren Nasopharyngealwand. Einmal sah ich in Folge von syphilitischen Narben eine Verwachsung beider Tubenwülste untereinander.

Nicht weit von dem hinteren Theil der Seitenwand des Cavum liegt nach aussen zu der *Processus styloideus,* der bis zu der Höhe der Gaumenmandeln herabsteigen und hie und da zu Schlingbeschwerden Anlass geben kann. Er ist von RETHI deswegen einmal entfernt worden.

Gerade nach aussen von der Seitenwand des Cavum, aber getrennt durch ein Fettpolster, findet sich der *Musc. pterygoideus*, (siehe Fig. 5, Seite 20), der nach innen zu von der seitlichen Halsfascie bekleidet ist, wie dieses ESCAT schön abgebildet hat. Die grossen Gefässe liegen nach aussen von dieser Fascie. Dieses Verhalten derselben hat eine praktische Wichtigkeit, insofern Abscesse, die innerhalb dieser Fascie also von den im prävertebralen Raum gelegenen Lymphdrüsen oder vom Knochen ausgehen, wenig Neigung zum Durchbruch nach aussen haben und die grösseren Gefässe eher nach aussen drängen, während die zwischen Unterkiefer und Pharynx entstehenden die Gefässe im Gegentheil nach innen zu verlagern. Der prävertebrale Raum enthält sehr lockeres Bindegewebe; nach vorn ist er durch die Fascie der Schlundmuskeln und nach hinten durch die der Längsmuskeln des Halses abgeschlossen; in ihm liegen die Venen und Lymphgefässnetze und einige Lymphdrüsen, die bei der Entstehung der retropharyngealen Abscesse in Frage kommen. Das hier sehr entwickelte Venennetz kann bei Operationen der Rachenmandel zu sehr unangenehmen Blutungen Anlass geben, wenn die Instrumente zu sehr in die Tiefe greifen. Der prävertebrale Raum erstreckt sich zwischen Schlund, resp. Oesophagus und den Wirbeln nach unten, muss aber gegen das Mediastinum hin einen festeren Abschluss haben; die erwähnten Abscesse brechen selten dahin durch.

Eher geschieht dies bei den von den Wirbeln ausgehenden, die sich in der Scheide der Längsmuskeln hinabsenken.

Um die Schlundenge findet sich der aus adenoidem Gewebe bestehende WALDEYER'sche Schlundring. Er umfasst die Rachenmandel, die zwei Gaumenmandeln, die Zungenmandel und eine grössere Anzahl einzeln stehender oder gehäufter Follikel. Man rechnet auch die Granula oder Follikel der hinteren Schlundwand hinzu. Die Rachenmandel ist schon beim Neugebornen angedeutet, vergrössert sich aber meist erst im zweiten oder dritten Lebensjahre, später nach der Pubertät wird sie kleiner, verschwindet aber bei den Menschen, welche einmal mit ihr behaftet waren, von selbst nie vollständig. Nach den vortrefflichen Untersuchungen von GANGHOFER und TRAUTMANN besteht die Rachenmandel in der Regel aus fünf bis sieben sagittal verlaufenden Wülstchen, dazwischen sind dann die Recessus, drei bis fünf an der Zahl, von denen der mittlere eine grössere Wichtigkeit erlangt hat, weil er sich bisweilen durch Verwachsungen in eine mehr oder weniger geschlossene Tasche verwandelt, welche LUSCHKA als *Bursa pharyngea* beschrieben hat. Er glaubte, sie sei ein normales Gebilde und der Rest eines von dem Nasopharynx zu der *Hypophysis cerebri* ziehenden Ganges. Beim Menschen wenigstens ist das nicht richtig. Die Rachenmandel bildet sich erst, wenn der Hypophysengang schon geschlossen ist. Die Hypophyse ist kein Stück einer Rachenmandel, sondern der Schilddrüse genetisch verwandt. Wachsen die einzelnen Wülstchen zu Zapfen aus, so werden sie auch adenoide Vegetationen genannt, ist die Schwellung eine mehr rundliche, einfach Rachenmandel. Meiner Meinung nach ist es wegen der zahlreichen Übergangsformen nicht praktisch, diese Unterscheidung zu machen.

Selbst bei Erwachsenen finden sich, wenn auch nur wenig von der Rachenmandel übrig ist, fast immer noch die drei bis fünf Recessus angedeutet; mitunter sind sie noch recht tief bis einen Centimeter und darüber.

Entgegen der Beobachtung TRAUTMANN's habe ich nicht so ganz selten förmliche adenoide Zapfen auf den Tubenwülsten gesehen.

Ich kann wohl die allgemeine Anatomie der Mundhöhle als bekannt voraussetzen, und als praktisch wichtig nur erwähnen, dass der Ausführungsgang der *Parotis*, der *Ductus Stenonianus* gegenüber dem zweiten oberen Backenzahn in die Wange mündet, der der *Glandula submaxillaris* als *Ductus Whartonianus* in der Erhöhung dicht neben dem *Frenulum linguae* und der *sublingualis* theils als *Ductus Bartholinianus* ebenfalls neben dem Frenulum oder als *Ductus Riviniani* längs der unteren Zungenfläche. In allen kommen Speichelsteine vor. Dicht hinter der Ausmündung des linken *Ductus Stenonianus* habe ich einmal eine Divertikelbildung in dem Gang gefunden, die den Kranken durch das nächtliche Ausfliessen des Speichels sehr im Schlafe störte. Es war ein über haselnussgrosser Sack, den ich durch Spaltung zur Heilung brachte.

Zwischen den beiden Gaumenbogen befinden sich die Gaumenmandeln. Seit WALDEYER hat man sich gewöhnt, dieselben als einen Theil des den *Isthmus pharyngis* umziehenden lymphatischen Rings zu betrachten. Wenn die Gaumenmandeln nur wenig über den vorderen Gaumenbogen vorragen, so kann man sie in Bezug auf die Grösse als normal bezeichnen. Sie sind meistens von einer grösseren Zahl von *Fossulae* (Lakunen) durchsetzt, in welchen wir Hauptkrankheitsherde kennen lernen werden. Einige derselben münden hinter dem vorderen Gaumenbogen; man sieht sie nur, wenn man denselben abhebt.

Von Wichtigkeit ist es, sich die Lage der Tonsillen zu den grossen Gefässen des Halses zu vergegenwärtigen. Mit Recht hebt es MERKEL in seinem Handbuch der topographischen Anatomie hervor, dass bei normalem Verlauf der Gefässe die so gefürchteten Verletzungen der Carotis bei der Tonsillotomie nicht zu erwarten sind, da die Gefässe eine grosse Strecke nach hinten aussen von den Mandeln liegen. Aus den Abbildungen 4 und 5 ist das normale Verhältniss gut zu ersehen. In der Regel liegt der Arterienstamm $1^1/_2$ cm hinter dem äusseren Umfange der Mandel, da die von dem *Proc. styloideus* herabkommenden Muskeln, die des Schlundes, sowie die Fascie und das Fettgewebe sich trennend dazwischen schieben und es verhindern, dass sich die Carotis gar zu sehr der Tonsille nähert. Nur bei phlegmonösen Entzündungen wäre es denkbar, dass der Process sich auf das lockere Bindegewebe, welches hinter der Mandel liegt, fortsetzt und dann freilich ist demselben der Weg nach der *Carotis interna*, und in den retropharyngealen Bindegewebspalt zwischen den von dem Griffelfortsatz herabziehenden Muskeln geradezu vorgezeichnet.

Anders verhält es sich bei abnormem Verlauf der Carotis, den ich in den vergangenen Jahren wieder dreimal beobachtet habe. Die genannte Arterie biegt in den Fällen in der Höhe des Schildknorpels nach vorn um, fühlt sich an der Stelle wie erweitert an, verläuft dann nach hinten oben zu und erscheint so in der Seitenwand des Schlundes in der Gegend der *Plica salpingopalatina* oder etwas weiter nach innen als ein dickes pulsirendes Gefäss, das in einem Falle bis beinahe zur Mittellinie reichte. Ich habe den Eindruck, es mehr bei Frauen beobachtet zu haben, und konnte mich mehreremale durch die bimanuelle Untersuchung überzeugen, dass es sich in der That um die Carotis handelt und nicht um die Vertebralis mit falschem Verlauf oder die erweiterte *Pharyngea ascendens*. Ob es nicht hie und da auch die eben genannten Gefässe sein können, müssen anatomische Untersuchungen erst noch feststellen. Ich möchte diese Varietät des Verlaufes der Carotis den anatomischen Kollegen angelegentlichst zum

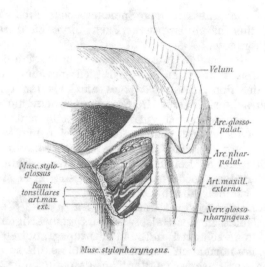

Fig 4. Gegend zwischen den beiden Gaumenbogen; die Tonsille
mit der Pharynxwand abgetragen (Merkel).

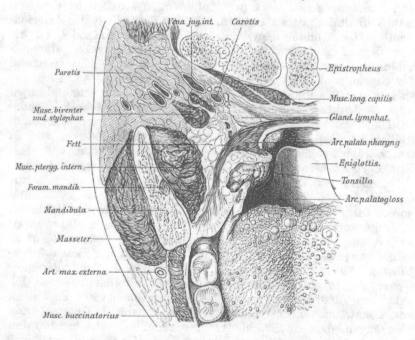

Fig. 5. Horizontaler Durchschnitt der Tonsillengegend (Merkel).

Studium empfehlen. Sie ist nicht so selten; FARLOW in Boston hat
acht Fälle von Pulsation starker Arterien in der Hinterwand des
Pharynx beschrieben. Die praktische Wichtigkeit eines solchen

Verlaufes leuchtet ein; man wird sich die Möglichkeit desselben immer vor Augen halten müssen, besonders, da man sie bei den öfter in Frage kommenden Einschnitten bei Peritonsillitis wegen der Schwellung nicht sehen kann. Wenn man die von mir in dem betreffenden Abschnitte angegebenen Regeln bei der Eröffnung genau befolgt, wird man wohl nie in die Lage kommen, diese Ader zu verletzen; doch ermahnen Eiterungen in dem hinteren Gaumenbogen zu doppelter Vorsicht.

Bei Blutungen nach Tonsillotomien handelt es sich um zwei Möglichkeiten, entweder ist es eine spritzende Arterie oder eine parenchymatöse Blutung. Im letzteren Falle dürften es Äste der *Arteria tonsillaris,* vielleicht auch die in ein verändertes schwieliges Gewebe eingelagerten Venen sein, welche man beschuldigen kann, im ersteren muss es nothwendigerweise eine grössere Arterie sein. Die Tonsillararterie ist übrigens wenig beständig in ihrem Ursprung, bald kommt sie aus der *Palatina ascendens,* bald aus der *Maxillaris externa,* bald aus der *Pharyngea ascendens,* selbst direkt aus der *Carotis.* MERKEL weist nach, dass es bisweilen die *Arteria maxillaris externa* sein kann, welche einen Bogen macht und dadurch sehr nahe an die Mandel heranreicht. Siehe Fig. 4. Die *Arteria carotis interna* liegt in der Halsgegend nach innen und die Vene nach aussen, dahinter der Vagus und davor der Sympathicus.

Zu dem WALDEYER'schen Ring gehören ausser der Rachen- und Gaumenmandel die Follikel der hinteren Schlundwand, welche man als kleinste Mandeln ansehen muss und die Ansammlung von Follikeln auf dem Zungengrunde, welche man seit HAGEN's durch SWAINE veröffentlichten Beobachtungen sich gewöhnt hat, als Zungentonsille zu bezeichnen; abgebildet wurde sie zuerst von LEWIN. Zu dem Ring gehört auch die Anhäufung von Follikeln im sogenannten Seitenstrang des Schlundes hinter dem hinteren Gaumenbogen an der äusseren Wand, ferner ein Kamm adenoiden Gewebes zwischen Gaumenmandel und Zunge, welcher entzündet auch recht lebhafte Erscheinungen machen kann.

Zwischen dem Zungengrunde und dem Zungenbein liegen eine Anzahl Schleimbeutel, welche mitunter cystös entarten. Dagegen kommen die Ranulageschwülste nach MERKEL und anderen nicht von dem FLEISCHMANN'schen Schleimbeutel an den *Muscc. genioglossis* her, sondern von den Drüsen der Gegend der Sublingualdrüse, der von SUZANNE beschriebenen, von MERKEL *Glandula incisiva* genannten Drüsengruppe oder von den zahlreichen kleinen Schleimdrüschen, welche in dem Mündungstheil des *Ductus submaxillaris* sich befinden.

Die *Arteria lingualis* verlässt die *Carotis externa* in der Höhe des grossen Horns des Zungenbeins, giebt gleich einen kleinen Ast, die *Arteria dorsalis linguae,* nach oben ab und dann einen stärkeren, die *Arteria sublingualis.* Der Hauptstamm ist ein beträchtliches Gefäss und liegt an der Aussenseite des *Musc. genioglossus*, in der Mitte der Zunge $1^1/_2$ cm unter der Oberfläche, erst gegen die Spitze hin liegt die Arterie oberflächlicher. Bei phlegmonösen Entzündungen der Zunge, welche immer über der Arterie liegen, kann man dreist einschneiden, da durch die entzündliche Schwellung die Entfernung noch vergrössert wird.

Das Gaumensegel wird durch fünf Muskeln, von denen vier paarige sind, bewegt. Es sind dies die Heber des weichen Gaumens, die *Levatores veli palatini*, oder *Muscc. petrosalpingostaphylini*, die Spanner, die *Tensores* oder *Muscc. sphenosalpingostaphylini*, deren Sehne um den *Hamulus pterygoideus* geht, dann die in den Gaumenbogen liegenden Herunterzieher, die *Muscc. glossopalatini* und *pharyngopalatini* und der meistens unpaarige *Musc. azygos uvulae*.

Der *Arcus glossopalatinus* endet als *Plica triangularis* in der Seitenwand der Zunge, der *Arcus pharyngopalatinus* verliert sich in der Höhe des Kehlkopfeingangs in der Seitenwand des Schlundes. Die Fortsetzung des hinteren Tubenwulstes, die *Plica salpingopalatina*, welche sich im entzündeten Zustande als Seitenstrang bemerkbar macht, liegt hinter dem *Arcus pharyngopalatinus*. Der Seitenstrang kreuzt sich in der Höhe des harten Gaumens mit dem PASSAVANT'schen Wulst, der durch den *M. pterygopharyngeus* gebildet wird. Dies macht es begreiflich, dass sich bei allen Zusammenziehungen des Letzteren, beim Essen und beim Sprechen die Beschwerden mehr geltend machen, da der Seitenstrang jedesmal gedrückt wird. Dazu ist dieser PASSAVANT'sche Wulst oft recht dünn und scharf.

In der Seitenwand des Schlundes, etwa in der halben Höhe der Epiglottis, sieht man im Spiegelbilde mitunter das grosse Horn des Zungenbeins durchschimmern. In zwei Fällen habe ich dasselbe auch mit seinem hinteren, nach innen umgebogenen Ende in die Schlundhöhle vorspringen sehen. Es war in dem einen Falle ein anscheinend beweglicher Tumor von dreieckiger Gestalt vorhanden, der höchst eigenthümlich aussah und den ich mir anfangs gar nicht zu deuten wusste. Er ragte wie ein Haken unter einem Tuche vor.

Hinten an der Zunge findet man bekanntlich den Kehldeckel in sehr verschiedener Gestalt, bald breit, quer vorliegend, bald zusammengebogen, bald in Sattelform oder einem Omega vergleichbar. Normal soll der obere Rand bei herausgestreckter Zunge von dieser entfernt sein, ebenso von der hinteren Schlundwand abstehen; liegt er dicht an einer oder der anderen an, so halte ich das schon für nicht normal. Bei zwei älteren Herren mit starrer Epiglottis habe ich eigenthümliche Erstickungsbeschwerden beobachtet, welche schliesslich nur durch die Annahme zu erklären waren, dass der Kehldeckel durch dickere Bissen nach unten umgeschlagen war, und sich wegen seiner Starrheit eine Zeit lang nicht wieder aufrichten konnte. Ich habe zwar die Kranken begreiflicherweise nicht im Anfall gesehen, allein die ganze Bildung der unteren Schlundtheile, die Entstehungsursache und der plötzliche Nachlass liessen eine andere Erklärung gar nicht zu. Der Kehldeckel der Kinder und der von Menschen, welche ihre Stimme viel in einer tiefen Lage gebrauchen, hängt mehr nach hinten unten. Solche hängende Kehldeckel bilden eines der unangenehmsten Hindernisse bei Operationen im Kehlkopf. Der Kehldeckel ist nach oben an der Zunge durch das *Ligamentum glossoepiglotticum medium* befestigt. Gegen die seitliche Schlundwand verlaufen die *Ligamenta pharyngoepiglottica*. Sie bilden die Grenze zwischen den *Valleculae epiglotticae* und den *Sinus piriformes*, welche neben der Seitenwand des Kehlkopfs hinunter in den Oesophagus führen. ZUCKERKANDL erwähnt die gelegentlich geringe Entwickelung der *Plicae glossoepiglotticae*, sowie das Vorkommen accessorischer Falten und die in einem Falle beobachtete ausserordentliche Vertiefung der Valleculae; sie waren mindestens 2 cm tief und breit. Eine nicht ganz so tiefe rechtsseitige Vallecula sah ich im vergangenen Jahre bei einem 69jährigen Mann, der ausserdem sog. Alterstaschen, weite *Sinus piriformes* hatte.

Von dem Kehldeckel nach unten führen, den Rand des Kehlkopfeingangs bildend, die aryepiglottischen Falten. Am weitesten, nach innen, nach der Medianlinie zu, bemerkt man in denselben eine Hervorragung, das *Tuberculum corniculatum (Santorini)*, in welchem die *Cart. corniculata* steckt. Dicht daneben nach aussen liegt, mitunter auch nicht sehr deutlich ausgeprägt, das *Tuberculum cuneiforme (Wrisbergi)* vorspringend durch den gleichnamigen Knorpel. Die Gelenkverbindung des Aryknorpels mit dem oberen Rand der Platte des Ringknorpels liegt etwas mehr auf dem hinteren Abfall der oberen Kante.

Der Ringknorpel und der Schildknorpel bilden zusammen die Grundlage für die Gestalt des Kehlkopfes. Sie sind durch ein Gelenk zwischen dem unteren Horn des Schildknorpels und der kleinen Gelenkfläche etwas hinter der Mitte der Seitenfläche des Ringknorpels zusammen verbunden. Vor derselben am unteren Rande des Knorpels findet sich ein kleines Knöpfchen, das nach HENLE durch den Ansatz des *Musc. cricopharyngeus* verursacht wird. Ich habe es erlebt, dass es für pathologisch gehalten wurde.

Es ist bekannt, dass bei Erwachsenen das zu dem Schildknorpel gehörende *Pomum Adami* besonders bei Männern deutlicher hervorsteht, und dass der leicht fühlbare vordere Bogen des Ringknorpels bei Operationen, in Sonderheit bei der Tracheotomie der Kinder ferner bei den Kehlkopfexstirpationen einen guten Orientirungspunkt abgiebt.

An dem Aryknorpel unterscheidet man zwei Fortsätze, den nach hinten aussen sehenden *Processus muscularis* für die Sehnen des Posticus und Lateralis und den nach vorn gerichteten *Processus vocalis*, an welchem sich ausser den Fasern des *Musc. vocalis* noch die des Stimmbandes ansetzen; ferner die innere Kante des Knorpels, an welcher der *Musc. arytaenoideus transversus* entspringt.

Die Muskeln des Kehlkopfes theilt man in die Erweiterer und die Verengerer ein. Die Erweiterung der Stimmritze besorgt nur ein Muskel, der *Musc. cricoarytaenoideus posterior*, und vielleicht einige der von A. JACOBSON abgebildeten quer in der Stimmlippe verlaufenden Fasern des Vocalis. Diese können aber kaum eine erhebliche Erweiterung zu Stande bringen, sondern werden wohl bei der feineren Einstellung der Stimmlippe, bei der Stimmbildung verwendet werden. An dem *Musc. vocalis* sind von HENLE und SCHRÖTTER verschiedene Abteilungen als selbständige Muskeln beschrieben worden, die aber nicht beständig sind: ein *Thyreoarytaenoideus internus* und *externus* und ein von oben vorn nach dem *Processus vocalis* ziehender *Obliquus*. Sie fliessen so zusammen, dass man sie praktisch kaum trennen kann. Ich glaube, dass ein genaueres Studium des Muskels zur Aufklärung der feineren Vorgänge bei der Stimmbildung wünschenswerth wäre. A. JACOBSON hat dies auf mikroskopischem Wege versucht und mancherlei verschieden verlaufende Fasern beschrieben, so auch solche, welche in frontaler Richtung aussen um den Ventrikel verlaufen. Sie könnten denselben recht gut verkleinern und entleeren.

Diejenigen Fasern des *Musc. vocalis,* welche vom Schildknorpel nach dem *Processus vocalis* gehen, werden auch zur Verengerung der Glottis beitragen können. Wenn deshalb auch der Vocalis mit Recht praktisch und physiologisch zu den Verengerern gerechnet wird, so werden wir in den folgenden Muskeln doch seine wirksameren Gehülfen zu sehen haben. In erster Linie gehört hierher der *Musc. cricoarytaenoideus lateralis*. Indem er von vorn unten nach dem Muskelfortsatz des Aryknorpels verläuft, ist er seiner Lage nach auch sehr geeignet, die Stimmritze zu verengern, da er den *Proc. vocalis* nach innen stellt. Wesentlich unterstützt wird er dabei von dem *Musc. arytaenoideus transversus*, der der einzige unpaarige Muskel des Kehlkopfes ist. Nach hinten liegen auf ihm die *Muscc. arytaenoidei obliqui*, welche sich kreuzend schräg von unten nach der anderen Seite oben verlaufen. Man sieht sie jetzt meistens als Ursprung der *Musculi aryepiglottici* an, mit den eingeschobenen Sesamknorpeln, den *Cartt. corniculatae et cuneiformes*. Die oberen Enden der Muskeln vereinigen sich oft in einer Art Schleife über dem unteren Theile der Epiglottis unterhalb des *Lig. glossoepiglotticum*. Fast immer verlaufen auch einige Muskelfasern in der Taschenfalte (*Plica ventricularis*), sie sind aber unbeständig und jedenfalls sehr schwach. Nach der neuen Benennung heissen sie *Musc. ventriculares*.

Eine ähnliche Stellung in Bezug auf die Verengerung der Stimmritze wie der Vocalis nimmt auch der (*Cricothyreoideus*) *An-*

terior ein. Da er ein Spanner der Stimmlippen ist, so kann er eine nach aussen gerichtete konkave Krümmung derselben wohl beseitigen und insofern auch zu der Verengerung beitragen.

Zu den Kehlkopfmuskeln gehören ferner auch die äusserlich gelegenen Muskeln zwischen Sternum und Zungenbein. Der tiefer gelegene zerfällt in zwei Theile, deren einer vom Sternum zum Schildknorpel, der andere von da zum Zungenbein zieht, während der oberflächlichere die ganze Strecke ohne Unterbrechung verläuft.

Die Muskeln an der Vorderseite des Halses sind von einer oberflächlichen und einer tiefen Fascie umgeben. Die tiefe zerfällt in zwei Blätter, welche unten zwischen sich die Schilddrüse und viele Venen bergen und nach oben sich zusammen an den Ringknorpel ansetzen. Bei der Tracheotomie ist die Kenntniss derselben von Wichtigkeit.

Auf die Wirkung der verschiedenen Muskeln werde ich noch bei der Physiologie näher eingehen müssen.

Ich habe oben auch schon erwähnt, dass der Atlas etwas unter der Ebene des harten Gaumens liegt. Man sieht das *Tuberculum atlantis*, wenn man den weichen Gaumen aufhebt oder bei der *Rhinoscopia posterior*. Hinter der *Pars oralis* liegt der Körper des Epistropheus, also hinter der ohne Weiteres sichtbaren Pharynxwand. Die Spitze der Uvula entspricht in der Regel der Mitte dieses zweiten Halswirbels, der obere Rand des Kehldeckels der des dritten. Der obere Rand des Schildknorpels und das Zungenbein liegen vor dem vierten, ebenso meist die keilförmigen Knorpel. Der Aryknorpel und die Stimmritze und der obere Rand der Platte des Ringknorpels entsprechen der Höhe des fünften. Der Anfang der Luftröhre liegt vor ˙dem sechsten oder siebenten Halswirbel. In der Höhe des oberen Randes des Ringknorpels, zwischen Wirbeln und Kehlkopf, beginnt die Speiseröhre. Mit dem untersuchenden Finger soll man in der Regel den fünften Halswirbel gut erreichen, DEMME hat sogar den ersten Brustwirbel abtasten können. Das wird wohl je nach den Grössenverhältnissen des betreffenden Halses und der Langfingerigkeit der Kollegen verschieden sein.

Nach den von der anatomischen Gesellschaft angenommenen Bezeichnungen unterscheidet man in Zukunft an dem ganzen Stimmapparat, der *Glottis,* den prismatischen Gesammtkörper als *Labium vocale*, früher Stimmband genannt, die Schleimhautfalte als *Plica vocalis* und das elastische Band als *Lig. vocale*, die Stimmritze wird als *Rima glottidis* in ähnlicher Weise unterschieden, wie *Os* der Mund und *Rima oris* die Mundspalte. Der in der Stimmlippe gelegene Muskel heisst *Musc. vocalis*. An den falschen Stimmlippen treten die folgenden Namen in Kraft: *Plica ventricularis,* Taschenfalte, *Lig. ventriculare*, Taschenband und *Musc. ventricularis,* der Taschenfaltenmuskel, die von den beiden Taschenfalten eingefasste Spalte die *Glottis spuria* der Autoren heisst nun die *Rima vestibuli.*

Die Stimmlippen entspringen an der Innenseite des Schildknorpels in der Mitte der Höhe. Bei einer Operation durch das *Lig. cricothyreoideum medium* hat man sie also etwa einen Centimeter weiter oben zu suchen.

Nach den Untersuchungen B. FRÄNKEL's hat man sich jetzt gewöhnt, zur Stimmlippe zu rechnen, was über die Ebene der seitlichen Kehlkopfwand hervorragt von da, wo sie unter der Stimmlippe in die Trachealwand übergeht, bis zu der seitlichen Wand des *Ventriculus laryngis.* Man rechnet auch den ganzen *Proc. vocalis* dazu und die stumpfe Leiste, die den hinteren Ausläufer desselben bildet, der bei der Stimmbildung nicht betheiligt ist. FRÄNKEL meint, dass diese Abgrenzung vom rein anatomischen Standpunkte aus etwas Willkürliches an sich habe, das normale Plattenepithel reiche nicht bis zu der hinteren Wand des Ventrikels, auch entspreche die Grenze nicht genau dem *Musc. vocalis* und greife etwas in das Gebiet des *Musc. thyreoarytaenoideus externus* hinein, den man seiner ganzen Ausdehnung nach der Stimmlippe zulegen könne, weil ein Teil seiner Fasern sich nach oben in die hintere Wand des Ventrikels hinaufziehe. In horizontaler Richtung von vorn nach hinten zerfällt die Stimmlippe in verschiedene Abschnitte: dicht hinter dem Schildknorpel der Sesamknorpel, die *Macula flava,* dann die *Pars libera,* die *Pars ad Processum elasticum,* dahinter die *Pars ad Proc. hyalinum,* erstere so weit der hintere Netzknorpel, die *Macula lutea,* reicht und letztere im Bereiche des knorpligen Stimmlippenfortsatzes. Die Schleimhaut entbehrt nach FRÄNKEL einer eigentlichen Submucosa; abgesehen von einer hyalinen Grenzschicht liegt das Epithel den Fasern unmittelbar auf. Die elastischen Fasern sind nach COYNE und B. FRÄNKEL's Untersuchungen in der Stimmlippe bündelweise angeordnet, und indem diese an der Oberfläche vorspringen, bilden sie parallele oder schräg gegeneinander verlaufende Leisten, die meistens nicht die ganze Länge der Stimmlippe einnehmen und in der *Pars libera* am stärksten entwickelt sind; am vorderen und hinteren Ende sind es sechs bis acht, in der Mitte etwa fünfzehn und mehr Erhebungen, die auf Querschnitten ebenso vielen papillenartigen Erhabenheiten entsprechen; auf Horizontalschnitten sind sie nur als geringe schräge Vorsprünge zu sehen. Die Hervorragungen der erwähnten normalen Längsleisten sind durch das Epithel vollständig und glatt ausgefüllt, es überzieht die Stimmlippe ohne jede Andeutung von Wellen. Durch geeignete Maceration kann man das Epithel, wie P. HEYMANN gezeigt hat, in toto abziehen und gewinnt dadurch einen Negativabguss der elastischen Stimmlippe. Die Leisten sollen nach B. FRÄNKEL der Verfestigung des Epithels gegen seitliche Verschiebungen dienen. Mitunter verläuft einmal ein stärkeres normales Bündel der ganzen Länge nach unter der

Stimmlippe her und setzt sich an der Unterseite des *Proc. vocalis* an, wodurch sich eine seichte Längsfurche unter dem Rande der Stimmlippe bildet, welche leicht den Anschein erwecken kann, als ob eine doppelte Stimmlippe vorhanden sei; auch durch Narben können ähnliche Bilder erzeugt werden. Ich muss gestehen, dass mich die Angabe meines Freundes FRÄNKEL in Bezug auf den Mangel eines submukösen Gewebes an der *Pars libera* überrascht hat, da man mit der Zange die Schleimhaut auf der Stimmlippe fassen und zeltförmig abheben kann, wenigstens habe ich das schon oft gethan.

Die Frage, ob die Schleimhaut der Stimmlippe Drüsen enthält, war lange eine umstrittene. B. FRÄNKEL zeigte mir ein Präparat, in welchem eine Drüse mit langem Ausführungsgang sehr deutlich zu sehen ist. Andere, namentlich KANTHACK, bestreiten nach ihren Untersuchungen das Vorkommen derselben in der Stimmlippe. Aus den photographischen Abbildungen in dem ersten Hefte des Archivs für Laryngologie geht ihr Vorhandensein mit solcher Unumstösslichkeit hervor, dass mir diese Frage erledigt erscheint.

Zwischen Stimm- und Taschenlippen ist der Eingang in die Kehlkopfventrikel. Diese sind mitunter recht gross, der *Appendix ventriculi laryngis* geht nach den Untersuchungen von GERLACH manchmal bis über den oberen Rand des Schildknorpels noch ein gutes Stück hinauf. Die Ventrikel sind mit einer mit Flimmerepithel und vielen Drüsen versehenen Schleimhaut ausgekleidet, die aber weniger Blutgefässe als die des Kehlkopfs führt.

Am Rande der Stimmlippen schliesst sich nach unten der subglottische Raum an und wird bis zu dem Beginn der Luftröhre an dem ersten Trachealring gerechnet. Die Gegend zeichnet sich durch lockeres, zu Schwellungen sehr geneigtes submuköses Bindegewebe aus und durch einen grossen Reichthum an acinösen Drüsen. Die *Regio subglottica* liegt also hinter der unteren Hälfte des Schild-, hinter dem Ringknorpel und dem *Lig. cricotracheale*; geht man durch das *Lig. cricothyreoideum medium* ein, so gelangt man in den subglottischen Raum.

Es sind wenige Fälle pathologischer Erweiterung des Kehlkopfventrikels bekannt geworden; B. FRÄNKEL und MUSEHOLD haben je einen Fall der Berliner laryngologischen Gesellschaft mitgetheilt, in denen in Folge von Geschwülsten der Eingang des Ventrikels so weit geworden war, dass die Luft leicht in denselben eindringen und ihn aufblasen konnte.

Die Schleimhaut der oberen Luftwege liegt in der Nase fast überall den Knochen ziemlich dicht an. An den meisten Stellen ist sie auch mit dem Periost oder Perichondrium so vereinigt, dass praktisch von einer Trennung nicht die Rede sein kann. Es geht daraus hervor, dass Erkrankungen der Schleimhaut sehr leicht das Periost in Mitleidenschaft ziehen. Die Schleimhaut der Nase ist. durchweg bis an das Limen mit Flimmerepithel versehen. In der *Regio respiratoria* der Nase hat ZARNIKÒ zuerst und dann BÖNNINGHAUS aus Flimmerepithelien bestehende Knospen beschrieben, die um eine tubulöse Einsenkung des hyperplastischen cylindroiden Epithels gruppiert sind und im Grunde derselben zu verschleimen pflegen. Es sind Drüsen, wie BÖNNINGHAUS nachgewiesen, deren Bedeutung indessen noch nicht klar ist.

In den Nebenhöhlen ist die Schleimhaut sehr dünn, mit dem Periost eins, trägt ebenfalls flimmerndes Epithel und hat reichliche acinöse Schleimdrüsen. In dem *Cavum nasopharyngeum* ist die Schleimhaut mit Flimmerepithel bekleidet, mit Ausnahme der hinteren Fläche des Gaumensegels, welche Pflasterepithel trägt, das sich auch in dem unteren Pharynx, der *Pars oralis* vorfindet. Es setzt sich über die Hinterwand nach unten fort bis in den Kehlkopf. Eine verschieden grosse Zunge von Pflasterepithel erstreckt sich über die *Incisura interarytaenoidea* auf die Hinterwand zwischen das Cylinderepithel hinein und setzt sich in einem schmalen Streifen nach der Stimmlippe und bis in das hintere Ende des Kehlkopfventrikels fort. Die Stimmlippe selbst trägt Pflasterepithel bis vorn hin, wo es wieder auf das Flimmerepithel der laryngealen Fläche des Kehldeckels und der Taschenlippen, sowie auf das um die vordere Kommissur trifft. Auf der laryngealen Fläche des Kehldeckels kommen nach HEYMANN aber einzelne Inseln von Plattenepithelien vor. Auf der Unterseite der Stimmlippen findet sich Flimmerepithel, bis in die Bronchiolen, ebenso in dem Larynxventrikel. Beim Neugebornen ist der ganze Kehlkopf mit Ausnahme einer kleinen Stelle an den Stimmlippen mit Flimmerepithel ausgekleidet.

Die Schleimdrüsen sind in dem Kehlkopf nicht überall vorhanden, sondern in Gruppen geordnet: eine grosse um die Basis der Epiglottis, eine um die Mündung des Ventrikels, eine dritte um die ganze obere Öffnung des Kehlkopfs; diese Gruppe setzt sich nach unten in den Überzug der Ary- und Santorini'schen Knorpel fort. Davon meistens getrennt ist noch eine Gruppe unter dem hinteren Ende des Stimmbandes vorhanden und unter der vorderen Kommissur. Diese letztere Stelle zeigt nicht so selten eine tumorartige Anhäufung der Drüsen, welche oft für pathologisch gehalten wird. Das Vorkommen von Schleimdrüsen in der Schleimhaut der Stimmlippen ist oben schon besprochen.

Es ist wichtig, die Vertheilung des Epithels und der Drüsen zu kennen, da z. B. die tuberkulösen Geschwüre mehr an den drüsenreicheren Stellen vorkommen, und bei Diphtherie die Membranen an den Stellen mit Cylinder- oder Flimmerepithel nicht fest anliegen, und hier die croupösen, losen Häute bilden, während sich an den mit Pflasterepithel versehenen Stellen mehr die eigentlich diphterischen, festhaftenden finden.

Die Abbildung, Fig. 6, des von vorn aufgeschnittenen Kehl-

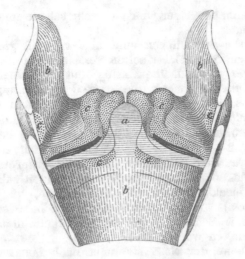

Fig. 6. Epithel und Drüsen im Kehlkopf (nach Biefel).

kopfs zeigt die Vertheilung *a.* des Plattenepithels und *b.* des Flimmerepithels, sowie *c.* der Drüsen.

Die Farbe der Schleimhaut des Kehlkopfs ist je nach der Blutbeschaffenheit, der Dicke des Epithels und dem Ernährungszustande des Menschen eine sehr verschiedene. Von den fast weissen Schleimhäuten der Blutarmen bis zu den dunkelrothen der Potatoren finden sich alle möglichen Übergänge. Auch pathologische Zustände sprechen sich durch die Farbe der Schleimhaut oft deutlich aus. So ist dieselbe bei Stauungen blauroth, bei *Morbus Addisonii* braun, bei *Argyrie* braunviolett, bei *Icterus* gelb u. s. w. An den vorderen Gaumenbogen pflegt sie etwas dunkler roth zu sein, wahrscheinlich durch die öfteren. Reize, welchen gerade diese Stelle so häufig ausgesetzt ist.

In der Riechsphäre hat die Schleimhaut, man nennt sie dort die SCHNEIDER'sche Membran, ein gelbes Pigment, welches mit der Funktion in einer gewissen Beziehung zu stehen scheint, wie das im Abschnitte über die Physiologie besprochen werden wird. Dasselbe ist aber nach SIEBENMANN nicht immer gleichmässig über die ganze Oberfläche vertheilt, sondern häufig inselförmig.

Im Kehlkopf erkennt man die Stimmlippen im Spiegel gleich an ihrer weissen Farbe. Dieselbe rührt von der mangelnden Durchlässigkeit der Epithelien für das Licht her. Wenn bei manchen Personen die normalen Stimmlippen rosa erscheinen, so beruht dies darauf, dass dieselben diaphane Epithelien haben. Mitunter kommen auch mehr oder weniger rothe Stimmlippen zur Beobachtung, worauf zuerst ROSSBACH und HACK aufmerksam gemacht haben. Ich habe sie öfter gesehen, ohne dass sie die Funktion im Geringsten beeinträchtigt hätten. Der eine Fall betraf einen Liebhabersänger, der eine sehr schöne und ausdauernde Bassstimme hatte.

Die weissen Stimmlippen sind in der Regel gleich breit von vorn bis hinten, nur höchst selten verschmälern sie sich in dem hinteren Drittel etwa um die Hälfte, und das fehlende Stück erscheint als röthliches Dreieck, die Breite der Stimmlippe ergänzend. Wenn die Taschenlippe sehr schmal ist, so kann man mit dem Spiegel hie und da ziemlich weit in den Ventrikel des Kehlkopfes hineinsehen, wobei sich das eigentliche *Lig. vocale,* das Stimmband, als ein etwa 2—3 mm breiter weisser Streifen zeigt; daneben sieht man etwas tiefer die mehr grau oder grauröthlich gefärbte Schleimhaut des Ventrikels; zwischen den beiden sah ich in einem Falle eine dreieckige, mehr weissliche Fläche, die sich auch in der Höhenlage als Mittelglied darstellte. Ich habe es erlebt, dass eine solche mit Schleim bedeckte Ventrikelschleimhat für ein Geschwür gehalten worden ist.

Die Gefässe der Nase stammen nach ZUCKERKANDL's vortrefflicher Beschreibung meistens von hinten aus der *Arteria maxillaris interna,* genauer aus einem Aste derselben, der *Arteria sphenopalatina,* welche sich in dem *Canalis sphenopalatinus* in zwei Zweige theilt, in den oberen, den *Ramus nasopalatinus,* welcher den oberen Theil der Nase, die Riechsphäre und die Scheidewand versorgt, und den unteren *Ramus nasalis posterior,* welcher hauptsächlich die *Pars respiratoria* und den untersten Theil der *Pars olfactoria* mit Arterien versieht. Der *Ramus nasopalatinus* verbindet sich nach oben vorn mit Zweigen der *Arteria ethmoidalis,* welche in mehreren Ästen aus der Schädelhöhle kommend zu der Seiten- und der Scheidewand geht. Die *Arteria ethmoidalis* vereinigt sich nach vorn auch mit den aus der *Maxillaris externa* stammenden, durch die *Apertura piriformis* in die Nase eintretenden Arterienzweigen. Die *Nasalis posterior* ist die stärkste, sie theilt sich gleich in drei Äste, einen für die mittlere Muschel und einen für die untere, welche mitten über die Konvexität derselben der Länge nach hinzieht, der dritte versorgt den untersten Theil der unteren Muschel und den Boden der Nasenhöhle, welche ausserdem noch Äste von der *Arteria palatina descendens* erhält. Der vorderste Theil der Nasenscheidewand wird auch noch von der *Arteria septi narium* aus der *Maxillaris externa* versorgt. Ausserdem finden sich noch Verbindungen mit den Arterien der Augenhöhle, mit der *Arteria angularis* und denen des Thränennasenkanals. Im hintersten Theil der Nase, an den Choanen, betheiligt sich an der Blutversorgung in geringem Maasse auch noch die *Arteria pharyngea suprema.*

Man ersieht daraus, dass eine eigentliche Störung des arteriellen Blutumlaufs in der Nase kaum entstehen kann.

Wichtiger in pathologischer Beziehung sind die Venen, insofern, als namentlich in dem vorderen Theile der Nase Verbindungen mit den Hirnvenen vorhanden sind. Eine Verbindung der Nasenvenen mit denen des Gehirns durch das *Foramen coecum* findet sich nur bei Kindern. Die *Venae ethmoidales,* welche die Arterien begleiten, münden direkt oder meistens indirekt in den *Sinus longitudinalis* oder auch in die an dem Orbitallappen befindlichen Venen. Die Venen des vorderen unteren Theils der Nase stehen mit denen des Gesichts in Zusammenhang, an dem Eingang der Nase mit der tiefen äusseren Nasenvene, der des Thränennasenkanals oder denen der Oberlippe. Die des hinteren Abschnittes der Nase vereinigen sich an dem Ende jeder Muschel; von ihnen sammeln sich die von der oberen Muschel abgehenden nach der *Vena sphenopalatina,* während die nach rückwärts verlaufenden sich in eine tiefere und eine oberflächliche Lage scheiden. Die Letzteren treten aus den hinteren Ende der Muscheln hervor und begeben sich in die grossen Venen des Schlundkopfes, des Gaumensegels und die obersten zu denen der äusseren Schleimhautbekleidung des Keilbeins. Die Hauptstämme werden meistens durch den Tubenwulst getrennt, und liegen oft so oberflächlich, dass man sie sehen kann. Die tiefere Lage begiebt sich durch das *Foramen sphenopalatinum* in die Flügelgaumengrube. Wo Arterienzweige in Knochenfurchen gebettet sind, wie an vielen Stellen der Muscheln, wandelt sich die Vene in ein Geflecht um, welches die Pulsadern umhüllt. In dem hinteren Theile der Nase verlaufen die Venen ähnlich wie die Arterien: die der Nasenscheidewand gehen in die obersten, von der oberen Muschel herkommenden u. s. w. Das Schwellgewebe besteht aus glatten Muskelfasern, Bindegewebsbalken und elastischem Gewebe. Es liegt zwischen Periost und der subepithelialen Schicht der Schleimhaut, nimmt nach der freien Fläche derselben an Stärke ab und besteht aus zwei Schichten: auf die aus gröberen Venen bestehenden Schicht, das eigentliche Schwellgewebe, legt sich eine zweite feinere Rindenschicht. Der tiefere Theil besteht aus buchtigen, weiten, vielfach unter einander anastomisirenden Venen, welche senkrecht zu der Oberfläche verlaufen, wie dies schon KOHLRAUSCH ganz richtig angegeben, der zuerst das Schwellgewebe beschrieben. Die feinere Schicht nimmt aus der Schleimhaut die Kapillaren auf. Die feinen Arterien verlaufen in den Schwellgeweben korkzieherartig gewunden, um den verschiedenen Füllungsgraden nachgeben zu können. ZUCKERKANDL rechnet trotz der Venennetze und Schwellkörper die Schleimhaut bis zu dem Periost, da er Drüsen bis dahin gehend gefunden hat. Man könne sagen, sie werde von einem mit allen Schichten eines Blutgefässes ausgestatteten Schwellnetze kanalisirt.

Das Schwellgewebe kann sich einestheils so ausdehnen, dass die Muschelschleimhaut an der Scheidewand anliegt und die Nase dadurch vollkommen verschlossen scheint, anderntheils kann es sich auch sehr rasch entleeren, so dass selbst grosse Tumoren,

die soeben noch zur Nase vorn heraushingen, in wenigen Minuten
vollkommen verschwunden sind. Unter der Betastung mit der
Sonde zieht es sich auch gewöhnlich so zusammen, dass die
Schleimhaut dann anscheinend dem Knochen eng anliegt. Diese
Thätigkeit steht wahrscheinlich unter dem Einfluss des Trigeminus,
besonders der aus dem *Ganglion sphenopalatinum* stammenden Fasern.

Durch die Einschaltung des Schwellkörpers zwischen Arterien
und Venen und Kapillaren der Schleimhaut wird ein Stauungs-
apparat geschaffen, welcher der Sekretion und der Wärmeaus-
strahlung sehr zu Statten kommt.

Die Schwellnetze der Nase finden sich nur an den Muscheln
da, wo deren Schleimhaut mit einer grösseren Menge Luft in
Berührung kommt, an der unteren durchaus, dann am Rande der
mittleren und an dem hinteren Ende der mittleren und oberen
Muschel. In den zarten oberen Theilen der Nasenschleimhaut
kann hingegen nur von einem dichten Venennetze die Rede sein,
nicht aber von einem Schwellgewebe. Die verdickten weichen
Stellen an der Nasenscheidewand enthalten reichlichere Drüsen
und sind dadurch dicker, so besonders in dem vorderen oberen
Theile derselben entsprechend dem vorderen Ende der mittleren
Muschel und auch an den beiden Seiten des Vomer ganz hinten
an den Choanen; sie sind daselbst warzen- oder leistenförmig angeordnet, wie sie ZUCKERKANDL abbildet, oder springen von hinten
gesehen flügelartig auf beiden Seiten des Vomer vor.

An dem Naseneingang sind die Kapillaren der äusseren Haut
sehr eng, die der Schleimhaut werden rasch sehr weit, wodurch
sich wohl die Neigung der Stelle vorn an der Scheidewand zu
Blutungen erklären lässt, denn an und für sich ist die Schleimhaut nach den Abbildungen ZUCKERKANDL's daselbst nicht sehr
gefässreich.

Die Nebenhöhlen der Nase erhalten ihre Gefässe von den
Nasenarterien, so die Siebbeinzellen hauptsächlich von den Ethmoidales und die Kieferhöhle von einem Aste der *Nasalis posterior,*
doch haben sie mehr Verbindungen mit den benachbarten Gefässen als die der Nase, und ebenso verhalten sich ihre Venen;
die der Siebbeinzellen haben Verbindungen mit denen der
Schädelhöhle.

Der Schlundkopf erhält sein Blut durch die *Arteria pharyngea
ascendens,* welche sich in ihren letzten Verzweigungen bis in die
Dura mater verbreitet, nachdem sie die verschiedenen Foramina,
welche von unten in den Schädel führen, durchzogen hat. Ausserdem betheiligen sich an der Blutzufuhr zum Schlunde noch Äste
der *Sphenopalatina* aus der *Maxillaris interna,* so die *Pharyngea suprema* und die *Arteria vidiana,* welche durch den *Canalis vidianus*
nach hinten verläuft. Die Venen vereinigen sich unter Bildung
eines *Plexus pharyngeus* zu zwei Stämmen, von welchen sich der
eine nach oben unter dem *Foramen lacerum* in die *Vena jugularis*

interna ergiesst, der andere nach unten gehend durch die *Vena linqualis* mit der *Vena jugularis communis* in Verbindung steht.

Wenn man in der halben Höhe des Kehldeckels direkt nach aussen geht, so trifft man unter der Schleimhaut der äusseren Wand des Schlundes auf die Durchtrittsstelle der *Art. lar. sup.*, welche die *Membrana thyreohyoidea* mit der Vene und dem *Nerv. lar. sup.* durchbohrt. Bei Operationen an dieser Stelle könnte man sie verletzen.

Die Gefässe des Kehlkopfs stammen zum Theil aus der *Art. thyreoidea superior* und der daraus entspringenden *Art. laryngea superior*, welche über den oberen Rand des Schildknorpels in den Kehlkopf eintritt.

Nach den von C. Ludwig in Gemeinschaft mit G. Spiess angestellten Untersuchungen lösen sich die aus den genannten Arterien stammenden sehr dünnen Äste rasch in sehr feine Netze auf, die an der Stimmlippe sehr lange, der Längsrichtung nach verlaufende Maschen bilden. Die Venen verhalten sich umgekehrt; die Kapillaren vereinigen sich sehr rasch zu grösseren Venen, und bilden an den Ary- und den Keilknorpeln, am Rande und an dem Petiolus der Epiglottis sehr enge, an den Stimmlippen langmaschige Netze. Die Gefässe liegen nach B. Fränkel besonders an den Stimmlippen dicht unter dem Epithel. In dem Kehlkopfventrikel sind die Kapillarnetze wesentlich weiter.

Von den sonstigen aus der *Thyreoidea superior* stammenden kleinen Ästchen ist eines, die *Cricothyreoidea media* oder *Art. Neubaueri* sehr beständig. Es verbindet sich mit dem der anderen Seite zu einem auf dem *Ligamentum cricothyreoideum medium* liegenden Gefässbogen, der bei Tracheotomien und Kehlkopfexstirpationen öfter in Frage kommt. Die *Carotis externa* versorgt ausserdem mit ihren Ästen, der *Maxillaris externa*, das Gesicht, die Lippen und den vorderen Theil der Nase, durch die Sublingualis, deren Vertheilung in der Zunge schon oben beschrieben worden ist, die Zunge und durch die *Thyreoidea superior et inferior* die Schilddrüse. Ein Ast der letzteren betheiligt sich als *Art. laryngea inferior* mit an der Versorgung des Kehlkopfs und des Schlundes.

Die Venen des unteren Theils des Schlundes und des Kehlkopfs, sowie die des vorderen Theils des Halses überhaupt sammeln sich in den *Venae jugulares externae* und *internae*, sowie in den *Venae thyreoideae superiores et inferiores*, welche sich durch Vermittlung der *Venae anonymae* in die *Vena cava superior* ergiessen. Bei Verstopfung der letzteren, welche man hier und da einmal zu Gesicht bekommt, sind die Venen der ganzen Vorderseite des Stammes sehr erweitert, und so sind es auch die des Halses; aus ihnen muss in solchen Fällen das Blut den Umweg durch die *Venae epigastricae* nehmen, die dann immer sehr erweitert sind.

Die Lymphgefässe der Nase breiten sich in einem sehr dichten Netz bis an den Eingang aus, wo sie mit denen der äusseren

Haut in Verbindung treten. Nach hinten sammeln sie sich an
dem hinteren Ende der Muscheln zu einem fast senkrecht absteigenden Lymphstrang, der in der Drüse an der Zweitheilung
der Carotis endet. Die Lymphgefässe des hinteren oberen Theils
der Nase treten in Verbindung mit denen des Schlundkopfs in
die Drüse vor dem Atlas, wohin auch die der oberen Fläche des
weichen Gaumens sich ergiessen.

Die Lymphgefässe der Nase lassen sich nach den Injektions-
versuchen von SCHWALBE, AXEL KEY und RETZIUS bei Hunden
vom subarachnoidalen Raum aus füllen und münden vereinigt mit
den Saftbahnen der Schleimhaut offen auf der Oberfläche der
letzteren; es besteht also bei Hunden eine direkte Verbindung
der nervösen Centralorgane mit der Aussenwelt! Nach ZUCKER-
KANDL ist diese für den Menschen nicht bewiesen, bei ihnen ist
die Füllung der Lymphgefässe weder vom subarachnoidalen noch
vom subduralen Raum aus gelungen.

Die Lymphdrüsen des Halses empfangen nach SAPPEY ihren
Zufluss aus den Getässen der anderen Seite, die Gefässe müssten
sich demnach kreuzen. Wichtig für die oberen Luftwege sind
ausser den schon erwähnten die *Glandd. submaxillares,* die bisweilen
auf den Rand des Unterkiefers rücken, dann die *Glandd. cervicales
superficiales* längs der *Vena jugularis ext.* Sie empfangen ihre
Lymphe von dem äusseren Ohr, der Haut des Nackens und des
Halses, sowie von den *Glandd. faciall. superficc.* und *submaxx.* Die
Glandd. faciales profundae, auf dem hinteren Theil des Buccinator
und der Seitenwand des Pharynx liegend, erhalten ihren Zufluss
aus der Orbita, der Nasenhöhle, dem Oberkiefer, dem Gaumen
und dem Pharynx. Die *Glandd. linguales* an der Seite des *Musc.
genioglossus* und des *hyoglossus* nehmen die Lymphgefässe der Zunge
auf. Die *Glandd. cervicales profundae* in der Umgebung der Theilungsstelle der Karotis und längs der *Jugularis int.* bis zur Schädelbasis aufwärts sind die am öftesten erkrankten. Sie entnehmen
die Lymphe aus der Schädelhöhle, der Zunge, dem Kehlkopf, der
Schilddrüse, dem unteren Theil des Schlundes und den tiefen
Nackenmuskeln. Die unteren Drüsen der tieferen Schicht des
Halses erhalten die Lymphe aus den oberflächlicheren Drüsen
und überhaupt die ganze Lymphe aus dem Kopf und Hals. Sie
liegen in der Tiefe der *Fossa supraclavicularis* auf dem *Plexus
brachialis* und den *Muscc. scalenis* und in dem von der *Vena jugularis interna* und *subclavia* gebildeten Winkel seitlich bis zu den
Glandd. axillares. Gewöhnlich findet sich auch noch eine kleine
bei Kehlkopferkrankungen wichtige Drüse auf dem *Ligamentum
cricothyreoideum medium.*

Den neueren Forschungen nach besteht das gesammte periphere und centrale Nervensystem aus einer Anzahl übereinander
gelagerter Neurone, welchen Namen WALDEYER zuerst der Einheit: Ganglienzelle mit ihren kleinen dendritischen Auszweigungen

und peripherer Nerv gegeben, in dem der Achsencylinder, der
Neurit (KÖLLICKER) verläuft. Diese Einheit ist, wie EDINGER uns
gelehrt hat, nicht nur eine anatomische, sondern auch eine klinische.
An die Ganglienzelle mit ihren Dendriten legt sich der Neurit
einer weiter centralwärts befindlichen Ganglienzelle sich aufpinselnd
an und so fort bis in das Centralorgan. Die motorischen Nerven
haben statt der peripheren Endaufpinselung eine Endplatte in den
Muskeln. In die Reihe der Neurone sind oft noch sog. Associationszellen eingeschaltet, d. h. solche, die mehrere oder viele
Aufpinselungen peripherer gelegenen Nerven aufnehmen und dadurch im Stande sind, zweckmässige Bewegungen zu vermitteln,
wenn die centrale Hemmung genügend aufgehoben ist. Fehlt
die centrale Hemmung ganz oder ist sie zu schwach, so äussert
sich dies durch eine Steigerung der Reflexe, wie wir es bei manchen Krankheiten beobachten. Es erklären diese Associationszellen, wieso durch einen centralen Willensimpuls die ganze gewollte Bewegung ausgelöst wird, wie z. B. der beabsichtigte Ton
durch das Zusammenwirken der verschiedenen Kehlkopf- und
Athemmuskeln entsteht. Die Bewegungen einer ganzen Gruppe
von Muskeln von einem Centralpunkt aus sind anatomisch vor-
gebildet (EXNER), und es bedarf nur einer centralen Auslösung.
Diese anatomische Vorbildung. kann natürlich auch vererbt werden,
und es wird dadurch die erbliche Anlage zum Gesang und zu
den mancherlei Begabungen der Menschen verständlich.

Ausser diesen Associationszellen findet man aber an vielen
Stellen des Körpers zerstreute periphere Ganglienzellen, welche
zusammengestellt, wie die centralen Neurone wohl geeignet sind,
isolirte periphere Reflexbogen zu bilden. Der Reiz, den z. B.
der Darminhalt auf dessen Wand ausübt, vermag auf dem Wege
des kurzen Reflexes die Darmmuskeln zur Bewegung anzuregen.
Weitere Neurone, die bis zum Rückenmark gehen, die Einzel-
abschnitte des sympathischen Nervensystems und die sympathischen
Wurzeln zum Rückenmark sind ihrerseits wieder geeignet, auch vom
Centrum aus die Darmbewegung zu regeln. Ähnlich verhält es sich
bei der Bewegung des Oesophagus, in dem sensorische Nerven,
die sich in Massen in dem Epithel aufgezweigt finden, in gleicher
Weise die Bewegung leiten. Diese Art der Regulirung, welche
sich bei allen anderen komplexen Akten findet, ist zur Ausführung
und Auslösung derselben absolut nothwendig. (Sensomobilität
EXNER's). Durch Herabsetzung der sensorischen Erregbarkeit
werden nach EXNER die von ihr regulirten Bewegungen erschwert
oder unmöglich gemacht. Es erklärt sich so ein Theil der hysterischen Lähmungen durch Anästhesie, ferner das Steifwerden der
Finger in der Kälte durch die verminderte Sensibilität der Haut.
Diese Verhältnisse sind zur Erklärung einer Menge von Erscheinungen hinreichend, die wir früher als dem Willen unterworfene
oder unwillkürliche betrachtet haben.

Die Sinnesnerven sind nach denselben Grundlagen aus Neuronen aufgebaut. Die Nervenzellen der Riechschleimhaut sind wahrscheinlich gleicher Natur mit den Endzellen in der Haut des Regenwurms, und vermuthlich werden hierher auch die Endzellen

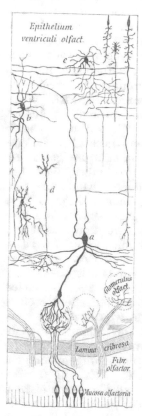

des optischen Nerven in der Retina und die des Gehörnerven in der Corti'schen Membran gehören, welche alle als Endzellen betrachtet werden müssen, die für die rascheren Schwingungen des Lichtes und der Töne empfindlich geworden sind, wie die in der Haut für die langsameren des Gefühls. Die in dem Epithel der Riechschleimhaut gelegenen Nervenzellen entsenden kurze Fortsätze, welche die Oberfläche des Epithels etwas überragen, die „Riechhaare"; die aus dem *Lobus olfactorius* kommenden Neurone pinseln sich, wie in Fig. 7 zu sehen ist, an den Dendriten der erwähnten Nervenzellen des Epithels auf, und bilden in dem *Bulbus olfactorius* die *Glomeruli olfactorii*. In den Schmeckbechern verhält es sich fast ebenso. Man hat in ihnen und in ihrem Epithel ein ungemein reiches Netz feinster Nervenendigungen gefunden, die durch Aufpinselung centralwärts mit den Fasern der Chorda in dem vorderen, mit denen des Glossopharyngeus in dem hinteren Theil der Zunge in Verbindung stehen.

Fig. 7.

Schnitt durch die Riechschleimhaut, das Siebbein und den *Bulbus olfactorius*. Die Kompinirung ist schematisch, die Lage der einzelnen Elemente, namentlich auch ihre Verzweigung und Form, nach Präparaten. — *a*, *b*, *c* sind drei verschiedene Typen der als „Körner" bezeichneten Zellen, *d* und *e* Zellen mit sehr weit verzweigten Achsencylinder. (Edinger.)

Die Neurone endigen schliesslich in den Centren und in der Hirnrinde. Diese findet sich, wie erwähnt, in der Thierreihe zuerst bei den Amphibien, sie ist bei ihnen und jedenfalls bei den Reptilien vorwiegend mit den Riechorganen verbunden. Die niedriger stehenden Cyclostomen und Fische besitzen wohl schon centrale Olfactoriusgebiete, aber noch keine Rinde, wie Edinger durch seine zahlreichen fleissigen Untersuchungen nachgewiesen hat. Bei den Amphibien kommt noch ein weiteres Hirngebiet zu den niederen Riechcentren hinzu, welches, wie die Erfahrungen an den Säugern zeigen, die Grundlage für Erinnerungsbilder und Associationen abgiebt. Wir dürfen dabei vielleicht zwischen der Aufnahme des Geruchseindrucks, dem Behalten desselben und seiner associativen Verwerthung unterscheiden. Man kann in der Reihe der Thiere von dem erwähnten ersten Auftreten des Riechcentrums alle Übergänge finden, bei den Säugern von dem Walross, dem der Riechapparat und die Riechwindung ganz fehlen, durch die Raubthiere und den Hund mit grossem Riechapparat bis zu den Riechhirnen der eigentlichen Riechthiere, die auf diesen Sinn beim Aufsuchen ihrer Nahrung angewiesen sind, wie z. B. der Maulwurf, dessen Gehirn einen enormen Riechlappen aufweist, während die Vögel, deren Hirnrinde ganz wesentlich aus einem optischen Centrum besteht, ihre Beute durch das Sehen erlangen. Die Thiere sind für specielle Thätigkeiten viel vollkommener ausgerüstet, als der Mensch, zu dessen verhältnissmässig kleinen Riech- und Sehcentren sich dagegen eine Unmasse anderer hinzuaddiren, die beim Thier fehlen.

An dem motorischen Innervationsweg, der am besten studirt ist, lässt sich die diagnostische Wichtigkeit der neuen Auffassungen leicht zeigen. Die Symptome sind alle ähnlich, soweit sie die Bahn irgendwie treffen, sie gestalten sich aber doch recht verschieden, je nachdem sie das eine oder das andere Neuron treffen. Lähmung ist immer die Folge der Unterbrechung, einerlei, wo diese geschieht, aber die Lähmung trägt verschiedenen Charakter, wenn das peripherste Neuron, hier die motorische Bahn erster Ordnung, oder wenn ein centraler liegendes Stück unterbrochen wird. Man kann sich den motorischen Innervationsweg für die Kehlkopfmuskeln in folgender Weise vorstellen: Im Muskel endet aufgezweigt als „Endplatte" ein Achsencylinder. Er entstammt einem peripheren Nerven und tritt, wenigstens bei Thieren, mit diesem in den Kern des *Nervus vagus* ein. Dort endet er in einer grossen vielästigen Ganglienzelle; der ganze Kern baut sich aus solchen Zellen auf. Von der Endplatte im Muskel bis zu der Endzelle im Kern reicht das erste Neuron, die Bahn erster Ordnung.

Alle Affektionen, die dies erste Neuron treffen, haben immer, einzelne noch nicht erklärte Fälle (QUINKE) ausgenommen, Lähmung und Muskelschwund zur Folge, einerlei, ob sie durch Muskelerkrankung, durch Erkrankung der Nerven oder durch Affektion des Nervenkernes entstehen. Natürlich wird sich die Ausbreitung der Lähmung verschieden gestalten, je nachdem der Muskel, der Nerv oder der Kern den Krankheitsherd enthält.

Die amyotrophische Paralyse, die Neuritis der Kehlkopfnerven, die typische Bulbärparalyse sind einige der Krankheitsbilder, die durch Erkrankung des primären Neurons entstehen.

An die Dendritenausläufer der Vago-Accessoriuszellen legt sich die Aufzweigung eines Achsencylinders an, der von einer hirnwärts liegenden Zelle stammt. Diese Vago-Accessoriusbahn zweiter Ordnung, die centrale Vago-Accessoriusbahn kreuzt, wie es der Analogieschluss von anderen Nerven her wahrscheinlich macht und wie die klinische Beobachtung beweist, sehr nahe dem Kerne, hirnwärts von ihm, auf die andere Seite. Dann verläuft sie durch die Oblongata, schliesst sich am vorderen Brücken-

ende etwa oder wenig weiter caudalwärts der Fussfaserung zum
Hirnschenkel an. Im Hirnschenkel liegt sie wahrscheinlich der
Pyramidenbahn benachbart und zieht mit ihr in die Kapsel. Es
ist noch fraglich, ob die Vago-Accessoriusbahn hier in der inneren
oder der äusseren Kapsel liegt, für die Hypoglossusbahn ist das
letztere wahrscheinlich gemacht. Schliesslich enden die centralen
Bahnen in der gekreuzten und zum Theil auch in der gleichseitigen Hirnrinde. Als das Centrum für den Hypoglossus darf
die Gegend des untersten Theiles der vorderen Centralwindung,
vielleicht auch die anliegenden Theile der dritten Stirnwindung
angesehen werden. Die letzte centrale Endstätte des motorischen
Kehlkopfnerven beim Menschen ist noch nicht bekannt. Doch ist es
wahrscheinlich, dass das Rindenfeld am unteren Ende der Centralfurche hinter der BROCA'schen Windung dafür in Betracht kommt.
Alle Erkrankungen auf diesem langen Stücke der centralen Hirn-
nervenbahn, das vielleicht nicht aus einem, sondern aus mehreren
Neuronen zusammengesetzt ist, verlaufen unter dem als Pseudobulbärparalyse bekannten Krankheitsbilde. Es handelt sich da
immer um Lähmungen centralen Charakters, ohne wesentlichen
Muskelschwund mit der Neigung zur Reparation.

    Die Analyse der Begleitsymptome wird es in den meisten
Fällen gestatten, zu entscheiden, ob die Ursache in der Oblongata, in der Brücke oder höher oben liegt. Da bei Herden in
der Brücke gemeinhin Störungen auftreten, bei denen die vom
Hypoglossus und dem motorischen Halsnerven ausgehenden Symptome die weniger in die Augen springenden sind, so hat man
sich gewöhnt, unter dem Namen der Pseudobulbärparalyse nur
die Krankheitsbilder zu verstehen, bei denen Erscheinungen von
Störung der centralen Hypoglossus- und Vago-Accessoriusbahn
beobachtet werden. Sie kommen fast nur zu Stande durch Herde,
welche ihren Sitz höher oben im Vorderhirn haben, wo eben die
Bahnen nicht so dicht an andere Bahnen grenzen.

    Mein Freund EDINGER hatte die Freundlichkeit, mir eine
schematische Zeichnung über den Verlauf der Hypoglossus-
bahnen anzufertigen, die in Fig. 8 abgebildet ist. Nach den
obigen Ausführungen wird man sich leicht darin zurechtfinden
können.

    Auf Tafel I[1]) habe ich versucht, die Betheiligung der ver-
schiedenen Nerven an der Innervation der oberen Luftwege in
Farben darzustellen. Die Figuren sind in Bezug auf die anatomischen Verhältnisse ganz genau, die Lage der einzelnen Theile
ist richtig angegeben, dagegen mussten sie, um die Innervation
einiger Muskeln und Theile der Schleimhaut deutlich zu machen,
in gewissen Beziehungen schematisch gehalten werden. Die

---

    [1]) Als Grundlage zu der Fig. 1 diente das Gypsmodell von ZIEGLER in
Freiburg, zu Fig. 2 eine Abbildung von MERKEL.

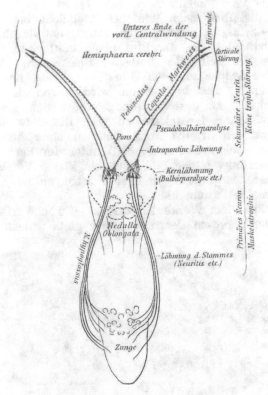

Fig. 8.
Schematischer Verlauf des *Nerv. Hypoglossus* nach einer Skizze von Edinger.

Gaumen- und Kehlkopfmuskeln sind z. B. als in der Medianlinie liegend gezeichnet und der Kehldeckel in der Fig. 3 wesentlich verkürzt, um das Innere des Kehlkopfs besser zur Ansicht bringen zu können. Die auf der Tafel befindliche Farbenreihe giebt über die Betheiligung der verschiedenen Nerven Auskunft. Da, wo zwei Farben in einander schattirt sind, betheiligen sich die zwei betreffenden Nerven an der Innervation der Stelle.

Die Riech- und Schmeckempfindung ist durch blaue Schattirung angedeutet. Man wird in Fig. 1 und 2 leicht erkennen können, wie weit dieselben sich ausdehnen; der Geschmack z. B. bis auf die Überzüge der Santorini'schen Knorpel und die Taschenlippen. Man unterscheidet auch leicht die Betheiligung der beiden Geschmacksnerven, der *Chorda tympani* und des Glossopharyngeus, an der Innervation der Zunge. Der vordere Theil der Zunge ist roth und der hintere gelb, die Grenzen sind nicht ganz scharf, sondern laufen in einander. Die Innervation der Gaumensegel und Kehlkopfmuskeln ist nach grob anatomischen

Verhältnissen als vom Facialis resp. dem Vagus ausgehend angegeben. Der dieselben beim Menschen vielleicht innervirende
Nerv, der Accessorius, ist nicht berücksichtigt, um durch Hinzufügung einer dritten Farbe das Bild nicht unklar zu machen.
Die Schleimhaut des Schlundes und der Speiseröhre ist durch
gelbe und braune Striche als vom Glossopharyngeus und Vagus
innervirt gezeichnet. Die Innervation wird durch den *Plexus
pharyngeus* vermittelt, zu dessen Bildung ausser den genannten
zwei Nerven noch der Sympathicus beiträgt. Dieser ist aus dem
eben schon erwähnten Grunde auch nicht in einer besonderen
Farbe ausgeführt. Ich denke aber, dass unter der Berücksichtigung dieser Bemerkungen das Bild doch ein klares Verständniss
über die den meisten praktischen Ärzten recht unklaren Inner-
vationsverhältnisse vermitteln kann.

Die Fig. 9 aus dem Werke EDINGER's: „Zwölf Vorlesungen
über den Bau der nervösen Centralorgane", giebt in sehr klarer

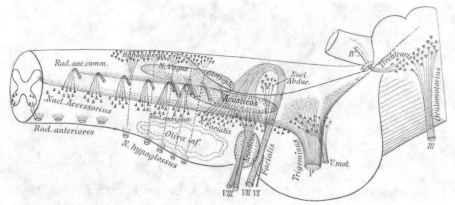

Fig. 9. Die Lage der Hirnnervenkerne. Die Oblongata und der Pons durchsichtig gedacht.
Die Ursprungskerne (mot.) schwarz, die Endkerne (sens.) roth. (Edinger.)

schematischer Weise die Lage der verschiedenen Nervenkerne in
dem verlängertem Mark beim Menschen an. Die motorischen
Ursprungskerne sind schwarz und die sensiblen Endkerne roth
gezeichnet. Man sieht unter anderem daraus, dass die Kerne des
Vagus und Accessorius eine ununterbrochene Reihe bilden. In
der *Medulla oblongata* kann man an der Grenze wirklich schwer
sagen, zu welchen Nerven die Wurzel gehört; aber schon beim
Austritt aus dem Rückenmark sind die beiden Nerven durch
einen deutlichen Zwischenraum getrennt.

GRABOWER hat in einer neueren Untersuchung nachgewiesen,
dass auch beim Menschen in der Oblongata ein deutlicher Zwischenraum zwischen den Ganglien der beiden genannten Nerven
besteht. Ich komme nachher noch darauf zu sprechen, dass der

Streit über die Innervation des Kehlkopfs beim Menschen noch nicht endgültig entschieden ist, da die anatomischen Thatsachen sich noch nicht mit den klinischen decken.

In Bezug auf die einzelnen Nerven möchte ich noch einige mir wichtig erscheinende Bemerkungen hinzufügen.

Die Nerven der oberen Luftwege sind dreierlei Art. Sinnesnerven, sensible und motorische Nerven versorgen das Gebiet.

Der Olfactorius, der Riechnerv, entspringt, wie oben erwähnt, in dem Epithel der Nase mit langen, feinen Nervenfäserchen, den Riechhaaren, zieht durch die Siebplatte, und es senken sich dann die Züge, indem sie sich noch vielfach überkreuzen, in den *Bulbus olfactorius* ein. Der Bulbus verlängert sich als *Tractus olfactorius* hirnwärts, und es müssen in diesem Tractus weitere Verbindungen, centrale Riechbahnen liegen. Er endet mit mehreren Riechnervenwurzeln an der Hirnbasis, nahe dem Ammonshorn. Zahlreiche der vergleichenden Anatomie entnommen Gründe sprechen dafür, dass im Ammonshorn und den ihm benachbarten, den Balken umziehenden Windungen, die corticale Endstätte der Riechempfindung zu suchen ist. Nicht weit davon liegt wahrscheinlich auch die für das Schmecken.

Die Untersuchungen, die FEDOR KRAUSE an Kranken gemacht, denen er den Trigeminus in der Schädelhöhle durchschnitten und das *Ganglion Gasseri* herausgenommen hat, haben die Ansicht MAGENDIE's, dass der Trigeminus bei der Riechempfindung betheiligt sei, anscheinend bestätigt; mehrere Kranke hatten ein deutlich herabgesetztes Riechen auf der operirten Seite — und zwar nicht nur für die Empfindungen, die man sich durch intensiven Reiz hervorgebracht vorstellen könnte. Die Erklärung dieser Thatsache steht noch aus, andere Forscher suchen sie mit viel Wahrscheinlichkeit in den durch den mangelnden Einfluss des Trigeminus bedingten veränderten Sekretionsverhältnissen.

Der zweite Sinn, das Schmecken, wird durch zwei Nerven vermittelt, wenigstens nach der jetzt fast allgemein angenommenen Ansicht: den *Nervus glossopharyngeus* und die *Chorda tympani*. Die vordere Hälfte und die Seitentheile der Zunge erhalten ihre Schmeckfasern von der letzteren. Dieselbe stammt sehr wahrscheinlich von dem dritten Aste des Trigeminus. Dafür sprechen die Beobachtungen von ZIEHL und ADOLF SCHMIDT, die in mehreren Fällen gefunden haben, dass bei ausschliesslicher Erkrankung des dritten Astes des Trigeminus das Schmecken auf den vorderen zwei Dritteln der Zunge erheblich gestört war. Ich muss da freilich erwähnen, dass dieser Ansicht besonders der eine Fall von ERB widerspricht, in dem der ganze Verbreitungsbezirk des dritten Astes anästhetisch war, dagegen das Schmecken ungestört. Bei den oben erwähnten Untersuchungen von FEDOR KRAUSE ergab sich ein wechselndes Verhalten: bei den Meisten war das Schmeckvermögen auf der operirten Seite deutlich vermindert für Süss,

Sauer und Salzig, und zwar in der Zungenspitze und in den zwei
vorderen Dritteln des Seitenrandes; bei einer Kranken von HITZIG
und bei dreien von TIFFANY dagegen war keine Veränderung in
der Schmeckempfindung festzustellen.

GOWERS ist der Ansicht, dass der einzige Schmecknerv der
Trigeminus sei. Er hat vor einiger Zeit einen Fall publicirt, in
welchem eine isolirte Lähmung des einen Trigeminus seiner motorischen und sensiblen Portion ohne Zweifel verursacht wurde durch
eine Erkrankung der Wurzel an der Oberfläche des Pons und in
welchem das Schmeckvermögen auf derselben Seite geschwunden
war und zwar nicht nur auf der vorderen Partie der Zunge,
sondern auch an der Zungenwurzel, am weichen Gaumen und
den Gaumenbögen, geschwunden für jede Art von Reizung, sowohl für Geschmacksubstanzen als für den galvanischen Strom.
Seitdem hat er noch zwei ähnliche Fälle beobachtet, in welchen
ohne Betheiligung der Medulla durch Erkrankung des Quintus das
Schmecken auf der ganzen Zunge erloschen war. Er schliesst
daraus, dass es möglich sei, dass die Schmeckfasern des Zungengrundes sich mit denen des Glossopharyngeus vertheilen, zu welchem sie durch das *Ganglion oticum* des Quintus mittelst des *Nervus
petrosus minor* und des *Plexus tympanicus* gelangen. Dies erkläre
auch die von URBANTSCHITSCH entdeckte Thatsache, welche er
wiederholt beobachtet habe, dass das Schmecken sowohl am
Grunde, wie an der vorderen Partie der Zunge durch Caries der
Paukenhöhlenwände verloren gegangen sein könne.

Vielleicht dürfte auch die Ansicht OPPENHEIM's die richtige
sein, dass individuelle Verschiedenheiten in der Bahn der Schmeckfasern vorkommen. Es könnte sich in den angeführten Fällen
freilich auch um eine veränderte Blutversorgung der Endigungen
der Schmecknerven und eine dadurch herbeigeführte mangelhafte
Ernährung derselben handeln.

Die Schmeckfasern gelangen durch den *Nervus petrosus superficiales major* zu dem *Ganglion geniculatum* des Facialis. Vor dem
Austritt dieses Nerven aus seinem Kanale in dem Schläfenbein
verlässt ihn die Chorda in einem spitzen Winkel nach rückwärts, geht durch die Paukenhöhle auf der Sehne des *Tensor tympani* zwischen Hammer und Ambos durch, verlässt die Paukenhöhle durch die *Fissura petrotympanica,* verbindet sich wieder im
spitzen Winkel mit dem *Nervus lingualis* aus dem dritten Aste des
Trigeminus und endet durch diesen in der Zunge. In dem hinteren Theile der Zunge, am Kehldeckel und auf den Taschenlippen ist auch Schmeckempfindung vorhanden, welche nach
der verbreiteteren Ansicht durch den Glossopharyngeus vermittelt wird.

Die Schmeckfasern enden in den Schmeckbechern, welche
von SCHWALBE und LOVEN gleichzeitig entdeckt worden sind.
Sie finden sich in der Zunge, am Kehldeckel und im Kehlkopf

auf den Taschenlippen und den Überzügen der gehörnten Knorpel. HÖNIGSCHMIED und VINTSCHGAU exstirpirten bei Kaninchen den Glossopharyngeus einseitig und fanden, dass danach die Schmeckbecher auf der operirten Seite zu Grunde gegangen, während sie auf der gesunden erhalten geblieben waren. Soweit die Becher gefunden sind, hat der Versuch Geschmacksempfindung nachgewiesen. Die Mandeln und die hintere Schlundwand schmecken nicht. Ich habe selbst Versuche darüber angestellt. Man hat bei Verwendung einer spirituösen Lösung die durch die sensiblen Nerven vermittelte Empfindung von etwas Brennendem, kann aber keinerlei Geschmack unterscheiden. Die an einer Anzahl von Personen vorgenommenen Versuche bestätigen die Ergebnisse von MICHELSON und WAGNER.

Der Trigeminus mit seiner sensiblen Wurzel versorgt in drei Ästen den grössten Theil der oberen Luftwege und der äusseren Haut der vorderen Hälfte des Kopfes mit sensiblen Fasern; die motorische Wurzel innervirt die Kaumuskeln, die *Muscc. masseter, temporalis, pterygoideus*, sowie den *Musc. mylohyoideus* und den vorderen Bauch des *Musc. biventer mandibulae*.

Der erste Ast des Trigeminus giebt in der Orbita den *Ramus ophthalmicus* ab, dieser den *Nervus nasociliaris*, der sich wieder in den *Nerv. ciliaris* und den uns hier näher interessirenden *Nerv. ethmoidalis* theilt. Letzterer geht durch das *Foramen ethmoidale* aus der Orbita in die Schädelhöhle auf die *Lamina cribrosa*, verlässt die Schädelhöhle indessen nach kurzem Verlauf wieder und vertheilt sich in der Nase in mehrere Zweige. Wie aus den Abbildungen 1 und 2 zum Theil ersichtlich ist, versorgt er den vorderen Theil der Nase, Stirnhöhle eingeschlossen, die äussere Haut der Nase bis zur Spitze und ferner die der Stirn von der Mitte bis zu einer Linie die von der Mitte der Augenbraue ziemlich gerade aufwärts verläuft.

Der zweite Ast des Trigeminus versieht durch die aus dem *Ramus sphenopalatinus* stammenden *Nervi palatini posteriores* und den *Nerv. nasopalatinus Scarpae* den hinteren Theil der Nase sammt der Keilbeinhöhle und den harten Gaumen bis zu den Zähnen mit sensiblen Fasern. Der *Nerv. nasopalatinus Scarpae* geht hinten am Dach der Choane nach der Scheidewand herüber, verläuft an dieser von hinten oben nach vorn unten, dann durch den *Canalis incisivus* zu den vorderen oberen Zähnen und dem Zahnfleisch. Er ist die Ursache, dass bei Erkrankungen der hinteren Siebbeinzellen und denen der Scheidewand, sowie bei der Anwendung der Elektrolyse am Septum so oft über Schmerzen in den Schneidezähnen geklagt wird. Die *Nervi palatini postt.* geben auch Fasern an die *Muscc. petro-* und *palatostaphylini* ab. Ob diese ursprünglich aus dem Trigeminus stammen, ist aber noch zweifelhaft. Die zum Gaumensegel gehenden, wenigstens die den *Levator veli palatini* und den *Azygos uvulae* versorgenden Fasern, kommen

nach einer sehr verbreiteten Ansicht aus dem Facialis und werden
dem Trigeminus durch den *Nerv. petrosus superficialis major* zugeführt. Lähmungen des Gaumensegels werden aber bei Erkrankungen des Facialis nur, wenn er centralwärts vom Knie erkrankt
ist und bei Lähmungen des Accessorius beobachtet. Bei der
Gaumensegellähmung in Verbindung mit der des Facialis könnte
auch eine gleichzeitige Erkrankung der betreffenden, nahe bei
einanderliegenden Kerne in der Medulla in Frage kommen,
s. Fig. 9, Seite 40 (RÉTHI). Die Verbindung des Accessorius mit
dem Gaumen ist noch nicht hinreichend aufgeklärt. HEIN und
RÉTHI lassen die Verbindung durch den *Plexus pharyngeus* gehen,
RÉTHI behauptet, dass nach seinen Versuchen an Hunden und
Affen die motorischen Fasern vom Vagus herkommen und nicht
vom Accessorius, und dass der Facialis ganz unbetheiligt dabei sei.
Nach HENLE wird die Verbindung durch einen unbeständigen
Zweig bedingt, der vom *Ganglion petrosum glossopharyngei* zum
Ganglion jugulare vagi geht und von CRUVEILHIER über den Vagus
hinaus bis in den Accessorius verfolgt worden ist. Nach HENLE
wird der Zweig bisweilen durch Fasern des *Plexus pharyngeus* ersetzt, was mit den Angaben von HEIN und RÉTHI stimmen würde.
Wie sie indessen vom Glossopharyngeus zu dem Facialis gelangen,
ist noch unklar, denn die bekannten Verbindungsfasern zwischen
beiden treffen den Facialis unter dem Knie; man müsste gerade
rückläufige Fasern annehmen. Die weitere Verbindung nach dem
Gaumen würde in dem *Nerv. petr. superfic. major* gegeben sein.
ONODI hat gefunden, dass der *Ramus pharyngeus* des Vagus zahlreiche feine Ästchen zu der Schlundmuskulatur abgiebt, und dass
er in der Höhe des unteren Theils der *Cart. cricoidea* zwei feine
Ästchen entsendet, deren einer sich mit dem *Ramus externus* des
oberen Kehlkopfnerven verbindet, der andere mit dem unteren
Kehlkopfnerven vor dessen Verästelung. Aus diesem Befunde
erklärt er die immerhin etwas räthselhafte Verbindung der Stimm-
lippen- und Gaumensegellähmungen.

Die *Nervi palatini laterales* führen, wie es scheint, nur sensible
Fasern zu der Gegend der Mandel und zu dem unteren Theil des
Gaumensegels. Das Cavum erhält seine sensiblen Nervenfasern
vom zweiten Aste des Trigeminus durch den *Nervus vidianus,* die
Rückwand des obersten Schlundabschnittes die ihrigen mit wechselnder Grenze vom *Plexus pharyngeus.* Der zweite Ast versorgt
durch den *Nerv. infraorbitalis* noch die laterale Hälfte der Stirn,
und die äussere Haut des Gesichts in ihrem oberen Theile, der
untere und ein etwa 2—3 cm breiter Hautstreifen vor dem Ohr
bis zum Scheitel werden vom dritten Ast innervirt.

Aus dem dritten Aste entspringt der *Nerv. lingualis,* der Anfangs Fasern an die verschiedenen Mundtheile abgiebt, welche ihren
Namen nach der Gegend erhalten, die sie versorgen, so den Bucci-
natorius zu der Wangengegend u. s. w. Nahe der Zunge nimmt

er in seinem Verlaufe die Chorda auf, deren Abzweigung vom Facialis und Verlauf oben schon beschrieben wurde, und giebt dem Hypoglossus Äste ab, der dadurch auch sensible Fasern erhält und sie durch das *Ganglion linguale* der Zunge zuführt.

Der *Nervus facialis* bildet vor dem Ohr den *Plexus facialis*, an dessen zahlreiche Zweige sich sensible Fasern vom Trigeminus anlegen, vielleicht auch solche vom Vagus. Er versieht die mimischen Muskeln des Gesichts mit motorischen Nerven, ebenso die Muskeln der Gaumenbogen, des weichen Gaumens, den hinteren Bauch des *Musc. biventer mandibulae*, den *Stylohyoideus* und andere. Ob diese freilich ursprünglich anderen Nerven angehören, ist noch nicht sicher festgestellt. Es kommen aber Lähmungen der eben erwähnten Muskeln zugleich mit denen des Gesichts vor. Bezüglich der Innervation der Muskeln des weichen Gaumens muss ich noch einmal auf das soeben Gesagte verweisen. Der Facialis enthält ferner noch Fasern, die der Speichelabsonderung vorstehen.

Der neunte Hirnnerv, der Glossopharyngeus, entspringt aus einem nach ihm benannten Kerne in der Medulla, dessen Lage aus der Fig. 9 zu ersehen ist. HOLM will denselben weiter nach rückwärts unter die sensible Wurzel des Vagus verlegen. Der Glossopharyngeus vermittelt ausser der schon geschilderten Schmeckempfindung auch noch die Sensibilität des hinteren Theils der Zunge und vermuthlich auch die der Epiglottis und betheiligt sich mit dem Vagus und dem Sympathicus an der Bildung des *Plexus pharyngeus,* welcher den Schlund bis gegen die Tube hinauf und die Speiseröhre mit sensiblen Fasern versieht.

Es wäre indessen möglich, dass der Kehldeckel ebenso wie der Eingang des Kehlkopfs ihre sensiblen Nerven von dem *Nerv. laryngeus sup.* empfingen. Bis jetzt weiss man nur, dass die Schmeckempfindung am Eingang des Kehlkopfs, welche durch den Versuch nachgewiesen ist, durch den neunten Hirnnerven vermittelt wird; anatomisch hat man seine Fasern da noch nicht nachgewiesen. Er versorgt nach RÉTHI auch noch den *Musc. stylopharyngeus* mit motorischen Fasern, ob sie ihm aber ursprünglich angehören, ist sehr fraglich.

Der zehnte Hirnnerv, der Vagus, entspringt in der Medulla aus einem motorischen Kern, dem *Nucleus ambiguus* und dem dahinter gelegenen sensiblen, den HOLM in einen dorsolateralen und ventromedialen Theil zerlegt, dessen letzterer sich auch durch grössere Ganglienzellen von dem ersteren unterscheiden soll; alle drei sind nach den Untersuchungen GRABOWER's räumlich deutlich von dem Accessoriuskern getrennt.

Der dorsolaterale soll das Hustencentrum sein und ist bei Neugeborenen noch nicht mit markhaltigen Fasern versehen. HOLM fand ihn bei solchen Kranken degenerirt, die trotz zum Husten reizender Krankheiten in auffallender Weise leicht husteten, so bei einem Kranken, dessen ganze Luftröhre mit Speiseresten

erfüllt war, und bei zwei an Pneumonie verstorbenen Kindern,
die ebenfalls nicht gehustet hatten. Im Alter atrophirt dieses
Centrum wieder. Den ventromedialen Theil hält HOLM für das
Respirationscentrum; er fand denselben bei Kranken degenerirt,
die an asphyktischen Zuständen gelitten hatten. Der Vagus verlässt die Schädelhöhle durch das *Foramen jugulare,* tauscht schon
in demselben mit dem Accessorius Fasern aus, und bildet in dem
Foramen das *Ganglion jugulare,* aus dem der *Ramus meningeus* und
der *auricularis* entspringen. Der Auricularis geht zum Ohr und
ist Schuld daran, dass bei Halskrankheiten so oft Schmerzen im
Ohr empfunden werden. Er enthält auch den Verbindungsast zu
dem dem Glossopharyngeus angehörigen *Ganglium petrosum* unter
der vorderen Abtheilung des *Foramen jugulare.* Unter dem *Ganglion
jugulare* bildet der Vagus den *Plexus ganglioformis* oder *nodosus,*
zu dem auch der *Nervus accessorius* reichliche Fasern abgiebt.
Aus diesem Plexus entspringen zunächst der *Ramus pharyngeus*
mit sensiblen und vielleicht auch motorischen Ästen zum Schlunde.
Unter diesem Aste zweigt sich der *Nerv. laryngeus superior* ab, der
der sensible Nerv für das Innere des Kehlkopfs und für die Luftröhre ist, für letztere durch die Vermittlung der *Ansa Galeni* zu
dem *Laryngeus inf.* Der *Laryngeus sup.* führt eine kleine Menge
motorischer Fasern, die sich von ihm trennen, ehe er die *Membrana
hyothyreoidea* in deren hinteren Drittel durchbohrt, um nach dem
Inneren zu gelangen. Der motorische *Ramus externus* verläuft
zum *Musc. anterior* des Kehlkopfs. Vom Zungenbein abwärts liegt
der Stamm des Vagus hinter der Scheide der grossen Halsgefässe,
der Sympathicus davor. In der Höhe der oberen Thoraxöffnung
zweigt sich rechts der *Laryngeus inferior* vom Stamm ab, schiebt
sich zwischen der *Pleura costalis* über der Lungenspitze und der
Arteria subclavia dextra durch und steigt zwischen Luftröhre und
Speiseröhre nach oben. Auf der linken Seite trennt sich der *Nerv.
lar. inf.,* wie bekannt, erst in der Brusthöhle vom Stamm, schlingt
sich um den Aortenbogen herum und geht ebenfalls zwischen Luft-
und Speiseröhre nach oben. Hinter den Gelenken zwischen Schild-
und Ringknorpel theilen sich beide Recurrentes erst in ihre Zweige.
Dieser Verlauf erklärt, warum der rechte so oft durch Processe
über der Lungenspitze und an der *Arteria subclavia* erkrankt und
der linke so oft bei solchen des vorderen Mediastinalraums oder des
Pericards oder der Drüsen zwischen Luft- und Speiseröhre betheiligt
ist. Man muss daran denken, dass seltene Ausnahmen von dem
normalen Verlauf vorkommen. Bei sehr tiefem Ursprung der
Subclavia verläuft der rechte *Recurrens,* wie der *Nerv. lar. inf.* kurz
genannt wird, bisweilen direkt vom Stamm zum Kehlkopf, ohne
den Umweg um die Arterie zu machen. Links verläuft der Nerv
manchmal umdie *Arteria subclavia,* wie vermuthlich in einem von mir
beobachtetenceleider nicht secirten Falle, in dem trotz eines sehr
grossen *Anerewsma aortae* keine Recurrenslähmung vorhanden war.

Neuerdings hat RISIEN RUSSEL nachgewiesen, dass der Recurrens aus zwei Abtheilungen besteht, die für den Posticus bestimmten Fasern liegen nach hinten innen, und die für die übrigen Kehlkopfmuskeln nach vorn aussen; die letztere Abtheilung konnte Onodi noch in vier Abtheilungen für die einzelnen Kehlkopfmuskeln spalten. Der erstere ist bekanntlich der Erweiterer und die letzteren sind die Verengerer der Glottis.

Bei Thieren hat zuerst EXNER einen *Nervus laryngeus medius* aus dem *Ramus pharyngeus vagi* nachgewiesen. Bei Menschen hat man ihn noch nicht gefunden, die entsprechenden Fasern scheinen hier in dem *Plexus pharyngeus* enthalten zu sein. Der *Laryngeus medius* innervirt bei Thieren den *Musc. anterior*, der aber ausserdem auch noch vom *Laryngeus superior* Nervenfasern erhält. Bei Pferden wird der Anterior zugleich noch von dem ersten Cervicalnerven mit motorischen Fasern versorgt. Die Beobachtung Onodi's, dass beim Hunde in den Bahnen der Kommunikationsäste zwischen *Plexus brachialis* und *sympathicus*, ferner in dem doppelten Grenzstrang zwischen dem unteren Hals- und dem ersten Brustganglion motorische Fasern für die Kehlkopfmuskeln enthalten seien, ist bis jetzt von einem anderen Forscher nicht bestätigt worden.

Der elfte Hirnnerv, der Accessorius, nimmt seinen Ursprung in dem nach ihm benannten Kerne der Medulla, ist beim Verlassen des verlängerten Marks deutlich von dem Vagus getrennt, verlässt den Schädel mit dem Vagus durch das *Foramen jugulare*, und betheiligt sich, wie erwähnt, mit demselben an der Bildung des *Plexus ganglioformis* aber nur mit seinem inneren Aste, der äussere geht direkt zu den *Muscc. sternocleidomastoidei* und *cucullares*. Isolirte Lähmungen des äusseren Astes haben deshalb immer ihren Ursprung peripher von dem Plexus. Krankhafte Processe, die beide Theile des Nerven in der Schädelhöhle oder an der Basis oder im *Foramen jugulare* treffen, bedingen ausser der Lähmung der erwähnten beiden durch den äusseren Ast versorgten Muskeln noch halbseitige Lähmungen des weichen Gaumens, der sämmtlichen Muskeln des Kehlkopfs und des Schlundes. Durch die Nachbarschaft des Vagus finden sich dann aber meistens auch Vagussymptome: Veränderungen in dem Pulse und dem Athmen, sowie Lungenblähung und gastrische Erscheinungen, welche ich weiter unten bei den Lähmungen des Vagus eingehender erwähnen werde. Erkrankt der Accessorius in der Medulla, so ist die Lähmung eine doppelseitige; Ausnahmen können stattfinden. Ich bitte darüber den Abschnitt Physiologie nachzusehen. In der Regel sind dann beide Äste befallen und zwar sind die Lähmungen des äusseren Astes vollständige, die des inneren Astes lassen einige Fasern frei. Bei vollständiger Lähmung des *Musc. sternocleidomastoideus* und des *cucullaris* können z. B. Posticuslähmungen vorkommen, und die Schlund- und Gaumenmuskeln frei bleiben.

Die seither verbreitetste, sich hauptsächlich auf klinisches
Material stützende Ansicht, dass bei Menschen der Accessorius
die motorischen Fasern für den Kehlkopf und Schlund liefere,
ist durch die Thierversuche von Navratil, Grabower, Réthi und
Onodi ins Wanken gekommen. Sie haben nach Durchschneidungen
des Nerven in der Schädelhöhle keine Ausfallserscheinungen am
Kehlkopf gesehen. Ein Austausch von Fasern zwischen den beiden
Nerven Vagus und Accessorius findet nach ihrer Ansicht erst im
Foramen jugulare statt und ist dort nach Grabower dadurch
erleichtert, dass beide Nerven in einer Scheide liegen. Nach ihm
sollen degenerative Vorgänge an der Stelle, wo die beiden Nerven
noch nahe bei einander liegen, die Erklärungen der klinischen
Thatsachen abgeben, bulbäre gleichzeitige Erkrankung bei umschriebenen Processen in der Medulla wegen der räumlichen
Trennung der Kerne aber ausgeschlossen sein. An den soeben
erwähnten anatomischen Thatsachen kann man nicht zweifeln,
allein die klinischen Beobachtungen stimmen einstweilen nicht mit
der Ansicht, dass es sich bei dem Menschen ebenso verhalte,
wie bei Thieren. Erst in der letzten Zeit wurden wieder Fälle
beobachtet, die wir nur durch die motorische Innervation des
Halses durch den Accessorius erklären können. So hat Gerhardt
bei einem Kranken mit rechtsseitigen Zuckungen in dem Cucullaris und Sternocleidomastoideus ebensolche Zuckungen an der
rechten Hälfte des Gaumensegels und der rechten Stimmlippe
festgestellt und Schlodtmann in einem Fall von Schädelbasis-
fraktur gefunden, dass die *Musc. sternocleidomastoideus, cullaris*, das
Gaumensegel und die linke Stimmlippe gelähmt waren, während
sonstige Erscheinungen fehlten, die auf eine Betheiligung des
Vagus hinweisen konnten.

Ich habe vor einigen Wochen einen Fall beobachten können,
in dem sich eine ganz auffallende Atrophie des linken *Musc.
sternocleidomastoideus* und *cucullaris* und der Zungenmuskeln mit
einer Lähmung des Gaumensgels und des linken Rekurrens verband; irgend welche Vagussymptome waren nach der Untersuchung
von Edinger nicht vorhanden. Vermuthlich lag die Ursache an
der Stelle im Rückenkanal, wo der Accessorius den Hypoglossus
kreuzt und der Vagus räumlich noch ziemlich weit von ihm entfernt ist, in der Höhe des Atlas. Da ganz in der Nähe die *Art.
vertebralis* verläuft, so lag es nahe, an ein Aneurysma derselben
zu denken. Ich werde später an mehreren Stellen meines Buches
auf diese Verhältnisse noch zurückkommen müssen, besonders
auch in der Physiologie.

Der zwölfte Hirnnerv, der Hypoglossus, hat, wie oben
schon erwähnt wurde, allein ein sicher festgestelltes Centrum im
Gehirn. Die von da ausgehenden Fasern begegnen in der Medulla,
in dem Hypoglossuskern dem von der Peripherie kommenden
ersten Neuron. Der Nerv verlässt die Schädelhöhle durch den

Can. hypoglossi, liegt dann eine Zeit lang dicht an dem Vagus an, kreuzt die *Art. carotis ext.* und gelangt nun über dem grossen Zungenbeinhorn in einem abwärts convexen Bogen zu den Zungenmuskeln. Er ist der bewegende Nerv für die Zunge, die *Muscc. geniohyoidei* und *thyreohyoidei* und für die anderen zwischen dem Sternum und Zungenbein befindlichen vorderen Halsmuskeln. Für letztere vielleicht nur durch Anastomose mit dem ersten Cervicalnerven. Seine Verbindungen mit den anderen Hirnnerven sind oben schon erwähnt.

Die Luftröhre beginnt nicht direkt unter den Stimmlippen, sondern erst an dem ersten Trachealring. Sie ist selten so gerade, dass man die Bifurkation mit dem Kehlkopfspiegel sehen kann, meistens verläuft sie etwas seitlich oder nach hinten gebogen. Ihre Weite ist sehr vielen individuellen Schwankungen unterworfen; als Durchschnittsmasse kann man annehmen: bei Neugebornen 5 mm, bei Fünfjährigen 7, vor der Pubertät 11, bei erwachsenen Männern 18, bei Weibern 14 mm.

In der hinteren membranösen Wand sind glatte Muskelfasern in reichlicher Menge vorhanden, deren Zusammenziehung die Schleimhaut als Längswulst hervortreiben kann.

Die Speiseröhre beginnt am oberen Rand des Ringknorpels. Es finden sich in ihr drei von Natur engere Stellen, an denen sich Erkrankungen, namentlich Krebse mit Vorliebe bilden. Die eine ist hinter dem Schildknorpel, die zweite da, wo die Speiseröhre den linken Bronchus kreuzt und die dritte an der Cardia. In der Höhe der Bifurkation krümmt sie sich nach den Untersuchungen ROSENSTEIN's spiralig um die *Aorta descendens* herum bis zu dem Schlitz am Zwerchfell. An dieser Stelle bildet sie einen offenen Kanal, während der übrige Theil für gewöhnlich geschlossen ist. Das untere Ende über der Cardia ist trichterförmig, bisweilen auch kugelförmig, einen Art Vormagen darstellend.

Die Schleimhaut der Speiseröhre ist mit Plattenepithel versehen. Was die Gefässe der Speiseröhre anlangt, so ist die Anordnung praktisch wichtig, dass die Venen des unteren Drittels sich in die Milzvene entleeren. Die Nerven werden der Speiseröhre in dem oberen Theil durch den *Plexus pharyngeus*, im unteren durch den *Plexus oesophageus* zugeführt, ersterer wird durch Fasern des Glossopharyngeus, des Vagus und des Sympathicus gebildet, der letztere nach HENLE aus denen der beiden Vagi, die ein Geflecht unter Austausch ihrer Fasern bilden, doch so, dass der rechte vorwiegend daran betheiligt ist.

Die Schilddrüse besteht bekanntlich aus den zwei seitlichen Lappen und dem dieselben verbindenden Mittelstück, dem Isthmus. Von diesem zweigt sich mitunter ein schmaler, senkrecht aufsteigender Lappen ab, der sich etwa in einem Drittel der Fälle findet und chirurgisch eine gewisse Wichtigkeit hat, weil er bei der *Tracheotomia superior* sehr oft in die Quere kommt. Dieser mittlere Lappen reicht gewöhnlich bis an den oberen Rand des Schildknorpels oder bis zum Zungenbein und liegt öfter auf der linken, als auf der rechten Seite. Ein nicht beständiger Muskel, ein mediales und zwei laterale Bänder befestigen die Schilddrüse an das obere Ende des Athmungsorgans. Die Gefässversorgung geschieht durch die *Artt. thyreoideae supp.* und *inff.* Von NEUBAUER wurde noch eine weitere von unten entweder direkt aus dem *Arcus aortae* oder aus dem *Truncus brachiocephalicus* entspringende Schilddrüsenarterie, die *Arteria thyreoidea ima,* zuerst beschrieben. Nach HYRTL sollen diese Arterien nicht anastomisiren, die Venen dagegen stehen in anastomotischer Verbindung und sammeln sich in drei Hauptstämme, die klappenlos sind; sie entsprechen sonst in ihrem Verlauf den Arterien. Verletzungen der Venen führen wegen des Mangels an Klappen leicht zu tödtlichem Lufteintritt. Die Drüsensubstanz besteht aus den Follikeln, den Thyreoidealbläschen mit einem Durchmesser von 0,015 bis 0,15 mm. Dieselben sind mit einem flüssigen, eiweissähnlichen Inhalt, dem Colloid, gefüllt und besitzen ein kubisches aus dicht aneinanderliegenden Zellen bestehendes Epithel. Umgeben ist die Schilddrüse von einer bindegewebigen Kapsel, die in Fortsätzen nach dem Innern vordringt.

Die seitlichen Lappen haben bisweilen Fortsätze nach hinten, die mit ihren Armen die Luftröhre sowohl, als auch die Speiseröhre umgreifen und wenn sie anschwellen, wie beim Kropf z. B., erhebliche Störungen im Athmen und Schlucken hervorrufen.

Wenn der Ausdehnung der Drüse nach aussen Hindernisse im Wege stehen: das Sternum, die Schlüsselbeine, der *Musc. sternocleidomastoideus* oder selbst die *Musc. sternohyoidei* und *sternothyreoidei* oder enge Kleider- und Hemdkragen so verengert die wachsende Drüse die Luftröhre, resp. die Speiseröhre, je nachdem der eine oder mehrere Lappen betheiligt sind. Tumoren im Isthmus drücken die Luftröhre von vorn nach hinten zusammen, die seitlich gelegenen sind gewöhnlich Ursache der Säbelscheidenform. Man kann die Hervortreibung der entsprechenden Wand in das Lumen der Luftröhre oft mit dem Spiegel sehen. Bei den Vergrösserungen des Isthmus vermindert ein seitlich angebrachter Druck nicht selten die Stenose und umgekehrt bei denen der seitlichen Lappen ein solcher von vorn nach hinten, während die in der entgegengesetzten Richtung die Beschwerden vermehren.

3. Entwicklungsgeschichte und Missbildungen.

Für das Verständniss mancher pathologischen Zustände, namentlich der Missbildungen, ist es nöthig, hier einige Bemerkungen über die Entwicklungsgeschichte der oberen Luftwege einzufügen.

Die erste Anlage der Nasenscheidewand sind die zwei von His beschriebenen kleinen Leisten am Boden der Nase, welche schon früh zu der Bildung des Septum verschmelzen. Etwas später ist dasselbe schon fertig und bildet einen Theil des knorpeligen fötalen Schädels. Im zweiten Fötalmonate erscheint an jeder Seite desselben ein Knochenplättchen als erste Anlage des Vomer, im dritten Monate wachsen die beiden Plättchen zusammen und bilden eine oben offene Rinne, an die sich nach oben eine Knorpelplatte anschliesst, welche zum Theil zur *Lamina perpendicularis* des Siebbeins, zum andern Theil zur *Lamina quadrangularis* wird, zum Theil aber auch als *Cartilago vomeris* knorpelig bestehen bleibt, mitunter bis in das höchste Alter. Im sechsten Lebensmonate beginnt die Verknöcherung der *Lamina perpendicularis* an der *Crista galli* und schreitet nach unten fort, erreicht aber erst im dritten Lebensjahre den *Sulcus vomeris*. Zwischen beiden bleibt die erwähnte *Cart. vomeris* oft ganz vom Knochen eingeschlossen. Die Verknöcherung erleidet manchmal einen Aufschub bis zum sechsten Jahre, doch dürfte nach dem neunten kaum eine Spalte zwischen den zwei knöchernen Theilen der Scheidewand zu finden sein. Sehr häufig verwachsen die beiden Platten der Vomerrinne schon im dritten Lebensjahre derartig, dass kaum noch Reste von ihnen überbleiben. Die verknöcherte *Lamina perpendicularis* ruht in der Rinne des Vomers. Der vordere Theil der knorpeligen Platten verknöchert nicht, er bleibt als *Lamina quadrangularis* knorpelig. Dieselbe ruht ebenfalls in der Furche des Vomer oder in der Verlängerung derselben auf dem Zwischenkiefer, welche dort von den *Cristae incisivae* gebildet wird.

4*

Die klarere Einsicht in diese Verhältnisse verdanken wir auch dem ausgezeichneten Werke ZUCKERKANDL's: „die normale und pathologische Anatomie der Nasenhöhle."

Zum Verständniss des Zustandekommens der Spalten im Bereich des Gesichtsschädels wird es genügen, wenn man sich an den Abbildungen Fig. 10 und Fig. 11 vergegenwärtigt, dass das

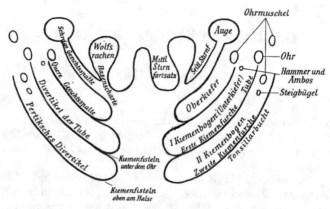

Fig. 10. Die embryonalen Spalten im Bereiche des Gesichts und der Kiemenbogen nach einer Vorlesungsskizze von Weigert.

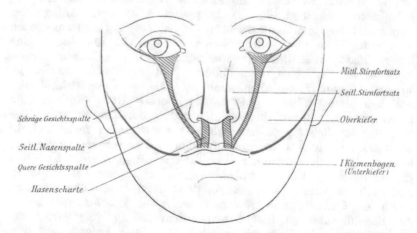

Fig. 11. Gesicht mit dem eingezeichneten System der Embryonalspalten (Merkel).

Nichtverwachsen der beiden mittleren Stirnfortsätze die mediane Spaltbildung der äusseren Nase, das Offenbleiben der Spalte zwischen dem mittleren und seitlichen Stirnfortsatz Ursache der Hasenscharte und des Wolfsrachens ist. Aus dieser Entstehung wird es klar, dass diese letztgenannten Spalten immer neben der Mittellinie liegen müssen. Eine Ausnahme macht nur der weiche Gaumen und die Uvula, weil da der seitliche Stirnfortsatz nicht mehr in Frage kommt. Bekanntlich sind die Spaltungen der Uvula häufig, aber immer mediane. Eigentlich können alle mit einer *Uvula fissa* Behafteten recht von Glück sagen, dass sie so davongekommen sind. König macht darauf aufmerksam, dass das Zusammenwachsen der beiden Oberkieferfortsätze mit dem Zwischenkiefer durch amniotische Verwachsungen und Stränge verhindert werden könne und dadurch sich ein Theil der offen gebliebenen Spalten erklären lasse. In solchen Fällen fände man in der Gesichtshaut kleine Hautläppchen als Reste der Amnions oder auch Verstümmelungen der Gliedmaassen durch Eihautstränge. Er hält es für wichtig, dass man mehr auf das Vorkommen solcher Reste achte.

Beely und Nasse führen einige Fälle von medialen Nasenspalten an; es findet sich da nur eine tiefe Mittelfurche mit seitlichen cylindrischen Knorpeln. Das Nichtverwachsen des äusseren Nasenfortsatzes und des Oberkiefers, ist Ursache der schrägen Gesichtsspalte, welche immer mindestens bis zu dem inneren Winkel des fast stets atrophischen Auges reicht. Hasselmann erwähnt einen intrauterin geheilten Fall von schräger Gesichtsspalte, in welchem sich ein Narbenstrang fand, der sich über das normale Auge weg bis zu den Haaren fortsetzte. Das Nichtverwachsen des Ober- und Unterkiefers kommt bisweilen als horizontale seitliche Gesichtsspalte vor.

Aus der ersten Kiemenfurche zwischen dem ersten Kiemenbogen, dem Unterkiefer, und dem zweiten Kiemenbogen entwickelt sich die *Tuba Eustachii* und das Ohr, ferner die von B. Fränkel beschriebenen Fisteln, die von den Tonsillen hinauf zu der Tube führten. Er fand mehrere Male einen Eiter oder Schleim absondernden Fistelgang, den er in einem Falle bis an den Tubenknorpel verfolgen konnte; einmal sah er ihn auf beiden Seiten, in den anderen Fällen war er nur einseitig vorhanden. Bei dem zuerst erwähnten Kranken erzielte Fränkel die Heilung durch eine ziemlich mühsame Spaltung des ganzen Ganges. Abkömmlinge der ersten Kiemenfurche sind ferner die kleinen Divertikel in der Gegend der Tube, sowie die von Brösicke veröffentlichte 2 cm tiefe Spalte in einem auffallend tiefen *Recessus pharyngeus*, in welche ein Divertikel der Tube mündete. Der zweiten Kiemenfurche verdankt die ganze Tonsillarbucht ihre Entstehung, sowie der *Recessus pharyngeus*, die Rosenmüller'sche Grube, und die selten vorkommenden, von Pertik und Kostanecki beschriebenen, seitlichen Divertikel des Nasenrachenraums. Ich habe früher drei solcher Fälle veröffentlicht, habe sie aber inzwischen wiederholt gefunden. Sie sind leicht an dem sehr scharfen, strangartigen, hinteren Tubenwulst zu erkennen. In dem einen Fall vereinigten sich die beiden Tubenwülste am Rachendach in einem Bogen, in zweien war die Tasche über 2 cm tief.

Es sind sehr weite *Recessus pharyngei*. In der Mandelgegend kommen auch sonst noch von der zweiten Kiemenfurche übergebliebene tiefe Divertikel vor; die Mandel selbst liegt bisweilen in einem solchen; zieht man dieselbe etwas heraus, so erblickt man eine grosse, meist mit Sekret gefüllte Höhle, die leicht den Eindruck eines Geschwürs machen kann. Die Reste der dritten Kiemenfurche sind wenig deutlich, aus der vierten ist der *Sinus piriformis* hervorgegangen. Die Furchen können mehr oder weniger weit offen bleiben und geben dadurch Anlass zu der Bildung der *Fistulae colli congenitae*. Bei den aus der ersten abstammenden findet sich die äussere Öffnung unter dem Ohr, bei den aus der zweiten oben am vorderen Rande der *Musc. sternocleidomastoideus,* bei den von den übrigen weiter unten am Rande des Muskels; die untersten beobachtet man über dem Sternoclaviculargelenk. Sie stellen sehr feine, absondernde, rothe Öffnungen dar, die man mit feinen Sonden oft weit hinauf verfolgen kann. Spritzt man eine gefärbte Flüssigkeit, Milch oder Methylenblau ein, so kommt dieselbe hinter den Mandeln oder im Cavum zum Vorschein. Diese Fisteln können auch erblich sein, wie URBANTSCHITSCH zuerst berichtete. HARTMANN fand sie bei zehn Gliedern einer Familie; VON WILD stellte im vergangenen Jahre im hiesigen ärztlichen Verein zwei Brüder vor, welche beide angeborene Fisteln am hinteren Umfange der Ohrmuschel hatten, und deren Mutter an derselben Stelle einen Pigmentfleck, das Zeichen einer intrauterin geheilten Fistel aufwies. Sind die Kiemenfurchen nur theilweise verwachsen, so entstehen unvollständige äussere und ebensolche innere Fisteln. Die inneren wird man nur dann bemerken, wenn sie Erscheinungen machen, was durch Eindringen von Speisen oder entzündungserregenden Keimen vorkommen kann. Sie geben auch Anlass zur Bildung von Cysten.

Sind die Fisteln mit Beschwerden verknüpft, so müssen sie entfernt werden und zwar dann auch vollständig; der äussere Verschluss derselben nützt nichts, da sie immer wieder aufbrechen, wenn sie nicht vollständig exstirpirt worden sind. Die verschiedenen Autoren, die darüber gearbeitet haben, betonen diese Nothwendigkeit; SCHLANGE hat gewiss mit Recht bei der oben erwähnten, durch das Zungenbein gehenden Fistel, dasselbe gespalten, um den ganzen Gang entfernen zu können.

In der Mittellinie kommt noch eine Bildung vor, welche mitunter auch Anlass zu Fistelbildungen giebt. Es ist dies der von HIS beschriebene *Ductus thyreoglossus,* der sich bei der Bildung des Zungenbeinkörpers in einen oberen inneren, und einen unteren äusseren Theil trennt. Bleibt der untere offen, so kann man mit einer Sonde hinter dem Zungenbeinkörper bis an den oberen Rand desselben eindringen. Man nennt diesen Theil des Ganges *Ductus thyreoideus.* Das obere Ende bleibt nicht so ganz selten als *Ductus lingualis* offen und endet im *Foramen coecum* der

Zunge. Dadurch, dass der *Ductus thyreoglossus* im Zusammenhang mit der Schilddrüse steht, erklärt sich auch das Vorkommen der Nebenschilddrüsen durch Keime, welche durch den Ductus in das Innere des Halses gelangten. Es dürfte in Zukunft darauf zu achten sein, ob sich diese Fistel jedesmal mit einem *Cornu medium* der *Gland. thyreoidea* verbindet.

Der *Ductus thyreoglossus* entsteht aus der nicht vollständigen Verwachsung der Kiemenbogen und ist also kein Abkömmling der Kiemenfurchen. Die beste Art der Behandlung ist wie bei den Kiemenfisteln die vollständige Exstirpation, die in diesen Fällen auch auf die Strecke im Zungenbein ausgedehnt werden muss. In dem von SCHLANGE operierten Falle hatte sich der durch den Zungenbeinkörper verlaufende *Ductus thyreoglossus* über und unter demselben zu einem kirschgrossen Tumor erweitert.

GSELL beschreibt eine Flimmerepithelcyste im *Recessus piriformis* als Rest der vierten Kiemenfurche bei einem 18 monatlichen Kinde; sie gab zu Erstickungsanfällen Anlass und wurde herausgenommen; leider starb das Kind.

Bleibt eine der Kiemenfurchen in der Mitte offen, während die beiden Enden sich geschlossen haben, so werden diese in der Tiefe liegenden Keime die Ursache zur Bildung der branchiogenen Tumoren, welche, soweit ich sie gesehen habe, vor den Gefässen lagen. In dem einen Falle wurde der Tumor zuerst für einen Kropf gehalten. Die unvollständigen inneren Fisteln können Anlass zu Pulsionsdivertikeln geben und ernstliche Beschwerden machen, wie dies v. BERGMANN beschrieben hat.

Die Spalten des harten und weichen Gaumens, sowie die Hasenscharten können intrauterin und in sehr seltenen Fällen auch nach der Geburt spontan heilen. PASSAVANT führt einige derartige an. Ich habe erst vor Kurzem einen Fall gesehen, welcher eine einer Hasenscharte entsprechende Narbe besass, bei dem indessen eine Operation nicht stattgefunden hatte. Man trifft auch nicht so ganz selten Menschen mit einer nasalen Sprache, bei welchen das hintere Ende einer intrauterin verheilten Gaumenspalte noch als ein dreieckiger Defekt im Knochen des harten Gaumens durch die Schleimhaut zu fühlen ist (LERMOYEZ). In diesen Fällen ist das Gaumensegel etwas zu kurz und erreicht die hintere Pharynxwand nicht in genügender Weise. J. WOLFF sagt: „Wenn die Natur unter Zuhülfenahme der besten Mittel bei den Spontanheilungen es nicht fertig bringt, eine gute Sprache zu erzielen, dann kann die chirurgische Heilung auch nicht mehr leisten.“

Die Schwierigkeit, durch die Operation eine gute Sprache zu erreichen, liegt darin, dass durch dieselbe das ohnehin schon zu kurze Gaumensegel in Folge der Narbenbildung noch mehr insufficient wird, ein Fehler, der jetzt anscheinend mit gutem

Erfolg bekämpft werden kann. Durch die neueren Fortschritte
in den Operationsmethoden sind nämlich die Endergebnisse der
plastischen Operationen zur Heilung der angeborenen Spaltbildungen am Gaumen sehr viel bessere geworden. JULIUS
WOLFF empfiehlt die Frühoperationen bei ganz kleinen Kindern
in zwei Zeiten und will namentlich auch ein rascheres Wachsthum der vorher schlecht zu ernährenden Säuglinge beobachtet
haben. Er fand bei denselben, nachdem sie in sechs Monaten
nur 1200 g zugenommen hatten, in den 19 Tagen nach der
Operation eine Zunahme von 640 g. Von 39 unter 18 Monaten
operirten Kindern verlor er 7, was gegenüber der sonstigen Ge-
fährdung solcher Kinder ohne Operation kein schlechtes Verhältniss ist. Andere Autoren empfehlen das fünfte bis sechste Lebensjahr zur Plastik. Alle legen aber einen grossen Werth auf die
richtige Nachbehandlung durch Massage und Unterricht im
Sprechen, um deren Ausbildung sich A. und H. GUTZMANN besonders verdient gemacht haben.

Wenn es nun auch als Regel gelten kann, dass man Kindern
operativ helfen soll, so wird es in den Fällen, die in der Jugend
entweder gar nicht oder mit schlechtem Ergebniss operirt worden
sind, angezeigt sein, Obturatoren zu verordnen. Die Anfertigung
derselben hat ebenfalls grosse Fortschritte gemacht. Ich kenne
einen Herrn, der in seiner Jugend von v. LANGENBECK operirt
worden war, bei dessen Sprache aber niemand über die Natur
seines Leidens im Unklaren sein konnte; er liess sich dann später
die Verwachsung wieder trennen und einen Obturator von SÜHRSSEN
einlegen. Heute werden die Meisten nicht die Ahnung haben,
dass er noch ein solches Gebrechen besitzt. TREITEL stellte
1894 in der Berliner medicinischen Gesellschaft einen Kranken
vor, dessen allerdings nicht angeborene Gaumenlücke durch
einen Obturator verschlossen war, und der tadellos sprach. Die
Schwierigkeit besteht nur darin, die Grösse des in dem Cavum
befindlichen Knollens des Obturators so zu bemessen, dass der
Constrictor supremus sich beim Sprechen genau an denselben anlegt. BRANDT hat Obturatoren mit Gummiblasen im Cavum konstruirt, die er sehr rühmt. JULIUS WOLFF empfiehlt einen Verschluss mit beweglichem auf dem weichen Gaumen aufliegenden,
nicht federnden Endstück, das sich beim Sprechen hebt und einen
guten Verschluss abgiebt.

Wie wichtig die Erziehung dabei ist, beweisen die von v.
LANGENBECK und BURKHARDT mitgetheilten Fälle, in denen die
gesunden Geschwister von Kindern mit Gaumenspalten durch
Nachahmung dieselbe Art zu sprechen angenommen hatten.

Solchen Erwachsenen, die trotz der Operation eine schlechte
Sprache behalten haben, gebe ich den Rath, sich nach dem Beispiel meines Bekannten, die Narbe wieder aufschneiden und einen
guten Obturator einlegen zu lassen.

Das Gegentheil des gespaltenen Gaumens, so zu sagen, bildet der *Torus palatinus,* eine Hervorragung an der Raphe der horizontalen Platten der Gaumenbeine, die sich wie eine Exostose ausnimmt; mitunter erreicht der Torus eine recht bedeutende Entwicklung. Er ist von CHASSAIGNAC als *Exostosis mediopalatina,* auch von HYRTL in seiner topographischen Anatomie beschrieben worden; ersterer sah in ihm ein sicheres Zeichen von Syphilis, doch hat er sich sicher darin getäuscht. Als eigentliche Exostose kann ich ihn nicht betrachten, denn er ist nach CARABELLI erblich und findet sich, wie ich selbst gesehen, jahrelang ganz unverändert. Pathologische Bedeutung hat er nicht.

Unter den angeborenen Fehlern wären noch die zu kurzen oder zu langen *Frenula linguae* zu erwähnen. Ein zu langes hat wohl kaum Nachtheile, dagegen wurde dem zu kurzen früher ein grosser Einfluss auf das Saugen und die Sprache zugeschrieben und das Zungenbändchen sehr häufig in solchen Fällen, wo es angeblich zu kurz war, eingeschnitten; die in den Bestecken befindlichen Spatel hatten sogar einen besonderen Einschnitt für diese Operation. Auch heute spukt diese Idee noch in den Köpfen von Laien und Ärzten. Nicht so ganz selten werden Kinder mit mangelhafter Sprache zu uns gebracht, bei denen sich die Eltern von der Lösung der Zunge denselben günstigen Erfolg versprechen, wie bei Papageien und Staren; leider liegt die Ursache gewöhnlich mehr centralwärts.

Angeborene Spaltbildungen in dem vorderen Gaumenbogen sind von WOLTER, SCHAPRINGER, CHIARI, CLAIBORNE und Anderen, solche in dem hinteren von SCHMIEGELOW und JURASZ beschrieben worden. Ich habe Beispiele der beiden Arten gesehen.

MACKENZIE berichtet über einen Fall von Spaltung des Kehldeckels, die beiden Lappen hingen in den Kehlkopf hinab. Sie machten gleich nach der Geburt Erscheinungen von Laryngismus und führten den Tod des Kindes im vierten Monat herbei. In dem Falle war ausserdem Wolfsrachen vorhanden und die Spaltbildung setzte sich noch weiter bis auf die Hinterwand des Kehlkopfes fort.

Angeboren kommen auch Faltenbildungen in den *Sinus piriformes* vor. SCHRÖTTER und JURASZ beschreiben je einen Fall, in welchem dieselbe von dem Aryknorpel zu dem *Lig. pharyngoepiglotticum* ging, SCHRÖTTER einen weiteren, in dem eine Falte vor der Hinterwand des Kehlkopfs über den Taschenbändern bestand. Sie sind wichtig, weil sie leicht mit Fremdkörpern, namentlich Gräten, verwechselt werden können. JURASZ erwähnt ferner einen Fall mit eigenthümlichen angeborenen Zapfen an der Wangenschleimhaut, an der Zungenspitze und an der Basis der Aryknorpel dicht über den *Processus vocales.*

P. BRUNS berichtet in dem ersten Heft des Archivs für Laryngologie über einen von ihm beobachteten Fall von angeborenem

Diaphragma des Kehlkopfs. Die Stimmlippen der 19jährigen Kranken, die schon gleich nach der Geburt nicht schreien konnte und an Anfällen von Athemnoth gelitten hatte, waren von vorn bis zu den *Processus vocales* durch eine Membran mit einander vereinigt, die nach hinten mit einem halbmondförmigen Rande endete. BRUNS bemerkt, dass diese Bildung nicht so ganz selten gefunden würde, ausser seinem Falle seien schon zwölf beschrieben. In allen fand sich eine Membran, die zwischen den Stimmlippen mehr oder weniger weit nach hinten reichte. Siehe darüber auch den Abschnitt über Verengerungen.

Der Kehlkopf und die Luftröhre entstehen aus zwei seitlichen Wülsten, die in der Mitte zusammenwachsen. Es ist auffallend, dass Spaltbildungen bei ihnen so gut wie nicht beobachtet sind. Ich kenne nur den Fall von SEMON, welcher bei einem 26jährigen Mädchen die beiden Hälften des Schildknorpels nur durch Bandmasse vereinigt fand.

Congenitale Luftröhrenfisteln giebt es nicht. Die angeborenen Tracheocelen, bei welchen also die äussere Haut nicht unterbrochen ist, verdanken ihre Entstehung Lücken in den Trachealknorpeln oder sie entstehen dadurch, dass sich die Schleimhaut zwischen den Knorpeln der Luftröhre hervordrängt. Die sehr seltenen medialen Laryngocelen erklären sich durch das Bestehen eines *Ventriculus tertius* in der vorderen Wand des Kehlkopfs. Dieser Sack ist eine atavistische Bildung; bei den Einhufern kommt er regelmässig vor. Die Tracheocelen haben auf den ersten Blick eine gewisse Ähnlichkeit mit Kröpfen, man nennt sie auch Blähkröpfe. Sie unterscheiden sich von gewöhnlichen Strumen durch die rasche Zunahme beim Pressen und Schreien, durch die Weichheit beim Anfühlen und durch die Möglichkeit, sie durch Druck zu entleeren.

Von mehreren Autoren, zuerst von HEUSINGER und DUPLAY, sind auf der äusseren Haut am vorderen Rande des Sternocleidomastoideus kleine Geschwülste beschrieben, welche aus Haut und Knorpel oder auch Knochen bestanden. Bei Ziegen und Schafen sind sie nicht selten zu sehen. Es sind Reste der Kiemenbogen.

Zu erwähnen wäre noch das Vorkommen von Rippen an den untersten Halswirbel. Der erste Fall wurde nach TILMANN von HUNAULD im Jahre 1742 beschrieben. GRUBER hat 76 Fälle, darunter zwei an Lebenden gefunden, PILLING konnte in seiner Dissertation 1894 schon 129, darunter 92 an Leichen gefundene zusammenstellen. Der erste am Lebenden beschriebene Fall in Deutschland stammt von FISCHER; ARON hat vor einiger Zeit zwei Fälle in der Berliner medicinischen Gesellschaft vorgestellt. EHRICH hat zwei und BERNHARDT seitdem vier Fälle mitgetheilt. Die kürzesten ragen kaum über den *Processus transversus* der Wirbel hinaus, die längsten haben dagegen einen förmlichen Rippenknorpel und setzten sich an das *Manubrium sterni* an. Sie

machen etwa in der Hälfte der Fälle Beschwerden durch Druck
auf den *Plexus brachialis* oder auf die *Art. subclavia*, die sich in
Folge desselben aneurysmatisch erweitert; in einem Falle von
Schnitzler drückte die Rippe von hinten dermassen auf das
Schlüsselbein, dass dasselbe am Manubrium nach vorn luxirt
wurde. Auffallend ist, dass diese doch jedenfalls angeborenen
Abnormitäten nicht schon in der Kindheit Beschwerden machen;
Tilmann will das durch eine später erst eingetretene Abmage-
rung erklären. Wegen dieser erwähnten Beschwerden sind die
Halsrippen in den letzten Jahren öfter herausgenommen worden,
die Operation soll etwas schwierig sein.

4. Physiologie.

Die oberen Luftwege haben eine besondere physiologische Bedeutung, da sie nicht nur die wichtige Lebensfunktion der Athmung vermitteln, sondern auch zwei Sinne: das Riechen und Schmecken[1]) tragen und durch sie eine der wichtigsten geistigen Funktionen zum Ausdruck kommt, die Sprache. Ist doch der Hauptunterschied zwischen Mensch und Thier ausser der Eingangs erwähnten Nase die bewusste Sprache!

Die Nase hat eine doppelte Bedeutung, als Riechorgan und als oberes Ende des Athmungsweges. Das Riechen ist nach den ausgedehnten Untersuchungen EDINGER's wohl der Sinn, der in der Thierreihe als Funktion der Gehirnrinde zuerst bei den Neunaugen auftritt. Die von dem Olfaktorius ausgehenden Bahnen enden bei den Fischen noch im Stammgebiete, erheben sich aber bei den Amphibien schon zu der rudimentären Rinde des Mantels und treffen bei den Reptilien bereits eine wohlausgebildete Rindenformation. Diese zeigt die Charaktere und Lage des Ammonsrindenformation, wie sie die Säuger haben.

Das Riechen wird nur in dem oberen Theil der Nase, im Bereich des Siebbeins und des obersten Theils der Scheidewand empfunden, soweit die Theile, Tafel I, Fig. 1 und 2, blau schattirt sind. Es wird zwar sicher durch die in dem Abschnitt über Anatomie näher beschriebenen Organe, die Riechhaare, vermittelt, eine wesentliche Rolle bei der Aufnahme der Riechempfindung spielt aber doch, wie es scheint, auch die Pigmentirung, nicht nur, dass die sehr scharf riechenden Thiere eine sehr dunkle Pigmentirung der Riechschleimhaut haben, auch bei den Menschen hat es den Anschein, als ob die dunkler pigmentierten Rassen ein entwickelteres Riechorgan hätten. Für den Einfluss des Pigmentes spricht namentlich ein von OPEL beschriebener Fall eines Negerknaben, welcher allmählich weiss

---

[1]) ZWAARDEMAKER schlägt in seiner Physiologie des Geruchs vor, die Sinne mit dem Zeitwort zu bezeichnen: das Riechen, das Schmecken, das Fühlen etc.

wurde und damit auch seinen Geruch verlor. SUCHANNEK fand freilich, dass sich das Pigment inselartig in der Riechgegend verbreitet und dass es auch an Stellen mit Riechzellen fehlt. Es ist sehr denkbar, dass ein Theil der Riechempfindung bei scharf entwickeltem Sinne auch aus der Erregung der sensiblen Nerven der Nase, des Trigeminus, stammt. Die Wahrnehmung der Gerüche hat grosse Ähnlichkeit mit der der Farben. Es giebt auch hierbei Beispiele, die an Farbenblindheit erinnern, indem einzelne bestimmte Gerüche vom Menschen nicht empfunden werden. Nach den schönen Untersuchungen ZWAARDEMAKER's kann auch ein Geruch den andern aufheben, die meisten Gerüche lassen sich aber, mit einzelnen Ausnahmen, nicht mischen, wenn man beide Nasen getrennt athmen lässt; wohl aber vermischen sich z. B. Essigsäure und Ammoniak in einer Weise, dass keine Empfindung auftritt. Wie die Riechempfindung zu Stande kommt, ist bis jetzt noch nicht aufgeklärt. Es wäre möglich, dass sie wie das Sehen der Farben aus mehreren Grundempfindungen zusammengesetzt ist.

HACK meint, dass es auch für unsere Nasen nicht wahrzunehmende Gerüche gebe, und dass vielleicht einzelne Blumen nur deshalb geruchlos für uns seien, weil unser Riechorgan denselben gegenüber keine erregungsfähigen Fasern aufwiese.

Das Riechen ist nach VALENTIN, der seine Untersuchungen mit dem Olfaktometer angestellt, bei Kindern ausserordentlich scharf, um mit zunehmenden Alter immer mehr abzunehmen. Hyperosmie beruht nach ihm nur auf Centralerkrankung. Erregung des im Ammonshorn gelegenen Riechcentrum kann bei hysterischen und anderen Gehirnleidenden eine subjektive Riechempfindung hervorrufen, die durch keine Erkrankung der peripheren Theile bedingt, mitunter aber ausserordentlich qualvoll ist.

Weit wichtiger für das Wohlbefinden des Menschen ist die Funktion der Nase als Beginn des Athmungsweges. Das Mundathmen ist immer als pathologisch aufzufassen, die normale Athmung geschieht durch die Nase. Nach den Versuchen verschiedener Forscher, die neuerdings von SCHEFF und SIEBENMANN bestätigt worden sind, geht der Weg für die Einathmungsluft vom Nasenloch zuerst gerade nach oben und dann durch den mittleren Nasengang, wie SCHEFF durch das Einathmen von Joddämpfen und den nachherigen Nachweis des Jods durch Stärkekleister an Leichen nachgewiesen hat. Der mittlere Nasengang ist der weiteste, wie SIEBENMANN und nach ihm SCHEFF durch Ausgiessen der Nase mit leichtflüssigem Metall gefunden haben. Die Nasenathmung ist deshalb so wichtig, weil die Einrichtungen der Nase nach ASCHENBRANDT und BLOCH derartige sind, dass die Luft beim Durchstreichen bis auf etwa 30° C. erwärmt wird, einerlei, wie die Temperatur der Aussenluft ist, und eine grosse Menge Feuchtigkeit aufnimmt, bis zu 500 g in 24 Stunden, was einer nahezu

gänzlichen Sättigung (nach BLOCH nur zu zwei Dritteln) entspricht.
FREUDENTHAL nimmt an, dass ein Theil der Feuchtigkeit zur
Vervollständigung der Sättigung auf 500 g pro Tag der eingeathmeten Luft im Cavum beigemischt werde. Er fand ferner
bei behinderter Nasenathmung und bei Zerstörung der Schleimhaut durch Ätzungen eine erhebliche Verminderung der Zufuhr
bis auf ein Zehntel. Bei der Einathmung ganz trockner Luft
wird um so mehr Flüssigkeit zugeführt; jene wird doch vollständig gesättigt. Exspirationsluft ist um ein bis zwei Grad
wärmer als die eingeathmete. KAYSER fand, dass, wenn man sehr
kalte Luft einathmet, der Blutinhalt der Muschelschleimhaut zunimmt und dieselbe dadurch mehr Wärme abgiebt. Beim Athmen
durch den Mund wird die Luft zwar nur um einen halben Grad
weniger erwärmt als bei dem durch die Nase, aber die Feuchtigkeitszufuhr ist eine bedeutend geringere. Die diese Vorgänge
beherrschenden Nervenfasern werden der Nase durch den *Nerv.
sphenopalatinus* zugeführt und stammen wohl vom Sympathicus.
Nach FRANÇOIS FRANCK entspringen sie aus dem Trigeminus und
zwar in dem vorderen Theil der Nase aus dem Ethmoidalis, im
hinteren aus dem zweiten Aste. Um die Feuchtigkeitszufuhr zu
ersetzen, ist es bei Tracheotomirten bekanntlich nothwendig, der
Zimmerluft fortwährend Wasserdampf zuzuführen. ST. CLAIR
THOMSON und HEWLETT haben in . ihren sehr schönen Untersuchungen nachgewiesen, dass die landläufige Ansicht, die ganze
Nase sei mit Mikroorganismen erfüllt, eine falsche ist. Sie fanden,
dass die Verunreinigungen der Luft fast alle an dem Eingang,
an den Vibrissae niedergeschlagen werden, und dass sich in
80 Procent in den oberen Theilen der Nase gar keine Mikroben
finden. Es wäre immerhin möglich, dass, wie WURTZ und LER-
MOYEZ zuerst behaupteten, der Nasenschleim bactericide Eigenschaften besitzt, man kann fast sagen, zum Glück, denn sonst
würden sich sicher bei den vielen operativen Eingriffen bedeutend mehr Unglücksfälle ereignen. Ich möchte aber doch rathen,
dieser immerhin noch etwas fraglichen Eigenthümlichkeit des
Nasenschleims nicht allzu viel Vertrauen entgegenzubringen.
Man halte sich lieber an die bewährten Vorschriften über Antisepsis und Reinlichkeit.

TYNDALL hat gefunden, dass die Exspirationsluft keimfrei ist,
wohl deshalb, weil die Keime an der feuchten Bronchialwand
niedergeschlagen werden. Damit stimmt auch die Beobachtung
von LISTER, dass das durch Zerreissung der Lunge in die Pleura
ergossene Blut sich nicht zersetzt, da die Luft nur keimfrei filtrirt
dahin gelangt.

Sehr wichtig für den Wohllaut der Sprache und des Gesangs
ist, dass der Weg durch die Nase nicht verlegt oder verstopft ist,
so dass die in derselben enthaltene Luft mittönen kann. Es
werden hier die für den Zweck nöthigen Obertöne hinzugefügt.

Jeder weiss, dass bei verstopfter Nase die Sprache sofort sehr klanglos wird. Bei Sängern kann man oft eine ganz wesentliche Verbesserung des Wohlklangs der Stimme durch Freilegung der Nase erzielen.

Das Schmecken wird im hinteren Drittel der Zunge durch den Glossopharyngeus und in den vorderen zwei Dritteln durch die Chorda vermittelt, wie dies schon in der Anatomie auseinandergesetzt wurde. Verschiedene Geschmacke werden nicht überall gleich gut wahrgenommen, und zwar kommt dies, wie es die Untersuchungen OEHRWALL's wahrscheinlich gemacht haben, daher, dass einzelne Zungenpapillen nur Süss und andere nur Bitter schmecken, während wieder andere nur die Tastempfindungen vermitteln. Die süss empfindenden Papillen fand OEHRWALL mehr auf der vorderen, die für das bittere Schmecken mehr auf der hinteren Zungenhälfte; es stimmt dies mit der allgemeinen Erfahrung. Nach ZWAARDEMAKER giebt es überhaupt nur vier Schmeckempfindungen: salzig, süss, sauer und bitter, oder deren Mischung, alle anderen beruhen auf gleichzeitigem Riechen. Unmittelbar nach jedem Schluckakt findet ein Ausathmen statt, wodurch die den Speisen anhaftenden Riechstoffe in die Nase befördert werden und so das Schmecken ergänzen. Es ist ebenfalls eine bekannte Thatsache, dass man bei verstopfter Nase viele Geschmacke nicht empfindet und dass ein Freiwerden derselben sofortige Besserung herbeiführt. Ein Theil der Schmeckempfindungen, wie der Gerüche, wird wohl auch theilweise durch sensible Reize hervorgerufen. So wird der scharfe Geschmack des Senfs z. B. wohl auf der Reizung der sensiblen Fasern des Lingualis mit beruhen. Interessant ist die Eigenschaft der Gymnemasäure aus der Pflanze *Gymnema sylvestris,* welche die Empfindung für Bitter rasch und vollständig aufhebt, während die für Süss erst allmählig und nicht ganz unterdrückt wird; die für Salzig und Sauer bleiben unbeeinflusst.

Über die physiologische Bedeutung des lymphatischen Rings wissen wir noch sehr wenig. STÖHR hat nachgewiesen, dass aus ihm beständig eine grosse Menge Lymphocyten auswandern, und POLYAK gefunden, dass es theils aus Karyokinese der Zellen des adenoiden Gewebes entstandene Lymphkörperchen, theils Leucocyten mit polymorphen Zellen sind, welche aus den oberflächlichen Kapillaren und Venen auswandern. Bis jetzt können wir diese Beobachtungen physiologisch nicht verwerthen. Nach Manchen sollen die verschiedenen Mandeln die eingedrungenen Bakterien vernichten, nach Anderen aufgenommene Gifte zur Ausscheidung bringen. Die in England lange sehr verbreitete Ansicht, dass die Mandeln im Zusammenhang mit der Geschlechtsfunktion ständen, ist aber sicher nicht richtig. Jedenfalls ist Thatsache, dass man sie ohne Nachtheil herausnehmen kann, dass sogar meist eine Besserung des allgemeinen Befindens darauf folgt.

Für die Stimme haben sie meiner Erfahrung nach, welche mit der von BILLROTH geäusserten vollständig übereinstimmt, wenn sie hypertrophisch sind, nur einen nachtheiligen Einfluss.

Vor dem Schlucken wird der Bissen durch das Kauen eingespeichelt, was nicht nur den Zweck hat, ihn schlüpfrig zu machen, sondern ihm bekanntlich auch schon Stoffe zur Verdauung der Amylaceen zuführt; die Hauptverdauung derselben wird aber wohl das Pankreas besorgen. Danach wird der Bissen durch Anlegen der Zunge an den harten Gaumen allmählich nach hinten gedrückt, wobei der Verschluss der Mundhöhle nach dem Cavum zu durch den *Constrictor pharyngis superior* bewirkt wird. Auch der *Levator veli* trägt zum Verschlusse bei, indem er das Gaumensegel bei dem Schlucken nach oben über die Ebene des unteren Nasenbodens hebt. Die Muskeln in den Gaumenbogen verhindern ein zu weites Erheben des Velum durch das Andrängen des Bissens. Bei dem Vorbeistreifen erhält der Bissen einen schleimigen Überzug von den Mandeln. Der aus den Mandeln stammende Schleim ist ungemein schlüpfrig und diffundirt sich ausserordentlich. Man braucht nur einmal eine exstirpirte Mandel mit einem Finger zu berühren und sich nachher die Hände zu waschen, so wird man sich von dieser Eigenschaft überzeugen können. Nachdem der Bissen zu dem hintersten Theil der Zunge gelangt und das Cavum abgeschlossen ist, wird er durch die Rückwärtsbewegung der Zunge in den unteren Theil des Pharynx hineingedrückt. RÉTHI hat bei Kaninchen gefunden, dass in diesem Augenblick durch die Wirkung des Stylopharyngeus eine Ausbuchtung in der hinteren Pharynxwand, und dadurch eine Druckverminderung entsteht, die den Bissen herunterzieht, während der Kehlkopf durch den Druck des Zungengrundes geschützt wird. In seinen Versuchen wurde der Kehldeckel in der Mehrzahl der Fälle niedergelegt. Dem entsprechen auch die Versuche von PASSAVANT und mir. Wir fanden, dass ein Tuschestrich auf der laryngealen Fläche der Epiglottis sich auf den Taschenbändern abdrückte. RÉTHI fand ihn sogar auf der oesophagealen Seite der Aryknorpel abgedrückt. Bei anderen der von RÉTHI beobachteten Kaninchen blieb auch der Kehldeckel aufgerichtet stehen, doch hält er das für die Ausnahme.

Die Kaninchen sterben nach Durchschneidung des *Nervus laryngeus medius*, weil dieser den Stylopharyngeus nicht mehr innervirt. Er kann dann die Bucht in der Hinterwand nicht mehr bilden, die Thiere verschlucken sich und sterben an Aspirationspneumonie.

Beim Menschen ist die Rolle des Kehldeckels beim Schlucken trotz des oben Erwähnten noch nicht aufgeklärt. Sicher ist, dass er zum grössten Theile fehlen kann, ohne dass das Schlucken beeinträchtigt wird. Es ist jedenfalls nicht nöthig, dass er sich nach der gewöhnlichen Ansicht wie eine Klappe über den Eingang des Kehlkopfs legt, um das Verschlucken zu verhüten.

Meiner Meinung nach findet der Hauptverschluss des Kehlkopfs gegen das Eindringen von Speisen durch die Taschenbänder statt, indem dabei noch der *Petiolus epiglottidis* von vorn her mitwirkt und den Verschluss verstärkt. Passavant nimmt an, dass durch die Thätigkeit der Zungenbeinmuskeln das Fettpolster zwischen dem Zungenbein und der Epiglottis nach hinten und dadurch der Petiolus auf die Taschenbänder gedrückt wird. Die gleich zu erwähnende Thätigkeit der aryepiglottischen Muskelschleife könnte dies auch fertig bringen, da sie auf den unteren Theil des Kehldeckels wirkt. Dass dieser Verschluss ein sehr fester sein kann, beweist die Möglichkeit starken Pressens bei geschlossenem Kehlkopf. Wunderbar ist nur, dass in den Taschenbändern ein so ausserordentlich schwacher Muskel diesen festen Abschluss besorgen soll; der Druck beträgt doch bis zu 87 mm Quecksilber. Ich habe schon lange die Ansicht gewonnen, dass durch die Aufblasung der Morgagni'schen Ventrikel bei nicht geschlossenen Stimm- und aneinanderliegenden Taschenlippen die letzteren zusammengepresst werden und dadurch den festen Verschluss bewirken; je stärker der Druck, desto fester muss der Verschluss sein. Es wäre möglich, dass der Theil der Muskeln, welchen man gewöhnlich als *Arytaenoidei obliqui* bezeichnet, dabei die oberen Spitzen der Aryknorpel zusammenlegte und dadurch die Taschenlippen mehr näherte als die Stimmlippen, wodurch Raum zum Eintritt der Luft von unten in die Morgagni'schen Ventrikel bliebe. Landois sagt in seiner Physiologie darüber: „Die falschen Stimmbänder, die bei ihrer gegenseitigen Berührung inspiratorisch leicht von einander weichen, bei der Exspiration jedoch in Folge der sich aufblähenden Morgagni'schen Taschen leicht schliessend sich berühren." Diese Ansicht wurde zuerst 1865 von Wyllie ausgesprochen, durch die Untersuchungen von Brunton und Cash 1883, von Winckler 1892 bestätigt, Cathcart schloss sich derselben in einem in London 1897 gehaltenen Vortrage vollständig an. Wyllie hat diese Ansicht schon im Jahre 1865 dadurch zu beweisen gesucht, dass er von vorn Nadeln durch den Schildknorpel in die Ränder der Taschenlippen einstach und sie durch das Auseinanderbiegen der Köpfe ausserhalb des Knorpels in Berührung bringen konnte; blies er dann in die Trachea von unten nach oben ein, so schlossen sich die Taschenbänder immer fester durch die Aufblasung des Larynxventrikels. Es ist nur schwer, sich die Muskelthätigkeit, die diese Berührung beim Lebenden zu Stande bringt, klar zu machen, denn der sehr schwache Taschenlippenmuskel vermag dies seiner Lage nach nur unter denselben Bedingungen, wie der *Musc. vocalis* bei der Stimmbildung. Die Ansicht Wyllie's, dass der Verschluss auch durch die Stimmlippen dabei vermittelt wird, hat nach den wenigen Versuchen, die ich darüber angestellt habe, auch etwas für sich, wenigstens gelang es mir bei kokainisirtem Kehlkopf zu pressen,

wenn ich ein 5 m weites Röhrchen zwischen die Taschenlippen
so einführte, dass sich die Stimmlippen darunter schliessen konnten.
Wie der Verschluss in so fester Weise zu Stande kommt, ist unklar, noch mehr aber, dass umgekehrt auch der Verschluss gegen
den eingeathmeten Luftstrom ein ausserordentlich fester ist.   Bei
meinen Versuchen gab es bei stärkerem Einathmen, während das
Röhrchen zwischen den Taschenlippen lag, doch einen Ton von
den Stimmlippen aus.   Die Versuche müssten bei hinreichend intelligenten gut haltenden Menschen fortgesetzt werden.   Ich hege
bis jetzt immer ·noch, trotz der Versuche mit PASSAVANT und
der Thierversuche, die schon 1873 von v. BRUNS veröffentlichte
Ansicht, dass der Kehldeckel bei dem Schlucken in der Regel
seitlich zusammengerollt als eine Art Abweisstein nach dem viel
dehnbareren seitlichen Theile des Pharynx dient und nur bei
grösseren und härteren Bissen durch mechanische Gewalt auf die
Kehlkopfsöffnung niedergedrückt wird.   In einer unter WALDEYER
gearbeiteten Dissertation äusserte BRAUN dieselbe Ansicht, wie
auch MOURE und MELTZER, dass der Kehldeckel beim Schlucken
nicht immer heruntergebogen wird, besonders nicht die omega-
förmigen. (Wenn es bei diesen zum Schlucken nicht nöthig ist,
warum dann bei den anderen?)   Auch BEREGSZASZKY nimmt an,
dass der *Muc. aryepiglotticus* den Kehldeckel nicht herabzieht,
sondern das *Vestibulum laryngis* enger und die aryepiglottischen
Falten steifer mache, wenn die Epiglottis aufgerichtet sei.   MOURE
hat auch die Ansicht, dass sie den Bissen in die *„Gouttières pha-
ryngocaryngées"* dirigire.

STUART und MC ORMAC konnten es bei einem Manne mit
fehlender Seitenwand des Schlundes verfolgen, wie eine Auster
über die laryngeale Fläche des (also aufgerichteten) Kehldeckels
herab und dann seitlich herausglitt, was für den Versuchsmenschen
recht traurig, aber doch physiologisch interessant war.   Ich konnte
bei einem jungen Manne, dem von ROSER wegen eines grossen
Fibrom die Nase vorn gespalten worden war und bei dem man
einen sehr freien Einblick in den Schlund hatte, unmittelbar nach
dem Aufhören des Schluckaktes, nachdem sich das Gaumensegel
wieder von der hinteren Schlundwand losgelöst hatte, wiederholt
beobachten, dass der Kehldeckel mit der hinteren Fläche noch
einen Augenblick an der hinteren Schlundwand klebte, also sicher
nicht heruntergeklappt gewesen war.   Man konnte bei ihm auch
sehr schön sehen, wie die *Recessus piriformes* die Verlängerung
der *Valleculae epiglotticae* bilden.   Auch v. BRUNS und WALDEYER
haben sich dafür ausgesprochen, dass der Bissen durch die seitlichen Schlundfurchen hinuntergleitet und nicht über den *Aditus
laryngis*.

Zur Begründung dieser von der gewöhnlichen abweichenden
Ansicht möchte ich anführen, dass erstens, die seitlichen Theile
des Pharynx sehr viel nachgiebiger sind, die Flüssigkeiten ganz

gewiss ihren Weg um den Kehldeckel herum nach diesen seitlichen Theilen nehmen und durch die *Sinus piriformes* neben dem
Kehlkopf in den Oesophagus gehen. Die *Musculi aryepiglottici*
können diese Verengerung des Kehlkopfeingangs und die Ein-
rollung des Kehldeckels auch ganz gut bewirken, da sie bei geschlossener Stimmritze von unten und innen, nach aussen und
oben um den Rand des Kehldeckels verlaufen. Sie vereinigen
sich schleifenförmig über dem unteren Theil des Kehldeckels und
sind sehr wohl im Stande, denselben am Rand einzurollen, da er
durch das sich über der Vereinigungsstelle der Muskeln an-
setzende *Ligamentum glossoepiglotticum medium* nach oben festgehalten wird. In dem Augenblick, in dem der Bissen über
den Kehldeckel weggleitet, ist nämlich die Zunge an den harten
Gaumen angedrückt und spannt so das genannte Ligament nach
oben an.

Bei den Walen und anderen Thieren, deren Epiglottis nach
RÜCKERT bis hinter das Velum hinaufgeht, ist es sicher unmöglich, dass sich dieselbe herunterlegt. Bei Kindern und jungen
Menschen sieht man das Einrollen der Epiglottis gelegentlich un-
willkürlicher Bewegungen während der Untersuchung recht oft,
das Herunterklappen fast nie, höchstens durch den Luftstrom in
Fällen von Lähmungen; der verknöcherte Kehldeckel alter Leute
steht oft so, dass ein nach Untenklappen desselben ganz undenkbar scheint.

Nach Allem kann ich die von RUPP aus seinen Beobachtungen
über das Steckenbleiben der Fremdkörper im Schlunde gefolgerte
Ansicht, dass die oben auseinandergesetzte über die Funktion des
Kehldeckels eine veraltete sei, nicht für richtig halten.

Die Weiterbeförderung des Bissens geschieht, indem der
Zungengrund wie ein Stempel nach hinten wirkt. Dabei wird der
Kehlkopf durch die Vermittelung der *Musculi geniohyoidei* nach
vorn gezogen, während also vielleicht der *Musc. stylohyoideus* die
hintere Schlundwand nach hinten ausbuchtet. Hat der Bissen
einmal den Hauptengpass, den Kehlkopf, überschritten, so bewegt
er sich weiter, indem der unter ihm geschlossene Oesophagus sich
öffnet und über ihm sich wieder zusammenzieht. Er wird dadurch
mit einer ziemlichen Kraft fortbewegt, welche man neuerdings
meist mit einem Spritzen verglichen hat. Meiner Meinung nach
kommt das Spritzen, das Fortbewegen in einem Strahl, erst da
zur Geltung, wo das Rohr weit wird, im Magen, wie man an
dem betreffenden Geräusch leicht hören kann. Vielleicht wirkt
die dem Bissen von oben mitgetheilte Schnelligkeit doch noch
etwas mit, denn er erreicht in etwa einer Minute den Magen,
während die peristaltische Bewegung sieben Minuten brauchen
soll, um den Weg zurückzulegen.

KRONECKER und MELTZER nehmen an, dass vier Schluck-
centren der Fortbewegung durch die Speiseröhre vorstehen, dass

das obere für den Eingang der Speiseröhre sehr lose mit den
übrigen verknüpft ist, da Reizung des *Nervus glossopharyngeus* den
Übergang der Bewegung auf die drei folgenden verhindert. Diese
sind so angeordnet, dass sie nach einander in Thätigkeit treten.
Ist der Bissen einmal in den Bereich des zweiten Centrum gerathen, so geht die Schluckbewegung unaufhaltsam ihren Weg.
Dieser Vorgang ist nach dem in dem·Abschnitt über Anatomie
Seite 34 ff. auseinandergesetzten Aufbau des Nervensystems und
die daselbst erwähnten Associationszellen jetzt leichter zu verstehen.

Beim Sprechen und Singen wird die Mundhöhle von der
des Nasenrachenraums und der Nase wie beim Schlucken durch
die Thätigkeit des *Constrictor pharyngis superior* in Verbindung mit
dem *Levator* und *Tensor veli* abgeschlossen, wenn auch nicht so
kräftig wie beim Schlucken. Bei den Vokalen *i* und *u* hebt sich
das Gaumensegel mehr als bei *a*. Zur Hervorbringung eines ganz
reinen Vokals ist der völlige Abschluss nöthig. Im gewöhnlichen
Sprechen haben manche Menschen einen leichten nasalen Beiklang,
der nur bei genauerem Daraufachten zu bemerken ist; bei solchen
habe ich fast immer einen etwas mangelhaften Verschluss beim
Intoniren eines Vokals gefunden, sei es durch ein zu kurzes
Velum, wie schon oben erwähnt, sei es durch eine früher vorhanden gewesene, vergrösserte Rachenmandel veranlasst. Bisweilen kommen Fälle mit nasaler Sprache zur Beobachtung, bei
denen man sich vergeblich abmüht, die Ursache des Sprachfehlers
zu finden. WINCKLER führt einen derartigen von MICHEL beschriebenen Fall an; ich habe solche wiederholt gesehen.

Selbstverständlich wird der Abschluss bei der Hervorbringung
der Nasentöne aufgehoben, wobei sich das Gaumensegel etwas
senkt. Das schon erwähnte Mittönen der in der Nase enthaltenen
Luft und der dadurch hervorgebrachte Wohlklang der Sprache
wird wohl durch Fortsetzung der Schallwellen durch die knöcherne
Leitung, besonders durch den harten Gaumen bedingt. Dieser
Wohlklang wird sowohl durch Verbindungen der Mundhöhle mit
der Nase, durch Löcher im Gaumen oder Lähmungen des weichen
Gaumens, als auch durch Verschluss der Nase aufgehoben. Das
erste nennt man *Rhinolalia aperta*, das zweite *Rhinolalia clausa*; bei
beiden tönt aber die Nasenhöhle doch auch mit. Am Klang kann
man sie sofort unterscheiden. Die Rolle der Uvula bei dem
Abschluss der Mundhöhle von dem Nasenrachenraum ist noch
nicht ganz festgestellt. Es scheint mir glaublich, dass sie, indem
sie durch Zusammenziehung des *Musculus azygos* dicker wird, die
etwaigen Unvollkommenheiten des Verschlusses ausgleicht. Bei
dem Gaumen-*R*, welches wir Süddeutsche mit Vorliebe verwenden
im Gegensatz zu dem Zungen-*R*, kommt der Ton durch das
Flottiren der Uvula und des weichen Gaumens zu Stande.

Die Stimme selbst wird durch Schwingungen der Stimmlippen erzeugt, ist aber ohne das Ansatzrohr ganz schwach. Legt

man den Kehlkopf bei Thieren nach aussen, so erstaunt man sehr über die leisen Töne. Erst durch das Ansatzrohr werden die nöthigen Obertöne hinzugefügt und die Stimme verstärkt.

Sollen die Stimmlippen aber tönend schwingen, so ist es durchaus nothwendig, dass sie gespannt werden, und das ist nur durch Zug an beiden Enden möglich. Beide Enden müssen fixirt sein, eine Spannung allein durch den *Musc. cricothyreoideus,* wie es WAGNER anzunehmen scheint, ist undenkbar, zumal wenn die Aryknorpel nicht feststehen. Dieser Ansicht ist auch NEUMANN in seiner noch nicht lange erschienenen Arbeit entgegengetreten. Die Fixation der Aryknorpel von hinten her kann nur der Posticus besorgen. Der Cricothyreoideus hebt, wie es durch die Untersuchungen von MAGENDIE schon 1826, nachher von LONGET, VIERORDT, JELENFFY und neuerdings von SCHECH und HOOPER festgestellt ist, den vorderen Theil des Ringknorpels gegen den durch die *Muscc. thyreo-hyoidei* und *sternothyreoidei* fixirten Schildknorpel; er zieht nicht den Schildknorpel herunter nach dem Ringknorpel. Die Bewegung des vorderen Bogens des Ringknorpels setzt sich als einfache Hebelbewegung hinten auf den oberen Rand der Platte des Ringknorpels mit den darauf befindlichen Aryknorpeln fort und giebt diesen, wenn sie fixirt sind, eine Bewegung nach hinten, welche man sich aber nicht als sehr ausgiebig vorstellen muss. Die Fixation der Aryknorpel durch die Bänder allein reicht sicher nicht hin, die Postici müssen mitwirken. Um aber einen Ton hervorzubringen, ist es ferner nöthig, dass die Stimmlippen ganz oder fast ganz an einander liegen, und dass der den Ton hervorrufende Luftstrom eine gewisse Spannung habe. Die Stelle der *Rima glottidis* ist dafür ganz geeignet, da sie nach den Berechnungen SEMON's schon bei ruhigem Athmen nur ein Drittel der Weite der übrigen Luftröhre hat, weil diese sich nach oben keilförmig verengert. Die Spannung der Luft wird bei geschlossener Glottis durch die Ausathmungsmuskeln hervorgebracht, regulirt wird wohl der Druck, wie NICAISE nachgewiesen hat, durch die Elasticität der Luftröhre, welche sich bei stärkerem Druck erweitert.

Das Aneinanderlegen der Stimmlippen besorgen die *Muscc. cricoarytaenoidei - laterales* und der *Musc. arytaenoideus transversus.* Der letztere bringt eigentlich nur die hinteren Kanten der Aryknorpel zusammen; um den Schluss der Stimmritze richtig zu machen, müssen die Laterales noch die Spitzen der *Processus vocales* einander bis zur Berührung nähern. Wenn nun ausserdem die beiden Spanner in Thätigkeit sind, so entsteht beim Ausathmen ein Ton, dessen Klangfarbe von der ganzen Gestaltung des Kehlkopfs und des Ansatzrohres abhängig ist und der in seiner Höhe durch die Vermehrung oder Verminderung der Spannung geändert werden kann. Die feinere Einstellung, die Bildung der Register der Stimme wird durch die *Muscc. vocales* bewirkt, die in ihrem,

in verschiedene Lagen und Bündel angeordneten Bau dazu besonders geeignet sind, die Einsteller der Stimmlippen. Wie über
den feineren Bau des *Muc. vocalis,* so ist man über seine Funktion
noch recht im Unklaren; jedenfalls ist er kein Spanner der Stimmlippe. Wenn er sich zusammenzieht, so nähert er das vordere
Ende dem hinteren und wird so mit als Entspanner wirken, beim
Übergang von einem höheren zu tieferen Tönen erschlafft er die
Stimmlippe; bei festgestellten Enden kann er sich, wie erwähnt,
durch die Zusammenziehungen seiner einzelnen Lagen oder Theile
an der feineren Einstellung betheiligen und ist sicher für die verschiedenen Register der Stimme von grosser Wichtigkeit.

Man muss aber dabei immer festhalten, dass keine dieser
Funktionen eine Wirkung eines Muskels oder Muskelpaares allein
ist. H. v. MEYER hat schon betont, dass bei den Bewegungen
der Stimmlippen immer auch die Antagonisten mitwirken müssen.
Die Elasticität der Stimmlippe kommt dabei nur indirekt in Be-
tracht, die verschiedene Höhe der Töne wird durch das wechselnde
Spiel der antagonistischen Stimmlippenmuskeln hervorgerufen.
Die so rasch wechselnden und doch in gleicher Höhe festgehaltenen
Töne eines Trillers sind durch die alleinige Wirkung der Elasti-
cität der Stimmlippen nicht zu erklären, sondern nur durch die in
Folge grosser Übung vervollkommnete Einstellung der Muskeln.

Die Wirkung der einzelnen Muskeln kann man sich recht
gut klar machen durch ein aufmerksames Betrachten der Tafel IV,
auf welcher die Ausfallserscheinungen derselben dargestellt sind.

Man unterscheidet an den menschlichen Singstimmen die
Klangfarbe und das Register. Klangfarbe ist der einer bestimmten Gattung Stimmen eigenthümliche Beiklang, der nicht
auf der Länge der Stimmlippen beruht, sondern seine Eigenthümlichkeit durch die beigemischten Obertöne im Ansatzrohr erhält. Es wäre nach der Ansicht von Herrn Prof. STOCKHAUSEN
möglich, dass die Dicke der Stimmlippen dabei auch eine Rolle
spielte, oder dass die Stellung des Kehldeckels einen Einfluss
hätte, wie ich vermuthe, dadurch, dass er die Rachenhöhle je
nach seiner höheren oder tieferen Stellung in verschieden grosse
Theile zerlegt, in denen die nöthigen Obertöne entstehen. Ich
habe Tenoristen untersucht, welche verhältnissmässig sehr lange
Stimmlippen, und Bassisten, die auffallend kurze hatten. Der
Buffobassist unserer Oper hat einen Kehlkopf, den man wegen
seiner ganzen Gestaltung und der Kürze der Stimmlippen nach
der gebräuchlichen Anschauung eher für den eines Tenoristen
halten könnte.

Man theilt die Stimmen bekanntlich ein in Bass, Bariton und
Tenor bei Männern, und Alt, Mezzosopran und Sopran bei Weibern.
Der Bariton hat mehr den Charakter des Basses, der Mezzosopran
mehr den des Alts. Die Grenzen beider sind indessen keine
ganz feststehenden.

Unter Register versteht man die verschiedenen Lagen, in denen eine Stimmgattung singen kann. Die individuelle Verschiedenheit ist natürlich dabei eine sehr grosse; im Ganzen kann man aber doch bestimmte Grenzen der einzelnen Register

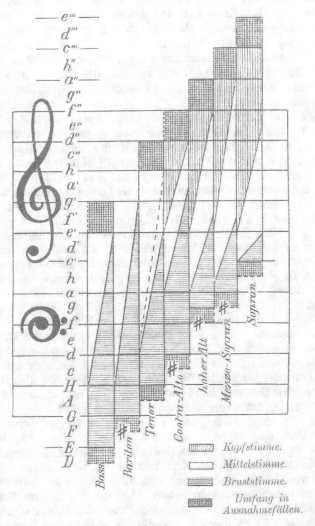

Fig. 12.

angeben. Herr Prof. STOCKHAUSEN hatte die grosse Güte, mit meinem Freunde G. SPIESS die obenstehende Zeichnung, Fig. 12, zu entwerfen, aus welcher sowohl der Umfang der verschiedenen Stimmen, als auch die musikalische Lage der einzelnen Register zu ersehen ist. Das Brustregister ist mit horizontalen Linien schraffirt, die Mittellage weiss gelassen und die Kopfstimme mit senkrechten Strichen angegeben. An der oberen und unteren Grenze sind durch kreuzweise Schattirung noch die ausnahmsweise vorhandenen Töne für jede Stimmlage angedeutet. Prof. STOCKHAUSEN meint indessen, dass es eine feste Grenze nach oben gar nicht gebe. Er kennt eine Sopranistin, die noch eine Oktave höher singen konnte, als auf der Zeichnung angegeben ist. Die schräg punktirte Linie im Tenor deutet den Umfang der Bruststimme des Heldentenors an. Nach der Ansicht von Herrn Prof. STOCKHAUSEN sollten die Männer die immer etwas weibisch klingende Kopfstimme nicht benutzen, obgleich es oft genug geschehe.

Aus der Zeichnung ersieht man, dass es viele Töne giebt, die von den verschiedenen Stimmen gesungen werden können, sie werden sich aber in der Klangfarbe unterscheiden, wie sich derselbe Ton auf der Violine und dem Cello unterscheidet, durch die Obertöne, deren Entstehung bei den beiden Instrumenten vielleicht auch durch die verschiedene Dicke der Saiten bedingt ist.

Die Klangfarbe ist also etwas Angeborenes, wie auch im Allgemeinen der Umfang der Stimme. Durch Übung kann sowohl die Klangfarbe nach den Nüancen des hellen, dunklen, nasalen und gutturalen Tons verändert, als auch der Umfang und die Lage der Register gegen einander ausgebildet werden. Es kann z. B. ein Baritonist lernen ein b″ zu singen, man wird aber immer dabei hören, dass die Grundfarbe seiner Stimme der Bariton ist. Bei der Ausbildung wird die so wichtige Ausgleichung der Register dadurch erzielt, dass der Künstler es lernt, eine Anzahl Grenztöne in den verschiedenen Registern zu singen, dass sich die Grenzen derselben kreuzen, über einander greifen.

Im Ganzen richtet sich der Kehldeckel bei den hohen Tönen mehr auf und senkt sich bei den tiefen, doch ist dies individuell sehr verschieden und hängt wie alles, was ich in dem Folgenden sagen werde, sehr von der Schulung der Stimme ab. Bei einem Sänger, der gewöhnt ist, sehr pathetisch zu singen, wird man den Kehldeckel ebenso nach hinten hängend finden, wie bei einem Pfarrer in Folge der Gewohnheit des pathetischen Sprechens.

Die Aufrichtung des Kehldeckels ist wohl Folge der Elasticität; wenigstens sind beim Menschen die von MACINTYRE bei Thieren gefundenen schwachen Muskeln zwischen Zungenbein und Kehldeckel noch nicht nachgewiesen. RÖMISCH nimmt an, dass es die sich an das *Lig. epiglotticum medium* ansetzenden Fasern des *Musc. genioglossus* sind, welche die Epiglottis aufrichten. Die motorische Innervation des Kehldeckels wird in der Regel vom Recurrens aus beeinflusst, bisweilen auch vom *Nerv. laryngeus superior*, woher das verschiedene Verhalten der Epiglottis bei Recurrenslähmungen zu erklären sein dürfte, bei der sich einmal seitliche Bewegungen an dem Kehldeckel zeigen, wenn eben der

Superior die Innervation liefert, während im anderen Falle die zuckenden Bewegungen vermisst werden.

Über die Bildung der verschiedenen Register füge ich noch Folgendes hinzu.

Die Verschiedenheit der Register kann nicht von dem Ansatzrohr abhängig sein, denn es ist möglich, dieselben bei unverändert offenem Munde und feststehendem Gaumensegel zu singen. Zu ihrer Hervorbringung ist eine besondere Einstellung im Kehlkopf erforderlich.

Bei dem Brustregister wird der Kehlkopf durch die Thätigkeit der vorderen Halsmuskel tiefer gestellt, bei den höheren Lagen der Mittel- und Kopfstimme wird er durch den *M. stylohyoideus* gehoben. Die gewöhnliche Annahme ist, dass bei den tiefsten Tönen die ganze Glottis etwas klafft, vermuthlich weil dann die Stimmlippen freier schwingen können. In der höheren Brustlage schliesst die Glottis genauer, ja die Stimmlippen liegen bei einer richtig geschulten Mittelstimme ganz dicht aneinander. Die Kopfstimme wird wahrscheinlich so gebildet, dass die Stimmlippen nur mit ihrem inneren Rande schwingen, vielleicht bei einigen Künstlern auch so, dass nur ein Theil der Stimmritze richtig schwingt, indem die Glottis vorn klafft. Das Schwingen des Randtheils soll durch das Daraufpressen der Taschenlippen hervorgebracht werden, was ich aber sehr bezweifele. Es ist vermuthlich die uns noch nicht genügend bekannte Thätigkeit des *Musc. vocalis*, welche dies bewirkt.

FRENCH zeigte auf dem Kongress in Berlin Photographien des Kehlkopfs einer berühmten Künstlerin, aufgenommen während des Singens verschiedener Lagen und Töne. Sie zeigten, dass bei der Kopfstimme der vordere Theil der *Rima glottidis* ein wenig klaffte, was bei der Mittellage nicht der Fall war. Jedenfalls giebt es davon viele Ausnahmen. Die bekannte ausgezeichnete Künstlerin Frau Wilt konnte nach STÖRK auch die hohen Töne mit der Einstellung für die Bruststimme nehmen. Ich kenne eine vorzügliche, bekannte Altistin und mehrere Bassisten, deren Rima bei der Kopfstimme vorn nicht im Geringsten weiter ist als hinten, sie zeigt einen minimalen gleichmässigen Spalt der ganzen Länge nach. Bei meinen Untersuchungen habe ich das eben geschilderte Verhalten ebenso häufig gefunden, wie das von FRENCH und anderen für normal angesehene. So viel ich in meinen Fällen beobachten konnte, schwang bei der Kopfstimme immer nur ein mehr oder weniger breiter Rand der Stimmlippen. Es scheint, als ob Untersuchungen mit dem sehr praktischen, von OERTEL erfundenen und im Jahre 1895 in München vorgezeigten Stroboskop, bei dem die Umdrehungsgeschwindigkeit der Scheibe nach der Höhe des vom Kranken angegebenen Tons gerichtet werden kann, genauere Aufschlüsse über die Funktion des *Musc. vocalis* ergeben werden.

In einer kürzlich im Archiv für Laryngologie erschienenen Arbeit nämlich berichtet OERTEL, dass er bei den Tönen des Brustregisters Schwingungen der Stimmlippen in ihrer ganzen Länge und Breite beobachtet habe, während die Töne des Falsetts durch Längstheilung der Stimmlippe in aliquote Theile unter Bildung von Knotenlinien entstanden seien.

Bei den tiefen Tönen des Brustregisters senkt sich, wie erwähnt, der Kehldeckel so, dass es schwer ist, währenddessen in den Kehlkopf zu sehen. Bei den höheren Lagen ist es aber richtig, wenn der Kehlkopf oben weit geöffnet ist. Fehlerhaft ist es, wenn die Stimmlippen zu fest aneinandergepresst werden, weil dann auch gewöhnlich die Taschenlippen zu sehr genähert und der Petiolus zurückgedrückt wird. Es ist zwar möglich, auch so mit schön klingender Stimme zu singen, wie ich dies von einem sehr bekannten Tenoristen gehört habe, allein die momentane Ausdauer ist nicht so vorhanden, und solche Sänger verlieren ihre Stimme in der Regel früher, da sie immer mit einer relativ zu grossen Anstrengung singen. Bei dem erwähnten Tenoristen merkt man im dritten Akt des Lohengrin, dass er mit wesentlich grösserer Mühe singt. Hoffen wir, dass meine Voraussage in Bezug auf die Dauer seiner Stimme in seinem und des Publikums Interesse nicht in Erfüllung gehe.

Die richtige Stimmbildung geschieht, indem die Stimmlippen während des Ausathmens quasi von selbst, nicht durch Pressen, anlauten. Ich habe wiederholt von Sängern gehört, welche mit ihrer Stimme schon ziemlich fertig waren, dass sie durch diese Veränderung des Stimmansatzes ihre Thätigkeit wieder aufnehmen konnten. Ebenso habe ich Offizieren öfters gerathen, das Kommando in der Weise zu geben, dass sie beim Ausathmen die Stimme wie mit einem „H"-Laut anklingen lassen sollten, ähnlich wie man ès bei den Konsonnanten, die mit den Lippen oder der Zungenspitze gebildet werden, wie T, P, Z, F, L, R, S, V, W etc., thut, und sie versicherten mir nachher, dass sie mit sehr viel weniger Anstrengung eine stärkere und weiter tragende Stimme hervorbringen konnten.

Als krankhaft ist es zu bezeichnen, wenn statt der Stimm- die Taschenlippen zur Phonation benutzt werden. Die Stimme hat dann etwas sehr rauhes, sie klingt eigenthümlich brummend heiser, da die Taschenlippen natürlich nur sehr grobe Schwingungen machen können: die sogenannte Taschenlippensprache.

Eine Erwähnung verdient auch noch die Sprache nach Verschliessung des Tracheallumens, die von STRÜBING zuerst beschrieben worden. Später sind noch eine ganze Anzahl Fälle bekannt geworden, zuletzt einer von ZIEGEL.

Ich habe schon vor 25 Jahren einen solchen Fall bei einem Mädchen gesehen, welches sich in selbstmörderischer · Absicht den Hals durchgeschnitten hatte. Sie war mit vollständigem

Abschluss der Trachea von dem Kehlkopf geheilt, und hatte sich eine allerdings nicht sehr gut verstehbare Sprache angeeignet, bei welcher sie die Lippen- und Gaumenlaute ziemlich gut aussprechen konnte, ebenso das S; die Vokale wurden dadurch ersetzt, dass sie die Mundhöhle in eine Stellung brachte, welche zu der Erzeugung des Vokales geeignet war. Sie presste dann die geringe Menge der in der Schlundhöhle angesammelten Luft zwischen Zunge und Gaumen durch, wobei aber doch die zur Erzeugung nöthigen Obertöne, wenn auch ganz leise, anklangen, so dass der Vokal zu erkennen war. Man kann es nicht unschwer nachmachen, wenn man versucht zu sprechen, während man durch feste Pressung den Kehlkopf geschlossen hält. Ich kann dann auch einige verstehbare Worte hervorbringen. Durch Uebung, die ich glücklicherweise nicht nöthig habe, würde ich es vielleicht weiter bringen können. Die Kranke von STRÜBING hatte ja der Beschreibung nach eine bessere Stimme, als meine Kranke.

Sehr merkwürdig ist es, dass in der neueren Zeit wiederholt und zwar zuerst von SCHMIDT in Stettin und dann von JULIUS WOLFF in Berlin, von GREVILLE-MACDONALD und CHARTERS SYMONDS in London, sowie von SOLIS COHEN in Philadelphia Fälle beobachtet worden sind, die nach totaler Ausschneidung des Kehlkopfs ohne künstlichen Apparat eine recht gute Sprache hatten. Ich hatte selbst Gelegenheit, bei dem Meeting der British Medical Association in London 1895 den letzt erwähnten Fall zu untersuchen und war sehr erstaunt über seine deutliche, durch das ganze Zimmer gut verständliche, allerdings rauhe Sprache. Diese Kranken saugen Luft in die Speiseröhre ein, die dann bei dem Herauspressen an den narbigen Falten im Eingang des Oesophagus vorbeistreichend einen Ton erzeugt, der sogar einer gewissen Modulation fähig ist. Es bestätigt diese Beobachtung die Theorie von HELMHOLTZ, dass die Modulation der Stimme durch Obertöne erzeugt wird, die in den über dem Kehlkopf gelegenen Räumen entstehen. Ich konnte bei dem SOLIS COHN'schen Kranken den eben geschilderten Vorgang ganz gut beobachten. In derselben Weise ist nach B. FRÄNKEL bei dem WOLFF'schen Kranken die Stimme zu Stande gekommen. Da eine Anzahl solcher Fälle beobachtet worden sind, so ergiebt sich daraus, dass man die Einlegung eines künstlichen Kehlkopfs nicht übereilen soll, denn der macht doch immer so viele Beschwerden, dass ihn die Kranken bald weglegen.

Die Phonation, aus dem Schliessen der Stimmritze plus einer Exspiration bestehend, ist ein willkürlicher Akt, sie wird vom Gehirn aus beeinflusst. Das dieselbe beeinflussende Centrum wurde schon von FERRIER und DURET gesucht, aber doch nicht klar erkannt, und erst H. KRAUSE ist es gelungen, nachzuweisen, dass bei Hunden eine Stelle im *Sulcus praecrucialis* besteht, von welcher aus er eine Verengerung der *Rima glottidis* erzielen konnte. Die Reizung dieses Centrums wirkt doppelseitig, wie es zu erwarten

war. Die Exstirpation des einen hat keinen Einfluss auf die
Phonationsbewegungen; das Centrum in der anderen Hemisphäre
übernimmt die ganze Leistung. Es findet sich also in jeder
Hemisphäre ein Centrum doppelseitiger Repräsentation der Verengerung der Rima. Raugé nennt den Kehlkopf das „verwöhnte
Kind" in Bezug auf die Innervation, da er zwei bilaterale Centren
besitze. Die Vereinigung von Schluss der Stimmritze und der
Exspiration ist durch die Entdeckung der Associationszellen gut
verständlich geworden.

Das Phonationscentrum liegt bei den Carnivoren in dem *Gyrus
praecrucialis* und in dem benachbarten Gyrus, bei den Affen nach
hinten von dem unteren Ende des *Sulcus praecentralis* an der Basis
der dritten Stirnwindung. Bei Menschen ist dasselbe noch nicht
mit Sicherheit festgestellt; man kann es aber unter dem unteren
Ende der Centralfurche zwischen dieser und der Sylvius'schen
Spalte hinter der Broca'schen Windung vermuthen.

Von den genannten Stellen aus gelingt es bei Thieren Bewegungen der Stimmlippen nach innen zu erregen und dieselben
auch so lange festzuhalten, wie die Reizung dauert. Hält diese
zu lange an, so überwiegt das Bedürfniss nach Sauerstoff, und
die Medianstellung der Stimmlippen wird auf einen kurzen Augenblick durch einen kräftigen Athemzug unterbrochen.

Das genannte Rindengebiet hat einen Fokus intensivster Wir-
kung in der vorderen Hälfte des unteren Endes der aufsteigenden
Stirnwindung. Nach aussen von diesem Fokus schwächt sich die
Wirkung allmählich ab, bei Reizung der äussersten Grenzen des
Gebietes treten die Stimmlippen nur noch in Kadaverstellung.

Klinisch kann auf einseitige Rindenreizung immer doppelseitige
Lähmung oder Krampf erwartet werden. Letzterer tritt z. B.
beim *Laryngismus stridulus* auf, dessen Association mit den karpopedalen Kontraktionen Semon durch ein Überschäumen von Energie
von den Kehlkopfgegenden auf die benachbarten Rindengebiete
für die Extremitäten erklärt. Hierher gehört auch die *Aphonia
spastica*. Bei sehr kräftiger und lange fortgesetzter Reizung der
Stelle des phonatorischen Rindengebietes tritt echte Epilepsie der
Stimmlippen auf, welche sich auf die benachbarten Gebiete des
Gesichts, des Halses, des Kopfes und der oberen Extremitäten
ausbreitet. Der epileptische Schrei, der eine Exspirationsbewegung
darstellt, ist eine Rindenerscheinung.

Seit dem Erscheinen der ersten Auflage meines Buches ist
nun auch das lang gesuchte Centrum für die Erweiterung der
Stimmritze und die Inspiration durch die sehr schön ausgedachten
Untersuchungen von Risien Russel gefunden worden. Das Centrum befindet sich bei Hunden etwas vor und unterhalb des
Krause'schen Centrum für die Erweiterung, also vor der Supra-
orbitalfurche des Gehirns. Bisher hatte immer das Überspringen
der Reizung auf das so nahe liegende Erweiterungscentrum die

Auffindung verhindert. RUSSEL kam nun auf den guten Gedanken, die von ihm aufgefundene Theilung des *Nervus recurrens*, siehe Seite 47, zu benutzen und die zu den Verengerern führenden, nach vorn und aussen in dem Nerven liegenden Fasern vor den Reizversuchen zu durchtrennen, dann konnte eine Reizung des Centrum nur noch auf die Erweiterer wirken. Auf diese Weise hat er zeigen können, dass die Erweiterer von der Stelle vor dem KRAUSE'schen Centrum und noch intensiver von der unter demselben gelegenen Stelle aus in Thätigkeit zu setzen sind. Bei diesen Versuchen fand er die Ansicht von SEMON und von HORSLEY in Betreff der doppelseitigen Innervation wieder ausnahmslos bestätigt, da er eine einseitige Einwirkung auf die Stimmlippe, die neuerdings MASINI vertheidigt, nie gesehen hat; ONODI und F. KLEMPERER schliessen sich nach ihren Untersuchungen dieser Ansicht ebenfalls an.

Da ONODI aber gefunden, dass auch nach doppelseitiger Exstirpation der Rindencentren die Verengerer noch thätig waren, so nahm er von der Rinde an nach und nach weiter abwärts Durchschneidungen vor; erst bei der Durchtrennung einer sieben bis 8 mm breiten, nach hinten von den hinteren *Corpa quadrigemina* gelegenen Zone bellten die Hunde nicht mehr. Er glaubt auf diese Weise das Bestehen eines zweiten Phonationscentrum in den *Corpora quadrigemina* nachgewiesen zu haben. F. KLEMPERER's Hund bellte auch nach diesem Schnitte noch. GRABOWER schreibt den Unterschied im Erfolg der beiden Versuche dem zu, dass ONODI bei seinen Schnitten wohl den motorischen Kern des Vagus verletzt habe und KLEMPERER nicht. Es scheint mir wahrscheinlich, dass dies Bellen auf einem vorgebildeten, peripherer gelegenen Associationsmechanismus beruht, dessen Vorkommen wir, wie ich oben schon erwähnt habe, als viel häufiger ansehen dürfen, als wir bisher angenommen haben. Zu diesen Associationserscheinungen gehört meiner Ansicht nach auch der Schrei der Hemicephalen und Acephalen; genaue Beobachtungen und Sektionen solcher Missbildungen würden sehr erwünscht sein.

Ich füge noch die Bemerkung hinzu, dass das Gesagte auch für die Innervation des Schlundes gilt. Seine Muskeln sind aus derselben Gegend zu reizen.

Der Kehlkopf dient aber nicht nur der Phonation, sondern er ist auch ein Organ der Respiration mit Erweiterung der Stimmritze beim Einathmen. Die Athmung steht bis zu einem gewissen Grade unter dem Einfluss des Willens, man kann den Athem willkürlich eine beschränkte Zeit lang einhalten, man kann rascher und langsamer athmen, z. B. beim Singen etc. Es war danach zu vermuthen, dass die Athmung im Gehirn auch eine Repräsentation haben würde, und schon längere Zeit vor R. RUSSEL haben SEMON und HORSLEY durch ihre mit so viel Fleiss und Ausdauer vollführten Untersuchungen ein Centrum

bei Thieren nachgewiesen, von welchem aus diese Funktion beeinflusst wird.

MUNK hatte schon 1882 gefunden, dass Reizung an der Oberfläche des Stirnlappens einige Millimeter von der Hauptstirnfurche
und etwas lateral von deren medialem Ende Stillstand der Athmung
in der Exspirationsstellung erzeugt. An der unteren Fläche des
Stirnlappens angesetzte Elektroden bewirkten entweder einen
Tetanus der Bauchmuskeln oder diese zogen sich ausserordentlich
häufig, aber immer nur wenig zusammen und trieben den Thorax
und das Zwerchfell in die Athemruhestellung. PREOBRASCHENSKY
hat in der Furche, welche die zweite von der dritten Hauptwindung
trennt, eine Stelle gefunden, von der aus er einen exspiratorischen
Athmungsstillstand hervorrufen konnte. Von einer zweiten Stelle
hinter diesem Hauptcentrum aus konnte er das Zwerchfell in In-
spirationsstellung bringen.

In Bezug auf die centrale Repräsentation der Athmung haben
SEMON und HORSLEY, denen wir die genauesten Versuche auf
diesem Gebiete verdanken, nachgewiesen, dass darin bei verschiedenen Thieren sehr grosse Unterschiede bestehen. Die Katzen
haben in der Hirnrinde eine sehr grosse Repräsentation der Athmung, Erweiterung der Glottis: man kann bei ihnen von einer Stelle
dicht am Rande des *Sulcus olfactorius* und neuerdings auch bei
Hunden von der RUSSEL'schen Stelle aus eine Einathmungsstellung
erhalten und dieselbe auch längere Zeit festhalten, während die
Athembewegungen gleichmässig weiter gehen; die Katze bedarf
nämlich wegen der Kleinheit ihres Kehlkopfes einer besonders
starken Repräsentation der Einathmung, wohl auch deswegen, weil
bei ihr die Phonation eine Einathmungsbewegung ist, sie miaut
inspiratorisch.

Aus der Fortdauer der Athembewegungen bei diesen Versuchen an der Hirnrinde folgt, dass die unwillkürliche Athmung
nur vom verlängerten Mark beherrscht wird. Ich möchte hier
noch anführen, dass GRAWITZ aus den von ihm beobachteten
Fällen halbseitiger Athemstörungen bei Hemiplegischen folgert,
dass das Gehirn auch beim Menschen einen Einfluss auf die Athembewegungen haben müsse.

Die kleinste Repräsentation der Athmung im Gehirn haben
die Affen, und ausser individuellen bestehen noch grosse Verschiedenheiten bei alten und jungen Thieren. Das lässt sich
vielleicht aus den Untersuchungen von HOLM und EDINGER erklären, die gefunden haben, dass beim Fötus und auch noch
beim Neugeborenen eine Reihe von Fasern noch nicht markhaltig
sind. HOLM hat dies für die vom dorsolateralen Theil des Vaguskerns ausgehenden, den Husten vermittelnden, Fasern entdeckt;
EDINGER fand, dass die vom Hör- zum Sprachcentrum verlaufenden Verbindungsfasern im Gehirn erst im Verlauf des ersten
Lebensjahres markhaltig werden.

Bei Katzen, bei den Carnivoren, Affen und anderen Thieren konnten SEMON und HORSLEY von den erwähnten Stellen aus, also z. B. bei Hunden, von dem *Gyrus praecrucialis* aus, eine Beschleunigung, von der Gegend um das untere Ende des *Sulcus crucialis* aus eine Vertiefung der Athmung erzielen.

Nach BEER und KREIDL liegen bei Kaninchen die die Athmung regelnden Fasern nur in den ganz cerebral gelegenen Vaguswurzeln, alle anderen Wurzeln bleiben ohne Einfluss auf dieselbe.

Die Inspiration kann nur bis zu einer gewissen zweckmässigen Tiefe gehen, dann tritt die von HERYNG und BREUER beobachtete Selbststeuerung ein mit einer Exspiration, deren auslösender Reiz in der inspiratorischen Dehnung der Lunge besteht. Reizung der Trigeminusfasern in der Nasenschleimhaut, sowie die des *Laryngus superior* bewirken Stillstand der Athmung in der Exspirationsstellung. Es ist noch nicht entschieden, ob auch vom *Nervus laryngeus inferior* aus die Athmung beeinflusst werden kann. Damit wäre ja bewiesen, dass der Nerv centripetale Fasern führt. Bekanntlich hat schon BURKART dies auf Grund seiner Versuche behauptet, und KRAUSE hat dieselben Ergebnisse seiner darüber angestellten Versuche veröffentlicht. BURGER bestreitet in einer Kritik derselben das Vorkommen von centripetalen sensiblen Fasern im Recurrens, wie mir scheint, mit sehr gewichtigen Gründen. Es ist zu hoffen, dass weitere Untersuchungen bald Licht in dieses schwierige Kapitel bringen werden.

In der *Corona radiata* sind keine besonderen Veränderungen bekannt, welche mit der Halsinnervation in Verbindung zu setzen wären, ausser den zweifelhaften Fällen von GAREL, DOR, DÉJERINE und WALLENBERG, die ich gleich noch erwähnen werde. In der *Capsula interna* finden sich nach SEMON und HORSLEY bei Fleischfressern die respiratorischen Funktionen in der Reihenfolge, dass am weitesten nach vorn eine ausgedehnte Repräsentation für die Beschleunigung der Athem- und Stimmlippenbewegungen angetroffen wird, weiter nach hinten mit Vorwiegen der Auswärtsbewegungen der Stimmlippen und gerade am Knie eine Intensifikation der Bewegungen. Die Fasern für die Phonation, deren Reizung also Einwärtsbewegung erzeugt, sind bei Carnivoren ebenfalls im Knie oder dicht hinter demselben angeordnet und erstrecken sich auch in das hintere Glied der Kapsel. Bei den Affen sind sie an derselben Stelle als ein ganz kleines Bündel unter denen für die Bewegungen der Zunge und des Rachens koncentrirt. Daneben bestehen noch besondere verbindende Bahnen, welche indessen nur in Ausnahmsfällen beim Lachen, Husten u. s. w. zur Verwendung kommen. Ganz hinten in der inneren Kapsel liegen bekanntlich die centralen Fasern für die Schmerzempfindung. Es sind jetzt vier Fälle bekannt, in denen die Schädigung dieser Stelle als Ursache heftigster, central erzeugter Schmerzen gefunden worden ist, darunter zwei von EDINGER beobachtete, in welchen der Hirnherd bis an diese Stelle reichte, ohne deren Leitung zu unterbrechen.

Von der inneren Kapsel aus verlaufen die Fasern durch den Hirnschenkel wahrscheinlich dicht neben der Pyramidenbahn und durch die Brücke zur Medulla.

Bis jetzt ist ein unanfechtbarer Fall von einer nur durch Erkrankung des Gehirns hervorgerufenen halb- oder doppelseitigen Erweitererlähmung nicht bekannt geworden; es ist auch nach den Untersuchungen von SEMON und HORSLEY, sowie von BURGER und anderen wenig wahrscheinlich, dass ein solcher vorkommen kann.

In dem Falle von centraler Lähmung der einen Stimmlippe von EISENLOHR, dem von GAREL allein und dem von GAREL und DOR gemeinschaftlich beschriebenen fehlt die mikroskopische Untersuchung der Medulla. Die beiden Fälle von DÉJERINE erfüllen auch dieses Postulat. Bei diesen letzteren fand sich ein Erweichungsherd in der weissen Substanz unter der linken dritten Stirnwindung, und in der Medulla sekundäre Degeneration der Pyramiden links, die Nerven Vagus und Accessorius waren gesund. Die rechte Stimmlippe stand in Kadaverstellung! Daraus, dass bei der Einathmung also die Stimmlippe sich nicht nach aussen bewegte, schliessen SEMON und HORSLEY nicht mit Unrecht, dass die Medulla nicht gesund gewesen sein könne, weil die unwillkürliche Erweiterung der Glottis, wie sie beim Einathmen jedesmal stattfindet, bei dem Menschen bis jetzt nur als medulläre Wirkung bekannt sei. Die Respiration als unwillkürliche Bewegung werde von der Medulla aus regiert, es müsste also in den DÉJERINE'schen Fällen die gelähmte Stimmlippe beim Einathmen Bewegungen nach aussen gemacht haben oder der Bulbus sei mit erkrankt gewesen. Dieser Ansicht treten dann wieder LUC und RAUGÉ entgegen, indem sie als möglich erklären, das DÉJERINE und GAREL es unterlassen hätten, auf die Bewegung beim Einathmen zu achten und sich mit der Konstatirung der Kadaverstellung begnügt hätten.

In dem Falle von BRYSON DELAVAN, den er in Kopenhagen als Beispiel einer einseitigen Lähmung bei centraler Gehirnerkrankung mitgetheilt, hat die Sektion nachher erwiesen, dass die Medulla erkrankt war.

Der von Wallenberg vor nicht langer Zeit veröffentlichte Fall eines Erweichungsherdes in dem rechten Frontallappen mit linksseitiger Parese der Stimmlippe, ist, so interessant er sonst auch erscheint, doch nicht sicher beweisend. Die akut auftretende Lähmung befiel zu gleicher Zeit den Facialis, Hypoglossus, Vagus und Accessorius; es wäre also nach Ansicht des Kollegen sehr unwahrscheinlich, dass die Parese des Rekurrens eine andere Ursache gehabt habe. Um aber beweisend zu sein, fehlen in dem

Falle nähere Angaben über die Beschaffenheit des Rekurrens; es wäre doch immer möglich, dass bei dem syphilitisch erkrankten Manne der genannte Nerv durch ein Gummi im Verlaufe geschädigt gewesen sei; ausserdem fanden sich aber erhebliche Veränderungen in der Pia des verlängerten Marks in der Gegend der Vaguswurzeln und den *Corpora restiformia*, von denen aus SEMON eine halbseitige Medianstellung der gleichseitigen Stimmlippe erhalten hatte. Ganz besonders aber fehlen Angaben über die Beschaffenheit der *Muscc. postici.* Trotz der erst vier Wochen bestehenden Parese wären doch, mindestens mikroskopische, Veränderungen an denselben mit Sicherheit zu erwarten gewesen, wenn die Ursache in oder an der Medulla oder im Rekurrens gelegen hätte; sind doch Entartungserscheinungen schon am Schlusse der ersten Woche an gelähmten Muskeln festzustellen, während bei einer rein centralen Lähmung die Muskeln keine Veränderung hätten aufweisen dürfen. Es ist sehr zu bedauern, dass von WALLENBERG nichts über diesen wichtigen Punkt berichtet wird.

Gerade hier könnten praktische Ärzte durch gut beobachtete Fälle zur Förderung unserer Kenntnisse viel beitragen. Um einen solchen Fall freilich beweisend gestalten zu können, müsste erstens während des Lebens mit dem Spiegel eine Lähmung der Erweiterer nachgewiesen worden sein, zweitens nach dem Tode eine möglichst in's Einzelne gehende Beschreibung des Sektionsbefundes einschliesslich des mikroskopischen in Bezug auf die Medulla und die *Nervi vagi* und *accessorii* geliefert werden und dann noch ausserdem der Nachweis, dass die Nerven in ihrem peripheren Verlauf nicht geschädigt waren. Nach EDINGER's Ansicht dürfte der Mangel einer Atrophie der Kehlkopfmuskeln schon für den ausschliesslich cerebralen Sitz der Erkrankung sprechen. Es ist anzunehmen, dass in einem rein cerebralen Fall die Erweiterung der Glottis beim Einathmen ganz normal von Statten gehen wird, da diese Bewegung von der Medulla beherrscht wird.

In der Medulla finden sich die Centren für die Respiration und für die Phonation getrennt. Eine einseitige Reizung des Kehlkopfcentrums in der Medulla, ob sie den Accessoriuskern trifft oder den *Nucleus ambiguus*, den motorischen Kern des Vagus, ist noch nicht festgestellt, bewirkt eine doppelseitige Einwärtsbewegung der Stimmlippen und zwar von der *Ala cinerea* und dem oberen Rand des *Calamus scriptorius* aus. Eine einseitige Reizung eines Punktes am inneren Rand des *Corpus restiforme* in einer vertikalen Linie, welche der unteren Hälfte des vierten Ventrikels gegenüber liegt, bewirkt eine gleichseitige Einwärtsbewegung nur der einen Stimmlippe.

Die Medulla regiert allein die unwillkürliche Respiration und erfüllt damit eine wesentliche Funktion. SEMON hat auch hierüber sehr eingehende Versuche angestellt und gefunden, dass die Stimmritze während des ruhigen Athmens weiter offen steht, als im Tode

oder nach der Durchschneidung der beiden Vagi. Dieses Weiter-
offenstehen ist bedingt durch eine andauernde Thätigkeit der
Postici und diese andauernde Thätigkeit wieder durch einen Semi-
tonus, durch tonische Impulse, welche das Muskelcentrum von den
benachbarten respiratorischen Centren, also vielleicht vom ventromedialen Theil des sensiblen Vaguskern aus erhält. Trotz dieser
besonderen Innervation sind die Erweiterer schwächer als ihre
Antagonisten und zwar erliegen auch ihre Nerven nach ONODI
und RISIEN RUSSEL schon früher; nach SEMON auch die Kerne. Nach
RUSSEL findet sich dieser Unterschied bei jungen Thieren nicht. Die
Verengerer haben mit der Respiration von vorn herein gar nichts
zu thun, ihre respiratorische Funktion ist darauf beschränkt, dass
sie beim Husten und Lachen (modificirte Formen der Ausathmung)
Beistand leisten.

Die Impulse sind bei manchen Menschen rhythmische; während
des ruhigen Athmens beobachtet man bei denselben kleine Öff-
nungs- und Schliessungsbewegungen mit den Stimmlippen. Es
finden sich aber beim ruhigen Athmen diese Bewegungen bei
kaum einem Fünftel, beim erregten sieht man sie fast immer.

Der Unterschied in der Innervation der Stimmlippen zeigt
sich auch noch darin, dass, während eine Reizung des Rekurrens
am lebenden, nicht betäubten Thiere wegen des Ueberwiegens der
Verengerer an Kraft eine Medianstellung der Stimmlippen hervorruft, und auch bei schwach narkotisirten dieselbe Wirkung hat,
eine gleich starke Reizung bei stark betäubten Thieren hingegen
eine Erweiterung der Stimmritze herbeiführt.

Wie WALLENBERG mir brieflich mittheilte, haben die Thierversuche seiner Ansicht nach weniger Bedeutung, da auch die am
höchsten ausgebildeten Säugethiere in Bezug auf Rindeninnerva-
tion viel zu tief unter dem Menschen stehen, das Rindencentrum,
wie er sich ausdrückt, gegenüber dem subkortikalen nur als
nebensächlich besteht.

Der Kehlkopf dient als Schutzorgan, indem sich entweder
die *Rima vestibuli* durch Aneinanderlegen der Taschenlippen
schliesst, oder indem er die Schleimmassen aus der Luftröhre
durch Einleitung eines Hustens entfernen hilft. Ein jeder Husten
ist ein Reflex, dessen centrale Übermittelungsstelle wir in dem
Seite 45 bereits erwähnten dorsolateralen Theile des sensiblen
Kernes des Vagus zu suchen haben. Dort wird der sensible Reiz
in einer Associationszelle auf die motorische Bahn übertragen.
Die im Gehirn gelegene centrale Hustenstelle kennen wir dagegen
noch nicht. Vorhanden muss sie sein, denn wir können nicht
nur willkürlich husten, sondern finden das Symptom des Hustens
auch bei Krankheiten, deren Sitz wir in der Rinde annehmen,
z. B. bei der Hysterie. Im normalen Zustande kann der Husten
peripher ausgelöst werden; von der Hinterwand des Kehlkopfs
und der Luftröhre und der Theilungsstelle der letzteren, sowie

von der ganzen Schleimhaut des Bronchialbaums bis in die Lungenalveolen und häufig von dem unteren Umfang des äusseren Gehörgangs. Ob er von der Pleura aus entstehen kann, ist noch nicht ganz sicher. Die meisten Kollegen, unter Anderen auch Beschorner, nehmen an, dass er von da aus nicht erzeugt werden könne. In pathologischen Zuständen kann der Husten von den verschiedensten Stellen des Körpers aus ausgelöst werden, besonders bei Neurasthenikern, bei hysterischen Männern und Frauen und bei allen, deren Nervensystem durch vorhergegangene Krankheiten oder durch sonstige schwächende Einflüsse: Kummer, Sorgen, länger dauernde schwächere oder auch kurze heftige Gemüthsbewegungen geschädigt ist. Es ist dabei nicht immer nöthig, dass die Schädigung das ganze Nervensystem betroffen habe, sie kann sich auf ein bestimmtes Nervengebiet beschränken. Der Husten wird sich unter diesen Verhältnissen um so eher zeigen, wenn sich das Hustencentrum durch die während längerer oder kürzerer Zeit vorhergegangenen Katarrhe der Luftröhren schon in einem gereizten Zustande befindet. Diese letztere Bedingung ist aber keine *Conditio sine qua non*, denn bei einem Husten z. B., der verschwindet, sowie man einen geknickten Uterus aufrichtet, und wiederkehrt, wenn das Intrauterinpessar herausgenommen wird, ist das Hustencentrum sicher nicht in überreiztem Zustande, mag der Husten auch sehr lang gedauert haben.

Die Funktion als Schutzorgan kann der Kehlkopf nur so lang erfüllen, als die Sensibilität der Schleimhaut seines Eingangs nicht vermindert oder gar erloschen und die Muskulatur funktionsfähig ist.

Onodi und Burger behaupten, dass die sensible Innervation des Kehlkopfinnern eine beiderseitige sei, dass also eine Durchschneidung des einen *Laryngeus superior* keine halbseitige Anästhesie herbeiführe. Wie soll denn diese aber entstehen? Es sind doch sichere Fälle von genau halbseitiger Anästhesie bekannt. Ich habe selbst u. a. in dem von Avellis beschriebenen Fall eine solche beobachtet; die Anästhesie schloss genau mit der Mittellinie ab. C. Ludwig hat mit G. Spiess Versuche angestellt, um zu finden, welche Nerven auf die Gefässe des Kehlkopfs einen vasomotorischen Einfluss hätten, sie konnten aber weder vom Sympathicus noch von andern Nerven aus irgend eine diesbezügliche Wirkung erzielen.

Man hat in den letzten Jahren durch das Studium der Ausfallserscheinungen nach Wegnahme der Schilddrüse und durch die Beseitigung der Folgen derselben vermittelst die Einverleibung von Schilddrüsensubstanz, namentlich nach den so verdienstvollen Untersuchungen von Schiff, Horsley, Kocher, Murray und vieler Anderer ganz andere Ansichten über die Funktion der Schilddrüse gewonnen. Es ist jetzt von Langendorff, Hürthle und Anderson nachgewiesen worden, dass sich in den Drüsenbläschen aus dem

Epithel ein Sekret bildet, das vielleicht ein doppeltes ist, und zwar ein dünneres, das direkt in die Lymphgefässe der Follikel übergeht und ein anderes, das Kolloid, das sich, wie HÜRTHLE gefunden, nach Resorption des Epithels in die Intercellulargänge ergiesst, dort mit Lymphe verdünnt wird (ANDERSON), und dann durch die Lymphgefässe in den Körper übergeht. Das Sekret scheint nach der Ansicht der meisten Autoren dazu bestimmt, einen sonstwo im Körper, vielleicht in der Milz, abgesonderten Stoff, der höchst schädigend auf das Nervensystem einwirkt, zu neutralisiren. Nach der Ansicht NOTKIN's verarbeitet die Drüse diesen schädigenden Stoff, das *Thyreoproteid*, das aber keinenfalls, wie NOTKIN fast anzunehmen scheint, in der Schilddrüse gebildet sein kann, in ihren Epithelien und giebt ihn gereinigt oder verändert dem Körper zurück, der ihn unter dieser geänderten Form nöthig hat. Eine zu reichliche Bildung des schädlichen Stoffes im Körper regt die Drüse zu erhöhter Thätigkeit an, und es entsteht Hypertrophie der Schilddrüse, Kropf. Ist die Thätigkeit der Schilddrüse eine krankhafte, ist namentlich die Absonderung des Schilddrüsensaftes eine übermässige, so erkrankt der Körper nach HORSLEY, MOEBIUS u. a. unter dem Bilde der *Hyperthyreosis* (KOCHER) oder der *Hyperthyreodisation* (RENANT), des *Morbus Basedowii*. Dagegen erzeugt der Mangel an Schilddrüsensekret nach Ausschneidung oder nach Entzündungen der Drüse mit zu Grundegehen der abführenden Lymphgefässe oder der absondernden Follikel, wenn er akut auftritt, die *Tetanie* und die *Cachexia thyreopoica*, wenn chronisch das *Myxödem* und den *Kretinismus*. Dabei kann aber das interstitielle Bindegewebe so hypertrophirt sein, dass sich eine anscheinende Hypertrophie des Organs findet. Das Fehlen der Schilddrüse kann ferner angeboren oder vererbt sein, und in solchen Fällen kommen die Erscheinungen als angeborene oder doch in früher Kindheit entstandene vor, ohne dass eine Erkrankung der Drüse merkbar vorhergegangen gewesen war. Dieselbe geht bisweilen in der Jugend oder während des späteren Alters, durch Entzündungen zu Grunde, die ebenfalls latent verlaufen können, und dann entsteht, weil die Ursache langsam eintritt, *Myxödem*. Nach BIRCHER kommt es zu der kretinoiden Degeneration, wenn die Thätigkeit der Schilddrüse im Wachsthumsalter ausfällt, es leidet die körperliche und geistige Entwicklung, während bei schon Ausgewachsenen durch den Ausfall nur die Psyche erkrankt, es kommt zur Idiotie. Ich werde bei dem Abschnitt über die Erkrankungen der Schilddrüse auf diese Verhältnisse wieder zurückkommen.

Der durch die Drüsenthätigkeit nicht vernichtete, schädigende Stoff ist ein sehr mächtiges Gift für das Gesammtnervensystem. Er hemmt vor allem das Wachsthum, was experimentell und pathologisch nachgewiesen ist und disponirt zu reichlicher Entwicklung von Fettgewebe und Mucin im Körper. Fehlt nämlich die Schilddrüse bei Kindern, angeboren oder erworben, so bleiben dieselben im Wachsthum zurück, sie sehen halb so alt aus, wie sie wirklich sind, und daneben beobachtet man die sehr charakteristischen Veränderungen des Myxödem an dem Körper und meistens auch an der Psyche. Die Fälle sind nicht so selten; H. Rehn hat in zwei Jahren drei Kinder mit ausgezeichnetem Erfolge mit Thyreoideintabletten behandelt. Er stellte zwei derselben nebst den früheren Photographien in diesem Jahr dem Kongress für innere Medicin vor. Diese Behandlung gehört zu den erfreulichsten Fortschritten der Medicin: aus fast thierischen Individuen werden Menschen. Alle diese Vorgänge sind, wie erwähnt, durch die Erfolge der Fütterung mit Schilddrüsensubstanz oder deren Extrakten unserem Verständniss viel näher gerückt worden.

Ich kann hier nicht genauer auf den Einfluss eingehen, den die Einverleibung von Schilddrüsensaft auf den Stoffwechsel ausübt, ich möchte nur die praktische Bemerkung einschalten, dass zuerst Ewald und nach ihm Dale James und Denning, letzterer durch Versuche an sich selbst, nach der Verabreichung von Schilddrüsentabletten das Auftreten einer Meliturie beobachtet haben, die in dem Ewald'schen Falle eine dauernde war und in dem von Dennig erst auf entsprechende Diät wich.

Ganz vor Kurzem hat Baumann in der Schilddrüse einen Stoff entdeckt, den er *Thyrojodin* nannte. Dasselbe stellt eine jodhaltige organische Verbindung dar, deren Jodgehalt bis zu 0,3 Procent steigen kann, so dass die Jodmenge in der ganzen Drüse etwa 0,2 bis 0,5 Procent des Gesammtgewichts bilden würde. Das Thyrojodin ist an zwei Eiweisskörper gebunden, die leicht zu trennen sind; in beiden ist es aber in einer sehr engen Verbindung vorhanden. Diese Entdeckung dürfte sehr geeignet sein, den schon lang empirisch bekannten Einfluss des Jod auf die Vergrösserungen der Schilddrüse zu erklären. Es scheint indessen nach den Mittheilungen Gottlieb's auf dem Kongress für innere Medicin 1896, und die schon vorher veröffentlichten Untersuchungen S. Fränkel's in Wien, dass noch andere Stoffe in Frage kommen; Gottlieb konnte entkropfte Hunde mit Schweinsschilddrüsen am Leben erhalten, mit Thyrojodin allein aber nicht. S. Fränkel hat aus der Schilddrüse einen stickstoffhaltigen, krystallinischen Körper dargestellt, das *Thyreoantitoxin*, mittelst welchem er bei Thieren die nach Extirpation der Schilddrüse auftretenden Erscheinungen mit Erfolg bekämpfen konnte.

Die emsige Thätigkeit so vieler Forscher, die sich jetzt mit der Lösung der physiologischen und pathologischen, die Schilddrüse betreffenden Fragen beschäftigen, lässt erfreuliche Fortschritte unserer Kenntnisse für die nächsten Jahre erwarten.

Einen der Schilddrüse ähnlichen Saft scheint die Thymus abzusondern. Wie jetzt angenommen wird, hat das Sekret der-

selben aber nur während der Wachsthumsperiode eine Bedeutung
für den kindlichen Körper. Die *Glandula Thymus* und *Thyreoidea*
können nicht vikariirend für einander eintreten, denn das Vorhandensein der Thymus konnte bei jungen Thieren, denen Horsley und v. Eiselsberg die Schilddrüse weggenommen hatten,
die in Folge dieser Operation auftretenden Wachsthumsstörungen
nicht verhindern. Mikulicz hat freilich gefunden, dass die Fütterung mit Hammelsthymus fast dieselbe Wirkung auf Kröpfe hat,
wie die mit Schilddrüsensubstanz; er und Owen haben auch bei
Morbus Basedowii mehrmals einen guten Erfolg von der Thymusfütterung gesehen, doch sind derartige Beobachtungen immer mit
Vorsicht aufzunehmen, da spontane Schwankungen in dem Befinden der genannten Kranken nicht allzu selten vorkommen.
v. Eiselsberg beobachtete, dass die Thymusfütterung auf Myxödem keinen Einfluss ausübt. Fugge hat schon 1868 in zwei
Fällen von *Morbus Basedowii* bei Erwachsenen die Thymus nicht
atrophirt gefunden; Markhaus (1880), Mosler u. a., nach mündlicher Mittheilung auch Weigert konnten diese Beobachtung in
einer Anzahl von Fällen bestätigen. Moebius meint, es wäre
wünschenswerth, festzustellen, wie oft überhaupt bei Erwachsenen
Thymusreste gefunden werden.

Auf die Funktion der Speicheldrüsen brauche ich nicht
näher einzugehen. Praktisch wichtig ist für unsere Zwecke nur,
dass sich der Speichel nicht kontinuirlich absondert, sondern in
reichlicher Menge beim Essen, namentlich beim Kauen, dagegen
in geringer während der Zwischenzeit. Ein Theil scheint in dem
Ductus Stenonianus aufgespeichert zu werden. Ich habe mehrere
Male bei Untersuchungen das Ejakuliren des Speichels in einem
Strahle quer durch den Mund gesehen. Schmerzen, die nur
während des Essens in der Gegend der Speicheldrüsen auftreten,
deuten mit grosser Wahrscheinlichkeit auf einen Verschluss eines
Ausführungsgangs hin; der hinter der Stelle abgesonderte Speichel
kann sich nicht ergiessen und macht Schmerzen durch Ausdehnung des Ganges.

5. Allgemeine Aetiologie und Therapie.

Die Krankheiten der oberen Luftwege sind, wie schon in der Einleitung erwähnt, fast in allen Fällen von denjenigen des übrigen Körpers abhängig, oder sie beeinflussen denselben, wenn sie auch rein örtliche sind, derartig, dass sich krankhafte Erscheinungen in mehr oder weniger entfernten Organen zeigen. Wenn ein an Lungentuberkulose Erkrankter Geschwüre in den Kehlkopf bekommt, wenn ein syphilitisch Inficirter eine *Angina luica* aufweist oder sich bei einem Typhuskranken eine Perichondritis am Kehlkopf ausbildet, so ist der Zusammenhang der beiden Erkrankungen ohne Weiteres klar, ebenso, wenn ein Fremdkörper zu Erstickungsgefahr oder zu einer Lungenentzündung führt, wenn die Diphtherie Pneumonie oder Lähmungen verursacht, oder eine wunde Stelle in der Nase Anlass zu einer erysipelatösen Infektion giebt. Schwieriger wird es, wenn die Abhängigkeit des einen Symptoms von dem anderen nicht so auffallend ist, z. B. bei Asthma und Nasenerkrankungen, bei den so mannigfachen Erscheinungen, die durch behinderte Nasenathmung bedingt sind, bei Magenstörungen in Folge von Naseneiterungen u. s. w. Da passt mitunter der Ausspruch CLAUDE BERNARD's, den PEL gelegentlich des Myxödems anführt: „Nous sommes entourés de phénomènes, que nous ne voyons pas." Wir werden später noch gar manche Abhängigkeit erkennen lernen, von der wir jetzt keine Ahnung haben, und werden erstaunt sein, dass wir früher gar nicht darauf gekommen sind; es fällt dann wie Schuppen von den Augen. Gerade das Myxödem ist dafür ein gutes Beispiel: unsere Vorfahren, ja wir selbst haben gewiss früher derartige Fälle gesehen und haben nicht erkannt, dass es sich um ein ganz besonderes Krankheitsbild handelt, bis GULL uns dasselbe und auch gleich seine Abhängigkeit von der Atrophie der Schilddrüse in so klarer Weise beschrieb. Wie lange ist es her, dass wir den so auffallend verschiedenen Gang der Kranken bei den einzelnen Rückenmarkskrankheiten unterscheiden gelernt haben und wie verschieden ist doch derselbe? Nur sehr ausnahmsweise kommt bei den Erkrankungen der oberen Luftwege das Befinden des übrigen Körpers nicht in Betracht, z. B. bei kleinen gutartigen Neubildungen an den Stimmlippen, und selbst diese sind bisweilen Anzeichen eines in der Tiefe lauernden Feindes, einer herannahenden Tuberkulose oder eines Krebses.

Ich kann in diesem Abschnitte natürlich nicht alle hier in Frage kommenden Krankheiten berühren, es wird dies zum Theil bei der Besprechung der einzelnen Erkrankungen geschehen; nur einige wenige möchte ich hier hervorheben, weil sie erstens recht häufig Ursache der örtlichen Erscheinungen sind und zweitens weil ihnen so oft bei der Behandlung derselben so wenig Beachtung geschenkt wird.

Unter den in Frage kommenden Krankheiten gehören die, welche Blutstauungen in den oberen Luftwegen hervorbringen, mit zu den häufigsten. Diese Stauungen können Folge sein von Geschwülsten im Innern des Thoraxraumes oder im Halse, von Kröpfen, welche auf die Gefässe drücken, von Erkrankungen der Lunge, z. B. Emphysem, von pleuritischen Exsudaten, von Herzfehlern, von äusseren Hindernissen der Blutcirkulation. Besonders aber sind es die Verdauungsstörungen, welche so oft die Ursache von chronischen Erkrankungen in den oberen Luftwegen abgeben und ganz besonders ein Folgezustand derselben: die Tympanie der Därme resp. die *Plethora abdominalis*, wie sie am häufigsten durch Genuss von grossen Flüssigkeitsmengen bei den Mahlzeiten und durch Übernährung hervorgerufen wird. Die Tympanie kommt nicht nur bei Fettleibigen vor, sondern, wiewohl seltener, auch bei Mageren. Diese Tympanie macht sich perkussorisch bemerklich dadurch, dass der untere Leberrand höher als der Rippenrand steht, nicht selten so hoch, dass der Lungenschall direkt in den tympanitischen des Bauches übergeht. Die Leber ist dann durch die Ausdehnung der Därme so nach hinten gehoben, dass zuletzt nur noch ihr scharfer Rand der Thoraxwand anliegt. GERHARDT beschreibt hierzu gehörende Fälle, in welchen sich der Dickdarm zwischen Leber und Thorax eingeschoben hatte, wodurch die Leberdämpfung kleiner geworden war. Auf der linken Seite geht bisweilen der Darmschall bis zur vierten Rippe in der Axillarlinie hinauf. Mitunter ist die Tympanie nur einseitig oder wechselnd, je nach der Füllung der Därme resp. des Dickdarms. Der Appetit ist meist sehr gut, der Stuhl erfolgt ein- bis mehrmals täglich mit grosser Regelmässigkeit. Die natürliche Folge der Darmaufblähung ist eine Verengerung des Thoraxraumes und eine Behinderung des Blutumlaufs, welche um so stärker ist, je kräftiger die Bauchmuskeln sich erhalten haben. Das Blut weicht nach oben aus, weil es im Bauch keinen Platz hat. Als ein Zeichen des dabei herrschenden intraabdominalen Drucks pflegt der zweite Aortenton mehr oder weniger klappend zu sein. Ich möchte hier gleich bemerken, dass, wenn im Alter oder durch andere Umstände die Bauchmuskulatur erschlafft und ein Hängebauch eintritt, das Zwerchfell wieder heruntersteigt und die Beschwerden nachlassen.

Zur Beseitigung der Tympanie ist eines der wirksamsten Mittel die Trennung der flüssigen von der festen Nahrung und die Massage und Gymnastik für sich oder in Verbindung mit der Diät. Ausser der Trennung der flüssigen Nahrung von der festen muss erstere aber auch möglichst beschränkt werden. Namentlich darf nicht zuviel Flüssigkeit auf einmal genossen werden. Das beste Mittel gegen den Durst ist ja Nichttrinken, keinenfalls soll man mehr als 50 gr auf einmal zu nehmen gestatten. Fettleibigen gebe ich wegen des Herzens gern öfter Wein, aber in mässiger Menge, oder Kognak in Milch. Mineralwasserkuren und sonstige medikamentöse Mittel helfen sehr vorübergehend, wenn nicht die Änderung in der Diät beobachtet wird. Bei kräftigen Menschen kann man mit dieser Diätkur getrost beginnen; bei schwächlicheren oder älteren ist es besser, einen allmählichen Übergang zu machen. Man beachte stets den allgemeinen Kräftezustand, auch mit der Waage; sinkt dieser oder fühlen sich die Kranken sonst, infolge der Veränderung der Kost, sehr angegriffen, so muss man zeitweise ganz aufhören oder Erleichterung darin eintreten lassen, indem man die Flüssigkeitszufuhr vermehrt, sie aber zwischen die Hauptmahlzeiten verlegt. Die meisten Menschen gewöhnen sich sehr schnell an die angegebene Veränderung der Kost, und schon nach vierzehn Tagen verspüren sie eine grosse Erleichterung in der Aufgetriebenheit des Leibes. Natürlich muss diese Art der Nahrungsaufnahme Jahre lang fortgesetzt werden. Kontraindikation wären *Nephritis, Calculus renalis* und höheres Alter. Ich habe oben schon erwähnt, dass die Massage und Gymnastik, besonders die mit den ZANDER'schen Apparaten, eine gute Unterstützung bei der Behandlung der Tympanie gewähren.

Auch andere Ursachen können Tympanie bedingen, z. B. Knickungen oder Verengerungen des Darms, Verlöthungen mit anderen Organen und dadurch veranlasste Behinderung der Peristaltik, Koprostase im *S. romanum*, oder die angebornen Lageveränderungen, die, wie CURSCHMANN gefunden, gar nicht so selten sind. Es könnte sich hier namentlich auch um die von ihm beschriebene Schlinge handeln, die an dem untersten Ende des *S. romanum* entspringend, sich in der Mitte des Bauches nach oben legt.

Eine Blutstauung in den oberen Luftwegen ist ferner recht oft bedingt durch zu festes Schnüren oder durch zu enge Hemdkragen. Ich habe in Utrecht bei DONDERS einen Knaben gesehen, der mit einem ganz gedunsenen Kopf, geschwollenen Augen und chemotischer Konjunktiva den Verdacht einer diphtherischen Erkrankung derselben erweckte; das Ganze war nur abhängig von einem allerdings ausserordentlich engen Hemdkragen, welcher eine förmliche Strangulationsrinne am Halse gemacht hatte. Nachdem der Kragen geöffnet war, benutzte der Kranke, wie es gewöhnlich

geschieht, den ersten unbewachten Augenblick, um den Knopf
wieder fest zuzumachen; er wurde abgeschnitten, und am andern
Tage konnte man den Kranken kaum wieder erkennen, da er
statt eines runden Vollmondgesichtes ein ganz mageres hatte und
auch die Konjunktiva fast ganz zur Norm zurückgekehrt war.

Ich habe zweimal bei ziemlich heftigen Blutungen nach
Kürettage des Kehlkopfs die Ursache derselben in zu engen
Kragen gefunden. Der erste Fall betraf einen Kranken, der im
Laufe der Behandlung in Falkenstein 15 kg. zugenommen hatte
und dessen Kragen glücklicherweise nicht mehr passten. Nachdem
er mehrere Stunden trotz aller styptischen Mittel geblutet, fand
ich den engen Kragen, die Blutung stand augenblicklich nach
dem Oeffnen desselben. Im zweiten Fall gab mir die etwas
heftigere Blutung gleich den Gedanken an Einschnürung des
Halses; auch hier erwies das sofortige Aufhören nach Entfernung
des engen Kleiderkragens die Richtigkeit meiner Vermuthung.
Es sollte diese Ursache sicher bei allen Blutungen in den oberen
Luftwegen zuerst berücksichtigt werden.

Fast ebenso häufig wie die Tympanie sind die Anämie und
die durch sie bedingten Ernährungsstörungen Schuld an Erkrankungen der oberen Luftwege.

Die durch Anämie hervorgerufene mangelhafte Ernährung
kann den ganzen Körper gegen krankmachende Einflüsse wider-
standsunfähiger machen (nach den Untersuchungen von Canalis
sind hungernde Thiere für Infektionen sehr viel empfänglicher als
gut genährte), und kann einzelne oder mehrere innere Organe,
z. B. das Gehirn, so schwächen, dass sie ihre Funktion nicht mehr
in richtiger Weise auszuüben vermögen. Die Hysterie und Neurasthenie beruhen doch wohl in den meisten Fällen auf einer
mangelhaften Ernährung der Hirnrinde. Das Krankheitsbild der
Chlorose und Anämie ist so bekannt, dass ich nur einen einzelnen Punkt hervorheben möchte, da ich aus Erfahrung weiss,
dass ihm zu wenig Beachtung geschenkt wird. Ich meine die
Form derselben, welche mit einer Anhäufung von Kothmassen in
dem Dickdarm verbunden und wahrscheinlich durch sie verursacht
ist. Man fühlt bei ihr, dass der ganze Dickdarm oder Theile
desselben mit grösseren harten Massen von Koth gefüllt sind.
Solche Fälle mit Eisen heilen zu wollen, geht schwer oder gar
nicht. Es ist viel zweckmässiger, zunächst die Darmthätigkeit
anzuregen. Ich habe seit 25 Jahren nach der Empfehlung eines
belgischen Kollegen den Schwefel dabei angewendet und zwar
als: *Flor. sulf.* und *Sacch. lactis ana*, zwei- bis dreimal täglich einen
bis anderthalb Theelöffel voll in einem halben Glase Milch vor den
Mahlzeiten zu nehmen, so dass an jedem Tag ein normaler Stuhlgang erfolgt. Ich lasse das Mittel etwa sechs Wochen nehmen,
dann vier Wochen aussetzen und dann wieder vier Wochen
nehmen u. s. f. Es gelingt im Laufe von sechs bis zwölf Monaten

meistens, die Koprostase damit dauernd zu beseitigen. Auffallend ist, wie rasch sich nach Regelung des Stuhls die Anämie ohne weitere Mittel bessert. Der Schwefel ist neuerdings von SCHULZ in Greifswald sehr gegen Anämie empfohlen worden. Auch SIR ANDREW CLARK spricht sich sehr zu Gunsten der leicht abführenden Mittel bei der Behandlung der Chlorose aus. Ich habe dieselben und den Schwefel aber nur in den Fällen mit Kothstockungen wirksam gefunden. Selbstverständlich kann man ausser durch Schwefel auch durch andere Ekkoprotika oder durch Massage die Kothstockungen beseitigen, mir scheint nur der Schwefel ein ebenso einfaches, wie wirksames und billiges Mittel zu sein. In allen übrigen Fällen muss man zu der altbewährten Verordnung von Eisen greifen, das ich sehr gern in der Form der von Apotheker ENGELHARDT hier dargestellten Eisenmanganpillen gebe, 1 bis 5 Stück, dreimal per Tag; eine besondere Diät dabei zu beobachten, ist nicht nöthig, was deswegen erwünscht ist, weil Anämische eine Vorliebe für sauere Speisen haben und wenn man sie ihnen erlaubt, überhaupt mehr essen; das Aussetzen des Eisens während der Menses beruht, wie das Verbot saurer Speisen, auf einem Vorurtheil. Nach den übereinstimmenden Erfahrungen, die uns die meisten unserer grossen Kliniker auf dem Kongress für innere Medicin in München mitgetheilt haben, bildet die gleichzeitige Bettruhe während der ersten vier Wochen eine ganz wesentliche Beihülfe bei der Eisenbehandlung in hartnäckigen Fällen. Bei den sehr fetten Anämischen ist nach v. NOORDEN eine Beschränkung der zu reichlichen Nahrung oft angebracht.

Man sollte wirklich keine Kranken mit Anämie behandeln, ohne vorher den Dickdarm auf Kothmassen hin untersucht zu haben. Eine solche Untersuchung hat schon deswegen Werth, weil in gar nicht so seltenen Fällen dabei auch eine bewegliche Niere als Ursache einer verminderten Ernährung entdeckt wird. Sie macht ja in manchen Fällen gar keine Beschwerden, in den meisten indessen ruft sie, in den leichteren Graden eine nervöse Dyspepsie hervor, unter der die Nahrungsaufnahme und dadurch die Blutbildung leidet, sowie die für bewegliche Nieren so charakteristischen, leichten Schmerzen in der entsprechenden *Fossa supraspinata*, besonders bei längerem Gehen oder schwerer Arbeit. In höheren Graden macht die bewegliche Niere ausserdem heftige Schmerzen in der Seite. Wenn LITTEN behauptet, sie seien meistens nicht als pathologisch anzusehen, so möchte ich ihm darin nicht so ganz beistimmen. LANDAU hat zuerst auf die Häufigkeit ihres Vorkommens aufmerksam gemacht, ich kann mich ihm nach meinen Beobachtungen nur völlig anschliessen, und glaube fast sagen zu können, dass er das Vorkommen noch unterschätzt hat. Der *Ren mobilis* wird nur sehr oft nicht gefunden, weil man die Kranken nicht im Stehen untersucht, im Liegen fällt er auf seinen Platz zurück. Nach meiner Erfahrung haben 25 Procent aller mageren

Frauen und Mädchen bewegliche Nieren. Sie ist sehr leicht zu finden, wenn man, wie gesagt, die Kranken im Stehen untersucht, mit der rechten Hand die rechte Lumbargegend etwas vordrückt und mit der linken die hypochondrische streichend abtastet. Meistens liegen sie direkt unter den Rippen, oft aber auch tiefer, bis in der *Fossa iliaca*. Diese Grade bilden dann schon mehr die Wanderniere. Beide Formen beruhen fast ausschliesslich auf dem Schnüren oder dem Schwund des Fettes. Alle angegebenen Bandagen helfen in der Regel nichts. Dagegen nützt den meisten Kranken eine Mastkur oder eine Stütze des Leibes von unten. Am einfachsten erreicht man diese durch eine Verlängerung des Korsetts nach unten, welches dicht an den Unterleib anschliessen muss. In dieser Beziehung scheinen die von WISKEMANN & Co. in Cassel hergestellten Korsets (Num. Katalog, 310) ganz zweckmässig zu sein. In Fällen mit viel Beschwerden empfiehlt sich das Annähen der Niere von hinten her an den *Musculus lumbaris*, was unter aseptischen Kautelen eine ungefährliche Operation zu sein scheint.

Ich möchte weiter noch anführen, dass eine *Pharyngitis sicca* mich schon oft zur Entdeckung eines Diabetes führte.

Herzleiden spiegeln sich mitunter im Halse ab, sei es als Stauungshyperämie, für deren jetziges oder früheres Vorhandensein dichotomisch getheilte Venen im Schlunde und Erweiterung der Venen auf dem Zungengrund und dem Kehldeckel sprechen, sei es, wie es zuerst von F. MÜLLER beschrieben und dann von MERKLEN bestätigt wurde, dass eine Insufficienz der Aorta dem Velum eine pulsirende Bewegung mittheilt. Ich habe selbst mehrere derartige Fälle gesehen. Unter Umständen kann man durch das eben erwähnte Symptom auf die Herzerkrankung aufmerksam werden, wie man aus einer bestimmten Form der Retinitis auf Nierenerkrankungen schliesst. LITTEN beschreibt ein Pulsiren des Kehlkopfs in Folge von Aortenerkrankungen und einer überzähligen *Arteria thyreoidea*.

Ebenso können natürliche Vorgänge einen Grund zu Erkrankungen oder Verschlimmerungen bestehender Krankheiten abgeben. BAYER berichtet über eine ganze Anzahl von Fällen, in welchen der Eintritt der Menses verschlimmernd wirkte, so dass er z. B. in einem Falle von Tuberkulose öfter nahe daran war, wegen der jedesmal eintretenden Schwellung des Kehlkopfs die Tracheotomie zu machen. Ein Fall von Carcinom, den er beobachtete, bekam ein Oedem alle vier Wochen zur Zeit der Menses. Man denke ferner an das für dieselben vikariirende Blutspeien und andere Halsblutungen, welche nach Masturbation und Coitus auftreten.

Der Hysterie und Neurasthenie begegnen wir ungemein häufig als Ursachen der verschiedensten nervösen Erkrankungen der oberen Luftwege. Sie sind die proteusartigen Zustände, welche wohl als psychische Erkrankung mit lokalisatorischem

Charakter infolge der Beeinträchtigung der Rindenfunktion aufzufassen sein dürften. Das verbindende Glied zwischen Wille und
That ist schwerer in Thätigkeit zu setzen, die verbindende Faser
zwischen den zwei betheiligten Hirntheilen ist weniger leistungsfähig, es gehört schon ein stärkerer Impuls dazu, dass die Hysterische den Willen in That umsetzt. Deswegen kann die Kranke,
es handelt sich ja fast immer um weibliche, wenn sie einem sie
beherrschenden Willen begegnet, es sei gelegentlich ihrem eigenen
oder dem eines Anderen, eines Arztes oder eines Hypnotiseurs,
doch die That vollbringen und das führt so häufig dazu, dass
man annimmt, sie verstelle sich. Die Hysterische verstellt sich
nicht, sie kann in dem gegebenen Augenblick nur nicht wollen.
Der Wille kommt bei ihr nur nach stärkeren Einwirkungen zum
Durchbruch, wie die Reaktion bei einem sehr Verweichlichten nur
nach einer aussergewöhnlich starken Einwirkung eines Kältereizes;
schwache Reize lösen diese Reaktion auch da nicht aus.

Die hysterische Anlage kann schlummern und durch einen
psychischen Vorgang, Schreck, einmalige grosse Angst, schweren
Ärger, auch durch ein Trauma oder durch eine Erkältung geweckt werden. Es ist dann oft eine hysterische Aphonie das
erste Zeichen der vorhandenen Anlage. Luc hat dies in seinem
Werke: „Les névropathies laryngées" sehr hübsch ausgeführt.
Er erklärt nach dem Vorgange Charcot's auf dieselbe Weise
auch die Entstehung der traumatischen Neurose, die er als eine
Hysterie ansieht.

Bei Hysterischen kann der Wille ebenfalls durch geistige Erkrankung oder mangelhafte Erziehung fehlen; diese beiden grenzen
da nahe aneinander. Desswegen glaube ich auch, dass eine angeborene Neigung zur Hysterie durch eine richtige, harte Erziehung unterdrückt werden kann, aber da scheitert es gewöhnlich daran, dass die Mutter, in derselben Schule krank, eben das
nöthige Talent zur richtigen Erziehung nicht hat. Einmal entwickelte Hysterie wird am ehesten geheilt, wenn die Kranken
dem mütterlichen oder auch dem väterlichen Einfluss auf eine
Zeit lang entzogen werden. Leichtere Fälle kann man auch zu
Hause behandeln durch möglichste Beseitigung aller disponirenden
sonstigen Erkrankungen, durch moralische Erziehung, vernünftige
Beschäftigung und überhaupt kräftigende Maassnahmen, wozu
auch das kalte Wasser gehören kann und einzelne von Alters
her gebräuchliche Mittel, wie der Baldrian, das Brom etc. Laquer hat das Bromalin 2—8 gr pro die bei Erwachsenen sehr
nützlich gefunden.

Die Behandlung der Krankheit sollte wie die der Neigung
zu Erkältungen schon in der frühesten Jugend beginnen.

In den letzten Jahren hat sich die Hypnose einen Namen
in der Behandlung der nervösen Krankheiten gemacht, indessen
sind die Akten darüber noch nicht geschlossen. Während die

Einen das Mittel in den Himmel erheben und es sich auch nicht
leugnen lässt, dass man nach seiner Anwendung wunderbare Erfolge bei Schmerzen und Lähmungen sieht, wird es auf der
anderen Seite von den bedeutendsten Forschern, wie z. B. Benedikt, aufs Entschiedenste verworfen, weil die Erfolge erstens keine
Dauer hätten und die ganze Konstitution darunter leide.   Meine
geringe Erfahrung reicht nicht hin, um mir ein bestimmtes Urtheil
in dieser Frage erlauben zu dürfen.

Die eben erwähnten Erkrankungen sind auf die Hirnrinde zu
beziehen. Ganz davon, wenigstens ätiologisch, trennen sollte man
die nervösen Fernwirkungen von anderen Organen aus, klinisch
ist dies freilich oft nicht möglich. Es sind besonders die Geschlechtsorgane bei Frauen, die durch ihre Erkrankungen solche
Fernwirkungen auslösen, aber auch bei Männern hat man dieselben bei Prostataerkrankungen oder bei Smegmaanhäufungen
unter dem Praeputium beobachtet. Freilich kann eine sehr lange
andauernde Erkrankung der Geschlechtssphäre, aber auch des
Magens z. B. den Nervenapparat, auch den centralen, in seiner
Ernährung und Kraft nach und nach so beeinträchtigen, dass es
zu der wirklichen Hysterie kommt.

Die Neurasthenie, die Erschöpfung der Nerven, oder die
Hyperaesthesie des Ermüdungsgefühls nach Benedikt ist die
nächste Verwandte der Hysterie. Die Erscheinungen greifen oft
so in einander, dass es in dem einzelnen Falle schwer möglich
ist, zu sagen, zu welcher der beiden Krankheiten man sie rechnen
soll. Bei der Neurasthenie sind nur häufig die Reflexe in un-
verhältnissmässiger Weise gesteigert, die Kranken empfinden, wie
Niemeyer sagte: „einen Mückenstich wie einen Keulenschlag."

Die Diagnose hysterisch wie hypochonder wird indessen nicht
selten zu rasch gestellt. Sie ist recht oft nur das Armuthszeug-
niss für den Arzt, dass er die Ursache der Erkrankung nicht
finden kann, sei es, dass er sich die Mühe nicht giebt, die Kenntnisse nicht hat oder dass sie unseren jetzigen Methoden nicht
zugänglich ist. Es klagt doch nicht leicht Jemand, ohne dass er
etwas empfindet, nur irrt er oft in der Beurtheilung der Wichtigkeit seiner Leiden. Ich behandelte ganz im Beginn meiner Praxis
einen Geistlichen, der über einen ständigen fauligen Geruch in
der Nase klagte. Da ich weder im Schlunde noch im Munde
oder der Nase mit den damaligen Mitteln und Kenntnissen irgend
etwas Ursächliches finden konnte, so hielt ich ihn für einen Hypochonder und redete ihm seine „Einbildung" recht energisch
aus. Ich habe dem Manne gewiss schwer Unrecht gethan; er
hatte sicher eine Nebenhöhleneiterung.

Beide, Hysterische und Neurastheniker, übertreiben freilich
gern in der Schilderung ihrer Empfindungen, sie ergehen sich in
theilweise sonderbaren Bildern, um sich begreiflich zu machen,
weil sie bei dem Zuhörer entweder wirklich nur wenig Glauben

begegnen oder nach früheren Erfahrungen voraussetzen und nun durch verstärkte Hervorhebung ihrer Leiden das fehlende Mitleid zu erwecken suchen. Sehr schön sagt dies FIESSINGER in seinen Causeries médicales:

„Les clients entrent dans votre cabinet de consultation. Les maux, que ressent le premier, si peu grave qu'ils soient, revêtent à ses yeux une importance d'objet rare. Il lui semble impossible, qu'un autre ait passé par ce qu'il éprouve. Avez-vous soigné déjà un malade comme moi? telle est la question posée fréquemment. Aux termes trop imagés, aux comparaisons invraisemblables formulées dans un parler, qui s'irrite de ne pas avoir à sa disposition une expression assez pittoresque, n'opposez jamais l'incrédulité d'un sourire. Un malade se prend toujours au sérieux et il n'étale les richesses de son vocabulaire, que pour mieux convaincre le médecin. C'est bien le moins, quand il se rassemble, pour faire jet de toute son éloquence, que vous daigniez l'encourager par une pose attentive. Cette coopération, que votre oreille complaisante prête au soulagement de ses souffrances, il vous en est singulièrement reconnaissant. Il ne pourra dire: „Ce médecin ne m'a pas donné le temps de m'expliquer" et il vous prodiguera toute l'estime, que quelqu'un, qui aime à parler a épargné pour qui sait se taire. Le médecin l'a écouté sans une impatience dans les sourcils."

Eine weitere allgemein bekannte Ursache der Erkrankungen der oberen Luftwege liegt in der Erkältung. Das Wesen derselben ist noch nicht ganz aufgeklärt. Früher schrieb man sie einer mangelhaften Thätigkeit der Hautkapillaren zu. Man nahm an, dass bei Menschen, deren Hautkapillaren sich auf einen gegebenen Reiz nicht schnell genug zusammenziehen, der in dem einzelnen Fall gerade hinreichende Kältegrad Zeit genug habe zur Einwirkung auf die in den Adern befindliche Blutmenge, die ja recht bedeutend sein kann. Bei dem gesunden, abgehärteten Menschen zögen sich die Kapillaren auf den Reiz rasch zusammen, das Blut würde nach inneren Organen verdrängt und so der Einwirkung der Kälte entzogen. Es wurde bei dieser Ansicht nur nicht klar, warum denn bei Verweichlichten das nach dem Inneren verdrängte Blut Anlass zur Entzündung innerer Theile geben soll, da es bei dem raschen Blutumlauf sicher keine Zeit hat, die ihm mitgetheilte Kälte in den warmen Organen des Inneren lange festzuhalten.

Eine andere Erklärung, welche von wichtigen Versuchen gestützt wird, ist die Reflextheorie. Eine Vorbedingung für das Zustandekommen eines solchen schädlichen Reflexes ist der *Locus minoris resistentiae.*

Das normale Spiel der Kapillaren auf einen gegebenen Reiz ist das folgende: Zuerst tritt eine tetanische Zusammenziehung ein, dann folgt, wie die Versuche ROSSBACH'S zeigen, eine Erweiterung über das Niveau, dann ein Einstellen auf die vorherige Grösse. In diesem regelmässigen Spiel der Hautgefässe liegt der Schutz; eine kalt gewordene Stelle wird durch die sekundäre Erweiterung wieder mehr erwärmt. Störungen dieses regelmässigen Spiels bringen der Gesundheit Nachtheil, sei es dadurch, dass die Kapillaren sich auf den Reiz nicht genügend zusammenziehen, und dann auch die sekundäre Erweiterung nicht richtig zu Stande kommt, sei es, dass die sekundäre Erweiterung bei regelmässiger Kontraktion der Kapillaren nicht in der richtigen Weise eintritt und dadurch die nachträgliche Erwärmung nicht stattfindet. Der zu lange anhaltende Tetanus der Kapillaren ist aber jedenfalls doch das Primäre. Das Bindeglied, wodurch nachher die Entzündung entsteht, fehlt uns aber noch. Es ist wahrscheinlich in dem Vorhandensein eines *Locus minoris resistentiae* zu suchen. Dieser kommt dadurch zu Stande, dass sich die Reize an einer Stelle öfter wiederholen und dass so in den Gefässen derselben eine Veränderung eintritt, welche bewirkt, dass Entzündungserreger das Durchwandern von weissen Blutkörperchen und Serum leichter herbeiführen können. LIEBREICH begründete bekanntlich auf diese Eigenschaft der vorher erkrankt gewesenen oder noch erkrankten Stellen die Anwendung des Kantharidins. In der That konnte man sowohl nach der subkutanen, als auch nach der örtlichen Anwendung des Mittels beobachten, dass solche durch Krankheiten vorbereitete Stellen eine grössere Menge Blutserum durchtreten liessen. Man konnte z. B. bei *Pharyngitis sicca* sehen, dass einige Zeit nach der Einspritzung die Oberfläche der Schleimhaut feucht wurde. LIEBREICH meinte, dass Kapillaren, je öfter sie erkrankt gewesen, desto durchlässiger auf geringere Reize geworden seien.

Der *Locus minoris resistentiae* kann durch wiederholte Entzündungen, durch Hyperämie oder durch Traumen, welche bei dem stärkeren Gebrauch einer Stelle entstehen, erzeugt werden. Es ist bekannt, dass Erkältungen der oberen Luftwege bei Rednern und Sängern häufig vorkommen.

Das Zustandekommen der Reflexe wird einigermassen durch die Versuche von ROSSBACH und SAMUELSON erklärt. Ersterer hat bei Katzen beobachtet, dass die Schleimhaut der Luftröhre erblasste, d. i. dass sich die Kapillaren derselben zusammenzogen, wenn er ihnen kalte Umschläge auf die Bauchhaut machte. Dem Erblassen folgte bei der Fortdauer der Kälteeinwirkung einige Zeit darauf eine Erschlaffung der kleinen Gefässe, so dass die Schleimhaut dunkelroth wurde. SAMUELSON konnte das Eintreten einer sonst sicheren Entzündung der Ohren von Kaninchen nach Einspritzungen von Krotonöl verhindern, wenn er das andere Ohr oder die Hinterbeine in kaltes Wasser steckte. Aehnlich wirkt wohl ein kalter Reiz auf innere Organe ein. Der Reiz, einerlei, wo er am Körper stattgefunden hat, wird reflektorisch auf den vorher präpariert gewesenen *Locus minoris resistentiae* übertragen, er bevorzugt dabei schon einmal oder öfter beschrittene Bahnen; bei der Uebertragung kommen auch hier die in der Anatomie erwähnten Associationszellen der Nerven in Betracht. Es ist das im Grunde nichts anderes, wie die unter dem Abschnitt der Fernwirkungen zu besprechenden Vorgänge. Es bleibt dasselbe, ob es ein thermischer oder ein anderer Reiz ist, welcher einmal die vasomotorischen, ein andermal die sensiblen, ein andermal die motorischen Nerven befällt. Auch bei diesen bemerken wir, dass schon öfter beschrittene Wege gern wieder begangen werden.

Es ist ja bekannt, um dies auf's Praktische anzuwenden, dass es Menschen giebt, welche durch ein Kaltwerden der Füsse einen Katarrh der oberen Luftwege bekommen, andere durch das Kaltwerden im Nacken (B. FRÄNKEL), nach dem Entblössen einer bisher bedeckten Hautstelle, z. B. beim Haarschneiden, eine Angina oder wie SEITZ einen Schnupfen. Andere haben den Auslöseplatz zwischen den Schultern, wo sie leicht schwitzen etc.

Eine Erkrankung, welche nach einer in der Nachbarschaft stattgehabten Kälteeinwirkung entsteht, z. B. in dem Falle FRÄNKEL'S eine Angina nach Abkühlung des Nackens, eine Fussgelenkentzündung nach einer der Füsse muss man ebenso erklären, denn an eine direkte Uebertragung des Kältereizes in eine auch nur geringe Tiefe ist nicht zu denken. Die Idee, dass ein Eisbeutel weiter als einen oder höchstens 2 Centimeter unter die Haut wirke, ist mit dem Blutumlaufsvorgängen nicht zu vereinen. Der Eisbeutel bei Hämoptoe und bei Herzerkrankungen wirkt vielleicht nur durch seine Schwere immobilisierend. GOTTSTEIN hatte ziemlich dieselben Ansichten über Eisbeutel.

Eine Erkältung kommt demnach zu Stande, wenn ein *Locus minoris resistentiae* besteht und an irgend einer Körperstelle eine Kälteeinwirkung stattfindet, an welche dieselbe nicht oder nicht mehr gewöhnt ist, und auf welche sich die Kapillaren nicht oder zu spät zusammenziehen, wenn, wie JÄGER sagt, die Hautnerven es zu spät merken, dass ein Kältereiz vorhanden ist. Dabei wirkt dann ein lange dauernder schwacher Reiz, Zugluft, durch die Wiederholung der Reize fast schlimmer als ein einmaliger starker. Ein italienisches Sprichwort sagt: Fa più male l'aria d'un pertugio che la palla d'un archibugio. (Die Luft aus einem Loch thut mehr Übels als die Kugel einer Büchse.) Je öfter eine Stelle befallen war, desto eher wird sie wieder erkranken. Die Erkältung kommt nicht zu Stande bei gleichem Reiz, wenn der Mensch abgehärtet ist, d. h. wenn seine Kapillaren es gelernt haben, sich auf einen gegebenen Reiz zusammenzuziehen, wenn die Nervenbahn nicht zu den öfter beschrittenen Wegen gehört oder wenn ein *Locus minoris resistentiae* nicht vorhanden ist. Letzteres dürfte aber zu den grossen Ausnahmen gehören, da hat jeder seine Achillesferse. Erschlaffte Kapillaren reagiren nur auf stärkere Reize durch promptes Zu-

sammenziehen. Ich habe noch selten erlebt, dass sich Jemand,
auch wenn er sehr verweichlicht war, beim Einbrechen ins Eis
beim Schlittschuhlaufen eine Erkältung zugezogen hat. Der starke
Reiz bringt die sonst an Zusammenziehen nicht gewohnten Kapillaren doch noch dazu, und sie dehnen sich sekundär vielleicht
gerade wegen der Neigung, erschlafft zu sein, um so mehr wieder
aus. Bei Verweichlichten kommt es bei schwachen Reizen ferner
deswegen eher zu Erkältungen, weil ihre Haut eben durch die
Ausdehnung der Kapillaren in der Regel zu stärkerer Schweissbildung geneigt ist und dieser durch die warme Kleidung auch
noch vermehrt wird. Eine feuchte Haut erkältet sich leichter,
weil die Verdunstung ohnehin eine grössere Wärmeentziehung zur
Folge hat. Nasse Kleider sind darum so gefährlich, weil sie eine
grosse Menge Wärme binden: um drei Loth Wasser in nassen
Strümpfen zu verdampfen gehört, nach Pettenkofer, ebenso
viel Wärme, wie um ein halbes Pfund Eis zu schmelzen. Zu
warme Kleider sind doppelt schädlich, da sie nicht nur eine Erschlaffung der Hautgefässe, sondern dadurch auch eine stärkere
Schweissbildung bedingen.

Es ist möglich, dass bei dem Zustandekommen einer Erkältung an einer bestimmten Stelle auch chemotaktische Vorgänge mit oder die Hauptrolle spielen, d. h. dass die weissen
Blutkörperchen durch die Einwirkung des Kältereizes überhaupt
oder durch den Reflexvorgang nach dem *Locus minoris resistentiae*
hin eine chemotaktische Anziehung erleiden oder dass im Blute
und in den Geweben durch die Kälteeinwirkung solche Veränderungen hervorgerufen werden, welche günstige Bedingungen
für die Entwicklung pathogener Mikroorganismen herstellen.

Aus dem Gesagten geht hervor, dass ein abgehärteter Mensch
den anderen in Bezug auf krankmachende Einflüsse ein gutes
Stück überlegen ist. Eigentlich muss man sich wundern, warum
bei den augenscheinlichen und auch von Niemand geleugneten
Vortheilen, welche ein abgehärteter Mensch geniesst, doch so viele
sich in der greulichsten Weise verweichlichen. Es kommt dies
wohl daher, dass die Wärme im Ganzen ein angenehmeres Gefühl
ist, als die Kälte, bis man sich einmal an sie gewöhnt hat, nachher macht die Kälte keine unangenehmen Empfindungen mehr.

Es wird also eine der Hauptaufgaben für den praktischen
Arzt und besonders auch für den Specialisten sein, seine Kranken
in vernünftiger Weise abzuhärten. Ich halte dafür, dass jeder
Mensch unter 60 Jahren mit Erfolg abgehärtet werden kann. Bei
Älteren sollte man sehr vorsichtig sein, wenn sie nicht erst seit
Kurzem verweichlicht sind. Man kann bei ihnen eigentlich sicher
nur die trocknen und spirituösen Abreibungen anwenden, die ich
sogleich genauer beschreiben werde.

Menschen im mittleren Alter sowie Kinder, welche nun einmal sehr verweichlicht sind, schicke ich, wenn sie die Mittel dazu

haben, gern im Winter nach dem Süden, dann aber auch womöglich gleich nach Egypten. In den sogenannten südlichen Kurorten in Europa bieten die Heizvorrichtungen nicht immer Schutz gegen die dort in jedem Winter auch vorkommenden raschen Witterungswechsel. Die südlichen Gegenden haben den Nutzen, dass der Kranke sich mit der nöthigen Vorsicht mehr im Freien aufhalten kann, als bei uns. Es ist gewiss nur nützlich, wenn man einen oder zwei Winter unter günstigen Bedingungen überschlagen lässt. Verweichlichte Greise lässt man am besten während der kalten Jahreszeit im Zimmer; besser sind sie daran, wenn sie sich im Leben so abgehärtet haben, dass sie es nicht nöthig haben, im Alter einzusitzen.

Wenn ich eben sagte, dass jeder Mensch abzuhärten sei, so meine ich nicht damit, dass man alle auf die gleiche Weise wohl gar mit Gewaltkuren oder in wenig Wochen abhärten könne. Die Abhärtung erfordert einen umsichtigen Arzt, der je nach dem Grade der Verweichlichung und der verfügbaren Körperkräfte ab und zu zu geben weiss.

Die Abhärtung soll darin bestehen, dass man die äussere Haut gewöhnt, verschiedene Temperaturen zu ertragen, ohne Schaden für die Gesundheit. Das erreicht man aber nicht durch die Anwendung des kalten Wassers z. B. allein, sondern es muss auch der Blutumlauf durch die nöthige Bewegung, Gymnastik gefördert werden.

Die Abhärtung ist entweder eine prophylaktische und hat dann in der ersten Jugend zu beginnen, oder sie tritt erst ein, wenn die Widerstandskraft eines Menschen gegen Kälte schon unter ein gewisses Mittel gesunken ist. Die erstere Art derselben ist jedenfalls die beste und kann schon beim Neugeborenen begonnen werden. Dieselben soll man schon vier Wochen alt nach ihrem Bade mit Wasser von etwa 30 Grad Celsius abwaschen und dann erst trocknen. Wird das Kind älter, so kann man mit der Temperatur des Wassers allmählich heruntergehen auf 24 und 20 Grad im Alter von 6 Monaten. Kann das Kind einmal stehen, so ist das beste Verfahren, es in einen Zuber zu stellen und ihm aus einer Kanne Wasser, von Zimmertemperatur, 18 Grad, überzugiessen. Die Kleinen gewöhnen sich sehr schnell an diese Erfrischung und jauchzen derselben in der Regel bald entgegen. Diese Abwaschungen sind auch die einfachste Abhärtung für Erwachsene, die sie am besten in einer Sitzwanne mit einem grossen Schwamm machen, sich darauf mit einem grossen, womöglich etwas rauhen Betttuch abtrocknen und reiben und nachher einige gymnastische Übungen vornehmen. Jugendliche Individuen können sie im kalten Zimmer auch im Winter ausführen, nur ist es zu empfehlen, in diesem Falle nachher entweder in ein warmes Zimmer zu gehen oder sich eine kurze Bewegung im Freien oder im Zimmer zu machen. Über fünfzig Jahre alte Menschen sollten diese

Waschungen in der Regel im Winter in einem geheizten Raum vornehmen und nicht unter 14 Grad Celsius heruntergehen. Schwächlichen oder anämischen Menschen wird man gut thun, die Temperatur des Wassers einige Grade wärmer zu verordnen. Etwas Schweiss auf der Haut verhindert die kalten Waschungen nicht, erregte Herz- oder Lungenthätigkeit muss erst zur Ruhe kommen.

Wenn man nun einen sehr verweichlichten oder älteren Kranken oder ein schwächliches Kind zu behandeln bekommt, so wäre es thöricht, bei ihnen gleich mit kaltem Wasser beginnen zu wollen. Bei solchen ist es rathsam, zunächst in einem genügend warmen Raum trockene Abreibungen mit einem rauhen Tuche etwa zwei bis drei Minuten lang machen zu lassen und zwar womöglich durch eine andere Person. Neigen sie sehr zum Schwitzen gegen Morgen, so lässt man sie im Bette trocken abreiben. Schon nach einigen Tagen wird sich zeigen, dass die Röthe der Haut schneller eintritt. Dann kann man sicher dazu übergehen, nach der trocknen Abreibung eine rasche Benetzung mit einer spirituösen Flüssigkeit folgen zu lassen, worauf dann wieder ein kurzes Reiben etwa eine halbe Minute lang folgt. Wenn der Kranke das etwa sechs oder acht Wochen je nach dem Grade der Verweichlichung und dem Alter gethan hat, so ersetzt man den Spiritus durch Wasser von Zimmertemperatur und später durch kälteres. Nach weiteren sechs Wochen kann man dann zu den erwähnten Abwaschungen im Sitzbad übergehen.

Wo die Einrichtungen dafür zur Hand sind, ist eine ebenfalls ganz zweckmässige Methode, die Kranken ein warmes Bad von 32 Grad Celsius nehmen zu lassen und sie nach 5 Minuten mit Wasser, das etwa vier Grad kälter ist, abzugiessen; das Bad wird dann allmählich kühler genommen und mit dem Abgiesswasser alle zwei Tage um einen Grad heruntergegangen bis zu 18 Grad Celsius. Diese Art Abhärtung eignet sich ganz besonders auch für Kinder.

Nun giebt es aber leider viele Menschen, bei welchen diese Methoden an der Geldfrage scheitern werden. Solche müssen sich dann zuerst trocken abreiben und darauf die einzelnen Theile des Körpers nach einander waschen und nach der Waschung jeden einzeln wieder bedecken.

Es bedarf aber in den meisten Fällen einer ein oder auch zwei Jahre fortgesetzten Anwendung, bis ein verweichlichter Mensch so weit ist, dass er sich ungestraft selbst starken Temperaturunterschieden aussetzen kann.

Warme Bäder härten nicht ab; also die alleinige Hautpflege genügt nicht. Man beruft sich dabei gewöhnlich auf das Beispiel der alten Griechen und Römer, welche ihre warmen Luftbäder in unseren Gegenden fortzubrauchen pflegten, wie es die erhaltenen Bädereinrichtungen in allen römischen Niederlassungen beweisen; allein dem warmen Bade folgte bei ihnen immer die kalte

Abgiessung, und in dieser Form sind ja die römischen Bäder auch jetzt noch üblich und gewiss auch ganz abhärtend. BÄLZ hat uns dagegen in Wiesbaden mitgetheilt, dass in Japan viele Millionen Menschen täglich heisse Bäder 37 bis 42 Grad Celsius 5 Minuten lang nehmen und danach direkt, ohne sich zu schaden, in die Kälte gehen. Die Wärme des Wassers rufe für 10 Minuten einen lähmungsartigen Zustand der Hautkapillaren hervor, der anhalte, bis man angekleidet sei. Diese Lähmung der Kapillaren bewirke, dass Kältereize sie nicht zum Zusammenziehen bringen könnten, wodurch die Erkältung verhindert werde. Thatsache sei, dass sämmtliche Europäer sich das heisse Baden als sehr erfrischend angewöhnten. Eine gleich gute Methode ist eine richtig geleitete Kaltwasserkur. Unter Umständen lasse ich kräftige, sehr verweichlichte Kranke ganz gern eine recht energische Wasserkur gebrauchen; sie kommen dann oft als Wasserfanatiker zurück, was sehr zu ihrer Gesundheit beiträgt. Fanatiker erzieht auch die neueste Mode der Kaltwasserbehandlung, die des Pfarrers KNEIPP. Es lässt sich in der That auch nicht leugnen, dass eine Anzahl Menschen, welche durch Verweichlichung und üppiges Leben krank gewesen, durch die Abhärtung und die grobe Kost gesundet sind. Die ersten Kapitel des KNEIPP'schen Buches, soweit sie über die Abhärtung handeln, sind ja auch ganz praktisch geschrieben, der Rest ist aber Schweigen. Ein Verdienst hat KNEIPP dass er dem heutigen wollsüchtigen Geschlecht einen bekannten Weg zur Gesundung wieder gezeigt hat. Man kann auf die Methode das alte Diktum anwenden: „Was daran gut ist, ist nicht neu, und was neu ist, ist nicht gut."

Eine recht angenehme Art der Abhärtung sind auch die Seebäder resp. die Seeluft, nur soll man nicht glauben, dass man mit vier Wochen Seebaden sich abhärten kann, die Kur muss zu Hause in irgend einer Weise fortgesetzt werden. Der Mensch soll nur zwei bis drei Minuten im Seebade bleiben, bis die erste Reaktion kommt; ein zu langes und zu häufiges Baden schadet eher. Die alte englische Regel: „Dreimal untertauchen und heraus!" hat ihre Berechtigung. CASTEX in Paris ist ganz derselben Ansicht, er meint, man solle Kinder nur „saucer dans la mer." (Eintunken). Für nicht zu schwächliche Kinder ist auch das an der See übliche Herumpatschen am Strande mit blossen Füssen ganz empfehlenswerth. Der Aufenthalt in der Seeluft ist dagegen ein sehr abhärtendes und den Stoffwechsel anregendes Mittel. Die Seeluft hat bei Erkrankungen der oberen Luftwege auch noch den Vortheil, dass durch den Salzgehalt derselben trockner Schleim gelöst wird; ein Kranker mit *Pharyngitis sicca* befindet sich in der Seeluft immer wohl. Kinder und schwächliche Leute wird man besser in die ruhigeren Ostseebäder schicken, welche auch durch die bis an das Meer sich erstreckenden herrlichen Wälder einen Schutz gegen den Wind gewähren.

Ich habe schon oben auf die Wichtigkeit der Beförderung des Blutumlaufs durch Bewegung hingewiesen; die Gymnastik ist eine recht wirksame, ja nöthige Beigabe zu der Abhärtungskur. Aus diesem Grunde sind ebenfalls alle die Körperübungen, wie Rudern, Turnen, Reiten, Schwimmen, Radfahren so gesunde Übungen, letzteres aber nur für Menschen mit ganz gesundem Herzen. Fahren doch auch unsere Rudervereine im Winter mit entblössten Armen, wie ich zu meiner grossen Freude fast täglich sehen kann.

Zu einer richtigen Abhärtung gehört auch die Auswahl der Kleidung. Es wäre ebenso falsch, sich bei warmem Wetter zu warm als bei kaltem zu kühl zu kleiden, doch ist letzteres weniger schädlich.

Zur Zeit unserer Grosseltern trug fast niemand ein Unterwams, und auch jetzt kenne ich eine grosse Menge Menschen, die nie ein solches anlegen und doch, vielleicht gerade deswegen, sich nicht erkälten. Ich halte das immer noch für das Beste für Gesunde. Will man dem Körper mehr Schutz geben, wie es namentlich bei Kranken öfter nöthig ist, so soll man eine Schicht unbewegter Luft mehr durch das Hinzufügen eines weiteren Kleidungsstücks schaffen. Dies kann ebensogut ein dünneres wie ein dickeres Unterjäckchen sein. Die dicken haben aber den Nachtheil, dass sie mehr Schweiss und dadurch mehr Erkältungen hervorrufen. Desswegen sind auch die dicken englischen Brustschützer „Chest-protectors" mehr „Brustverderber." Man befühle nur einmal die Haut eines so „Geschützten", wenn man ihn untersucht, sie ist immer gebadet in Schweiss.

Es wird lebhaft darüber gekämpft, ob Wolle oder Nichtwolle, Baumwolle oder Leinen vorzuziehen sei. Ich habe schon gesagt, dass in Betreff des Schutzes das Wesentliche die Hinzufügung einer weiteren Schicht unbewegter Luft sei, welche ein sehr schlechter Wärmeleiter ist. Meiner Erfahrung nach ist es besser, diese Schicht nicht durch eine zu dicke, wollene Zwischenlage erzielen zu wollen. Ich bin mehr für die baumwollenen Stoffe, da die leinenen ein kältendes Gefühl auf der Haut hervorrufen, und verordne meistens die durchbrochenen Filetjäckchen von Baumwolle oder Seide oder auch solche aus dem LINDNER'schen Crêpeflanell oder dem Stoff „Heureka", welche mir alle zweckmässig scheinen, weil sie nicht zu dick sind. Wolle halte ich nicht für so geeignet, besonders wenn dieselbe, wie es ja immer geschieht, unter einem anderen Hemde getragen und natürlich im warmen Zimmer, wo doch Sommertemperatur herrscht, nicht ausgezogen wird. Am wenigsten haben sich, meiner Erfahrung nach, die JÄGER'schen Wollhemden bewährt, haben sie doch auch noch den Nachtheil, dass sie auf der Brust doppelt sind. Eine Zeit lang kam kein Kranker in die Sprechstunde, welcher nicht ein solches an hatte; jetzt sieht man sie nur noch recht selten. B. FRÄNKEL sagt über diesen Punkt sehr richtig: „Nur die Gewöhnung an die unvermeidlichen Schädlichkeiten unseres Daseins in der menschlichen Gesellschaft kann uns dauernd gegen dieselben schützen. Die Wolle giebt nur auf Zeit einen gewissen Schutz, auf die Dauer führt sie zu einer erhöhten Empfindlichkeit der Haut. Dagegen ist die Wolle als unmittelbare Bedeckung der Haut immer vorzuziehen, wenn die Haut feucht wird, auf Bergtouren daher unentbehrlich. Mit Ausnahme strenger Kälte sollte aber Wolle nie angelegt werden, ohne dass dafür das leinene Hemd abgelegt würde. Sonst bildet sie nur eine neue Ursache der Verweichlichung."

Wenn man nun, wie es doch oft geschieht, im Winter einen recht verweichlichten Wollmenschen in Behandlung bekommt, so wird man selbstverständlich nicht damit anfangen, ihm die gewohnte Unterkleidung auf einmal entziehen zu wollen. Man wird damit allmählich und erst dann vorgehen, wenn nach etwa acht Tagen die Pflege und Abhärtung der Haut schon eine gewisse Höhe erreicht hat.

Nach dem Gesagten soll man sich auch richten, wenn es sich darum handelt, verweichlichten Kindern den Schulbesuch im Winter, oder Kranken das Ausgehen zu ermöglichen. Bei vernünftiger Behandlung werden erstere namentlich den zweiten oder jedenfalls den dritten Winter eines besonderen Schutzes nicht mehr bedürfen.

Unter allen Umständen soll man aber verbieten, unter einem baumwollenen oder leinenen Hemde noch ein wollenes zu tragen. Ich weiche nur darin von FRÄNKEL ab, dass ich es für besser halte, bei strenger Kälte den Schutz durch das Anlegen eines weiteren Oberkleidungsstückes herbeizuführen, weil dieses im Zimmer wieder abgelegt wird. Auch das Tragen von Mänteln oder Paletots ist nur Gewohnheit. Mein Vater, der 83 Jahre alt, und sein Bruder, der 82 wurde und die beide immer gesund waren, haben vor dem zehnten Jahre keinen Mantel und auch keine Unterkleider besessen, nicht aus Mangel, es war damals nicht üblich. Hier herrscht unter den Schülern der oberen Klassen der höheren Schulen die löbliche Mode, keinen Überzieher im Winter zu tragen. Wir haben hier auch mehrere Kollegen, die den ganzen Winter ihre Besuche im offenen Wagen machen ohne Paletot. Da diese Sitte als allgemeine kaum zu empfehlen sein dürfte, so halte ich dafür, dass man sich wegen der Dicke der Ueberkleider nach dem Thermometer richten sollte.

Für Kranke, die zu Halsentzündungen sehr geneigt sind, ist es durchaus nothwendig, dass sie keinerlei Umhüllung um den Hals tragen; ich verbiete es meinen Patienten streng. So gut man die Gesichtshaut an das Unbedecktsein gewöhnt hat, ebenso kann man die des Halses daran gewöhnen. Ist dies geschehen, so hat der Betreffende ebenso wenig ein unangenehmes Gefühl von der Kälte am Halse, wie im Gesicht. Am schlimmsten sind die

Umhüllungen um den Hals, welche, wie Pelze, nur warm machen und den Schweiss nicht aufsaugen; aber was kann der Arzt gegen die Mode? Wenn auch alle Menschen immer nur streng nach der Hygiene lebten, wo blieben dann die Ärzte? Auch unsere russischen Specialkollegen in Petersburg verbieten, wie ich höre, Umhüllungen des Halses; wenn dort thunlich, sollte es in unserem Klima nicht auch möglich sein? Der beste Schutz für den Hals bei Kindern und Erwachsenen ist „kein" Halstuch!

All diese Maassnahmen sollen aber nur das herbeiführen, dass die Menschen sich ungestrafter den Temperaturunterschieden aussetzen können und es lernen, mit einer weniger warmen Kleidung auszukommen. Indessen gerade da scheitert die begonnene Abhärtung am häufigsten. Bei der ersten kleinen Erkältung schlupft der Kranke in das Schneckenhaus seiner früheren Gewohnheiten wieder zurück. Ohne einen kleinen Kampf geht es in der Regel nicht ab. So höre ich, dass unsere Matrosen, die wir so oft mit dem weit offen getragenen Kragen bewundern können, im Anfang auch durch eine Anzahl von Katarrhen hindurchmüssen.

Ein unangenehmes Hinderniss für die Abhärtungskur sind Zahnschmerzen. Die Kranken müssen da entweder erst ihre Zähne bessern oder herausnehmen lassen oder man muss durch die spirituösen Abreibungen langsam ans Ziel zu kommen suchen.

Die konsequenteste Kaltwasserbehandlung wird keine Abhärtung herbeiführen, wenn der Mensch in überheizten Zimmern bleibt und sich keine Bewegung in freier Luft macht. Man kann auch nicht schwimmen lernen, wenn man nicht ins Wasser geht, ebensowenig sich kräftigen, wenn man am Tage eine Viertelstunde turnt und sich den Rest des Tages ins Bett legt.

Der Mensch, welcher sich' an die Temperaturunterschiede gewöhnt hat, ist jedenfalls viel besser daran, als ein Verweichlichter, man kann unmöglich allen Gelegenheiten zu Erkältungen ausweichen, zumal, wenn man im thätigen Leben steht.

Da das ganze Wesen der Abhärtung in der Gewöhnung an die Temperaturunterschiede besteht, so kann sich jeder gewöhnen, der eine schwerer, der andere leichter. Der Mensch besitzt zum Glück ein grosses Anpassungsvermögen in dieser Hinsicht. In den Malzdörren der Bierbrauer herrscht eine Temperatur von über 70° R. und doch arbeiten Menschen darin, allerdings nicht sehr lange. Ich bin selbst einmal kurze Zeit in einer solchen Hitze gewesen und fand es, da ich keine körperliche Anstrengung dabei hatte, gar nicht so unerträglich. Auf der anderen Seite setzt man doch auch in Russland im Winter seine Gesichtshaut, die eben daran gewöhnt ist, Temperaturen von — 40 bis 50°, ebenso bei uns solchen von — 20° C. aus. Die Gesichtshaut ist keine andere als die des übrigen Körpers, sie ist es nur gewöhnt, ohne Bedeckung zu sein.

Die Gewöhnung an die Luft wurde zuerst von Dettweiler in der Heilanstalt Falkenstein methodisch durchgeführt. Er lässt seine Kranken auch bei der strengsten Kälte gut zugedeckt auf Liegesesseln im Freien liegen. Die Kranken haben das so gern, dass er vor einigen Jahren in der kältesten Zeit darum angegangen wurde, er möge doch gestatten, dass sie statt bis um neun bis um zehn Uhr Abends draussen bleiben dürften. Es beweist dies wieder, dass selbst empfindliche Kranke sich gewöhnen können, denn diese waren als Brustkranke alle mehr oder weniger verweichlicht, und es geht auch daraus wieder die Erfahrung hervor, dass beim Athmen durch die Nase selbst grosse Kältegrade gut ertragen werden. Siehe über die physiologische Begründung dieser Thatsache den Abschnitt über Nasenathmung. Die Nase ist ein natürlicher Respirator; ich lasse deshalb höchstens bei sehr kaltem Wetter einen künstlichen von solchen Kranken tragen, bei welchen die Nasenathmung nicht ausreichend ist.

Die Disposition zu Erkältungen, überhaupt die Neigung zu Erkrankungen, auch zu den an akuten Infektionskrankheiten, wird wesentlich gefördert durch zu heisse Zimmer, ja vielleicht auch durch Heizung der Vorplätze, da dann der Übergang von der Temperatur im Hause zu der im Freien ein zu unvermittelter ist. Krieger hat in seinen ätiologischen Studien nachgewiesen, dass speciell Diphtherie mehr vorkam in Familien, welche gewohnheitsgemäss in zu warmen Zimmern lebten.

Da thut nun auch die Gewohnheit viel. Es ist sehr möglich, dass die Südländer, wie Payer auf seiner Nordpolfahrt gefunden hat, die Kälte besser ertragen, als die Deutschen, weil sie in kühleren Zimmern wohnen. Ein Italiener oder Südfranzose fühlt sich in einem Zimmer von 15^0 C. schon gemüthlich, was wir Deutschen erst lernen müssen, wenn wir einmal einen Winter in diesen Ländern zubringen. Franzosen sitzen bei 0^0 recht behaglich vor ihren Kaffeehäusern im Freien, wie man dies im Winter in Paris sehen kann.

Ganz besonders aber sollten Kinder nicht in zu warmen Zimmern wohnen und namentlich auch nicht schlafen. Neugebornen wird ja ohnehin gewöhnlich ein so übertrieben warmes Binnenklima geschaffen, dass eine besonders starke Heizung im Zimmer nicht nöthig ist.

Schlafen in kalten Zimmern ist zu empfehlen. Ich kenne eine Menge Menschen, welche auch im Winter bei geöffneten Fenstern schlafen, nur muss man sorgen, dass der Wind nicht das Bett direkt treffen kann, und dass die Fensterspalte bei grösserer Kälte etwas verkleinert wird, und bei Anämischen die nöthigen Decken mehr aufgelegt werden. Alte Leute scheinen ein grösseres Bedürfniss nach Wärme zu haben. Sie verlangen wärmere Zimmer, die man ihnen auch erlauben kann, wenn sie über 70 Jahre sind.

In früherer Zeit, in welcher man über die Ursachen der

Krankheiten noch nicht so klar war, wie jetzt, spielte die angebliche Erkältung eine sehr grosse Rolle. Wenn sie auch in vielen Fällen eine grosse Bedeutung bei Erkrankungen hat, sei es als primäre Ursache, sei es, indem sie einen Boden schafft, auf dem die eigentlichen Krankheitserreger leichter haften oder eine bessere Entwicklung finden, so hat doch bei den Krankheiten der oberen Luftwege auch falsche Lebensweise einen bedeutenden Einfluss auf die Entstehung derselben. Es sind dahin vor allen Dingen die Reize zu rechnen, welche die Schleimhaut treffen. z. B. Staubeinathmungen, besonders da ein scharfer Staub den Bakterien einen Zugang in die durch ihn verletzten Schleimhäute schafft, so z. B. bei Steinklopfern den Tuberkelbazillen.

Eine sehr gewöhnliche Ursache der Erkrankungen des Schlundes und des Kehlkopfs sind zu heisse und zu scharf gewürzte Speisen und Getränke. In sehr vielen Fällen gelingt es, dies sofort bei der ersten Untersuchung zu entdecken, wenn der ganze Schlundring geröthet ist und die Röthung sich theilweise bis auf den weichen Gaumen erstreckt. In solchen Fällen kann man die Kranken getrost fragen, ob sie nicht zu heiss essen oder trinken, und man wird meistens eine bejahende Antwort erhalten. Manche wissen es zwar gar nicht und werden sich erst darüber klar, wenn man sie darauf aufmerksam macht. Es ist leider ein, wenigstens in hiesiger Gegend, sehr verbreiteter Volksglauben, dass man bei Halserkrankungen möglichst heiss essen und trinken müsse, namentlich ist kochende Milch als Heilmittel sehr beliebt. Man sieht mitunter Patienten, welche förmliche Brandblasen in Folge ihrer „Kur" im Halse haben. Zu kalte Speisen und Getränke pflegen bei weitem weniger gefährlich, im Gegentheil, in vielen Krankheiten nützlich zu sein. Die häufigste Ursache der Erkrankung des Halses bei Männern und wohl mit die Hauptursache, warum bei Männern die Erkrankungen häufiger vorkommen als bei Frauen, ist Tabak und Alkohol. Sie reizen nicht nur momentan, sondern dauernd. Indem sich der Tabakssaft dem Speichel mittheilt und in den verschiedenen Taschen des Halses verweilt, bringt er eine fortdauernde Reizung zu Stande. Bei Erkrankungen der Luftröhrenschleimhaut kommt es sehr darauf an, ob die starken Raucher im Freien oder in geschlossenen Räumen rauchen. Man wird selten einen starken Raucher letzterer Art finden, der nicht von der Mitte der 50er Jahre an einen Bronchialkatarrh zeigt, der allmählich zu Bronchiektasien und Emphysem führt. Es beeinträchtigt dies in der Regel nicht die Lebensdauer, die Leute können sehr alt dabei werden, kommen aber vom 70. Jahre an in einen recht unbehaglichen Zustand. Das Rauchen verbiete ich absolut bei allen Kranken unter 50 Jahren, älteren, die sehr starke Raucher sind, soll man nicht zu plötzlich eine Entziehung zumuthen. Man vermindere die Zahl der täglichen Cigarren allmählich bis auf 2 bis 3, womöglich nur im Freien zu rauchende und untersage sie dann später ganz, lasse aber unterdessen den Hals nach jeder Cigarre mit Wasser oder einem Mittel ausgurgeln. Cigarretten sind ganz zu verbieten. Auch der Aufenthalt in Tabaksluft wirkt reizend, wie man an Kellnern und Wirthen so oft beobachten kann, deren Halskatarrhe meist erst dann heilen, wenn sie sich endlich entschliessen, eine Zeit lang das Gastzimmer zu meiden. Zu den jetzt nicht gerade mehr häufigen Ursachen gehört der Schnupftabak, auf dessen Gebrauch man leicht durch die Anwesenheit von schwarzen Körnchen auf der Schlundschleimhaut aufmerksam wird.

Der Alkohol. der ja bekanntlich mehr Opfer fordert als Krieg und Pestilenz (SMITH), schadet im Halse nicht nur durch den direkten Reiz, den er auf die Schleimhaut ausübt, sondern indem er namentlich bei dem Genuss grösserer Mengen die Verdauung beeinträchtigt und den früher erwähnten Zustand der Tympanie mit bedingt. Es ist dies wohl der Grund, warum Bier oder Äpfelwein soviel schädlicher für den Hals sind als Wein, den man den daran Gewöhnten, zur Hälfte mit Wasser verdünnt, meistens gestatten kann.

Wie weit der Alkohol als solcher die Disposition zu Hals- und Luftröhrenerkrankungen erhöht, ist noch nicht festgestellt. Ich habe beobachtet, dass Kinder, welche regelmässig auch nur mässige Mengen desselben erhalten, mehr zu sogenannten Erkältungen neigen, als andere. Er schwächt, wie SRTÜMPELL in seiner ausgezeichneten Rede in Nürnberg auseinandergesetzt hat, die Widerstandskraft des Organismus. Kinder unter 15 Jahren sollten überhaupt höchstens bei Krankheiten oder Schwächezuständen und da auch nur vier bis sechs Wochen lang Alkohol geniessen; Säuglinge gar nicht. Ich möchte jedem Kollegen das Studium der kleinen Broschüre des Vereins gegen Missbrauch des Alkohols: „Zum Schutz unserer Kinder vor Wein, Bier und Branntwein", empfehlen; 64 erfahrene Männer, worunter unsere berühmtesten Kliniker und Kinderärzte, sprechen sich darin in dem gleichen Sinne aus.

Auch für Erwachsene ist Alkohol nicht nothwendig, höchstens im Alter; ein mässiger Genuss beeinträchtigt allerdings die Gesundheit nicht. Halskranken gestatte ich in der Regel keinen Alkohol. Gewohnheitstrinkern und alten Leuten regele ich den Genuss auf ein vernünftiges Maass. Der Alkohol ist nicht blutbildend oder stärkend, nur vorübergehend anregend und deswegen und weil er, wenn von guter Qualität, gut schmeckt, sehr geeignet bei fröhlicher Versammlung. Schwache Kinder haben viel mehr Nutzen von Milch, Erwachsene von einem albuminhaltigen Frühstück. Etwas zu grosse Strenge schadet dem Arzt nur bei unvernünftigen Kranken, mit denen er doch nicht viel Ehre einlegt.

Am schlimmsten für die Halsschleimhaut ist es, wenn die genannten Ursachen: Tabak, Wein und Anstrengung der Stimme

zusammenwirken. Man vergleiche darüber den Hals der Tingel-
Tangel-Sänger oder ähnlicher Künstler. Da längere Anstrengungen
der Stimme eine Hyperämie der Kehlkopfschleimhaut und auch
des Schlundes hervorrufen, so ist es leicht begreiflich, dass solche,
die zu diesen Anstrengungen häufig Veranlassung haben, sehr zu
chronischem Katarrh der oberen Luftwege geneigt sind.

In Bezug auf die Schädlichkeiten, die überhaupt der Beruf
mit sich bringt, sagt B. FRÄNKEL sehr richtig, dass sich allgemeine
Regeln nicht aufstellen lassen. Es müsse der Arzt in jedem einzelnen Falle die Rathschläge geben, die den Hals seines Kranken
unter Beibehaltung seines Berufes unter möglichst günstige hygienische Bedingungen bringen. Denn nur im äussersten Fall
würde einer Pharyngitis wegen der Beruf aufgegeben werden
können. Ähnliches gelte vom Aufenthaltsort und der Wohnung.

Eine allgemeine Neigung zu Erkrankungen der oberen Luftwege findet sich bei einer Reihe von Personen als angeboren oder
erworben; letzteres besonders nach gewissen Erkrankungen, namentlich Keuchhusten, Influenza, wie das in den betreffenden Abschnitten näher ausgeführt werden wird.

Über die pathogenen Mikroorganismen, welche wir als Krank-
heitserzeuger in den letzten Jahrzehnten kennen gelernt haben,
will ich mich hier nicht eingehender auslassen, da ich sie bei den
betreffenden Krankheiten noch ausführlich zu besprechen haben
werde. Ich habe die hauptsächlichsten derselben, welche von
Wichtigkeit für die Krankheiten der oberen Luftwege sind, auf
den Tafeln IV, V und VI abbilden lassen.

6. Untersuchung.

Die Untersuchung der Nase und des Halses wird in sehr verschiedener Weise vorgenommen. Ein Jeder, der sich eine Art zu untersuchen angewöhnt hat, wird natürlich die seinige für die beste halten. Das Richtige ist wohl, dass man auf die verschiedenste Weise zum Ziele gelangen kann. Es lassen sich theoretische Gründe für die eine und die andere Methode anführen, die freilich der praktischen Erfahrung gegenüber nicht Stich halten in den Händen derer, die sie nicht gewohnt sind. So kann man theoretisch behaupten, dass es vortheilhafter für die Untersuchung sei, die Beleuchtung am Kopf des Arztes befestigt zu haben: der Patient kann sich dann setzen, wie es ihm bequem ist und wird dadurch ruhiger halten, es kommt dabei nicht so genau auf die Stellung des Kranken an, denn der Arzt kann während der Untersuchung die Beleuchtung mit seinem Kopfe ändern, wenn das Licht nicht ganz richtig in den Hals fällt. Man kann, wenn man diese Art gewohnt ist, z. B. einen im Bett liegenden Kranken leichter untersuchen; zu der weiter unten zu beschreibenden Untersuchung der Hinterwand des Kehlkopfs und der Luftröhre scheint mir die bewegliche Beleuchtung sogar fast nothwendig zu sein, und doch habe ich befreundete Kollegen, welche mit feststehender Beleuchtung arbeiten, Hervorragendes leisten, gut untersuchen und dabei operiren sehen, vielleicht noch besser als die anderen. Den Kollegen, für welche dieses Werk bestimmt ist, den praktischen Ärzten, möchte ich empfehlen, sich an den Gebrauch des am Kopfe des Arztes befindlichen Beleuchtungsapparates zu gewöhnen. Man kann denselben mit einer Anzahl Spiegel und Sonden bequem in einer kleinen Tasche mit sich führen. Heutzutage findet man fast in jedem Hause, auch auf dem Lande, eine Petroleumlampe und hat dann den ganzen nöthigen Apparat zusammen. Je einfacher er ist, desto besser ist er für den praktischen Arzt.

AVELLIS hat ein sehr praktisches Taschenbesteck der Untersuchungsinstrumente zusammengestellt; es enthält in kleinem Raum alles Nothwendige.

Was die zur Untersuchung nöthige Beleuchtung betrifft, so muss sich die Helle des Untersuchungszimmers nach der der

Lichtquelle richten. Bei genügend heller Beleuchtung, z. B. elektrischer, braucht man das Zimmer nicht zu verdunkeln, was für
ängstliche Leute und Kinder seine Vortheile hat. Ganz verdunkelt
muss dagegen das Zimmer sein, wenn man bei Tageslicht, das
durch ein Loch in dem Laden einfällt, untersucht; es geht
ganz gut und kann ich diese Art nach eigener Erfahrung als
Nothbehelf empfehlen. Viel besser, aber nicht sehr bequem, ist
die direkte Sonnenbeleuchtung, die der Untersuchende an seiner
rechten Seite vorbei in den Mund des Patienten fallen lässt. Bei
weitem vorzuziehen und jetzt wohl fast ausschliesslich gebräuchlich ist die indirekte Beleuchtung. Will man bei Sonnenlicht
untersuchen, was immer die hellste Lichtquelle ist, so stellt man
einen Planspiegel ans Fenster, so dass er das Licht nach dem
untersuchenden Arzte reflektirt, der es dann mit dem gleich zu
beschreibenden Hohlspiegel auffängt; auf diese Weise vermeidet
man die grosse Unannehmlichkeit der Hitze. Man kann Sonnenbeleuchtung auch verwenden, wenn man in dem Sonnenschein
sitzend, die Strahlen mit dem Spiegel an der Stirnbinde auffängt.
Der Kranke sitzt dabei mit dem Rücken der Sonne zugekehrt.
Zu dieser Art der Beleuchtung wäre eigentlich ein Planspiegel
besser; da es aber unbequem ist, mehrere Beleuchtungsspiegel bei
sich zu führen, so vermeide man bei Benutzung des gewöhnlichen
Hohlspiegels, den Fokus auf die Lippen oder in den Hals fallen
zu lassen, weil man sonst die Schleimhäute ansengen kann. HARKE
hat einen Beleuchtungsspiegel angegeben, der auf der einen Seite
hohl, auf der anderen plan ist. Ich habe auch schon gewöhnliche Handspiegel zum Auffangen des Sonnenlichtes benutzt und
dicht über deren Rand weggesehen.

In den letzten Jahren sind die elektrischen Beleuchtungsapparate so sehr vervollkommnet worden und sind so verhältnissmässig billig, dass sie unbedingt allen anderen Beleuchtungs-
arten vorzuziehen sind, besonders da die elektrische Beleuchtung
auch darin dem Sonnenlicht am nächsten kommt, dass sie die
Schleimhäute in ihrer natürlichen Farbe zeigt, während die
Petroleum- und Öllampen dieselben immer etwas röther erscheinen lassen. Die praktischsten Apparate für elektrische Beleuchtung sind die Akkumulatoren, die man jetzt überall gut
bekommt. Ich beziehe meine von Emil Braunschweig in Frankfurt am Main; sie halten ihre Füllung bei mittlerem Gebrauch
drei bis vier Monate, müssen allerdings dann entweder durch
Einschalten in eine elektrische Leitung oder durch Bunsen'sche
Elemente, wie es in der beigegebenen Gebrauchsanweisung angegeben ist, wieder geladen werden. Das Wiederladen bereitet
dem nicht an geeigneten Orten wohnenden Arzt Schwierigkeiten; da sich indessen die Einführung elektrischer Leitungen
mehr und mehr ausbreitet, so wird die Gelegenheit, einen Akkumulator mit geringer Mühe zu laden, allmählich immer leichter

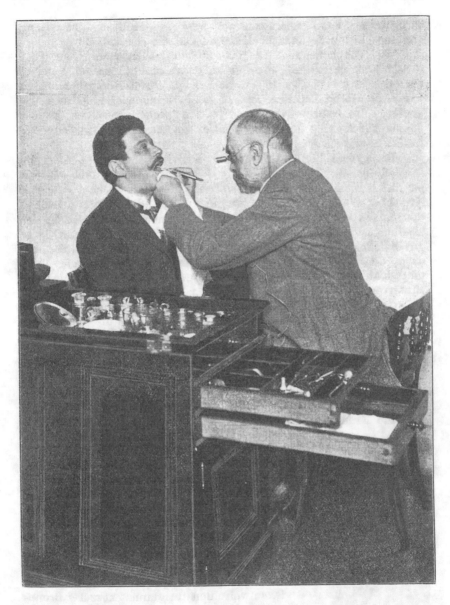

Fig 13.

werden. Die gebräuchlichsten sind ca. 12 cm im Würfel gross und sind also nicht allzuschwer mitzunehmen. Ein Akkumulator nur für Licht kostet 45 Mark, einer mit drei Zellen für Kaustik und Beleuchtung 85 Mark, ein sechszelliger für Kaustik, Beleuchtung und den Motor genügend, 120 Mark. LASSAR hat einen

Transformer beschrieben, der an eine gewöhnliche Lichtleitung angeschraubt wird und für Kaustik und Motor dient.

Als Lampe benutze ich jetzt ausschliesslich die MEISSEN'sche für 12 Volt gerichtete, befestigt an einem amerikanischen Spiegelträger, wie sie in Fig. 13 an dem Kopf des Untersuchenden zu sehen ist. Man hat den Träger auch zusammenlegbar mit Gelenken. Im Ganzen wird es für den praktischen Arzt zweckmässiger sein, die Lampe an einer sogenannten Stirnbinde befestigt mitzunehmen.

Der grosse Vorzug dieser Art der Beleuchtung ist, dass die Einstellung so gut wie wegfällt. Die Lampen geben auch ein fast paralleles Licht, so dass die Entfernung des Untersuchers von dem Kranken wenig in Betracht kommt. Wenn die Lampe zwischen den Augen geradeaus gerichtet ist, so kann man Licht bis zu der Theilungsstelle der Trachea werfen und ebenso die Nase ganz gut beleuchten, wenn das Licht auch etwas schief einfällt; man dreht den Kopf des Kranken ein klein wenig rechts oder links und sieht z. B., wenn die Nase weit genug ist, sehr deutlich die Hinterwand des Cavum. Ein weiterer Vorzug dieser Stirnlampen ist, dass das Auge des Arztes nicht heiss wird, und dasselbe nicht genöthigt ist, in das helle Licht zu sehen. Die Augen werden ferner in ihren Bewegungen nicht gehemmt, wie bei dem Sehen durch das kleine Loch im Spiegel.

Wie ich schon oben bemerkt habe, kann man auch mit weniger heller Beleuchtung ganz gut auskommen, besonders wenn man es einmal gewöhnt ist und das Zimmer entsprechend verdunkelt wird. So habe ich in früherer Zeit wiederholt im Bett liegende Kranke bei dem Licht einer Kerze, deren Lichtstrahlen

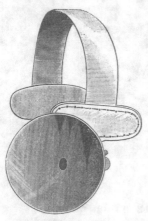

durch einen Hohlspiegel gesammelt waren, untersucht und damit die Diagnose stellen können. Eine gewöhnliche Petroleumlampe genügt für die meisten Fälle. Vollkommen ausreichend sind Lampen mit Mitrailleusenbrennern, Hink's Patent oder Gasflammen.

Zum Sammeln dieser Lichtstrahlen benutzt man Hohlspiegel, welche an einer unelastischen Stirnbinde oder dem amerikanischen Spiegelträger befestigt sind, Fig. 14. Ich ziehe die Hohlspiegel von 30 bis 35 cm Brennweite den übrigen mit kürzerer Brennweite sehr vor, da man damit in einer Entfernung von dem Munde des Kranken bleiben kann, welche gestattet, Instrumente bequem einzuführen. Bei den üblichen von 16—18 cm Brennweite muss man,

Fig. 14. Spiegelhalter.

wenn die Lichtstrahlen in ihrem Verlaufe nicht schon durch besondere Sammelapparate geändert sind, um den Kehlkopf oder

die Trachea in hellstem Lichte zu sehen, sich dem Munde des
Kranken allzusehr nähern, was z. B. bei im Bett liegenden Kranken
oder beim Operiren sehr unbequem ist. Die Entfernung meiner
untersuchenden Augen vom Munde des Kranken beträgt 20—24 cm,
vom Mund zur Schlundwand 8 cm und von dem Kehlkopfspiegel
zu den Stimmlippen ebenfalls 8 cm, zusammen etwa 36 cm.

Vor und nach der Untersuchung ist es vor allem nöthig, die
Instrumente gründlich zu reinigen und zu desinficiren. Leider
giebt es bis jetzt kein Mittel zum sicheren Desinficiren der Spiegel,
denn das Kochen vertragen sie nicht und längeres Einlegen in
desinficirende Flüssigkeiten ebenso wenig. Von verschiedenen
Seiten, so von HOPMANN und KILLIAN, sind Spiegel angegeben
worden, die man leicht aus ihrer (etwas dicken) Fassung herausnehmen kann, um sie zu reinigen. ZIEM bedient sich ähnlicher
aus Stahl, die nach seiner Angabe jetzt haltbarer gemacht werden
sollen, als die früher üblichen.

Ich reinige meine Spiegel, da ich den Vorzug einer Wasserleitung in meinem Zimmer habe, in dem starken Wasserstrom.
Gründliches Abspülen der Spiegel sofort nach dem Gebrauch, damit kein Schleim antrocknen kann, und gründliches Abwischen
nach dem Spülen scheinen im Allgemeinen zu genügen. Ich habe,
wenigstens unter Beobachtung dieser peinlichen Reinlichkeit, während meiner über 30jährigen Praxis nie einen Fall von Übertragung erlebt und fast alle beschäftigten Kollegen haben dieselbe
Erfahrung gemacht. Zum Abputzen benutze ich jetzt einen un-
appretirten Shirting, den ich im grossen Stück kaufe und in
Stücke von etwa 20 cm Quadrat reissen lasse; ein solches Läppchen stellt sich auf etwa einen Pfennig. Die benutzten werden
nach einmaligem Gebrauch weggeworfen. Bei ansteckenden
Krankheiten lege ich die Spiegel einige Zeit in eine fünfprocentige Karbollösung, die gründliche Reinigung darf aber trotzdem
nicht unterlassen werden!

Es ist zweckmässig, sich für ansteckende Krankheiten, namentlich für Syphiliskranke, besondere Spiegel mit andersfarbigen Stielen
zu halten. Natürlich wird es aber nicht ganz selten vorkommen,
dass man erst nach dem Gebrauch des Spiegels die ansteckende
Krankheit erkennt. Schon deswegen ist die recht gründliche
Reinigung vor und nach der Untersuchung dringend nothwendig.
Die Möglichkeit einer derartigen Übertragung der Syphilis haben
die von LANCERAUX mitgetheilten durch die Instrumente eines
Zahnarztes oder durch Ohrkatheter vermittelten Fälle bewiesen.
Metallinstrumente sind durch Kochen oder starkes Erhitzen über
der Lampe oder in der Gasflamme und Abkühlen in kaltem Wasser
sicher zu desinficiren. Bevor man die Spiegel für die Unter-
suchung erwärmt, trockne man sie recht gründlich ab, weil in der
Furche zwischen Glas und Metall zurückbleibende Flüssigkeits-
tröpfchen beim Erhitzen sehr verderblich wirken. Es ist gut, die

Untersuchungsinstrumente vor den Augen des Kranken zu reinigen. Man denke dabei immer, dass man sie so behandele, als ob man sie in den eigenen Mund einführen wolle.

Die Kehlkopfspiegel (siehe Fig. 37 Seite 130) hat man in verschiedenen Grössen von No. 0 = 13 mm, 1 = 15, 3 = 20, 4 = 22,5, 5 = 25 und No. 6 = 29 mm Durchmesser.

Für die *Tracheoscopia inferior* giebt es ganz kleine von 7 bis 10 mm Durchmesser, Fig. 15. Man bekommt sie sehr gut bei Schmid, Königsstrasse 31, in Stuttgart. Dieselben sind auch ganz besonders geeignet für die *Rhinoscopia posterior* bei Kindern oder bei sehr empfindlichen Erwachsenen.

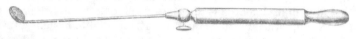

Fig. 15.

Vergrösserungsvorrichtungen habe ich nie nöthig gehabt, auch graduirte Spiegel kann man entbehren, wenn man sich einübt, Grössen zu schätzen. Mit einem gewöhnlichen Millimetermaassstab kann man die Richtigkeit der Schätzung anfangs kontrolliren.

Die Spiegel halten bei richtiger Behandlung sehr lange. Wie viel auf diese ankommt, bemerke ich immer, wenn ein neuer, noch nicht gut eingeübter Assistent bei mir eintritt; der verdirbt im Anfang immer eine Anzahl Spiegel.

Bei der Untersuchung sitze der Arzt etwas höher als der Kranke. Für die Untersuchung des Nasenrachenraums vom Munde

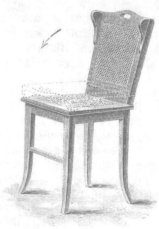

Fig 16.

aus ist es zwar bequemer, wenn das Auge des Arztes sich in gleicher Höhe mit dem Munde des Kranken befindet; doch kann man den Unterschied durch Bücken leicht ausgleichen. Ich benutze seit einiger Zeit in meiner Sprechstunde einen Stuhl, Fig. 16, dessen Rücklehne sich nach vorn umklappt und dadurch sehr rasch höher oder niedriger gestellt werden kann. Ich möchte alle Schraubenvorrichtungen und sonstigen Untersuchungsstühle als zu zeitraubend verwerfen. Im Übrigen kann man sich auch durch ein Kissen, welches man sich oder dem Patienten unterlegt, bequem helfen. Untersucht man mit dem Stirnspiegel bei dem Licht einer Lampe, so steht dieselbe zweckmässig mit der Flamme etwa in der Höhe des Mundes auf der rechten Seite des Kranken, weil eine links befindliche bei Operationen durch den rechten Arm des Arztes verdeckt werden würde.

Untersucht man Kranke im Bett, so suche man die Flamme möglichst in die Mundhöhle des Kranken zu bringen, indem man die Lampe auf einen Stuhl neben das Bett stellt oder in die Gegend halten lässt. Mitunter ist man da freilich auch genöthigt, das Licht von der linken Seite des Kranken zu nehmen; es wird bei einiger Übung die Untersuchung auch so gelingen.

Man halte sich stets gegenwärtig, dass die Untersuchung lediglich eine Sache der Übung ist, die fast Jeder mit mehr oder weniger Ausdauer sich aneignen kann. Wenn auch die Begabung und die Geschicklichkeit der Hände sehr verschieden sind, so habe ich doch unter der grossen Anzahl der jungen Ärzte, mit welchen ich praktisch gearbeitet habe, nur wenige gefunden, die eine für die Praxis genügende Geschicklichkeit nicht sehr bald erlangt hätten. Man stellt sich gewöhnlich die Schwierigkeiten der Untersuchung zu gross vor, und die praktischen Ärzte lassen sich zu leicht durch die ersten Misserfolge abschrecken. Die Schuld liegt viel öfter an der mangelhaften Übung des Arztes und an der ungenügenden Belehrung, als an der Empfindlichkeit des Kranken. Ich denke, dass jeder praktische Arzt, wenn er die von mir im Nachfolgenden angegebenen Winke und Vorsichtsmaassregeln befolgt, es wird lernen können, die Untersuchung ohne weitere Anleitung auszuführen.

Zur Untersuchung gehört vor allen Dingen, dass man das Licht richtig in den Mund richtet. Bei den elektrischen Beleuchtungsapparaten ist dies sehr einfach; wenn die Lampe senkrecht vor der Nasenwurzel steht, so fällt das Licht von selbst richtig in den Mund. Kleine Abweichungen in der Stellung der Lampe kann man durch Bewegungen des eigenen Kopfes verbessern. Um das Licht mittelst des Hohlspiegels in den Mund zu werfen, bringe man das Loch in demselben vor das rechte Auge, schliesse das linke und richte nun mit der Hand den Spiegel so, dass der hellste Punkt auf dem geschlossenen Munde des zu Untersuchenden liegt, Fig. 17.

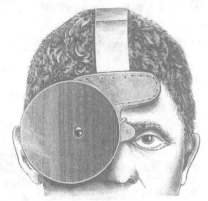

Fig. 17.

Dann ist er richtig eingestellt; wenn man durch das Loch des Spiegels sieht, so befindet sich das Auge in der Achse des hellsten Lichtkegels, die gesehene Stelle ist dann auch die am hellsten beleuchtete; kleinen Fehlern der Einstellung kann man auch hier durch ausgleichende Bewegungen des Kopfes abhelfen. Ich habe oben als Vorzug der an dem Kopfe des Arztes befindlichen Beleuchtungsapparate angeführt,

8 *

dass der Kranke sich setzen kann, wie es ihm bequem ist und dass er dadurch ruhiger hält. Es ist recht wesentlich, dass der Kranke sich in einer ihm bequemen Stellung der Untersuchung so zu sagen „überlassen" kann, dass er nicht unbequeme Körperstellungen einhalten muss, was er nur mit einer gewissen Anstrengung, mit geringem Anhalten des Athems fertig bringt. Man kann ihm auch bei feststehenden Beleuchtungen durch die Verschiebbarkeit der Lichtquelle diese unbequemen Stellungen ersparen, allein diese Einstellung ist immer etwas umständlicher als die kleine Bewegung des Kopfes des Arztes und wird deshalb nicht selten unterlassen.

Das Punctum saliens der ganzen Untersuchung liegt darin, dass der Kranke während derselben „ruhig athmet!" Thut er dies nicht von selbst, so muss es ihm gelehrt werden. Das geringste Anhalten des Athems löst bei empfindlichen Kranken sofort Würgebewegungen aus. Ein ruhig athmender Mensch ist allemal ganz leicht zu untersuchen. Ich habe schon eine grosse Menge Menschen, welche mit der Versicherung kamen, dass sie sehr schwer oder nur mit Kokain zu untersuchen seien, mit der grössten Leichtigkeit spiegeln können, nachdem ich sie auf die Wichtigkeit des gleichmässig fortgesetzten Athmens aufmerksam gemacht. Sie hielten dann zu ihrem eigenen grössten Erstaunen vortrefflich.

Ich beginne die Untersuchung damit, dass ich den Kranken den Mund öffnen lasse und dann meinen Zungenspatel, den CZERMAK'schen Gaumenhaken, Fig. 18, auf die Zunge ziemlich in

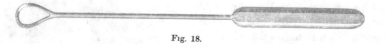

Fig. 18.

die Mitte lege und mit einem recht sanften Druck dieselbe nach unten drücke und den Patienten auffordere, ruhig athmend „Ha" oder „Hä" zu sagen. Die Zungenspitze muss aber dabei hinter den Zähnen sein. Statt dieser Zungenspatel kann man in der Hauspraxis dicke Stricknadeln, dünne Federhalter weit zweckmässiger benutzen, als die breiten Esslöffelstiele. Bei dem sanften Druck sinkt die Zunge so weit zurück, dass man die *Pars oralis* des Schlundes bequem und ohne Würgen des Patienten in ihrer natürlichen Farbe betrachten kann. Giebt die Zunge nicht gleich nach, so wende man nicht stärkeren Druck an, sondern warte nur 20—40 Sekunden, dann sinkt die Zunge auch bei ganz mässigem, aber anhaltendem Druck nieder. Sonst kann man die Zunge auch nach der Seite drücken und erst die eine Hälfte des Schlundes und danach die andere betrachten. Gewalt führt einer widerspenstigen Zunge gegenüber selten zum Ziele, und man verdirbt sich die nachfolgende Spiegeluntersuchung gründlichst.

Im Herausgehen beachte ich dann die Mundschleimhaut und die Zähne, ziehe die Wange von ihnen ab, um auch diese Gegend zu betrachten.

Der abgebildete Zungenspatel hat den Vortheil, dass er der Zunge nur eine sehr kleine Berührungsfläche darbietet; fast ebenso gut ist der B. FRÄNKEL'sche, Fig. 19.

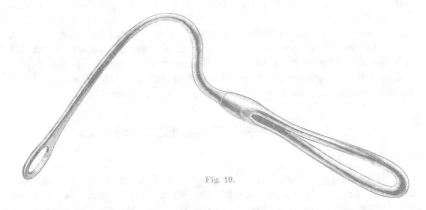

Fig. 19.

Bei Männern hindern öfter grosse Schnurrbärte sowohl bei dieser Untersuchung wie auch bei der des Kehlkopfs. Man fettet sie ein und dreht sie seitwärts oder legt eine der neuen für diesen Zweck auch recht praktischen Bartbinden an.

Während der ganzen Zeit übt sich der Kranke anhaltend im ruhigen Athmen. Ist er etwas erregt, so lenke ich seine Aufmerksamkeit dadurch ab, dass ich ihn verschiedene Töne: „hä hä", „hi" oder „hahaha" sagen und dazwischen immer wieder ruhig athmen lasse. Besonders wichtig ist es auch schon bei dieser Untersuchung, den Nasenton einzuüben, welchen man zur Spiegeluntersuchung des Nasenrachenraums, der *Rhinoscopia posterior*, nöthig hat. Es ist dies der Ton, der in dem Worte „Hang" enthalten ist. Freilich darf das „g" nicht ausgesprochen werden, denn bei diesem hebt sich der Zungengrund und würde den Spiegel gegen den weichen Gaumen stossen. Die *Pars oralis* übersieht man häufig auch sehr gut bei weit vorgestreckter Zunge, und erblickt hierbei gar nicht selten die ganze Vorderfläche des Kehldeckels.

Die Farbe des Rachens ist im normalen Zustande rosa, nur an dem Gaumenbogen und am Zäpfchen meist dunkler. In recht seltenen Fällen sieht man angeborene schwarze oder graue Flecken an dem weichen oder harten Gaumen. SCHREIBER meldet, dass er einen solchen bei einer 35jährigen Frau beobachtet habe, der sich über den ganzen harten und einen Theil des weichen Gaumens erstreckte; sie sind wohl als atavistische Reste anzusehen. Bei Hunden gilt das ja als Zeichen echter Rasse. Bei Mageren ist der Schlund viel weiter, weil das Fettpolster hinter demselben und an den Seiten geschwunden ist. Auf der Schleimhaut des weichen Gaumens sieht man öfter kleine gelblich durchscheinende Erhabenheiten von der Grösse eines Grieskorns, das Sekret der Schleimdrüsen. Dasselbe lässt sich manchmal nicht wegwischen. Es ist nichts Krankhaftes, ich erwähne es nur, weil mir schon öfter damit Behaftete mit der Diagnose Tuberkel zugeschickt wurden. Hie und da sieht man auch den Speichel aus dem *Ductus Steno-nianus* sich in einem Strahl quer durch die Mundhöhle entleeren.

Zur vollständigen Untersuchung des Rachens gehört auch die mittelst der Sonde nach etwaigen Schmerzpunkten, z. B. bei *Angina phlegmonosa*, Parästhesie und Mandelpfröpfen. Ich benutze dazu in der Regel die in Fig. 20 abgebildete Hakensonde.

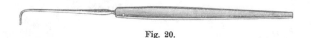

Fig. 20.

Beim Beginn der Untersuchung achte man darauf, dass der Kranke gerade frontal vor Einem sitzt, denn wenn sein Kopf um seine senkrechte Achse gedreht ist, so scheint die eine Seite des Schlundes gewöhnlich etwas vorstehend, wodurch das Aussehen einer Schwellung hervorgebracht werden kann; bei Verdrehung des Kopfes verläuft bisweilen die Glottis nach einer Seite hin schief, was sehr selten angeboren, häufiger pathologisch vorkommt, veranlasst durch Geschwülste, die den Kehlkopf seitwärts drücken.

Die Hauptsache für die *Rhinoscopia posterior* ist, dass der Kranke sein Gaumensegel so erschlafft, dass es nicht an der hinteren Schlundwand anliegt und die Zunge so tief gestellt wird, dass man mit dem Spiegel gut zwischen ihr und Velum wegkommt. Nach Avellis gelingt dies bisweilen leicht, wenn der Kranke steht und den Kopf nach vorn beugt, wie bei der unten zu erwähnenden Untersuchung der Hinderwand des Kehlkopfs nach Killian. In manchen Fällen kann man auch nach Türck und Vohsen den Kopf um seine senkrechte Axe drehen lassen; dadurch entsteht auf der einen Seite des Schlundes ein grösserer Abstand, durch welchen man oft einen recht guten Einblick in das Cavum gewinnt. Jedenfalls suche man in der Vorübung das zu erreichen, dass der Kranke sich die Zunge tief herunterdrücken lässt, damit man Raum genug hat, den Spiegel zwischen ihr und Gaumen einführen zu können, ohne eines von beiden zu berühren, dann ist schon das Wichtigste gewonnen.

Ist der Kranke nicht sehr reizbar und hat er es gut gelernt, den richtigen Ton zu bilden, so gehe ich direkt zur Untersuchung des Nasenrachenraums über, sonst schalte ich dazwischen die Nasenuntersuchung von vorn, die *Rhinoscopia anterior*, ein. Ich benutze zur *Rhinoscopia posterior* fast immer den MICHEL'schen Nasenrachenspiegel, Fig. 21, der durch einen Druck auf den kleinen Hebel in verschiedenen Winkeln zu dem Stiele gestellt werden kann. Ich führe ihn in der Stellung, in welcher er die Verlängerung des Stieles bildet, möglichst ohne den weichen Gaumen zu berühren, in horizontaler, selten senkrechter Lage zwischen Uvula und Gaumenbogen durch und richte ihn durch Druck auf den Hebel auf.

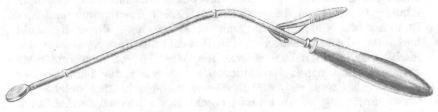

Fig. 21.

Statt des MICHEL'schen Spiegels kann man, besonders bei weitem Schlunde, auch die grösseren oder kleineren Nummern der gewöhnlichen Spiegel und bei Kindern und empfindlichen Erwachsenen die Fig. 15 Seite 114 abgebildeten kleinen WEIL'schen Spiegelchen benutzen. Natürlich muss man sich auch da hüten, die Gaumenbogen zu berühren. Besonders gern gebrauche ich die gewöhnlichen Spiegel bei Kindern und sehr ängstlichen Personen, die leicht in dem etwas komplicirter aussehenden MICHEL-schen Spiegel ein heimtückisches Instrument vermuthen, während sie der einfachen Konstruktion eines gewöhnlichen Spiegels mehr Vertrauen entgegenbringen.

Ist man einmal mit dem Spiegel hinter den Engpass der Gaumenbogen gelangt, so hat man den schwierigsten Theil der Aufgabe meist schon gelöst, indem die hintere Schlundwand gegen zufällige Berührungen viel weniger empfindlich ist. Befindet man sich an der richtigen Stelle, so suche man zunächst durch Aufrichten und Senken des MICHEL'schen oder durch Senken und Heben des Griffes des gewöhnlichen Spiegels den oberen Theil des Vomer, der an seiner oben breiten, unten spitzen Form und an seiner meistens helleren Farbe leicht erkennbar ist (Tafel II, Fig. 1). Stellt man die spiegelnde Fläche noch mehr senkrecht, so kann man den Vomer dann mehr nach unten verfolgen und sieht zugleich die mittlere und untere Muschel; die obere liegt etwas versteckter über der mittleren Muschel und ist oft nicht deutlich zu sehen. Hat man diese Theile betrachtet, so dreht man den Spiegel nach rechts oder links und wird dann die an der meist gelben Farbe ihrer Mündung leicht erkennbare innere Ohröffnung sehen. Nach hinten, im Spiegel nach oben, befindet sich dann der Tubenwulst und darüber, mehr nach hinten, der *Recessus*

pharyngeus (die ROSENMÜLLER'sche Grube), welche in vielen Fällen
durch strangförmige oder breitere Verwachsungen zwischen Tubenwulst und hinterer Pharynxwand ein löcheriges Aussehen hat.
An dem Rachendach sind bei den meisten Menschen auch noch
Reste der Pharynxtonsille zu bemerken, zwischen welchen sich,
besonders bei jüngeren Individuen, die kleineren Recessus deutlich auszeichnen.   Das Vorhandensein von Rachenmandeln ist bei
Kindern während der oft nur flüchtig möglichen Untersuchung
leicht daran zu erkennen, dass der obere Abschnitt der Choanen-
öffnung fehlt.   Statt des dreieckigen Endes des Septum und der
Rundung der Choane sieht man eine fleischige Masse das Bild
horizontal abschneiden.   Um eine Bezeichnung für die Grösse der
Rachenmandel zu haben, schätze ich, wie viel von dem Vomer sie
verdeckt, und nenne Rachentonsille $^1/_2$, wenn der halbe Vomer
verdeckt ist u. s. w.   Als Rest bezeichne ich die, welche die
Choanenrundung sichtbar lässt; solche Reste können freilich auch
noch recht gross sein.   Die Farbe der Schleimhaut des Cavum
ist normal dunkler roth, als die der *Pars oralis.*

    Bei sehr empfindlichen Personen kann man sich die Unter-
suchung durch Einpinseln mit 5 procentiger Kokainlösung oder Einblasen von gepulvertem Kokain sehr erleichtern.   Tafel II, Fig. 1,
giebt das Spiegelbild in Farben wieder, es ist aber, wie das Gesicht bei jedem Menschen, verschieden.   Ich erkenne oft Kranke
an ihrem Halse besser wieder als an dem Gesicht.   Abnormitäten
sind selten, im Ganzen wiederholt sich das rundliche Aussehen
der einzelnen Theile, nur der Grad der Schwellung und die Farbe
ändern.   J. KILLIAN hat eine Zweitheilung der hinteren Enden
der vier unteren Muscheln durch eine Längsfurche gesehen, die
an das *Os ethmoturbinale* der Thiere erinnerte.   Das hintere Ende
der mittleren Muscheln scheint, nach den Abbildungen von v.
SOMMERING und ZUCKERKANDL zu urtheilen, diese Bildung nicht
so ganz selten aufzuweisen; ich habe dieser Tage eine solche
Furche auf den hinteren Theil der rechten mittleren Muschel beschränkt gesehen.

    Man erhält auf die angegebene Weise in der Regel ein ganz
vollständiges Bild des Cavum.   Ich kann VOLTOLINI nicht zustimmen, wenn er meint, dass ein gutes Bild nur mit Anwendung
seines Hakens zu erreichen sei; es kommen allerdings Fälle vor,
in denen man trotz aller Einübung nicht zum Ziele gelangt, dann
ist sicher der VOLTOLINI'sche Haken, Fig. 22, ein sehr werthvolles
Hilfsmittel.   So ungeeignet und plump er beim ersten Anblick
erscheint, so praktisch ist er im Gebrauch.   Die meisten Kranken

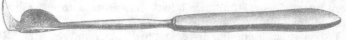

Fig. 22.

vertragen ihn auffallend gut; zu einer einfachen Diagnose ist selbst die vorherige Anwendung von Kokain überflüssig. Man gehe rasch und dreist mit dem Haken hinter das Velum hinauf, fordere den Kranken auf, energisch zu athmen und ziehe nun das Gaumensegel mit einiger Gewalt nach vorn. Das Zäpfchen liegt dabei auf der Aushöhlung des Hakens.

Genauer kann man das Cavum mittelst der feststehenden Gaumenhaken betrachten. Ich finde unter den vielen Veränderungen, welche man an dem ursprünglich von KRAUSE angegebenen Instrument vorgenommen hat, die meinige, bei welcher der Haken seinen Stützpunkt in der *Fossa canina* sucht, Fig. 23,

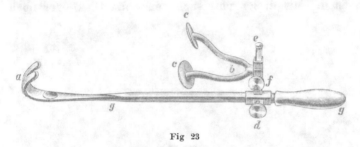

Fig 23

immer noch am praktischsten. Behufs der Anwendung dieser feststehenden Haken ist allerdings fast ausnahmslos die vorherige, oft zweimalige Kokainisirung des Cavum nöthig. Man führt danach das hakenförmig gekrümmte Ende *a* schräg mit einer Ecke voran hinter das Velum ein, setzt die beiden Knöpfe *c c* des oberen Theils neben die Nasenflügel an, fasst den Stiel mit Daumen und Zeigefinger, drückt den oberen Theil *b* des Instrumentes mit dem kleinen oder dem Ringfinger nach hinten, zieht die Stange *g* an, bis das Velum genügend von der hinteren Pharynxwand absteht, worauf man den verschiebbaren Theil durch die Schraube *d* befestigt. Es kommt oft vor, dass die Stange dann zu tief in der Mitte des Mundes steht und sowohl den Einblick, wie auch das Einführen von Instrumenten stört. Zu dem Zwecke sind die Metallkisschen an der senkrechten Stange *e* verschiebbar und durch die Schraube *f* zu befestigen. Die Längsstange soll an den oberen Zähnen anliegen. Ich kann nicht verschweigen, dass es einige wenige Kranke giebt, deren Kiefer bei fehlenden Zähnen so geschwunden ist, dass das Instrument abgleitet, dann muss man es von einem Gehülfen oder dem Kranken halten lassen oder zu dem Verfahren von STOERK übergehen, der Gummibändchen mittelst des BELLOC'schen Röhrchens hinter dem Gaumensegel durchzieht und die aus Mund und Nase hervorhängenden Enden, nachdem man sie fest angezogen, auf der Oberlippe knüpft.

Nach diesen Vorbereitungen kann man in der Regel die grössten gewöhnlichen Spiegel No. 5 oder 6 benutzen und hat eine

sehr freie Ansicht des gesammten Nasenrachenraums. Es ist dann
sehr leicht, die Schleimhaut mittelst des Fig. 24 abgebildeten mit

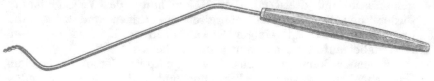

Fig. 24.

Watte zu umwickelnden Rachenpinsels von anhaftenden Schleimmassen zu reinigen und das ganze Cavum mit der Sonde, Fig. 25,
abzutasten. Mit dieser untersucht man die Dicke der noch vor-

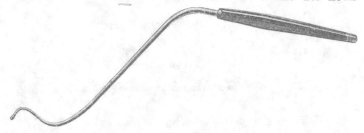

Fig. 25.

handenen Reste der Rachenmandel, die Tiefe der Recessus, man
entfaltet dieselben, wenn sie dicht aneinander liegen, um ihren
Inhalt zu sehen, man fühlt die .Konsistenz von Tumoren etc.
    Es gehört einige Übung zu der Sondenführung, wie zu der
Handhabung der Instrumente in dem Nasenrachenraum unter
Leitung des Spiegels, um die Bewegungen richtig zu machen, da
dieselben in dem Spiegel alle umgekehrt erscheinen, mit Ausnahme derer nach rechts und links. Man gewöhne sich daran,
von dem Spiegelbilde ganz abzusehen und nur der geistigen Vorstellung zu folgen, indem man sich klar macht, dass man eine
Bewegung nach hinten und oben oder nach vorn u. s. w. ausführen
will. Man suche, wenn man einmal einen gut haltenden Kranken
hat, sich diese Bewegungen einzuüben; man wird nach kurzer
Zeit die Instrumente gerade so sicher führen, als ob man sie ohne
Spiegel sähe. Noch etwas schwieriger ist die Sondirung und die
Führung von Instrumenten von hinten an das hintere Ende des
Vomer, um z. B. die dort nicht selten vorkommenden Schwellungen
galvanokaustisch zu zerstören; doch ist dies auch nur Sache der
Einübung, bei welcher ebenso die geistige Vorstellung der Bewegung, die man auszuführen gedenkt, ans Ziel führt.
    Bei der Untersuchung des Cavum vergesse man nicht, die
hintere Fläche des Gaumensegels zu betrachten, indem man den
Spiegel noch senkrechter stellt. Es finden sich an dieser Stelle
nicht selten tertiär-syphilitische Geschwüre, deren rechtzeitiges

Erkennen viel Nachtheil für den Patienten verhüten kann. Kokainisirte Schleimhäute sehen immer blässer aus als normale, während die des Rachens nach Anwendung des VOLTOLINI'schen Hakens ohne Kokain durch das unvermeidliche Würgen röther erscheint.

Im Ganzen ist die Untersuchung des Nasenrachenraums vielleicht die schwierigste Aufgabe für den Anfänger, allein er mache nur einmal den Versuch, und er wird finden, dass keine unüberwindlichen Schwierigkeiten bestehen. Er lasse sich auch hierbei nicht gleich abschrecken, wenn er das Unglück hat, bei den ersten Fällen auf recht empfindliche, ungeschickte Personen zu stossen. Die grösste Mehrzahl der Kranken, selbst über die Hälfte der Kinder hält beim ersten Male schon sehr gut. Die *Rhinoscopia posterior* gelingt mir jetzt in 90 Procent aller Fälle ohne Kokain; früher war ich froh, wenn ich bei der Hälfte zum Ziele kam. Mit Ruhe und Geduld, bisweilen auch durch ein kräftiges Mahnwort, wird man schon ans Ziel kommen.

Nach dem Gesagten kann ich mich durchaus nicht auf den Standpunkt ZIEM's stellen, der die Digitaluntersuchung des Nasenrachenraums für die gewöhnlich anzuwendende Methode erklärt. Abgesehen davon, dass man luetische Geschwüre, Spalten am Rachendach, verklebte Recessus und Absonderungen aus denselben nicht fühlen, sondern nur sehen kann, kommt es zur Feststellung der Diagnose doch auch oft genug auf die Farbe an. Ich kann mich auch nicht dafür begeistern, dass die Digitaluntersuchung viel angenehmer sein soll, als die mit dem Spiegel. Der Geschmack ist eben sehr verschieden. Ich persönlich ziehe den gut desinficirten, die Wände nicht berührenden Spiegel immer dem noch so sauberen Finger eines vollendeten Untersuchers entschieden vor. So lange meine Augen auch noch helle sind, vertraue ich mehr dem, was ich sehe, als dem, was ich fühle. Freilich bleiben immer Fälle, in welchen man auf andere Weise nicht zu einer Diagnose gelangen kann, besonders bei kleinen Kindern. Ist man zu dieser Untersuchungsart gezwungen, was mit der zunehmenden Übung des Arztes immer seltener der Fall sein wird, so gehe man jedenfalls recht sanft ein. Der vorher desinficirte Finger soll, wie ZIEM sagt, auf der Lauer im Schlunde liegen und bei einer Schluckbewegung sanft eindringen. In der Regel wird man den Zeigefinger benutzen, den man aber gut thun wird, bei Kindern mit einer Metallhülse, Fig. 26, oder durch Eindrücken der Wange zwischen die Zähne des Kranken mit dem Zeigefinger der andern Hand zu schützen. Bei Säuglingen nimmt man den kleinen Finger. Bei ihnen ist die Untersuchung nicht so selten nöthig, da sie öfter an Retropharyngealabscessen und auch an Rachenmandeln leiden. Bei der Digitaluntersuchung fühle man

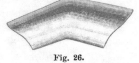

Fig. 26.

zunächst nach dem hinteren Ende des Vomer, taste dann nach denen der unteren Muscheln, nach der Gegend der Tuben und vergesse nicht die Rückfläche des weichen Gaumens. Ob eine Rachentonsille vorhanden ist, hat man gewöhnlich schon beim Eingehen gefühlt.

Auch für die Untersuchung des unteren Abschnittes des Schlundes auf Fremdkörper ist der Finger häufig das beste Mittel. Es ist mir schon oft gelungen, Gräten zu fühlen, welche so in der Mandel steckten, dass man sie nicht sehen konnte.

Ich lasse der *Rhinoscopia posterior* gern die *anterior* folgen, damit der Schlund, besonders bei etwas empfindlichen Kranken, Zeit hat, sich etwas auszuruhen. Die *Rhinoscopia anterior* ist eine sehr einfache. Ich beginne damit, den Kranken mit geschlossenem Munde eine ruhige Einathmung machen zu lassen, da man sonst das nicht so seltene Ansaugen der Nasenflügel leicht übersehen kann. Danach führe ich das Fig. 27 abgebildete, dem DUPLAY'schen nachgebildete Nasenspekulum, oder das von B. FRÄNKEL, Fig. 28, in das Nasenloch ein und öffne dasselbe

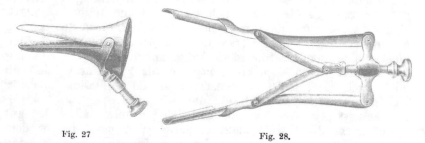

Fig. 27.   Fig. 28.

durch Drehen an der Schraube. Zwei am Ende rechtwinklig abgebogene, grössere Haarnadeln, erfüllen denselben Zweck, JURASZ benutzt solche mit Vorliebe. Man dehne das Nasenloch nicht zu sehr, da sonst an der Scheidewand der Nase leicht Schmerz und an der Spitze des Nasenlochs kleine bleibende Einrisschen entstehen, die sich freilich auch bei vorsichtigen Untersuchungen nicht immer ganz vermeiden lassen. Das Vorhandensein der kleinen Einkerbungen verräth frühere Untersuchungen mit dem Nasenspekulum. Am besten versucht man das Einführen des Spekulums ein paar Mal an sich selbst, um das richtige Maass des Öffnens kennen zu lernen. Das Bedürfniss nach Nasenspiegeln, welche sich selbst halten, habe ich noch nie empfunden. Die bei Operationen der Nase nöthigen Instrumente konnte ich alle mit einer Hand führen, während die andere frei blieb, um das Spekulum in seiner richtigen Stellung zu erhalten; nur beim Sägen der Verbindungen der Nasenscheidewand benutze ich ein federndes; Fig. 29.

Fig. 29.

Beim Einblick sieht man, wenn der Kranke den Kopf nicht zu sehr rückwärts beugt, zunächst das vordere Ende der unteren Muschel, dann die in fast allen Fällen vorhandenen Verbiegungen und leistenförmige Vorsprünge an der Scheidewand. Über dem vorderen Ende der unteren Muschel bemerkt man die mittlere, zwischen beiden den mittleren Nasengang mit dem in seinem vorderen Ende befindlichen *Hiatus semilunaris,* in welchen in der Regel der Ausführungsgang der Kieferhöhle und fast immer der der Stirnhöhle mündet; unter dem Hiatus liegt der oft nicht sichtbare, laterale Schleimhautwulst auf dem *Processus uncinatus.* Zwischen unterer Muschel und dem Boden der Nasenhöhle ist der untere Nasengang. Von der oberen Muschel sieht man von vorn in der Regel nichts, dagegen dicht über dem *Limen nasi,* dem inneren vorderen Nasenloch, das *Atrium meatus medii* und den von oben her schräg herabsteigenden *Agger nasi* und den *Sulcus olfactorius:* die schmale Spalte, die vom Atrium aus zwischen dem Agger und dem Dach der Nasenhöhle gegen die *Lamina cribrosa* hinaufführt.

Man beachte beim Einblick die Schwellungszustände der Nasenschleimhaut, besonders die der Muscheln, wie nahe sie an die Scheidewand und die anderen Begrenzungen der Nasenhöhle heranreichen. Nicht selten sieht man diesen Schwellungszustand sich bei der Untersuchung verändern, die Nase wird durch Zusammenziehung des Schwellnetzes weiter. Es können dabei selbst recht beträchtliche Schwellungen augenblicklich so vollständig zurückgehen, dass man in manchen Fällen erst nach mehreren Untersuchungen darüber klar wird, wodurch eigentlich die Klagen über Verstopfung der Nase begründet sind.

Sind keine Vorsprünge vorhanden und ist die Nase weit genug, so kann man durch dieselbe die spiegelnde oder mit Krusten bedeckte Schleimhaut des Nasenrachenraums sehen. Bei etwas nach hinten geneigtem Kopf sieht man nur wenig über der horizontalen Linie den nach unten konkaven Bogen der Choane. Anfänger werden erstaunt sein, dass er so weit unten zu finden ist. Es erklärt sich dies daraus, dass die Choane nur die untere Hälfte der hinteren Nasengrenze bildet, die obere ist von der Keilbeinwand ausgefüllt (s. Tafel I, Fig. 1). Hinter dem hinteren Ende der unteren Muschel befindet sich die innere Ohröffnung. Man kann sie sehr leicht bei Schluckbewegungen in atrophischen oder kokainisirten Nasen erkennen, indem der *Levator veli* mit ziemlich scharfem Rand sich zwischen den vorderen und hinteren Tubenwulst von unten hereindrängt. Bei dieser Gelegenheit sieht man gelegentlich, besonders wenn der Kranke „Hi" sagt, auch die obere Fläche des Gaumensegels und etwa darauf befindliche Geschwüre oder Geschwülste.

Bei der *Rhinoscopia anterior* bildet die Sonde, Fig. 30, ebenfalls die Verlängerung des untersuchenden Fingers. Die Sondirung der Nase ist zur vollständigen Untersuchung durchaus nöthig.

Man prüft damit die Empfindlichkeit der Schleimhaut, die Konsistenz der Schleimhautschwellungen oder Geschwülste u. s. w.

Sehr gut kann man damit auch die Muscheln auf den Grad der Schwellung untersuchen; dieselbe nimmt ab, wenn man sie mit der Sonde eindrückt oder streicht. Hindern sie trotzdem den tieferen Einblick, so drückt man sie mittelst der gewöhnlichen oder einer flachen Sonde bei Seite. Hintere Hypertrophieen kann man sehr oft von vorn auch auf ihre Grösse untersuchen, indem man den Knopf der Sonde auf dem Boden der Nasenhöhle vorschiebt, bis unter das hintere Ende der Muschel und dasselbe dann durch leicht hebelnde Bewegungen auf- und niedertanzen lässt.

Um bei Schwellungszuständen einestheils den Grad der Schwellung beurtheilen zu können, und um anderntheils einen besseren Einblick in die Nase zu gewinnen, pflege ich eine Kokainlösung 1:1000 mittelst eines gläsernen Zerstäubers, Fig. 31, einzustäuben; sie reicht hin, um in zwei Minuten eine genügende Ab-

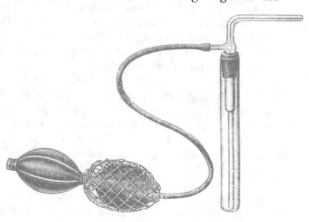

Fig 30.   Fig 31.

schwellung herbeizuführen. Mittelst Wattepinseln kann man aber diese oder eine stärkere Lösung gerade so gut auftragen.

Die Sondenuntersuchung der Nebenhöhlen ist in sehr vielen Fällen nicht so schwer ausführbar, oft aber auch nicht möglich, was nach dem in der Anatomie, Seite 11, Gesagten recht erklärlich ist. In etwa der Hälfte der Fälle kann man in die Stirnhöhle mit einer schwach oder auch im Viertelkreis nach vorn gekrümmten, auf jeden Fall gut zu desinficirenden feinen Sonde,

Fig. 32, gelangen. Man findet die Öffnung, indem man den, am besten kokainisirten, *Hiatus semilunaris* am vorderen Ende der

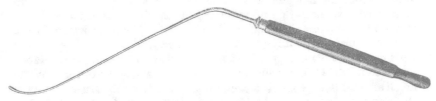

Fig. 32. Nasensonde nach Schech.

mittleren Muschel aufsucht und vorsichtig tastend an verschiedenen Stellen nach oben, in der Richtung etwas nach vorn zu, einzugehen sucht. Der Eingang ist meistens weiter rückwärts, als man glaubt, bisweilen hinter einem kleinen Bogen zwischen der lateralen Nasenwand und der mittleren Muschel. Gewalt darf dabei nicht angewendet werden. Ist man 1 cm eingedrungen, so senke man den Griff recht stark; dringt die Sonde leicht vorwärts, so kann man daran erkennen, dass man in die Stirnhöhle gekommen ist, und dies nachträglich bestätigen, indem man durch Anlegen der Sonde aussen neben der Nase nach der Stirn nachmisst, ob man weit genug eingedrungen war. Die Entfernung beträgt von dem Naseneingang bis in die Höhle bei Erwachsenen 7—8 cm. Falsch ist es, an der Scheidewand entlang zu gehen, wo man an die *Lamina cribrosa* gelangt. Nach Wegnahme des vorderen Endes der mittleren Muschel, wie man es bei Erkrankungen der Stirnhöhlen öfter thun muss, gelingt die Sondirung viel häufiger. Die Kieferhöhle sondirt man mit einer vorn höchstens 1 cm rechtwinklig abgebogenen Sonde, Fig. 33, ebenfalls vom mittleren

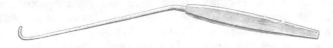

Fig. 33.

Nasengang aus. Man findet die Öffnung nach RAUGÉ am besten, indem man von hinten kommend an der äusseren Wand des mittleren Nasenganges sachte nach vorn geht, bis sich die Sonde an der auf dem *Processus uncinatus* befindlichen vorderen Lippe des Hiatus fängt, danach führt man die Spitze an dieser Lippe entlang nach oben zu. Sekundäre Öffnungen finden sich bisweilen in dem hinteren Theil des mittleren Nasengangs, sehr selten im unteren, in den wenigen Fällen von Theilung der Höhle hinten im oberen Nasengang. Man sucht die Öffnung der Kieferhöhle in der Regel zu weit nach vorn, sie liegt oft hinter der Mitte der unteren Muschel, vergl. Fig. 3 Seite 15; seitdem ich sie da suche, gelingt mir die Ausspülung durch die natürliche Öffnung in mehr

als der Hälfte der Fälle. Die Keilbeinhöhle ist fast immer nur
bei atrophischer mittlerer Muschel zu sondiren. Selten ist die Öffnung so median gelegen, dass man sie direkt sehen kann, meistens
muss man das hintere Ende der mittleren Muschel mit der Sonde
etwas nach aussen drücken und bei etwas zurückgelegtem Kopf
die Sonde in der Richtung vom Naseneingang nach der Verbindung
des hinteren und mittleren Drittels der mittleren Muschel vorschieben
und tastend die Öffnung suchen. Die Entfernung der vorderen Wand
der Keilbeinhöhle vom Naseneingang beträgt nach den Messungen
GRÜNWALD's bei grösseren Männern nicht unter 8 cm, bei kleineren nicht unter 7 cm, bei Weibern 6,5 bis 7 cm. Ich fand die
Maasse in einer Anzahl von Fällen richtig. Eine Sondenuntersuchung der Siebbeinhöhlen gelingt oft mit der Sonde, Fig. 33,
oder auf gewaltsame Weise mittelst einer unbiegsamen Sonde, am
besten von Messing, Fig. 34, nach SCHÄFFER, unter Durchbrechung

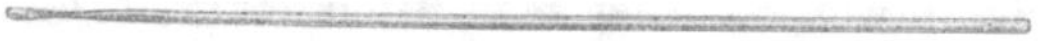

Fig. 34.

der allerdings papierdünnen, knöchernen Wandungen derselben.
Man gelangt in die Zellen, wenn man die obere Wand des mittleren Nasengangs durchbohrt (siehe Fig. 2 Seite 11). Bei den
Erkrankungen der Nebenhöhlen der Nase werde ich auf die Sondirung derselben noch näher zu sprechen kommen.

Zur vollständigen Untersuchung der Nase gehört auch die des
Vestibulum. Wenn man einen erwärmten gewöhnlichen Kehlkopfspiegel mit der spiegelnden Fläche nach oben unter den
Eingang der Nase hält, so kann man es gut übersehen, namentlich auch die vordere Tasche. Um den vorderen Theil der
Scheidewand zu betrachten, wird man das Nasenspekulum auch
so einführen können, dass es sich von oben nach unten öffnet.

Während der *Rhinoscopia anterior* hat sich nun, so zu sagen,
der Rachen wieder ausgeruht. Die Aufregung ängstlicher Kranken
hat sich etwas gelegt, so dass jetzt die Untersuchung des Kehlkopfs in den allermeisten Fällen nicht schwer fällt. Bei dieser
ist es fast immer nöthig, die Zunge ausserhalb des Mundes festzuhalten. Ich sage absichtlich festhalten, denn man soll sie
nicht mit Gewalt herausziehen, wohl aber die herausgestreckte
mittelst des darum gelegten Taschentuchs zwischen dem Zeigefinger und Daumen fassen, wobei der Kranke die Zunge nicht
zurückziehen darf, sondern sie zugleich aktiv vorstrecken soll.
Ich halte bei der ersten Untersuchung die Zunge des Patienten
lieber selbst, denn der Betreffende lässt sie gewöhnlich zu leicht
fahren, und hält auch in der Regel den Kopf nicht richtig, während
man beim Fassen der Zunge durch den unter das Kinn gelegten
kleinen Finger, die Stellung des Kopfes sehr gut regeln kann,
Fig. 13 Seite 111. Man ziehe nicht zu stark an der Zunge,

namentlich nicht nach unten, sondern gerade nach vorn, damit
das *Frenulum linguae* nicht durch die Zähne eingerissen werde.
Manchmal ist es bei sehr scharfen, vorstehenden Zähnen nöthig,
die Zunge durch ein dazwischen gelegtes Läppchen oder etwas
Verbandwatte zu schützen. Es giebt Menschen mit sehr fleischiger
kurzer Zunge, ebenso kleine Kinder, bei welchen das Fassen derselben mittels des Tuches Schwierigkeiten macht. Man gelangt
dann mitunter recht leicht an das Ziel, wenn man mittelst meines
Zungenspatels die Zunge, wie bei der Untersuchung des Pharynx
niederdrückt und dann den Kehlkopfspiegel einführt. Bei ganz
kleinen Kindern habe ich schon oft den MOUNT-BLEYER'schen
Haken, Fig. 35, recht praktisch gefunden. Derselbe wird über

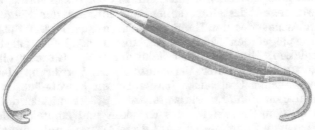

Fig. 35.

der Epiglottis in die *Fossa epiglottica* eingesetzt und dann die
Zunge nach vorn, etwas nach oben, zart vorgezogen. Das Verfahren ist nicht so gewaltsam, wie GOTTSTEIN meinte, bei Kindern
unter zwei Jahren aber häufig unentbehrlich. In etwas vergrösserter Form ist dieser Haken ebenso wie der REICHERT'sche
Kehldeckelheber, Fig. 36, auch bei Erwachsenen anwendbar und
mitunter auch bei endolaryngealen Operationen gut zu verwenden.

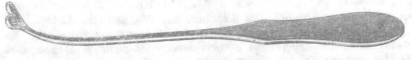

Fig. 36.

Die Glasfläche des Kehlkopfsspiegels erwärmt man über einer
Gas- oder Spiritusflamme oder über dem Lampencylinder, prüft
dann die Rückseite des Spiegels auf der Hand, ob sie nicht zu
heiss ist. Sie darf schon ziemlich warm sein, sonst läuft derselbe
bei längeren Untersuchungen leicht an.

Man fasst den Spiegel wie eine Feder zwischen Daumen und
Zeigefinger der rechten oder linken Hand und lässt den Stiel auf
der medialen Seite des Endgliedes des Mittelfingers ruhen, Fig. 37.

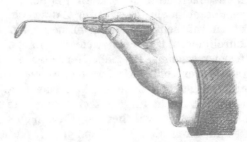

Fig. 37.

Der Stiel darf nur spielend gefasst werden, nicht fest, denn ein Spiegel ist kein Instrument, um damit in dem Halse herumzubohren. Die Bewegungen desselben sollen nur mittelst der Finger, nicht mit dem Arme oder der Hand gemacht werden. Der Spiegel soll mit der spiegelnden Fläche nach unten möglichst parallel dem Zungenrücken, aber möglichst nahe am harten Gaumen eingeführt werden, auch hier unter Vermeidung der Berührung der Zunge oder des weichen Gaumens. Ich suche mir gewöhnlich, wenn der Spiegel an dem richtigen Platze ist, eine Stütze mittelst des kleinen Fingers an dem Unterkiefer des Kranken und empfehle dies allen, namentlich auch Ungeübteren. Auf diese Art ist es unbedingt leichter, den Spiegel recht ruhig zu halten, und namentlich bleibt auch bei kleinen Bewegungen, die der Patient mit dem Kopfe ausführt, die relative Lage des Spiegels zu dem Gaumen unverändert, weil man denselben mit der Hand von selbst folgt. Andere verwerfen dieses Sichstützen an dem Kranken und führen als Vortheil ihrer Methode an, dass dadurch „die grösste Selbständigkeit des Untersuchers und Unabhängigkeit vom Untersuchten ermöglicht wird". Ob das nun gerade der Zweck der Untersuchung ist? Ich habe mich übrigens im Anfange schon gegen jede Schablone ausgesprochen und glaube, dass das auch hierbei das Richtige ist. Es soll es jeder so machen, wie er das Bild des Kehlkopfs am Besten sehen kann und dabei den Kranken am Wenigsten belästigt.

Ist man in der Gegend des weichen Gaumens angelangt, so stelle man die spiegelnde Fläche senkrechter durch Heben des Griffes ausserhalb des Mundes.

Der Spiegel soll als Regel mit seiner Rückenfläche die Uvula oder auch deren Ansatzstelle am weichen Gaumen aufladen. Die Übung bringt es mit sich, dass man lernt, auf welcher Stelle man den Spiegel anzulegen hat.

Indem man ihn nun etwas nach hinten oben drückt, erscheint im Spiegel, wenn der zu Untersuchende „Hä" sagt, das Bild des Kehlkopfs: der Kehldeckel, die aryepiglottischen Falten und die Kuppen der gehörnten Knorpel, oft auch schon die ganzen oder wenigstens der hintere Theil der Stimmlippen (siehe

Tafel II, Fig. 2). Ist der Spiegel einmal an der richtigen Stelle, welche der Geübte ohne Weiteres findet, so sollen die ferneren Einstellungen nur mittelst kleiner Änderungen hauptsächlich um die Frontalachse bewerkstelligt werden. Anfänger fehlen meist darin, dass sie zu viel Bewegungen mit dem Spiegel im Halse machen. Das Anlegen desselben soll möglichst sanft, ich möchte sagen, unmerklich geschehen, nicht heftig, und ebenso soll die Bewegung zum Emporheben des weichen Gaumens eine sanfte, stetige sein. Kann man das vordere Ende der Stimmlippen noch nicht sehen, so fordere man den Kranken auf, mit offenem Munde „Hi“ zu sagen oder einen hohen Ton zu singen, bei welchem sich der Kehldeckel dann mehr aufrichtet. Bei sehr empfindlichen Menschen erreicht man das Ziel sehr häufig auffallend leicht, wenn man den Spiegel einen Centimeter vor die bezeichnete Stelle hält und dann den zu Untersuchenden zu einem etwas energischeren „Hi“ auffordert. Es genügt dies in den meisten Fällen, um den Kehlkopf ganz zu übersehen, und der empfindliche Kranke spürt gar nichts von dem Spiegel. Die einzelne Untersuchung darf nicht zu lange fortgesetzt werden. Mittelst wiederholter kürzerer Einführungen des Spiegels wird man besser die verschiedenen Stellen des Kehlkopfs nach und nach betrachten. Einem auch nur mässig geübten Arzte muss die Kehlkopfuntersuchung in 95 Procent bei dem ersten Mal gelingen.

Mir gelingt es jetzt in allen Fällen bis auf einen von etwa 5000 auch ohne Kokain die Stimmlippen zu sehen, wenn es überhaupt nicht allenfalls wegen Schwellungen oder aus sonstigen örtlichen Ursachen unmöglich ist.

Sehr zu empfehlen ist es, sich den Spiegelbefund in ein Schema, das man sich am besten von Gummi nach der nebenstehenden Fig. 38 machen lässt, oder auch freihändig zu zeichnen; namentlich möchte ich das Anfängern anrathen; man muss, um einen Gegenstand zu zeichnen, denselben viel genauer ansehen und behält den Befund besser.

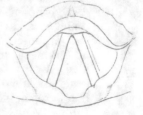

Fig. 38.

Das Spiegelbild erscheint insofern anders, als das, was in Wirklichkeit vorn ist, im Spiegel oben, und das, was hinten ist, unten erscheint; die hintere Larynxwand sieht man in der unteren Hälfte des Spiegels, den Kehldeckel in der oberen. Rechts und links bleiben sich gleich; der Arzt sieht aber die rechte Stimmlippe auf seiner linken Seite u. s. w. Bei Krankengeschichten oder namentlich bei Demonstrationen spreche man immer so, wie es sich beim Kranken verhält. Der Unterschied beruht, wie Avellis sehr richtig hervorgehoben hat, nicht auf der Spiegelung, sondern darauf, dass der Kranke dem Arzte gegenüber sitzt.

9*

Man beachte zunächst schon bei dem Einführen des Spiegels die linguale Seite des Kehldeckels, die Rückseite desselben sieht man bei energischerem „Hi"-Sagen in den meisten Fällen auch, sonst muss man sich entweder vor den sitzenden Kranken stellen, wodurch dessen Kopf weiter nach hinten gebogen wird, oder nach vorheriger Kokainisirung den Kehldeckel mittelst einer Sonde, Fig. 39, heben oder mit dem MOUNT-BLEYER'schen oder dem REICHERT'schen Heber, Fig. 35 und 36 Seite 129 den Zungengrund nach vorn ziehen.

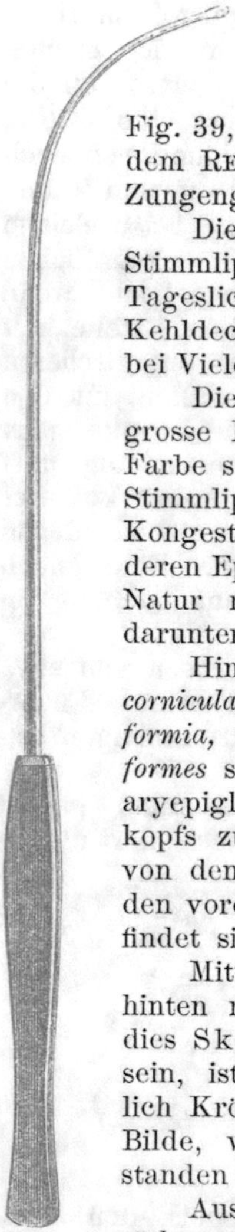

Die Farbe der Kehlkopfschleimhaut mit Ausnahme der Stimmlippen ist im gesunden Zustand und bei einer dem Tageslicht sich nähernden Beleuchtung zartrosa, nach dem Kehldeckelrand und den aryepiglottischen Falten zu tritt bei Vielen mehr und mehr eine gelbliche Beimischung auf.

Die gesunden Stimmlippen zeichnen sich durch ihre grosse Beweglichkeit und vor allem durch ihre weisse Farbe sehr deutlich aus. Bei manchen Menschen sind die Stimmlippen bei der ersten Untersuchung roth, durch eine Kongestion, welche der Schamröthe analog ist. Andere, deren Epithel nach FRÄNKEL mehr diaphan ist, haben von Natur röthliche Stimmlippen, ohne dass die Funktion darunter leidet.

Hinter, im Bild unter ihnen, sieht man die *Tubercula corniculata* und nach aussen von ihnen die *Tubercula cuneiformia,* unter denen die *Cartt. corniculatae* resp. die *cuneiformes* sitzen. Von jenen zu dem Kehldeckel führen die aryepiglottischen Falten, die nach dem Innern des Kehlkopfs zu in die Taschenlippen übergehen. Nach aussen von den Aryfalten liegen die *Sinus piriformes.* Zwischen den vorderen Enden der Taschenlippen, etwas höher, befindet sich der *Petiolus epiglottidis,* der Kehldeckelwulst.

Mitunter verläuft die Stimmritze nicht sagittal, sondern hinten nach links oder rechts abweichend. Man nennt dies Skoliose des Kehlkopfs. Dieselbe kann angeboren sein, ist aber meistens durch Halsgeschwülste, namentlich Kröpfe, verursacht. Fig. 14 Tafel IV entspricht dem Bilde, wenn es dort auch aus anderen Ursachen entstanden ist.

Ausser auf die Farbe, welche bei Würgbewegungen röther wird, achte man auf Schwellungen und Geschwulstbildungen in der Schleimhaut und auf die Beweglichkeit der Stimmlippen. Eine genaue Beurtheilung dieser letzteren ist indessen meist nur bei recht ruhigem Halten des Kranken möglich, und gerade dazu ist es oft dienlich, erstens einen kleineren Spiegel zu nehmen und zweitens, die Uvula und den weichen Gaumen nicht zu berühren.

Fig. 39.

Um die Hinterwand des Kehlkopfs zu betrachten, ist das von KILLIAN angegebene Verfahren sehr geeignet. Es macht alle sonstigen besonderen Spiegel und Instrumente unnöthig. Bei diesem Verfahren ist es Bedingung, dass sich der Kopf des Kranken höher befinde, als der des Arztes. In der Regel genügt es, wenn der stehende Kranke den Kopf nach vorn beugt. Mitunter muss sich der Arzt vor den Kranken knieen. Im Übrigen wird die Untersuchung gerade so, wie oben angegeben, gemacht. In diesen Fällen bewährt sich auch die elektrische Beleuchtung ganz ausserordentlich. In derselben Stellung kann man meist tief in die Luftröhre sehen, z. B. die verengte Stelle bei Kropfstenosen.

Die Gegend des Kehlkopfventrikels, der MORGAGNI'schen Taschen, sowie die Stimmlippen bei geschwollenen Taschenlippen sieht man, wie AVELLIS zuerst angegeben hat, besser, wenn man den Kranken den Kopf nach der Seite beugen lässt und den Spiegel dann auch in dieselbe Seite einsetzt. Zur Betrachtung der rechten Stimmlippe lasse man den Kopf nach links biegen und setze den Spiegel links von der Uvula ein und umgekehrt. Bei von Natur schief stehenden, skoliotischen Kehlköpfen hat man mitunter ein besseres Bild, indem man den Kopf des Kranken um die senkrechte Achse drehen lässt. Der vordere Glottiswinkel kommt leichter zu Gesicht, wenn man vor dem Kranken steht, da dieser dann den Kopf weiter zurückbiegen muss; ganz vorn sitzende Stimmlippenpolypen kann man oft im Stehen viel besser operiren.

Unter den Stimmlippen erblickt man vorn den Anfang der Luftröhre, doch halte man sich gegenwärtig, dass unter dem Glottiswinkel zunächst noch der halbe Schildknorpel, das *Lig. conoideum* und der Ringknorpel kommen und dass dann erst die eigentliche Trachea beginnt. Bis dahin nennt man die Gegend die subglottische. Von der Luftröhre selbst sieht man je nach der Stellung derselben zur Achse des Kehlkopfs eine grössere oder kleinere Anzahl ihrer weisslich aussehenden Ringe mit den dazwischen liegenden membranösen, röthlichen Streifen. Ist die Trachea gerade, so erkennt man in der Tiefe die Theilungsstelle, eine sagittal verlaufende hellere Falte, rechts und links daneben je ein dunkleres Loch, die beiden Bronchen. Mitunter übersieht man schon so, aber öfter bei der KILLIAN'schen Methode, auch die Hinterwand der Luftröhre, natürlich in stark verkürztem Bilde. Ist die Luftröhre durch Kröpfe verbogen, so muss man verschiedene Stellungen des Kopfes, die stark nach hinten oder vorn geneigten oder die seitliche Drehung u. s. w. versuchen, um in dieselbe hineinsehen zu können.

In der Tiefe sieht man nicht selten auch bei normalen Verhältnissen Pulsationsbewegungen der Luftröhrenwände, welche denselben durch den über den linken Bronchus weglaufenden Aortenbogen mitgetheilt werden. Deutlicher sind diese Bewegungen bei Geschwülsten im Thorax. Ich habe schon wiederholt buckelartige Hervorragungen der Luftröhrenwand bei Aortenaneurysmen deutlich pulsiren sehen.

Nach gemachter Tracheotomie kann man den Kehlkopf auch von unten betrachten, indem man einen ganz kleinen Spiegel nach Herausnahme der Kanüle in die Wunde direkt oder in eine nach oben gefensterte Kanüle einführt. Die Stimmlippen erscheinen von unten gesehen nicht weiss, sondern als zwei röthliche Schleimhautfalten. Dreht man die spiegelnde Fläche nach unten, so übersieht man sehr gut die Luftröhre bis in die Bronchen. Man benutze dazu die ganz kleinen Spiegel von 7—10 mm Durchmesser, Fig. 15, Seite 114. Ohne Kokain geht es in diesem Falle auch oft nicht, da die Trachealschleimhaut sehr reizbar ist, auch ist eine möglichst helle Lichtquelle nöthig.

Schwierigkeiten bei der *Rhinoscopia anterior* können fast nur durch Krustenbildung am Eingang der Nase entstehen. Man muss dann besonders vorsichtig sein, weil beim Aufdrehen des Spiegels leicht Einrisse entstehen, die sehr schmerzen, und dadurch namentlich Kinder sofort kopfscheu machen. Oft gelingt es doch, mittelst eines ganz platten, schmalen Spiegels bei vorsichtigem Aufdrehen einen Einblick in die Nase zu erhalten, mitunter ist es aber nöthig, die Krusten vorher durch Ein- oder Auflegen von etwas Watte und Tränkung derselben mit Mandelöl oder noch besser mit dreiprocentigem Europhenöl zu erweichen. Nach 5—10 Minuten sind sie meist weich genug, um die Einführung des Spekulums zu gestatten. Der Einblick in die Nase kann durch Verbiegung der Scheidewand und durch Schwellung der Muscheln oder Geschwülste beeinträchtigt sein. Einen Theil dieser Schwierigkeiten beseitigt man durch das Einspritzen einer ganz schwachen Lösung von Kokain 1 : 1000. Vorsichtig sei man auch bei solchen Kranken, welche an Nasenbluten leiden, da die zu demselben so geneigte Stelle am vordersten Theil der Scheidewand durch ungeschicktes Einführen des Spiegels leicht zu bluten anfängt; man kann denselben dann auch so einführen, dass er sich senkrecht oder schräg öffnet.

Die Schwierigkeiten bei der *Rhinoscopia posterior* sind zum grössten Theile dieselben wie die bei der *Laryngoscopie,* weshalb ich beide hier gemeinschaftlich besprechen will. Besonders erschwert werden beide durch die Ängstlichkeit der Kranken. Es giebt ja jetzt nur noch selten Menschen, welche so unverständig sind, dass sie erklären, lieber sterben zu wollen, als sich der Untersuchung zu unterziehen, früher war dies häufiger der Fall. Jetzt ist aber die Kenntniss der geringen Belästigung, welche die Untersuchung hervorruft, im Publikum schon verbreiteter. Freundliches oder energisches Zureden, noch besser Vormachen der Untersuchung an einem anderen Patienten, der gut hält, lassen diese Ängstlichkeit meistens überwinden. Gelingt es trotz allen Zuredens nicht, so muss man eben diese Kranken bei ihrem Vorsatz, lieber sterben zu wollen, belassen. Bei sehr ängstlichen Menschen ist es auch zweckmässig, den Spiegel das erste Mal an den harten Gaumen anzulegen und dann so zu thun, als ob man überrascht sei, wie gut der Kranke halte. Viele haben auch eine gewisse Ängstlichkeit vor der Ansteckung durch die Instrumente des Arztes. Dieser begegnet man am besten, indem man sich angewöhnt, die Instrumente, wie schon bemerkt, recht gründlich vor den Augen der Kranken zu reinigen und zuletzt mit dem eigenen Taschentuche derselben abzuwischen, vorausgesetzt, dass es sauber ist oder ihnen eigene neue Spiegel zu geben.

Schon früher habe ich erwähnt, dass man bei der ersten Untersuchung mittelst des Zungenspatels den Kranken anlernen soll, ruhig zu athmen und die richtigen Töne des „Hä" für die Kehlkopfuntersuchung und des „Han" für die *Rhinoscopia posterior* anzugeben. Ich lege auf dies Anlernen einen grossen Werth, denn die Hauptschwierigkeit der Untersuchung besteht in dem unrichtigen Athmen und den das Gaumensegel nicht gehörig erschlaffenden Tönen.

Bei Kranken, welche beides nicht erlernen können, greife man zu dem VOLTOLINI'schen oder dem feststehenden Gaumenhaken. Bei ersterem sieht man die Theile durch das unvermeidliche Würgen röther, bei dem letzteren wegen des nothwendigen Kokainisirens blasser als normal.

Geringe Schwierigkeiten bereitet mitunter ein sehr weit nach hinten reichender harter Gaumen, der den Raum zum Durchsehen verengert. Durch geeignete Spiegelführung ist das Hinderniss leicht zu überwinden.

Die sogenannte Empfindlichkeit des Rachens bei der Untersuchung ist zum grossen Theil eine mentale und kann durch die erwähnten Maassregeln und durch die gleich anzugebenden Kunstgriffe überwunden werden. Eine wirkliche Reizbarkeit kommt namentlich bei starken Rauchern und Trinkern vor. Man kann ihr durch Einpinseln einer 5 procentigen Kokainlösung begegnen, doch bewirkt diese auch manchmal gerade das Gegentheil durch das Knollengefühl, das sie im Halse erzeugt. Besser ist es, wie schon erwähnt, in solchen Fällen den Spiegel etwas vor den weichen Gaumen und das Zäpfchen zu halten.

Mitunter ist das Zungenbändchen zu kurz, um die Zunge fassen zu können. In solchen Fällen drücke man die Zunge mit dem Spatel nieder, wie es oben schon erwähnt wurde. Eine sich emporwölbende Zunge kann man auch, während sie der Kranke hält, mit dem Zeigefinger der linken Hand oder mit dem Spatel etwas niederdrücken. Sie flacht sich auch ab, wenn der Kranke sie beim Festhalten zugleich aktiv vorstreckt. Häufig gelingt der Blick in den Kehlkopf überraschend leicht, wenn man auf das Hervorstrecken der Zunge verzichtet, durch das Niederhalten mit dem Spatel, obgleich man gerade das Gegentheil vermuthen sollte.

Bilden sich Schleimblasen zwischen Zunge und Gaumen, so führe man den Spiegel erst dann ein, wenn die Blasen geplatzt sind, denn sonst beschlägt er sich und muss wieder gereinigt werden. Selten bildet die Grösse der Mandeln ein Hinderniss für die Untersuchung. Man kann da bei empfindlichen Personen mittelst eines ganz kleinen Spiegels zum Ziele kommen, während bei nicht empfindlichen die Mandeln gewöhnlich vermittelst eines grossen auf die Seite gedrückt werden können. Ist das Zäpfchen sehr gross und das Gaumensegel schlaff, so kann dasselbe bei der Untersuchung so zu stehen kommen, dass man es zunächst im Spiegel sieht, wodurch der Einblick in den Kehlkopf verdeckt wird. Wenn die Untersuchung nicht gelingt, indem man den Spiegel seitlich neben das Zäpfchen hält, probire man es mit einem grossen Spiegel No. 5 oder 6.

Der Kehldeckel verursacht durch seine Stellung und seine Gestalt oft Schwierigkeiten. Hängt er sehr herab, wie es besonders bei Leuten mit pathetischer Sprache, bei Pastoren und Rednern, bei Opernsängern, namentlich bei Bassisten vorkommt, so kann man doch meistens durch energische Aufforderung zum „Hi“-Sagen den Kehldeckel hinreichend aufrichten, oder durch stossweises Ein- und Ausathmen, sowie durch Lachen oder Husten das Hinderniss umgehen. Manchmal gelingt, wie erwähnt, die Laryngoskopie auffallend leicht, wenn sich der Arzt stellt. Die Omegaform der Epiglottis oder die etwas zusammengefaltete des kindlichen Kehldeckels hindert weniger, nur kann man dann das Bild meist nicht auf einmal auffassen, sondern muss es sich durch verschiedene Stellung des Spiegels nach rechts und links nach und nach zusammensuchen. Hindert der tiefstehende Kehldeckel den Einblick in den Kehlkopf, so ist es oft möglich, die Aufrichtung desselben durch einen Druck auf den Schildknorpel in sagittaler Richtung zu befördern. Gelingt es nicht, mittelst einer der angegebenen Maassregeln das Hinderniss zu überwinden, so kann man die Epiglottis auch durch eine Sonde oder durch Einführung des Traktors von REICHERT oder den von MOUNT-BLEYER aufrichten. Dazu wird allerdings in der Regel eine vorherige Kokainisirung nöthig sein.

Die Schwierigkeiten der Untersuchung bei Kindern sind natürlich viel grösser. Man versuche es bei ihnen zunächst spielend, indem man ihnen die Instrumente in die Hand giebt, sie von ihrer Ungefährlichkeit überzeugt, ihre Aufmerksamkeit durch kleine Spässe oder Geschichtchen ablenkt. Eltern, namentlich Mütter, können es dem Arzt, besonders aber den Kindern und sich selbst sehr erleichtern, wenn sie ihre Kinder daran gewöhnen, sich in den Hals sehen zu lassen. Ich habe, so lange ich Familienpraxis hatte, dies immer empfohlen, den Kindern auch selbst bei gelegentlichen Besuchen scherzend in den Hals gesehen. Viele meiner Patientinnen hatten die löbliche Gewohnheit, jedem

Kind täglich in den Hals zu sehen, was in einer Sekunde ab-
gemacht war, und ebenso es auch gurgeln zu lassen. Liegt dann
einmal eine ernstere Krankheit vor, oder ist eine Spiegeluntersuchung nöthig, so halten solche Kinder besser als Erwachsene.
Sie gewinnen bei der ersten Untersuchung mit dem Zungenspatel
von CZERMAK, da dieser ja gar nicht belästigt, meistens schon
Vertrauen. Bei Kindern gelingt es meistens überraschend leicht,
mit Freundlichkeit und Geduld ans Ziel zu kommen, wenn auch
nicht immer während der ersten, so doch bei den folgenden
Untersuchungen. Es giebt freilich Exemplare musterhafter Nicht-
erziehung, welche alle freundlichen Versuche scheitern machen.
Ist bei solchen die Diagnose nothwendig, so hilft nur die Gewalt
oder Narkose durch Bromäther mit und ohne örtliches Pinseln mit
Kokainlösung. Man muss bei beiden Arten das Kind so halten
lassen, dass der Gehilfe seine Beine um die des Kindes schlägt,
denn sonst kann es empfindliche Tritte austheilen, mit der rechten
Hand muss er die Arme des Kindes und zugleich den Körper festhalten und mit der linken Hand den Kopf an der Stirn fassen
und fest an seine Brust drücken. Von manchen Seiten ist das
Anwickeln der Kinder auf ein Brett empfohlen worden; ich habe
es, Dank der Hilfe meiner jungen Kollegen, nie nöthig gehabt.
Das Öffnen des Mundes kann man durch Zuhalten der Nase erzwingen oder durch die Einführung des Zungenspatels hinter den
Backenzähnen. Da die Kinder sich selten dazu verstehen, die
Zunge herauszustrecken, so wird sie während der Spiegeluntersuchung mittelst des Spatels heruntergedrückt, oder noch besser,
mit dem MOUNT-BLEYER'schen Haken sanft nach vorn gezogen.
Es ist manchmal nöthig, die Untersuchung mehrmals hinter
einander zu wiederholen, da der beim Schreien beständig hervorquellende Schleim den Spiegel beschlägt und den Einblick verdeckt. Meistens halten die Kinder auch den Athem oft erstaunlich lange an, bei der folgenden Inspiration gelingt es dann in
der Regel, einen Blick in den Kehlkopf zu erhaschen.

Die *Rhinoscopia posterior* wird man bei widerspenstigen Kindern durch die Fingeruntersuchung ersetzen müssen.

Nachdem ich jetzt von allen Schwierigkeiten der Untersuchung
und deren Überwindung gesprochen habe, möchte ich nur nochmals hervorheben, dass die schwierigen Fälle doch immer nur
Ausnahmen bilden und dass bei einiger Übung des Arztes die
Untersuchung in der Regel eine leichte ist. Mit der fortschreitenden Übung verschwinden die Schwierigkeiten immer mehr, auch
schon deswegen, weil man sich angewöhnt, rasch zu sehen, was
besonders bei Kindern sehr nöthig ist, wo man häufig aus Moment-
aufnahmen eine Diagnose stellen muss.

Ungeübteren möchte ich den praktischen Rath geben, in
Fällen, in welchen die Untersuchung nicht gelungen ist, dem
Kranken eine sonst geeignet scheinende oder indifferente Verordnung

zu geben und ihn auf den nächsten Tag oder später wieder zu
bestellen, dann kann man die Untersuchung von Neuem versuchen.
Es geschieht bei Kindern, besonders bei ganz kleinen, leicht, dass
man nicht gleich bei dem ersten Male zu einer Diagnose kommt.
Bestellt man sich dieselben ohne Verordnung wieder, und die
Untersuchung gelingt das zweite uud dritte Mal nicht, so bleiben
die Eltern mit dem Kinde weg, und dasselbe wird nicht geheilt.

Sind die Schmerzangaben unbestimmt oder Schwellungen vorhanden, so ist es nöthig, die Untersuchung des Kranken mittelst
der Sonde zu vervollständigen. Man betaste mit der geknöpften
oder der Hakensonde die Gaumenbögen, das obere und das untere
Ende der Mandel, den Sulcus zwischen Zunge und Mandel, das
hintere Ende der Zunge, den Kehldeckel, den Larynx, die *Sinus
piriformes,* die Seitenwand des Pharynx, die Seitenstränge und
das Cavum. Die Kranken geben dann fast immer sehr bestimmt an, die Schmerzempfindung sei höher oder niedriger, und
man kann so nach und nach den Ausgangspunkt der Beschwerden
finden. In gar nicht seltenen Fällen sind es die in den Mandeln,
besonders in deren oberen Ende steckenden Pfröpfe und die dadurch hervorgerufenen Entzündungen, welche die Ursache der
langdauernden Beschwerden der Kranken abgeben. Auch bei der
Angina phlegmonosa kann man den Sitz des Eiters recht oft durch
Abtasten mittelst des Sondenknopfes finden. Den Kehlkopf wird
man vor der Anwendung der Sonde wohl immer kokainisiren
müssen, wenn er nicht schon durch die Krankheit anaesthetisch
ist. Bei tiefer liegenden Entzündungen, phlegmonöser Laryngitis,
Perichondritis oder Gelenkentzündungen im Cricoarytänoidalgelenk
u. s. w. wird der Druck mit der Sonde trotz Kokain doch Schmerzempfindung wecken. Ferner kann man die geschwollene Hinterwand des Kehlkopfs auseinanderfalten, oder, wenn man in den
Ventriculis Morgagni sehen will, das Taschenband mittelst einer
unten rechtwinklig umgebogenen Sonde aufheben.

Eine recht gute Übung für die Untersuchung ist die Autolaryngoskopie und -rhinoskopie, wozu keiner der dazu angegebenen Apparate nothwendig ist. Am einfachsten ist das Ziel
zu erreichen, wenn man eine elektrische Beleuchtungslampe hat.
Man setzt sie senkrecht auf einen gewöhnlichen Handspiegel; es
ist das der beste autolaryngoskopische Apparat. Sonst ist dafür
auch ein auf einem senkrechten Stab angebrachter Hohlspiegel
recht geeignet, dessen Licht so gerichtet wird, dass es in den
eigenen Mund fällt; um das Bild zu sehen, muss man noch einen
Planspiegel so über die Lichtstrahlen halten, dass dieselben nicht
abgeschnitten werden und in demselben das Bild aufsuchen, oder
man setzt sich nach JOHNSON vor einen gewöhnlichen Toiletten-
spiegel und wirft sich, mit dem Hohlspiegel an seiner Stirn, das
Spiegelbild des Lichts in den Mund. Gerade das Anlegen des
Spiegels lernt man am besten durch Erfahrung an sich selbst.

Phantomübungen haben einen geringen Werth, allenfalls für die Einübung der Bewegungen im Spiegel. Das einfachste Phantom zu dem Zweck stellt man sich her, indem man eine mundgrosse Öffnung 20 cm über dem Boden in die Wand eines Cigarrenkastens schneidet, auf den Boden desselben die Zeichnung eines Kehlkopfbildes legt und dann mit der Sonde die verschiedenen Theile zu treffen sucht. Grossen Werth haben solche Übungen aber nicht, denn am Lebenden ist es doch ganz anders.

Um einem Anderen, während ich selbst untersuche, das Bild des Kehlkopfs zu zeigen, lasse ich denselben an meiner rechten Seite vorbeisehen und drehe den Spiegel so, dass ich die rechte Stimmlippe etwa in der Mitte des Spiegels sehe, dann übersieht der Andere in der Regel den ganzen Kehlkopf. Den Spiegel hält man dabei am Besten mit der linken Hand oder nimmt den von B. Fränkel angegebenen Spiegel mit stumpfwinklig gebogenem Stiel. Man kann auch Gegenspiegel zwischen Arzt und Kranken mit der glänzenden Fläche nach letzterem zu einschalten, z. B. an den Beleuchtungsspiegel halten und damit das Bild aufsuchen, oder an der Seite des Beleuchtungsapparates anbringen lassen. Mit der erstbeschriebenen Art habe ich schon vielen Kollegen den Befund bei ruhiger haltenden Kranken gezeigt. Bei unruhigeren sieht der Andere doch nichts, wenn er nicht selbst untersuchen kann.

Killian hat für solche Demonstrationen verschiedene Methoden erfunden, von welchen der eine, allerdings ziemlich komplicirte Apparat für Unterrichtszwecke recht brauchbar scheint.

Im letzten Jahre hat Kirstein in Berlin eine neue Art der Kehlkopfuntersuchung angegeben, die er Autoskopie nennt. Sie beruht auf dem Prinzip, die gebogene Strecke von den Zähnen bis zu dem Kehlkopf durch den Druck eines sehr festen Spatels in einen geraden Kanal zu verwandeln. Sein im Laufe des Jahres schon mehrfach abgeändertes Instrument, Fig. 40, besteht in dem festen Spatel, der rechtwinklig an einem Griff festgemacht ist, in dem sich oben eine Kasper'sche Lampe befindet, über die man hinweg sieht. Der Kranke beugt sich bei der Untersuchung nach vorn, streckt das Kinn weit vor oder er liegt auf dem Rücken mit herabhängendem Kopf auf einer in der Höhe des Untersuchers befindlichen Tischplatte. Das Instrument wird ziemlich dreist, wie Voltolini es für seinen Haken empfohlen hat, bis an die Zungenwurzel eingeführt, diese nach vorn gedrückt und dadurch der Kehldeckel gehoben; gelingt es so nicht, in das Innere des Kehlkopfs zu sehen, so muss man das Ende des Spatels auf die laryngeale Fläche des Kehldeckels bringen und diesen nach vorn drängen.

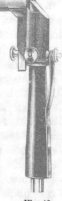

Fig. 40.

Man übersieht dann gewöhnlich sehr gut die Hinterwand und die hintere Hälfte der Stimmlippe, oft auch das vordere Ende derselben. Da nach der Angabe des Erfinders sehr viel auf die Übung in der Führung des Instruments ankommt, so hat die Methode bis jetzt die besten Ergebnisse in dessen Hand gehabt, Andere waren nicht so glücklich in der Anwendung. Ich habe mich zuerst gelegentlich einer Vorzeigung des Verfahrens in Heidelberg davon überzeugt, dass man einen überraschend schönen Einblick in den Kehlkopf und bis tief in die Luftröhre gewinnen kann, eigene Versuche haben mir das bestätigt. Das KIRSTEIN'-sche Verfahren erscheint mir recht geeignet für die Vornahme von Operationen in der Narkose bei gleichzeitiger Kokainisirung. KIRSTEIN selbst und P. BRUNS haben bereits Stimmlippenpolypen mit Erfolg auf diese Weise operirt.

Wenn KIRSTEIN in der ersten seiner bereits ziemlich zahlreichen Veröffentlichungen gemeint hat, dass sein Verfahren die ganze bisherige Untersuchungsmethode umwerfen würde, so hat er in den letzten Arbeiten bereits wesentliche Zugeständnisse zu Gunsten der alten Art der Untersuchung gemacht. Einstweilen möchte ich die letztere auch im Interesse der Kranken, die durch sie gar nicht oder sehr viel weniger belästigt werden, für gewöhnlich vorziehen. Immerhin ist das Verfahren recht interessant, indem es zeigt, dass auf einem Gebiete, das man allgemein für abgeschlossen hielt, doch etwas wesentlich Neues erfunden wurde.

Ich kann mich BRUNS nur anschliessen, wenn er meint, dass der Name Autoskopie für das Verfahren nicht ganz passe, da er schon von CZERMAK für die Selbstbesichtigung gewählt worden sei. BRUNS benennt es direkte Laryngoskopie und das Instrument Kehlkopfspekulum, und will die Spekulumuntersuchung von der Spiegeluntersuchung nach der bisherigen Methode unterschieden wissen. Hoffentlich lässt sich der Erfinder bewegen, sein junges vielversprechendes Kind noch umzutaufen. Am Tage vor der Absendung meines Manuskripts geht mir die letzte Veröffentlichung KIRSTEIN's zu, nach welcher der gewöhnliche FRÄNKEL'sche Zungenspatel, Fig. 19, Seite 117, vollkommen zur Ausführung der „Spatelmethode" genügt, so dass man mit seiner Hilfe bis an die Bifurkation sehen kann.

Man hat bereits viele Versuche gemacht, die Ergebnisse der Untersuchung auf verschiedene Weise festzuhalten. So hat schon CZERMAK seinen Kehlkopf photographiren lassen, ich selbst besitze ein solches Bild. Seit der Zeit sind von vielen Kollegen mit grösstem Fleiss und unermüdlicher Ausdauer immer wieder Versuche gemacht worden, eine brauchbare Photographie des Kehlkopfs herzustellen. Sie scheiterten aber daran, dass die verschiedenen Theile desselben nicht in einer Ebene liegen, also dass, wenn auch die Stimmlippen scharf waren, wie zum Theil in den von FRENCH in Berlin gezeigten Photographien der Glottis beim

Gesang, doch die Taschenlippen und besonders der Kehldeckel ganz undeutlich erschienen. Ebenso zeigen auch die neuesten von WAGNER und MUSEHOLD, wenn wir aufrichtig sein wollen, recht unklare Bilder, weit davon entfernt, eine gute Zeichnung ersetzen zu können. Ich hoffe, die Ausdauer der Kollegen wird es noch dahin bringen, untadelhafte Bilder zu liefern. Bei jeder Zeichnung kommt ja die subjektive Auffassung des Zeichners mit in Rechnung, wesshalb eine gute Photographie einer solchen immer überlegen sein wird.

Der Kuriosität halber will ich noch erwähnen, dass MOUNT-BLEYER die Stimmen seiner Kranken phonographisch aufgenommen hat. Man kann sie ihnen dann wieder vorführen und beweisen, wie gut man sie behandelt, oder auch das Gegentheil. Er hat ferner den Husten in verschiedenen Krankheiten aufgenommen, um den charakteristischen Ton für jede derselben seinen Schülern immer vorführen zu können. Der Ton soll so vollkommen wiedergegeben worden sein, dass die Zuhörer fürchteten, vollge-hustet zu werden und sich deshalb von dem Apparat entfernten.

Ueber die Untersuchung der Nebenhöhlen der Nase werde ich in dem betreffenden Abschnitte ausführlich reden. Als Beihülfe dazu hat man seit einigen Jahren auch die Methode der Durchleuchtung benutzt. Die Idee stammt von CZERMAK und wurde von ihm zuerst mit Sonnenlicht am Kehlkopf ausgeführt, dann besonders durch VOLTOLINI mit elektrischem Lichte wieder aufgenommen, neuerdings von HERYNG und VOHSEN für die Nebenhöhlenunter-suchung empfohlen.

Man muss dafür ein möglichst dunkles Zimmer haben und eine geeignete elek-trische Lampe. Die von VOHSEN angegebenen scheinen mir die besten zu sein. Die eine hat noch eine zweite Glashülle und eine Vorrichtung zum Wasserspülen dazwischen. Diese ist indessen nicht nöthig, weil man die Durchleuchtung nur sekundenweise anwendet. Die VOHSEN'sche Lampe ist sehr glatt und leicht gründlich zu reinigen, deshab auch geeignet, sie in den Mund nehmen zu lassen, Fig. 41 oder Fig. 42. Die MEISSEN'-sche Lampe halte ich dagegen nicht für so empfehlens-werth, eben wegen der Schwierigkeit, sie genügend zu reinigen. Vor der Untersuchung lasse man den Kranken etwaige Zahnplatten herausnehmen! Zur Unter-suchung der Kieferhöhle lässt man die Lampe in den Mund nehmen bis etwa in die Mitte der Zunge und

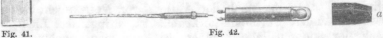

Fig. 41.　　　　　　　　Fig. 42.

die Lippen fest schliessen, damit kein Licht herausdringt. Bei
dem Erglühen der Lampe erscheint das Gesicht roth durchleuchtet,
wie die Finger vor einer gewöhnlichen Lampe, und der Kranke
hat einen röthlichen Schein in beiden Augen. Besonders wichtig
ist es, auf die Gegend unter dem Infraorbitalrand zu achten und
auf die Pupille. Wenn unter normalen Knochenverhältnissen die
entsprechende Gesichtshälfte, besonders in der eben erwähnten
Gegend und die Pupille dunkler sind, oder der Kranke den
helleren Schein in dem einen Auge vermisst, so spricht dies ziemlich zuverlässig für das Vorhandensein von Eiter in der Kieferhöhle.

In der Schnelligkeit (eine Sekunde genügt) beruht der Vortheil
der Methode, nur muss man nicht glauben, dass sie unfehlbar ist.
Man muss sich im Gegentheil die etwaigen Fehlerquellen im Gedächtniss halten, um keine Trugschlüsse zu machen. Sind beide
Seiten gleich dunkel, so kann das daher rühren, dass beide
Kieferhöhlen mit Eiter erfüllt, oder dass die Gesichtsknochen so
dick sind, dass sie sich nicht durchleuchten. Bei einseitiger Ver-
dunkelung kann eine Schiefbildung des Kiefers, Verstopfung der
Nase durch Polypen, Tampons (!) oder auch eine andere Erkrankung des Kiefers Schuld sein. Ein seröses Exsudat in dem
Kiefer wird sich gut durchleuchten lassen und mittelst der Methode
nicht zu erkennen sein. Trotz aller dieser Fehlerquellen verlohnt
sich doch die kleine Mühe, die eine Sekunde anzuwenden. Ist
das Ergebniss negativ, so wird man bei vorhandenen sonstigen
Symptomen, die auf Erkrankung der Kieferhöhle hinweisen, doch
die in dem Abschnitt über Erkrankungen der Nebenhöhlen angegebenen weiteren Untersuchungsmethoden anwenden, ist es
positiv, so wird man darin nach Abzug sonstiger Möglichkeiten
eine angenehme Bestätigung seines Verdachtes finden und um so
beruhigter an die weitere Untersuchung zunächst der dunklen
Seite herantreten. Ist bei Stirnkopfschmerz z. B. das Ergebniss
der Durchleuchtung negativ, so wird man erst an andere Ursachen
zu denken haben, ehe man bei Mangel sonstiger objektiver Symptome zur Probepunktion der Kieferhöhle schreitet.

Bei der Stirnhöhle sind die Ergebnisse der Durchleuchtung
bis jetzt noch sehr unsichere. Um sie zu durchleuchten, stülpt
man ein Hütchen von Gummi oder Holz, Fig. 42 a, über die Lampe
und drückt dasselbe in den Winkel zwischen Nase und Augenbraue
nach oben gerichtet hinter dem oberen Orbitalrand an. Das Ergebniss ist um so weniger maassgebend, als die dicke Haut der
Augenbraue für Licht sehr durchscheinend ist. Ich habe hie und
da bei Stirnhöhleneiterung die betreffende Seite dunkler gefunden,
meistens aber nicht. Schneidet der Lichtschein in der Mitte der
Stirn ab, so ist das nach der Ansicht von VOHSEN ein Zeichen,
dass die andere Stirnhöhle erkrankt ist, dringt das Licht weit
nach der anderen Seite hinüber, so kann man annehmen, dass

die Höhle der betreffenden Seite fehlt, da der Knochen das Licht besser leitet. Bei beiden Untersuchungen hilft es, wenn man den unteren Theil des Gesichts mit der einen Hand bedeckt, dann tritt die röthliche Farbe deutlicher hervor.

Für die Kehlkopfuntersuchung, bei welcher der Apparat mit dem Hütchen wie für die Stirnhöhlendurchleuchtung vorn auf den Kehlkopf gesetzt wird, halte ich die Methode für werthlos. Es ist daneben auch schon recht schwer, in dem dunklen Rachen den Spiegel richtig anzulegen. Schön sieht allerdings so ein durchleuchteter Kehlkopf aus, ebenso schön ist der Blick in eine durchleuchtete Nase, aber praktischen Nutzen habe ich in keinem Falle erzielt.

ZWAARDEMAKER in Utrecht hat vor wenig Jahren einen Olfaktometer angegeben, um das Riechen zu messen, Fig. 43. Die Abbildung stellt einen für beide Nasen gerichteten Olfaktometer dar; man kann jede Röhre herausnehmen und einzeln verwenden. Die innere Röhre ist in Centimeter eingetheilt. Man setzt das gebogene Ende ganz kurz in die Nase ein, nachdem man den mit der Geruchsubstanz getränkten Cylinder allmählich weiter herausgeschoben, bis der Kranke angiebt, den Geruch zu empfinden, den er dann aber auch seiner Qualität nach beschreiben muss; dann liest man ab, wie viele Centimeter man die Röhre vorgeschoben. ZWAARDEMAKER benutzt zum Prüfen Cylinder von Juchten-

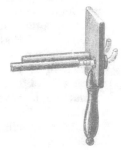

Fig. 43.

leder oder solche, die mit *Succus Liquiritiae* oder *Gummi ammoniacum* gefüllt sind, ferner Lösungen, mit welchen man Porzellancylinder tränkt: 3procentige Mischungen von Benzoetinktur, Bittermandelwasser etc. Bei starken Gerüchen, z. B. Ammoniak, muss man aber in Betracht ziehen, dass sie auch durch Reizung des Trigeminus empfunden werden können.

Die Porzellancylinder müssen nach dem Gebrauch jedes Mal in strömendem Wasser gründlich ausgewaschen und wieder getrocknet werden. Man wird sie wohl auch ausglühen können. Die Hände des Untersuchenden müssen mit frischem Wasser gewaschen sein, um störende Nebengerüche zu vermeiden.

Das *Minimum perceptibile* eines Menschen mit normalem Geruch ist bei gleicher Weite der Untersuchungsröhren für einen bestimmten Geruch eine konstante Grösse; ZWAARDEMAKER nennt es eine Olfaktie. Er hat z. B. gefunden, dass dieselbe für den Kautschukgeruch bei seiner Röhrenweite 0,7 beträgt, dass also ein normal riechender Mensch den Geruch wahrnimmt, wenn der Kautschukcylinder 0,7 cm herausgeschoben wird. Riecht ein Kranker nun denselben Geruch bei der gleichen Röhrenweite erst auf 2,1 cm, so hat er eine Geruchschärfe 1/3 oder Olfaktie 1/3. Man kann es auch so ausdrücken, dass der Mensch bei einer Riechschärfe 1/2, zwei Olfaktien und bei einer 1/3, drei Olfaktien als *Minimum perceptibile* nöthig hat. Um vergleichbare Messungen zu gewinnen, muss man also erst seinen Apparat auf die Grösse einer Olfaktie z. B. für Kautschuk probiren und die gefundene Grösse gleich 1 setzen.

REUTER, der die Untersuchungen ZWAARDEMAKER's eingehender nachgeprüft hat, fand, dass man als Geruchproben am besten folgende vier Mittel benutzt: 1. Kautschuk (Siegellackgeruch), 2. eine Mischung von *Gummi ammoniacum* und Guttapercha (Lakritzengeruch), 3. *Resina Benzoës* (Vanillegeruch), 4. *Rad. Sumbul* (Moschusgeruch). Diese verschiedenen Gerüche stehen in einem ganz bestimmten Verhältniss zu einander, so dass z. B. bei der Weite seiner Riechröhren die Intensität von 6 cm Kautschuk der von 0,07 Vanille, 0,04 Ammoniakguttapercha und 0,0008 Moschus entspricht. Dividirt man in die bei einem Kranken gefundenen Cylinderlängen für die genannten Gerüche mit den eben angegebenen Verhältnisszahlen, so muss immer derselbe Werth herauskommen, sonst ist ein Fehler in der Beobachtung vorgefallen. Wenn man z. B. bei Vanille 2 cm gefunden und bei Ammoniakguttapercha 1,2 und bei Moschus 0,25 und dividirt mit den obigen Normalzahlen hinein, so erhält man die Zahl von annähernd 30 in jedem Falle.

Die Riechschärfe wird ausgedrückt durch einen Bruch, dessen Zähler die obige normale Cylinderlänge für die Geruchsubstanz ist und dessen Nenner in der bei der Person gefundenen Cylinderlänge besteht.

Bis jetzt hat die Methode für die Pathologie und Diagnose noch nicht genügende Beachtung gefunden. Ich habe sie in einigen Fällen geprüft und kann sie als einen guten Maassstab für die Riechempfindungen empfehlen.

Die Nasenathmung untersucht ZWAARDEMAKER mittelst eines unter die Nase gehaltenen kalten Spiegels; wenn er darauf ausathmen lässt, erscheint ein auf der engeren Seite kleinerer Belag.

Das Athemgeräusch bei zugehaltenem Nasenloch giebt ein ganz gutes Urtheil über die Durchgängigkeit der betreffenden Seite. Die Nasenathmung kann bei einer anscheinend sehr engen Nase doch normal sein.

Zu einer vollkommenen Untersuchung gehört ferner das Anschauen des Halses von aussen: die Inspektion. Man kann viele Schwellungen schon gleich sehen, und aus dem Aussehen des Halses Schlüsse ziehen, die freilich durch eine genauere Untersuchung dann noch bestätigt werden müssen. So ist es bekannt, dass sich bei länger dauernden Verengerungen der Luftröhre der Ringknorpel dem *Manubrium sterni* nähert, ja ganz dicht an ihm liegen kann, und umgekehrt, dass bei solchen des Kehlkopfs der Hals eher gestreckt wird, zuweilen selbst nach hinten gebogen erscheint. Bei ersteren bewegt sich der Kehlkopf nicht, bei den letzteren steigt er beim Ausathmen in die Höhe und sinkt beim Einathmen. Pulsiren des ganzen Kehlkopfs fand LITTEN in einem auf der GERHARDT'schen Klinik beobachteten Falle durch ein Aneurysma der *Aorta adscendens* und des Bogens veranlasst. Davon zu unterscheiden ist das Hüpfen der Luftröhre das „Tugging" OLIVER's, das bei Aortenaneurysmen beobachtet wird und in einem nach abwärts ziehenden Pulsiren besteht.

Eine wichtige Ergänzung der Untersuchungen ist das Befühlen des Halses von aussen, die Palpation. Es ist dies ja bei Schwellungen eigentlich selbstverständlich, aber auch sonst sollte es nie unterlassen werden. Man hat dabei vor allem auf Lymphdrüsenschwellungen zu achten; bei Zweifeln wegen Lues genügt oft ein Griff nach den Maxillardrüsen, um die Diagnose zu einer sicheren zu machen. Perichondritis an dem *Septum narium* verräth sich fast immer durch eine auffallend dicke Nasenscheidewand. Speichelsteine fühlt man meist besser, als man sie sieht etc. Zur Diagnose einer äusseren Perichondritis des Kehlkopfs ist die Palpation unerlässlich; die Schwellung stellt sich bei dieser Erkrankung als eine kissenartige dar, welche schmerzhaft ist, im Gegensatz zu den Tumoren, welche es nicht sind. Bei Kröpfen etc., fühlt man Verdrängungen des Kehlkopfs nach den Seiten, manchmal liegt dieser sogar ganz am Sternocleidomastoideus draussen. Durch Druck von der Seite oder von vorn kann man ein durch Kropf bedingtes stenotisches Athmen verstärken oder abschwächen. Bei Frakturen und Nekrosen wird man bisweilen auch Krepitation, ferner bei Parese oder Paralyse des *Musc. anterior* eine mangelhafte Annäherung des Ring- an den Schildknorpel fühlen können.

Auch feinere Unterschiede kann man durch die Palpation erkennen, so bei Rekurrenslähmung die verminderten Schwingungen der Stimmlippen auf der kranken Seite, wenn man beide Zeigefinger auf symmetrische Stellen des Kehlkopfs aufsetzt, ferner das Schwirren bei Luftröhrenverengerungen, die arythmischen Bewegungen der Stimmlippen bei Koordinationsstörungen u. s. w.

Bei mageren Menschen kann man durch einseitigen Druck auf den hinteren Rand des Schildknorpels denselben mitunter so um seine senkrechte Achse drehen, dass man bequem die hintere Fläche des Ringknorpels u. s. w. befühlen kann.

Unter allen Umständen sollte die äussere Palpation nie unterlassen werden bei Kranken, welche über Schmerzen im Halse klagen, und bei denen die innere Untersuchung einen greifbaren Grund für die Beschwerden nicht gegeben hat. Die Ursache des Schluckschmerzes liegt gar nicht selten in Entzündungen der Schilddrüse oder anderer Halstheile, in rheumatischen Erkrankungen der Halsmuskeln, die man dann einzeln durchfühlen muss, bis man den richtigen herausgefunden hat. Ich habe schon wiederholt eine besondere Schmerzhaftigkeit des Omohyoideus gefunden. Schluckschmerzen sind recht oft durch Schmerzhaftigkeit des Hyoglossus verursacht etc.

Durch das Ohr kann man aus der Art der Stimme oder der Sprache Schlüsse auf die Erkrankung ziehen. Eine vollständige Aphonie findet sich eigentlich nur bei trockener Laryngitis und bei nervöser Aphonie, eine rappelnde Sprache fast immer bei Rekurrenslähmungen und bei Stimmlippenpolypen. Die klosige Sprache bei Hypertrophie der Mandeln erreicht den höchsten Grad bei der Peritonsillitis; auf die todte Sprache bei Verengerungen des Nasenrachenraums hat W. Meyer bekanntlich aufmerksam gemacht; einen nervösen Husten wird man auf weite Entfernungen an dem Klang erkennen können.

Zu einer ganz vollständigen Untersuchung gehört auch die mittelst der Nase, wobei aber die mit schlechtem Geruch begabten Kollegen im Nachtheil sind. Ich werde später über die unangenehmen Gerüche bei Ozaena sprechen, besonders aber bei den syphilitischen Erkrankungen in der Nase. Der Geruch allein unterscheidet eine Ozaena von einer *Rhinitis atrophicans sicca*. Nicht so ganz selten kommen Mütter mit heirathsfähigen Töchtern zu dem Arzte mit der Angabe, die Tochter rieche aus dem Halse, und es ist wirklich in einzelnen Fällen recht schwer, die Ursprungsstelle der unangenehmen Erscheinung ausfindig zu machen. Man untersuche dann zuerst die Zähne und dann die Nase. In fast allen Fällen sind es eiternde kariöse Zähne oder Ozaena, die die Ursache abgeben; in manchen Fällen auch die unter dem Abschnitte Mandeln zu erwähnenden Pfröpfe. Die Unterscheidung, ob der Geruch aus Mund oder Nase stammt, macht man am besten so, dass man zuerst den Mund zuhalten und durch die Nase ausathmen lässt und danach umgekehrt. Um zu entscheiden, woher der Geruch kommt, wische man danach zunächst die Zähne mit einer Wattesonde ab und prüfe, ob der Geruch an ihr derselbe ist, den man auch so empfunden; danach gehe man auch in die Fossulae der Mandeln ein. Stinkender Athem aus der Trachea kommt nur bei *Ozaena trachealis, Bronchitis putrida* und syphilitischer Nekrose der Luftröhrenringe vor, welch' letztere aber zu den seltensten Erkrankungen gehört.

Enge Stellen in dem oberen Theile der Luftröhre sind schon früher sondirt und durch Instrumente behandelt worden, v. Schrötter hat dies zuerst in grösserem Umfange gethan. Landgraf war der erste, der eine Verengerung des Bronchus sondirte und erweiterte, und neuerdings hat Seifert einen mit vielem Erfolg behandelten Fall mitgetheilt. Landgraf giebt die Entfernung der Bifurkation von den Zähnen in seinem Falle auf 28,5 cm an; Seifert gelangte mit dickeren Sonden bis zu 32 und mit dünneren bis zu 47 cm. Der Kranke Seifert's vertrug enorme Mengen von Kokain in der Luftröhre.

Die Untersuchung der Speiseröhre wird von den Meisten gleich mit der Sondirung angefangen. Man sollte aber als Regel vorher das von HAMBURGER angegebene Verfahren anwenden, durch welches der Sitz der Krankheit oft recht gut ermittelt werden kann. Dasselbe besteht darin, dass man den Kranken einen kleinen Mund voll Wasser nehmen lässt und ihn während des Schluckens desselben auskultirt und zwar zuerst vorn links über der Klavikel hinter der Trachea, bei dem zweiten Mund voll hinten neben dem siebenten Halswirbel und bei den folgenden allmählich weiter herunter bis zum achten Brustwirbel, in dessen Höhe die Kardia anzunehmen ist (nach ROSENHEIM befindet sich die Kardia in der Höhe des elften bis zwölften Brustwirbels); zuletzt auskultirt man, wenn das Schluckgeräusch nicht vorher aufgehört hat, am *Processus xiphoideus.* Man hört bei normalem Oesophagus in der Ebene des Zungenbeins ein schallendes Gurgeln, darunter ein glattes Durchschlupfen des Wassers mit Glucksen, und nur am *Proc. xiphoideus* das Durchspritzgeräusch, wie es auch EXNER beschrieben hat. Finden sich Verengerungen in der Speiseröhre, so nimmt das Geräusch schon weiter oben den spritzenden, gepressten Charakter an oder hört an einer Stelle ganz auf, wenn die Verengerung daselbst stärker ist. Bei Erweiterungen hört man ein mehr plätscherndes Geräusch.

In fast allen Fällen wird man aber die Untersuchung durch die Sondirung vervollständigen müssen. Bei der Einführung aller Instrumente in die Speiseröhre lasse man den Kopf möglichst nach rückwärts legen, suche sich in der Regel seinen Weg durch den *Sinus piriformis* und gehe erst, wenn man denselben passirt hat, nach der Mitte zu. Das Einführen von Instrumenten hinter der Platte des Ringknorpels her ist nie angenehm, wie sich Jeder durch einen Versuch an sich selbst überzeugen kann. Die Sonde darf, wie KÖNIG sehr richtig sagt, nicht „bohrend", sondern muss „sondirend" vorgeschoben werden. Alle Sondirungen sollen mit Anwendung von möglichst wenig Kraft geschehen, Gewalt ist gänzlich auszuschliessen. Durch öfteres Vor- und Zurückschieben, Vorgehen nach rechts und nach links muss man etwaige Hindernisse zu überwinden suchen. Hat man einen Verdacht auf Fremdkörper, so ist, wie das v. LANGENBECK sehr betont hat, eine Sonde mit einem Metallknopf vorzuziehen, weil man damit besser das Reiben des rauhen Gegenstandes an demselben spüren kann. Bei vermutheter Verengerung versucht man zuerst eine mittlere Sonde, dann dünnere oder dickere. Grosse Vorsicht ist bei Anaesthesie des Kehlkopfs zu empfehlen, weil man in denselben gerathen könnte. In krebsigen Geschwüren kann die Sonde leicht einmal in das Mediastinum gerathen, was den Ausgang der Krankheit zwar nicht ändern, aber unangenehm beschleunigen könnte. In Fällen von Aneurysmen unterlasse man die Sondirung lieber ganz; es sind eine ganze Anzahl derselben bekannt geworden, in denen die Ruptur bei der Sondirung eintrat. Ehe man also sondirt, muss man den Thorax auf etwaige Zeichen dieser Krankheit genau durchsuchen, wie ich das später bei den Rekurrenslähmungen angeben werde.

Man pflegt den Sitz einer Erkrankung in der Speiseröhre in Centimetern, von den Schneidezähnen an gemessen, anzugeben. Die Entfernung des Anfangs der Speiseröhre von den Schneidezähnen bei Erwachsenen beträgt im Durchschnitt 15 cm, die Länge der Speiseröhre selbst 25 cm, die Kreuzung mit dem linken Bronchus liegt 10 cm unter dem Ringknorpel. Ist die Sonde also 40 cm von den Schneidezähnen eingedrungen, so darf man annehmen, dass sich ihre Spitze in dem Magen befindet.

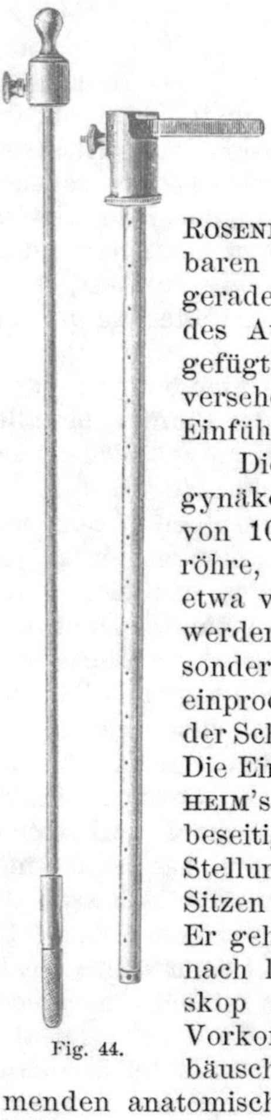

Nachdem frühere Versuche von MICKULICZ, v. HACKER und LÖWE keine befriedigenden Ergebnisse auf die Dauer gehabt haben, ist die Oesophagoskopie durch die Bestrebungen ROSENHEIM's jetzt, wie es scheint, zu einem brauchbaren Verfahren geworden. ROSENHEIM benutzt dazu gerade, bis zu 14 mm starke Röhren, die an den Griff des Autoskops von KIRSTEIN, Fig. 40 Seite 139, angefügt werden. Fig. 44 stellt die mit Theilstrichen versehene Röhre dar, links daneben sieht man den zur Einführung nöthigen Mandrin mit weicher Gummispitze.

Die Untersuchung geschieht im Liegen in einem gynäkologischen Stuhl. Vorher muss mit einer Sonde von 10 mm Dicke festgestellt werden, ob die Speiseröhre, eventuell bis wohin sie durchgängig ist, und etwa vorhandene Divertikel und der Magen ausgespült werden. In die Speiseröhre wird mittelst einer besonderen Spritze oder eines dünnen Katheters eine einprocentige Kokainlösung eingespritzt und danach der Schlund mit einer 20procentigen Lösung kokainisirt. Die Einführung begegnet nach der Schilderung ROSENHEIM's doch öfter Schwierigkeiten, die er dadurch beseitigt, dass er das Instrument in verschiedenen Stellungen einzuführen versucht, er beginnt z. B. im Sitzen und vollendet die Einführung im Liegen u. s. w. Er geht von dem rechten Mundwinkel aus die Spitze nach links drängend ein und schiebt das Oesophagoskop nach Entfernung des Mandrins langsam vor. Vorkommende Schleimmassen werden mittelst Wattebäuschchen weggetupft. Die dabei in Betracht kommenden anatomischen Verhältnisse in Bezug auf den Verlauf der Speiseröhre habe ich Seite 49 geschildert.

Fig. 44.

ROSENHEIM hat eine ganze Reihe mit seinem Instrument gewonnener praktischer Untersuchungsergebnisse veröffentlicht, so die Befunde bei 18 Krebsen, und auch E. Meyer hält dasselbe nach seinen Erfahrungen für praktisch. Ich selbst besitze es erst seit Kurzem und habe damit noch keine Versuche anstellen können.

Allen diesen örtlichen Untersuchungen hat aber stets eine Prüfung des Zustandes des übrigen Körpers zu folgen. Ich untersuche fast jedem Kranken, der zu mir kommt, wenigstens die Brust, wie oft findet man dabei Anfänge tieferer Erkrankungen, die bei rechtzeitiger Behandlung noch eine günstige Prognose geben! Für die allgemeine und örtliche Behandlung werden auf diese Weise wichtige Fingerzeige gewonnen; wie ganz anders wird sie sich gestalten, wenn bei dem Kranken das Vorhandensein eines nicht akkommodirten Herzens, eines Diabetes oder gar eines Magenkarcinoms festgestellt worden ist u. s. w. u. s. w.

7. Die örtliche Behandlung.

Ein grosser Theil der Erkrankungen der oberen Luftwege hängt von Störungen der verschiedenen Organe oder des Allgemeinbefindens ab. Es ist daher dringend nothwendig, dass man sein Hauptaugenmerk auf die Behandlung dieser Zustände richte und sie nach den Grundsätzen behandle, welche uns die Erfahrung in der inneren Medicin, Chirurgie und sonstigen Fächern an die Hand giebt. Damit werden wir in gar manchen Fällen allein auskommen, in den meisten jedoch auch zu örtlichen Behandlungen greifen müssen, um die örtliche Äusserung der Krankheit einer schnelleren Heilung zuzuführen.

Ich übergehe die äussere örtliche Behandlung des Halses, weil ich sie bei den wenigen Krankheiten, bei welchen man sie noch anwendet, besprechen werde. Ich möchte nur erwähnen, dass man den Blutstrom vom Inneren nach der Haut durch laue oder warme Umschläge ablenken kann. Ein PRIESSNITZ'scher Umschlag muss aber so gemacht werden, dass die Luft nicht zu dem nassen Theile gelangen kann. Wenn er gut angelegt ist, muss er nach 6—10 Stunden noch feucht und warm sein, sonst schadet er mehr als er nützt. Nach dem Abnehmen des Umschlages muss man die Haut gründlich kalt waschen und mit einem rauhen Tuch wieder warm reiben. Der feuchtwarme Umschlag lässt sich recht gut durch Auflegen frischen Specks oder in chronischen Fällen durch andere Hautreize ersetzen, am besten durch Jodtinktur, welche beliebige Grade der Reizung gestattet. Kälte kann man im Eisbeutel oder mittelst der LEITER'schen Röhren anwenden, sollte aber nicht zu lange damit fortfahren, sondern von Zeit zu Zeit Unterbrechungen eintreten lassen. Es ist zweckmässig, die genannten Apparate nicht direkt auf die Haut, sondern ein Stück Zeug dazwischen zu legen. Die nähere Beschreibung der Anwendung der genannten Röhren siehe in dem Abschnitt über die Erkrankungen der Schilddrüse.

Arzneimittel kann man in verschiedener Form in den oberen Luftwegen anwenden, in Gasform oder als Spray, oder man bringt sie mittelst geeigneter Instrumente auf einen umschriebenen Platz in flüssiger, fester oder in Pulverform.

In Gasform verwende ich hauptsächlich die lauwarmen Wasserdämpfe entweder mit oder ohne arzneiliche Zusätze, z. B. von *Balsamum peruvianum* in der Behandlung der Kehlkopfphthise bei solchen Kranken, welche ich nicht örtlich behandeln kann. Ich verordne den Balsam mit der Hälfte Spiritus verdünnt, damit er sich ·leichter tropft: *Bals. peruv.* 10,0, *Spir. vini* 5,0, davon 5—10 Tropfen auf ein viertel Liter kochenden Wassers getropft und den Dampf durch ein einen Meter langes, über dem Topf weiteres, nach oben enger werdendes Papierrohr eingeathmet, mehrmals täglich 3—5 Minuten lang.

Eine zweckmässige Art der Einathmung für gasförmige Stoffe ist die mittelst der CURSCHMANN'schen oder HAUSMANN'schen Masken. Sie eignen sich besonders für die balsamischen Harze und Öle, Kiefernadel- und Latschenkieferöl oder für Karbol in stärkeren Lösungen 50—100 Procent. Von Wien aus wurden durch Dr. HARTMANN Einathmungen von Lignosulfit empfohlen; sie werden jetzt in verschiedenen Badeorten abgegeben. Eine persönliche Erfahrung darüber habe ich nicht. Gleichsam ein Mittelding zwischen diesen gasförmigen und den gleich zu erwähnenden Einathmungen zerstäubter Flüssigkeiten bilden die durch die von WASSMUTH erfundenen Sprayapparate erzeugten Nebel, mittelst deren ein ganzes Zimmer mit aufs Feinste verstäubten medikamentösen Lösungen erfüllt wird, und zwar ist die Vertheilung eine so feine, dass die Flüssigkeiten sich nicht auf die Kleider u. s. w. niederschlagen. Dazu verwendet werden entweder die Soolen der Wasser von Ems, Wiesbaden oder Reichenhall oder auch Lösungen von *Natrium chloroborosum.* Es ist gar nicht zu bezweifeln, dass eine Flüssigkeit in so feiner Vertheilung mit der eingeathmeten Luft bis in die Bronchien gelangt. Angezeigt ist ihr Gebrauch hauptsächlich bei den Erkrankungen der tieferen Luftwege, aber auch bei *Rhinopharyngolaryngitis sicca.* Die Einathmungen von Arzneimitteln mittelst der kleinen handlichen Sprays war früher viel mehr im Gebrauch als jetzt. Ich will nicht bezweifeln, dass auch damit ein richtig eingeathmetes Mittel in die Bronchien gelangen kann, aber wenn man die Einathmungen etwas mit kritischem Auge verfolgt, so kommt man zu der Überzeugung, dass sie mehr ein Beruhigungsmittel für das Gewissen des Arztes, als ein Hilfsmittel für den Kranken sind, da nur sehr wenige Kranke richtig einathmen. Wenn man Spray verwenden will, so muss man darauf achten, dass der Mund weit geöffnet und die Zunge halb herausgestreckt wird, um die Bahn frei zu machen. Dann muss der Kranke athmen, wie er gewöhnlich athmet; macht er forcirte Einathmungen, so schliesst sich die Glottis halb oder beinahe ganz. Man kann für den warmen Spray entweder den SIEGLE'schen oder einen ähnlichen mit Dampf getriebenen Apparat anwenden, für den kalten, die den chirurgischen Sprays mehr oder weniger nachgebildeten, Fig. 45. Für erstere gebe

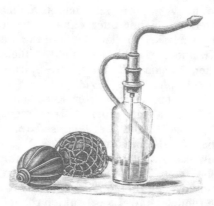

Fig. 45.

ich die Mittel wie Salz, Salmiak oder Adstringentien, besonders
Milchsäure und schwefelsaures Zink, in 5procentigen, für letztere
in 1—2procentigen Lösungen. Will man Arzneimittel in Gasform
oder als Spray im Cavum und in der Nase anwenden, so lasse
man die Kranken nach der Einathmung durch die Nase ausathmen.
Ich mache aber im Ganzen von dieser Behandlungsart einen sehr
bescheidenen Gebrauch.

Man darf, besonders wenn es sich darum handelt, Blutungen
zu stillen, die Einathmung nur kühl machen lassen, was bei den
Dampfapparaten dadurch zu erreichen ist, dass der Kranke sich
von demselben mehr entfernt. Sehr zweckmässig fand ich eine
Einathmung von *Ferrum sesquichloratum* in einem Falle von
längerem Blutspeien bei einem älteren Herrn mit Herzhypertrophie und Atheromatose. Ich hatte bei ihm mit dem Spiegel
die blutende Stelle in der Luftröhre gesehen. Die Blutung stand
sofort nach dem ersten Einathmen.

Häufig verwende ich den kühlen Spray zur Reinigung und
Behandlung der Nase. Das Rohr muss dabei sagittal und etwas
nach oben gerichtet sein, was der Kranke am besten beurtheilen
kann, wenn er die Einspritzung ein paar Mal vor dem Spiegel
macht.

Für den Mund und die Zähne sind von Alters her die
Mundwasser gebräuchlich, deren Anwendung bekannt ist. Als
allgemeine Regel bemerke ich, dass man die Lösungen nicht zu
stark nehmen soll. Es wird dies von Butlin in seinem vortrefflichen Buche über die Zungenkrankheiten besonders betont, und
ich kann seine Erfahrungen nur bestätigen. Sicherlich haben
schlechte Zähne und Zahnwurzeln einen grossen Einfluss auf die
Erkrankungen der Mund- und Rachenschleimhaut und der Kieferhöhle, wenn auch nicht in der Ausdehnung, wie Kaczorowski
meint. Es ist natürlich am besten, schlechte Zähne plombiren
und nicht mehr zu verbessernde, reizende Zahnwurzeln aus-

ziehen zu lassen. Doch ist dies in vielen Fällen aus pekuniären Gründen oder Angst vor Schmerzen nicht durchzuführen. KACZO-ROWSKI beschrieb als Ursache mannichfacher Erkrankungen, selbst geistiger Störungen, das Tragen von Zahnplatten über schlechten Zahnwurzeln, was nach allen medicinischen Grundsätzen durchaus verwerflich ist, aber trotzdem der Bequemlichkeit halber sehr oft geschieht. Diese Zahnplatten dienen natürlich als Auf-bewahrungsort für die Absonderungen aus den schlechten Zähnen und bilden so einen Brutofen für Mikroorganismen. Es ist ganz besonders nachtheilig, wenn diese Zahnplatten auch Nachts getragen werden, was schon des möglichen Verschluckens wegen unter allen Umständen zu untersagen ist. Alle Zahnplatten, auch die guten, müssen nach jeder Mahlzeit durch Bürsten und bei Nacht durch Einlegen in Wasser möglichst rein gehalten werden. KACZOROWSKI hat eine Anzahl praktischer desinficirender Mundwässer empfohlen, wobei er die Jodtinktur als Desinficiens benutzt. Ich habe die-selbe hauptsächlich mit *Tinct. Ratanhiae* oder *Eucalypti*, 0,5 : 10,0 gemischt angewendet, 10—20 Tropfen in ein Weinglas voll Wasser und lasse damit nach jeder Mahlzeit den Mund ausspülen und gurgeln. Sehr praktisch ist auch Thymollösung 1 : 3000 oder Salol 5,0, *Spir. vini* 50,0, *Tr. Myrrh.* 10,0, 1 Theelöffel voll auf ein viertel Liter Wasser (ein grösseres Trinkglas voll), nach jeder Mahlzeit einige Schluck zu gurgeln, nicht zu schlucken. Andere desinficirende Lösungen wie Borsäure, *Natron biboracicum* etc. nehme ich 1—2 procentig, Chromsäure bei Zungenkatarrh $^1/_2$ procentig.

Die Reinigung der Nase ist bei der örtlichen Behandlung der Nasenkrankheiten fast immer nothwendig. Ein allgemein beliebtes und bequemes Mittel ist die Anwendung von Flüssigkeiten mittelst der WEBER'schen Nasendouche oder eines Irrigators; doch ist man in neuester Zeit mehr davon zurückgekommen, weil bei dem leicht zu starken Druck die Flüssigkeiten in das Ohr eindringen und dort nicht selten *Otitis media* hervorrufen können. Keines-falls darf sich das Gefäss mehr als 30 cm über dem Kopf des Kranken befinden. Zweckmässiger wegen des stossweisen Drucks, besonders bei fest haftenden Krusten, ist die Anwendung der englischen Clysopompe von Gummi oder der MAYER'schen Druckpumpe. Man achte darauf, dass immer Ansatzstücke be-nutzt werden, welche das Nasenloch nicht ganz ausfüllen, aber auch nicht zu spitz sind und dass bei verschiedener Weite der Nasengänge die Einspritzungen immer auf der engeren Seite ge-macht werden, damit keine Stauung mit der erwähnten Folge für das Ohr eintritt. Im Allgemeinen lasse man bei Einspritzungen den Kopf nicht zu stark nach vorn gebeugt halten, da sonst die Flüssigkeiten leicht in den oberen Theil der Nase eindringen, der dagegen sehr empfindlich ist und aus demselben Grunde auch das Ansatzstück der Spitze parallel dem Boden der Nase halten. Tritt Kopfschmerz danach auf, so war entweder die Flüssigkeit

zu kalt, der Strahl zu weit nach oben gerichtet oder der Kranke
hatte während der Ausspritzung den Kopf zu sehr vorn übergeneigt.
Um die oberen Theile der Nasenhöhle zu erreichen, ist es zweckmässiger, einen Zerstäuber anzuwenden, oder, wenn der Patient
öfter zu dem Arzt kommen kann, die Nase mittelst Wattepinseln
und Cresoljodidöl oder Kokainlösung zu reinigen.   Ich verwende
schon seit vielen Jahren nicht mehr die käuflichen Pinsel, sondern
benutze nur solche, die ich selbst aus etwas Verbandwatte herstelle, indem ich sie um eine vorn rauhe Sonde oder Stricknadel
wickle, die man sich stumpfwinklig über der Flamme zurecht-
biegen kann.   Man mache die rauhe Stelle der Sonde zuerst nass,
wickle dann die erste Tour der Watteflocke recht fest, die übrigen
lockerer, auf welche Weise man sich Pinsel in jeder Grösse· herstellen kann;   die Watte haftet so fest, dass man sie ohne jede
Gefahr auch im Kehlkopf verwenden kann, mit den Fingern
versuche man jedoch vor dem Gebrauch, ob sie auch fest sitzt.
Der Vortheil dieser Pinsel ist, dass man sie nach dem Gebrauch
wegwerfen und die Sonde durch Einhalten in eine Flamme leicht
desinficiren kann.   Festanhaftende Krusten in dem Kehlkopf oder
im Schlunde muss man ebenfalls vor der örtlichen Behandlung
entfernen, am besten durch Einspritzen von lauem Wasser, Süss-
mandelöl, 3procentigem Cresoljodidöl oder 10procentiger Kokainlösung, denn sonst kommen die Heilmittel mehr auf diese Krusten
als auf die erkrankte Stelle der Schleimhaut und bleiben unwirksam.
     Zur Reinigung und Behandlung des Nasenrachenraums ist
der einfache Watteträger, Fig. 46, sehr geeignet.

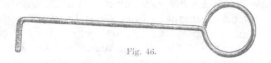

Fig. 46.

     Ausspülungen des *Cavum nasopharyngeum* werden sehr zweck-
mässig mittelst der Clysopompe oder Spritze. gemacht oder auch
mittelst des Nasenbades, welches als einfachstes Reinigungsmittel
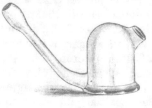
bei Erkrankungen des unteren Nasen-
gangs zu verwenden ist.   Man schütte
zu dem Zweck mittelst eines vorn
etwas spitzen Theelöffels oder des von
B. FRÄNKEL eigens dafür angegebenen
Nasenspülers, Fig. 47, die zu verwen-
dende Lösung durch rasches Lüften des
den kurzen Ansatz verschliessenden
Fig. 47.
Fingers in der Menge von etwa 5—10 g
bei zurückgehaltenem Kopfe in ein Nasenloch.   Ich habe den
oberen Ansatz an dem FRÄNKEL'schen Spüler ganz kurz machen
lassen; man kann ihn dann leicht mit dem Bauch in ein Wasser-

glas mit der Spüllösung eintauchen, und, wenn man den langen Ansatz zuhält, gefüllt herausnehmen. Wenn der Kranke während des Einschüttens ein „Hä" oder „Hi" anlauten lässt, so schliesst sich der *Constrictor superior* des Pharynx, und die Flüssigkeitsmenge bleibt in dem Cavum, so lange der Ton andauert. Durch Hin- und Herbewegen des Kopfes kann man den Raum noch besser ausspülen, und dadurch, dass man die Nase vorn zuhält, den Aufenthalt der Flüssigkeit verlängern. Am Schlusse soll der Kranke bei zurückgelegtem Kopf die Flüssigkeit schlucken oder wieder aus dem Pharynx und der Nase durch Vornüberneigen des Kopfes herauslaufen lassen. Wird der Kopf vor dem Schlucken nach vorn geneigt, so fällt die Flüssigkeit leicht in den Kehlkopf und erregt Husten. Ich verwende zu dem Nasenbad meist einen halben Theelöffel Küchensalz (Tafelsalz ist wegen der feineren Vertheilung ums Doppelte stärker) auf ein viertel Liter Wasser und lasse bei trockner Pharyngitis gern einen Theelöffel Glycerin zusetzen. Kranke mit Struma oder ältere Leute lasse man den Kopf nicht aktiv nach hinten gebeugt halten, sondern sich auf ein Sofa oder einen Sessel legen. Statt des Salzes kann man auch *Natron bicarbonicum, biboracicum*, Bromsalzlösungen oder andere einprocentige desinficirende Lösungen, z. B. von *Ac. boricum* benutzen; letztere sind nach Operationen in dem Cavum angezeigt.

ZIEM und HELLER wollen sich, unabhängig von einander, von der Wichtigkeit der Ausspritzungen des Cavum bei den verschiedenen Infektionskrankheiten überzeugt haben und empfehlen dieselben mit grosser Wärme. Da das Cavum sicher eine Haupteintrittstelle für Infektionskeime ist, so verdient der Vorschlag jedenfalls eine nähere Prüfung.

Zur Behandlung der Schlundkrankheiten ist von Alters her das Gurgeln im Gebrauch. Wenn es auch nur wenigen Menschen gelingt, die hintere Schlundwand damit zu erreichen, so wirkt es doch auf die Erkrankung der Mandeln sehr günstig, denn eine gewisse Menge der Flüssigkeit erreicht die unteren Theile noch durch das nachfolgende Schlucken. Dass beim Gurgeln Flüssigkeiten weit genug hinuntergelangen können, beweist das MOSLER'sche Reinigungsverfahren für den Schlund, das Cavum und die Nase, welches darin besteht, dass man einen nicht zu grossen Schluck Wasser in den Mund nimmt, bei zurückgelegtem Kopfe durch die Nase einathmet, das Wasser weit hinuntersinken lässt und dann durch die Nase ausathmet; der Strom der Ausathmungsluft reisst das Wasser mit sich und man kann nach einiger Übung auf diese Art gut in das Cavum hinaufgurgeln. Neigt man dann den Kopf nach vorn, so kommt die Flüssigkeit zur Nase heraus. Es lernt aber nur ein kleiner Theil der Kranken diese zweckmässige Reinigungsart. Besondere Zerstäuber für den Nasenrachenraum halte ich für überflüssig, da man mit den bisher angegebenen Methoden in allen Fällen auskommt.

Bei all diesen verschiedenen Reinigungsverfahren der Nase ist immer zu beachten, dass durch ein zu frühes Schneuzen der Nase leicht Theile der Flüssigkeiten in das Ohr gepresst werden können mit der unangenehmen Folge der *Otitis media*. Man lasse nach allen Nasenspülungen immer zunächst den Kopf stark vorn überbeugen und verbiete aufs Strengste das Schneuzen für eine halbe Stunde. Bei Menschen, welche so weite Tuben haben, dass trotz aller Vorsicht doch Flüssigkeit in das Ohr gelangt, verzichte man lieber auf diese Arten von Behandlung. Sollte dennoch Wasser in das Ohr eingedrungen sein, so soll der Kranke sofort einige Male mit zugehaltener Nase schlucken. Sonst wird man zu den Mitteln, welche die Otiatrie an die Hand giebt, übergehen müssen.

Als einen praktischen Ersatz für die Gurgelmittel habe ich die von BERGMANN angegebenen, sogenannten Kaupastillen gefunden, namentlich auch nach Operationen an den Mandeln. Sie bestehen aus Guttapercha und Damaraharz; eine jede derselben enthält 0,002 *Thymol*, 0,02 *Natron benzoic.* und 0,015 *Saccharin.* Man lässt sie fünfzehn Minuten kauen und dann ausspucken.

Auch von anderer Seite werden neuerdings Pastillen als Ersatz für das Gurgeln empfohlen, ich erinnere an die von AVELLIS erfundenen Anginapastillen aus Antipyrin und Kokain.

Die Anwendung der Adstringentien und Ätzmittel. Das beste Ätz- oder adstringirende Mittel ist der Höllenstein. Die Anwendung desselben in den gebräuchlichen Stiften ist wegen der Gefahr des Abbrechens oder Herausfallens aus den noch so zweckmässig konstruirten Ätzmittelträgern zu verwerfen. Ich verwende ihn immer in der Art, dass ich ihn an vorn rauhe Sonden, rein oder mitigirt, anschmelze. Man macht entweder die Sonde über einer Flamme sehr heiss, bestreicht sie mit Höllenstein, oder man schmilzt viel zweckmässiger die Stifte in einem kleinen Porzellantiegel und taucht die kalte Sonde kurz in die geschmolzene Masse ein. Besonders wenn die Masse wieder im Erkalten ist, kann man durch Wiederholung des Eintauchens sehr schöne Perlen am Ende der Sonde erzielen. Man mache sie aber nicht so gross, dass sie beim etwaigen Abfallen eine erhebliche Störung verursachen könnten, es genügen ja in fast allen Fällen sehr kleine Mengen. Fig. 48 ist eine solche Sonde für den Schlund,

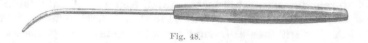

Fig. 48.

insbesondere für den Seitenstrang, Fig. 46 Seite 154 für den Nasenrachenraum, Fig. 49 für den Kehlkopf; alle drei sind auch als Wattesonden und zur Pinselherstellung zu verwenden. Chromsäure und andere feste Ätzmittel sind im Kehlkopf auch mittelst

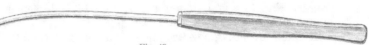

Fig. 49.

des Fig. 50 abgebildeten gedeckten Ätzmittelträgers gut anzubringen; man füllt damit den vorn befindlichen Trog, den
man durch Druck auf den hinteren Knopf vortreten lässt.
Eine weitere sehr gute Art, die Chromsäure anzuwenden, ist

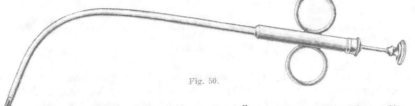

Fig. 50.

folgende: Man taucht z. B. für Ätzungen in der Nase die
erwärmte Sonde, Fig. 51, in die krystallisirte Chromsäure ein.

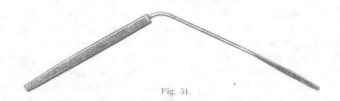

Fig. 51.

Es bleiben dann einige Krystalle hängen, die man durch vorsichtiges Erwärmen über der Flamme zu einer rothbraunen Perle
zurechtschmilzt. Nach Anwendung derselben ist es erforderlich,
die überschüssige Säure auf den geätzten Stellen sofort mittelst
alkalischer Lösungen zu neutralisiren, da ein Verschlucken auch
nur kleiner Mengen leicht Vergiftungserscheinungen, besonders
Erbrechen, hervorrufen kann. Man wird jedenfalls gut thun,
während der Anwendung den Kopf mehr nach vorn geneigt halten
zu lassen. In den letzten Jahren ist von JURASZ die krystallisirte
Trichloressigsäure an Stelle der Chromsäure empfohlen worden.
Merk in Darmstadt liefert sie in kleinen Gläschen, wobei sich
wegen der relativ theuern Verpackung das Gramm auf 17 Pfennig
stellt. Sie hat den grossen Vorzug, dass eine nachherige Neutra-
lisirung nicht erforderlich ist. JURASZ empfahl dafür löffelartige

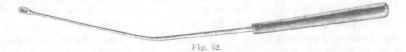

Fig. 52.

Träger, Fig. 52, von denen die Krystalle indessen leicht herab-
fallen. Ich verwende sie deshalb nach WILLIAM's Vorschlag, nur
noch nach Zusatz eines Tropfens Wasser zu dem Gläschen, wodurch ich mir eine sehr starke Lösung herstelle, die ich mittelst
nicht zu nasser Wattesonden an die gewünschte Stelle hinbringe.
Zur Stillung von Blutungen und Bepinselung der Excoriationen an
der Scheidewand sind schwächere Lösungen (30 Procent) dienlicher.
Bei Benutzung von sehr feinen Sonden, wie Fig. 53, kann man
sich Wattepinsel machen, mit denen es möglich ist, in sehr feine
Kanäle einzudringen.

Fig. 53.

Die Galvanokaustik kommt in letzter Zeit immer mehr in
Anwendung, und mit Recht. Es ist ein grosser Vorzug derselben,
dass man den Eingriff sehr genau auf eine bestimmte Stelle beschränken und die Stärke desselben bestimmt abmessen kann.
Der Nachtheil derselben besteht darin, dass man ein immerhin
etwas theures Instrumentarium dazu nöthig hat. Die Anwendung
der Galvanokaustik ist bei weitem die bequemste Art der Behandlung, wenn auch die vorher beschriebenen Methoden sie in geübten Händen in den meisten Fällen ersetzen können.

In den Städten oder Anstalten, in welchen eine elektrische
Beleuchtung mittelst hochgespannter Ströme vorhanden ist, kann
man die starken Ströme durch Transformatoren so abschwächen,
dass sie für Beleuchtung, Galvanokaustik, Induktion, Behandlung
mit dem konstanten Strom und Elektrolyse zu verwenden sind,
für letztere aber nicht bei Wechselströmen. Da diese Art der
Elektricitätserzeugung bis jetzt noch eine seltene ist, so wird man
sich voraussichtlich noch längere Zeit anderer Quellen bedienen
müssen. Es genügen zur Ausführung der meisten Operationen
drei Bunsenelemente. Viel bequemer sind die Tauchapparate,
besonders die von v. BRUNS, HEDINGER, BLÄNSDORF, STÖHRER,
GEBBERT, REINIGER und SCHALL etc. Dieselben bestehen aus
einer Zusammenstellung von Plattenpaaren aus Zink und ge-
presster Kohle oder auch Eisen, welche mittelst einer Tauch-
vorrichtung in eine Flüssigkeit eingelassen werden können.
Diese Flüssigkeit besteht aus 4 Liter Wasser, 250 Gramm *Kali
bichromicum* und 500 Gramm englischer Schwefelsäure von 1,83
specifischem Gewicht. Eine stärkere Lösung enthält das Doppelte
der genannten Bestandtheile auf 7 Liter Wasser. Die Stärke des
Stromes kann geregelt werden durch das mehr oder weniger tiefe
Eintauchen der Elemente in die Flüssigkeit. Die Nachtheile auch
der besten Apparate sind, dass der Strom sehr rasch nachlässt,
was man durch tieferes Eintauchen ausgleichen muss. Es beruht

dieses Nachlassen auf der Polarisation an der Oberfläche der Elemente. Den neuerdings konstruirten Akkumulatoren (zu haben bei Emil Braunschweig, Kaiserstrasse 63, Frankfurt am Main und anderen Fabrikanten) scheint die Zukunft zu gehören. Die kleinen Akkumulatoren, welche für die Bedürfnisse eines praktischen Arztes vollkommen ausreichen, sind daselbst in der Preislage von 40—50 Mark erhältlich und sowohl zur Beleuchtung als zur Galvanokaustik durch Umschaltung der Elemente zu benutzen. Die Füllung solcher Akkumulatoren ist leicht zu erlernen, sie wird mittelst einiger Bunsen'schen Elemente in 12 Stunden bewerkstelligt. Man kann sie auch sehr bequem durch Anhängen an eine elektrische Krafterzeugungsmaschine füllen lassen. Mit einer Füllung halten sie bei mittlerem Gebrauch immerhin einige Monate. Ich benutzte solche Akkumulatoren von sechs Zellen für Licht und Kaustik zugleich (Preis 120 Mark), Fig. 54, seit

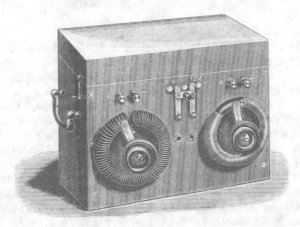

Fig. 54.

Jahren in meiner Sprechstunde zur grössten Zufriedenheit, bis ich mich an das städtische Elektricitätswerk anschliessen konnte. Bei ziemlich starkem Gebrauche hielt eine Füllung immerhin drei bis vier Monate. Der hiesige Fabrikant erneuert die Füllung für 6 Mark. Der ganz ausserordentliche Vortheil solcher Akkumulatoren besteht in der grossen Gleichmässigkeit des Stromes, so dass man, wenn einmal die Stärke eingestellt ist, damit eine ganze Nase ausätzen kann, ohne dass man an den Rheostaten zu drehen braucht. Ein früherer Nachtheil der Akkumulatoren bestand in der Schwere der Leitungsschnüre, doch ist dieser durch die neueren Schnüre aus ganz dünnen Kupferdrähten, die auch sehr elastisch sind, vollständig überwunden.

Es giebt eine ganze Anzahl Griffe zum Einsetzen der galvanokaustischen Apparate. In neuerer Zeit hat der Schech'sche Uni-

versalhandgriff eine sehr grosse Verbreitung gefunden und ist in
der That durch seine zierliche Gestalt für die Anwendung der
Galvanokaustik sehr geeignet.   Ich habe mir den Fig. 55 abgebildeten etwas anders anfertigen lassen, da die Schlinge des

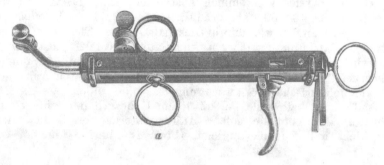

Fig. 55.

SCHECH'schen für gewisse Operationen, z. B. Mandelexstirpationen,
zu klein ist und mir ausserdem, vielleicht durch Gewohnheit, das
sogenannte „Dreiringsystem" angenehmer ist als das Ziehen der
Schlinge lediglich mit dem Zeigefinger, und ferner der Strom-
schluss an dem hinteren Theile des Griffs mir praktischer erscheint, weil der kleine Finger ohnehin da liegt.   Durch Zudrehen
des unteren Ringes a wird der Griff sofort für feststehende Brenner
verwendbar.   Als Ansätze benutze ich für die Schlingen Doppel-
röhren und zwar seit mehr als 15 Jahren immer die geraden, da
erstens der Draht in dieselben viel leichter einzuführen und
zweitens das Gefühl beim Zuschnüren ein bei Weitem feineres ist,
was bei den so schwierig zu fassenden hinteren Hypertrophien
der unteren Nasenmuscheln doch ins Gewicht fällt; man lernt es
leicht, in der Nase neben der Röhre vorbeizusehen.   Als Draht
für die Schlingen verwende ich den gewöhnlichen Klaviersaitendraht Nr. 6, der 0,4, und Nr. 7, der 0,5 mm stark ist, Fig. 56.
GLEITSMANN hat den Platiniridiumdraht mit 5—10 Procent Gehalt

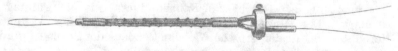

Fig. 56.

an Iridium vielfach angewendet und lobt ihn wegen seiner Dauer-
haftigkeit, wodurch der höhere Anschaffungspreis ausgeglichen
werde.   Fig. 57 ist ein für Operationen in dem Nasenrachenraum
bestimmter Schlingenträger mit der Stellung der Schlinge, wie
man sie bei der Wegnahme von auf dem Velum aufliegenden
Geschwülsten vom Munde aus benöthigt.

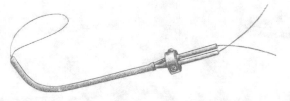

Fig. 57.

Von den Fig. 58—73 abgebildeten festen Ansätzen eignen sich die Fig. 58—67 gezeichneten für die Nase, Fig. 68 und 69 für den Seitenstrang, Fig. 70—72 für den Kehlkopf, Fig. 63, 69 und 72 sind auf der einen Seite gedeckte Kauter. Fig. 73 benutze ich zu Ätzungen an dem hinteren Ende des Vomer oder der unteren Muscheln von hinten her. Man hat noch eine grosse Anzahl von Kauter in den verschiedensten Formen angegeben, doch bin ich immer mit den hier abgebildeten ausgekommen.

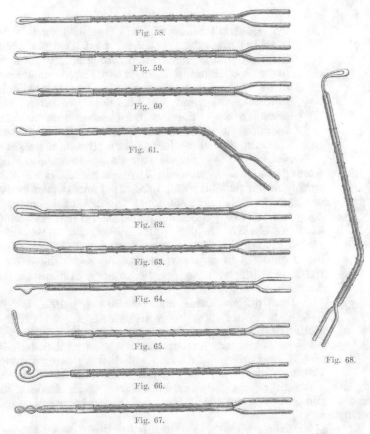

Fig. 58.

Fig. 59.

Fig. 60

Fig. 61.

Fig. 62.

Fig. 63.

Fig. 64.

Fig. 65.

Fig. 66.

Fig. 67.

Fig. 68.

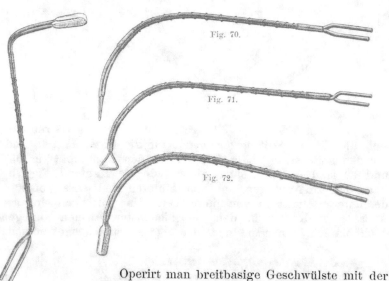

Fig. 70.

Fig. 71.

Fig. 72.

Fig. 69.

Fig. 73.

Operirt man breitbasige Geschwülste mit der galvanokaustischen Schlinge, so ist es praktisch, dieselbe gleich nach dem Anlegen erglühen zu lassen und dann erst zuzuschnüren, weil sie auf diese Weise einen Halt an der Geschwulstfläche gewinnt, während es bei den gestielten vorzuziehen ist, die Schlinge erst zusammenzuschnüren, und dann den Strom wirken zu lassen. Es gilt dies besonders auch für die galvanokaustische Wegnahme der Gaumenmandeln. Bei Ätzungen der Nasenmuscheln, wenn sie dicht an Vorsprüngen der Scheidewand anliegen, benutzt man besser die gedeckten Kauter, da sonst leicht Synechien durch Anätzungen der gegenüberliegenden Stellen entstehen können, ebenso an den Stimmlippen, da diese doch nie so kokainisirt sein können, dass der Reiz gar nicht mehr empfunden wird; schliesst sich dann die Stimmritze unwillkürlich, so ist die andere Stimmlippe im Augenblick angesengt.

Im Übrigen kann man als Regel gelten lassen, dass der Kauter erst nach dem Anlegen an die gewollte Stelle erglühen soll. Bei dem Abnehmen des Kauters achte man darauf, ihn noch im glühenden Zustande zu entfernen, da man mit dem kalt gewordenen Brenner leicht ein Stückchen des Ätzschorfes abreissen kann, der bekanntlich an dem kalten Kauter fester haftet; unnöthige Blutungen werden die Folge des Nichtbeachtens dieser Vorsichtsmassregel sein.

Es wäre natürlich wichtig, die Stärke des Stromes zu kennen, mit welcher man operirt. Die nöthige Stärke richtet sich aber nach zu verschiedenen Dingen, die selten in ganz gleichmässiger Weise vorhanden sind, so nach der Dicke der Kauter, der Länge der Schlingen, der Dicke des Drahtes, die immer ändert, wenn man auch angeblich dieselbe Stärke hat. Darum kann man nicht sagen, man solle die und die Operation mit so viel Volt Spannung machen, abgesehen davon, dass die Voltmesser immer ziemlich theure Instrumente sind. Ich habe mir schon seit Jahren angewöhnt, die Stärke des Stromes nach dem Geräusch zu schätzen, das die an den Enden der Leitungsschnüre überspringenden Funken geben. Ich weiss ganz genau, welche Stärke des Geräusches zu einer Muschelätzung oder zu der Operation der Mandeln hinreicht u. s. w. Es lernt sich das nicht schwer, wie ich bei meinen Assistenten sehe. Die Ausführung der Operationen im Einzelnen wird in den betreffenden Abschnitten genauer beschrieben werden.

In gewissen Fällen, so besonders bei Nasenrachentumoren, ferner bei Verbiegungen und Vorsprüngen am Vomer, bei bösartigen Geschwülsten wird auch die Elektrolyse vielfach in Anwendung gezogen.

Man kann jeden Apparat für den konstanten Strom zur Elektrolyse verwenden. Es ist zweckmässig, aber nicht unumgänglich nöthig, denselben mit einem Galvanometer oder Ampèremeter zu versehen, um die Stärke des angewendeten Stroms bemessen zu können. Man kann leicht mittelst eines gewöhnlichen Galvanometers die Ampèrestärke für unsere praktischen Zwecke genügend schätzen, wenn man einmal mit einem Ampèremeter beobachtet hat, welcher Stromstärke ein bestimmter Ausschlag der Nadel des Galvanometers entspricht, und wird sich im einzelnen Falle doch nach der Empfindlichkeit des Kranken richten müssen, die je nach der Individualität und dem Grade der Kokainisirung sehr verschieden ist. Die gewöhnlichen konstanten Batterien haben den Nachtheil, dass sie nur dann gut funktioniren, wenn sie häufig benutzt werden, dagegen durch längeres Stehen dem Verderben ausgesetzt sind. Für die Elektrolyse ist jetzt von E. Braunschweig in Frankfurt am Main auch eine sehr geeignete Trockenbatterie, Fig. 74, konstruirt worden, welche zum Preise von 275 Mark zu haben ist. Die Abmessung der Stromstärke geschieht bei ihr durch ein Ampèremeter. Es ist bei der Anwendung jeden Apparats durchaus nöthig, dass man den Strom durch Drehen des Rheostaten langsam anschwellen lässt, dass man sich so zu sagen einschleicht bis zu der Stärke von 5—30 Milliampère, und ebenso am Schluss wieder herausgeht; eine plötzliche Unterbrechung würde der Kranke als recht unangenehmen Schlag empfinden.

Ich wende meist die bipolaren Elektroden mit Platiniridiumspitzen an. Fig. 75 a und b sind für die Nase, c für den Nasen-

11*

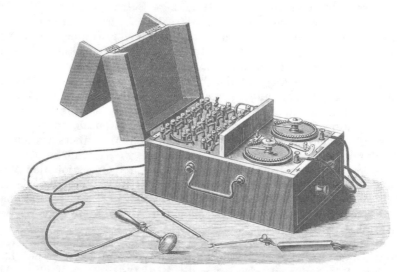

Fig. 74.

rachenraum und *d* für den Kehlkopf bestimmt. Die Ansätze
e und *f* in Fig. 76 können als Doppelelektroden für die Elek-
trisirung der Kehlkopfmuskeln dienen. Bei der unipolaren Anwendung zur Entfernung von Geschwülsten wird der positive Pol

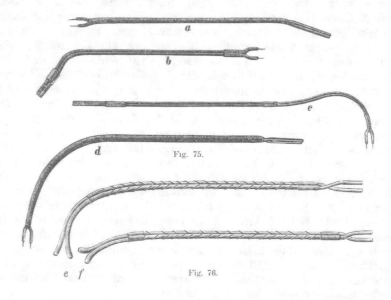

Fig. 75.

Fig. 76.

mittelst einer gewöhnlichen grösseren Pelotte auf eine beliebige
Hautstelle angesetzt, nur nicht in die Hohlhand, da deren dicke

Epidermis den Strom wesentlich abschwächt. Auf die umgekehrte Anlegung der Pole bei der Behandlung der Ozaena komme ich in dem betreffenden Abschnitt zu sprechen. Fig. 74 zeigt den für die Anwendung der unipolaren Elektrolyse hergerichteten Akkumulator; man sieht links vor dem Kasten die Nadel und die grössere Pelotte, mehr nach rechts den auch in Fig. 77 abgebildeten Griff für die Doppelelektroden, mit einer solchen versehen. Die unipolare Elektrode stellt man sich nach MOURE am einfachsten mittelst einer gewöhnlichen, langen Stahlstecknadel her, an der man den Kopf abschneidet und sie dann in einer Klemmvorrichtung befestigt.

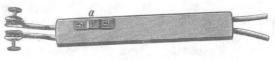

Fig. 77.

MOURE verwendet zwei solcher Nadeln getrennt. Es hat dies den Vortheil, dass man sie genau da einstechen kann, wo man die stärkste Wirkung haben will, auch z. B. auf beiden Nasenseiten zugleich.

Wenn die Elektroden einen falschen Kontakt in sich haben, was öfter vorkommt, dann bildet sich kein Schaum an der Operationsstelle. Man nehme sie alsdann heraus und prüfe, ob sie ohne Verbindung an den spitzen Enden einen Ausschlag des Ampèremeters geben oder ob, indem man sie in ein Glas Wasser hält, an beiden Spitzen Bläschen aufsteigen. Wenn unipolare Nadeln mit dem hinteren Theil noch an die äussere Haut des Nasenlochs zu liegen kommen, so schiebe man etwas Watte dazwischen. Entsteht Niesen, so kneife man die Nasenspitze. Bei der Anwendung im Kehlkopf muss man immer gewärtig sein, den Rheostaten rasch zurückzudrehen.

Bezüglich der Wirkung der Elektrolyse kommen drei Vorgänge in Betracht. Erstens die Zersetzung des Wassers in den Geweben. Bekanntlich scheidet sich an dem negativen Pol, der Kathode, der Wasserstoff unter reichlicher Schaumentwicklung aus, der Sauerstoff hingegen an dem positiven, der Anode. Zweitens die Spaltung der in den Geweben enthaltenen Salze in Alkalien (Kathode) und Säuren (Anode). Drittens bewirken die Säuren, namentlich aber der Sauerstoff, *in statu nascendi* an der Anode eine besonders starke Oxydation, welche sich auch an der Metallanode selbst zeigt, während an der Kathode die dort auftretenden Alkalien neben dem Wasserstoff eine stark kaustische Wirkung auf die Gewebe ausüben, dieselben verflüssigen; an der Anode wird dagegen das Blut zu festerer Gerinnung gebracht. Der positive Pol erzeugt eine mehr retraktile, der negative eine mehr elastische

Narbe. Wir werden also in der Regel den unipolaren, negativen Pol, der auch mehr zersetzend wirkt oder auch bipolare Elektroden verwenden, wogegen der unipolare positive, z. B. bei Verwachsungen zwischen Muscheln und Scheidewand und bei der Behandlung der Ozaena zu empfehlen ist.

Die positive Nadel wird nach Beendigung der Operation fester haften. Ist sie nicht leicht herauszunehmen, so lasse man den Strom, nachdem man ihn erst zurückgestellt hat, kurze Zeit in umgekehrter Richtung durchgehen, worauf sich das Gewebe auch an der zur Kathode umgewandelten Anode verflüssigt. Man darf aber nie eine Stromwendung vornehmen, ohne den Strom zuerst zurückgestellt zu haben, der Kranke würde einen sehr unangenehmen Schlag erhalten, ebenso wie, wenn man die Elektroden ohne Herabminderung des Stroms wegnehmen wollte.

Die Wirkung der Elektrolyse zeigt sich in den nächsten Tagen in vergrössertem Maassstabe. Man wird daher gut thun, diese Art der Behandlung immer nur mit Unterbrechungen von 3 bis 14 Tagen anzuwenden, ausser vielleicht in Fällen von Nasenrachenfibromen, bei welchen eine zu starke Wirkung eher erwünscht wäre, da die Behandlung derselben doch immer eine sehr lang dauernde ist. Nasenscheidewände behandele ich meistens nur alle zwei oder drei, Ozaena alle vierzehn Tage. Wenn der Knochen oder Knorpel des *Septum narium* weich geworden ist, was selbst beim Knochen oft schon nach drei oder vier Sitzungen der Fall zu sein pflegt, so mache ich eine Pause, um erst einmal zu sehen, was ich erreicht habe. Im Nasenrachenraum verwende ich die Methode nur bei Fibromen, welche so recht eigentlich die Domäne für die Elektrolyse sind. Im Schlunde ist sie von geringem Nutzen, es sei denn, dass man bei bösartigen Tumoren, namentlich bei Sarkomen, versuchen will, die Geschwulst damit im Zaum zu halten. Hat man besonderes Glück, so gelingt auch einmal eine zeitweise Heilung. Im Kehlkopf wird die Elektrolyse bei Phthise angewendet, um die Schwellungen und Tumoren zu beseitigen. KAFEMANN hat damit gute Ergebnisse erzielt, HERYNG hat in den therapeutischen Monatsheften Erfahrungen veröffentlicht, die ganz gute sind. Eine dauernde Besserung oder gar Heilung habe ich damit nicht erreicht. Der Kehlkopf muss gut kokainisirt sein, dann halten die Kranken doch mitunter mehrere Minuten aus. Man muss dabei rascher steigen, weil man meist nicht lange Zeit zur Verfügung hat. Die Stärke wird man in jedem Fall ausprobiren müssen; in dem einen Fall konnte ich bis zu 15 Milliampère gehen. Auch diese Anwendung darf nur nach Ablauf der Reaktion, alle 14 Tage oder noch seltener, wiederholt werden.

Wichtig ist es, die Instrumente gut zu desinficiren, denn die Elektrolyse vernichtet die Bakterien nicht, wie die Kaustik. Als ich anfangs im Vertrauen auf die bei der Kaustik gemachten Erfahrungen weniger sorgfältig mit der Desinfektion der Elektroden

und Nasenspiegel war, habe ich in vier Fällen hinter einander
einmal heftige Rhinitis, zweimal *Angina lacunaris* und einmal Erysipel erlebt; seitdem aber nicht mehr.

Dem Urtheil SCHRÖTTER's, der die Anwendung der Elektrolyse
im Kehlkopf für eine überflüssige Spielerei hält, kann ich mich
nicht anschliessen. Wenn er damit meint: „Zur Operation gewöhnlicher Polypen", so könnte ich ihm darin allerdings auch
zustimmen.

Die Anwendung des Induktionsstroms werde ich bei den
Lähmungen besprechen, da er sonst keine Verwendung in den
oberen Luftwegen findet.

In fast allen Fällen kann man die elektrische Schlinge auch
durch die kalte Drahtschlinge ersetzen und nachher mit Trichloressigsäure ätzen. Ich habe Jahre lang die Nasenpolypen wie
auch andere nicht zu harte Tumoren nur mit der kalten Schlinge
operirt, sowohl in Nase, Nasenrachenraum, als im Kehlkopf. Bei
blutreichen Geschwülsten wird ein langsameres Zuschnüren nöthig
sein. Ganz zweckmässig ist dazu der Fig. 78 abgebildete Schlingenschnürer; zum Gebrauch wird er mit Klavierdraht, wie die warmen Schlingen, hergerichtet.

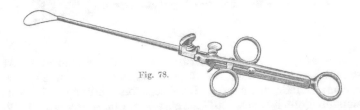

Fig. 78.

In der Nase und an den Kieferhöhlen ist man öfter genöthigt,
durch Sägen oder meisselartige Instrumente vorragende Theile der
Knorpel und Knochen abzuschneiden oder zur Eröffnung der
Höhlen Löcher in den Knochen zu bohren. Am einfachsten geschieht ersteres mit einem gewöhnlichen scharfen Tischlermeissel
oder mit den von BRESGEN angegebenen, die in dem Abschnitt
über die Verbiegungen und Vorsprünge der Nasenscheidewand
abgebildet sind. Ganz praktisch ist für die angegebene Operation auch ein von SANDMANN zusammengestelltes Besteck, Fig. 79.
An dem Griff kann man alle Instrumente um ihre Achse drehen
und in jeder Stellung befestigen; *a* ist die Säge, *b* eine flache
Sonde, *c* ein Messer, *d* und *e* sind Feilen und *f* ist der Meissel.

Die Bohrer in Form der gewöhnlichen Drillholzbohrer, sind
ganz brauchbar, und für diejenigen, welchen ein grösseres Instrumentarium nicht zu Gebote steht, ganz praktisch. Man setzt
sie mittelst des einfachen Drills in Bewegung, wie sie die Tischler
benutzen, Fig. 80. Bei weitem besser geht es schon mit den

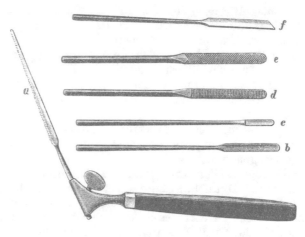

Fig. 79.

amerikanischen Tretmaschinen, wie sie bei den Zahnärzten im Gebrauch sind, am besten mittelst des Elektromotors.

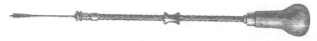

Fig. 80.

Als Kraftquelle für die letzteren dient der Strom eines Akkumulators oder der einer Beleuchtungsanlage. Je nach der Art des Stroms, Gleichstrom oder Wechselstrom, müssen die Motoren verschieden gefertigt sein. Es genügt eine Spannung von 12 Volts, die man mittelst eines sechszelligen Akkumulators oder bei Gleichstrom durch einen Transformator von der Leitung direkt erhalten kann; bei Wechselstrom bedarf es eines Motors von einer zwanzigstel Pferdekraft. Die Übertragung der Bewegung geschieht wie bei den Tretmaschinen mittelst der gewöhnlichen zahnärztlichen Spiralen und zwar benutzt man für Trephinen die einfache Drehung, für Sägen und Massage die durch eine excentrische Scheibe in eine hin und hergehende Bewegung verwandelte Drehung. Motor und Sägegriff sind nach den Angaben von G. SPIESS durch Herrn BEEZ von der Firma Emil Braunschweig angefertigt und von G. SPIESS zuerst in dem Archiv für Laryngologie beschrieben worden und haben seitdem vielfach als Muster gedient mit und ohne Namensnennung. Der erste bekannte derartige Apparat wurde 1881 von GOODWILLIE in Amerika beschrieben, SPIESS hat den seinigen ohne Kenntniss des GOODWILLIE'schen ersonnen.

Fig. 81 stellt den Elektromotor dar, wie ihn Emil Braunschweig hier für 80 Mark liefert, er ist mit der Spirale und dem

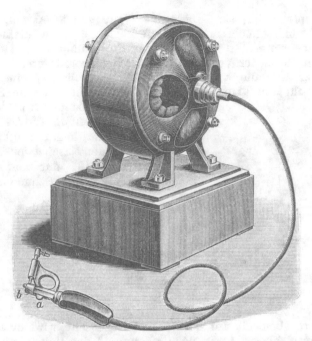

Fig. 81.

Sägegriff gezeichnet; bei *a* ist der letztere mit einem Einschalter für die Bewegung und bei *b* mit einer Schraube zur Regelung des Ausschlags der Bewegung versehen; man kann denselben von einem halben bis zu sechs Millimeter stellen, ersterer wird für die Massage und letztere für die Sägen benutzt. Fig. 82, *a* stellt

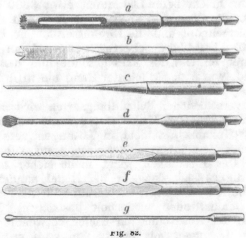

Fig. 82.

eine Trephine dar, sie haben eine Weite von 2—5 mm, *b* einen
Bohrer zum Anbohren der Kieferhöhle, *c* einen kleineren zu
Probeanbohrungen, *d* eine Feile zur Entfernung etwa stehen ge-
bliebener Reste der Vorsprünge der Scheidewand, *e* eine gewöhnliche Säge für die knöchernen Theile derselben, *f* eine wellen-
förmige für die knorpligen Theile und *g* eine an dem Sägegriff
anzubringende Sonde für die Massage.
Fig. 83 sind ebenfalls für die Massage
des Halses bestimmte Konkussoren;
einen federnden Nasenerweiterer stellt
Fig. 29 Seite 124 dar und Fig. 84
einen solchen mit Schutzplatte für

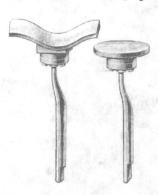

Fig. 83.

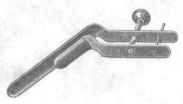

Fig. 84.

die untere Muschel; auf der rechten Nasenseite wird er mit dem
rechts gezeichneten Ende nach oben, auf der linken mit diesem
Ende nach unten eingeführt, so dass jedesmal die längere Schutzplatte auf die untere Muschel zu liegen kommt.

Wegen der genaueren Anwendung und Beschreibung der
Instrumente bei den Erkrankungen der Nase verweise ich auf die
betreffenden Abschnitte. Die Massage und die Anwendung der
Konkussoren wird bei den nervösen Erkrankungen näher besprochen werden.

Der Motor macht beim Leerlaufen etwa 3600 Umdrehungen
in der Minute, die Säge fast ebensoviele Hin- und Hergänge, wie
auch der Massageknopf und die Konkussoren. Es ist begreiflich,
dass man auf diese Weise sehr rasch sägen kann und dass die
Erschütterungen mittelst der Massagesonde· und der Konkussoren
so rasche sind, wie man sie mit der Hand nie wird hervorbringen
können.

Alle die verschiedenen Behandlungsarten wird man heute nur
noch nach Anwendung der Kokainanaesthesie ausführen. Die Anwendung des Kokains geschieht in Lösungen von 1 auf 5 bis 1
auf 20 mittelst Zerstäuber, Wattepinsel und submuköser Einspritzungen. Das Einstäuben wirkt nicht sicher auf bestimmte
Stellen, um die es sich doch in der Regel handelt. Dieselben
werden am besten mittelst Wattepinseln, die aber nicht zu nass
sein dürfen, einmal oder wiederholt bestrichen. Bei Knochen-
operationen in der Nase oder am Kiefer verwende ich entweder
dreiprocentige Lösungen mit Zusatz von zwei pro mille Karbol

submukös, oder ich lege Wattebäuschchen auf die betreffenden
Stellen auf und tränke sie nachher mit einer 20 procentigen Lösung.
Lässt man diese fünf Minuten lang liegen, so bildet sich eine
recht gute Anaesthesie aus.

Sehr empfindliche und nervöse Personen lasse man während
des Kokainisirens in der Nase den Kopf nach vorn überbeugen
(man kokainisirt sie am besten, wenn sie stehen) und nachher die
Nase etwas ausblasen, damit nichts von der Lösung in den Hals
fliesst. Im Kehlkopf wird die 10 procentige Lösung und bei sehr
empfindlichen Menschen auch 20 procentige am besten mittelst
einer Spritze eingebracht. Ich benutze dazu, wie auch zu anderen
arzneilichen Lösungen, eine von mir angegebene Ballonspritze,
Fig. 85, welche den Vorzug hat, dass die Flüssigkeit nicht mit

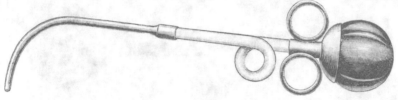

Fig. 85.

einem Stempel in Berührung kommt. Die Füllung derselben geschieht so, dass man erst die Spitze in die Lösung eintaucht, dann
auf den Ballon drückt und an der Zahl der aufsteigenden Luft-
blasen das Quantum der einzusaugenden Flüssigkeit bemisst. Es
lernt sich sehr rasch, dass man ziemlich genau jedesmal 0,1 der
Lösung fasst, entsprechend 0,01 oder 0,02 Kokain, je nach der
10- oder 20 procentigen Lösung (Maximaldosis 0,05 pro dosi). Ich
benutze diese Spritze schon seit über 25 Jahren und kann damit
einzelne Tropfen fallen lassen oder in stärkerem Strahle spritzen.
Die Anwendung in Tropfen empfiehlt sich besonders zur vollständigen Anaesthesirung der Kehlkopfschleimhaut und der Stimmlippen, während der Kranke „Hä“ sagt. In den Nasenrachenraum
und in die Trachea bläst man am besten das Kokain in Pulverform etwa in der Menge einer Erbse ein, vier Theile auf einen
Theil Milchzucker, mittelst meines aseptischen, Fig. 86, oder eines
anderen Pulverbläsers, Fig. 87 und 88. Mein aseptischer Pulverbläser trägt vorn einen Glasansatz, der rasch abzunehmen und
sehr bequem mittelst Durchspülens, Einlegens in Sublimat, Alkohol
u. s. w. oder durch Erhitzen zu reinigen ist. Nach dem Durchspülen stelle ich die Röhren zum Ablaufen in ein Glas, dessen
Boden mit Jodoformgaze bedeckt ist. Der Glasansatz d lässt sich
sehr leicht drehen, z. B. mit der Spitze nach oben, für Einblasungen
in das Cavum. Um Pulver von vorn in die Nase zu blasen,
nimmt man den geraden Ansatz. Bei dem Gebrauch liegen die

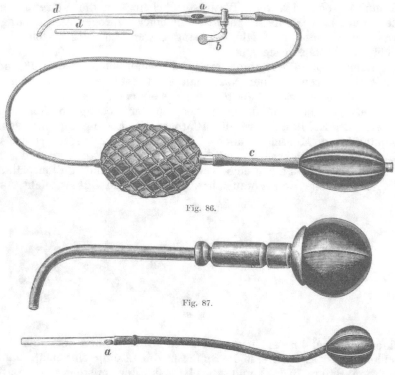

Fig. 86.

Fig. 87.

Fig. 88.

zuvor aufgeblasenen Ballons mit der Stelle *c* auf dem Vorderarm, die Öffnung *a* wird mit dem Zeigefinger geschlossen gehalten, bis man den Verschlusshahn *b* mit dem Mittelfinger geöffnet hat.[1]) Man füllt den Bläser bei *a* mittelst eines vorn rund geschnittenen Federkiels, mit welchem man in dem Kessel des Instruments auch noch etwa entstandene Knöllchen des Arzneimittels verdrücken kann. Man vermeide eine zu starke Aufblasung des Ballons, um nicht durch heftigen Luftanprall Glottiskrampf hervorzurufen. Wenn er aus irgend einer Ursache doch entstehen sollte, wie es ja auch nach anderer Anwendung von Arzneimitteln im Kehlkopf geschehen kann, so halte man dem Kranken die Nase fest zu und fordere ihn auf zu athmen. Andere empfehlen zur Vermeidung des Krampfes vorher eine Reihe kräftiger Athemzüge machen zu lassen, oder den Kranken anzuhalten, nach der Behandlung den Mund sogleich zu schliessen und durch die Nase zu athmen. Sehr zweckmässig ist es auch, denselben zu zwingen, rasch fünf abgesetzte Schluck Wasser zu nehmen. Bei allen diesen Maassnahmen spielt die Ablenkung der Aufmerksamkeit eine gewisse Rolle.

---

[1]) Der Hahn *b* ist auf die falsche Seite des Instruments gezeichnet.

Besonders darf der Arzt den manchmal recht ängstlich aussehenden Zuständen gegenüber seine Ruhe nicht verlieren, sonst kann
er dem Kranken nicht Ruhe suggeriren. Fig. 88 dient zum Einblasen in die Nase von vorn. Seitdem ich das Cavum nur noch
mit dem Kokainpulver anaesthesire, habe ich heftigere Kokainvergiftungen kaum mehr erlebt. Bei einer Kranken, welche das
Kokain in Pulverform in der Trachea sehr gut vertrug, habe ich
einmal einen 36 Stunden dauernden Vergiftungsfall erlebt, als ich
das Kokain in 20procentiger Lösung anwendete. Zum Einblasen
in die Trachea benutze ich den Augenblick der beginnenden
Inspiration, der Luftstrom bei der Einathmung unterstützt die Wirkung des Instruments. In vielen Fällen, namentlich auch bei
Operationen im Kehlkopf wird man mit einer einmaligen Anwendung nicht auskommen, man muss sie nach zwei Minuten frühestens
wiederholen, kann dies auch noch mehrmals während einer Pause
beim Operiren thun. Eigenthümlich ist es, dass die Wirkung des
Kokains in dem Kehlkopf durch das Einführen von Instrumenten
manchmal unterbrochen wird. Wenn man bei einem gut anaesthe-
sirten Kehlkopf einen vergeblichen Versuch gemacht hat, die Neubildung zu entfernen, so wird er öfter wieder empfindend, und
man muss noch wiederholt Kokain einträufeln, um mit der Operation fortfahren zu können. Einzelne Menschen vertragen enorme
Dosen von Kokain lange Zeit hindurch, so der Kranke, bei dem
Seifert die Erweiterung der Bronchostenose vornahm, der während
drei Monaten täglich 0,2—0,3 bekam; auch Störk führt einen
von Fall grosser Toleranz an. Zur submukösen Anwendung des
Kokains hat Heryng eine besondere Spritze angegeben, Fig. 89, mit

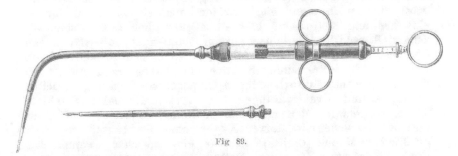

Fig 89.

welcher man die oben erwähnte Lösung einspritzt. Wenn man vorher die Stelle, an welcher man einstechen will, mit einer 10procen-
tigen Kokainlösung bestreicht und dann die submuköse Einspritzung
folgen lässt, so kann man dem Kranken allen Schmerz ersparen.
     In der letzten Zeit wurden einige ungünstige Fälle bei sub-
muköser Anwendung des Mittels am Kopfe gemeldet: so einer von
Gosken, der nach einer Einspritzung von 0,07 in das Zahnfleisch
den Tod eintreten sah; 0,05 kann schon Kollaps hervorrufen. Ich

bin deshalb in den letzten zwei Jahren von der submukösen Einverleibung mehr zurückgekommen und wende das Kokain fast
nur noch auf der Schleimhaut an. Um eine nachhaltigere Wirkung
zu erzielen, empfiehlt sich namentlich die Anwendung mittelst
aufgelegter Wattebäusche, sonst eine Wiederholung der ersten
Methode. Die Wirkung tritt fast bei jedem Menschen verschieden
auf. Bei einigen zeigt sie sich fast unmittelbar und vergeht sehr
rasch; man muss sofort operiren, sonst ist sie wieder vorüber,
meistens indessen hält sie fünf bis fünfzehn Minuten an. Dagegen
giebt es einzelne Individuen, bei welchen das Kokain die beabsichtigte Wirkung gar nicht hervorruft, wie GERHARDT zuerst
beobachtete, sondern im Gegentheil die Empfindlichkeit sehr steigert.
In einem solchen Falle wird man im Kehlkopf und Schlund zu
der alten Methode der allmählichen Gewöhnung mittelst Einführen
von Sonden greifen müssen oder es mit Menthol versuchen.

Die von ROSENBERG für solche Fälle empfohlene Antipyrinlösung ana mit Wasser, scheint mir nicht sehr wirksam zu sein.
Über die Lösung von Guajakol in Öl 1 : 20, die LAUSENS zur örtlichen Anaesthesirung empfohlen hat, besitze ich keine persönliche Erfahrung.

Das vor Kurzem bekannt gewordene Eucain soll weniger
Allgemeinerscheinungen hervorrufen, es reizt aber bei dem ersten
Aufpinseln ziemlich unangenehm. Die durch dasselbe erzeugte
Anaesthesie scheint der des Kokains ziemlich gleichwerthig zu sein.

Die akuten Vergiftungserscheinungen nach Kokain kommen
meistens bei nervöser Konstitution vor und haben in leichteren
Fällen eine gewisse Ähnlichkeit mit hysterischen Anfällen. Die
Kranken klagen über ein grosses Angstgefühl. „Ich muss sterben,
wäre doch mein Mann hier", wiederholen sie z. B. oft hintereinander und sind dabei halb oder ganz ohne Bewusstsein, sie
zeigen Blässe des Gesichts, kurzen, pfeifenden, oberflächlichen
oder langsamen, sehr tiefen Athem, kleinen, sehr beschleunigten
Puls von 120—200 Schlägen oder einen langsamen bis zu 35
Schlägen herunter, dabei kommen Ohnmachten, Zuckungen, selbst
Amaurose und Geruchstörungen u. s. w. vor. Einmal beobachtete
ich einen Anfall, der eine halbe Stunde dauerte, bei einer
Patientin, welche mit starren Augen ohne Bewusstsein mit weit
geöffnetem Munde dasass; es war ein tonischer Krampf der
Geniohyoidei etc. In einem Falle mit Stimmlippenpolypen, der
allerdings verzweiflungsvoll schlecht hielt und doch so gern operirt
sein wollte, bekam der Kranke, der während der Operation etwa
acht Cgm. Kokain erhalten hatte, vier Stunden nachher eine Ohnmacht, ob in Folge des Mittels oder der Anstrengung, steht dahin.
Auch bei der Anwendung auf die Schleimhaut ist eine Anzahl
von Todesfällen beobachtet worden, allerdings nur nach sehr
grossen Dosen (für den Menschen scheint eine solche von 1,0 tödtlich zu wirken). Bei dem gewöhnlichen *Cocainismus acutus* fühlen

sich die Patienten meist 12—18 Stunden sehr unwohl, sind niedergeschlagen, müssen sich legen u. s. w. Ein direktes Gegenmittel giebt es nicht. Ich habe in einem Falle von der Anwendung des Amylnitrit guten Erfolg gesehen, von anderer Seite sind gerade danach Verschlimmerungen des Zustandes beobachtet worden. Schwarzer Kaffee und sonstige Analeptika (Kampfer, Moschus innerlich oder Moschustinktur oder *Ol. camphoratum* subkutan) würden in den einzelnen Fällen anzuwenden sein. Ich habe immer einige Röhrchen mit Amylnitrit, sowie Kampferöl und Moschustinktur in meinem Arzneischrank vorräthig. Gegen die nach Kokain öfter vorkommende Schlaflosigkeit hilft Bromkali.

Zur Vermeidung der üblen Nachwirkungen des Kokains hat PUSINELLI eine Mischung von 1 Kampfer, auf 100 Kokain empfohlen, ich habe indessen darüber keine persönliche Erfahrung.

Kollegen, denen bei Kranken unverschuldeter Weise heftige Kokainvergiftungen vorkommen, wird man sehr bedauern müssen, allein man wird desswegen auf die Anwendung des Kokains bei den Tausenden von Kranken, die es gut vertragen, nicht verzichten können, ebenso wenig, wie man das Chloroform zur Narkose entbehren kann, wenn auch hie und da ein Todesfall vorkommt. Allerdings müssen wir uns bestreben, die Gefahren der beiden Mittel durch vorsichtige Anwendung immer mehr vermeiden zu lernen.

Für etwas grössere Operationen, namentlich auch für die Operation der Mandeln, Entfernung von Fremdkörpern aus der Nase, Operationen von Stimmlippenpolypen bei Kindern, reicht das Kokain doch nicht hin. Man wird besonders bei ängstlichen Gemüthern zur Narkose greifen müssen. Ich habe schon lange dabei das Chloroform verwendet, was aber den Nachtheil hat, dass es selbst nach Halbnarkosen ein länger dauerndes Duseln und auch leichter Erbrechen hervorruft. Seit einigen Jahren ist nun in dem Bromäther, *Aether bromatus,* ein sehr zweckmässiges Anaesthetikum in Aufnahme gekommen. (Der Stoff heisst deutsch Bromäthyl! nicht Bromäthylen!!, welches ein sehr giftiger Stoff ist. Man sollte vorgekommener Verwechslungen halber immer nur den Namen „Bromäther" gebrauchen). Er ruft eine rasch eintretende, aber nur wenige Minuten dauernde Narkose hervor; auch das nachherige Befinden ist fast in allen Fällen sehr bald wieder ein normales. Die Vorschrift, dass man es bei erheblicheren Herzfehlern nicht anwenden soll, besteht wie beim Chloroform und ebenso die, dass man nur ganz reinen Bromäther verwende. Merk in Darmstadt stellt ihn in ausgezeichneter Güte dar. Zum Unterschied von der Chloroformirung soll man beim Bromäther eine undurchlässige Maske benutzen; ein Stück Wachstaft über die gewöhnliche Maske genäht, genügt. HAFFTER benutzt die Fig. 90 abgebildete Maske, in welche er ein Stück Wachstaft einklemmt, oder man nimmt eine CURSCHMANN'sche Maske, in der

man die Athemöffnung durch eingelegtes steifes Papier geschlossen
hat und hält sie dicht an das Gesicht angepresst. Man schüttet

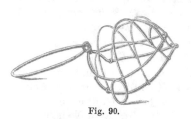

Fig. 90.

etwa 10—15 Gr. auf einmal, je nach
dem Alter, auf den in der Maske
befindlichen aufsaugenden Stoff. Es
giebt wie beim Chloroform auch
hier refraktäre Menschen, und wie
dort sind auch an Alkohol gewöhnte
und sehr nervöse Kinder im Ganzen
schwerer zu betäuben. Ich habe in
einzelnen Fällen schon 40 Gr. zur
Narkose nöthig gehabt. HAFFTER behauptet, jetzt immer mit 10,
höchstens 15 Gr., bei Kindern mit 5 Gr. auszukommen; ich brauche
gewöhnlich mehr. Fast immer stellt sich die Narkose nach längstens
zwei Minuten ein und zwar soll die Analgesie vor der Bewusstlosigkeit eintreten. Bei Kindern habe ich aber immer eine fast
vollkommene Narkose zu erreichen gesucht, da sie auch, wenn
sie keinen Schmerz haben, in der Halbnarkose schreien, in der
Ganznarkose freilich mitunter auch, was für die Mütter immer
peinlich zu hören ist. Nach der Operation lasse man die Kinder
liegen, bis sie wieder erholt sind. Nachtheile hat das Mittel,
wie es scheint, kaum. Ich habe nach seinem Gebrauche in einer
recht grossen Zahl nie unangenehmere Erscheinungen gesehen,
ebensowenig THOST unter 1500, MARTIN und LUBET-BARBON in
Paris unter 2737 Narkosen. Von BARDELEBEN, BILLROTH, DUPLAY
und SUAREZ DE MENDOZA sind Todesfälle beschrieben worden, die
aber wohl alle auf Herzerkrankungen beruhen, nach der Angabe
zu urteilen, dass die Kranken nach wenigen Athemzügen kolla-
birten; BOENNECKEN konnte eine Frau, die nach zwei Stunden
Coma mit drohender Athemlähmung bekam, durch Kampfer-
einspritzungen retten. Der in der BILLROTH'schen Klinik vor-
gekommene Todesfall betraf einen schwer septisch erkrankten
48jährigen Mann mit sehr schlaffem Herzen, der nach der Operation aufgesetzt wurde, was man wie bei allen Narkotisirten
vermeiden sollte. Erbrechen folgt bisweilen wie nach Chloroform;
ich operire desshalb lieber Morgens und lasse die Kinder vorher
nichts Festes und kurz vorher überhaupt nichts geniessen. Einmal
war ein Kind einen halben Tag lang wie geistig etwas gestört,
dann verlor sich dies ohne dauernden Nachtheil. Viele Kinder
haben während der Narkose eine Art Krampf der Masseteren,
man muss den Mund mitunter mit einem Mundsperrer öffnen;
gewöhnlich genügt es, den Zungenspatel hinter den Backenzähnen
bis in den Schlund einzuführen.

Bei kleineren äusseren Operationen: Lupusauskratzen, Probepunktionen bei Cystenkröpfen u. s. w. ist das *Aethylchlorid* ein recht
geeignetes Anaesthetikum für die Haut. Dasselbe ist in Glastuben
mit sehr feiner Öffnung im Handel. Man lässt den feinen Strahl

aus einer Entfernung von etwa 10 Cm. auf die Haut einwirken bis zur Bildung eines weissen Anflugs. Das dabei entstehende unangenehme Kältegefühl kann man durch vorheriges Einreiben von Vaselin vermindern.

Noch besser soll der KÖNIG'sche Äther sein, der mittelst eines RICHARDSON'schen Zerstäubers auf die Stelle gebracht wird; KÖNIG rühmt von ihm, dass er noch schneller wirke.

Ich verwende in den oberen Luftwegen sehr häufig die Arzneimittel in Pulverform auch mittelst meines, Fig. 86 S. 172, abgebildeten aseptischen Pulverbläsers, und zwar deshalb gern, weil die langsam löslichen fest auf der Schleimhaut haften, während die löslichen sich im Schleim rasch auflösen. Man sieht die ersteren noch nach Stunden, manchmal noch am anderen Tage, auf der Stelle verweilen. In das Cavum kann man das gewählte Mittel während des Anlautens eines Nasentons sehr oft einblasen, ohne die Schlundschleimhaut zu berühren. Bei würgenden Kranken muss man allerdings den Schnabel des Instruments bis über den *Constrictor superior* einführen. Durch die Pulverbläser vermeidet man das Eindringen eines Instrumentes in den Kehlkopf. Ich bin nach dem, was ich gesehen habe, der Überzeugung, dass ohne vorheriges Kokainisiren die Stimmlippen mittelst der Pinsel fast nie direkt getroffen werden. Will ich die Stimmlippen mit dem Pulver treffen, so benutze ich den Augenblick des „Hä"-sagens, den der beginnenden Einathmung für die Hinterwand und die Luftröhre. Das Instrument gestattet, ohne dass man die Spitze bewegt, den richtigen Augenblick zu wählen; wie mit einer Pistole kann man das Arzneipulver auf den richtigen Platz hinschiessen. Mit den mit dem Munde geblasenen Pulverbläsern kann man das auch, allein dies ist doch unappetitlich und unter Umständen unhygienisch bei aller Achtung vor der Sauberkeit vieler Kollegen.

Ich benütze Pulver in verschiedenster Stärke, wie das bei den einzelnen Krankheiten angegeben werden wird, mit und ohne vorherige Anwendung von Kokain. Man hüte sich nur, Kalomel bei Kranken einzublasen, welche Jod nehmen. Es sind danach von KANASUGI, SCHEINMANN u. A. heftige Reizungen der Halsschleimhäute beobachtet worden, gerade wie an der *Conjunctiva bulbi.*

Die Entfernung von Neubildungen aus dem Halse kann entweder durch künstliche Eröffnung eines Zuganges von aussen oder von innen auf dem endopharyngealen resp. endolaryngealen Wege erfolgen.

Der Weg von innen sollte immer eingeschlagen werden, wenn man auf diesem die Neubildung vollständig entfernen kann und nicht andere Gründe dagegen sprechen.

Ich kenne nur wenige Ausnahmen von dieser Regel. Am häufigsten wird es bei bestehender grosser Athemnoth unmöglich sein, den Weg zu betreten, da man fürchten muss, durch geringe

Zunahme der Schwellung das Leben des Kranken zu gefährden, wenn die Operation nicht gleich gelingen sollte. In solchem Fällen muss man zuerst die Tracheotomie machen und dann erst versuchen, auf dem inneren Wege die Entfernung vorzunehmen oder die Spaltung des Kehlkopfs von aussen folgen lassen.

Eine zweite Ausnahme von der Regel ist eine übergrosse Reizbarkeit des Kranken, namentlich wenn die Zeit oder die Verhältnisse es nicht gestatten, den Kranken vor der Operation genügend einzuüben. Ich habe es zweimal erlebt, dass anschliessend an die Einübungsversuche, welche ich, wie ich nachher auseinandersetzen werde, immer nur sehr kurz mache, akute Psychosen aufgetreten sind. Sollte in einem der erwähnten Fälle die Entfernung wirklich dringend nöthig sein, so müsste man jedenfalls die Operation in der Narkose machen. LEWIN, SCHNITZLER und v. SCHRÖTTER haben Stimmlippenpolypen in der Chloroformnarkose operirt, ich selbst habe einem Kinde den Kehlkopf zweimal in der Bromäthernarkose von Papillomen gereinigt. KIRSTEIN selbst und P. BRUNS haben, wie erwähnt, jeder einen Polypen in der Narkose mittelst der direkten Laryngoskopie entfernt. Ich glaube, dass die Indikation, wegen Reizbarkeit von der inneren Methode abzusehen, durch die Zunahme der Geschicklichkeit und der Übung des Operateurs immer weniger häufig eintreten wird. Die Spaltung ist nämlich, wo möglich, zu vermeiden, da sie doch eine, wenn auch geringe Gefahr für das Leben hat und die *Restitutio ad integrum*, was die Funktion anlangt, nicht so ganz sicher gewährleistet werden kann.

Ich werde nun zunächst die inneren Methoden besprechen. Vor allen Dingen muss der Arzt selbst dabei seine Ruhe bewahren und sich durch etwaiges Fehlschlagen der ersten Versuche nicht aufregen lassen, denn das merkt der Kranke sofort; die Nervosität des Arztes überträgt sich in verdoppelter Stärke auf den Kranken. Man mache lieber Unterbrechungen in der Einübung oder der Operation.

Eine Fixirung des Kopfes halte ich nicht für nöthig, eine solche giebt namentlich Kindern und ängstlichen Leuten erst recht die Idee, als ob etwas ganz Besonderes mit ihnen vorgenommen werden sollte. Ich lege höchstens einmal eine Schlummerrolle zwischen Nacken und Wand. Die Möglichkeit der Ausführung von Operationen in den oberen Luftwegen hat durch die Einführung des Kokains sehr gewonnen. Während man früher oft mehrere Monate brauchte, bis man den Kranken so weit eingeübt hatte, dass er ruhig hielt, kann man jetzt die Meisten ohne besondere Einübung sofort operiren oder es genügt wenigstens in der Regel eine Einübung von höchstens acht Tagen, einzelne ganz besondere Fälle ausgenommen.

Die Einübung vor der Kehlkopfoperation geschieht in der Weise, dass man bei sehr empfindlichen Kranken zuerst das Athmen bei herausgehaltener Zunge üben lässt, dann führt man den Spiegel ein, legt ihn aber nicht an das Gaumensegel an, sondern an den harten Gaumen, dann rückt man allmählich weiter damit nach hinten, immer darauf achtend, dass der Kranke richtig athmet. Hält er den Spiegel gut aus, so nimmt man eine Sonde und verfährt ebenso, indem man zuerst nur den Gaumen berührt, dann versucht, den Kehldeckel aufzuheben und schliesslich mit der Sonde in den Kehlkopf einzugehen. Diese Einübung des Kranken mit der Sonde bildet zugleich die beste Einübung des Arztes für die Führung der Instrumente. Hat man den Kranken so weit, so kann man die Übungen nach vorheriger Kokainisirung vornehmen, man vertauscht das Instrument mit einem dickeren oder auch mit dem, mit welchem man die Operation machen will, geht aber erst ein paar Mal ein, ohne zu fassen. Ich habe absichtlich einen der schwierigsten Fälle als Beispiel genommen: meistens kommt man ja viel rascher zum Ziel. Bei ängstlichen Kindern muss man aber oft so, wie beschrieben, vorgehen. Ich habe es auf diese Weise fertig gebracht, ein siebenjähriges Kind, bei welchem ich die anfängliche Diagnose auf Papillome nur mittelst des MOUNT-BLEYER'schen Hakens stellen konnte, indem ich unter Scherzen und spielend vorging, in etwa 14 Tagen, so zu gewöhnen, dass ich nach und nach den ganzen Kehlkopf von den Neubildungen reinigen und den Boden nachher noch mit Milchsäure ätzen konnte. Können Erwachsene schon bei der ersten Untersuchung ruhig athmen, so kann man auch direkt zu der Kokainisirung schreiten und danach zur Operation.

Vor dem Beginn der Operation reinige man die Instrumente sehr sorgfältig und desinficire sie durch Kochen oder durch eine Lösung von Karbol oder sonst eine sie nicht angreifende antiseptische Lösung. Ich schlage, nachdem sie gekocht sind, bis zum Beginn der Operation immer um die Spitze einen Wattebausch, der mit 5procentiger Karbollösung getränkt ist. Eine Ausnahme ist nur bei den Kauteren gestattet, weil man diese durch Erglühenlassen vor der Operation reinigen kann.

Heutzutage wird auch kein Arzt unterlassen, sich die Hände gut zu reinigen, ehe er eine Operation unternimmt. Das von BRAATZ und REINICKE empfohlene Bürsten der Hände mit Alkohol während fünf Minuten scheint sich sehr bewährt zu haben. Nach AHLFELD's Untersuchungen genügt gründliches Waschen mit Seife in heissem Wasser und nachheriges Abwischen mit einem in 96procentigen Alkohol getauchten Flanelllappen. Man halte die Desinfektion bei den Operationen in Nase und Hals aus dem Grunde nicht für unnöthig, weil man ja mit den Händen nicht in den Hals oder die Nase hineingelangen könne. Man greift aber doch die Instrumente an der Spitze gelegentlich mit den Händen an und kann sie so wieder inficiren.

Eine vorherige Desinficirung des Operationsfeldes ist bis jetzt in den oberen Luftwegen in den meisten Fällen nicht möglich. Man hat zwar empfohlen, die Nase vorher auszuwaschen, aber bei dem gewundenen Verlauf der Nasenhöhle halte ich das für eine unnöthige Einlullung des Gewissens, unnöthig, wenn man mit sauberen Instrumenten und Händen operirt. Möglicherweise hat ja der Nasenschleim baktericide Eigenschaften, wie ich schon Seite 62 erwähnt habe. Man unterlasse aber deswegen ja nicht die sonst erprobten Vorsichtsmaassregeln.

Die auf der rechten Seite des Kranken im Kehlkopf sitzenden Geschwülste sind für einen rechtshändigen Arzt leichter zu operiren, weil das Instrument, besonders wenn es etwas dick ist, die auf der linken meistens verdeckt. Genügend geübte Ambidextrie ist auch bei diesen Operationen ein Vortheil, aber nur Auserlesene werden sie besitzen. Früher wurde ja auch in der Augenheilkunde viel Werth darauf gelegt. Ich erinnere mich noch mit Vergnügen, BOWMANN und CRITCHETT in London mit gleicher Geschicklichkeit mit beiden Händen operiren gesehen zu haben. v. GRÄFE hat aber mit Recht damals betont, dass doch die wenigsten Ärzte das gleiche Geschick in der linken Hand hätten, und so ist es auch bei den Kehlkopfoperationen. Sind die Instrumente so dünn, wie meine Fig. 91 abgebildete Zange, so kann man ganz gut an derselben vorbeisehen, wenn man auf der linken Seite operirt. Ansatz *a* ist für ganz kleine Geschwülste, z. B. Sängerknötchen bestimmt, *b* für grössere.

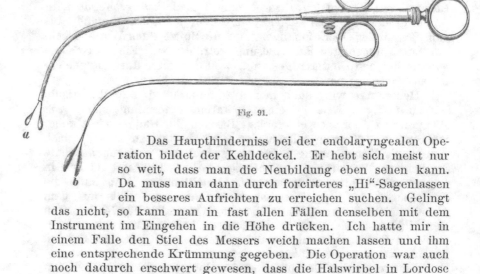

Fig. 91.

Das Haupthinderniss bei der endolaryngealen Operation bildet der Kehldeckel. Er hebt sich meist nur so weit, dass man die Neubildung eben sehen kann. Da muss man dann durch forcirteres „Hi"-Sagenlassen ein besseres Aufrichten zu erreichen suchen. Gelingt das nicht, so kann man in fast allen Fällen denselben mit dem Instrument im Eingehen in die Höhe drücken. Ich hatte mir in einem Falle den Stiel des Messers weich machen lassen und ihm eine entsprechende Krümmung gegeben. Die Operation war auch noch dadurch erschwert gewesen, dass die Halswirbel in Lordose stehend den Raum aufs äusserste verengten. B. FRÄNKEL schreibt, dass er seit dem Kokain immer ohne Kehldeckelheber ausgekommen sei. Ich habe mich zufällig in der letzten Zeit ein paar Mal genöthigt gesehen, einen solchen anzuwenden, z. B. bei einem Kranken, dessen Polyp sehr weit vorn unter der Stimmlippe sass und dessen Kehldeckel sich wahrscheinlich durch eine falsche Singmethode sehr gesenkt hatte. Es war überhaupt wegen einer enormen Empfindlichkeit mit der schwerste Fall, den ich noch je operirt; mit Geduld gelangte ich nach 14 tägiger Vorübung doch ans Ziel. Man hat die verschiedensten Instrumente und Methoden angegeben, um den Kehldeckel zu heben. VOLTOLINI hat eine Abweisestange, welche an der konkaven Seite des Instruments anzubringen war, beschrieben; sie kann unter Umständen ganz praktisch sein. Ich halte den REICHERT'schen Heber, Fig. 36 Seite 129, zu dem Zwecke immer noch für den besten. Allerdings ist es dann angenehm, ihn von einem Assistenten halten zu lassen; der Kranke selbst kann es aber auch lernen. Man könnte auch den von ROSER angegebenen Spiegelhalter für das Feststellen des Spiegels verwenden und hätte so beide Hände frei, um mit der einen den Heber, mit der anderen das Instrument zu handhaben. Bei dem Einführen der Instrumente soll man sich trotz des Kokains möglichst vor der Berührung der Schleimhaut hüten, auch ist es gut, die Instrumente etwas zu erwärmen, denn das Kokain hebt das Temperaturgefühl nicht auf. Hält der Kranke noch nicht ganz genügend, so gebe man noch einmal Kokain, wenn er nicht schon genug bekommen hatte, oder übe ihn noch einige Tage weiter ein.

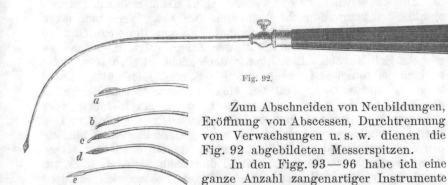

Fig. 92.

Zum Abschneiden von Neubildungen, Eröffnung von Abscessen, Durchtrennung von Verwachsungen u. s. w. dienen die Fig. 92 abgebildeten Messerspitzen.

In den Figg. 93—96 habe ich eine ganze Anzahl zangenartiger Instrumente für die endolaryngealen Operationen abbilden lassen. Welche man davon benutzen will, das wird einestheils von dem Fall abhängen, anderntheils auch von der Vorliebe des Operateurs für gewohnte Instrumente. Ich habe nach OERTEL die breit aufsitzenden Polypen lange Zeit mit dem Messer erst am Stimmlippenrande abgeschnitten und dann die dadurch in gestielte verwandelten mit der Zange geholt. Seitdem ich

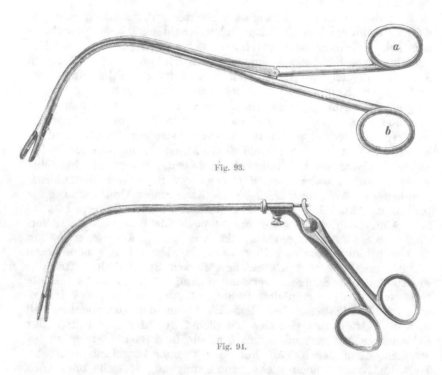

Fig. 93.

Fig. 94.

aber die besser schneidenden Zangen besitze, fasse ich sie gleich
mit diesen.

Die Zangen müssen recht scharf sein, damit man die Polypen
abschneiden kann und nicht abzureissen braucht. Wenn man einen
Polypen gefasst hat und zieht an ihm, ehe man ihn wegnimmt, so
sieht man, dass die Schleimhaut der Zange folgt, dass man sie
wie ein Zelt abhebt. Dies könnte doch nicht möglich sein, wenn
es kein submuköses Gewebe auf den Stimmlippen gäbe. Dabei
kann es vorkommen, dass bei einer unvermutheten Bewegung
des Kranken die Stimmlippe skalpirt, d. h. ein kleinerer oder
grösserer Theil der Schleimhaut mit herausbefördert wird, und es
dauert dann lange, bis sie wieder ganz geheilt ist; einen bleibenden Nachtheil habe ich indessen nicht davon entstehen sehen.
Es muss überhaupt als Regel gelten, dass man nicht zu stark mit
der Zange ziehen soll, denn Neubildungen reissen sich meistens
sehr leicht ab. Fühlt man, dass das Instrument festhängt, so
entsteht der Verdacht, dass man zu tief, bis in die Substanz der
Stimmlippe gefasst habe. Man lasse dann los und überzeuge sich
erst, ob man sich nicht im Zufassen getäuscht hat.

Sitzt der Polyp oben auf der Fläche der Stimmlippe, so kann
man die Fig. 93 abgebildete Zange von FRÄNKEL oder die von
GOTTTSEIN, Fig. 94, oder die Seite 185 Fig. 99 abgebildeten Küretten

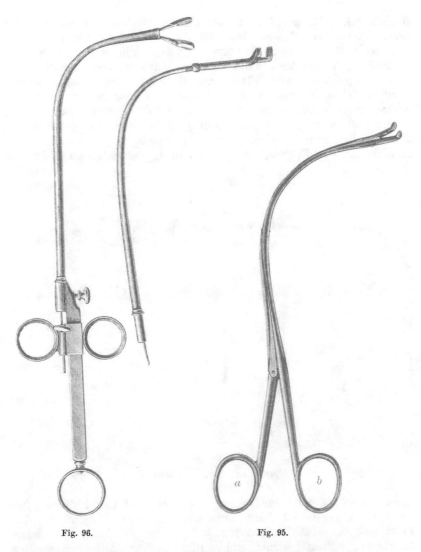

Fig. 96.   Fig. 95.

benutzen. Sitzt er unter der Stimmlippe, so kann man dieselbe mit
der Zange erst etwas nach aussen drängen, um den Ansatz besser
zu sehen, oder man bedient sich der von Scheinmann erfundenen
Zange, Fig. 96, oder auch einer der Küretten. Diese sind, weil
man damit tief fassen kann, auch ganz zweckmässig zu gebrauchen,
wenn es sich darum handelt, ein Stück· eines Tumors zu diagnostischen Zwecken herauszuholen. Die Zangen mit scheeren-
artigem Griff fasst man besser so, dass man den Daumen in den
unteren Ring *b* und den Zeigefinger in den oberen *a*, Fig. 93,
steckt und das Instrument auf der zweiten Phalanx des Mittel-

fingers ruhen lässt. Noch besser für die Probeentnahme und für manche Arten von Geschwülsten ist die senkrecht fassende Doppel-kürette von Landgraf-Krause, Fig. 96. Sie wird geschlossen eingeführt, an Ort und Stelle geöffnet, dann an die zu operirende Stelle angedrückt und wieder geschlossen; durch das drehbare vordere Stück im unteren Ansatz kann man sie in verschiedenen Richtung nach hinten oder vorn oder seitlich gebrauchen. Auch die frontal oder sagittal fassenden Heryng'schen Doppelküretten, Fig. 97, sind sehr zweckmässige Instrumente, wenn es sich darum handelt, an der Epiglottis oder an den Aryfalten grössere Stücke

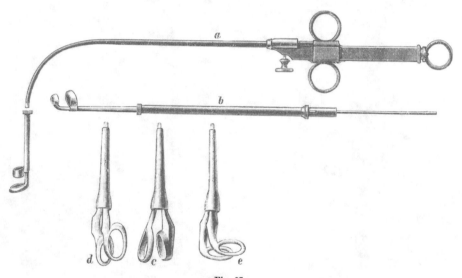

Fig. 97.
a, *b*: halbe Grösse; *c*, *d*, *e*: natürliche Grösse.

zu entfernen, welche Indikation besonders bei der Phthise öfter vorliegt. Gelegentlich kann man auch grössere Eingriffe an den Taschenlippen damit vornehmen. Papillome des Kehlkopfs kann man zwar mitunter recht gut mittelst einer sagittal gestellten Drahtschlinge, in der Regel aber noch besser mit löffelförmigen Zangen fassen.

Eine eigentliche Nachbehandlung ist nach den Polypenopera-tionen im Kehlkopf nicht nöthig. Man soll nur dem Kranken Still-schweigen auferlegen, bis die kleine Wunde wieder geheilt ist; also etwa acht bis vierzehn Tage. Spricht der Kranke zu früh, so entzündet sich leicht die Stimmlippe, und es dauert unter Um-ständen recht lange, bis sich diese Röthung wieder verloren hat. Es giebt Kranke, welche sich nicht an solche Verordnungen halten, wenn man sie ohne Aufsicht lässt. Solchen wird man besser alle

Tage etwas Borsäure oder Nosophen einblasen, dann fühlen sie
sich noch in Behandlung und folgen besser.

Das Auskratzen tuberkulöser Geschwüre macht man in der
Regel mittelst einer der in Fig. 98 und 99 abgebildeten Küretten.
Man kann damit, wie mit allen scharfen Löffeln, bei vernünftiger
Gewalt, nur krankhaftes Gewebe entfernen, braucht sich also nicht

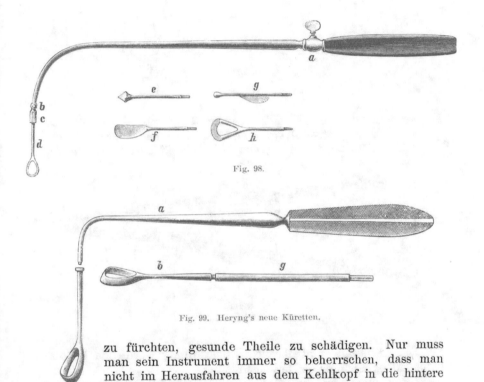

Fig. 98.

Fig. 99. Heryng's neue Küretten.

zu fürchten, gesunde Theile zu schädigen. Nur muss
man sein Instrument immer so beherrschen, dass man
nicht im Herausfahren aus dem Kehlkopf in die hintere
Pharynxwand geräth und dort eine Infektion verursacht.
In einer so entstandenen Wunde beobachtete ich die Entwicklung
eines zweierbsengrossen tuberkulösen Tumors, der nachher exstirpirt werden musste und nach Ätzung der Stelle mit reiner
Milchsäure wieder vollständig heilte. Es gelingt leicht, z. B. ein
Geschwür der Hinterwand mit seinem Untergrund in einem Strich
herauszubefördern, wonach es oft in drei Wochen glatt heilt. Als
Grundsatz muss auch hier gelten, wenn irgend möglich, alles Krankhafte zu entfernen. Das erreicht man aber nicht immer, wenigstens nicht in der ersten Sitzung; dann muss man den Eingriff
nach Ablauf der Reaktion wiederholen. In der Regel wird man
auf die Kürettage (so heisst es auf Französisch, Curettement ist
kein französischer Ausdruck) noch eine Ätzung mit Milchsäure
folgen lassen müssen. Ich nehme dieselbe 20- oder 50procentig

oder rein und zwar letzteres besonders dann, wenn ich nur eine
kleine Stelle zu behandeln habe, in welchem Falle sie mit einer
möglichst dünnen Wattesonde eingerieben wird.

Handelt es sich um mehrere oder grössere Stellen, welche zu
ätzen sind, so nimmt man gleich einen dickeren Wattebausch in
dem von HERYNG angegebenen Träger, Fig. 100, oder mit der

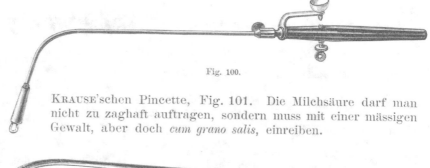

Fig. 100.

KRAUSE'schen Pincette, Fig. 101. Die Milchsäure darf man
nicht zu zaghaft auftragen, sondern muss mit einer mässigen
Gewalt, aber doch *cum grano salis*, einreiben.

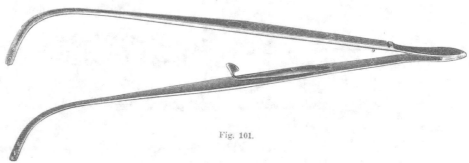

Fig. 101.

Die Kürettage und ihre Nachbehandlung werde ich bei der
Tuberkulose noch näher beschreiben.

Kann man eine grössere Geschwulst am Kehlkopf mit der
Schlinge fassen, so wird man besser die galvanokaustische nehmen.
Ich hatte einmal ein Fibrom an der aryepiglottischen Falte mit
der kalten Schlinge gefasst, konnte aber mit aller Anstrengung
den Stiel nicht durchschneiden; zog ich daran, so folgte der
ganze Kehlkopf in beängstigender Weise; es blieb mir nichts
anderes übrig, als zur Fixation des Kehlkopfs den Zeigefinger der
linken Hand gegen den Ansatz der Geschwulst zu stemmen, und
mit einem recht kräftigen Ruck dieselbe loszureissen. Wäre das
nicht gelungen, so hätte ich nichts anderes thun können, als die
Schlinge zu kappen und mit dem Finger von der Umschnürungs-
stelle zu lösen, was sicher nicht leicht gewesen wäre. Bei einer
galvanokaustischen Schlinge hätte das nicht vorkommen können.

In der Trachea hat man wiederholt Operationen von oben
ausgeführt. SCHRÖTTER hat, glaube ich, zuerst eine Geschwulst

von oben mit Zange und Einspritzungen beseitigt, andere sind nachgefolgt. Ich habe ein nach einer Tracheotomie entstandenes Granulom von oben mit Lapisätzungen geheilt. LANDGRAF und SEIFERT haben sogar Stenosen in dem Bronchus mittelst eines besonderen für diesen Zweck gebogenen Bougies erweitert. Um Operationen in der Trachea auszuführen, müssen die Instrumente mehr gestreckt sein. Meine Zange ist deshalb an der Krümmungsstelle etwas biegsam. Vielleicht wird in Zukunft bei Operationen in der Luftröhre die KIRSTEIN'sche direkte Tracheoskopie zu verwenden sein, mit oder ohne Narkose.

In den meisten Fällen dürfte es für jetzt noch gerathener sein, die Operation von Geschwülsten in der Trachea von aussen zu machen.

Bei Operationen tief hinten im Halse, besonders aber bei eröffneter Trachea, ist es wegen des unwillkürlichen Hustens und Spuckens der Kranken ganz zweckmässig, zwischen sich und dem Mund des Kranken eine Glasscheibe halten zu lassen; dieselbe wird freilich schnell voll Schleim und Blut, ist aber durch ein feuchtes Tuch rasch wieder zu säubern.

Die extralaryngealen Methoden gehören der grossen Chirurgie. Ich kann ihre nähere Beschreibung hier übergehen. Die Indikationen werden bei den Neubildungen genauer besprochen werden.

Wenn man bei einem gutartigen Stimmlippenpolypen endolaryngeal nicht ans Ziel zu kommen vermag, so sollte man versuchen, vor der Thyreotomie zunächst nur das *Lig. conoideum* zu spalten, wodurch man sehr gut ankommen kann. v. SCHRÖTTER erwähnt in seinen Vorlesungen, dass BILLROTH bei einer Geschwulst über den Stimmlippen den Schildknorpel quer in der Höhe des Ventrikels gespalten und nach der Entfernung der Geschwulst den Knorpel wieder genäht habe. Das funktionelle Ergebniss sei sehr gut gewesen.

Die in meinem Buche angeführten Instrumente sind alle bei C. Steiner, Allerheiligenstrasse 58 in Frankfurt am Main und bei H. Windler, Dorotheenstrasse 3, Berlin NW., zu haben. Die elektrischen bei Emil Braunschweig, Kaiserstrasse 63, Frankfurt am Main.

8. Die Anaemie und die Hyperaemie des Halses.

An der Anaemie des ganzen Körpers nimmt natürlich die Schleimhaut der oberen Luftwege auch Theil. Namentlich zeigt sie sich an dem weichen Gaumen, am Kehldeckel und auch manchmal in den *Sinus piriformes,* die hie und da so gelb aussehen, dass man sie für geschwürig halten möchte. Ich kann nicht finden, dass Anaemie der oberen Luftwege so besonders verdächtig für Phthise ist. Die Halsschleimhaut eines Phthisikers ist nur dann blass, wenn die durch die Phthise gesetzte Ernährungsstörung schon eine Anaemie herbeigeführt hat. In diesem Falle aber ist die eines syphilitischen Kranken z. B. auch blass. Umgekehrt sieht man genug Phthisiker, welche sehr rothe Schleimhäute haben, allerdings vielleicht noch mehr Luische, weil diese nicht so leicht in ihrer Ernährung Noth leiden. Allein auf die Farbe eine Diagnose bauen zu wollen, würde zu vielen Täuschungen führen. Wenn man sich angewöhnt, jeden Kranken, zumal einen mit Geschwüren im Halse, auf der Lunge zu untersuchen, so braucht man nicht erst die Aufforderung dazu durch eine blasse Epiglottis abzuwarten. Man wird auch bei Kranken mit rother Schleimhaut ebenso oft oder noch viel öfter beginnende Erkrankung der Lungen finden. Das einzige, was ich vielleicht für verdächtig halte, ist eine auffallend blasse Epiglottis in einer geröteten Umgebung.

Die Hyperaemie ist in den seltensten Fällen eine beschränkte, nur allenfalls bei solchen Menschen, welche zu heiss essen und trinken oder ihre Stimme für ihre Leistungsfähigkeit zu sehr anstrengen. Die erstere Ursache kann man gleich an einer ziemlich starken und durch zahlreiche, kleine erweiterte Gefässe fleckigen Röthung erkennen, die sich hauptsächlich am Gaumensegel bis zu dem harten Gaumen hinauf und an den Gaumenbogen und Mandeln bemerklich macht.

Die passive Hyperaemie ist, wie ich schon früher erwähnt habe, meistens von Erkrankungen des übrigen Körpers abhängig.

Die Hyperaemie geht so in den chronisch-entzündlichen Zustand über, dass ich sie nicht davon trennen möchte. In einem gegebenen Fall wird es oft schwer sein, zu entscheiden, ob man eine Hyperaemie oder einen chronischen Katarrh vor sich hat.

Die Behandlung dieser Zustände ist eine durch ihre Ursachen gegebene.

9. Der akute Katarrh.

Der akute Katarrh hat die Neigung, von oben nach unten hinabzusteigen. Er fängt in der Nase an und geht durch den Schlund und Kehlkopf bis zu der Luftröhre hinab. Mitunter beginnt er auch in dem *Cavum pharyngonasale* oder in der Luftröhre und steigt in dem letzteren Falle auch einmal nach oben. Ob der akute Katarrh ansteckend sei, ist eine alte Frage. Meiner Erfahrung nach ist er jedenfalls nicht so ansteckend, wie es die Laien gewöhnlich glauben, doch werden in der Literatur gar manche wohl auf Ansteckung zurückzuführende Fälle beschrieben. Eine andere Form des akuten Katarrhs ist der Influenzakatarrh, der unzweifelhaft ansteckend ist. Von dem akuten Katarrh in der Nase ist die *Coryza vasomotoria* zu unterscheiden, der nervöse Schnupfen, dessen Symptome denen des akuten Katarrhs ausserordentlich ähnlich sein können, nur ist sein Auftreten ein mehr plötzliches und heftiges mit sehr reichlicher Absonderung (siehe unter „Nervenerkrankungen").

Der gewöhnliche katarrhalische Schnupfen beginnt häufig mit Niesen, begleitet von einem zunächst wässerigen, dann durch Beimischung von abgestossenen Epithelien und ausgewanderten Lymphzellen grauschleimigen, dann grünlich-gelben Ausfluss. Die Krankheit erstreckt sich, wie bekannt, meistens über drei Wochen, bis sie unter allmählichem Aufhören der Absonderung gänzlich verschwindet. Durch den Ausfluss und das öftere Schneuzen der Nase wird die Haut am Eingang derselben und an der Oberlippe erythemartig geröthet, kann auch wund werden; es bilden sich Borken auf ihr und es giebt schmerzhafte Einrisse; bei Skrophulösen kann sich ein Ekzem entwickeln. Die Nase ist abwechselnd zugeschwollen und durchgängig; besonders beim Gehen in der Luft wird sie häufig frei und verstopft sich wieder bei Aufenthalt in wärmeren Räumen. Die Verstopfung der Nase bedingt eine Eingenommenheit des Kopfes, eine *Aprosexia acuta,* das Unvermögen, die Gedanken auf einen bestimmten Gegenstand anhaltend zu koncentriren. Das Gefühl eines „Brettes vor dem Kopfe", wie man zu sagen pflegt, hat wohl Jeder schon einmal selbst beim Schnupfen gehabt.

Die Begleiterscheinungen des akuten Schnupfens bestehen ausser der Röthung der äusseren Haut der Nasenspitze und der Oberlippe in der Verbreitung des Katarrhs auf die Bindehaut des Auges, sei es durch Fortpflanzung durch den Thränennasenkanal oder noch häufiger durch direkte Übertragung. Eine Schwellung der Lymphdrüsen ist ausser bei akuten Infektionskrankheiten selten vorhanden; vielleicht nur bei skrophulösen Individuen. Bei Säuglingen werden bisweilen die vor dem Epistropheus gelegenen Lymphdrüsen in Folge eines akuten Schnupfens inficirt und es bildet sich ein retropharyngealer Abscess, während dies bei Erwachsenen Ausnahme ist.

Bei dem Einblick in die Nase von vorn wird man ein sehr wechselndes Bild finden, je nach dem augenblicklichen Schwellungszustand, in dem man die Nase antrifft. Sind die Schleimhäute und die Schwellkörper gerade sehr hyperämisch, so findet man die Muscheln an der Scheidewand anliegend und sehr geröthet. Trifft man, wie dies besonders bei der Untersuchung sehr häufig der Fall und durch psychische Einflüsse zu erklären ist, einen freien Moment, so ist man oft erstaunt, wie wenig das Innere der Nase vom Normalen abweicht, während der Kranke doch lebhafte Beschwerden äussert. Natürlich ändert sich das Bild sehr bald wieder, und man würde vielleicht wenige Minuten später ein ganz anderes finden.

Es ist wohl fast nie der Fall, dass sich der akute Schnupfen auf die Nase allein beschränkt. Der Nasenrachenraum sowohl, wie der übrige Schlund sind beinahe immer dabei betheiligt.

Die Erscheinungen vom Nasenrachenraum aus fallen mit denen des akuten Katarrhs des hinteren Nasenabschnitts zusammen, indem die Schleimabsonderung hauptsächlich nach hinten in den Schlund geht und von da ausgeräuspert wird. Bei vorhandener Rachenmandel schwillt diese natürlich an und kann eine mehr oder weniger hochgradige Verengerung der Choanen bewirken. Beginnt der Katarrh in dem Nasenrachenraum, so äussert er sich durch ein mitunter recht empfindliches Stechen und Kitzeln bis in das Ohr hinein, auch bei Nichtbetheiligung der Tubenschleimhaut durch Nervenreflex. Es ist aber bekannt, dass der akute Katarrh des Nasenrachenraums durch direkte Fortpflanzung oder durch heftiges Schneuzen leicht auf die Tubenschleimhaut und das innere Ohr übergeht, wenn Schleim aus dem Cavum in die Tuben gepresst wird, was um so leichter geschehen kann, als der natürliche Ausweg nach vorn durch Schwellung der Nasenschleimhaut verlegt ist. Eine *Otitis media purulenta* ist oft auf einen akuten Katarrh zurückzuführen. Bei dem akuten Katarrh des Nasenrachenraums und des Schlundes findet man bei der Spiegeluntersuchung, dass die Schleimhaut meistens sehr stark geröthet, indessen mitunter auch nur wenig in ihrem Aussehen verändert ist.

Eine *Glossitis erythematosa marginalis* beschreibt WERTHEIMBER
bei Säuglingen als durch schlechte Saugstopfen und zersetzte
Milch verursacht. Die Kinder nehmen die Flasche mit Begier,
lassen sie aber unter Geschrei bald wieder fahren, ähnlich wie
beim Retropharyngealabscess. Er behandelt sie mit Pinselungen
einer 5 procentigen Borlösung.

In der *Pars oralis* steigert sich der akute Katarrh an den
Mandeln oft zu einer *Angina acuta simplex.* Auf der oberen Fläche
des Kehldeckels kommt es bei akuten Katarrhen, vielleicht mehr
noch bei leichten Traumen zu einer ödematösen, etwas schmerzhaften Schwellung, die auf diese Stelle beschränkt bleiben kann.
Man hat dieser Lokalisation, weil sie auch Schluckschmerzen
macht, den Namen *Angina epiglottidea* gegeben. Sie gehört wohl
mehr zu dem akuten entzündlichen Oedem.

In dem Kehlkopf ist die Schleimhaut meist auch sehr geröthet;
besonders sind die Stimmlippen verändert, indem sie gleichmässig
oder fleckig roth und fast immer etwas verdickt erscheinen. Stärkere
Verdickung oder Röthung ist verdächtig für andere Ursachen. Mitunter sind sie auch in ihrer Farbe und Gestalt beinahe gar nicht
verändert. Man muss dann wohl wegen der mitunter doch
starken Stimmstörung annehmen, dass die entzündliche Durchtränkung sich in dem inter- und intramuskulären Gewebe der
Stimmlippenmuskeln festgesetzt hat, auch wenn eine erheblichere
Verdickung derselben nicht zu bemerken ist. Die Stimme
kann bei starker Röthung verhältnissmässig gut, ebenso bei geringer schlecht sein, je nach der submukösen oder intramuskulären Infiltration. Auf der Oberfläche der Stimmlippen und auf
der Hinterwand des Kehlkopfs pflegen die gequollenen, nekrotischen Epithelien nicht sofort abgestossen zu werden; sie bleiben zu
weissgrauen Flecken vereinigt sichtbar. Dieselben sind anfangs
etwas über der Ebene der Schleimhaut erhaben; stossen sie sich
später doch ab, so hinterlassen sie dann eine seichte Vertiefung.
Diese sitzen ganz besonders gern vor der Mitte der Stimmlippen,
bilden daselbst annähernd einen Halbkreis auf jeder Stimmlippe,
so dass sie wie eine runde Scheibe aussehen, wenn die Stimmlippen aneinander liegen. Diese Epithelnekrosen erstrecken sich
mitunter auch über den grössten Theil derselben; die Stimmlippen
sehen dann bei flüchtigem Hinsehen wie normal aus, bei genauerer
Beobachtung indessen wird man aber immer eine Abgrenzung
nach vorn und hinten und nach der Seite zu gegen die stark
geröthete Schleimhaut entdecken können, und der weitere Verlauf zeigt dann auch, dass es sich hier um diese Quellung der
Epithelien gehandelt hat. An der Hinterwand sind die Flecken
nicht so umschrieben; sie verschwinden theilweise in den bei der
Erkrankung der Hinterwand sich bildenden Falten.

Die Erscheinungen, welche der akute Katarrh in dem
Kehlkopf macht, sind anfangs heftiges Stechen, dann Heiserkeit

und Verschleimung. In der Luftröhre findet man die Schleimhaut bei der Spiegeluntersuchung stark geröthet. Der Katarrh des Kehlkopfs und der Luftröhre verursacht dem Kranken fast dieselben Empfindungen: Stechen, Brennen im Halse und hinter dem Brustbein, Husten und Verschleimung, die anfangs auch grauschleimig ist und später die bekannte gelbgrünliche Farbe annimmt. Auch der akute Katarrh des Kehlkopfs und der Luftröhre pflegt wochenlang zu dauern und sich unter allmählich dicker werdender Schleimabsonderung zu verlieren.

Bei Säuglingen kann der akute Katarrh ebenso wie in den Augen, so auch in der Nase während der Geburt durch Infektion entstehen. Ein etwas anhaltenderer Nasenkatarrh bei denselben ist immer verdächtig für Gonorrhoe oder Syphilis. Der akute Katarrh kann, wie KUSSMAUL zuerst betont hat, hier sogar lebensgefährlich werden durch die Behinderung des Athmens, des Schlafes und durch die Erschwerung der Nahrungsaufnahme. Zum Glück helfen Säuglinge der behinderten Athmung durch Schreien nach, wenn es ihnen unbehaglich wird. Man ist aber mitunter gezwungen, sie mehrere Tage lang mit dem Löffel zu ernähren, weil sie wegen Luftmangels nicht saugen können.

In wie weit die Gonorrhoe bei der Entstehung des akuten Katarrhs der Erwachsenen mitwirkt, ist noch nicht ganz festgestellt. Infektionen kommen ja sicher in einer grösseren Anzahl von Fällen vor, doch ist es bei der sonstigen Verbreitung der Krankheit erstaunlich, dass man eine gonorrhoische Erkrankung der Nasenschleimhaut bei Erwachsenen fast nicht zur Beobachtung bekommt, während doch die der Konjunktiva häufig genug gefunden wird. Ob das auch bactericide Wirkung des Nasenschleims ist?

Bei Kindern ist der akute Katarrh des Kehlkopfs auch deshalb von grösserer Bedeutung, da er unter den Erscheinungen des Pseudokroup auftreten kann. Derselbe wird, wie RAUCHFUSS zuerst gefunden, recht häufig veranlasst durch subglottische Schwellung in dem Kehlkopf, welche so stark werden kann, dass in Einzelfällen die Tracheotomie nothwendig wurde. Ich habe diese Schwellung unter den Stimmlippen selbst wiederholt gesehen, sie mitunter auch vermisst und war in den letzteren Fällen eher geneigt, die Beschwerde einem respiratorischen Stimmritzenkrampf zuzuschreiben.

Von der Nase aus verbreitet sich der Katarrh mitunter auf die Nebenhöhlen. Der Übergang des akuten Katarrhs auf dieselben zeigt sich durch Auftreten von Schmerzen in der Stirngegend bei Erkrankung der Stirnhöhlen, über den Augenbrauen und in der Stirn bei Erkrankung der Kieferhöhlen, tief im Kopf bei Erkrankung der Siebbein- und Keilbeinhöhlen, wie das des Näheren in den betreffenden Abschnitten besprochen werden wird.

Es zeigen sich mitunter bei dem akuten Katarrh kurze prodromale Erscheinungen, Frösteln, leichtes Fieber; bei zu Fieber
Geneigten kann dieses auch heftig vorhanden sein.

Die Lymphdrüsen schwellen bei dem Katarrh selten an.
Bemerkt man sie, so handelt es sich wohl öfter um die, meines
Wissens zuerst von H. REHN beschriebene, epidemische, fieberhafte Lymphadenitis, die ferner von HEUBNER, RAUCHFUSS,
VON STARK, PROTASSOW, HOERSCHELMANN und E. PFEIFFER unter
dem Namen „Drüsenfieber" bekannt gemacht worden ist. Die
Ursache dieser Erkrankung dürfte in einer Infektion von dem
Nasenrachenraum oder nach NEUMANN auch von dem Ohr aus zu
suchen sein.

Unter den Ursachen des akuten Katarrhs spielt wohl die
Erkältung die Hauptrolle, und ist er aus dieser Ursache wohl
Jedem aus persönlicher Erfahrung bekannt. Die Erkältung kann
nicht nur durch plötzliche Abkühlung des Kopfes entstehen, sondern auch von anderen Theilen des Körpers her ausgelöst werden,
wie dies bei der „Allgemeinen Aetiologie" näher auseinander
gesetzt ist. Seite 97 habe ich das Zustandekommen einer Erkältungskrankheit zu erklären versucht und dabei auch der Rolle
gedacht, welche vielleicht die pathogenen Mikroorganismen bei
diesem Vorgange spielen.

Zu akuten Katarrhen besonders disponirt sind alle Diejenigen, deren Beschäftigung oder Neigung sie zum Aufenthalt
in geschlossenen Räumen zwingt, die Stubenhocker. Sie werden
jedenfalls viel häufiger erkranken, als solche, deren Beruf Beschäftigung im Freien mit sich bringt. Die Gewöhnung und
Verwöhnung thut dabei sehr viel. Ich kannte einen Kranken,
der so verwöhnt war, dass er es nur an den heissesten Tagen
im Sommer wagte, an die Luft zu gehen und regelmässig einen
Schnupfen bekam, wenn er sich im Winter dem geschlossenen
Fenster mehr als einen halben Meter näherte, und der schliesslich an einer Lungenentzündung starb, weil er sich einmal auf
ein ungewärmtes Sopha gesetzt hatte. Er bekam sogleich einen
Frost, von da an entwickelte sich die Lungenentzündung. Eine
recht häufige Ursache ist auch der Staub. Ich selbst hatte vor
Jahren an der Riviera, in Nizza und Cannes, bei sehr schönem
Wetter einen anhaltenden Schnupfen und Husten, der in zwei
Tagen aufhörte, nachdem durch einen starken Schneefall der
kolossale Staub gelöscht worden war. Auch sonstige in die Luftwege gerathene Krankheitserreger: chemische Stoffe, scharfe
Dämpfe, Fremdkörper können die Veranlassung zu einem akuten
Katarrh geben. Ferner findet man ihn häufig bei den akuten
Exanthemen.

Der akute Katarrh geht fast immer, auch ohne Behandlung,
in Genesung über, und Ausgang in den Tod kann höchstens bei
Säuglingen durch die beschriebene Störung im Athmen und in

der Ernährung stattfinden. Ältere Kinder sind wenig gefährdet, doch sind bei ihnen auch Todesfälle beobachtet worden, von MILLAR, TROUSSEAU, WICHMANN, LOBSTEIN u. a. v. BRUNS musste in einem Falle von akutem Katarrh die Tracheotomie machen, DUMONTPALLIER hat ebenfalls einen gleichen Fall veröffentlicht. Auch sehr alte Leute können durch einen akuten Katarrh mit Fieber in ihrem Leben gefährdet werden, doch tritt der Tod bei ihnen wohl meist durch Hinzutreten einer Pneumonie ein.

In Bezug auf die Behandlung möchte ich hervorheben, dass bei häufig zu Schnupfen geneigten Menschen die in dem allgemeinen Theil erwähnten prophylaktischen Maassregeln vor Allem indicirt sein werden. Einen im Entstehen begriffenen akuten Katarrh kann man durch ein energisches, diaphoretisches Verfahren öfters rasch abschneiden oder doch wenigstens günstig beeinflussen. Die Dauer der Erkrankung ergiebt sich am besten aus dem Sprichwort, dass der Schnupfen drei Wochen dauere und, wenn man ihn behandelt, 21 Tage. In Italien scheint er etwas länger anzuhalten, denn dort heisst es: „Una buon' infreddatura trenta nove giorni dura e quarant' a chi la cura." (Eine richtige Erkältung dauert 39 Tage, 40 aber bei dem, der sie behandelt). Das Einsperren in das Zimmer halte ich nur dann für nöthig, wenn Fieber oder heftige Bronchitis vorhanden ist und bei solchen Kranken, bei denen der akute Katarrh gewöhnlich eine schwerere Erkrankung darstellt. Sonst kann man im Übrigen gesunde Menschen mit Schnupfen auch bei kaltem Wetter ausgehen lassen; sie befinden sich sogar meistens in der frischen Luft wohler. Ein allzu warmes Verhalten in dem Zimmer, das Vielen wegen des leichten Fröstelns sehr verführerisch erscheint, ist jedenfalls nicht zu empfehlen, wegen der Verweichlichung und der sich steigernden Disposition zu erneuten Erkrankungen. Ist der akute Katarrh einmal ausgebrochen, so nützt das Schwitzen meistens nichts mehr. Ich gebe dann bei heftigem Hustenreiz *Apomorph. Morph. mur.* ana 0,03, *Acid. mur. qu. s. Aq. dest.* 150,0; 4—6 Mal täglich 10—15 g zu nehmen; oder aber *Pulv. Dov.* 0,1—0,3, ein- bis mehrmals täglich; oder Codeïn 0,01, stärkere Dosen des letzteren Mittels sind fast immer unnöthig. Bei nicht zu heftigem Hustenreiz verordne ich *Ammon. mur.* 3,0, *Tart. stib.* 0,03; *Aq. foenic.* 150,0, *Aq. amygd.* 10,0, *Succ. liqu.* 5,0, zweistündlich 15 g, und daneben ein alkalisch salinisches Wasser, Emser, Sodener etc., lau, nicht heiss! Bei akutem Kehlkopfkatarrh ist es auch zweckmässig, einige Nächte hindurch ein örtliches Schwitzverfahren am Halse durch einen PRIESSNITZ'schen Umschlag zu verordnen. Dieser muss aber an der Haut gut anschliessen, sonst schadet er durch die Abkühlung derselben mehr, als er nützt. Nach dem Abnehmen des Umschlags Morgens muss der Hals besonders sorgfältig kalt abgewaschen werden. Statt des feuchten Tuches kann man recht vortheilhaft auch ein Stück un-

13*

gesalzenen Specks nehmen lassen. Örtlich verordne ich ein Nasenbad von einer einprocentigen Lösung von Kochsalz oder Salmiak
oder Borax mit etwas Glycerin, oder lasse eine solche Lösung mit
Zusatz von 1—2 pro Mille Kokain lau einstäuben. Den Zerstäuber
gebrauchen die Kranken Anfangs, so oft die Nase verstopft ist;
man kann aber die Anwendung gewöhnlich bald auf dreimal täglich
vermindern. Ich lasse auch das BRANDT'sche Olfaktorium (karbol-
saures Ammoniak) einathmen durch Nase und Mund, oder Kampfer,
Mentholdämpfe oder Salmiak in *statu nascendi* aus einem dafür
geeigneten Apparat, dessen eine Flasche mit Ammoniak, die andere
mit Salzsäure gefüllt ist und deren Röhren unter Wasser in eine
dritte Flasche münden, aus welcher eingeathmet wird. Nicht selten
verspüren die Kranken, nachdem die erste Heftigkeit des Schnupfens
etwas nachgelassen hat, Nutzen von Schnupfpulvern, z. B. *Camphorae
trit.* 2,5, *Cocaini mur.* 0,25 oder *Coffeae tost. Pulv. Sacch.* ana 5,0,
Menthol. 0,2 oder *Cocaini* 0,2, *Zinci sozojod.* 0,25, *Sacch. lact. subt.
pulv.* 5,0. Für den akuten Katarrh des Nasenrachenraums pflegt
das Nasenbad in öfterer Wiederholung (zweistündlich) eine grosse
Erleichterung zu gewähren. Sehr angenehm für Hals, Rachen
und Kehlkopf sind auch lösende Pastillen, wie die der verschiedenen Mineralbrunnen oder einhüllende, wie die aus isländischem
Moos, aus *Succus Liquiritiae,* in verschiedenen Kompositionen bestehenden. Auch die BERGMANN'schen Kaupastillen sind recht
zweckmässig. Es rühmt da jeder „erfahrene“ Patient gewöhnlich
ein anderes Mittel; wahr ist, dass alle mehr oder weniger ihren
Zweck erfüllen. In wiederholten Fällen ist es mir gelungen,
akute Katarrhe, auch der Nase, durch subkutane Injektion von
2—3 mg Morphium rasch zu beseitigen. FRÄNKEL empfiehlt das
Morphium in einer 1procentigen Lösung als Einspritzung oder
auch in Pulverform als Prise in der Dose von 1—1$^1/_2$ cg. In
dem Rachen und Kehlkopf habe ich früher versucht, durch Anwendung von stärkeren Adstringentien den Process abzuschneiden,
es ist mir das aber fast nie gelungen und verwende ich jetzt örtliche
Mittel nur dann, wenn der akute Katarrh seine Höhe schon überschritten hat. Bis dahin gebe ich die oben erwähnten Mittel.
In den Kehlkopf mache ich, aber erst wenn der Katarrh im Abnehmen ist, Einblasungen von Kalomelpulver, einmal täglich, etwa
soviel wie eine halbe Linse = 0,1. Man nehme ja nicht mehr,
denn sonst macht es Diarrhoe; auch wird man gut thun, dasselbe
nicht zu gleicher Zeit mit einer innerlichen Jodkur anzuwenden
(siehe Oedem). Hat sich der Process noch weiter gebessert, so
empfehlen sich dann die Adstringentien, worunter ich seit einigen
Jahren eine Einblasung von Sozojodolzink 1 : 10 oder 1 : 5, einmal
täglich, soviel wie eine Erbse am meisten gebrauche. Man ist
selten genöthigt, stärkere Mittel wie Tanninpulver oder -lösung
anzuwenden. Das beste Adstringens ist vielleicht das *Argentum
nitricum,* doch ist dessen Anwendung durch die Flecken, welche

man dabei auf die eigene Wäsche oder die des Kranken oder durch das nachfolgende Ausspucken in Zimmer und Vorplatz bekommt, sehr unangenehm. Der Höllenstein hat auch noch den Nachtheil, dass nach längerer Anwendung desselben eine nicht mehr zu beseitigende allgemeine Argyrie auftreten kann. Ich habe drei Fälle gesehen, in welchen sie durch monatelanges Pinseln des Schlundes entstanden war.

Bei Neigung zu häufigem akuten Katarrh hat es sich bewährt, die Kranken, namentlich ältere Leute, alle Jahre einmal in ein salinisch-alkalisches Bad, wie Ems, Soden i. T., Teinach, Obersalzbrunn etc. zu schicken. Sie bleiben dann häufig in dem nächsten Winter von der Krankheit verschont. Mitunter ist es auch zweckmässig, nach den im allgemeinen Theil gegebenen Andeutungen, den Verdauungskanal mehr zu berücksichtigen und den Kranken entweder Kissingen, Marienbad, Homburg, Mergentheim, Soden etc. zu verordnen oder sie durch einen Aufenthalt in einer vernünftig geleiteten Kaltwasserheilanstalt oder in der Seeluft zu kräftigen.

Bei Sängern, Rednern wird der Arzt häufig vor die Frage gestellt, ob er eine Stimmanstrengung gestatten soll oder nicht. Man ist da gewöhnlich in einer schwierigen Lage, indem der betreffende Kranke immer versichert, diese Anstrengung sei eine kaum zu vermeidende, es stehe zu viel auf dem Spiel, wenn er nicht reden, nicht singen könne; nur wenn seine Gesundheit oder Stimme dabei Gefahr liefe, dann müsse er sie selbstverständlich unterlassen. Ich habe immer nach dem Grundsatz gehandelt, dass ich bei weissen Stimmlippen die Ausnahme gestattete, wenn auch die Hinterwand des Kehlkopfs geröthet und verdickt war; meine Kranken haben sich dabei wohl befunden, und ich habe besonders bei geschulten Stimmen nie einen Nachtheil dadurch entstehen sehen. Sind dagegen die Stimmlippen auch nur leicht geröthet, so verbiete ich jedesmal die Anstrengung, selbstverständlich mit Ausnahme von solchen Kranken, deren Stimmlippen ich als von Natur röthliche kenne, wie das oben beschrieben ist.

Den akuten Nasenkatarrh der kleinen Kinder behandelt man am besten dadurch, dass man mittelst eines Gummiballons von der einen Seite aus die Nase ausbläst, ähnlich wie beim POLITZER'-schen Verfahren, aber ohne die Nase zuzuhalten!

Bei Kindern mit Pseudokroup lasse ich im Allgemeinen dieselben Mittel gebrauchen, wie bei dem akuten Katarrh überhaupt, namentlich finde ich eine Dosis von 1—3 mg Morphium oder 3—10 mg Codeïn je nach dem Alter des Kindes sehr nützlich. Dagegen kann ich Inhalationen nicht empfehlen, besonders in den häufigen Fällen, in welchen eine subglottische Schwellung besteht. Es ist nicht abzusehen, was Inhalationen dabei nützen sollen, besonders da bei der Stenose des Kehlkopfs und der gewöhnlichen Art, wie kranke Kinder inhaliren, höchstens

doch nur eine homöopathische Dosis des Mittels in den Kehlkopf
gelangt. Viel zweckmässiger ist es gewiss, durch öfteres Trinken-
lassen von lauwarmem oder kaltem Wasser in kleinen Mengen
und die dadurch hervorgerufene Füllung oder Entleerung der
Kapillaren im Kehlkopf eine Aufsaugung der entzündlichen Produkte zu bewirken. Ebenso kann man dabei auch äusserlich
Umschläge von Eis anhaltend oder zweckmässiger nur zweistündig
mit zweistündigen Pausen machen lassen. Ich habe oben schon erwähnt, dass Fälle bekannt sind, wo die Tracheotomie nöthig
wurde, und man wird in solchen erst recht nicht zögern, zu
derselben zu schreiten, da die Prognose bei derselben ausserordentlich günstig ist.

10. Der chronische Katarrh.

Ich werde in diesem Abschnitte zugleich die Hyperaemie besprechen, nicht als ob ich die beiden Krankheiten für identisch hielte, wohl aber, weil sie praktisch selten ganz zu trennen sind. Eine in Folge von gewohnheitsgemäss zu heiss genossenen Speisen und Getränken oder durch andere Entzündungsursachen entstandene Röthung des Schlundes ist sicher etwas ganz anderes, als eine auf Verdauungsstörungen beruhende, deren Zustandekommen ich in der allgemeinen Aetiologie geschildert habe; beide, Hyperaemie und Katarrh, gehen aber so sehr in einander über, dass es in einem bestimmten Falle oft schwer zu sagen ist, welchen Antheil die eine und welchen die andere Erkrankung an dem Bilde hat, das uns die Schleimhaut zeigt, besonders da ein hyperaemischer Hals ohnehin schon durch Reize, welche an einer normalen Schleimhaut spurlos vorübergehen, in einen entzündlichen Zustand versetzt wird.

Der chronische Katarrh zeigt sich in der Nase als Schwellung und als Röthung. Die letztere ist mehr oder weniger ausgesprochen, sie kann bei Anaemischen aber auch ganz fehlen und nur die Schwellung vorhanden sein. In einigen, meist recht veralteten Fällen konnte ich auch die gelbliche Verfärbung sehen, die ZUCKERKANDL als Xanthose beschrieben und bei Leichen ziemlich häufig gefunden hat. Dieselbe entsteht durch ausgedehnte Blutungen in das Schleimhautstroma hinein, die zu der intensiv gelblichen, schmutziggelbbraunen oder rostbraunen, höchst auffallenden Verfärbung führen. Sie kann auf der ganzen Nasenschleimhaut vorkommen, scheint sich aber meist auf den vorderen Theil der Scheidewand zu beschränken, welche auch am leichtesten der Atrophie anheimfällt. Die Xanthose findet sich mehr bei der atrophischen Form der Rhinitis, die Schleimhaut kann aber ebenso gut sonst hypertrophisch sein; einmal sah ZUCKERKANDL sogar einen xanthotischen Polypen.

Wann eine Schwellung anfängt pathologisch zu werden, das ist nicht leicht zu bestimmen, denn es hängt mit von der Weite der Nasenhöhle im Verhältniss zur Muschel ab; es braucht selbst eine recht erhebliche, in einer durch Verbiegung der Scheidewand

sehr weit gewordenen Nasenhöhle keinerlei Beschwerden hervorzurufen. Eine Schwellung ist immer als pathologisch zu betrachten,
wenn sie die Athmung durch die Nase beeinträchtigt, oder wenn
die Muschel die Scheidewand berührt. Sie ist es in der Regel
nicht, wenn man durch die Nase die Hinterwand des Nasenrachenraums sehen kann, ich sage: in der Regel, weil auch bei erheblicher Schwellung der Blick ins Cavum auf Augenblicke durch
die physiologische Abschwellung frei sein kann. HACK erzählt
einen Fall von einer Schwellung des vorderen Endes der unteren
Muschel, die so stark war, dass sie vorn aus der Nase heraus-
hing. Als er den Knaben operiren wollte, war sie für den Augenblick so weit verschwunden, dass er keine Spur mehr von ihr
entdecken konnte.

Die Schwellung beruht auf Entzündungsvorgängen mit Verdickung der Schleimhaut, des Bindegewebes und des Epithels;
vermehrt wird sie durch die Füllung der Schwellkörper, an der
aber, wie mehrfach erwähnt, auch die Hyperaemie und Stauung
Antheil haben. Das zeigt sich, wie bei der durch psychische Vorgänge, so auch bei der durch Kokain bewirkten Abschwellung.

Die untere Muschel ist fast stets der am augenfälligsten geschwollene Theil. Unter dem Einfluss der verschiedenen zu-
sammenwirkenden Ursachen, namentlich auch unter dem einer
stagnirenden Absonderung können einzelne Theile der Muschel, z. B.
hauptsächlich der untere Rand, hypertrophiren. Er wächst zu
zapfenartigen Gebilden aus, die man wegen ihrer Ähnlichkeit mit
Papillomen papilläre Hypertrophien nennt. Die hinteren Enden
der Muscheln sind fast immer am meisten verdickt. Sind sie mit
Blut gefüllt, so stellen sie dunkelrothe, oft fast blaurothe Geschwülste dar, welche die Choanen im Spiegelbilde bis an den
oberen Rand verdecken können; ist das Epithel stark verdickt,
so sehen sie weisslich aus. Es hat dies bei der Operation eine
praktische Wichtigkeit insofern, als die erstere Art leichter blutet.
Wenn sie abschwellen, so muss sich die Schleimhaut in Falten legen,
was ihnen das Aussehen von Himbeeren giebt. HOPMANN nennt diese
Schwellungen und die am unteren Rande der Muschel sitzenden
„Papillome". Da man unter Papillomen gewöhnlich eine bestimmte
Form von „Neubildungen" versteht, so halte ich es nicht für
praktisch, diese „Hypertrophien" mit dem für einen anderen
krankhaften Zustand schon mit Beschlag belegten Namen zu be-
zeichnen. Ich meine, der Name: hintere Hypertrophie der unteren
Muschel, *Hypertrophia posterior inferior*, sagt alles, was nöthig ist.

An der mittleren Muschel kommen die Hypertrophieen auch
vorn und hinten vor, sie erreichen aber nie die Mächtigkeit, wie
an der unteren. Sie sind bei schmalem Raum oft ganz platt und
Polypen sehr ähnlich. Man verwechsele damit nicht die Bildung
einer Knochenblase in dem vorderen Ende der mittleren Muschel,
die ich bei den Nebenhöhlen noch besprechen werde. Sie unter-

scheidet sich von den gewöhnlichen Hypertrophieen durch ihre
Härte. An dieser Blase kann ausserdem auch eine Verdickung
der Schleimhaut vorhanden sein, die zu Polypenbildung führt.

Die Hypertrophieen der mittleren Muschel geben nicht selten,
aber unter noch nicht aufgeklärten Umständen, Anlass zu der
Bildung der Schleimpolypen. Eine Art derselben kann man als
ödematöse Hypertrophieen betrachten. Man findet sie meistens
am unteren Rande der mittleren Muscheln oder auf dem *Proc.
uncinatus*, meistens durch und durch ödematös, mitunter auch halb
solid und in der unteren Hälfte ödematös: eigentliche Schleimpolypen. Ich werde sie unter den Neubildungen näher zu besprechen
haben, obgleich sie, streng genommen, nicht dahin gehören.

Die Erscheinungen, welche der hypertrophische Katarrh in
der Nase hervorruft, sind örtliche und allgemeine. Die örtlichen
hängen von der Ausbreitung des Processes ab. Wird die Schleimhaut in der *Regio olfactoria* wesentlich in Mitleidenschaft gezogen, so leidet natürlich das Riechen; entweder deswegen, weil
die Schwellung so stark ist, dass der die Riechstoffe führende
Luftstrom nicht in die *Regio olfactoria* hingelangen kann: *Anosmia
respiratoria*, oder durch die Zerstörung der Riechhaare, vielleicht
auch der letzten Aufpinselungen des *Nerv. olfactorius* in dem Epithel
der Schleimhaut: *Anosmia essentialis*.

Auf die Folgen der Nasenverengerungen komme ich nachher bei den Ursachen des chronischen Katarrhs, ausführlicher
bei den Erkrankungen der Rachenmandel zu sprechen und später
noch einmal bei den Fernwirkungen. Ich möchte hier nur kurz
erwähnen, dass zu den Erscheinungen, welche die behinderte Nasenathmung hervorrufen kann, auch die Migräne und der doppelseitige Kopfschmerz, Schwindel, Aprosexie gehören. Die von der
Nasenverstopfung ausgehenden Kopfschmerzen sind meist in dem
vorderen Theil des Kopfes sitzende, während die von dem Cavum
herstammenden sich mehr im Hinterkopf zeigen.

Durch die Verlegung der Nase leidet auch die Stimme sehr,
sie bekommt nicht den klosigen Beiklang, wie bei stärkerer Entwicklung der Mandeln, wohl aber einen harten, kurzen, hölzernen
Ton. Es ist dies besonders für Sänger und Redner wichtig. Je
freier die Nase, desto klangvoller und weittragender ist die
Stimme, desto leichter spricht sie auch an und desto aus-
dauernder wird sie sein. Man wird häufig von Sängern gefragt,
ob durch die vorgeschlagene Muschelätzung die Stimme nicht Noth
leiden könne. Gerade das Gegentheil ist der Fall, sie wird allemal besser.

Eine nicht so seltene Erscheinung ist bei dem chronischen
Nasenkatarrh auch die Röthung der Nasenspitze. Diese Röthung
verbreitet sich von da auch auf die Wangen, ist indessen verschieden von der bei *Acne rosacea*. Bei Trinkern ist die Röthung
der Nase wohl auf die Weise zu erklären, dass durch den Alkohol

sich der Blutandrang nach der Nase vermehrt, dadurch dieselbe mehr verengt und der Rückfluss des Blutes behindert wird.

Die Schwellungen, wie sie an den Muscheln vorkommen, entstehen auch recht häufig an den übrigen Stellen, wo Schwellkörper oder Drüsen in der Nase sich befinden, so an dem hinteren Ende der Nasenscheidewand und in deren vorderem oberen Theil. An der ersteren Stelle können sie so gross werden, dass sie ein wirkliches Athemhinderniss abgeben. Sie sehen wie Flügel am Vomer aus, sehr ähnlich dem hinteren Ende von Leisten der Scheidewand. HERZFELD sieht sie als charakteristisch für Erkrankung der Keilbeinhöhle und der Siebbeinzellen an; sie kommen recht oft auch ohne diese vor. Eine Schwellung im Boden der Nasenhöhle muss, da dort weder Schwellgewebe noch Drüsenanhäufung vorhanden sind, immer den Verdacht der Knochenerkrankung erwecken.

Die Absonderung bei dieser Form des Katarrhs ist meistens eine schleimig-eitrige, opale, ziemlich reichliche, der in dem zweiten Stadium des akuten Katarrhs ähnliche. Der Schleim trocknet bisweilen in dem vorderen Theil zu Krusten ein, welche aber andere sind, als die gleich zu erwähnenden bei der atrophischen Form. Es sind mehr dünnere Borken. Durch das Antrocknen des Schleims entstehen sehr leicht und häufig kleine Erosionen unten vorn an der Scheidewand; es zeigen sich da manchmal dicke Lagen von Borken. Diese belästigen den Kranken, er entfernt sie mit den Fingern, wobei gewiss die Schleimhaut oft mit dem Nagel verletzt und so den Staphylokokken und Streptokokken eine Pforte eröffnet wird. Die auf diese Art entstandene Entzündung geht allmählich in die Tiefe, auf das Perichondrium über; es erfolgt Perichondritis und Nekrose und schliesslich kommt es zu der sogenannten idiopathischen Perforation der Nasenscheidewand. Diese Wirkungen werden um so leichter eintreten, wenn die Fingernägel mit ätzenden Stoffen beschmutzt sind, so mit Chromsäure, doppeltchromsaurem Kali (G. MERKEL), Cement (FOWLERTON). Die erwähnten Erosionen sind die häufigste Ursache von Nasenbluten und Erysipel des Gesichts. Sie sitzen immer an derselben Stelle, da, wo gerade der Fingernagel hinreicht. Die Perforationen sind selten grösser als ein Centimeter und haben keine nachtheiligen Folgen, es sei denn, dass sich in ihnen zuweilen recht massenhafte Krusten ansetzen, welche die Nase verlegen und beim Ablösen oder schon beim Schneuzen kleine Blutungen verursachen, weshalb sie auch öfter dunkelbraunroth von Farbe sind. Mit Syphilis oder Tuberkulose haben diese Perforationen gewiss gar nichts zu thun, wenn sie auch bei Tuberkulösen nach HAJEK doppelt so häufig gefunden werden. Es könnte einmal geschehen, dass sich eine syphilitische Perichondritis gerade an der Stelle entwickelte, ebenso dass sich eine schon vorhandene Erosion

auch tuberkulös inficirte, das sind aber gewiss grosse Ausnahmen. Diese Perforationen werden aber von den Kollegen
sehr oft als Merkmale überstandener Syphilis angesehen. Als
solche kann man sie fast sicher dann ansprechen, wenn die Perforation auf den knöchernen Theil der Scheidewand übergreift.
Ein von MOURE beschriebener Fall zeigt, dass hie und da einmal
auch ein nicht syphilitisches Loch im knöchernen Septum vorkommt; ich selbst behandele seit einem Jahr einen Mann, der
ein grosses Loch bis in den Vomer hinein hat, als Folge einer
jetzt geheilten tuberkulösen Erkrankung. ROSENFELD hat Fälle
beschrieben, in welchen er die Entstehung der Perforation unter
einem nekrotischen Stück Schleimhaut direkt beobachten konnte.
Er schrieb den Vorgang einer trophischen Nervenstörung zu;
andere haben andere Erklärungen gegeben, mir scheint der immer
sich gleich bleibende Sitz für die von mir und von Anderen schon
früher angeführte Erklärung zu sprechen.

Durch häufige Entzündungsvorgänge an dem Naseneingang
wird das Flimmerepithel des vordersten Theils der Scheidewand
in Plattenepithel verwandelt; die Absonderungen der Nase
trocknen an der Stelle fest an, es kommt zu Blutungen u. s. w.
SIEBENMANN hat diesen Zustand als *Rhinitis sicca anterior* bezeichnet
und führt auf ihn die Entstehung der idiopathischen Perforationen
zurück.

Auf hypertrophischen Schleimhäuten kommt es in der Nase
nach Ätzungen oder auch spontan zu der Bildung von membranösen Ausschwitzungen, zu der *Rhinitis fibrinosa*. Die Meisten
haben diese Form bisher für einen gesteigerten Katarrh gehalten,
wie SCHECH, BISCHOFFSWERDER, SEIFERT, Andere für ein Erzeugniss
des *Staphylococcus pyogenes aureus*, wie MAGGIORA, GRADENIGO,
LIEVEN, STAMM, CONCETTI. Die neuesten Beobachtungen haben
aber ergeben, dass in sehr vielen Fällen echte oder Pseudo-
Diphtheriebacillen dabei gefunden werden. Wegen einer eingehenderen Besprechung dieser Form verweise ich auf den Abschnitt über Diphtherie.

Aus der hypertrophischen Form entwickelt sich, aus bis jetzt
noch unbekannten Ursachen, die atrophische. Nicht so ganz selten
findet man z. B. die untere Muschel in ihrem vorderen Theil
atrophisch, während der hintere Theil noch hypertrophisch ist;
ebenso findet man in nicht zu vorgeschrittenen Fällen die mittlere
Muschel meistens noch in dem hypertrophischen Zustande. Ich
habe in diesem Jahre einen Fall behandelt, bei dem alle vier
unteren Muscheln atrophisch waren, bis auf das noch stark hypertrophische vordere Ende der mittleren Muschel rechts. Der Fall
wäre doch nur gezwungen anders zu erklären, als durch einen
primären hypertrophischen Zustand. Ich erinnere mich nicht, dass
ich eine direkte allmähliche Umwandlung einer hypertrophischen
in eine atrophische Muschel unter meinen Augen sich habe voll-

ziehen sehen. Die atrophische Form kommt dadurch zu Stande, dass sich Bindegewebe in reichlichem Maasse in der Schleimhaut entwickelt, die Drüsen derselben z. T. zerstört werden und das Flimmerepithel sich in ein Plattenepithel mit ziemlich dicken Lagen verwandelt. Durch den Druck der so zu sagen narbigen Zusammen- ziehung des Bindegewebes der Schleimhaut schwinden dann die Knochen der Muscheln, und es bleibt in den stärksten Fällen an der lateralen Wand der Nase nur eine wenig erhabene Leiste als Rest der unteren Muschel übrig; die mittlere atrophirt selten in gleichem Grade; ein Schwinden der Scheidewand habe ich aber nie beobachtet. Wenn dieselbe, die kleinen idiopathischen Perforationen im vorderen Theile ausgenommen, theilweise oder ganz fehlt, so liegt fast immer ein anderer, ein luischer Process zu Grunde. Sind die unteren und mittleren Muscheln atrophisch, so bildet jede Nase eine grössere Höhle, in welcher man mit- unter hinten oben die lippenförmige oder runde Öffnung der Keil- beinhöhle sehen kann.

Unter dem Einfluss einer trockenen, staubigen Luft oder vielleicht noch weit öfter durch das Hinzutreten eines Stoffes, dessen Natur bis jetzt noch unbekannt ist, den ich mit dem Sik- kativ vergleichen möchte, welches die Maler den Farben zusetzen, und welches sich besonders auch in der Luft trockener Frühjahre findet, verwandelt sich die anfangs zähschleimige Absonderung der Nasenschleimhaut, ebenso wie die aus den Nebenhöhlen stammende in trockene Krusten. Diese trockenen Krusten, so- wohl die nichtriechenden, als auch die gleich zu beschreibenden riechenden, kleiden in grösserer oder geringerer Ausdehnung mitunter die ganze Innenfläche der Nase aus, als graue, schwarz- graue oder graugrüne oder bei Neigung zu Blutungen auch braune Massen, die am Rande öfter mit einem weisslichschleimigen Saum versehen sind. Sie finden sich bei der hypertrophischen freilich viel öfter, bei der atrophischen Form. In letzterem Falle kann man die Krankheit als *Rhinitis atrophicans sicca,* im ersteren als *Rhinitis hypertrophica sicca* bezeichnen.

Tritt zu der Absonderung ein die Zersetzung derselben be- förderndes oder in seinen Produkten sich in einen fauligen Körper verwandelndes Agens, das wohl bakterieller Natur ist, hinzu, so entsteht die sogenannte Stinknase, *Ozaena.* GRÜNWALD führt in seinem Buche: „Die Lehre von den Naseneiterungen" eine Anzahl Fälle an, in denen es ihm gelang, eine lange bestehende so- genannte Ozaena durch die geeignete Behandlung einer Neben- höhlenerkrankung zu heilen. Er hat jedenfalls übelriechende Nasenerkrankungen geheilt, es sind dies aber keine genuinen Ozaenafälle gewesen, sondern vorher nicht richtig, wenn auch von sogenannten Autoritäten, diagnosticirte Nebenhöhlenerkrankungen, für deren Beseitigung die Kranken dem Kollegen recht dankbar gewesen sein werden. Auch Autoritäten können sich irren! Die

GRÜNWALD'schen Fälle werden sicher uns alle veranlassen, mit
der Diagnose Ozaena noch vorsichtiger zu werden, sie jedenfalls
erst nach Ausschluss einer Nebenhöhlenerkrankung zu stellen.
Die Ansicht, dass Ozaena nicht immer, sogar nicht einmal häufig
eine von den öfter erwähnten Erkrankungen abhängige Erscheinung ist, beweist meiner Meinung nach u. A. auch die gleich zu
besprechende günstige Wirkung der Elektrolyse in der Behandlung
der Ozaena, die ich von CAPART gelernt habe und deren Ergebnisse
recht gute und rasch eintretende sind. Diese Behandlung wirkt
sicher nicht auf die Nebenhöhlen. Es kann sowohl bei der hypertrophischen, als auch bei der atrophischen Form Gestank vorhanden
sein, andererseits vermisst man bei der hypertrophischen Rhinitis
in der Regel, bei der atrophischen, selbst bei der mit Krustenbildung verbundenen nicht so ganz selten jeglichen üblen Geruch.
Wie B. FRÄNKEL schon beschrieben hat, sieht man öfter atrophische
Formen, die dem Bilde der eigentlichen Ozaena so genau entsprechen, dass man eigentlich erstaunt ist, keinen Gestank zu
finden. In diesen Fällen fehlt eben das gewisse Etwas, das diesen
verursacht.

LÖWENBERG hat in einer neueren Arbeit die ätiologische Bedeutung seines schon im Jahre 1885 beschriebenen Ozaenadiplo
kokkus aufrecht erhalten und die Unterschiede desselben von dem
A. FRÄNKEL'schen (Tafel V Fig. 1) angegeben. Er soll sich auf
Milch nur schwer züchten lassen, während der Pneumokokkus dort
gut gedeiht und die Milch sauer gerinnen macht. LÒWENBERG hat
auch Mäuse gegen den Pneumokokkus immunisirt, die dann einer
Infektion mit dem Ozaenakokkus unterlagen. ABEL hat den von
ihm *Bacillus ozaenae* (Tafel V Fig. 2), von PAULSEN *Bacillus mucosus
foetidus* genannten Mikroorganismus in der Klinik STRÜBING's in
über hundert Fällen nachweisen können und hält ihn mit STRÜBING
für das ätiologische Moment. Nach seinen Beobachtungen unterscheidet sich auch der *Bacillus ozaenae* durch sein Verhalten in
Bezug auf Virulenz gegenüber Mäusen und Meerschweinchen von
dem FRIEDLÄNDER'schen. Zu ganz denselben Ergebnissen kam
BAUROWICZ, der den LÖWENBERG'schen Bacillus dem des Skleroms
sehr ähnlich, aber nicht identisch fand. Eine endgültige Lösung
der Frage der ätiologischen Bedeutung dieses oder anderer Mikroorganismen für die Ozaena steht noch aus. STRÜBING nimmt an,
dass der ABEL'sche Bacillus bei der Einwanderung in die Nase
zunächst einen katarrhalischen Zustand der Schleimhaut hervorrufe oder sich möglicher Weise auch leichter auf katarrhalischer
Schleimhaut ansiedele, nachher bewirke er eine Entzündung mit
Hypertrophie, die schliesslich in Atrophie übergehe. Die aus den
Nebenhöhlen stammende eiterige Absonderung kann aber ebenfalls, vielleicht durch dieselben Mikroorganismen beeinflusst, sowohl anfangs Hypertrophie und danach Atrophie der Schleimhaut
herbeiführen, als auch stinkend werden, und zwar, wie es scheint,

leichter in weiten Nasen. Dass es dabei nicht allein auf die
Weite der Nase oder, wie HOPMANN nach seinen Messungen annehmen zu müssen glaubt, auf deren Tiefe ankommt, das beweisen
die Heilungsfälle, in denen diese anatomischen Verhältnisse dieselben bleiben, aber Geruch und Krusten verschwinden.

ZARNIKO nimmt als Ursache der Ozaena eine Trophoneurose
der Nasenschleimhaut und des Gerüstes an; er leitet aus ihr die
Metaplasie des Epithels mit Verhornung ab, ebenso die oberflächliche Entzündung, die Borkenbildung und durch Ansiedelung
eines specifischen Bacteriums den Fötor.   Mit dieser Theorie
seien auch die durch die Messungen HOPMANN's gefundenen Ver-
kürzungen der knöchernen Scheidewand in Übereinstimmung.

Bekanntlich hat zuerst MICHEL die Ozaena durch einen Eiter-
ausfluss aus der Keilbeinhöhle erklären wollen.   Die Ansicht fand
nicht viel Beifall; sie war auch sicher für das, was wir jetzt Ozaena
nennen, nicht die richtige.   Nach meiner Überzeugung müssen
die beiden Formen ätiologisch und klinisch auseinandergehalten
werden, denn das hat für die Therapie eine grosse Bedeutung.

Ich will gewiss nicht leugnen, dass es manche Fälle von
Nebenhöhlenerkrankungen giebt, die ein der Ozaena sehr ähnliches
Bild hervorrufen.   Die durch Vertrocknen der Nebenhöhlenabson-
derung entstandenen Krusten können, wie bei *Rhinitis atrophicans*
und Ozaena, die ganze Nase und das Cavum erfüllen.   Ich kenne
einen Kollegen, der alle 8 bis 10 Tage eine 5 cm lange und
3 cm breite, nicht riechende Borke, deren Ursprung in einer getheilten Kieferhöhle zu vermuthen ist, unter lebhaften Beschwerden
aus seiner nicht atrophischen Nase in die Welt setzt.   Indessen
ist der Geruch der so zu Stande gekommenen *Rhinitis fötida*
meistens nur für den Kranken selbst bemerkbar, und wenn er
sich nach aussen geltend macht, wenigstens nach meinem Riechvermögen, ein von dem der Ozaenaprodukte verschiedener, mehr
fauliger.

B. FRÄNKEL und JURASZ haben darauf aufmerksam gemacht,
dass es Fälle von einseitiger Ozaena gebe und STRÜBING erwähnt,
dass er übelriechende Krusten sowohl in der atrophischen als
auch in der hypertrophischen Hälfte derselben Nase gefunden
habe, was ich Beides bestätigen kann, doch müssen solche Fälle,
namentlich die der letzteren Art immer den Verdacht einer Nebenhöhlenerkrankung erwecken.

Von Ozaena zu unterscheiden wären noch die von COZZOLINO,
WAGNIER und CIMMINO beschriebenen Fälle, in denen die Nase
mehr oder weniger mit käsigen eingedickten Massen erfüllt war;
dieselben dürften wohl mehr zu der Perichondritis der unteren
Muscheln zu rechnen sein.   Auch die von FISCHENICH und KLINGEL
mitgetheilten Fälle gehören nicht zu der Ozaena, sondern beruhten
auf Eindickung des eitrigen Nasensekrets zu käsigen Massen und
nicht zu Krusten.

Die Ozaena, sowie alle Krankheiten der Nase, welche mit Geschwürbildung oder Knochenerkrankung einhergehen, zeichnet sich durch einen eigenthümlichen Geruch aus, den man am besten mit dem von gewissen Wanzen vergleichen kann. Dieser Geruch haftet bei Ozaena an den trockenen Krusten, selten an der zähen, schleimigen Absonderung, die unter den Krusten stagnirt. Entfernt man aus einer stark riechenden Nase die Krusten vollständig, so verschwindet der Geruch sofort und es bleibt nur ein fader Schleimgeruch zurück. Man findet den Foetor ebenso bei Eiterungen, die durch Fremdkörper hervorgerufen werden. Er scheint mir ein den Naseneiterungen eigenthümlicher zu sein, ähnlich wie der von Absonderungen an anderen Körperstellen, z. B. an den Füssen, den Achselhöhlen, wo man auch verschiedene Grade unterscheiden kann. Ich vermag in allen den riechenden Absonderungen der Nase mit Ausnahme der Eiterungen aus den Nebenhöhlen, welche rein faulig riechen, von der geringsten Andeutung des Geruches bis zu den stärksten, das Zimmer verpestenden bei syphilitischer Nekrose, nur einen gradweisen Unterschied zu erkennen. Die geringsten und höchsten Stufen desselben sind ja allerdings sehr verschieden; es ist aber dieselbe Gattung, dasselbe Bouquet, *si taedia licet componere magnificis,* welches sich durch alle diese Absonderungen der Nase hindurchzieht; auch in dem Gestank der syphilitischen Nekrosen in der Nase wiederholt sich in potenzirtester Form dasselbe „Bouquet“.

Die subjektiven Erscheinungen, die der chronische Nasenkatarrh mit sich bringt, werden natürlich sehr verschiedene sein je nach der Form der Erkrankung und der individuellen Gewohnheit, derartige Empfindungen zu verwerthen. Bei dem einfachen chronischen Katarrh beschränken sich in der Regel die Beschwerden ausser den schon angeführten auf eine gewisse Neigung zu akuten Katarrhen, da die chronisch entzündete Schleimhaut natürlich leichter durch Schädlichkeiten erkranken kann, als eine gesunde. Am häufigsten klagen die Betreffenden, dass ihnen vorübergehend die eine oder die andere Nasenhälfte zuschwillt, meistens die Seite, auf der sie im Bett liegen. Die Absonderung ist bei Erwachsenen selten, bei Kindern manches Mal so gross, dass sie Belästigungen verursacht; hie und da ruft das ausfliessende Sekret eine Entzündung mit Erosionen der Oberlippe hervor, wie beim akuten Katarrh.

Die mitgeführten oder direkt eingewanderten Mikroorganismen verursachen ferner öfter eine Entzündung der Haarbälge, Sycosis; von den entzündeten Stellen aus gehen Erytheme auf die Wangenhaut über, besonders bei skrophulösen Kindern, unterstützt durch eine Einwanderung von Tuberkelbacillen und nicht selten nimmt durch die Infektion mit Streptokokken von dieser Stelle aus ein *Erysipelas faciei* seinen Ausgang.

Bei der hypertrophischen Form können auch die in die Nase

mündenden Ausführungsgänge der Nebenhöhlen verlegt werden.
Ich habe schon wiederholt Stirnhöhlenkatarrhe heilen sehen durch
Beseitigung von Schwellungen der mittleren Muschel oder der
Scheidewand an der Mündung derselben, ebenso Thränenträufeln
durch Behandlung einer Verdickung der unteren Muschel im Bereich der Mündung des Thränennasenkanals, die man, wie erwähnt, viel weiter nach hinten suchen muss, als man sie anzunehmen geneigt ist.   Chronische Entzündungsvorgänge der Nasenschleimhaut wandern nicht so selten auf die Konjunktiva fort
oder auf die Nebenhöhlen, häufiger geschieht dies freilich durch
akute Processe.

Bei der atrophischen Form leiden die Kranken durch die Ansammlung der Borken in der Nase und der dadurch hervorgerufenen, mitunter recht hochgradigen Verstopfung und durch
die Trockenheit, die sich namentlich auch im Cavum und der
Pars oralis geltend macht.   Bei Ozaena kommt die Belästigung
durch den Gestank hinzu, der bekanntlich einen Grad erreichen
kann, dass der Kranke sowohl in seinem Berufe, als auch in
dem Verkehr mit anderen Menschen erheblich gestört wird.

FREUDENTHAL hat gefunden, dass bei einem Knaben mit behinderter Nasenathmung die Zufuhr von Wasser zu der eingeathmeten Luft statt 500 Gr. wie im Normalen nur 57 Gr. betrug,
bei einem Manne, dessen Nasenschleimhaut durch Ätzungen sehr
Noth gelitten hatte, nur 167 Gr.   Weitere Untersuchungen dieser
Verhältnisse wären für die Lehre der Aetiologie des chronischen
Katarrhs sehr erwünscht.

Der chronische Katarrh findet einen zur Ansiedlung sehr geeigneten Boden in dem lymphatischen Ring, der, wie in der
„Anatomie" näher beschrieben, bekanntlich aus den vier Mandeln
und einer grösseren Anzahl von Follikeln besteht, die gehäuft
und einzeln die Schlundenge umgeben.

In dem Cavum finden sich meist von der Nase fortgeleitet
ebenfalls die beiden Formen: der feuchte und der trockene
chronische Katarrh, beide mit oder ohne Hypertrophie der Schleimhaut; Atrophie derselben kommt im Cavum wenigeɪ oft zur Beobachtung.

Am Rachendach haftet der chronische Katarrh hauptsächlich
in den Taschen und Recessus der Rachenmandel und der *Recessus
pharyngei* (Rosenmüller'schen Gruben).   Es ist dies auch leicht
zu begreifen und ebenso, dass er dort selten von selbst vergeht.
Namentlich bei Kindern siedelt er sich gern in den, in der Regel
auch grösseren, zerklüfteten Rachenmandeln an.   Auch im spätern
Alter bilden die bei der Untersuchung mit der Sonde selten vermissten, drei bis sieben Recessus einen geeigneten Boden für die
Entwicklung des chronischen Katarrhs.   Erscheint die Mandel nämlich beim ersten Anblick auch glatt und rundlich, so kann man
doch häufig die einzelnen Abtheilungen derselben, wie die Blätter

eines Buches, mit der Sonde hin- und herlegen. Die Reste der Rachenmandel haben je nach ihrem augenblicklichen Entzündungszustande eine sehr wechselnde Grösse.

Untersucht man das Cavum ohne oder besser mit dem Gaumenhaken, so sieht man bei der nicht trocknen Form den eitrigen Schleim an einer oder verschiedenen Stellen haften und zwar kommt er gewöhnlich aus den mittleren Spalten oder aus den Recessus pharyngei. Er stammt auch oft aus dem hinteren Theil der Nase von den Verdickungen der Schleimhaut am Vomer und von den hinteren Enden der vier unteren Muscheln, aber gar nicht so selten auch aus den Nebenhöhlen, wie dies MICHEL und GRÜNWALD richtig betonen. Diese *Recessus minores* verkleben nun sehr oft an ihren Rändern, es bilden sich Brücken und vollständige Verwachsungen, wie wir es an den *Recessus pharyngei majores* der Rosenmüller'schen Gruben im Grossen sehen. Eine solche Verwachsung der Ränder des mittleren Recessus, die nur eine kleine Öffnung lässt, ist zuerst von LUSCHKA, in neuerer Zeit von TORNWALDT als *Bursa pharyngea* beschrieben worden. Ich glaube, dass es jetzt allgemein anerkannt wird, dass sie nicht ein präformirtes Organ ist, welches in einem Zusammenhange mit der Hypophyse stehen sollte.

Man sieht den Schleim bei dieser feuchten Form oft in Streifen oder Klumpen an der hinteren Schlundwand der *Pars oralis*. Er fliesst namentlich bei Kindern, welche grosse Rachenmandeln haben, an derselben herab bis in den Kehlkopf und ist häufig genug auch bei Erwachsenen Schuld an einem beim Liegen, also namentlich Nachts auftretenden Husten, der sich von dem nervösen dadurch bestimmt unterscheidet, dass letzterer gerade Nachts aufhört. Zu verwechseln wäre dieser Schleim allenfalls mit den bei nervösen Menschen vorkommenden glasigen Schleimabsonderungen, welche bei der Untersuchung mitunter plötzlich von oben herunter erscheinen. Diese beruhen auf vasomotorischen Einflüssen, wie die massenhafte Schleimerzeugung bei Operationen im Halse, welche während derselben so sehr stören kann.

Durch eitrige Processe im *Cavum nasopharyngeum* können Infektionen der Lymphdrüsen entstehen, der retropharyngealen sowohl, welche die Ursachen der Retropharyngealabscesse bilden, als auch der submaxillaren, die gleichfalls zur Eiterbildung neigen, wenn sie, wie z. B. bei den Mischinfektionen bei Diphtherie, von der hinteren Nasengegend aus inficirt worden sind.

Bei der hypertrophischen Form des Nasenrachenkatarrhs kommt es nicht selten auch zu Verdickungen der Tubenwülste, so dass die beiden ganz nahe zusammentreten können. Durch die Schwellung nehmen die Tubenmündungen bisweilen auch eine konisch zugehende, fischkopfähnliche Gestalt an und sehen mehr wie geschlossen aus. In der Regel sind damit auch erheblichere Entzündungen in den *Recessus pharyngei* verbunden. Diese Erkrankung

ist recht häufig die Ursache von sehr lästigem Ohrensausen, mit
dem Charakter des Dröhnens, des Brummens in tiefen Tönen.
Ein als Phthisiotherapeut bekannter Kollege hat mir mitgetheilt,
dass dieser Zustand die Perception der Resonanz stark herabsetzen
kann; er war bei starker Schwellung zuweilen kaum im Stande,
bei der Perkussion den vollen sonoren Schall von dem gedämpften
zu unterscheiden, während er bei der Auskultation die feinsten
Veränderungen genau hörte. Die Kranken geben an, wie durch
einen Schleier zu hören. Es können selbstverständlich zu gleicher
Zeit auch noch andere Veränderungen im Ohr vorhanden sein,
welche die Hörschärfe sonst herabsetzen. Das Charakteristische
bei dieser aber ist die Erhaltung der Hörschärfe für Flüstersprache,
während sie für das Ticken der Uhr sehr vermindert sein kann.
Der Zustand wird bei dem mangelnden Befund im Ohr oft für
nervöses Ohrensausen resp. Taubheit gehalten. Er beruht aber
auf Stauungen und ist durch den engen Zusammenhang der
Venen und Lymphgefässe des Ohres mit denen des Schlundes verständlich. Nach der Behandlung des Tubenwulstes und der
Gruben mit *Lapis mitigatus* entfaltet sich die Tubenmündung wieder
und das Brummen verliert sich.

Die Nasopharyngitis verbreitet sich auch nicht selten auf das
Ohr in der Form einer richtigen *Otitis media purulenta*.

Bei weitem häufiger aber findet man in dem Cavum die
trockne Form des chronischen Katarrhs und kann auch hier zwei
Arten unterscheiden. Die eine ist die Fortsetzung der in der Nase
vorhandenen *Rhinitis sicca* nach hinten. Sie kleidet das ganze
Cavum mit Krusten im Anschluss an die der Nase aus, sie finden
sich in Folge dessen auch an dem eigentlichen Dach dicht hinter
den Choanen. Ist die Erkrankung in der Nase eine übelriechende,
eine *Ozaena,* so wird man auch im Cavum Krusten von derselben
Beschaffenheit finden. Die andere Art, welche man nach der genauen
Beschreibung, welche Tornwaldt von ihr gegeben hat, meistens
nach seinem Namen nennt, ·wenn man auch damit nicht ausdrücken
will, dass man sich seiner Ansicht wegen der Entstehung aus
einer präformirten Bursa anschliessen will, kann man wieder in
zwei Unterarten zerlegen. Die eine bildet durch das Eintrocknen
des Eiters muschelförmige Krusten, die die sehr charakteristische
Gestalt von Austernschalen haben, an der Mündung des mittleren oder eines seitlichen Recessus. Der Kranke ist durch dieselben sehr belästigt, er spürt, dass etwas im Halse festsitzt,
was er nicht entfernen kann, und gerade dieses unbestimmte
Etwas beängstigt ihn. Endlich gelingt es ihm nach Tagen einmal eine solche Krustenmuschel zur grossen Erleichterung herauszubefördern, aber schon nach wenig Stunden ist der alte Jammer
wieder da. Es ist auch schon vorgekommen, dass bei dieser Art
der Herausbeförderung die Kruste in den Kehlkopf geflogen ist
und einen Erstickungsanfall hervorgerufen hat.

Wenn der Eiter aus den Spalten der Rachenmandel etwas
flüssiger ist, so verbreitet er sich nach unten und zwar in
einer allmählig breiter werdenden, dreieckigen Fläche. Er
kommt gewöhnlich aus dem mittleren, seltener aus den seitlichen Recessus, aber auch ziemlich kleine Spalten mit kleiner
Öffnung können die Quelle der Absonderung sein. Nach MOURE
muss man desswegen mit einer hakenförmig gebogenen Sonde
untersuchen; man kommt damit von oben oft recht tief hinein.
Sieht man eine solche nach oben spitz zugehende, trockne
Kruste, so kann man fast sicher daraus schliessen, dass ein
Recessus erkrankt ist. In der *Pars oralis* zeigt sich der angetrocknete Schleim schon in der ganzen Breite meistens in Form
einer mehr dünnen Kruste, welche der Schleimhaut oft das Aussehen der Atrophie giebt. Entfernt man aber die dünne Kruste,
so kommt darunter die normale oder selbst verdickte Schleimhaut
zum Vorschein. Ich habe selbst nach jahrelangem Bestehen einer
hochgradigsten *Nasopharyngitis sicca* durch eigne Geduld und die
des Kranken, öfter eine völlige oder fast völlige Wiederherstellung
des normalen Aussehens der Schleimhaut beobachtet, und gerade
aus solchen Beobachtungen den Schluss gezogen, dass dabei nicht
das Zugrundegehen der Schleimdrüsen angeschuldigt werden kann,
weil sonst eine *Restitutio ad integrum* nicht möglich wäre, sondern
dass es sich um das erwähnte Hinzutreten des „Sikkativs" handeln muss, des besonderen, noch unbekannten Stoffes, welcher das
Austrocknen bewirkt. Eine wirkliche Atrophie gehört, ausser im
höheren Alter, sowohl im Cavum, als auch in der *Pars oralis* zu
den grössten Seltenheiten.

Auf den trocknen Krusten in der Nase und im Cavum sieht
man nicht so ganz selten Kolonien von *Aspergillus fumigatus* (Taf. V,
Fig. 3) oder *Penicillium glaucum* (Tafel V Fig. 4). Man kann deutlich mit blossem Auge die feinen Hyphenfäden und die dunklen
oder weissen Köpfchen erkennen, die ganze Rasen bilden.
ZARNIKO hat einen Fall beschrieben, in dem die Aspergillusmassen
die Grösse einer Haselnuss erreichten.

Die subjektiven Erscheinungen, die der chronische Katarrh
im *Cavum nasopharyngeum* hervorruft, bestehen in Eingenommenheit
des Kopfes, Kopfweh, in einem Druckgefühl auf den Schildknorpel
oder auch weiter herunter, auf beiden Seiten neben dem Brustbein und in den verschiedensten parästhetischen Gefühlen, welche
die Kranken je nach Stand und Beschäftigung verschieden bezeichnen; eine Näherin wird sie mit einem Faden im Halse vergleichen u. s. w. Im Ganzen werden sie als Brennen, Stechen,
als Druck, als das Gefühl eines Knollens im Halse beschrieben.
Es werden spitzige und rundliche Gefühle unterschieden. Die
ersteren, die sich oft nach dem Ohr zu verbreiten, werden mehr
bei der trocknen Form, die letzteren mehr bei der hypertrophischen geklagt.

In der *Pars oralis* kommt die trockne Form immer in Verbindung mit der gleichen Erkrankung in der Nase und im Cavum vor, die feuchte findet sich meist bei Verdauungsstörungen und sonstigen Stauungen; sie ist aber auch nie auf den unteren Theil des Schlundes beschränkt. Die Schleimhaut zeigt eine mehr oder weniger gleichmässige oder fleckige Röthung verschiedenen Grades, von der blassen Farbe der Anämischen bis zu den dunkel- oder bläulichrothen der starken Raucher und Trinker oder man bemerkt in einer mehr blassen Schleimhaut zahlreiche, gablig getheilte Gefässe, welche immer das Zeichen einer vorhandenen oder früher vorhanden gewesenen Stauung durch die in dem Abschnitt „Allgemeine Betrachtungen" beschriebenen Zustände sind: Plethora, Herzfehler, Emphysem oder intrathoracische Geschwülste u. s. w.

Die *Pars oralis* kann mit dem Munde zugleich bei Mundathmern austrocknen. Dies findet sich aber nur als vorübergehende Erscheinung morgens beim Erwachen und ist noch kein trockner Rachenkatarrh.

Über die Oberfläche der Schleimhaut ragen die Granula oder Follikel hervor, welche ich mit dem verstorbenen W. Meyer als kleine Vorposten der Rachenmandel, als Theile des lymphatischen Rings ansehe, die ebenso wenig pathologisch sind, wie eine nicht zu grosse Rachenmandel. Sie finden sich besonders gross entwickelt bei Kindern mit entsprechenden Rachentonsillen, sie atrophiren auch in der Regel in demselben Alter gerade so wie diese. Sie sind entweder vereinzelte oder fliessen zu mehreren oder vielen zusammen. Die Schleimhaut der *Pars oralis* kann dabei im Ganzen blass oder roth sein. Ist sie sehr roth, so sieht man öfter die Follikel nur als gleich gefärbte, kleine, rothe Erhabenheiten. Bei manchen Kranken glaubt man im ersten Hineinsehen eine stark geschwollene Schleimhaut der *Pars oralis* vor sich zu haben; bei näherem Hinschauen findet man aber, dass es fast nur rothe Follikel sind, die schmale Strassen von hellerer, grauröthlicher Farbe zwischen sich lassen.

Sehr selten sind die einzelnen Follikel oder ein paar zusammengeflossene stark geröthet und bei der Berührung empfindlich. Sie bedürfen, da sie alsdann sich in einem entzündeten Zustande befinden, in diesen seltenen Fällen einer örtlichen Behandlung.

Die subjektiven Erscheinungen, welche die Erkrankung der *Pars oralis* macht, sind nicht von denen des Cavum zu trennen, da die *Pharyngitis oralis* nur eine Fortsetzung des Katarrhs im Cavum darstellt.

Der angetrocknete Schleim im Schlunde, mag er nun aus der Nase oder aus den Recessus stammen, macht namentlich Beschwerden beim Leerschlucken; es entstehen dabei nämlich kleine schmerzhafte Einrisse in der obersten Epithelschicht. Beim Essen fühlt der Kranke sie nicht, da der Schleim feucht und durch die

Nahrung weggewischt wird; alle Kranken geben an, dass sie sich
nach dem Essen eine Zeit lang freier fühlen. Die Stimme leidet
bei ihnen dadurch, dass die Schallwellen an der verdickten
trocknen Oberfläche theilweise aufgefangen werden und dass eine
stärkere Anstrengung dazu gehört, um die gleiche Wirkung hervorzubringen; eine solche vermehrte Anstrengung erzeugt aber
wieder einen vermehrten Blutandrang. Die Stimme leidet aber
auch dadurch, dass sich bei trockner Pharyngitis ungemein häufig
Paresen der Stimmlippen finden, ebenso wie bei der Entzündung
der Seitenstränge. Ich habe schon manchem Sänger und Redner
seine Ausdauer wiedergegeben, indem ich ihm den Seitenstrang
behandelte. Alle diese Beschwerden sind nur angedeutet, wenn
der Kranke seine Stimme nicht anstrengt. Dieselbe kann ferner
auch noch dadurch leiden, um dies gleich hier zu erwähnen, dass
bei dem chronischen Rachenkatarrh die Hinterwand des Kehlkopfs fast immer verdickt und eine grössere Anstrengung nöthig
ist, um die Stimmlippen dicht an einander zu bringen. Die dadurch hervorgerufene schnellere Ermüdung äussert sich als mangelhafte Ausdauer.

Der Feuchtigkeitsgehalt der Luft hat einen grossen Einfluss
sowohl auf die Entwicklung als auf die Ausdauer eines trocknen
Rachenkatarrhs. Die schlimmsten Fälle findet man, wie oben erwähnt, während der zur Zeit des Frühjahrs in unserer Gegend
immer herrschenden trocknen Winde; bei Regenwetter oder an
der See verschwinden die Beschwerden oft augenblicklich. Ein
gut Theil der Halsbeschwerden der Phthisiker in der trocknen
Luft von Davos ist durch die *Pharyngitis sicca* veranlasst.

Diese Schlundkatarrhe haben, meiner Erfahrung nach, noch
einen weiteren Nachtheil für die Gesundheit deswegen, weil sich
bei verstärkten Athembewegungen, bei körperlichen Anstrengungen,
bei gemüthlichen Erregungen und bei geringen Diätfehlern die
Austrocknung vermehrt, und dies die Beschwerden etwas steigert.
Laien sehen diese Zunahme derselben immer für eine durch eine
„Erkältung" hervorgerufene Verschlimmerung des Leidens an,
und da sie glauben, sie hätten sich noch nicht warm genug angezogen, so fügen sie immer noch eine weitere wollene Hülle
hinzu, deren ich bis zu sieben angetroffen habe, und das Ergebniss ist schliesslich eine überaus grosse Verweichlichung. Sie
werden in diesem Glauben auch noch von ihren oft denselben
Anschauungen huldigenden Ärzten bestärkt. Die Empfindlichkeit
steigert sich natürlich immer mehr, schliesslich getrauen sie sich
gar nicht mehr an die Luft, obgleich sie im geheizten Zimmer
ganz dieselben Beschwerden haben. Durch das Einsitzen vermehrt
sich wieder die Nervosität, wodurch sie ihre Zustände wieder
lebhafter empfinden, und so leben sie in einem Circulus vitiosus,
der den Genuss des Lebens erheblich beeinträchtigt. Wie oft
kann man von solchen Kranken hören, dass ihnen ihr Arzt oder

eine besorgte Tante, was in dem Fall ziemlich ·auf eins herauskommt, gerathen, nur ja den Hals recht warm zu halten und im
Winter lieber gar nicht mehr auszugehen! Ich halte es für besonders wichtig und segensreich, solchen Ansichten und Vor-
urtheilen durch eine richtige Behandlung des örtlichen Leidens
und durch vernünftige Abhärtung entgegenzutreten.

An der Seitenwand der *Pars oralis* finden sich die Follikel
oder Granula in dem Seitenstrang immer in grösseren Mengen;
man trifft sie da häufig in entzündetem Zustande. Dieselben
springen als rothe Wülste hinter dem hinteren Gaumenbogen vor,
manchmal erst, nachdem man denselben durch einen leichten
Druck mit dem Zungenspatel bei Seite geschoben, oder bei Würgebewegungen. Es können sich einzelne entzündete Granula zeigen,
in der Regel aber bilden sie einen rothen Strang, der nicht so
selten die Dicke eines Bleistiftes erreicht und den man rhinoskopisch bis in den hinteren Tubenwulst oder auch in die *Recessus
pharyngei* verfolgen kann. Ist er, wie es nicht selten geschieht, mehr
entzündet als die andere Schleimhaut, so spricht man von einer
Pharyngitis lateralis. Er macht hauptsächlich dadurch Beschwerden,
dass er auf dem ziemlich scharfen Rande des *Constrictor superior*,
dem PASSAVANT'schen Wulste reitet, durch dessen häufige Zusammenziehung er eingeschnürt und gequetscht wird.

Der chronische Katarrh äussert sich an den übrigen Theilen
des lymphatischen Rings, den Gaumenmandeln und der Zunge
durch Anschwellung und Röthung. In den Gaumenmandeln
siedelt er sich besonders in den Fossulae an. Es kann auch bei
ganz kleinen Mandeln vorkommen, dass sich in der Tiefe der
Grübchen die sogenannten Mandelpfröpfe bilden. Diese sehen entweder aus der Mündung der Fossulae heraus oder noch häufiger
sind sie in der Tiefe verborgen. Oft findet man sie in grosser
Menge anwesend, ohne dass sie lebhafte Beschwerden machen.
Hie und da ein leichter und kurz dauernder Schmerz, eine ebenso
kurz dauernde Entzündung eines Theils der Mandel ist das einzige,
meist nicht beachtete Symptom für lange Zeit. Mehr Beschwerden
verursachen sie in der Regel, wenn sie sich in der empfind-
licheren Spitze der Mandel angesiedelt haben. Dann kommt es
oft zu Fernwirkungen oder zu phlegmonösen Anginen, die meiner
Meinung nach dann entstehen, wenn Streptokokken aus dem
Munde in die durch Mandelpfröpfe schon disponirten Fossulae
hineingerathen. Darum findet man die genannte Form der Angina
auch nicht selten bei Menschen, die schlechte, eiternde Zähne
haben. Untersucht man mit der Hakensonde hauptsächlich die
Mandelspitze, so giebt der Kranke gewöhnlich gleich an, dass
dort der Ausgangspunkt seiner Beschwerden ist. Zieht man die
Öffnungen ein Bischen auseinander, so quellen die Pröpfe heraus.
Siehe darüber den Abschnitt über die „Erkrankungen der vier
Mandeln".

Das Zahnfleisch kann auch chronisch katarrhalisch erkranken.
Man findet es gelockert, der Rand desselben ist schmutzig miss-
farbig oder geröthet, mit schmierigem Belag. Die schmutzige Farbe
des Randes lässt gewöhnlich auf eine tiefere Erkrankung des
ganzen Körpers schliessen. Mehr Beschwerden macht die Entzündung des Zahnfleisches, wenn der hinter den oberen Schneidezähnen gelegene Theil befallen ist. Die dort normal vorhandenen
Falten werden dicker und sind mitunter recht schmerzhaft. Diese
Lokalisation ist wohl in den meisten Fällen durch zu heisse und
scharfe Speisen veranlasst.

Es kommt auch das Analogon der *Pharyngitis sicca* im Munde
vor, aber nur bei alten Leuten. Ich habe sie nur einmal sehr
ausgesprochen bei einem Siebziger beobachtet, der durch das
Ansetzen des trocknen oder zähschleimigen Belages an den
Zähnen und dem Zahnfleisch sehr belästigt war. Davon zu unterscheiden wäre die von HUTCHINSON zuerst beschriebene Trockenheit
des Mundes, die Xerostomie, welche eine Sekretionsanomalie ist.
Sie kann auch ein Symptom des Diabetes sein. JURASZ fand in
zwei Fällen lederartige Einlagerungen in die Parotis als ver-
muthliche Ursache.

An der Zunge äussert sich der chronische Katarrh als Verdickung des Epithels, als Hyperkeratosis; sie ist belegt, meistens weiss
oder schmutzig, wobei die einzelnen Papillen, die fungiformen
und die filiformen deutlicher hervortreten, es entstehen mehr oder
weniger tiefe Schrunden, die roth erscheinen, wenn man sie quer
dehnt. Am Seitenrand zeigt die verdickte Schleimhaut die Eindrücke der Zähne, in die Zahnlücken springt sie tumorartig vor.
Die schwarze und die grüne Haarzunge gehören wahrscheinlich hierher, man hat einen bestimmten ursächlichen Mikroorganismus
bei ihnen nicht gefunden, nur die Hyperkeratosis. Von der grünen
Abart kenne ich nur einen von MOUREK beschriebenen Fall.

Die *Papillae vallatae* können auch hie und da mehr anschwellen,
sie werden dann empfindlich und belästigen die Kranken mitunter recht sehr, schon dadurch, dass sie dieselben beim Blick
in den Mund zum ersten Male entdecken. Am Zungengrund oder
auch an den Seiten finden sich gewöhnlich die Venen stark erweitert; in der Regel ist dies aber durch die früher mehrfach
schon erwähnten Stauungen verursacht. Es kommt öfter zu
kleinen Blutungen aus den erweiterten Gefässen, weswegen solche
Kranke dann leicht für phthisisch gehalten werden. Bei dem
chronischen Katarrh schwillt auch die Zungenmandel nicht ganz
selten an, sie verdickt sich im Ganzen oder an umschriebenen
Stellen, wie ich es weiter unten bei den Erkrankungen der Zungenmandel näher ausführen werde.

Auf der Zunge kommt es bei dem chronischen Katarrh durch
die Hinfälligkeit des Epithels oft zur Abstossung desselben in
grösseren oder kleineren Stücken. Solche Stellen machen sich in

der Regel als geröthete mit einem weisslichen Rand umgebenc
Flecke bemerklich. Sie stellen die sogenannte Landkartenzunge
dar und ändern sich nur sehr langsam. Es ist überhaupt fraglich, ob man sie zu dem Katarrh rechnen soll oder ob es sich
um einen angeborenen Zustand handelt. Eine Verdickung des
Epithels kommt fast noch häufiger vor, bei der *Leukoplakia oris*.
Sie zeigt sich sowohl auf der Zunge, hier *Leukoplakia linguae*
genannt, als auch auf der Lippen- und Wangenschleimhaut in
Form perlmutterartiger Flecken, die sich meistens über einen nicht
kleinen Theil der Schleimhaut erstrecken. Auf der Oberfläche
der Zunge sind es auch bisweilen nur kleine Stellen, die etwas
vertieft, die Perlmutterfarbe mehr oder weniger deutlich zeigen,
oder röthlicher sind als ihre Umgebung. An der Unterseite kommen
umschriebene, mehr grauweisse Verdickungen des Epithels vor,
welche die grösste Ähnlichkeit mit den grauen Kondylomen der
sekundären Syphilis haben und um so eher mit ihnen verwechselt
werden können, da sie sich gerade bei Syphilitischen und nach
Quecksilberkuren öfter finden. Zeigen sich solche graue Flecke
nur an der Zunge ohne andere Erscheinungen am Körper, so ist
man, meiner Meinung nach, nicht berechtigt, aus ihnen allein auf
ein Fortbestehen der aktiven Syphilis zu schliessen, ganz abgesehen davon, dass sie sich auch bei anderen chronischen
Reizungen der Mundschleimhaut finden, z. B. bei Rauchern, die
nie syphilitisch gewesen waren.

Ich möchte hier gleich anführen, dass viele in der Leukoplakie
eine Disposition zu Krebs erblicken. Dies ist nun wieder so ein Punkt,
in welchem es für den Familienarzt viel leichter ist, ein Urtheil zu
gewinnen, da er die Kranken von Jugend auf beobachten kann.

In sehr vielen Fällen schwillt bei chronischem Katarrh auch
das Zäpfchen ziemlich stark an. In früherer Zeit schrieb man
dieser wirklichen, mitunter auch nur vermeintlichen Schwellung,
die Hauptschuld an den Beschwerden des Kranken zu, und es
wurden Hekatomben von Zäpfchen dieser Ansicht geopfert. Der
durch die geringe örtliche Blutentziehung zu erklärende Erfolg
kann nach unseren heutigen Begriffen nur ein vorübergehender
gewesen sein oder er war ein suggestiver. Wir wissen jetzt, dass
nur in sehr seltenen Fällen die Uvula wirklich zu Klagen Anlass
giebt. Sie kann allerdings so lang werden, dass sie bis auf den
Kehldeckel hinabhängt, bis in die obere Kehlkopföffnung und
dadurch einen anhaltenden Räusperreiz hervorrufen. Durch das
Räuspern nimmt ihr Umfang zu; es kommen manchmal wirklich
monströse Formen dadurch zu Stande. Ich habe einmal ein
Zäpfchen gesehen, das kleinfingerdick war und bis zu den
Schneidezähnen reichte. Nur wenn die Uvula den Kehldeckel
sichtbar berührt, oder wenn man annehmen kann, dass sie es bei
geschlossenem Munde thut, ist die Abtragung erlaubt. Ich mache
dieselbe höchstens drei bis vier Mal jährlich.

In den meisten Fällen eines chronischen Nasenrachenkatarrhs ist auch der Kehlkopf mehr oder weniger mit ergriffen. Bei der mehr hypertrophischen Form ist in der Regel der Kehldeckel geröthet und mässig verdickt, ebenso die aryepiglottischen Falten, die Taschenlippen und die Hinterwand. Letztere ist beim chronischen Katarrh natürlich durch ihren Drüsenreichthum besonders oft betheiligt und auch fast immer mehr oder weniger verdickt und roth. Ist sie so dick, dass sie dem Aneinanderlegen der Stimmlippen ein Hinderniss entgegensetzt, so übernehmen bisweilen die Taschenlippen statt der Stimmlippen die Phonation. Ist die Hinterwand nur in ihrem unteren Theile stärker geschwollen, so kann bei der Phonation der eine, gewöhnlich der rechte, gehörnte (Santorini'sche) Knorpel vor den anderen treten, was man die Überkreuzung der Aryknorpel genannt hat. Dieser Zustand ist nach ROENISCH in etwa 5 Procent zu beobachten, aber oft auch angeboren; es können da nach SCHRÖTTER Abweichungen in der Gestalt der Cricoarytaenoidealgelenke oder eine verschiedene Entwicklung der *Cartt. corniculatae* mitwirken. Einer der Bassisten unserer Oper singt damit seit fünfzehn Jahren die grössten Partien.

Die Schwellung befällt in sehr seltenen Fällen in auffallender Weise die Gegend des Petiolus der Epiglottis. Ich habe früher einmal einen sehr schönen derartigen Fall gesehen, in welchem der untere Theil des Kehldeckels als hochrother, spitzer Wulst nach hinten vorstand, so dass er fast das Lumen des Kehlkopfs ausfüllte. Manchmal beschränkt sich der chronische Katarrh ohne sichtbare Schwellung ganz auf den Ventrikel. Im vorigen Jahr behandelte ich einen Sänger, der anhaltend über eine mir nicht erklärliche Verschleimung beim Singen klagte. Ich fand zufällig eines Tages die Erklärung in einer sehr zähen Schleimabsonderung, welche sich in zusammenhängender Masse aus dem Ventrikel entleerte. Bei Kollege SCHECH sah ich die fibrinöse Ausscheidung aus dem Ventrikel eines Kranken, der solche Ballen schon längere Zeit alle paar Wochen hervorbrachte. SCHECH beschrieb den Fall als *Laryngitis fibrinosa*.

Bisweilen tritt aus dem Ventrikel an dem vorderen Ende oder auch der ganzen Länge nach ein meistens dunkler, rother Wulst hervor, der manchmal auch ödematös ist. Der Zustand wurde zuerst von ELSBERG als Prolaps des Ventrikels beschrieben. B. FRÄNKEL meint, und gewiss für viele Fälle mit Recht, dass es sich um eine Entzündung der unteren Fläche der Taschenlippe, um eine *Chorditis accesoria hypertrophica inferior* oder um eine solche der lateralen Wand des Ventrikels handelt. Ich habe aber erst dieser Tage einen Fall erlebt, in welchem ein, namentlich bei Schiefstellung des Kopfes, deutlich zu sehender Zwischenraum zwischen der Schwellung und der Taschenlippe vorhanden war. Es handelte sich da gewiss um eine umschriebene Entzündung der Schleimhaut am Boden des Ventrikels.

Die Stimmlippen sind bei dem chronischen Katarrh meist nicht rein weiss, sondern leicht geröthet oder schmutzig röthlich, und zwar in der Regel beide gleich gefärbt. Findet man das eine viel röther als das andere, so deutet das, wenn nicht ein Trauma vorliegt, immer auf eine konstitutionelle Krankheit, meistens ist es Früherscheinung der Phthise oder Anfang einer syphilitischen Erkrankung oder eines Krebses, bei welchen Krankheiten eine solche Röthung lange die einzige Erscheinung sein kann.

In Folge einer Nekrose des Epithels treten auf der Oberfläche der Stimmlippen graue, seltener fast weisse Flecke einzeln oder mehrfach auf, ähnlich wie bei dem akuten Katarrh. Die Stimmlippe sieht in solchen Fällen grau und roth oder weiss und roth marmorirt aus. Die Flecke können auch grösser werden, zusammenfliessen und sind dann meistens von heller Farbe. Beim flüchtigen Hinschauen könnte man auch hier fast meinen, man habe normale Stimmlippen vor sich, erst die Röthung am hinteren und vorderen Ende und nach dem Ventrikel zu klärt den Sachverhalt auf. Eine Lieblingsstelle dieser grauen Flecke ist die zu pathologischen Veränderungen auch sonst so besonders geneigte Stelle etwas vor der Mitte; wie bei dem akuten Katarrh bilden sie daselbst beim Zusammenlegen gern eine runde Scheibe. Da das Epithel durch den entzündlichen Process anfangs quillt, so erscheinen die weissen Stellen zuerst etwas erhaben, fällt es nachher aus, so entstehen ganz flache Vertiefungen, die man als solche beim Darüberweggleiten des Lichtscheines erkennen kann: katarrhalische Geschwüre. Diese fleckigen Formen fand ich besonders häufig nach Influenza; doch sind sie nicht charakteristisch für dieselbe, denn sie kommen genau so bei dem einfachen chronischen Katarrh vor.

Bei der trocknen Form kommt es zu der Bildung von ziemlich festhaftenden, trocknen oder zähen Krusten. Mitunter sind sie so zäh, dass sie sich wie Fäden oder Brücken über die Glottis wegziehen. Solche Krusten sitzen gewöhnlich an der Hinterwand oder auf und an den Stimm- und Taschenlippen; sie breiten sich, wie ich nachher ausführen werde, auch bis in die subglottische Gegend aus, und haben bisweilen eine so grosse Ähnlichkeit mit phthisischen Geschwüren, dass man hie und da bei dem ersten Blick eine sichere Diagnose nicht stellen kann, namentlich wenn noch dazu die Lunge krank ist. Sie bilden genau solche Zacken wie die Granulationen am Rande der tuberkulösen Geschwüre. Die Krusten lassen sich aber beinahe immer durch das Einträufeln von lauem Wasser, Kokaïn oder Öl leicht wegbringen. Mitunter entscheidet auch erst der weitere Verlauf.

In seltenen Fällen erreicht die Krustenbildung eine solche Mächtigkeit, dass es zu Erstickungsanfällen kommt.

Wenn sich bei der trocknen Form der Schleim im Kehlkopf zu mehr oder weniger trocknen, zähen oder pergamentartigen Krusten verdichtet, so entsteht durch das stets vorhandene, anhaltende, heftige Räuspern eine Verdickung des Plattenepithels namentlich an der Hinterwand und an den beiden *Processus vocales.* Der krankhafte Process beschränkt sich später aber nicht auf das Epithel, sondern es nimmt die Schleimhaut in ihrer ganzen Dicke bis in das submuköse und intramuskuläre Gewebe Theil an der Entzündung, es bildet sich die sogenannte *Pachydermie.* Mikroskopisch findet man bei derselben eine bedeutende Verdickung des Epithels mit Verhornung, nebst den für Entzündung bezeichnenden Ausschwitzungen von lymphoiden Zellen u. s. w. Das Epithel erreicht eine grosse Mächtigkeit, schickt auch Zapfen nach dem Inneren der Schleimhaut, die den krebsigen ausserordentlich ähnlich sehen können, aber doch nie atypisch sind. Man kann aber aus einem kleinen Probestück oft nicht eine endgültige, mikroskopische Diagnose stellen, ob es sich um Pachydermie oder Krebs handelt.

So ähnlich sie den Krebsen mikroskopisch sein können, so getrennt sind sie klinisch. B. Fränkel hat noch nie einen Krebs sich primär am *Processus vocalis* entwickeln sehen, wo doch die Pachydermien so ungemein häufig sind, und ich kann seine Erfahrung nur bestätigen. Ebensowenig wie mit Krebs hat die Pachydermie mit Syphilis oder Tuberkulose zu thun. Natürlich kann ein pachydermisches Geschwür durch Bacillen tuberkulös inficiert werden, ebenso wie jede andere Unterbrechung des Epithels; ich habe einen ausgezeichneten derartigen Fall in diesem Sommer beobachtet.

An den *Processus vocales* bemerkt man bei der Pachydermie anfangs nur eine an oder unter ihnen befindliche umschriebene Röthung, einen schmalen rothen Saum. Bei dem weiteren Fortschreiten kommt es durch die Zunahme der Verdickung des Epithels und der Entzündung an den Processus und zwar fast immer an beiden, zu warzenartigen, anfangs glatten Hervorragungen. In der Mitte der Pachydermie, welche der Spitze des *Processus vocalis* entspricht, ist die wallartige Schwellung mit einer Vertiefung, einer Delle, versehen, weil die Schleimhaut da fest an dem Knorpel haftet. Dies ist wenigstens die Ansicht Virchow's. B. Fränkel nimmt an, dass die Delle durch den Druck des gegenüberliegenden *Processus vocalis* erzeugt werde. Meiner Ansicht nach ist es im Anfang die Anheftung nach Virchow, später aber der Druck nach Fränkel, der die Gestalt der pachydermischen Schwellung beeinflusst; die beiden Wucherungen passen oft ineinander, wie die Zähne eines Kammrads. Die linke Pachydermie schiebt sich beim Phoniren in der Regel unter die rechte. Später treten durch Usur Erosionen auf, Geschwürbildungen. Man findet einen gelblichen Belag meist oben auf der Pachydermie der linken Stimmlippe und unten auf der rechten. Die Geschwürbildung auf der unteren Fläche der rechten Vorragung kann man nicht sehen, ihr Vorhandensein verräth sich indessen oft schon durch eine feine gelbe Linie am Rande und gelegentlich hebt sich bei dem Phoniren die Pachydermie so, dass man doch einen Theil des Geschwürs zu Gesicht bekommt. Bei noch höherem Grade der Schwellung findet das Untereinanderlegen nicht mehr statt, die Schwellungen stehen senkrecht einander gegenüber, und dann kann man auf beiden die an der medialen Fläche befindlichen Geschwüre sehen. Ich muss hier aber bemerken, dass KUTTNER vor Kurzem in einer Arbeit behauptet hat, dass Geschwüre bei der Pachydermie nicht vorkommen. Es hat mich dieser Ausspruch sehr erstaunt, da ich nach dem makroskopischen Befund nie den geringsten Zweifel an dem Vorkommen von Geschwüren gehegt hatte. B. FRÄNKEL und HABERMANN haben seitdem das Vorkommen von Geschwüren mikroskopisch festgestellt. Merkwürdig ist das allseitig bestätigte seltene Auftreten von Perichondritis bei Pachydermie, man sollte denken, dass durch die geschwürigen Stellen sich Mikroorganismen leicht den Weg in die Tiefe bahnen würden; ich kenne indessen nur die Fälle von KRAKAUER, in denen eine auf diese Weise entstandene Perichondritis beobachtet wurde.

Bei den geringen Graden der Pachydermie ist die Oberfläche der Hinterwand wie mit einem dünnen grauen Überzug versehen und nur gefältet; anfangs gleichen sich die Falten bei tiefem Einathmen noch aus, später werden sie dauernd. Es kommt zuletzt zur Bildung von mitunter recht grossen Zacken und Furchen, in denen das Sekret stagnirt und die Entzündung vermehrt erscheint. SCHOTTELIUS hat diese Verhältnisse recht gut geschildert, und leitete von ihnen die Entstehung der phthisischen Geschwüre ab. Manchmal ist die eine Hälfte der Hinterwand allein oder mehr als die andere verdickt, in der Regel aber sind beide gleich. Die obengenannten Zacken schliessen meistens eine erodirte Stelle ein, und bilden mit ihr zusammen dasjenige, was STÖRK „Fissur" genannt hat. Ich glaube, man kann den Namen für die eben erwähnten pachydermischen Fälle aufrecht erhalten, er ist dafür recht bezeichnend. Man sieht da mitunter mit dem Spiegel Bilder, die nach dem Anblick allein von Phthisis und auch von Syphilis nicht zu unterscheiden sind.

Die auf den Stimmlippen beobachteten warzenartigen Bildungen, die man früher zu der Pachydermie rechnete, werden heute fast allgemein als Papillome betrachtet, ich werde sie dort besprechen.

Dieselben Hypertrophien des Bindegewebes hat HABERMANN auch in dem Ventrikel des Kehlkopfs gefunden, von wo aus dieselben als Prolaps im Bilde erscheinen können.

Ich habe Pachydermie fast nur bei schon mehr oder weniger lange bestehender *Nasopharyngitis sicca* gesehen. Auch HABERMANN erwähnt in seinen Sektionsberichten öfter das gleichzeitige Vorhandensein einer Schlunderkrankung. Es kann der Fall sein, dass man die trocknen Krusten in der *Pars oralis* bei der ersten

Untersuchung vermisst, weil die Kranken sie kurz zuvor, z. B. bei Tisch, geschluckt haben, allein bei den folgenden Untersuchungen findet man sie in der Regel auch im Mundtheile des Schlundes, sicher aber immer im Nasenrachenraum. Es verhält sich das genau ebenso bei der gleich zu besprechenden Laryngitis haemorrhagica. Ich glaube also, dass die Pachydermie fast immer ein Produkt der Nasopharyngitis sicca ist und durch das heftige Räuspern entsteht. Seit vielen Jahren bezeichne ich sie als Hühneraugen der Stimmlippen, mit welchen Gebilden sie in der That auch mikroskopisch eine grosse Ähnlichkeit haben. KRIEG hat die gleiche Benennung schon veröffentlicht.

Der Pachydermie nahe verwandt ist ferner ein Theil der Stimmlippenknötchen, wie wir sie namentlich bei Kindern und Sängern finden. Dieselben sind nach CHIARI entzündlichen Ursprungs wie die sogenannten Stimmlippenfibrome, und stellen das dar, was TÜRCK Trachom des Kehlkopfs benannt hat. Ich werde sie eingehender bei den Neubildungen besprechen.

Unter den subjektiven Beschwerden, die der chronische Kehlkopfkatarrh macht, ist die Heiserkeit die gewöhnlichste. Die Stimme kann in den Fällen hochgradiger Trockenheit ganz erloschen sein, wie man es sonst nur noch bei Hysterie beobachtet, in geringeren Graden ist die Stimme morgens ziemlich rein, hat aber keine Ausdauer, besonders wenn es gilt, ein anderes Geräusch zu übertönen. Solche Kranke können vielleicht im gewöhnlichen Leben, wenn ihr Beruf keine grösseren Anforderungen an ihre Stimme stellt, kaum eine Beschwerde haben, sich in der Eisenbahn aber z. B. nicht anhaltend unterhalten, auch sind sie sehr empfindlich gegen Verunreinigungen der Luft durch Staub oder Tabaksdampf. Die Cigarre des Gatten verursacht dem chronisch katarrhalischen Hals der Gattin und dadurch auch wieder dem Gatten öfter erhebliche Leiden.

Husten kann bei chronischem Katarrh aus verschiedenen Ursachen und von verschiedenen Stellen her ausgelöst werden, so als Fernerscheinung von der durch die chronische Entzündung hyperaesthetisch gewordenen Schleimhaut der Nase oder der des Rachens, und direkt von der entzündeten oder wunden Schleimhaut des Kehlkopfs. Durch kleine oft sehr versteckte Erosionen entsteht mitunter ein recht hartnäckiger Reizhusten. An dem unteren Theil der Hinterwand habe ich z. B. bei einem Kollegen, der an einem monatelang dauernden Husten litt, erst, nachdem durch die Behandlung eine Abschwellung eingetreten war, ein minimales wundes Stellchen entdeckt; ich bestrich es mit Lapis mit. und der Husten hörte sofort auf.

Bei den pachydermischen Erosionen und Fissuren können Schluckschmerzen vorhanden sein, und zwar nicht nur dann, wenn der entzündliche Process sich dem Perichondrium nähert. Da bei jedem Schluck die einander zugekehrten wunden Flächen der pachydermischen Stellen fest an einander gepresst werden, so sind die Schluckschmerzen auch ohne Betheiligung des Perichondriums zu begreifen.

Aus den wunden Stellen kommt es auch hie und da einmal zu kleinen Blutstreifchen im Auswurf. Derselbe ist sonst bei dem chronischen, einfachen, nicht trocknen Katarrh meist gering, glasig, oft durch Staub oder Russ mehr grau oder schwärzlich, punktförmig gefärbt. Ein klumpiger, glasiger Auswurf stammt oft aus dem Ventrikel.

Als eine besondere Form der *Laryngitis chronica sicca* ist die *Laryngitis haemorrhagica* zu betrachten. Sie ist meiner Ansicht nach zu unterscheiden, sowohl von traumatischen Blutungen, die wohl nur in den seltensten Fällen zur Bildung von festhaftenden Blutkrusten Anlass geben, als auch namentlich von den unter die Schleimhaut stattfindenden Blutungen, wie sie z. B. traumatisch auch nach Überanstrengungen der Stimme gefunden und wohl passender mit dem Namen Ecchymosen bezeichnet werden. Hie und da kann auch eine Längsvene der Stimmlippe so erweitert sein, die halbe Breite derselben einnehmen, dass man sie für eine Ecchymose halten könnte, doch sind die letzteren mehr dunkelblauroth und nicht so scharf begrenzt, wie eine Vene. Gelegentlich vorkommende Blutgerinnsel auf phthisischen oder anderen Geschwüren gehören ebenfalls nicht hierher.

Als eigentliche *Laryngitis· haemorrhagica* möchte ich demnach nur die bei der *Laryngitis sicca* auf den Stimmlippen und an ihrem Rande, ferner auf der hinteren Wand des Kehlkopfs, selten an den Taschenlippen vorkommenden, trocknen, blutigen Krusten bezeichnen. Die Entstehung der Blutkrusten ist wohl dadurch zu erklären, dass sich durch Husten und Räuspern in Folge des Antrocknens der harten Krusten kleine Einrisse in der ohnehin entzündeten Schleimhaut bilden, aus denen dann Blut aussickert. Einestheils mischt sich dasselbe mit dem noch halbflüssigen Schleim und beide trocknen zu braunrothen Krusten ein, anderntheils gerinnt das Blut vielleicht mit unter dem Einfluss des „Sikkatifs" zu schwarzrothen, harten Massen, besonders wenn es sich in etwas grösserer Menge ergossen hatte. Diese Krusten können recht massenhaft werden und zu erheblichen Athemstörungen Anlass geben.

Wie oben schon erwähnt, habe ich diese Form nur bei gleichzeitig vorhandener *Nasopharyngitis sicca* beobachtet. Es ist wohl möglich, dass die Krusten auch unter dem Einfluss von eingeathmetem scharfem Staub, Kalkstaub oder einem ätzenden Pulver zu Stande kommen. Das Blut wird selten so reichlich ergossen, dass es flüssig ausgeworfen wird. Avellis sah einen solchen Fall, in welchem eine· reichliche Blutung der *Plica aryepiglottica* entstammte. Die Krusten verhindern die Stimmlippen an der Bewegung nach aussen und tragen auch dadurch zu der Vermehrung der Athemnoth bei. Entfernt man die Krusten, wie ich nachher beschreiben werde, so bemerkt man, dass die darunter befindliche Schleimhaut meist recht stark geröthet und verdickt ist.

Ich halte die Differentialdiagnose zwischen Ecchymosen in der Schleimhaut und Hämorrhagieen auf derselben praktisch für wichtig, da man bei jenen immer in kürzerer Zeit eine Heilung durch Ruhe, Kälte und Jodkali erzielen kann, während die eigentliche *Laryngitis haemorrhagica* wegen ihrer Entstehung durch *Nasopharyngitis sicca* zugleich mit dieser behandelt werden muss und deshalb immer längere Zeit zur Heilung braucht.

Wie aus dem Gesagten hervorgeht, halte ich den chronischen Katarrh des Kehlkopfs für einen nur in den seltensten Fällen als idiopathisch zu betrachtenden. Überanstrengungen bringen ihn allein nicht hervor, es gehören immer prädisponirende Momente zu den anscheinend auf solche Weise entstandenen Fällen.

Dicht unter dem Glottiswinkel finden sich Schwellungen, von denen es oft schwer ist, zu beurtheilen, in wie weit sie als pathologisch anzusehen sind, denn, wie früher erwähnt, kommt an dieser Stelle ein in Bindegewebe eingebettetes Drüsenlager vor, das oft gerade wie eine Neubildung aussieht. Mitunter drängt diese Schwellung die vorderen Enden der Stimmlippen um einige Millimeter auseinander, man gewahrt dann einen rothen Zwischenraum zwischen denselben. War dieser einigermassen gross, so habe ich auch immer die Stimme etwas unrein gefunden. In den meisten Fällen aber liegt die Hauptschwellung dicht unter dem Glottiswinkel als rundliche, lappige oder konische Anschwellung. Diese macht in der Regel gar keine Störungen. Wenn sie entzündet ist, so reicht sie hie und da bis fast zur Mitte der Stimmlippe.

Findet man eine ausgedehntere Anschwellung unter den Stimmlippen selbst, so ist diese allemal eine pathologische. Sie erstreckt sich beim chronischen Katarrh in der Regel der ganzen Länge nach als ein mehr oder weniger dicker, rother Wulst zum Unterschiede von den, durch andere Erkrankungen an dieser Stelle erzeugten Hervorragungen, welche öfter nur einen Theil der Länge einnehmen. Diese subchordalen Wülste kommen doppelseitig oder einseitig vor. RAUCHFUSS hat sie, wie erwähnt, zuerst beschrieben. Man bezeichnet sie nach GERHARDT als *Chorditis vocalis hypertrophica inferior* oder *Laryngitis hypoglottica hypertrophica.* — Chronische Blennorrhoe, Sklerom, Perichondritis, Krebs, Syphilis und Tuberkulose können solche nicht geschwürige subglottische Schwellungen ebenfalls aufweisen. Die Differentialdiagnose werde ich nachher noch näher besprechen.

Die chronische Blennorrhoe STÖRK's und das Sklerom bringen sehr ähnliche Krankheitsbilder mit sich, welche sich beide auch durch die subglottische Schwellung besonders auszeichnen, die bis in die Trachea hinabsteigt. Von allen diesen Formen aber ist jedenfalls die *Ozaena trachealis* zu unterscheiden, die trockene

Form der Tracheitis. Man findet bei der oben beschriebenen Nasopharyngitis, sowohl bei der riechenden als bei der geruchlosen, sehr oft auch Krusten in der Luftröhre. Wie weit sie gehen, ist nicht bekannt, mit dem Spiegel kann man sie bis an die Theilungsstelle der Luftröhre verfolgen. Sie kleiden mit harten oder zähen Schollen, wie die oberen Theile auch die Schleimhaut in der Trachea in umschriebenen Stücken oder zusammenhängend aus. Dieselben können ebenfalls stark riechen oder geruchlos sein und sammeln sich bisweilen zu recht erheblichen Massen an, so dass sie heftige Erstickungsnoth hervorrufen. Ich war schon mehrmals in der Lage, eine Tracheotomie desshalb in Aussicht nehmen zu müssen, glücklicherweise jedoch gelang es mir in allen Fällen, die Krusten vorher zu entfernen; ich glaube aber, dass man in solchem Falle doch einmal zu der Operation gezwungen werden könnte. Sehr heftige Erstickungsnoth durch Krusten habe ich zweimal bei Kranken beobachtet, die aus anderer Ursache schon eine Stenose der Trachea hatten. Bei dem einen Knaben konnte man die enge Stelle mit den sie verstopfenden dunkelgraugrünen Massen sehr gut sehen. Seine Stenose war im Anschluss an eine Tracheotomie wegen Diphtherie entstanden; der andere Fall hatte eine luische Stenose in der Trachea.

Eine gewisse Neigung zum chronischen Katarrh der oberen Luftwege ist in vielen Fällen angeboren. Es leiden nicht selten Kinder mit den Eltern an demselben. In wie weit z. B. bei der Ozaena eine angeborne Disposition und eine direkte Übertragung zusammenwirken, lässt sich noch nicht bestimmt sagen. Viele haben die zu weite, HOPMANN die zu kurze Nase als disponirend beschuldigt. Die erstere sieht man aber immer nur in schon vorgeschrittenen Fällen. Es wäre doch möglich, dass die starke Entwicklung von Bindegewebe, Narbengewebe, durch die Retraktion ebenso daran Schuld wäre, wie sie es bei der Sattelnase der Luischen ist. Die breite Nase der Ozaenakranken wäre dann nur der erste Grad der Sattelnase. Die Krankheitsform kommt nicht so ganz selten bei nahen Verwandten zur Beobachtung, und wenn wir gewiss berechtigt sind, eine bakterielle Ursache anzunehmen, so wäre das einzig Erstaunliche nur, dass sie nicht noch öfter bei mehreren Gliedern einer Familie gefunden wird.

Ob die erste Ursache nach der Vermuthung KRAUSE's in einer im Säuglingsalter überstandenen gonorrhoischen Rhinitis zu suchen ist, muss erst noch durch weitere Beobachtungen festgestellt werden. Ich habe dieselbe Vermuthung schon seit langer Zeit gehegt, es ist mir aber nie gelungen, den Gonokokkus in Fällen von Ozaena nachzuweisen; bekanntlich hat dieser Mikroorganismus nur eine kurze Lebensdauer. Die eben erwähnte Neigung zur Sklerosirung des Gewebes mit Narbenbildung würde sich ja bei dieser Annahme gut erklären lassen.

Eine häufige Ursache des chronischen Katarrhs sind ferner die Verengerungen der Nase.

Eine jede Stenose in den oberen Luftwegen, seien es narbig verengerte Nasenlöcher oder das Ansaugen der Nasenflügel, seien es Schwellungen der Schleimhaut oder Geschwülste, seien es Verbiegungen oder Auswüchse der Nasenscheidewand oder seien es Verengerungen in den weiter unten gelegenen Wegen, muss nothwendig beim Einathmen die Folge haben, dass in den abwärts von der engen Stelle gelegenen Theilen der Luftwege bis in die Alveolen der Lunge eine Luftverdünnung eintritt, welche proportional der Engigkeit der Stenose und der Kraft des Einathmens sein wird. Die Folge dieser Luftverdünnung ist ein Ansaugen von Blut nach der Schleimhaut des betreffenden Abschnittes des Luftrohrs. Gewiss ist diese Luftverdünnung auch bei normaler Weite unterhalb der Glottis, als der engsten Stelle im Luftrohr, in geringem Grade vorhanden, da aber tritt rasch der Ausgleich ein, was bei einer stärkeren Verengerung der Luftwege und längerer Dauer nicht mehr der Fall ist. Bei normaler Herzthätigkeit wird sich der Ausgleich der passiven Hyperämie leichter und schneller vollziehen, bei schwachem Herzen langsamer oder gar nicht. Ein einziger Athemzug würde ja auch bei einer hochgradigeren Verengerung keine schlimmeren Folgen haben, die über 15 000 Athemzüge hingegen, die der Mensch in 24 Stunden macht, können schon eine grössere Störung hervorrufen, auch wenn die Verengerung nicht so gross ist. Ein Beispiel dieser Fernwirkung durch eine Verengerung der Luftwege findet sich nicht selten bei chronischen Kehlkopfstenosen. Bei der Tracheotomie ist man in solchen Fällen immer durch die grosse Menge Schleim überrascht, welche aus der Tiefe der Luftröhre kommt, auch wenn die Krankheit, wegen welcher operirt werden musste, eine solche Schleimbildung gar nicht bedingt, wie z. B. die krebsigen oder luischen Stenosen. Die stärkere Schleimabsonderung dauert in diesen Fällen gewöhnlich, bis sich durch das nach der Operation frei gewordene Athmen die normale Blutcirkulation wieder hergestellt hat; meist lässt sie nach acht Tagen bedeutend nach und hört schliesslich ganz auf.

Ich werde auf dieses ätiologische Moment bei den Fernwirkungen noch eingehend zu sprechen kommen, ich wollte es nur auch hier erwähnen, da es das Zustandekommen einer ganzen Anzahl von Hyperämieen und Schwellungen in den Luftwegen erklärt, so die einseitige hintere Muschelhypertrophie in einer engen Nasenhälfte etc.

Greville Macdonald hat dieselbe Idee über das Zustandekommen der Schwellungen und Oedeme in der Nase schon veröffentlicht, er hat aber die weitere Konsequenz für die tieferen Luftwege nicht gezogen.

Das Ansaugen der Nasenflügel findet man besonders bei solchen

Menschen, die längere Zeit nur unvollkommen oder gar nicht durch die Nase geathmet haben. Die *Levatores alarum nasi* atrophiren dadurch und kommen auch später nicht mehr zu der richtigen Thätigkeit, wenn das Hinderniss in der Nase verschwunden ist. Ausserdem bemerkt man es gar nicht selten bei Schwerkranken oder Sterbenden, bei denen es zur Vermehrung der Leiden wesentlich beiträgt. Bei diesen Kranken dürfte sich ebenfalls die Anwendung des gleich zu beschreibenden kleinen Instrumentes empfehlen.

Je mehr bei enger Nase die Mundathmung benutzt wird, — es ist dies eine Nothwendigkeit und keine schlechte Angewohnheit — desto weniger wird auch das Blut aus der Schleimhaut der Nase und des Nasenrachenraums abgesogen, was meiner Meinung nach ebenfalls eine Ursache für die an beiden Stellen so häufig gefundenen Schwellungen abgiebt. Ich werde später noch ausführlicher erwähnen, das der Ausfall der Nasenathmung auch zur Hyperästhesie der Schleimhaut führt.

Als eine zweite ausserordentlich häufige Ursache der Hyperämie und Schwellung in den oberen Luftwegen möchte ich die in dem allgemeinen Theil näher besprochenen und sonst mehrfach erwähnten Krankheitszustände anführen, die Stauungen bedingen. Sie wirken nicht nur als Ursachen, sondern geben auch, indem sie eine Hyperämie hervorbringen, eine Disposition ab, wodurch örtliche Schädlichkeiten leichter einwirken.

Die *Pharyngitis chronica*, namentlich aber die *Pharyngitis sicca* gehört meiner Erfahrung nach zu den Frühsymptomen der Zuckerkrankheit, ebenso wie das Ermüdungsgefühl, die Abnahme der geistigen Energie, die Furunkulosis, die Fettleibigkeit, nach BÄUMLER und nach UNSCHULD die morgendlichen Wadenkrämpfe. Findet man derartige Symptome mit *Pharyngitis sicca*, so ist die Diagnose so gut wie sicher. von NOORDEN hat neuerdings empfohlen, behufs der Frühdiagnose eine Probedosis von 100 Gramm Traubenzucker zu verabreichen; bei larvirtem Diabetes liesse sich vier Stunden später sicher Zucker im Urin nachweisen.

Unter den lokalen Ursachen, die unter der „Allgemeinen Aetiologie und Behandlung" schon eingehend gewürdigt wurden, sind mit die häufigsten die Temperaturunterschiede, sowohl Erkältung, als auch zu heisse Speisen und Getränke. Die Erkältung kann dadurch einen chronischen Katarrh herbeiführen, dass bei Disponirten von der akuten Form immer ein kleiner Rest zurückbleibt, eine kleine Schwellung, die durch jeden neuen, dann um so leichter eintretenden akuten Katarrh etwas vermehrt wird und sich so nach und nach zum chronischen Katarrh ausbildet. Deshalb ist es so wichtig, bei Neigung zu chronischen Katarrhen oder nach Heilung derselben, jeden akuten Anfall mit Ausdauer bis zum völligen Verschwinden zu behandeln. Viel häufiger als die Erkältung ist die gewohnheitsmässig zu heisse Nahrungsaufnahme die Ursache der chronischen Katarrhe. Man erlebt darin wirklich Unglaubliches. Ich habe oft Kranke mit förmlichen Brandblasen am weichen Gaumen, an den Mandeln und Schlund gesehen, welchen wegen einer geringfügigen Heiserkeit gerathen war, Milch so heiss wie möglich zu trinken. Bei uns in Westdeutschland ist wenigstens diese Behandlungsmethode unter Laien sehr im Gebrauch. Viel wichtiger, weil unendlich mehr verbreitet, ist aber die schlechte Gewohnheit der sonstigen zu heissen Nahrungsaufnahme und bei der Zunahme des raschen Lebens in unserer Zeit wird sie sich auch nicht ausrotten lassen. Vielleicht sind die eiskalten Getränke, wie sie in Amerika zum Schaden des Magens beliebt sind, eine Art instinktiven Gegengewichts gegen das durch das „Time is money" verursachte rasche und dadurch wohl häufig zu heisse Essen und Trinken. Viele Menschen sind sich dieser Gewohnheit gar nicht mehr bewusst und entdecken diese schlechte Eigenschaft zu ihrem Erstaunen erst, wenn sie darauf aufmerksam gemacht werden. In ähnlicher Weise wirken die heissen Mineralwasser, welche den chronischen Katarrh, besonders den des Schlundes, in der Regel steigern. Es ist bekannt, dass z. B. in Karlsbad auch der gewöhnlich nicht Schleim spuckende Mensch dazu veranlasst wird, wovon man sich ja auf den morgendlichen Spaziergängen nach dem Posthof u. s. w. reichlich überzeugen kann.

Nächst diesen Ursachen kommen am häufigsten die durch die Genussmittel hervorgerufenen chronischen Katarrhe vor. Stark gewürzte oder gesalzene Speisen, Tabak, Alkohol und besonders das Bier wirken schädigend, letzteres um so mehr, als es auch das Zustandekommen der Tympanie fördert. Das Bier scheint mir eine ganz besonders starke Einwirkung auf die Schleimhaut im *Cavum nasopharyngeum* zu haben. Es ist bekannt, dass viele Menschen nach stärkerem Biergenuss morgens Schleim, sogenannte Bierschnecken, aus dem Cavum absondern. Einen chronischen Katarrh ganz zu heilen, während der Kranke auch nur mässig raucht oder Bier trinkt, halte ich für unmöglich. Ich habe sehr oft, wenn ich den Pharynx während der Behandlung einen Tag wieder gerötheter fand, Kranken auf den Kopf gesagt: „Sie haben wieder gestern gesündigt, indem Sie Bier getrunken haben" und mich dann sehr selten geirrt. Mein Freund FELIX SEMON hat, zur Freude seiner Patienten, über den Tabak weniger strenge Ansichten.

Die in der Rachenmandel sich festsetzenden entzündlichen Vorgänge können wesentlich zu der Unterhaltung des chronischen Katarrhs der benachbarten Schleimhaut beitragen, und fast in dem gleichen Masse wirken auch die Vorgänge in den Gaumenmandeln. VON HOFFMANN lässt sogar eine Konjunktivalreizung von der Gaumenmandel verursacht sein. Hauptsächlich sind es da die Mandelpfröpfe und die Retention der Absonderungen in den Spalten

der Rachenmandel oder den *Recessus pharyngei*, welche unter Mit-
hülfe von Mikroorganismen immer wieder kleine Entzündungen
hervorrufen. Die einzelne kleine Entzündung gelangt meistens gar
nicht zur bewussten Empfindung. Ein leichtes Stechen hinter der
Nase nach dem Ohr zu, das nach einem Tage schon wieder vorüber
ist, eine für ein paar Tage etwas vermehrte Schleimbildung sind
die einzigen, nicht beachteten Zeichen eines entzündlichen Vorgangs,
der nur durch seine häufigen Wiederholungen als dauernde Schädigung erscheint. In seltenen Fällen sind es Cysten des Rachendachs, in denen die entzündlichen Vorgänge sich lokalisiren, und
dann können diese auch gelegentlich als Reiz wirken, sicher aber
ist das nicht so oft und nicht in dem Grad der Fall, wie es
TORNWALDT annahm.

Häufig führen die Kranken den Beginn ihrer Beschwerden
auf eine akute Krankheit zurück, namentlich auf die akuten Exantheme, ferner auf Diphtherie, Typhus und in den letzten Jahren
ganz besonders auf Influenza. Es sind darunter Kranke, welche
vorher nie Beschwerden gehabt hatten, Andere, bei denen unbedeutende durch die eingetretene Krankheit gesteigert wurden.

Auch der aus der Nachbarschaft stammende Eiter oder Schleim
kann auf die Entstehung oder die Fortdauer des chronischen
Katarrhs einen Einfluss ausüben. So leiden die meisten Phthisiker
an Rachenkatarrh, ohne dass man anzunehmen braucht, dass es
sich da immer schon um einen Kampf der Schleimhaut gegen
eindringende Bacillen handelt. Auch der aus den Nebenhöhlen der
Nase stammende Eiter verursacht hartnäckige Entzündungen der
Schleimhaut der Nase und des Nasenrachenraums.

Die Symptome, die durch den Katarrh hervorgerufen werden,
tragen recht oft ebenfalls zur Weiterentwickelung der Entzündung
bei. Dahin gehört vor allem das heftige Räuspern, welches in
hohem Grade schädigend ist und in dem ich, wie oben schon
auseinandergesetzt wurde, einen Grund für die Entstehung der
Epithelverdickungen bei der Pachydermie im Kehlkopf sehe.
Durch Räuspern und längeres Husten schwillt auch die Hinterwand im Kehlkopf. Man findet selten einen schon länger
Hustenden, dessen Hinterwand nicht verdickt und geröthet wäre.
Die Knollenempfindung, welche die geschwollene Zungenmandel
hervorruft, veranlasst die Kranken oft zu den unglaublichsten
Anstrengungen, um den vermeintlichen Schleim los zu werden,
ebenso wie die TORNWALDT'sche Kruste im Cavum etc.; gewiss
nicht zum Vortheil der Schleimhaut. Gelingt es erst, einen
solchen Kranken von der Schädlichkeit dieser Kraftäusserungen
zu überzeugen und unterlässt er sie, so erreicht man oft schon in
einer Woche eine erhebliche Besserung, auch des Aussehens der
Schleimhaut.

Eine nahe verwandte Ursache sind die Überanstrengungen
der Stimme, die an und für sich bei einem normalen Halse gar

keine Erscheinungen hervorrufen würden, sich aber bei einem
chronisch entzündeten bemerkbar machen. Freilich werden Sänger
und Redner auch schon durch kleinere Schädigungen belästigt,
welche an Nichtsängern unbemerkt vorübergehen. Besonders
nachtheilig ist es natürlich, wenn mehrere der genannten Ursachen zusammenwirken. Ein trauriges und meist auch traurig
klingendes Lied wissen davon die Tingeltangel- und Orpheum-
sänger zu singen.

Ausserdem wirkt die trockne Zimmerluft bei ungeeigneten
Heizungen und fast noch mehr die Einathmung von Staub schädigend, indem sie einen anhaltenden Reiz zum Räuspern verursachen, ganz abgesehen von der örtlich reizenden Wirkung
des differenten Stoffs; namentlich trägt der Staub zu der Verwandlung der feuchten in die trockne Form des Katarrhs bei.
Je eckiger und härter die einzelnen Staubpartikel sind, desto
mehr wird die primäre Reizung zu Tage treten. Ganz besonders
reizend werden natürlich solche sein, die aus einem Ätzmittel
bestehen. So findet man bei Arbeitern in den Chromsäurefabriken
mitunter recht heftige Entzündungen im Schlunde, ganz besonders
bei solchen, welche das Verpacken des Stoffes zu besorgen haben.
Die Entzündung kann sich durch kleine festhaftende Partikel zu
Geschwürbildung steigern, welche den syphilitischen ausserordentlich ähnlich sehen, und sogar zu Verwachsungen des weichen
Gaumens mit der hinteren Schlundwand führen. Es ist mir diese
Verwechslung selbst widerfahren, bis mich Kollege Wolf in
Griesheim, wo sich eine chemische Fabrik befindet, darauf aufmerksam machte. Er hat sie in einem Bericht über die Fabrik
beschrieben. Sonst können auch noch Idiosynkrasien gegen gewisse
Stoffe einen chronischen Katarrh herbeiführen, so Jod, Arsenik etc.
Hood hat einen Fall beschrieben, in welchem die Krankheit erst
aufhörte, nachdem ein arsenikhaltiges Haarwasser ausgesetzt
worden war. Die mit Schweinfurter Grün beschäftigten Arbeiter
leiden oft an Anätzungen der Nasenschleimhaut mit schliesslicher
Perforation des Septum und an Geschwürbildung auf der Mundschleimhaut, die den merkuriellen Geschwüren sehr ähnlich sehen
sollen. Von Fowlerton zuerst und danach von Otto und Anderen
wurde der schädigende Einfluss des Cements auf die Nasenschleimhaut bekannt gemacht. Ein grosser Theil der Cementarbeiter leidet
an chronischen Nasenkatarrhen, Perforationen der Scheidewand
finden sich aber verhältnissmässig selten bei ihnen. Seifert hat
in dem siebenten Heft des ersten Bandes der Haug'schen „klinischen Vorträge aus dem Gebiete der Otologie und Pharyngo-Rhino-
logie" eine sehr vollständige Zusammenstellung der die Schleimhaut der oberen Luftwege schädigenden Gewerbekrankheiten
gebracht. Sie alle einzeln anzuführen, erlaubt mir der Raum nicht.

Wenn Rühle den chronischen Katarrh in den Rheinlanden
dem Wein, Tabak und Gesang zuschreibt, so kann man dem in

manchen Fällen noch das ursprünglich in das Gedicht hinein-
gehörende „Weib" hinzufügen, insofern als sexuelle Exesse mit
unter die Ursachen zu rechnen sind. Es wurde mir schon oft
von Kranken mitgetheilt, dass sich ihre Halsbeschwerden jedesmal
nach einem Koitus vorübergehend gesteigert hätten.

Zur Diagnose gehört vor allem die Untersuchung mittelst
des Spiegels und zwar soll sich dieselbe nicht auf eine als wahr-
scheinliche Ursache gefundene Veränderung beschränken, sondern
soll jedesmal die gesammten oberen Luftwege umfassen, namentlich sollte auch immer das Cavum untersucht werden. Im
Übrigen muss ich theilweise auf das seither Gesagte verweisen, in
welchem ich viele der diagnostischen Fragen schon berücksichtigt
habe. Vervollständigt wird die Untersuchung durch die Sonde.
Wie erwähnt, macht es oft grosse Schwierigkeiten, den Ausgangspunkt der Klagen der Kranken zu finden. Da ist nun die Sonde
ein sehr werthvolles Hilfsmittel, man tastet mit ihr die ganze
Schlundgegend ab, indem man an den Stellen, woher die Beschwerden häufiger entspringen: an den oberen Spitzen der
Gaumenmandeln, dem Seitenstrang etc. anfängt und nach und
nach weiter geht. Es gelingt nicht immer gleich beim ersten
Male, die richtige Stelle zu finden, dann wird man eben die ver-
dächtigste zuerst in Behandlung nehmen müssen; gewöhnlich
leitet dann der mangelhafte Erfolg dazu, weitere Punkte aufzusuchen.

Man unterscheidet ferner durch die Sonde harte, knöcherne
Vorsprünge von Schwellungen der Schleimhaut und der Schwellkörper.
Diese letzteren sind weich, mit der Sonde leicht eindrückbar;
indem man mit einer gewöhnlichen oder platten Sonde nach
hinten vorrückt, kann man sehen, wie weit sich die Anschwellung
erstreckt. Die Erkennung der hinteren Hypertrophieen von vorn
mittelst der Sonde, habe ich schon oben (Seite 126) besprochen.
Der Untersuchung mit Spiegel und Sonde lässt man die Kokainisirung folgen, um den Grad der Schwellung noch besser beurtheilen
zu können. Für diesen diagnostischen Zweck reicht in der Nase,
wie SCHNITZLER angegeben hat, eine Lösung von 1:1000 hin.
Durch Vergleichung des vorigen Befundes mit dem nachherigen
kann man den Grad der Schwellung ganz gut beurtheilen. Die
Schwellungen der unteren Muscheln werden nicht selten mit
Polypen verwechselt. Wie oft kommen Kranke mit der von
anderen Kollegen gestellten Diagnose: „Polypen" zu uns, die nur
eine Schwellung haben und bringen damit das kollegiale Wohl-
wollen in Verlegenheit! Man kann sie durch die Farbe doch so
gut unterscheiden. Die Polypen sind immer grau und nur bei
sehr grossen Exemplaren, welche Schädigungen von vorn ausgesetzt sind, zeigt sich der vorderste Theil manchmal auch roth;
hebt man sie mit der Sonde ein wenig auf oder drückt sie zur
Seite, so kommt gleich die Grundfarbe zum Vorschein.

Eine Schleimansammlung im unteren Nasengang deutet immer auf Verlegung desselben nach hinten durch eine hintere Hypertrophie der unteren Muschel oder durch eine Rachenmandel, bei welch letzterer sie aber selten einseitig ist. Eine eitrige Absonderung einer Seite wird bei Kindern fast ausschliesslich durch Fremdkörper hervorgerufen, gewöhnlich ist dann auch übler Geruch vorhanden. Bei Erwachsenen kann ein einseitiger eitriger Ausfluss öfter noch durch eine Erkrankung einer Nebenhöhle bedingt sein, wobei allerdings selten eine wenigstens subjektive Geruchsempfindung vermisst wird. Die Differentialdiagnose zwischen *Rhinitis atrophicans sicca simplex* und *foetida* kann nur mittelst des Riechsinnes gestellt werden. Ein schlecht riechender Arzt wird die letztere Krankheit deshalb seltener diagnosticiren.

Wenn ich auch oben für die Einheit des „Bouquets" eingetreten bin, so kann ich doch nicht genug betonen, dass man die verschiedenen riechenden Krankheiten der Nase nicht zusammenwerfen möge: die Ozaena, die Eiterung bei Anwesenheit von Fremdkörpern, die Nebenhöhlenerkrankungen, die Geschwürbildungen, die Perichondritis und die Nekrose und Karies der Nasenknochen. Bei einer mit Hypertrophie der Schleimhaut verbundenen übelriechenden Erkrankung der Nase soll man jedenfalls die Diagnose Ozaena erst nach Ausschluss der übrigen eben genannten Krankheiten, namentlich der am öftesten in Frage kommenden Syphilis und der Erkrankungen der Nebenhöhlen stellen. Geschwüre findet man bei dem chronischen Katarrh der Nase höchstens bei den sogenannten idiopathischen Perforationen, nie bei Ozaena. Sind solche vorhanden, so handelt es sich so gut wie immer um Syphilis, selten um traumatische, tuberkulöse oder durch Ätzmittel, siehe S. 229, hervorgebrachte. Was ich eben von den Geschwüren gesagt, gilt auch von den nekrotischen und kariösen Knochenstellen, nur dass hier vielleicht die Nebenhöhlenerkrankungen und die Tuberkulose etwas häufiger in Betracht kommen.

Es ist zuweilen gar nicht leicht, bei einem üblen Geruch die Ursprungsstelle festzustellen, ob er aus der Nase oder dem Munde, aus Schlund oder Magen herkommt. Durch Ausathmen bei abwechselndem Schliessen der Nase und des Mundes ist leicht zu erkennen, ob die Quelle über oder unter dem Gaumensegel liegt, die anderen Stellen kann man mittelst der Wattesonde unterscheiden, die man erst an die kariösen Zähne, in die Mandelgrübchen, in die Schlundfalten einführt und dann mit der Nase die Identität des Geruchs mit dem zu untersuchenden prüft.

Bei der Diagnose der Erosionen am vorderen unteren Ende der Scheidewand wäre zwischen einfachen und infektiösen zu unterscheiden; bei letzteren finden sich fast immer auch noch Zeichen der Krankheit an anderen Stellen der oberen Luftwege oder des Körpers.

Im Nasenrachenraum muss man behufs einer genaueren Diagnose gewöhnlich den Gaumenhaken einlegen. Nachher findet man recht oft, dass auf Druck mit der Sonde eitriger Schleim an einer Stelle am mittleren oder einem seitlichen Recessus oder aus den grossen *Recessus pharyngei*, den Rosenmüller'schen Gruben hervorquillt.

Die Differentialdiagnose der pachydermischen Geschwüre von Tuberkulose, Syphilis und Krebs ist in der Regel schon nach dem Aussehen nicht schwer zu machen. Die Schwierigkeit entsteht erst, wenn ein solches Geschwür, z. B. bei vorhanden gewesener oder erst nachträglich entstandener Lungenerkrankung durch Tuberkelbacillen inficirt wird oder, aber wohl nur in den seltensten Fällen, auch einmal durch primäre Infektion. Vermöge der derberen Beschaffenheit des Untergrundes neigen meiner Erfahrung nach die so entstandenen tuberkulösen Geschwüre nicht sehr zum Zerfall, sie können sich lange in gleicher Form erhalten. Die Differentialdiagnose wird sich in dem einzelnen Falle durch den Verlauf oder auch durch ein zur Untersuchung herausgenommenes Stückchen machen lassen; die letztere ist aber nur dann beweisend, wenn dieselbe ein positives Ergebniss giebt. Syphilitische Geschwüre, es könnte sich da nur um tertiäre handeln, habe ich nie in der Form der pachydermischen gesehen. Sie würden sich wohl auch durch den scharf ausgeschnittenen Rand und in zweifelhaften Fällen durch den Erfolg einer Jodkalibehandlung von den pachydermischen unterscheiden lassen. Die Pachydermie der Hinterwand des Kehlkopfs sieht im Beginn den grauen Kondylomen sehr ähnlich, diese werden aber wohl nie auf die Stelle beschränkt sein. Die Differentialdiagnose von Krebs werde ich bei diesem besprechen.

Die subglottischen Schwellungen sind, wenn chronisch katarrhalisch, immer mit den Stimmlippen beweglich. Sie können auch etwas tiefer unter denselben sitzen, so dass ein kleiner Zwischenraum besteht; das ist aber seltener der Fall. Man kann den tieferen Sitz der Schwellung daran erkennen, dass sich die Stimmlippen über dieselben wegschieben wie Koulissen. Subglottische Schwellungen bei Perichondritis und Neubildungen rufen gewöhnlich doch Schwerbeweglichkeit der Stimmlippe hervor.

Zu einer vollkommenen Beurtheilung des Krankheitsfalls gehört aber auch eine genügende Untersuchung des allgemeinen Gesundheits- und Nervenzustandes, weil durch ersteren der Verlauf und durch letzteren namentlich auch der Grad der Beschwerden sehr wesentlich beeinflusst wird. Man ist oft genug erstaunt, bei einem Kranken, der über keinerlei Beschwerden klagt, einen ganz trocknen Schlund zu finden, Andere dagegen sind durch ein kleines Mandelpfröpfchen oder durch ein ganz kleines Klümpchen Schleim am Rachendach schon sehr belästigt. Es ist nicht gesagt, dass eine gewisse Indolenz dazu gehört, um die Veränderungen nicht zu empfinden. Auf der einen Seite giebt es intelligente Menschen, welche so wenig empfindlich sind, dass sie sich der krankhaften Gefühle kaum bewusst werden, und auf der anderen Seite liefert gerade der weniger gebildete Bauernstand viele recht quälende Kranke, die bekanntlich auch viel schwerer zu behandeln sind als Gebildete.

Aus dem, was ich über die Ursachen des chronischen Katarrhs gesagt, ergiebt sich, dass derselbe auch in der Kindheit nicht selten ist und sich da fast immer in der Form der Hypertrophie der Rachenmandel und der chronischen follikulären Pharyngitis äussert, während er bei Erwachsenen und besonders bei Männern durch die mannigfaltigen Schädlichkeiten, denen dieselben sich aussetzen, am häufigsten beobachtet wird. Unter diesen wird er natürlich mehr solche befallen, die sich ausser den gewöhnlichen Schädlichkeiten noch solchen aussetzen müssen, welche ihr Beruf mit sich bringt. Daher erkranken Sänger, Redner, Prediger, Soldaten etc. leichter daran.

Je nach der Möglichkeit oder der Durchführung der geeigneten Schonung wird der Verlauf ein länger dauernder oder kürzerer sein. Einen grossen Einfluss auf die Dauer hat die durch Erkennung der Ursachen richtig geleitete Behandlung.

Die Prognose richtet sich ebenfalls nach der Möglichkeit einer vernünftigen Behandlung. Ausser dauernder Heiserkeit habe ich nie schlimme Folgen sich aus dem chronischen Katarrh entwickeln sehen. Selbst die so unangenehmen Beschwerden, welche bei der trockenen und der atrophischen Form des chronischen Nasenkatarrhs vorkommen, können durch geeignete Behandlung meistens geheilt oder doch wesentlich gemildert werden. Das Leben gefährdet der chronische Katarrh nur indirekt bei zur Melancholie geneigten Menschen, welche durch die Unbestimmtheit der Empfindungen und die Fruchtlosigkeit so mancher Behandlung in dem Wahne, dass sie mit einem schweren Leiden behaftet seien, bestärkt werden. Ich glaube, dass mancher Selbstmord auf Beschwerden durch den chronischen Rachenkatarrh zurückzuführen sein dürfte.

Vor Beginn der Behandlung bleibt noch zu erwägen, ob es sich empfiehlt, wenn man bei der Untersuchung nur geringe Veränderungen gefunden hat, dem Kranken grosse Opfer an Lebensgewohnheiten, Zeit, Geld etc. zuzumuthen, ob es sich empfiehlt, den ganzen Heilapparat spielen zu lassen, da es häufig in leichteren und mittleren Fällen, besonders auch bei Kindern gelingt, mit Nasenbad und Gurgelungen, bei Vermeidung der Schädlichkeiten, die Beschwerden dauernd zu beseitigen. Ich habe darüber schon in der Einleitung gesprochen, die betreffenden Ausführungen beziehen sich meist auf den chronischen Katarrh. Ein grosses Kontingent stellen Kranke, die in der Idee leben, dass sie an Carcinom, Syphilis oder Phthise leiden. Besonders die ersteren waren aus bekannten Ursachen vor einigen Jahren recht häufige Besucher der Sprechstunden.

Bei diesen ist es, wie ich hier wiederholen möchte, vor allem die Schuldigkeit des Arztes, dass man sie nicht einer allzuflüchtigen Untersuchung unterwirft, damit man ihnen auch mit Recht die Versicherung geben kann, dass das von ihnen gefürchtete Leiden nicht vorhanden sei. Ohne die eingehende Untersuchung, mitunter leider ja auch mit derselben, kann man dem Kranken keine Beruhigung verschaffen, sie gewinnen aber mehr Vertrauen, wenn sie sehen, dass man sich genauer mit ihrem Zustande beschäftigt. Sie gehen sonst so lange von Arzt zu Arzt, bis endlich einer an ihnen ein paar unschuldige Granula im Pharynx entdeckt, dieselben ätzt, damit dem Wahn des Kranken, dass er ein schlimmeres Leiden habe, in der Regel Vorschub leistet, besonders wenn der betreffende Arzt einen Ausdruck von „Knötchen" oder „Follikeln" fallen lässt, die dann der besorgte Kranke als Tuberkel oder etwas Anderes auffasst. Solche Fälle erlebt man ja oft genug.

Einen wesentlichen Theil der Behandlung wird unter allen Umständen die Vermeidung der Schädlichkeiten bilden müssen, durch Regelung der Lebensweise. Das ist nun eine Aufgabe, bei der die Begabung des Arztes zu dergleichen Verordnungen eine sehr grosse Rolle spielt. Er muss abwägen, wieviel Beschränkung er dem Kranken aufzulegen hat und was er ihm gestatten kann. Die Neigungen und Gewohnheiten des Arztes spielen in diesen Dingen unwillkürlich mit hinein. So wird in Bayern von vielen Ärzten den Kranken das Bier erlaubt; ich halte es für nachtheilig. Im Ganzen kann ich nach meiner Erfahrung aber wohl sagen, dass Strenge des Arztes für seinen Ruf und für den Kranken sehr viel nützlicher ist, als das Gegentheil. Der vernünftige Theil der Kranken und ein grosser Theil der unvernünftigen fügt sich ganz gern in die in der richtigen Weise ihnen verordneten Entbehrungen. Den Rest der Unvernünftigen wird man doch nicht heilen. Diese finden dann später manchmal einen Anderen, der ihnen mehr imponirt und dem sie sich williger fügen, sei es auch ein Naturdoktor oder Pfarrer Kneipp. Ich muss hier auf das im Abschnitt über allgemeine Ätiologie Gesagte verweisen und möchte nur einige wichtige Punkte hier nochmals kurz wiederholen. Heisse und scharfe Speisen und Getränke sind zu verbieten, ebenso Bier, unverdünnter Schnaps und Wein. Bei Phthisikern und Trinkern wird man ohne geistige Getränke nicht auskommen können. Ersteren schadet ein genügend in Milch verdünnter Schluck Cognac gewiss nicht, letzteren gestattet man das nöthige (?) Quantum Wein oder Apfelwein in mehr oder weniger verdünntem Zustand. In der Regel kann man Wein, zur Hälfte oder mehr mit Wasser verdünnt, gestatten. Kalte Speisen und Getränke schaden in der Regel weniger, sie sind dem Kranken meistens sehr angenehm und nützlich. Bei festen

Speisen sind nicht genügend durchgekaute Brotkrusten oder Zwiebacke zu vermeiden. Das Rauchen und das Tabakschnupfen sind streng zu untersagen, bejahrte oder sehr nervöse Menschen mit verhältnissmässig unbedeutender Erkrankung ausgenommen. Diesen gestatte ich zwei bis drei leichte Cigarren täglich, unter der Bedingung, dass sie nach jeder derselben Nasenbad machen und gurgeln oder wenn sie in Gesellschaft sind, wenigstens ein paar Schluck Wasser trinken. Gänzlich zu verbieten sind Cigaretten. Besser ist es jedenfalls, Tabak und Alkohol ganz zu untersagen. Es hat mir schon gar mancher Kranke dafür gedankt, dass ich ihm beides abgewöhnt habe.

Unter den Mitteln, welche mehr auf den Allgemeinzustand und nur indirekt auf die erkrankte Halsschleimhaut wirken, sind die Mineralwasser in der letzten Zeit etwas zu sehr in Misskredit gekommen, und doch ist es sehr nützlich, solchen Kranken mit Hyperaemie des Pharynx in Folge von Verdauungsstörungen eines der kalten Natron-, Magnesia- oder Kochsalzwasser zu verordnen. Ich schicke solche Kranke in der Regel nach Kissingen, Homburg v. d. H., Marienbad, Soden a. T., Teinach, Mergentheim, Bertrich, Schuls-Tarasp und anderen und glaube, dass die kalten Wasser in diesen Fällen nützlicher sind als die warmen. Ich sehe jährlich eine grössere Zahl chronischer Pharynxkranker, welche nach einem vergeblichen Gebrauch des warmen Wassers in Ems oder Karlsbad mit meist sehr gerötheten Schleimhäuten zu mir kommen. Sprechen sonstige Gründe für den Gebrauch eines solchen Bades, so dürfte es jedenfalls zweckmässiger sein, die Kranken den Brunnen nur abgekühlt trinken zu lassen. In Frankreich und in der Schweiz, wo eine grössere Anzahl gut eingerichteter Schwefelbäder besteht, ist es mehr gebräuchlich als bei uns, chronisch-katarrhalisch Erkrankte ein solches Bad gebrauchen zu lassen. In Deutschland erfreuen sich eines besonderen Rufs die Schwefelquellen: Weilbach, Langenbrücken, Nenndorf, Eilsen; auch hier in Frankfurt haben wir eine fast mit Weilbach gleichstehende Schwefelquelle, den Grindbrunnen, welchen ich häufig verordne. Die Schwefelquellen empfehle ich besonders auch bei gleichzeitigem chronischen Darm- und Bronchialkatarrh. In der Schweiz hat man Heustrich, Gurnigl, Alveneu, Schinznach, in Frankreich Aix-les-Bains, Enghien, Bagnères de Luchon, Cauterets, Saint Sauveur etc. Beruht der Katarrh auf einer anaemischen Basis, wie es namentlich bei dem weiblichen Geschlecht vorkommt, so unterstützt eine richtige Eisenkur die Heilung sehr wesentlich. Man wird in solchen Fällen Schwefelpulver, siehe Seite 90, Eisen in Pillen oder in flüssiger Form geben, oder die bekannten Quellen von Schwalbach, Pyrmont, Marienbad (Ambrosiusbrunnen), Franzensbad, Elster, Griesbach, Antogast, Spaa, St. Moritz u. s. w. gebrauchen lassen. In allen diesen Bädern würde es sehr zweckentsprechend sein, wenn die örtliche

Behandlung von einem darauf eingeübten Kollegen weitergeführt werden könnte.

Wenn bei der Verordnung der Mineralwasser, die dem Leiden zu Grunde liegende Indikation berücksichtigt wird, so wird man auch einen guten Erfolg nicht vermissen. Ganz zweckmässig ist es ebenfalls mitunter, nach einer längeren örtlichen Behandlung einmal eine Pause damit zu machen und solche durch den Gebrauch eines Mineralwassers oder auch eines Seebades auszufüllen, wenn es Mittel und Jahreszeit erlauben.

Es wird sich in vielen Fällen sehr empfehlen, neben der örtlichen Behandlung eine solche der äusseren Haut durch eine Kaltwasserkur gebrauchen zu lassen.

Ausser den genannten allgemeinen Indikationen müssen selbstverständlich auch diejenigen besonderen nach den Regeln der Wissenschaft berücksichtigt werden, welche bei der Untersuchung als mitwirkende Ursachen bei dem Zustandekommen des chronischen Katarrhs herausgefunden worden sind, z. B. Verdauungsstörungen, Herzfehler etc. Für Diabetiker genügt es meistens, die allgemeine Behandlung einzuleiten; mit dem Verschwinden des Zuckers hört der Pharynxkatarrh von selbst auf. In neuerer Zeit sind eine Anzahl von Anstalten entstanden, in denen Zuckerkranke eine oder mehrere Wochen verweilen, bis durch Versuche festgestellt ist, wie viel Kohlenhydrate sie ohne Nachtheil geniessen dürfen; die allzu einseitige Stickstoffdiät hat sich bekanntlich nicht bewährt. Auch hier in Frankfurt haben wir eine solche, die von v. Noorden und Lampe geleitet wird.

Nachdem diesen allgemeinen Indikationen Rechnung getragen ist, oder wenn allgemeine Indikationen überhaupt nicht vorliegen, kann man zu der örtlichen Behandlung übergehen. Für die Beseitigung des chronischen Nasenkatarrhs wird es in sehr vielen Fällen unumgänglich sein, die Nase vollkommen frei durchgängig zu machen, denn hinter jeder grösseren Hervorragung oder Schwellung pflegt sich eine Ansammlung von Schleim zu bilden, welche den Katarrh unterhält. Man wird deshalb versuchen, die ursächlichen Verbiegungen und Vorsprünge des Septum zu beseitigen, was jetzt durch die Anwendung der Elektrolyse oder der elektrischen Säge so gut wie schmerzlos in verhältnissmässig kurzer Zeit zu machen ist. Früher, wo man diese Vorsprünge nur mittelst Meissel und Säge entfernen konnte und dies für den Kranken doch immer eine schmerzhafte Operation war, suchte ich das Ziel lieber durch längere Anwendung der weiter unten angegebenen Mittel zu erreichen. Für die Abkürzung der Behandlung ist es aber doch vorzuziehen, die Nase möglichst freizulegen. Ich rechne zu dem Freilegen ferner, dass man das Ansaugen der Nasenflügel durch das Einlegen des von Feldbausch angegebenen Nasenöffners, besonders während der Nacht und während grösserer Körperanstrengungen beseitigt. Er hat den Vortheil, dass er die Scheide-

wand der Nase nicht berührt. Den Nasenöffner suche man durch
kleine Veränderungen in der Biegung so anzupassen, dass er in
der Nase sitzt, ohne zu belästigen. Seine Gestalt
ist aus Fig. 102, die Art der Einführung aus Fig. 103 zu ersehen. Vor
einigen Jahren hat SCHMIDTHUISEN in
Aachen ein hemdenknopfähnliches
Instrument aus Celluloid zu demselben
Zweck angegeben. Da es sich aber
mit der einen Seite auf die Scheidewand stützt, so wird es, wenn diese
empfindlich ist, nicht gut ertragen. Ist, wie in vielen
Fällen, das Ansaugen der Nasenflügel die alleinige
Ursache der Schwellungen der Nasenschleimhaut, so
wird man meistens eine weitere örtliche Behandlung nicht nöthig
haben, die Muscheln schwellen, wie nach Freilegung der Nasenathmung oder nach Fortnahme der Rachenmandel von selbst ab;
bisweilen freilich muss man sie noch besonders behandeln.

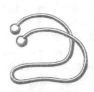

Fig. 102.

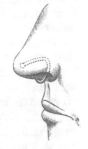

Fig. 103.

Bei der Behandlung der Nasenschleimhaut ist es vor Allem
erforderlich, die Nase zu reinigen. Die natürlichste Reinigung
besteht in dem Schneuzen, doch darf dieses nie in heftiger Weise
geschehen. Sitzt der Schleim in dem unteren Nasengang, so
nützt die gewöhnliche Art des Schneuzens, wie BRESGEN richtig
anführt, nicht viel. Er empfiehlt, und ich thue das auch schon seit
langer Zeit, immer nur ein Nasenloch zuzuhalten, nicht alle beide,
wie es gewöhnlich geschieht, und so die beiden nach einander zu
putzen. Wenn die Erkrankung vorwiegend in den unteren Theilen
der Nase sitzt, so reinigt sie der Kranke besser und am einfachsten durch das Nasenbad, wenn die ganze Nase bis hinauf
erkrankt ist, durch den Zerstäuber, und wenn Krusten oder eine
reichliche, besonders eine zähe Absonderung vorhanden sind,
durch eine Druckspritze. Als solche empfehle ich meinen Kranken
in der Regel die englische Klysopompe. Man kann auch ähnlich wirkende verwenden, deren unterbrochener Strom die Krusten
besser losspült. Ich lasse bei *Rhinitis sicca* und *Ozaena* das Endstück der Spritze so halten, dass sie möglichst parallel dem Nasenboden gerichtet ist, denn die oberen Theile der Nase sind gegen
die eindringende Flüssigkeit sehr empfindlich und der Rückstrom
spült dieselben in der Regel schon genügend. Zu den Einspritzungen lasse ich Lösungen von *Kali hypermanganicum* 1:100
nehmen, davon 5 g auf ein Liter lauen Wassers, später zur Abwechslung *Kali chloricum pur.*, 10—15 g auf dieselbe Menge Wassers.
Die Lösung soll nicht reizen, bei empfindlichen Kranken muss
man sie schwächer verordnen. Nach dem Ausspritzen muss der
Kranke den Kopf weit nach vorn überbeugen, darf eine halbe
Stunde lang nicht schneuzen und muss bei Ozaena gleich darauf
aufmerksam gemacht werden, dass er die Ausspritzungen ver-

muthlich ein bis zwei Jahre lang nöthig haben werde. Anfangs lasse ich zwei Mal täglich ein Liter durchspritzen, nach einem Jahr einmal täglich. Genügt das nicht zur Reinigung, so verordne ich nach einiger Zeit Sozojodolzink 1 : 10 Talk oder Nosophen oder Aristol in der Menge einer Erbse, eine halbe Stunde nach der Ausspritzung mittelst des geraden Pulverbläsers einzublasen. Zeigt sich an gewissen Tagen trotzdem noch der Ozaenagestank, so sind noch Krusten zurückgeblieben und es muss dann die Spritze drei Mal am Tage gebraucht werden. Mit dieser Behandlung gelangt man in kurzer Zeit dahin, dass das lästigste Symptom, der Gestank, sicher beseitigt und dass in vielen Fällen nach und nach auch eine Heilung herbeigeführt wird, natürlich nicht bei den schon ganz vorgeschrittenen Atrophien. Solche nicht zu heilende Fälle müssen sich eben dauernd die Nase ein bis zwei Mal täglich mit der Spritze säubern. Diese Art der Behandlung empfiehlt sich besonders für solche Kranke, die weiter entfernt wohnen und nur alle vier bis acht Wochen einmal kommen können.

Sind sehr viele und festhaftende Krusten in der Nase vorhanden, so ist es sehr zu empfehlen, vor der Ausspritzung das GOTTSTEIN'sche Tamponnement machen zu lassen. Es wird so ausgeführt, dass man den GOTTSTEIN'schen, Fig. 104 abgebildeten schraubenförmigen Watteträger mit der durch Übung bald zu

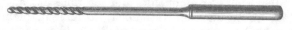

Fig. 104.

findenden richtigen Menge Watte locker umgiebt. Bei weiten Nasen kann man Wattebäusche so dick und lang wie einen kleinen Finger machen. Der armirte Watteträger wird schräg nach aufwärts und hinten mit nach rechts drehender Bewegung des Instrumentes eingeführt, dann nach links zurückgedreht, wobei er sich aus der Watte heraus schraubt und diese in der Nase liegen lässt. Nach ein bis zwei Stunden hat sie sich voll Feuchtigkeit gesogen, so dass sie beim Schneuzen mit Leichtigkeit sammt allen Krusten hervorkommt.

Das GOTTSTEIN'sche Tamponnement ist auch zu vorübergehendem Nasenverschluss sehr geeignet. Ich liess es einen Kellner, der an einer scheusslich stinkenden syphilitischen Nekrose der Nasenknochen litt, jedesmal machen, ehe er servirte; er brauchte seinen Beruf dadurch nicht aufzugeben.

. Seit einem Jahre habe ich angefangen, die genuine Ozaena nach GAUTIER und JOUSLAIN mittelst der Elektrolyse zu behandeln. Nachdem, was ich von CAPART gehört und selbst gesehen habe, scheint mir diese Art der Behandlung einer eingehenden Prüfung sehr werth zu sein. Sie besteht darin, dass man einen spitzen weichen Kupferdraht, der stumpfwinklig abgebogen ist, längs des

unteren Randes der kokainisirten mittleren Muschel oder in andere
erkrankte Stellen einführt, ihn mit dem positiven Pol verbindet
und den Strom in der Stärke von 3—15 Milliampère etwa 10 Minuten
einwirken lässt. CAPART hat mir mitgetheilt, dass er das Verfahren nur etwa alle vierzehn Tage bis drei Wochen wiederhole;
ich finde das ebenfalls ausreichend. Die Wirksamkeit des Verfahrens beruht nach CHEVAL auf der Bildung von Chlorkupfer.
Die starke Borkenbildung und der Geruch vermindern sich schon
nach der ersten Sitzung; der letztere ist oft bereits nach der
zweiten verschwunden. Manche sehr ausgesprochene Fälle sind
nach zwei Sitzungen bereits geheilt und bedürfen nur noch einer
Reinigung durch Ausspritzen; in anderen Fällen sind mehr
Sitzungen nothwendig. Ob nun aber dieser überraschende Erfolg
ein dauernder ist, das muss die Zeit lehren; jedenfalls wäre es
nicht zu unangenehm, wenn man auch von Zeit zu Zeit einmal
wieder eine Sitzung halten müsste.

Die Anwendung der Nasenbäder und Spritzen, sowie die
dabei zu beobachtenden Vorsichtsmaassregeln habe ich schon
unter: „Örtliche Behandlung" besprochen.

Neuerdings ist von MICHELE-BRAUN, LAKER, DEMME und AN-
TON für *Nasopharyngitis sicca* die Vibrationsmassage sehr empfohlen
worden und ich kann über den günstigen Einfluss derselben in
einzelnen Fällen Gutes berichten. Die Behandlung besteht darin,
dass man eine mit Watte armirte Sonde entweder in eine zehnprocentige Kokainlösung taucht, oder in eine Lanolinsalbe (ich
benutze dazu eine zehnprocentige Europhen-Lanolinsalbe), und
dann in vibrirender Weise die erkrankten Schleimhautflächen
ein bis zwei Minuten lang täglich einmal überfährt. Es kommt
dabei sehr viel auf die Schnelligkeit der Bewegung an, und diese
erzielt man am besten dadurch, dass man Ober- und Unterarm
in eine tetanische Kontraktion bringt und nun aus dem Hand-
gelenk möglichst rasche Vibrationen macht. Man kann es erlernen, dass man bis zu 200 und mehr Vibrationen in der Minute
ausführt. Das Cavum behandelt man auf diese Weise entweder
stossweise von vorn durch die in der Regel weite Nase hindurch,
oder man nimmt den von mir angegebenen Watteträger, Fig. 24
Seite 122 und geht von unten in das Cavum ein. Die Bewegungen
werden auch da in sagittaler Richtung gemacht. Ich habe ebenso
wie DEMME in einzelnen Fällen eine förmliche Hypertrophie früher
atrophischer Stellen beobachtet, war aber nicht genöthigt, zur
Beseitigung dieser hypertrophisch gewordenen Stellen Galvanokaustik anzuwenden.

In den letzten Jahren wurden, da die manuelle Vibrationsmassage recht ermüdend für den Arzt ist, verschiedene elektrische
Massirsonden angegeben; so wurde ein Apparat von STORCH aus
Kopenhagen auf dem Kongress für innere Medicin in Wiesbaden
vorgezeigt; zweckmässiger, weil einfacher, scheint mir ein von

Emil Braunschweig in Frankfurt am Main angefertigter Ansatz an den Griff für die Nasensägen, Fig. 81 Seite 169, mit einem Ausschlag von 0,5—1 mm zu sein.

Bei den hypertrophischen Formen des Nasenkatarrhs ist der Zerstäuber eine ganz angenehme Art der Reinigung. Ich verwende dazu Lösungen von Kochsalz, Salmiak, Natr. bicarbon., Borsäure, Bromkali und ähnliche, alle einprocentig mit oder ohne Zusatz von ein pro Mille Kokain. Man darf die mit Kokain versetzten Lösungen nicht zu lange gebrauchen lassen, weil die Wirkung des Mittels auf die Zusammenziehung der Gefässe rasch immer schwächer und kürzer dauernd wird, so dass der Kranke, um die gleiche Annehmlichkeit der Wirkung zu haben, sehr bald zu öfteren Anwendungen des Zerstäubers greift. Dadurch wird die Wirkungsdauer des Mittels immer kürzer, schliesslich tritt die physiologische Erschlaffung der Gefässe mit vermehrter Schwellung der Schleimhaut dauernd ein, und die Kranken haben nur auf wenige Augenblicke nach der Einspritzung Luft in der Nase. In solchen Fällen ist es dann zweckmässig, mit dem Mittel zu wechseln und das Kokain streng zu verbieten. Ich habe einige Fälle von förmlichem Kokainismus durch Gebrauch des Nasenzerstäubers entstehen sehen. Vielleicht wäre dann Eucain zu versuchen.

Ein sehr zweckmässiges Reinigungsverfahren für die Nase, besonders wenn das Cavum mitbetheiligt ist, bietet das MOSLER'sche Verfahren, welches jedoch, wie unter „Allgemeine Aetiologie und Therapie" erwähnt, nicht alle Kranken erlernen können.

In vielen leichteren Fällen, namentlich auch bei Kindern, genügt diese einfache mit Geduld einige Monate angewendete örtliche Behandlung in Verbindung mit der allgemeinen zur Beseitigung eines chronischen Nasenkatarrhs. In anderen Fällen muss man indessen auch zu Adstringentien greifen. Ich bediene mich dazu des Zerstäubers mit einer ein- bis zweiprocentigen Lösung von Sozojodolzink mit zwei pro Mille Kokainzusatz. Die Anwendung der stärkeren Adstringentien, wie des *Argent. nitr.*, des Tannin in Lösung oder in Pulverform, oder der LUGOL'schen Lösung, welche vielfach empfohlen worden sind, ist auf der Nasenschleimhaut eine immerhin recht schmerzhafte. Selbst wenn man den Anfangsschmerz durch Kokain zu vermeiden sucht, bleibt trotzdem meist noch recht lange eine sehr unangenehme Empfindung zurück. Ich habe deshalb in den letzten Jahren als stärkere adstringirende Mittel fast ausschliesslich *Ac. trichloraceticum crystallisatum* in 20—100procentiger Lösung und die Galvanokaustik benutzt. Die Chromsäure, welche ich früher viel anwendete, habe ich fast ganz verlassen, weil sie eine nachträgliche Neutralisation mittelst eines Alkalis erfordert, was bei der Trichloressigsäure nicht der Fall ist und weil die Wirkung der Trichloressigsäure der der Chromsäure fast gleich ist. Natürlich wird man bei

beiden Mitteln die zu ätzenden Stellen vorher kokainisiren, wie
solches auch in dem Allgemeinen Theil beschrieben worden ist.

Bei der Ätzung der unteren Muschel verfolgt man verschiedene
Zwecke, je nachdem es sich um Schwellungen oder Hyperaesthesie
der Schleimhaut handelt. Bei letzterer wird man mit einem
Flächenbrenner, Fig. 63 oder 66 Seite 161, eine Ätzung über die
ganze Fläche der unteren Muschelschleimhaut vornehmen; dieselbe darf aber dann nicht zu stark sein. Es folgt dieser Ätzung
eine gewöhnlich 36—48 Stunden dauernde Schwellung der Nasenschleimhaut, welche man indessen durch den Borkokainspray sehr
leicht in mässigen Grenzen halten kann. In der Regel dauert es
etwa drei bis vier Wochen, bis die Reaktion nach der Ätzung
gänzlich verschwunden ist.

Statt der Galvanokaustik kann man für oberflächliche Ätzungen
sehr vortheilhaft auch die Trichloressigsäure verwenden (siehe
Seite 157). Die Reaktion nach ihrer Anwendung ist so gering,
dass in der Regel ein einfaches Nasenbad genügt, um die etwas
vermehrte Sekretion hinwegzuspülen. Der Borkokainspray ist nur
in den seltensten Fällen nöthig. Will man Chromsäure anwenden,
so muss man dieselbe, wie schon angegeben ist, sofort durch
Einspritzen einer Lösung von *Natr. bicarbon.* neutralisiren.

In vielen Fällen wird es nicht genügen, eine Flächenätzung
zu machen. Wenn die Schwellung erheblicher ist, so muss die
Ätzung so eingerichtet werden, dass Raum geschafft wird. Dann
ist es besser, mittels eines messerförmigen Kauters, Fig. 58, 62
oder 64 Seite 161, drei Längsschnitte in die gut kokainisirte untere
Muschel zu machen, einen längs des unteren Randes, einen über
die Mitte und einen über die obere Konvexität. Sie müssen alle
möglichst weit hinten anfangen, natürlich nicht zu weit, weil man
sonst in die Tubenmündung geräth. Wegen der gewöhnlich vorhandenen stärkeren Schwellung des hinteren Endes der Muschel
lässt man den Kauter an dieser Stelle etwas länger einwirken.
Bei bedeutenderen Schwellungen ätze ich in der Regel so tief, bis ich
den Knochen ganz leise mit dem Instrument fühle. Der Kauter darf
nicht zu weissglühend sein, weil es dann mehr blutet. Diese strich-
förmigen Ätzungen haben den Vortheil, dass ein für die physiologische
Funktion der Nase genügender Theil der Schleimhaut erhalten bleibt.
Der Zweck dieser Art der Ätzung ist, durch das Schwellnetz hindurch eine Narbe zu erzeugen, welche an dem Knochen anwachsen
und so die Wiederausdehnung des Schwellnetzes verhindern soll.
In sehr vielen Fällen hatte ich früher gefunden, dass die Wirkung
der Ätzung mitunter schon nach einem halben Jahr oder nach
einem Jahr verschwunden war, wenn die Kranken ihre frühere
Lebensweise, namentlich mit reichlicherem Genuss von Bier, wieder
aufgenommen hatten. Um die Wirkung des Verfahrens zu einer
dauernden zu gestalten, habe ich lange Zeit in diese Schnitte
hinein mit Chromsäure geätzt. Die entzündliche Reaktion danach

war nicht, wie man glauben sollte, stärker, sondern geringer; die Schwellung liess schon nach 36 Stunden so weit nach, dass der Kranke wieder durch die Nase athmen konnte. Ebenso verhält sich die Trichloressigsäure, welche ich jetzt immer in die geätzten Striche einreibe, um eine stärkere, dauerndere Wirkung mit einer einmaligen Ätzung zu erzielen. Nach einer solchen blase ich jetzt nach dem Vorschlage von KOLL noch Nosophen in reichlicher Menge in die Nase ein; die Anwendung desselben kürzt die Heilung entschieden noch ab. Mässige Beschwerden durch Verstopfung der Nase hat der Kranke nach diesen doppelten Ätzungen in der Regel kaum 36 Stunden lang; bei der alleinigen Galvanokaustik dauert die Schwellung meist 50—60 Stunden. Die Heilung der Ätzwunden dauert drei bis vier Wochen, bis zu welcher Zeit auch die Abschwellung ganz vollendet ist. GLEITSMANN hält die Anwendung der Trichloressigsäure nach den galvanokaustischen Ätzungen ebenfalls für nützlich zur Verminderung der Reaktion. Liegen Muscheln und Scheidewand ganz an einander, oder finden sich Leisten, welche mit der Muschel für gewöhnlich in Berührung sind, so nehme ich den gedeckten Kauter, Fig. 63, und pudere tüchtig mit Nosophen.

Eine andere theoretisch richtige, mir aber nicht so praktisch erscheinende Art des Ätzens ist die submuköse, welche man so ausführt, dass man mit einem spitzen Kauter, Fig. 60, einen oder mehrere Einstiche unter der Schleimhaut her in das Schwellgewebe macht und denselben möglichst weit submukös vorstösst. Liegt durch die vorherige Kokainisirung die Schleimhaut dicht an der Muschel an, so wird diese Methode kaum ausführbar, ohne Kokain aber zu schmerzhaft sein. Sie hat indessen den Vortheil, dass sie die Schleimhaut weniger beeinträchtigt. Wie es mit der Dauer der Erfolge ist, kann ich nicht sagen. Ich verwende sie nur hie und da bei denjenigen hinteren Hypertrophieen, welche ich mit der Schlinge nicht fassen kann.

Die hinteren Hypertrophieen am Septum und die an den hinteren Enden der Muscheln kann man von vorn, wenn sie von da überhaupt sichtbar sind, mit dem geraden breiten Kauter ätzen, sonst nach Anlegung des Gaumenhakens von hinten mit einem gekrümmten, Fig. 73 Seite 162, und sie durch öfteres Einbohren des nicht zu stark glühenden Kauters allmählich ganz zum Schwinden bringen. Bei der Ätzung von vorn durch die Nase suche man die zu ätzenden Stellen nicht zu hoch. Sollte bei den Abtragungen einer hinteren Hypertrophie der Muschel oder sonstwie eine stärkere Blutung entstehen, so muss die Nase mit Jodoformgaze tamponnirt werden, von vorn oder von hinten. Siehe den Abschnitt über „Blutungen."

Leider können wir in der Nase die Forderung der neueren Chirurgie nach strenger Asepsis bis jetzt nicht erfüllen. Wichtig ist aber, dass man wenigstens den freien Abfluss der Absonderungen aus der operirten Nase nicht durch Tamponnement etc. hindere. War man wegen Blutung genöthigt zu tamponniren, so entferne man den Tampon jedenfalls am nächsten, bei sehr gefährlich gewesenen Blutungen am zweiten Tage und spüle dann die Nase aus. Ich halte aus demselben Gesichtspunkt die Anwendung des Kokains in einer antiseptischen Lösung besonders in den ersten Tagen für sehr wichtig. Besonders zu empfehlen sind diese Vorsichtsmassregeln nach Operationen an der mittleren Muschel, weil nach diesen mehrfach septische Processe beobachtet worden sind.

Ich verordne meinen Kranken nach Ätzungen im Naseninneren immer einen Borkokainspray (*Ac. boric.* 2,0, *Coc. muriat.* 0,2 *ad Aq. dest.* 200,0), wenn die Stelle sich nicht im untersten Theil der Nase befindet, so dass das Nasenbad darauf einwirken kann. So lange die reaktive Schwellung anhält, lasse ich alle zwei Stunden einspritzen, auch in den ersten Nächten ein bis zwei Mal, wenn der Kranke durch dieselbe so belästigt sein sollte, dass er aufwacht. Meist am zweiten, längstens am dritten Tage ist, wie erwähnt, die Hauptschwellung vorüber, dann gehe ich zu drei Mal täglich wiederholten Einspritzungen über. Wichtig ist es natürlich, in der Periode bis zur endgültigen Heilung die Schädlichkeiten erst recht vermeiden zu lassen, insbesondere auch das Trinken von geistigen Getränken. Ich habe dieser Tage einen Kranken gesprochen, der nach einer von gewiss geschickter Hand gemachten Ätzung auch gar keinen Nutzen gehabt zu haben behauptete; sein Arzt hatte ihm keinerlei Beschränkungen im ziemlich reichlichen Bier- und Tabakgenuss auferlegt; der Fall stimmt ganz mit meiner sonstigen Erfahrung. Ebenso ist es wichtig, die Heilung noch einige Zeit zu überwachen, damit keine Synechien entstehen. Ich bestelle mir den Kranken immer am achten bis zehnten Tage wieder; ist er daran verhindert, so ätze ich ihn lieber nicht. Um diese Zeit ist der Schorf in der Regel schon von selbst abgefallen oder so weit gelöst, dass man ihn leicht entfernen kann. Ich bepudere nachher die Stelle immer gleich wieder mit Nosophen. Allgemeinerscheinungen nach den Ätzungen sind sehr selten zu beobachten. Sehr sensible Personen fiebern wohl einmal am ersten Abend, klagen auch über Kopfweh; hat man wegen Asthma geätzt, wovon später, so kann ein Anfall auftreten, in der Regel bleibt er aber fort. Von vielen Seiten ist nach Nasenätzungen eine *Angina follicularis* beobachtet worden und zwar so häufig, dass ein Zusammenhang bestehen muss. Ich kann die Beobachtung bestätigen und bin auch der Ansicht, dass sie auf Infektion beruht.

Von verschiedenen Kollegen, das kann ich nicht verschweigen, ist aber auch in vereinzelten Fällen allgemeine Sepsis mit letalem Ausgang erlebt worden. Chappel, Semon, Réthi, Aronsohn, Laurent berichten ferner über Fälle, in welchen eine länger

dauernde Neurasthenie auf Nasenoperationen folgte; allerdings
handelte es sich in den meisten mehr um die eingreifenderen
Meisseloperationen am Knorpel oder Knochen, bei einigen aber
auch um einfache Kauterisationen. Da die Neurasthenie indessen
ursächlich oft auf örtliche Erkrankungen zurückzuführen ist und
durch die örtliche Behandlung derselben geheilt, oder doch wesentlich gebessert werden kann, so wird man sich in jedem einzelnen
Falle unter gewissenhafter Beachtung des örtlichen, wie des allgemeinen Befindens entscheiden müssen, ob ein operativer Eingriff
rathsam ist oder nicht.

Grössere Hypertrophieen der Muscheln, besonders die lappigen
am Rande der unteren und die oft so besonders starken Hypertrophieen der hinteren, oder die vorderen Enden der Muscheln,
wird man am besten mit der galvanokaustischen Schlinge abtragen. Man drückt die Schlinge bei den lappigen Hypertrophieen
am unteren Rande von unten in die Masse hinein, indem man sie
leicht vom Boden der Nasenhöhle aus aufhebt, lässt die Schlinge
erglühen und schnürt, da sie immer breitbasig aufsitzen, dann
erst zu. Es blutet dabei in der Regel sehr wenig. Sollte einmal
eine stärkere Blutung vorkommen, so ist dieselbe durch Tamponnement mit Jodoform- oder Dermatolgaze leicht zu stillen. Die
weiter unten beschriebene Wegnahme der unteren Muscheln, die
WINCKLER auf der Lübecker Versammlung deutscher Naturforscher
und Ärzte in solchen Fällen empfohlen hat, halte ich in den Fällen
einfacher Hypertrophie für unnöthig. Starke Blutungen kann die
Wegnahme der hinteren Hypertrophie der Muschel verursachen,
besonders wenn dieselbe eine dunkelrothe oder blaurothe Farbe
hat. Diese hinteren Hypertrophieen, besonders die an der unteren
Muschel, sind mitunter sehr schwer zu fassen. Es ist mir jedoch
bisher in allen Fällen gelungen, an das Ziel zu kommen und zwar
ohne Zuhülfenahme des in das Cavum eingeführten Fingers. Ich
benutze immer eine Schlinge von Stahldraht, die ich mir so biege,
dass sie etwas nach der zu operirenden Seite zu federt, führe dann
die Schlinge längs der unteren Muschel ein, bis ich fühle, dass ich
in den freien Raum des Cavum gelangt bin; dann schöpfe ich die
meistens auf der Oberfläche des weichen Gaumens aufliegende
Hypertrophie von hinten unten und innen, nach vorn oben und
aussen, wie mit einem Löffel, ziehe sachte an, bis ich einen leichten,
oft kaum merkbaren Widerstand fühle, den die Schlinge an dem
hinteren Ansatz der Hypertrophie erhält, drücke die Spitze der die
Schlinge führenden Doppelröhre stark nach aussen und ziehe fest
zu. Man fühlt es gleich, wenn man die Hypertrophie gefasst hat.
Ist sie an der Wurzel gefasst, so kann man sein Instrument nicht
vor- und rückwärts bewegen, es sitzt fest; der Kopf des Kranken
folgt den kleinsten Bewegungen des Instruments. Hat man nur
die Spitze erwischt, so kann man mehr oder weniger grosse Exkursionen mit dem Instrumente machen. Ich lasse die Schlinge

bei den blassen Hypertrophieen eine Minute, bei sehr grossen, blaurothen drei Minuten fest zusammengeschnürt liegen, um eine vorläufige Thrombose in den Gefässen zu erzielen und dann erst einen nicht zu starken Strom mit Unterbrechungen hindurchgehen und schneide sie so ab. Man hat ganz deutlich das Gefühl, ob und wie viel man schneidet. Durch diese Art ist es mir in den letzten Jahren ausnahmslos gelungen, stärkere Blutungen zu vermeiden. Eine Unannehmlichkeit für den Kranken besteht darin, dass man bei der Operation kein Kokain anwenden kann. Die Hypertrophie zieht sich schon unter dem psychischen Eindruck der vorzunehmenden Operation oft so zusammen, dass es unmöglich ist, sie zu fassen, geschweige denn nach Anwendung von Kokain. Die Vermeidung dieses Mittels empfiehlt sich schon zur Verhütung von Nachblutungen, die nach seinem Gebrauche dann eintreten, wenn die Wirkung desselben nachlässt, also nach einer halben bis ganzen Stunde. Operirt man ohne Kokain, so erfolgt eine eventuelle Blutung sofort, wie LERMOYEZ ganz richtig bemerkt. Die Hypertrophieen der mittleren Muschel, sowohl vorn wie hinten, sowie die am vorderen Ende der unteren Muschel, sind sehr leicht mit der Schlinge abzutragen. Sollte dieselbe am hinteren Ende der mittleren Muschel sehr gross und blutreich sein, so wird man auch hier vor dem Durchbrennen 2—3 Minuten zusammenschnüren. Eine grössere Schwierigkeit bieten die Hypertrophieen, welche hinter einer Verbiegung der Scheidewand sitzen. Ich habe eine Anzahl derselben so operirt, dass ich die Schlinge aus Stahldraht sich erst im Cavum bilden liess. Man zieht vor der Einführung eine Stahldrahtschlinge ganz in die Doppelröhre hinein, schraubt das eine Ende im Griff fest und schiebt dann das andere Ende, indem man es mit einer stumpfen Zange immer nur wenige Millimeter hinter der Röhre entfernt festfasst, in seine Röhre hinein, was mitunter etwas schwierig ist. Die Stahldrahtschlinge krümmt sich dann in ganz eigenthümlicher, aber für die Operation sehr geeigneter Weise nach einer Fläche, die rechtwinklig zu der Röhre steht, und zwar bildet sie sich immer in der ganz gleichen Weise in derselben Richtung, Fig. 105.

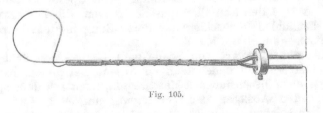

Fig. 105.

Hat man die Schlinge in die nöthige Grösse gebracht, so biegt man das zweite Ende kurz ab, um zu wissen, wie weit man den Draht nachher, wenn die Röhre in der Nase liegt, vorschieben soll. Da die Schlinge sich immer in derselben Weise krümmt, so schraubt man die Leitungsröhren so in den Griff, dass sie sich nach oben stellt. Dann zieht man das zweite Drahtende wieder ganz in die Röhre hinein, führt diese unter der Verbiegung der Scheidewand in das Cavum, entfaltet durch Vorschieben des Drahtes die Schlinge in der gewünschten Weise und befestigt auch das zweite Ende am Griff. Die Sache ist nicht so umständlich, als sie sich beschreibt, man versuche es nur einmal und man wird sich von der leichten Ausführbarkeit überzeugen können. Ist die Schlinge also in dem Cavum entfaltet, so muss beinahe die Hypertrophie in die so gebildete Schlinge hineingerathen, wenn man sachte nach vorn geht. Man verfahre dann, wie oben angegeben ist. In den letzten Jahren beseitige ich in der Regel zunächst die Verbiegung der Scheidewand und dann erst die Hypertrophie in der gewöhnlichen Weise, wenn sie sich nicht von selbst zurückbildet.

Die vordere knöcherne Hypertrophie der mittleren Muschel lässt sich ebenfalls sehr leicht mit einer galvanokaustischen Schlinge abtragen. Der papierdünne Knochen schneidet sich ohne Schwierigkeit. Bleiben grössere Reste dieser Knochenblase stehen, so kneipt man dieselben mittelst des Conchotoms von HARTMANN, Fig. 106,

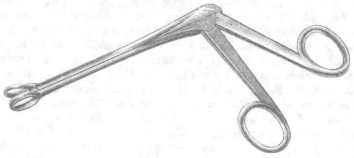

Fig. 106.

ab, das man in zwei Grössen bekommt. Die Operation der Polypen werde ich bei den Neubildungen besprechen, die bei Erkrankung der Nebenhöhlen einzuschlagende Behandlung in dem betreffenden Abschnitt.

Es gibt eine Art von Schiefstand der ganzen Scheidewand nach einer Seite in ohnehin engen Nasen, bei denen man weder mit den eben beschriebenen Maassregeln, noch mit dem später zu erwähnenden Absägen der Verbiegung ausgiebig Luft schaffen kann. In solchen Fällen ist die Herausnahme der unteren Muschel ein sehr zweckmässiges Mittel. Die Operation macht sich ganz leicht mittelst der Fig. 107 abgebildeten Scheere von PANZER, die sehr dünne Branchen hat. Nach genügender Kokainisirung

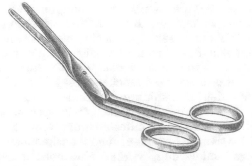

Fig. 107.

mittelst Watteeinlagen, geht man mit der einen Branche unter die untere Muschel, mit der anderen an deren oberen Fläche entlang, drückt etwas nach aussen und schneidet dann durch, wozu fast keine Anstrengung gehört, denn der Knochen ist papierdünn. Die Blutung pflegt dabei sehr unbedeutend zu sein, doch wird man immer gut thun, am ersten Tage die Nase zu tamponniren und vom zweiten ab einige Zeit. Nosophen oder ein anderes antiseptisches Pulver einzublasen.

Die kleinen idiopathischen Perforationen der Nasenscheidewand findet man meistens in dem ausgebildeten Zustande. Dieselben bedürfen nur im Entstehen und wenn sich Krusten an den Rändern des Loches ansetzen, einer Behandlung. Ich bin in allen Fällen damit ausgekommen, wenn ich täglich zweimal eine Stunde lang mit Europhenöl oder Mentholöl getränkte Wattebäuschchen einführen liess. Man muss aber die Watte durch das Loch durchstecken, wozu die GOTTSTEIN'sche Tamponschraube, Fig. 104 Seite 238, recht dienlich sein kann, oder sonst ein stumpfes Stäbchen, Strickdraht, Stift etc. Nach Herausnahme der Watte lasse ich die Stelle mit Nosophen einpudern.

Die Behandlung des Nasenrachenraums wird zunächst auch die Reinigung desselben von den Absonderungen und Krusten zum Ziele haben müssen. Eine Unterstützung gewährt zuweilen der innere Gebrauch von *Inf. Folia Jaborandi* oder *Sol. Pilocarpini* 1:40, 5—10 Tropfen öfter zu nehmen oder nach SEIFERT *Trochisci* von *Kali jodati* 0,05, *Pilocarpini* 0,001, *Sacch. q. s.* Da nur sehr wenige Menschen ein so langes *Frenulum linguae* haben, um sich, wie ONODI's Student und einige vorher schon beschriebene Individuen, das Cavum auslecken zu können, so muss man in der Regel zu anderen Mitteln der Reinigung greifen. Fast immer genügt dazu schon das Salzglycerin- oder Bornasenbad, in anderen Fällen das MOSLER'sche Verfahren, oder die Klysopompe von vorn. Besondere Spritzen für den Nasenrachenraum von unten, vom Munde aus einzuführen, habe ich nicht nöthig gehabt. Auch manche Mittel, wie z. B. das Sozojodolzink, Aristol etc. haben die

Eigenschaft, eine stärkere Sekretion anzuregen und dadurch die zähen Absonderungen und die Krusten loszuweichen.

Es ist sehr leicht einzusehen, dass eine medikamentöse Behandlung der Schleimhaut des Cavum so wenig wie die anderer Stellen wirksam sein kann, wenn nicht vorher die Krusten entfernt sind.

Nach dem, was über die Ursachen gesagt ist, wird in vielen Fällen auch bei den Erkrankungen des Nasenrachenraums vor Allem gesucht werden müssen, eine freie Nasenathmung herzustellen. Sehr oft wird man indessen ohne eine direkte örtliche Behandlung der Cavumschleimhaut nicht auskommen. Zu dieser ist es allerdings nothwendig, vorher eine noch genauere Untersuchung vorzunehmen, was aber nur mit Hilfe des Gaumenhakens möglich ist. Man lässt dieser Untersuchung, wenn der Haken einmal liegt, gleich die örtliche Behandlung folgen, indem man zunächst die Verklebungen und Verwachsungen, durch welche die Recessus zu Taschen werden, mit der hakenförmig gekrümmten Sonde einreisst.

Sind die Recessus wenig tief und ziemlich weit offen, ist es nur eine einzelne Tasche, oder ist die Schleimhaut im Ganzen geröthet und sehr empfindlich, so nehme ich eine Sonde mit einem Knöpfchen von *Lapis mitigatus* und ätze die erkrankten Stellen aus. KAFEMANN hat auch einen kleinen scharfen Löffel angegeben, mit welchem er vorher die Recessus auskratzt und nachher erst mit Lapis ätzt. Bei stärkerer Granulationsbildung und flachen Recessus ist das Verfahren recht praktisch. In den meisten Fällen wird die Ätzung wiederholt und hier und da auch eine solche mit *Lapis purus* vorgenommen werden müssen. Es geschieht nicht selten, dass man bei den Ätzungen einzelne Recessus übersieht. Dauert die Absonderung fort, so muss man dann die Untersuchung genauer wiederholen, besonders an den Stellen, wo sich die Absonderung zeigt. Man findet dann oft unvermuthet noch eine verborgene Tasche.

Sind erheblichere Reste der Rachenmandel vorhanden und die Recessus tief (1 cm und darüber), besonders auch, wenn Cysten, wie nicht ganz selten, in der Masse enthalten sind, so ist es bei Weitem zweckmässiger, wenn man mit einem scharfen Löffel, z. B. dem von TRAUTMANN, Fig. 108 *a*, oder einem ähnlichen (der

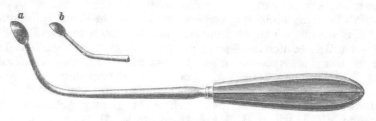

Fig. 108.

GOTTSTEIN'sche Schaber für die Rachenmandel eignet sich nicht so gut für diesen Zweck) alles Krankhafte wegschabt. Der Schlund und das Cavum sind ja ohnehin kokainisirt, der Gaumenhaken liegt schon für die Untersuchung am Platze. Man beginne das Wegschaben mit dem TRAUTMANN'schen Löffel an der einen Choane, gehe dann rasch an die andere und vollende die Operation mit einigen Strichen in der Mitte. Mit einer gewissen Flinkheit kann man den grössten Theil der Operation in einem Male unter der Leitung des Spiegels machen; manchmal muss man ihn allerdings reinigen und wieder eingehen. Bei der Operation entleert sich nicht so ganz selten auch als Überraschung eine kolloide oder eitrige Masse aus einer Cyste des Rachendachs. Hie und da bleiben Stückchen der Rachenmandel an einer kleinen Schleimhautbrücke sitzen und hängen in die *Pars oralis* herunter. Dies ist zu vermuthen, wenn der Kranke nach der Operation ungewöhnliche Räusper- und Würgeanstrengungen macht. Solche Stücke reisse man nicht ab, sondern entferne sie mit der Scheere oder mittelst Torsion, wenn der Kranke nicht ruhig genug halten sollte. Die unteren Theile des Nasenrachenraums über dem PASSAVANT'schen Wulst sind dem direkten Einblick durch Aufheben des weichen Gaumens zugänglich, man kann an denselben die Behandlung auch ohne Spiegel vornehmen. Die Blutung nach diesem Verfahren ist ausnahmslos eine sehr mässige, wenn der Löffel nicht zu scharf war. Sie steht in der Regel nach ein oder zwei Minuten, wenn sie auch Anfangs recht heftig erscheint. Sehr angenehm für die Kranken ist es, wenn sie bald nachher Eiswasser oder Gefrorenes langsam geniessen. Es empfiehlt sich, den Tag der Operation und den folgenden kalte oder kühle weiche Nahrung zu verordnen, kalte Milch, rohe Eier etc. und Nichts kauen zu lassen. Seitdem ich die stumpferen Löffel benutze, habe ich zwar eine Nachblutung nicht mehr erlebt, lasse indessen Kranke, welche weit herkommen, lieber erst am nächsten Morgen wieder abreisen. Die Beschwerden nach der Operation sind je nach der Sensibilität der Kranken sehr verschieden. Es giebt solche, die 2—3 Tage über Schmerz klagen; in der Regel ist er aber am folgenden Tage schon verschwunden, und Manche geben an, dass sie gar keine Beschwerden gehabt hätten. Ausser Schmerz bestehen dieselben in Eingenommenheit des Kopfes, Brummen, Sausen, was aber selten mehrere Tage anhält. Die Entfernung der Reste der Rachentonsille ziehe ich der Abkürzung der Kur wegen den wiederholten Ätzungen entschieden vor. Man erreicht mit 10—12 Ätzungen nicht das, was man hier auf einmal fertig bringt.

Sind die Tubenwülste geschwollen, so ätze ich dieselben an der hinteren Fläche mit *Lapis mitigatus*, gehe auch bis in die *Recessus pharyngei* mit ihren Taschen. Das von mir oben beschriebene Ohrendröhnen pflegt auf diese Ätzung in der Regel sehr bald nachzulassen oder zu verschwinden, doch muss man mitunter zwei-

oder mehrmals ätzen. Sind die Löcher in den Gruben sehr tief und sondern sie stark ab, so wird man bisweilen genöthigt sein, die Brücken zwischen Pharynxwand und Tubenwulst zu durchtrennen. Ich habe dies früher mit dem mässig glühenden Galvanokauter gethan, habe aber dabei zweimal äusserst unangenehme Nachblutungen erlebt, die auch deswegen schwer zu stillen waren, weil das hintere Tamponnement nach der operirten Stelle zu, an der Seitenwand, am wenigsten drückt. Ich brachte sie in beiden Fällen zum Stehen, indem ich einen mit *Liquor ferri sesquichl.* getränkten Wattebausch mittelst meines Zeigefingers an den mir bekannten Ort der Blutung hinführte, dort 10 Minuten lang fest andrückte und liegen liess. Jetzt würde ich das nicht ätzende Ferropyrin in 20procentiger Lösung statt des Liquors wählen. Man kann die Blutung vermeiden, wenn man diese Verwachsungen mit einem stumpfen Haken oder dem Finger zerreisst.

Nach allen Ätzungen und Operationen in dem Nasenrachenraum kann man sehr bald das Nasenbad wieder machen lassen. Nach blutigen Operationen verordne ich statt des Salznasenbades eine 1procentige Borsäurelösung und lasse die Spülung im Anfang alle zwei Stunden vornehmen, aber erst 5—12 Stunden nach dem Eingriff damit beginnen. Da die *Pars oralis* meist miterkrankt ist, so lasse ich alle Kranken auch mit Salol gurgeln oder Kaupastillen gebrauchen.

Das Wegkratzen ist ferner die beste Behandlung der Cysten. Anstatt dieselben zu spalten und auszuätzen, ist es viel zweckmässiger, sie mit dem Löffel einfach in toto zu entfernen. Die nicht mit einer *Rhinitis sicca* zusammenhängende *Pharyngitis sicca* ist in der Regel durch die oben angegebene Behandlung der Krankheit allein zu beseitigen oder wenigstens sehr zu bessern. In den anderen, mit *Rhinitis sicca* verbundenen Fällen, in welchen die Trockenheit nicht von einer Erkrankung der Recessus abhängig ist, versuche man zunächst die Krankheit durch Einblasung von Sozojodolzink 1:10 oder 1:5 oder Aristol zu beseitigen. Kranke, welche weiter von dem Spezialarzte entfernt wohnen, können von ihrem Hausarzte eingeblasen werden oder erlernen es auch fast alle, sich selbst einzublasen, wozu der Fig. 87 Seite 172 abgebildete Pulverbläser geeignet ist. Wenn es dann auch in der Regel mit der Heilung etwas langsamer geht, so werden doch die meisten Kranken lieber etwas weniger schnell geheilt werden, wenn sie nur nicht genöthigt sind, Wochen oder Monate, um die handelt es sich doch immer, von Hause abwesend zu sein. Man achte darauf, dass der Schnabel des Instruments nur dann bis über den *Constrictor superior* hinaufgeführt wird, wenn der Kranke einen Nasenton nicht ruhig angeben kann, denn er wird viel weniger belästigt, wenn das Instrument das Gaumensegel nicht berührt und man mit der Spitze des Pulverbläsers $1/_2$ cm von dessen Rande entfernt bleibt. Der Luftstrom

beim Öffnen des Hahns oder beim Druck auf den Ballon führt
das Pulver hinreichend in das Cavum und die Nase. Die Menge
des einzublasenden Pulvers beträgt etwa so viel wie eine Erbse.
Wohnt der Kranke an demselben Orte wie der Spezialarzt, so
kann man ihn auch alle zwei, später jeden Tag mit LUGOL'scher
Lösung oder mit einer 1procentigen von Chlorzink pinseln mittelst
des Fig. 46 Seite 154 angegebenen einfachen Watteträgers. Ich verwende drei Stärken der ersteren: No. I:0,5, No. II:0,75, No. III:1,0
Jodi auf jedesmal 2,5 *Kali jodati* und 25,0 *Glycerini*. Man beginnt
mit der schwächsten Lösung und steigt entsprechend der Abnahme
der Empfindlichkeit. Statt dieser Lösungen kann man auch 3 bis
5procentige Lanolinparaffinsalben mit Europhen oder *Zinc. sozojodol.* nehmen. Die Einführung derselben erlernen die Kranken
ebenfalls nicht allzu schwer, selbst zu machen.

Die *Pars oralis* bedarf in der Regel keiner besonderen Behandlung, da ihre Erkrankungen, wie angegeben, meistens Ausläufer
von denen des Nasenrachenraums sind. Jedenfalls ist es nicht
zweckmässig, bei einer *Pharyngitis sicca* nur die *Pars oralis* zu
pinseln, ohne Beachtung des Cavum, wie dies so häufig geschieht.
Es folgt ja öfter eine vorübergehende Erleichterung der Beschwerden
des Kranken auf die Entfernung der trocknen Krusten, aber
eine dauernde Heilung erreicht man damit nicht. Die Follikel
oder Granula in der *Pars oralis* kann man, wie erwähnt, bei der
Behandlung in der Regel ganz unbeachtet lassen. Sie sind nur
in ganz einzelnen Fällen die Erreger der Beschwerden, was sich
durch ihre Empfindlichkeit beim Sondiren erkennen lässt, und nur
in diesem Falle muss man eine Zerstörung der empfindlichen
Follikel vornehmen, am besten durch Galvanokaustik oder durch
einen spitzen Lapisstift, oder durch kleine Einschnitte, Kreuz-
schnitte und nachfolgende Ätzung mit Lapis oder Trichloressigsäure. Viel öfter wird man genöthigt sein, die sogenannte
Pharyngitis lateralis örtlich zu behandeln. Hier wird je nach Umständen vorgegangen werden müssen. Da sie bei Sängern und
Rednern oft eine Ermüdung der Stimme bedingt, so wird man
bei diesen, wenn sie ihre Thätigkeit nicht unterbrechen können,
alle 8—14 Tage eine ganz oberflächliche Bestreichung mit *Lapis
mitigatus* vornehmen; doch ist immer darauf zu achten, dass man
möglichst bis über den *Constrictor superior* hinaufgehe und soweit
hinunter, wie die Erkrankung reicht. Kann der Patient einige Zeit
Ruhe halten, oder sind die Wülste sehr dick, bleistiftdick oder
stärker, so muss man sie zerstören. Dieses kann mittelst des rechtwinklig gebogenen Kauters, Fig. 65 oder 69 Seite 161, geschehen,
selbst verständlich nach vorheriger Kokainisirung, doch gelingt es
selten, ihn in einem Mal genügend zu ätzen. Da der Seitenstrang
sehr empfindlich ist, so muss man eine 20procentige Lösung zweimal einpinseln. Die Galvanokaustik erzeugt auch manchmal recht
unbequeme Verwachsungen der Gaumenbogen mit der hinteren

Pharynxwand. Ich habe in den letzten Jahren so dicke Stränge meistens mit einem kleinen scharfen, dem TRAUTMANN'schen ähnlichen Löffel (Fig. 108 *b*, Seite 248), oder noch besser mit der HERYNG'schen Doppelkürette an geradem Ansatz, Fig. 97 *e*, Seite 184, operirt. Dies Verfahren ist nicht schmerzhafter als die galvanokaustische Ätzung, wohl aber, wie mir scheint, wirksamer. Da man mit dem scharfen Löffel nur das Krankhafte wegbringen kann, so ist seine Anwendung gefahrlos, vor der Kürettage vergewissert man sich indessen, ob nicht die Seite 19 geschilderte starke Arterie neben dem Seitenstrang vorhanden ist; in jedem Falle aber muss man mit der Behandlung über dem *Constrictor superior* beginnen. Die völlige Heilung dauert nach allen Behandlungsarten drei bis vier Wochen, und so lange müssen grössere Stimmanstrengungen unbedingt untersagt werden. Bei der Nachbehandlung ist auch hier in den ersten zwei Tagen flüssige, kalte, dann aber, solange die Schmerzen dauern, breiige Nahrung zu empfehlen, da die Nachschmerzen nicht unbedeutend sind.

Sind die Gaumenmandeln der Sitz, und dadurch wohl auch wieder die Ursache eines chronischen Rachenkatarrhs, so müssen dieselben in spezielle Behandlung genommen werden, indem man sie entweder mit Schlitzung oder Kürette behandelt oder ganz herausnimmt. Die nähere Beschreibung davon siehe in dem folgenden Abschnitte. In den gelinderen Fällen genügt es auch manchmal, die Lakunen mit starker LUGOL'scher Lösung oder Jodtinktur mittelst der Fig. 20, Seite 118 abgebildeten Hakensonde auszupinseln, deren Ende man in der früher beschriebenen Weise mit Watte umwickelt. Der zwischen Mandel und Zunge liegende, oft schmerzhafte Wulst wird durch adstringirende oder ätzende Mittel behandelt.

Wie ich bereits erwähnt habe, halte ich die Wegnahme einer hypertrophischen Uvula, die Kiotomie, nur in sehr seltenen Fällen für nothwendig. Bei der Ausführung derselben fasst man das Zäpfchen mittelst einer langen Hakenpincette, Fig. 109, und schneidet

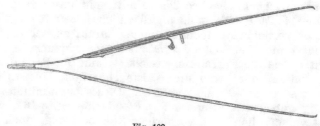

Fig. 109.

es mit der COOPER'schen oder besser mit meiner senkrecht gebogenen Scheere, Fig. 110, ab. Die Nachbehandlung besteht in kühler, weicher Nahrung, so lange als die Schluckschmerzen dauern,

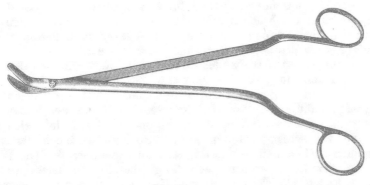

Fig. 110.

also meist während zweier Tage, und in desinficirenden, kalten Gurgelungen bis zu der Heilung.

Bei dem chronischen Katarrh der Mundhöhle sind ganz besonders auch die Ursachen desselben zu berücksichtigen und möglichst zu beseitigen. Es ist bekannt, dass Quecksilber häufig zu Stomatitis Anlass giebt, weniger bekannt, dass auch Bismuth dieselbe Wirkung hat. GAUCHER hat 4 Fälle beschrieben, in denen sich nach dem Aufstreuen des Pulvers auf Wunden eine Stomatitis einstellte, die bis zu Geschwürsbildung und in einem chronischen Falle bis zu allgemeiner Kachexie und Albuminurie führte. Eiternde Zahnwurzeln, schlechte Zähne, letztere dann ganz besonders, wenn sie durch scharfe Zacken in der Schleimhaut Ulcerationen hervorgerufen haben, müssen behandelt werden. Ebenso sind die an den Zähnen befindlichen Kalkablagerungen zu entfernen und die Zähne selbst mit einer je nach Umständen möglichst harten Zahnbürste täglich zweimal zu reinigen. Ich habe als bestes Mittel hierfür die unter dem Namen Odontine oder SARG's Kalodont gebräuchlichen Zahnseifen gefunden. Die so sehr beliebten Zahnpulver aus Kalk oder *Concha praeparata* geben leicht zu vermehrter Kalkablagerung an den Zähnen Anlass. Wenn das Zahnfleisch sehr gelockert ist, so eignen sich Adstringentien: *Tr. Ratanh.* und *Myrrh. ana.* oder Alaun oder Tannin und Glycerin 1:10, *Tinct. Catechu, Tinct. Gallarum* zum Pinseln oder das Einstreichen kleiner Mengen von Jodtinktur mittelst eines Zahnstochers zwischen Zahnfleisch und Zähne. Recht zweckmässig sind ebenso die unter „Örtliche Behandlung", Seite 153, angegebenen Mittel von KACZOROWSKY.

Bei leichteren Graden und als Nachbehandlung nach Anwendung stärkerer Lösungen sind die leicht alkalischen oder desinficirenden Mundwässer zu empfehlen, besonders das *Natr. biborac., Kali chlor., Ac. boric.* in schwachen Lösungen ($1\,^0/_0$, höchstens $2\,^0/_0$) Thymol 1:3000, Chromsäure 0,2—0,5:100.

Einer besonderen Behandlung bedarf in der Regel die Vergrösserung der Follikel an der Zungenwurzel, deren Beschreibung sich in dem folgenden Abschnitt über Mandeln befindet, wo auch die *Mycosis pharyngis* besprochen werden wird.

Die Behandlung des chronischen Katarrhs des Kehlkopfs muss nach dem, was ich über den Zusammenhang desselben mit den Erkrankungen der Nase und namentlich des Nasopharynx gesagt habe, eigentlich in der Regel mit der des letzteren beginnen. Die Erkrankung des Kehlkopfs wird sich in vielen Fällen dann von selbst verlieren. Man wird aber natürlich damit nicht immer auskommen, sondern noch eine besondere örtliche Behandlung anwenden müssen. Ich fange dieselbe in leichten Graden gewöhnlich mit Einblasung von Kalomel (siehe über dessen Anwendung Seite 177) an, besonders, solange die Reizung eine etwas stärkere ist, und gehe nach deren Nachlass erst zu adstringirenden Mitteln über, wobei es meistens genügt, dieselben alle zwei Tage anzuwenden. Unter den adstringirenden Mitteln habe ich in den letzten Jahren fast ausschliesslich das Sozojodolzink 1:10 oder 1:5 *Sacch. lact.* verwendet, wovon ich jedesmal etwa so viel wie eine Erbse einblase, während der Phonation oder der Inspiration, je nach dem Sitz der Erkrankung.

In sehr seltenen Fällen wird man genöthigt sein, noch stärker adstringirende Mittel anzuwenden, z. B. *Acid. tannici et gallici ana.* in der Menge einer Erbse Anfangs nach vorherigem Einblasen von Kokainpulver. Viele Kollegen ziehen die Pinselung mit adstringirenden Lösungen, namentlich Tannin-Glycerin 10$^0/_0$, *Arg. nitr.* 1:20 bis 1:5 u. A. vor. Für den Kranken und den Anfänger ist entschieden das Einblasen des Pulvers leichter und für den Kranken angenehmer. Bei sehr hartnäckiger Röthung und Schwellung der Stimmlippen ist schon von LABUS und jetzt von KRAUSE eine örtliche Blutentziehung empfohlen worden; LABUS wollte die Schleimhaut abkratzen (Scorticamento). Ich benutze zu dem Zwecke das Fig. 98 *e* Seite 185 abgebildete Instrument.

Auch im Kehlkopf ist es bei der trockenen Form besonders wichtig, die auf der Schleimhaut haftenden harten oder zähen Krusten zu beseitigen bevor man die Medikamente anwendet. Man kann dies durch Einspritzung von lauem Wasser oder einer schwachen Lösung von Kokain oder einer solchen von *Kali chloricum* bewirken. Sehr zweckmässig hat sich mir auch eine Lösung von Europhen in *Ol. amygd. dulc.* 1:10 bewährt. Man spritzt die öligen Lösungen mittelst der Spritze Fig. 111 während des Phonirens in den Kehlkopf ein und lässt den Kranken nach einigen Minuten husten, worauf sich dann die Krusten in der Regel leicht lösen, sonst muss man das Verfahren wiederholen. Oft genügt schon das wiederholte Wegwischen der Krusten mittelst einer geölter Wattesonde in wenigen Tagen zur vollständigen Heilung, sonst blase man Sozojodolzink ein.

Dieselben Mittel wird man bei der *Laryngitis haemorrhagica* benützen, abgesehen davon, dass natürlich bei ihr ebenfalls das Cavum zu beachten ist.

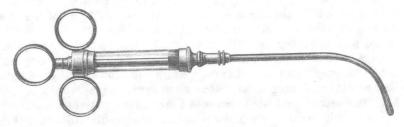

Fig. 111.

Die auf die äussere Haut ableitenden Mittel kann man bei dem chronischen Katarrh entbehren. Ich möchte im Gegentheil davor warnen, wochenlang Priessnitz'sche Umschläge machen zu lassen.

In allen Formen des chronischen Katarrhs halte ich die Anwendung der Mineralwasser für sehr vortheilhaft, wie dies früher schon auseinandergesetzt wurde. Bei dem chronischen Katarrh des Kehlkopfs kann man da auch noch laue oder kalte Inhalationen der betreffenden Mineralwasser hinzufügen. Der Kranke setzt die im Bade begonnene Inhalationskur vortheilhaft auch zu Hause noch fort. In der Regel wird man dazu Salmiak- und Kochsalzlösung verwenden, ganz besonders auch bei der trockenen Form, doch halte ich die Einathmung nur für ein gutes Unterstützungsmittel der Kur. Heilen wird man erheblichere Fälle von chronischem Katarrh damit allein nicht.

Innerlich kann man bei dem Kehlkopfkatarrh auch *Apomorphin* oder *Ammon. mur.* mit *Tart. stibiat.* in Lösung anwenden und, wenn der Hustenreiz ein erheblicher ist, ein Narkotikum (*Pulvis Doveri 0,10—0,30, Morph. mur. 0,005—0,02, Codein 0,01—0,03 pro dosi*) hinzufügen. Eine Loslösung der Krusten ist bei der trocknen Form auch hier bisweilen durch den innerlichen Gebrauch von Jodkali oder Pilocarpin zu erzielen.

Die kleinen katarrhalischen oder traumatischen Geschwürchen an der Hinterwand des Kehlkopfs oder an den *Processus vocales*, sowie die Röthung und Schwellung der Hinterwand müssen zuweilen noch besonders behandelt werden, wenn sie der einfachen adstringirenden Behandlung nicht weichen wollen. Ich bestreiche sie nach vorheriger Kokainisirung mit einem an eine vorn rauhe Kehlkopfsonde angeschmolzenen Knöpfchen von *Lapis mitigatus*, entweder die Hinterwand im Ganzen oder die Geschwürchen möglichst nur allein; oft hört danach ein heftiger Hustenreiz sofort auf.

Die pachydermische Form verlangt meistens eine etwas eingreifendere Behandlung, denn nach meiner Erfahrung hat sich

der von anderer Seite empfohlene Gebrauch von Jodkali nicht
bewährt. Man kann zunächst versuchen, mit den adstringirenden
Mitteln die entzündliche Reizung um die Pachydermie zu mildern,
wird aber bei der schwieligen Form an den *Processus vocales* und
ebenso bei den Pachydermien der Hinterwand häufig zu Milchsäure
übergehen müssen. Man nimmt dazu eine nicht zu dicke Wattesonde und 50procentige Milchsäure und reibt nach Kokainisirung
die erkrankten Stellen recht energisch ein. Solange die entzündliche Reizung danach dauert, sollte absolutes Stillschweigen
beobachtet und möglichst auch nicht geräuspert werden. Die
Milchsäureeinreibung wird man meist mehrfach wiederholen müssen.
In der Zwischenzeit kann man dann wieder die Adstringentien
anwenden. Bei dieser Form ist es ganz besonders wichtig, dass
man beim Einblasen der Pulver den Augenblick des Einathmens
benutzt, während die *Processus vocales* von einander entfernt sind
und die Hinterwand entfaltet ist. Sind die pachydermischen Verdickungen irgend erheblicher, so wird man die Behandlungsdauer
wesentlich abkürzen oder überhaupt nur zu einer Heilung gelangen
können, wenn man die hervorragenden Theile entweder durch den
Galvanokauter, Chromsäure oder Trichloressigsäure zerstört, oder
sie, was ich in der letzten Zeit vorgezogen habe, mittelst der
senkrecht fassenden Doppelkürette (Fig. 97a Seite 184), oder einer
scharfen Kehlkopfzange (Fig. 91 oder 93) abträgt. Ich mache indessen diese Operation besonders an den *Processus vocales* nicht,
wenn sich der Kranke nicht verpflichtet, so lange absolut nur
schriftlich zu verkehren, bis die Heilung vollendet ist, wozu
meistens 4—6 Wochen nöthig sind. Hält der Kranke diese Vorschrift genau ein, was doch sehr viele gewissenhaft thun, so kann
man sicher auf eine Heilung rechnen. Ein Misserfolg der Behandlung liegt ausschliesslich daran, dass der Kranke spricht.

Die Fälle des auf den Ventrikel beschränkten Katarrhs behandele ich mit Sodener Wasser und Tanninpulver, welches ich
nach Kokainisirung des Kehlkopfs schräg, möglichst von der Seite,
während des Phonirens in den Ventrikel einblase.

Hat die langdauernde Entzündung des Kehlkopfs zu einer
Beeinträchtigung der Beweglichkeit der Stimmlippen, sei es durch
Verfettung der Muskeln, sei es durch Infiltration zwischen die
Fasern derselben, geführt, so wird man zweckmässiger Weise
eine Behandlung derselben mittelst der Induktionselektricität oder
des Konkussors nachfolgen lassen, allein oder unter gleichzeitigem
Gebrauch von Strychnin, 0,001 ein bis zwei Mal täglich, in Pillen
oder subkutan oder als *Tinct. sem. strychn.* drei Mal täglich fünf
bis acht Tropfen. Auch sind solche Störungen nach Ablauf der
Entzündung recht gut durch passende Singübungen zu bessern,
Singen von Tonleitern, etwa drei Mal täglich fünf Minuten lang,
wobei aber auf die Tonbildung während der Exspiration durch
Singen des Tones „hä" oder „hi" oder von Wörtern, die mit den

Seite 74 genannten Konsonanten beginnen, besonders Werth zu legen ist.

Erstreckt sich der chronische Katarrh auf die Luftröhre, so kann man auch hier häufig durch Einblasen von adstringirenden Pulvern während der Inspiration günstig auf die Schleimhaut einwirken. Es gilt dies ganz besonders in den Fällen der *Ozaena trachealis.* Nachdem man vorher durch Einblasung von Kokainpulver die Krusten in der Trachea entfernt hat, bläst man Sozojodolzink 1:10 ein und geht nur sehr allmählich zu stärkeren Mischungen oder anderen Adstringentien über. Ich habe einen Fall über ein halbes Jahr behandelt, ausschliesslich mit *Tannin* und *Acid. gallar. ana.* und die Jahre lang bestandene Erkrankung geheilt. Bei mehreren Kranken mit Stenose im oberen Theil, in welchem sich Krusten abgelagert hatten, habe ich dieselben durch Einspritzen von Europhenöl entfernt, danach durch Sozojodolzink rasche Heilung erzielt.

11. Die Erkrankungen der vier Mandeln.

Nach dem Bau und der Lage der Gaumen- und Rachenmandeln ist es gar nicht zu erstaunen, dass sie so häufig Eingangspforten für pathogene Mikroben sind; sie besitzen in den
Fossulae der Gaumen- und den Spalten der Rachenmandel förmliche Brutöfen für dieselben. Besonders geeignet dafür sind die
zerklüfteten Gaumenmandeln, in deren Grübchen sich immer ein,
durch die gleich zu erwähnenden Mandelpfröpfe unterhaltener Reizzustand findet. Sie enthalten nämlich stets Strepto- und Staphylokokken, die von Zeit zu Zeit durch noch unbekannte Ursachen eine
höhere Virulenz annehmen und dann an mancherlei Krankheiten
Schuld tragen. Für die eitrigen Processe, wie die *Peritonsillitis*,
die gefährliche *Pharyngitis phlegmonosa infectiosa acuta* SENATOR's ist
das ganz begreiflich, da die Stellen, wo sie auftreten, in direkter
Lymphbahnverbindung mit den Mandeln stehen. Schwieriger
wird die Erklärung, wenn die Mikroben die Drüsen zu passieren
haben. BUSCHKE hat in mehreren Fällen von Osteomyelitis
die Eingangspforte für die Mikroorganismen in den Mandeln
gesucht; er fand in ihnen und im Blute Strepto- und Staphylokokken; es ist ferner bekannt, dass man in den Mandeln nicht
selten Tuberkelbacillen gefunden hat. Nach den im Institut für
Infektionskrankheiten gemachten Untersuchungen haben wir in
den Mandeln, namentlich in der Rachenmandel, die Eingangspforte
für eine Anzahl von Krankheiten zu suchen, so für den *Rheumatismus acutus* und für manche Fälle von sogenannter kryptogener
Pyämie. Es ist nach meiner Erfahrung sehr wahrscheinlich, dass
chronisch entzündete Mandeln, besonders die durch Mandelpfröpfe
im Reizzustand erhaltenen, eine für den Diphtheriebacillus mehr
geeignete Haftstelle abgeben, als gesunde mit dickem, festem Epithel.
Ein Theil der bei Diphtherie beobachteten Immunität dürfte auf
den Mangel eines geeigneten Brutofens zurückzuführen sein.
Ich habe es für praktisch gehalten, die Erkrankungen der
Mandeln mit Ausnahme der Diphtherie, welche zu den zweifellosen
Infektionskrankheiten gehört, und der Neubildungen hier im Zusammenhang zu besprechen, weil sie doch eine Gruppe für sich
bilden und auch die Ähnlichkeit der verschiedenen Formen theilweise so gross ist, dass es schwierig wäre, sie zu trennen.

Die akute Mandelentzündung habe ich als Theilerscheinung des akuten Katarrhs schon erwähnt. Sie theilt das ätiologische Moment der Erkältung mit dem akuten Katarrh; betreffs der Rolle, welche die pathogenen Mikroorganismen dabei spielen, siehe Seite 98. Durch die neueren bakteriologischen Forschungen hat sich nämlich herausgestellt, dass die verschiedensten Mikroorganismen Schuld an akuten Entzündungen sind, dass nicht nur, wie begreiflich, der *Streptococcus pyogenes* (Tafel V Fig. 5) und gelegentlich auch der *Staphylococcus aureus* (Tafel V Fig. 6) und *albus* gefunden werden, sondern in vielen Fällen auch das *Bakterium coli* (Tafel VI Fig. 1), dessen Bedeutung für eiternde Processe immer mehr anerkannt wird, und der Pneumokokkus. Ausser den genannten Bacillen kommen auch noch die LÖFFLER'schen Diphteriebacillen als Entzündungserreger in Frage, besonders bei den Formen, die wir bisher als *Angina lacunaris* bezeichneten.

In England und in Frankreich wurde schon seit langer Zeit eine Form von akuten Anginen ätiologisch dem Rheumatismus und der Gicht zugeschrieben. In Deutschland verhielt man sich dieser Ursache gegenüber bisher mehr ablehnend. Neuerdings mehren sich aber Beobachtungen, wie z. B. die von GEORG MEYER in Berlin, der, wie vor ihm schon FLETCHER-INGALS, THORNER, HARRISON ALLEN, HINKEL, ROOS und SUCHANNECK in einer Anzahl von Fällen das gleichzeitige Auftreten von *Angina acuta* mit Gelenkschmerzen, besonders aber auch mit *Rheumatismus acutus* beschrieben haben. SUCHANNECK sieht in der Gelenkentzündung eine direkte Metastase durch Embolie oder durch sekretorische Processe, die es den Mikroorganismen ermöglichen, in die Gelenke einzudringen; nach seiner Ansicht genügt schon die Nachbarschaft der Mikroben, um in den Gelenken Exsudate hervorzurufen. DANZIGER hat einen Fall beobachtet, bei dem durch viele Jahre jedem Gichtanfall eine akute Mandelentzündung vorherging, die in der Heftigkeit dem Gichtanfall entsprach und solange dauerte, als noch ein Gelenk befallen war. MACKENZIE, sowie LÖRI erwähnen, dass dem Gichtanfall zuweilen eine akute Pharyngitis vorausgehe, aber mit dem Auftreten der Gelenkschmerzen verschwinde. DA COSTA nimmt das Bestehen einer *Angina rheumatica* oder *lithaemica* an; sie komme bei starken Essern mit ungenügender Bewegung vor, die neben erblicher Gichtbelastung an Schwindel, Migräne und Neuralgien litten und deren Harn einen sehr reichlichen Gehalt an Harnsäure zeige. Er empfiehlt zu ihrer Beseitigung direkt eine Gichtdiät: vegetabilische Kost mit Vermeidung von Zucker und Alkohol, daneben Salol und Piperazin.

Eine *Angina follicularis* findet sich, wie schon erwähnt, nicht so selten nach Ätzungen oder sonstigen Operationen in der Nase und zwar doch zu oft, als dass wir nicht eine Infektion von den behandelten Stellen aus annehmen müssten. Die Inkubation dauert bei diesen Fällen ebenfalls zwei bis drei Tage. B. FRÄNKEL hat

beobachtet, dass sie durch die Vermittlung des Lymph- oder
Blutstroms entstehe, bei einzelnen Menschen nach jedem Eingriff
in der Nase vorkomme und sich auch durch die genaueste Asepsis
der Instrumente nicht vermeiden lasse.

Die Erscheinungen der *Angina tonsillaris acuta* sind so
bekannt, dass ich mich nicht lange damit aufzuhalten brauche.
Sie beginnt fast ausnahmslos mit Fieber, das wohl auch für kurze
Zeit, besonders im Anfang und bei Kindern einen recht heftigen
Grad erreichen kann, es tritt dann unter Schluckschmerzen,
Röthung und Schwellung der Gaumenmandeln auf. Ist Stechen
nach dem Ohr dabei vorhanden, so nimmt wahrscheinlich die
Rachenmandel an der Entzündung Theil, sie und die Zungentonsille
werden wohl selten ganz unbetheiligt an der Angina sein. Bei
von Natur grossen Mandeln kann die Schwellung so bedeutend
werden, dass die Athmung wesentlich beeinträchtigt wird.
Schäffer und Donalies waren jeder einmal genöthigt, deswegen
die Tracheotomie zu machen. Bei der *Angina tonsillaris acuta* ist
die Gaumenmandel nur geröthet, man sieht keinerlei weisse Flecken.
Waren aber vorher schon Mandelpfröpfe vorhanden, so drücken sich
diese durch die Schwellung oder durch sekretorische Vorgänge in
der Tiefe der Fossulae an die Oberfläche der Mandel, es zeigen sich
in den Mündungen oder dieselben etwas überragend weissgelbliche,
mehr rundliche Pfröpfe, die gewöhnlich erst nach ein bis drei Tagen
ausgestossen werden. Derselbe Vorgang kann gelegentlich auch
einmal bei einer beginnenden Diphtherie stattfinden und die makroskopische Diagnose sehr erschweren. Noch schwieriger wird die
Deutung des Bildes bei katarrhalischer Angina, wenn, wie ich
es wiederholt gesehen habe, vorher schon ein Zusammenfliessen
mehrerer Pfröpfe stattgefunden hat. Da überlagert die entzündete Schleimhaut der Mandel den Rand der mitunter doch
1—1,5 cm grossen Pfröpfe; man sieht dann eine weissgelbe Masse
in der entzündeten Schleimhaut und das Bild der Diphtherie ist
fertig. Es sind dies aber doch immer Ausnahmefälle, deren richtige
Beurtheilung eigentlich nur gelingt, wenn man den Hals vorher
gekannt hat, oder mitunter auch durch den weiteren Verlauf.
Man wird die *Angina acuta*, bei der sich die Pfröpfe in den
Mündungen der Fossulae zeigen, der veränderten Benennungen
wegen, jetzt als *Angina fossularis* bezeichnen dürfen. Sie ist weder
übertragbar, noch gefährlich und geht meist in wenigen Tagen
vorüber, ohne Folgen zu hinterlassen. Es kann bei ihr höchstens
noch zu einer Peritonsillitis kommen, wenn man nicht annehmen
will, dass es das erste Stadium der Peritonsillitis war, welches unter
dem Bilde der Angina die Pfröpfe herausgetrieben habe.

In einigen Ausnahmefällen sollen zwar Gaumensegellähmungen
auf *Angina fossularis* gefolgt sein, doch wäre es da immerhin
möglich, dass eine Verwechslung mit der *Angina lacunaris*
stattgefunden hätte. Schwerer verlaufende Fälle gehören zu

den grössten Ausnahmen, nur SENDTNER berichtet aus München, dass dort unter 167 Fällen zwei tödtlich geendet hätten. KIEMANN und PETERSEN haben Todesfälle bei solchen Kranken gesehen, bei welchen auf eine *Angina acuta simplex* eine *phlegmonosa* folgte und durch diese der Tod an Pyämie herbeigeführt wurde. Der *Strepotococcus pyogenes*, den man bei dieser wie bei der folgenden Form immer findet, wird eben unter uns noch nicht bekannten Umständen plötzlich virulenter. Da er auch die Ursache des Erysipels, der Puerperal- und sonstiger eitriger Krankheiten bildet, so ist es gar nicht zu verwundern, dass die *Angina acuta* in Hospitälern öfter mit den genannten Krankheiten zusammen epidemisch auftritt.

Eine dritte Form, die *Angina lacunaris*, die man früher hierher gerechnet, gehört nach neueren Beobachtungen zur Diphtherie. Es verbergen sich unter dem Bilde derselben zwei wesentlich verschiedene Formen, bei deren einer man bakteriologisch nur Streptokokken findet, die sogenannte Streptokokkenangina, während sich bei der anderen, von ihr makroskopisch oft gar nicht zu unterscheidenden, der LÖFFLER'sche Bacillus züchten lässt, weshalb wir diese Kranken zu den mit Diphtherie Behafteten zählen müssen. In dem betreffenden Abschnitt werden beide Formen noch eingehender besprochen werden.

Ich will hier nur noch anführen, dass die Flecken der Streptokokkenangina sich in der Regel auf die Mündungen der Fossulae beschränken, selten darüber hinausgehen oder zusammenfliessen. Die kleinen Membranen sind weissgelb oder kanariengelb, flach, nicht rundlich, wie die Mandelpfröpfe. Der infektiöse Charakter der Krankheit zeigt sich in dem ganzen Verlaufe, in der zwei- bis viertägigen Inkubation, in dem Auftreten mit einem Schüttelfrost, dem cyklischen Verlauf des Fiebers dem Abfall unter der Form einer Krisis und der hie und da beobachteten Milzschwellung. Die Krankheit hinterlässt fast immer eine grosse Hinfälligkeit und hat mitunter Lähmungen im Gefolge; sie tritt epidemisch auf, namentlich als Hausepidemie.

Ähnliche Bilder kommen noch bei Herpes und Pemphigus vor, doch unterscheiden sich diese immer leicht durch die noch bestehenden Blasen oder durch die Vertiefung, die nach dem Platzen derselben zurückbleibt, und durch ihren in der Regel ausserhalb der Grübchenmündungen befindlichen Sitz.

Die Rachentonsille betheiligt sich anscheinend nur an der *Angina acuta*, Mandelpfröpfe habe ich in ihr niemals gesehen. Es wäre wohl denkbar, sogar sehr wahrscheinlich, dass sie auch von der fossulären Form ergriffen wird, allein bei akuten Entzündungen pflegt die Empfindlichkeit gegen die Untersuchung so gesteigert zu sein, dass man selten dazu kommt, sie auszuführen. In den verhältnissmässig seltenen Fällen, welche ich rhinoskopirt habe, konnte ich keine Andeutungen entdecken. Ebenso verhält sich die Zungenmandel. Sie geht unter der Entzündung der anderen Mandeln mit, ohne in der Regel Erscheinungen zu machen, die uns nöthigen könnten, ihr eine besondere Beachtung zu schenken. Die in ihr beobachteten weissen Pfröpfe sind wohl mehr zu den Retentionscysten mit breiigem, eingedicktem Inhalt zu rechnen.

Nach .dem Gesagten brauche ich über Prognose und Verlauf nichts weiter hinzuzufügen. Eine exakte Diagnose wird nur durch die bakterielle Untersuchung zu machen sein. Die Abwesenheit von Diphtheriebacillen darf man aber nicht unbedingt als beweisend betrachten, da sie auch bei wirklicher Diphtherie in 60—80 Procent der Fälle nicht gefunden werden.

Die Behandlung der akuten einfachen Angina besteht, nach der üblichen Weise, im Gurgeln von Alaunlösung, man nehme sie aber nicht zu schwach, einen Esslöffel gestossenen Alaunpulvers auf ein viertel Liter Wasser, kalt zu gurgeln; des Geschmacks wegen kann man etwas Himbeersaft zufügen. Menschen, die ihr Recept gern schwarz auf weiss nach Hause tragen, verschreibe ich eine entsprechende 10procentige Lösung mit einem Corrigens aus der Apotheke. Nach meiner Erfahrung sind die BERGMANN'schen Kaupastillen, 6—10 pro Tag, ebenfalls recht gut. Sie werden 15 bis 20 Minuten gekaut und dann ausgespien. HINGSTON FOX empfiehlt einmaliges Pinseln mit einer zehnprocentigen Kokaïnlösung als Abortivmittel; das wäre ein ebenso einfaches wie angenehmes Mittel; vielleicht kommt es darauf an, dass man es im richtigen Augenblick anwendet?

Die *Angina fossularis* wird man gerade so behandeln können. Sie heilt aber, meiner Erfahrung nach, schneller mit einer 5procentigen Kaliumchloricumlösung, die man kleine Kinder 5 grammweise,. grössere 10 und Erwachsene 15 grammweise stündlich gurgeln lässt; alle zwei Stunden lasse man dieselbe Menge auch schlucken; ganz kleine Kinder lässt man das Mittel natürlich nur schlucken. Einen beginnenden Fall bei Erwachsenen oder bei sehr gut haltenden Kindern kann man in seinem Verlauf durch Pinseln mit einer 5procentigen Lösung von Chinolin günstig beeinflussen. Ich wende sie aber nur bei solchen an, da bei unruhigen Kranken sich Verletzungen der Schleimhaut mit Eröffnung von Lymphbahnen nicht immer vermeiden lassen.

Die Kost soll bei der *Angina fossularis* nicht schwächend sein. Wein wird man, besonders bei nicht kräftigen Kindern, früh reichen müssen und die Kost weich, kühl aber nahrhaft wählen.

Das Fieber braucht bei den ersten beiden Formen gar nicht beachtet zu werden. Bei der *Angina lacunaris* lasse ich es durch kühle Waschungen oder Einwicklungen bekämpfen, da die antifebrilen Mittel bei manchen Menschen eine nicht vorauszusehende, schwächende Wirkung auf das Herz ausüben. Im Übrigen beziehe ich mich, in Bezug auf die weitere Behandlung dieser Form auf den Abschnitt „Diphtherie".

Ich möchte hier auch noch die *Angina leptothricia* besprechen, da sie häufig mit den Mandelpfröpfen verwechselt wird. Sie entsteht, wie die letzteren, gar nicht durch Entzündung, sondern durch eine Ansiedlung von Pilzen hauptsächlich in den Follikeln und traubenförmigen Drüsen und ist eine Mykose, die auch bei sonst gänzlich normaler Schleimhaut vorkommt. Hie und da ist dieselbe auch entzündet, es ist aber sehr fraglich, ob diese Entzündung in ursächlichem Verhältniss zu der Leptothrix (Tafel VI, Fig. 2) steht.

Man findet diese Pfröpfe in den Gruben der Mandeln, an den Seitensträngen, auf dem Zungengrund, sehr selten auch auf der laryngealen Fläche des Kehldeckels, wo ich sie zweimal und an dem Tubenwulst, wo ich sie einmal gesehen habe. EICH-HORST in Zürich zeigte mir einen Fall, in dem die Pilzmassen auf den Taschenlippen und in der Luftröhre zu sehen waren. In der Luftröhre hat sie auch SPIESS in unserer Sprechstunde beobachtet, ebenso wie STRÜBING im Cavum und WRIGHT auf dem vorderen Ende der unteren Muschel.

Sie unterscheiden sich von den gewöhnlichen Pfröpfen durch ihren Sitz, durch ihr festes Haften und durch ihre stalaktitenähnliche, palissadenartige Anordnung und dadurch, dass sie fast nur aus Leptothrix und Kalk bestehen, während die gleich zu besprechenden gewöhnlichen Mandelpfröpfe ausserdem noch Speiserestchen, Epithelien und verschiedene Mikroorganismen einschliessen. Es ist noch nicht ganz klar, in welchem Verhältniss der Pilz zu dem Kalkniederschlag steht. Manche nehmen an, dass die Leptothrix den Kalk aus der Mundflüssigkeit abscheidet, andere meinen, und das scheint mir das Wahrscheinlichere, dass der Kalk auch ohne Vermittlung derselben sich aus dem Speichel absetzt, wie er es auch an den Zähnen thut; dort findet man ihn bekanntlich hauptsächlich gegenüber der Mündung der Ausführungsgänge der Speicheldrüsen und z. B. auch an den Schneidezähnen, die am wenigsten geeignet für die Ansiedlung von Leptothrix sind, weil sie da beständig durch die Zungenbewegungen weggewischt werden. DECKART und SEIFERT haben die Leptothrix durch Impfung übertragen, die Stellen heilten aber nach wenig Wochen von selbst aus. Nach KNAPP und MYLES soll die Aktinomykose der Mandeln sehr ähnliche Bilder geben; ich habe eine solche noch nie gesehen.

Die *Angina leptothricia* macht an und für sich gar keine Beschwerden, höchstens psychische, weil „etwas Weisses" im Halse ist. Ich habe genug Fälle gesehen, in welchen sie von selbst wieder verschwunden ist und möchte das fast als Regel bezeichnen. Aus Allem dem geht hervor, dass das Herauskratzen oder Brennen der Massen, beides doch ziemlich gewaltsame Massregeln, schlimmer sind, als das Übel, und auch im günstigsten Falle Monate lang angewendet werden müssen und auch dann oft nicht zum Ziele führen. JURASZ hat empfohlen, den Schlund mit einer Lösung von Nikotin, 0,2:100,0,

zu pinseln. Er und RUAULT haben Erfolg vom Cigarettenrauchen
gesehen, jedenfalls eine Kur, die das Nützliche mit dem Ange-
nehmen verbindet. EICHHORST besserte den Fall in der Trachea
mittelst Sublimateinathmungen (1 : 2000); WROBLEWSKY pinselt mit
Tr. Jodi. COLIN heilte einen Fall in acht! Monaten mit Jodlösung.
Viele Kollegen, zu denen ich auch gehöre, behandeln die Pharyngomykosis, wie B. FRÄNKEL die Krankheit nennt, gar nicht
mehr, da sie an und für sich keine Beschwerden macht.

Man sieht an den Mandeln und den Gaumenbogen hie und
da noch andere weisse Flecke: weissliche geschlossene Bälge
mit schmierigem oder krümeligem Inhalt. Sie entstehen aus verstopften Schleimdrüsen; die Schleimhaut geht glatt darüber hinweg.
Wenn sie Beschwerden verursachen, kann man sie leicht durch
Aufstechen beseitigen.

Über die phlegmonösen Entzündungen der Mandeln siehe
weiter hinten den Abschnitt über „Eitrige Entzündungen".

Die chronischen Mandelentzündungen sind, wie ich es schon
auseinandergesetzt habe, fast immer durch die Anwesenheit von
Mandelpfröpfen bedingt oder wenigstens beeinflusst.

Die Mandelpfröpfe entstehen durch einen desquamativen Process
in den Grübchen. Sie ballen sich unter der Mitwirkung der aus-
wandernden lymphoiden Zellen und der von verschiedenen Bakterien,
unter welchen die Leptothrix vielleicht eine Rolle spielt, aus
Epithelien, Schleim, abgeschiedenem phosphorsaurem Kalk zu
mehr oder weniger festen Körperchen zusammen. Dabei schwellen
die in der Wandung der Fossulae gelegenen Follikel mehr an
und können dadurch Verengerungen in der Mitte derselben oder
an der Mündung hervorrufen, welche zur Zurückhaltung der abgesonderten Massen beitragen. Diese wachsen schliesslich bis zu Nussgrösse und mehr. In einem Falle von LANGE war ein 24 g. schwerer
Mandelstein Schuld an einer kleinapfelgrossen Geschwulst der Mandel.
Gewöhnlich haben die Mandelpfröpfe die Grösse von Reiskörnern und
sehen gelblich aus; wenn man sie zerdrückt, so riechen sie faulig.
Diesen fauligen Geruch theilen sie auch nicht selten dem Athem
mit und geben Anlass zu unangenehmen Riech- und Schmeckempfindungen. Wenn ein ängstlicher Kranker sie zufällig im Auswurf entdeckt, so hält er sie meist für Tuberkel und wird in dieser
falschen Idee durch den üblen Geruch noch bestärkt. Sie machen
anfangs wenig oder keine Beschwerden, beim Grösserwerden aber
in der Regel recht deutliche. Auch kleine Pfröpfe erregen von
Zeit zu Zeit, unter dem Einfluss von leichten Erkältungen oder
von zu heisser Nahrung oder auch bei geeignetem Boden — „bei
vorhandener Disposition" — in Folge einer plötzlich angefachten
Virulenz der Streptokokken geringere oder heftigere Entzündungen.
Sind diese gering, so bleiben sie meist ganz unbeachtet. Ich
konnte den Vorgang früher an mir selbst beobachten und habe
meine Beobachtungen später an vielen Kranken bestätigen können.

Es entsteht daraus entweder eine follikuläre Angina oder eine Peritonsillitis oder die Entzündung gelangt nicht bis zu der Höhe, bildet sich wieder zurück, hinterlässt jedesmal vermehrtes Bindegewebe nach einem solchen Anfall, und so kommt es im Laufe der Jahre zu einer Hypertrophie, die um so grösser werden wird, je grösser die ursprüngliche Anlage der Mandel war und je öfter sich solche kleinere und grössere Entzündungen wiederholt haben. Es ist höchst selten der Fall, dass nach einer solchen Entzündung durch bedeutendere Zunahme des Bindegewebes eine mehr narbige Veränderung in der Mandel mit nachfolgender Verkleinerung eintritt. In der Jugend kommt dies fast nie vor, mit dem zunehmenden Alter hingegen öfter. Das Produkt sind dann narbige, gegen Infektionen sehr widerstandsfähige Mandeln, die sich ziemlich hart anfühlen.

Die Erscheinungen, welche die Pfröpfe machen, werde ich noch öfter berühren müssen. Sie bestehen ausser der Erregung von Entzündung und Hypertrophie hauptsächlich in Schmerzen, Neuralgien, die in der Regel als Fernwirkungen aufzufassen sein werden. Die Kranken empfinden auch bei normaler Rachenmandel durch Vermittelung des *Ramus auricularis vagi* Stechen oder Kitzeln im Ohr, leichte Schluckschmerzen durch Reizung der pharyngealen Äste des *Plexus pharyngeus*, nicht so gar selten auch Neuralgien auf der einen Seite des Kopfes durch Überspringen der Reizung auf andere Zweige des Trigeminus. Sie reizen auch durch ihre Gegenwart die benachbarte Schlundschleimhaut zu Entzündung. Diese pflanzt sich bis auf die Nasenschleimhaut und auf die Tuben fort, sowie auf die *Conjunctiva bulbi*, wie VON HOFFMANN angiebt.

Man erkennt die Anwesenheit der Pfröpfe oft an einer umschriebenen Röthung eines Theils der Mandel, namentlich des oberen Endes, noch besser unter Zuhülfenahme der Hakensonde. Der Kranke giebt in den allermeisten Fällen sogleich bei der Berührung die Stelle an, von welcher seine Beschwerden ausgehen. Lüftet man mit dem Haken die Grübchen in der Spitze, wo fast immer die schädlichen Pfröpfe sitzen, so kommen gewöhnlich gleich einige derselben mit und ohne Eiter zum Vorschein, doch muss man oft recht hoch hinauf gehen. Ein weiterer Lieblingssitz ist hinter dem vorderen Gaumenbogen, den man nur abzuziehen braucht, um sie zu sehen oder man muss auch erst die Grübchenöffnungen mit dem Instrumente aus einander ziehen. Sie wären höchstens mit den Knochenbälkchen zu verwechseln, die DEICHERT als Ausläufer von in den Mandeln vorhandenen Verknöcherungen beschrieben hat und die bei einem Kranken von ROSENBACH an der Oberfläche der Tonsillen als graue Erhebungen sichtbar wurden; in dem letzteren Falle bildete der Knochen in der Kapsel der Mandel eine förmliche Schale, von der die Bälkchen aufsprangen. Solche Bildungen könnten bei einer Tonsillotomie mit dem Messer hinderlich sein. Auf die Behandlung der Pfröpfe durch Schlitzung der Mandeln werde ich nachher noch zu sprechen kommen.

Die Hyperplasie der Mandeln beschränkt sich bei Kindern in den selteneren Fällen auf eine Mandel allein; in der Regel sind wenigstens die drei oberen Mandeln, die Rachen- und die beiden Gaumenmandeln zugleich vergrössert. Die Zungenmandel entwickelt sich erst später zu pathologischem Dasein.

Die Anlage zu Vergrösserung ist fast immer eine angeborene, sie findet sich bei verschiedenen Gliedern einer Familie. Ich habe z. B. beobachtet, dass, wenn der Vater, der Bildung des Gesichts nach, in der Jugend an einer Rachenmandelvergrösserung gelitten hatte, die ihm gleichenden Kinder auch damit behaftet waren, während die anderen frei blieben.

Die Hypertrophie der Rachenmandeln kommt, wie ich glaube, bei den dolichocephalen Schädelformen mehr vor, als bei den anderen. Die dolichocephale angelsächsische Rasse scheint ganz besonders dazu disponirt; das charakteristische Vorstehen der Schneidezähne mit schmaler Nase bei Engländern könnte von dem häufigeren Vorkommen der Rachenmandeln abhängig sein. Darüber müssen uns die englischen Kollegen einmal Beobachtungen mittheilen.

Bei Neugeborenen kommt die Rachenmandel nicht gerade oft in erheblicher Grösse vor. Ich habe vielfach erlebt, dass Neugeborene schon sehr bald ein eigenthümliches Schleimrasseln beim Athmen zeigten, das sich erst im zweiten Lebensjahr verlor und das ich gar nicht anders erklären konnte, als durch eine reichlichere Schleimabsonderung einer pathologisch veränderten *Tonsilla pharyngea*. Die unteren Mandeln waren normal. Die Digitaluntersuchung giebt über etwaige Entzündungsvorgänge bei so kleinen Kindern keine Auskunft, und diejenige mit dem Spiegel ist unmöglich. Nach Firbas soll das röchelnde Athmen der Neugebornen bisweilen auch Folge von angebornen Kröpfen sein.

Eine durch die Vergrösserung der Rachenmandel, wie auch durch andere Ursachen hervorgerufene Behinderung der Nasenathmung macht eine Reihe von Erscheinungen, auf die der von Pel bei dem Myxödem angeführte Ausspruch Claude Bernard's passt: „nous sommes entourés de phénomènes, que nous ne voyons pas", d. h. ehe W. Meyer dieselben uns sehen gelehrt hatte.

Ob die Rachenmandel überhaupt Störungen hervorruft, hängt von dem Verhältniss ihrer Grösse zu der des Nasenrachenraums ab. Die Erscheinungen treten auch in der Regel nicht vor dem zweiten oder dritten Lebensjahre auf, weil dann die Rachenmandel einen Anlauf zum Wachsen nimmt.

W. Meyer hat sich durch die Hinweisung auf die Folgen der behinderten Nasenathmung ein grosses Verdienst um die Menschheit, ganz besonders um die heranwachsende, erworben. In diesen Tagen wird in der ganzen Welt gesammelt, um ihm ein Denkmal

in seiner Vaterstadt zu errichten, ein noch schöneres, das auch
„aere perennius" sein wird, hat er sich in den Herzen so vieler
tausender durch ihn geretteter und vor geistigem Siechthum be-
wahrter Kinder gesetzt.

Der Einfluss der engen Nasen auf den ganzen Organismus
ist auch durch Thierversuche festgestellt worden, namentlich durch
ZIEM, der gefunden hat, dass, wenn er bei jungen Thieren die eine
Nase zunähte, die betreffende Kopfhälfte im Wachsthum zurück-
blieb und sogar das Rückgrat skoliotisch verkrümmt wurde.

Die an dem Schädel zu beobachtenden Wachsthumsverände-
rungen sind bei einseitigem Verschluss einer Nase in der Regel
sehr deutlich bemerkbar, wenn die Verengerung im Wachsthumsalter vorhanden war. Die Gesichtshälfte erscheint kleiner, wie
auch das betreffende Auge, das immer eine Verminderung der
Refraktionskraft zeigt. Ist das Auge der grösseren Gesichtshälfte
emmetropisch, so wird das der kleineren hypermetropisch sein,
ist es myopisch, so weist das andere eine verminderte Myopie oder
Emmetropie auf; dasjenige der kleineren Hälfte ist in der Regel
auch mehr astigmatisch. DONDERS hat uns auf diese Verhältnisse
schon vor mehr als dreissig Jahren aufmerksam gemacht. Bei
dem Verschluss einer Choane wird die gleiche Hälfte des harten
Gaumens stärker gewölbt erscheinen.

Veränderungen an den Kiefern kommen bei Kindern, durch
zwei Zustände bedingt, vor: durch Rhachitis und durch die Mundathmung. Bei der ersteren ist der Knochen weich. MÖLLER hat
bei der akuten Rhachitis, der BARLOW'schen Krankheit, die Zahn-
fortsätze der weichen Kiefer mit seinen Fingern gegeneinander
bewegen können. Die chronische Rhachitis befällt vorwiegend
die gerade im stärksten Wachsen befindlichen Knochen, weswegen
sie an den Kiefern fast nur in den ersten zwei Lebensjahren
beobachtet wird. Die beiden Kiefer sehen dann aus, als ob sie
im weichen Zustande einen Schlag mit einem Brett von vorn erhalten hätten, die Schneidezähne stehen in einer frontalen Reihe
mit stark vortretenden Eckzähnen als Endpfeiler, während sie
bei der durch die behinderte Nasenathmung bedingten geringeren Entwicklung des Zahnfortsatzes in demselben keinen Platz
haben und nach aussen oder nach innen aus der Reihe treten.
Durch das Mundathmen bedingt, drücken die herabhängenden
Wangen den Zahnfortsatz allmählich nach innen, um so mehr,
da die Zunge am Mundboden liegend keinen genügenden Gegen-
druck ausüben kann; bei den Nasenathmern liegt sie bekanntlich
am harten Gaumen an. Nach den durch WALDOW veröffentlichten
letzten Untersuchungen KÖRNER's ist der harte Gaumen bei Mundathmern nur dann hochgewölbt, wenn die Engigkeit schon vor
dem Zahnwechsel bestanden hat, bei den später zu Stande gekommenen Behinderungen des Nasenathmens wird die Längsachse
des Gaumens verlängert, und in Folge dessen die so charakteristische

Verstellung der mittleren oberen Schneidezähne in Form eines lateinischen V ausgebildet, die sich bei dem auch nach der Länge vergrösserten rhachitischen Gaumen nie findet. Auch an den Molares zeigen sich bestimmte Veränderungen der Stellung, je nachdem Mundathmung oder Rhachitis die Schuld trägt. Bei der Rhachitis stehen die unteren Molares nach innen, die oberen beissen auf die äussere Kante der unteren, während bei den Mundathmern die oberen, da sie durch die Wangen mehr nach innen gedrückt werden, auf die innere Kante der unteren beissen.

Der hochgewölbte Gaumen trägt nach dem siebenten Jahre manchmal Schuld an den zu der Zeit auftretenden Verbiegungen der Nasenscheidewand.

An den Seiten der Brustwand bilden sich in Folge der Athemanstrengungen Längsfurchen aus, entweder in der Gegend der vierten bis achten Rippe oder weiter oben, und es entsteht auf diese Weise ein *Pectus carinatum.*

Alle diese Veränderungen geben noch im späteren Leben Kunde über die Zeit ihrer Entstehung und die Ursachen derselben. KÖRNER hat diese Verhältnisse in sehr verdienstvoller Weise klargestellt.

Die Wichtigkeit der behinderten Athmung für die Entwickelung der Nase hat ROBERT schon 1843, und nach ihm WAGNER und MOLDENHAUER betont; sie suchten die Ursache allerdings nur in den vergrösserten Gaumenmandeln.

In Folge der nicht genügenden Athmung durch die Nase lässt der Kranke den Mund Tag und Nacht offen, Nachts wird dadurch der Speichel nicht geschluckt und benetzt das Kopfkissen, Schnarchen und ängstliche Träume vom „Wolf", der *Pavor nocturnus*, das sogenannte Alpdrücken stören den Schlaf der Kinder. Bekanntlich ist ein unruhiger Schlaf mit Schnarchen eine der frühesten und häufigsten Erscheinungen, welche die vergrösserte Rachenmandel hervorruft. Es ist begreiflich, dass der wachsende kindliche Organismus leiden muss, wenn er Jahr aus Jahr ein während vieler Stunden weniger Sauerstoff erhält, als ihm nöthig ist, dass ein durch Jahre hindurch unruhiger Schlaf den Nerven nicht die den Anforderungen des Lebens gegenüber nöthige Erholung zu Theil werden lässt, und dass sich in Folge dessen Nervosität entwickelt.

Allmählich bildet sich dann die charakteristische Falte von der Nase nach den Mundwinkeln aus, die mit dem offenen Mund dem Betroffenen das ganze Leben hindurch das Kainszeichen der Dummheit aufprägt und noch nach Jahrtausenden an Büsten und Bildern die Diagnose auf Rachenmandel während des Wachsens stellen lässt. Wir kennen jetzt den Einfluss, den die Rachenmandel auf die Entwickelung und den Charakter der Menschen ausübt, und so können wir uns die Eigenthümlichkeiten gar mancher historischen Persönlichkeit aus ihren Bildern erklären,

manche derselben erscheinen dadurch in einem milderen Lichte.
W. Meyer führt als historische Beispiele Marcus Aurelius Antonius
und drei andere römische Büsten im Vatikan an, sowie Karl V.
und Canova, Semon hat die gleiche Diagnose bei Franz II. gestellt.
Michelangelo wird die Deformation seiner Nasenbeine wohl auch
schon frühe erworben haben; bekanntlich war er ein sehr eigenthümlicher Herr.

In Folge des mangelhaften Schlafs und des aus der Rachenmandel abgesonderten Schleims, der anhaltend verschluckt wird,
leidet der Appetit, die Kinder sehen elend, blass aus, wie das
Meyer in Kopenhagen so treffend ausgeführt hat.

Da die Nase hinten ausser durch die Mandel meist auch
durch Schwellungen der Muscheln verlegt ist, so kann der Nasenschleim nicht nach dem Halse zu abfliessen, sondern ergiesst sich
gewöhnlich in reichlicher Menge· nach vorn auf die Oberlippe.
Diese wird dadurch wund, schwillt auf und nun bieten die Kinder
ganz das Bild der Skrophulose. Ich werde später bei der Tuberkulose die wirkliche Skrophulose besprechen, die auf der Einwanderung von Tuberkelbacillen beruht. Mit dieser sollte aber die
eben besprochene nicht zusammengeworfen werden, wie auch
B. Fränkel und Andere schon betont haben.

Eines der auffallendsten Symptome bei vergrösserter Rachenmandel ist die Sprache, welche wir nach Meyer sehr bezeichnend
jetzt die „todte" nennen. Sie ist eine *Rhinolalia clausa*, klingt aber,
weil die ganze Nasenhöhle ausgeschaltet ist, noch anders, als
wenn man die Nase vorn zuhält. Man kann diese Sprache ganz
gut dem Klange nach von der gleich zu erwähnenden klosigen
bei vergrösserten Gaumenmandeln unterscheiden, es können aber
beide Arten vereinigt vorhanden sein.

Ich habe bereits den Einfluss der behinderten Nasenathmung
auf die Nerven erwähnt. Eine der bekanntesten nervösen Erscheinungen, die der gleichen Ursache ihre Entstehung verdankt,
ist die Aprosexie, das Unvermögen, die Aufmerksamkeit längere
Zeit auf einen Gegenstand gerichtet zu halten, der Guye den
Namen gegeben, auf die aber schon vor ihm Bresgen und Seiler
aufmerksam gemacht haben. Sie beruht vielleicht auch auf der
Stauung in den Blut- und Lymphbahnen, die in Gehirn und Nase
so eng zusammenhängen. Die Kinder lernen meistens schlecht;
es ist aber nicht zu leugnen, dass es auch Kinder mit grossen
Rachenmandeln giebt, die keineswegs zu den schlechten Schülern
gehören.

Eine weitere Folge der behinderten Nasenathmung ist die
Enuresis nocturna der Kinder, die ihren Grund wohl in der Kohlensäurevergiftung hat. Major in Kanada hat zuerst auf den Zusammenhang beider Zustände aufmerksam gemacht, Ziem und
Schmalz haben ihn bestätigt. Dionisio in Turin heilte ein Mädchen durch die Wegnahme der Rachenmandel, dann trat in Folge

einer neuen Muschelschwellung das Übel wieder auf und wurde
durch die Behandlung derselben abermals geheilt. Mit der Freilegung der Nasenathmung verschwindet die *Enuresis* in vielen
Fällen sofort, was ich nach vielfältiger Beobachtung bestätigen
kann. Neuerdings hat STUMPF in Werneck zur Heilung des Übels,
das gar manchen Kindern schon viele Schläge und Vorwürfe ein-
getragen hat, ein noch einfacheres Mittel angegeben, nämlich
das Hochlagern des Beckens, durch das Unterlegen des Kopf-
kissens, während der Kopf nur auf einem ganz niederen Kissen
ruhen darf. Er hat dadurch selbst Erwachsene sofort geheilt.
Sicher kommt nicht jede *Enuresis nocturna* durch behinderte Nasenathmung. Das einfache Mittel von STUMPF wird immer zuerst
versucht werden können, bevor man sich an die Entdeckung von
MAJOR erinnert.

Durch die anhaltende Schädigung der Nerven kommt es aber
auch zu erheblicheren nervösen Störungen: die meisten Kinder
mit Rachenmandeln klagen über Kopfweh, bei vielen findet man
Sprachfehler, Stottern und die mangelhafte Aussprache verschiedener Konsonanten, ferner Chorea des Gesichts oder des ganzen
Körpers.

KARUTZ und PLUDER haben in etwa über 60 Procent der
stotternden Kinder vergrösserte Rachenmandeln gefunden und in
70 Procent aller in einer Schule vereinigten Schwachbefähigten.
Ich kann BLOCH, KAFEMANN und GUTZMANN nach meiner Erfahrung
nur beistimmen, wenn sie rathen, die Sprecherziehung der Stotterer
erst nach oder gleichzeitig mit der Freilegung der Nase anzufangen.

Es wäre eine ganz interessante Aufgabe, bei einer zukünftigen Untersuchung über die Häufigkeit des Vorkommens der
Rachenmandel und sonstiger Nasenverengerungen bei Schul-
kindern auch einmal die Zeugnisse derselben zu beachten, um
zu ermitteln, wie viele dieser Kinder im Lernen erheblich zurückbleiben.

In zwei Fällen habe ich langanhaltendes Fieber beobachtet,
bei dem zweijährigen Kinde eines Kollegen und bei dem fünfjährigen eines Geistlichen. Bei dem des Letzteren war überhaupt
der Zustand ein recht trauriger, so dass der Hausarzt an die
Entwickelung einer subakuten Meningitis dachte, eine Ansicht,
welche eine gewisse Berechtigung hatte. Nur auf Bitten des
Vaters, dem wir die traurige Prognose mitgetheilt hatten, und
ermuntert durch den bei dem Kollegensohn erzielten guten Erfolg
entschloss ich mich zu der Operation der ziemlich grossen Rachenmandel. Bei beiden Kindern hörten die jahrelang dauernden
Fieberanfälle gleich nach der Operation auf, und der geistige Zustand des zweiten Kindes besserte sich sehr erheblich. Das Fieber
war in beiden Fällen wohl durch Entzündungen in den Rachenmandeln hervorgerufen.

LANGE berichtet ebenfalls über einen Fall eines Knaben, bei dem der geistige Zustand ein solcher war, dass er in eine Idiotenanstalt gebracht werden sollte und den er durch die Wegnahme der Rachenmandel zu einem ganz intelligenten Menschen machen konnte. Ich habe im vergangenen Sommer einen 10jährigen Knaben operirt, der einen sehr idiotischen Eindruck machte und der bereits drei Tage darauf ganz verändert war, und, als ich ihn nach acht Tagen wiedersah, kaum zu erkennen war, er hatte sich in einen geistig ganz aufgeweckten Knaben verwandelt. Im Januar 1895 operirte ich ferner ein achtjähriges, sehr zurückgebliebenes Mädchen, aus dem bei der ersten Untersuchung kein Wort herauszubekommen war; schon nach vierzehn Tagen erzählte es mir ganz nett, was es zu Weihnachten erhalten hatte und war nach Aussage der Eltern überhaupt wie umgewandelt. MEYER hat zuerst den günstigen Einfluss der Operation auch auf die Gemüthsart der Kranken hervorgehoben. Ich habe recht oft diese Erfahrung gemacht und konnte, wie er, einen Fall beobachten, der seinem berühmten auch darin gleich war, dass das vorher recht ungezogene Mädchen so liebenswürdig wurde, dass es sich sehr bald verlobte. Ich besitze leider keine Photographie der Brautleute wie MEYER. Wie bemerkbar auch für Laien diese vortheilhafte Veränderung in dem Wesen und Aussehen der operirten kleinen Patienten ist, zeigt mir, dass Eltern, denen ich ein Kind operirt habe, die anderen dann auch zum Nachsehen bringen. Die Kinder schlafen und essen meistens gleich nach der Operation besser, sie verlieren ihre blasse Farbe und durch die freiere Nasenathmung lernen sie leichter.

Es ist ferner etwas sehr Gewöhnliches, dass bei Kindern mit Rachenmandel sich *Otitis media purulenta* entwickelt. Solche Kinder sind auch gewiss bei jeder akuten Entzündung, besonders aber bei Masern und Scharlach in Bezug auf ihre Ohren in grösserer Gefahr.

Den Einfluss, den vergrösserte und entzündete Rachenmandeln auf die Entstehung und Fortdauer eines chronischen Katarrhs ausüben, habe ich oben des Näheren besprochen.

Kinder mit Rachenmandeln leiden auch öfter an anscheinend nervösem Husten, der durch den in den Kehlkopf herabfliessenden Schleim hervorgerufen wird; mitunter wird von der Rachenmandel aus auch ein wirklich nervöser Husten, als Fernwirkung ausgelöst, aber noch häufiger von der Nase her.

Ich könnte mir recht gut denken, dass auch eine Hyperästhesie der Nasenschleimhaut durch eine Verlegung der Nase an dem hinteren Ende hervorgerufen werden kann. Die Luft mit ihren zahllosen Reizen streicht nicht an der Schleimhaut vorbei und diese ist dadurch nicht an dieselbe gewöhnt, nicht abgestumpft.

Bei Mundathmern trocknet der Mund und der Schlund immer aus, sie sind auch mehr den Infektionen ausgesetzt, da die etwa eingedrungenen schädlichen Mikroorganismen nicht wie in einer normalen Nase durch den Schleim mit seinen wahrscheinlich baktericiden Eigenschaften unschädlich gemacht oder durch die Flimmerbewegung wieder herausbefördert werden.

Die Rachenmandel erscheint entweder als eine rundliche Schwellung ähnlich den Gaumenmandeln oder in zapfenartiger Gestalt. Die erstere nennt man einfach Rachenmandel, die zweite Form adenoide Vegetationen. Da sich sehr viele Übergänge finden, halte ich diese Unterscheidung nicht für wichtig. Die Mandel sitzt am Rachendach, verdeckt die Scheidewand der Nase mehr oder weniger von hinten, auch auf den Tuben sind, wenn schon selten, Zapfen zu finden. Ich habe mir auf Seite 120 den Vorschlag erlaubt, die Grösse der Mandel nach dem Stück Vomer, welches sie verdeckt, zu benennen, und dies immer ganz praktisch gefunden, um überhaupt eine Bezeichnung für die Grösse derselben zu haben.

Im Pubertätsalter geht die Rachenmandel meistens von selbst zurück. Doch kann man darauf nicht sicher rechnen, auch hat sie bis dahin schon ihre Hauptschädigungen vollendet. Man findet indessen bei Erwachsenen, ja selbst noch bei Greisen recht oft erhebliche Rachentonsillen, oder wenigstens Reste derselben mit in vielen Fällen über einen Centimeter tiefen Spalten.

Die Diagnose der zu grossen Rachenmandeln ist fast immer mit dem Spiegel möglich, selbst bei kleinen Kindern. Ich habe mich schon bei dem Abschnitt „Untersuchung" ausgesprochen, dass ich die Spiegeluntersuchung der mit dem Finger immer vorziehe und sie stets zuerst versuche, weil sie uns mit einem Blick über alle wichtigen Verhältnisse Auskunft giebt. Meistens sind die Gesichtszüge bei älteren Kindern so charakteristisch, dass man die Diagnose auf der Strasse oder gleich beim Hereinkommen in das Zimmer machen kann. Bei weitem Cavum kann indessen freie Nasenathmung selbst bei ziemlich grossen Rachenmandeln vorhanden sein.

Die Prognose ist günstig für das Leben, wenn auch die Mandel eine Reihe von Gefahren für einzelne Organe sowohl, als auch für die Entwicklung des Körpers in sich birgt.

Die Behandlung der Rachenmandel richtet sich nach den Beschwerden des Kranken. Wenn ein Kind noch mit geschlossenem Mund athmet und ruhig schläft, so kann man erst versuchen, durch Nasenbäder oder Einblasungen von Sozojodolpulver die entzündlichen Vorgänge in der Mandel zum Schwinden zu bringen und dadurch dem weiteren Wachsthum derselben ein Ziel zu setzen. Es gelingt dies in einer ganzen Anzahl von Fällen. Ich halte dagegen die Entfernung der Mandel für geboten, und zwar je eher je besser, wenn Schlaf und Appetit gestört sind oder die anderen eben geschilderten Erscheinungen die Gesundheit beeinträchtigen.

Man kann schon ganz kleine, selbst unter einem Jahr alte Kinder operiren, und den Eltern gegenüber die Nothwendigkeit der Operation auch gut vertreten, da sie bei einiger Vorsicht gar nicht gefährlich ist. Schwächlichkeit des Kindes spricht eher für als gegen die Entfernung der Mandeln.

Ein von NEWCOMB in Folge einer Nachblutung nach der Entfernung der Rachenmandel beobachteter Todesfall ist wohl mehr der unbegreiflichen Sorglosigkeit der Eltern zur Last zu legen, die zu spät nach Hilfe schickten.

Ich will mich nicht damit aufhalten, alle bisher erfundenen Methoden anzuführen, sondern nur die erwähnen, die sich mir schon seit 15 Jahren bewährt hat, nicht nur mir allein, sondern auch anderen, so dass sie z. B. von CALMETTES und MARTIN als „Procédé MAURICE SCHMIDT" in der *Gazette hebdomadaire* beschrieben worden ist.

Die Operation mache ich ausschliesslich mit dem von mir ein klein wenig abgeänderten GOTTSTEIN'schen Schaber, Fig. 112; die

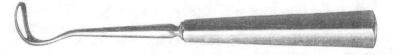

Fig. 112.

neueren nach seiner Angabe angefertigten gleichen den meinigen auf ein Haar. GOTTSTEIN hat sich ein wirkliches Verdienst durch die Erfindung dieses ebenso einfachen, wie praktischen Instruments erworben. Es gelingt damit oft in einem oder höchstens vier Strichen in kaum ebenso vielen Sekunden die Rachenmandel vollständig und dauernd zu entfernen. Wenn es auf diese Weise möglich ist, so sehe ich nicht ein, warum man erst mit Zangen einen Theil entfernen und danach zum Glätten den Schaber doch noch benutzen soll. Ich sehe auch nicht ein, warum ich dem Kranken die Mandel stückweise herausholen soll, wenn ich es leicht in einem Male thun kann. Man schneidet doch auch den Hunden den Schwanz nicht stückweise ab, um ihnen weniger wehe zu thun, wie es in der Anekdote heisst, sondern mit einem Streich.

Namentlich bei nervösen Kindern mit ebensolchen Eltern wende ich jetzt sehr häufig die Bromäthernarkose an, die ich in dem Abschnitt über örtliche Behandlung beschrieben habe. Die Operation ist ohne Narkose doch recht schmerzhaft und wenn sie auch noch so rasch verläuft, so kann doch ein nervöses Kind dadurch geschädigt werden. Ich verwende die Narkose bei sehr ängstlichen Kindern immer, bei kräftigen indessen nur, wenn ich, wie sehr oft, alle drei oder auch nur zwei Mandeln in einer Sitzung entferne. Ist das Kind einmal narkotisirt, dann soll man ihm auch den Vortheil zukommen lassen, ganz geheilt zu werden.

Für das Herausnehmen einer Mandel ist bei muthigen Kindern eine Narkose nicht nöthig.

Einzelne Kollegen verwerfen die Narkose bei den Mandeloperationen als unnöthig. Wenn ich der Auftritte gedenke, die sich früher oft in meiner Sprechstunde bei solchen Gelegenheiten abspielten und dagegen den Vortheil setze, dass die Kinder in einer Sitzung alle drei Mandeln verlieren, und zwar mit einer so kurzen vornarkotischen Erregung, so kann ich mich dem grossen Nutzen, den die Narkose für das Nervensystem der Kinder hat, nicht verschliessen. Mir selbst wäre die dreimalige Wiederholung des einmal von mir gekosteten Schmerzes bei Herausnahme meiner Mandel doch recht unangenehm, wie viel mehr muss es dies für Kinder sein! Es ist dem Arzte überhaupt recht nützlich, die Schmerzen, die er dem Kranken zufügen muss, selbst einmal erprobt zu haben, aber nicht nur die Schmerzen, auch andere Empfindungen, z. B. das Kokaingefühl im Halse u. s. w., dann urtheilt er über manchen Kranken und manche Behandlung anders.

Vor der Operation vergewissere man sich, dass der Kranke kein Bluter, vor der Narkose, dass kein Herzfehler vorhanden ist. Wenn der Bromäther auch, lange nicht so gefährlich wie Chloroform ist, so sollte diese Vorsicht doch nicht unterbleiben, wenn auch nur, damit man sich im Falle eines Unglücks keinen Vorwurf zu machen hat. Ein kompensirter Herzfehler ist sicher keine Kontraindikation, denn die Aufregung einer ohne Narkose vorgenommenen Operation wirkt jedenfalls auch nicht günstig auf einen Herzkranken. Bei einem Bluter soll lieber ein anderer Weg für die Behandlung der Mandeln eingeschlagen werden.

Das Kind, denn um diese handelt es sich fast immer, wird, wie früher bei dem Abschnitt „Untersuchung“, Seite 137, schon beschrieben, von einem Gehülfen auf den Schooss genommen. Wenn ich alle drei Mandeln in einer Sitzung entfernen will, so nehme ich erst die Gaumenmandeln mittelst der galvanokaustischen Schlinge weg, wie ich das nachher beschreiben werde, und danach gleich die Rachenmandel. Ich führe dazu, nachdem ich mir die Zunge mit meinem Spatel oder dem Zeigefinger der linken Hand einen Augenblick niedergedrückt habe (sowie man hinten im Halse ist, legt sie sich durch das Würgen von selbst herunter), den desinficirten Schaber hinter das Gaumensegel bis an die Choanen ein, ziehe dabei das Gaumensegel mit dem Instrument nach vorn, denn es handelt sich darum, nicht zwischen der hinteren Schlundwand und der Mandel, sondern zwischen ihr und dem Vomer einzugehen. Danach mache ich, so weit wie möglich oben anfangend, in der Mitte einen kräftigen Strich nach unten, gehe darauf erst in eine, dann in die andere Seite des Cavum und mache dort noch je einen Strich, womit in drei Sekunden die Operation fertig ist. Hält das Kind sehr gut oder ist es narkotisirt, so lasse ich zur Sicherheit den drei Strichen noch einige glättende folgen. Ein Einwand, den man der Methode gemacht hat, ist der, dass die abgeschabten Massen aspirirt werden könnten. Es ist mir dies in über 2000 Fällen und auch vielen anderen Kollegen nicht vorgekommen; wahrscheinlich wird durch die Würgebewegungen die Aspiration verhindert. Man wird die Operation immer ohne Spiegel machen können, weil eine Verletzung anderer Theile mit diesem Schaber absolut unmöglich ist. Nach der Operation soll man narkotisirte Kinder in die Seitenlage bringen. Die Blutung ist augenblicklich zwar gewöhnlich eine heftige, sie dauert aber sehr selten länger als zwei Minuten; das Blut kommt meistens aus der Nase heraus. Man lasse die Kranken nicht weggehen, bis es einige Zeit ganz gestanden hat. Ich war, seitdem ich diesen Schaber brauche, nie mehr genöthigt, irgend welche augenblickliche Maasregeln gegen die Blutung zu ergreifen. Wenn Andere, wie KOLL z. B., heftigere Blutungen nach Operationen mit dem Schaber erlebt haben, so glaube ich, dass das Instrument zu scharf war. Ich möchte rathen, bei neuen Schabern immer erst einmal mit einem Schlüssel oder Messerrücken über die schneidende Stelle zu fahren. Nur in höchst seltenen Fällen habe ich Nachblutungen nach einigen Tagen oder Stunden gesehen, lege freilich auch immer grossen Werth darauf, dass die Kinder 30 Stunden lang nichts Warmes oder Festes geniessen. Ich empfehle den Eltern, ihnen die ersten zwei Tage alle zwei Stunden eine Tasse kalte gekochte Milch zu geben und etwa vier rohe Eier am Tage, erlaube ausserdem gleich nach der Operation eine Portion Fruchteis oder kaltes Wasser. Den dritten und vierten Tag lasse ich noch laue, weiche Nahrung nehmen, später ist eine besondere Vorsicht nicht mehr nöthig. Sodann lasse ich vier Wochen lang ein Nasenbad mit einer einprocentigen Borsäurelösung machen; die vollständige Heilung der operirten Stelle dauert in der Regel so lange, wenn die Beschwerden auch schon viel früher geschwunden sind.

Rückfälle habe ich nach dieser Operationsmethode weniger häufig gesehen als nach anderen; sie finden sich in etwa drei Procent. Es giebt ausserordentlich hartnäckige Rachentonsillen. Ich musste einst eine junge Dame. welche schon einmal von einem meiner besten Assistenten gewiss nach den Regeln der Kunst operirt worden war, nach einem halben Jahre noch einmal operiren. Drei Jahre später, nachdem sie sich verheirathet und schon zwei Kinder bekommen hatte, kam sie abermals mit Klagen über Nasenverstopfung und siehe da, die Rachenmandel sah wieder aus, als ob überhaupt noch nie daran operirt worden wäre. Ich entfernte sie diesmal mit dem TRAUTMANN'schen Löffel unter Leitung des Spiegels, worauf sie geheilt blieb. Ähnliches wird wohl Jeder erlebt haben. Je vollkommener aber die Operation durchgeführt worden ist, desto weniger Rückfälle wird man beobachten.

Sehr wichtig ist es in den vier auf die Operation folgenden Wochen, darauf achten zu lassen, dass die nun in der Regel mögliche Athmung durch die Nase auch wirklich geübt wird, denn oft ist die Gewohnheit der Mundathmung so zur anderen Natur geworden, dass die Nasenathmung förmlich gelernt werden muss. Ist dies nach vier Wochen nicht gelungen, so ist es sehr zweckmässig, eine Zeitlang, besonders Nachts, Mundschliesser, wie den Kontrarespirator von GUYE oder den sogenannten Lungenschützer von HEBROCK, Fig. 113 oder 114, tragen zu lassen.

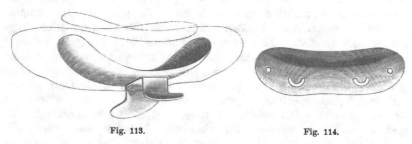

Fig. 113.   Fig. 114.

Bei Erwachsenen oder grösseren Kindern ziehe ich es vor, besonders wenn es sich nur um Reste handelt, die Operation unter Leitung des Auges zu machen, wie ich es Seite 248 f. beschrieben habe.

Ich kann mich in Bezug auf die Folgen der vergrösserten Gaumenmandeln auf das bei der Rachenmandel Gesagte beziehen.

Unter die Erscheinungen, welche speciell die vergrösserten Gaumenmandeln bedingen, gehört besonders auch der unruhige Schlaf; Kinder mit zwei grossen Gaumenmandeln schnarchen immer in erheblicher Weise. Vor Jahren habe ich bei einem Erwachsenen einen lange dauernden Reizhusten beobachtet, der durch die Exstirpation der Mandeln beseitigt wurde. Nachtheilig sind dieselben ausserdem, weil Menschen mit grossen, lockeren und mit zahlreichen Lakunen versehenen Tonsillen viel mehr zu Infektionen disponirt sind. Sehr grosse Mandeln können bei akuten Erkrankungen so anschwellen, dass sie Athemstörung verursachen. Einer meiner Assistenten war vor Kurzem genöthigt, bei einem Kinde, das der Erstickung nahe war, während einer akuten Angina, die eine der Mandeln wegzunehmen. Nach Ablauf des akuten Stadiums mussten wir auch noch die andere entfernen, da dieselbe allein noch den grössten Theil des *Isthmus faucium* ausfüllte.

Wenn nur die Gaumenmandeln vergrössert sind, so ist die Sprache eine klosige und oft sind die Maxillardrüsen indolent geschwollen. Bei Sängern wirken sie doppelt nachtheilig, einestheils stören sie den Wohlklang der Stimme, anderentheils unterhalten sie, wie oben auseinandergesetzt, einen chronischen Reizzustand,

der Schlund und Kehlkopf in Mitleidenschaft zieht. Man wird der
Singstimme nie schaden, wenn man sie entfernt.

Es lassen sich zwei Hauptformen von hypertrophischen Gaumenmandeln unterscheiden, die breit aufsitzenden und die mehr gestielten; besonders erstere sind öfter mit den Gaumenbogen theilweise verwachsen; die gestielten findet man häufiger bei Kindern.
Der Stiel ist mitunter so dünn, dass er kaum ein Drittel des Umfangs der Mandel beträgt. Es kommen sogar solche mit ganz
dünnen Stielen vor, sogenannte *Tonsillae pendulae*, welche vermuthlich angeboren sind. WAGNER und ELLERMANN haben eine
verirrte, rechts hinter der Uvula sitzende Mandel entfernt. Grosse
Tonsillen haben sehr häufig einen stumpfen Fortsatz nach unten,
der bis in die Nähe des Kehlkopfs reicht. Ich habe gefunden,
dass gerade diese Verlängerung die meisten Unbequemlichkeiten
verursacht.

Die Behandlung wird je nach der Grösse und Gestaltung
der Mandeln eine verschiedene sein. Sind nur einige wenige
Lakunen mit verhältnissmässig weiter Öffnung vorhanden, so kann
man sie auch, ohne zu schlitzen, mit Jodtinktur desinficiren
mittelst eines um die Hakensonde gewickelten dünnen Wattebausches.
Kleine Mandeln mit Pfröpfen behandelt man am Besten mittelst
der Schlitzung. Die Methode ist zuerst von v. HOFFMANN angegeben worden. Man geht mit der Hakensonde (Fig. 20, Seite 118)
tief, möglichst bis auf den Grund in eine Fossula ein, was meistens
nicht schwer fällt, und reisst den Haken nach unten zu durch
die Substanz der Mandel hindurch; in die Fossulae der Spitze
muss man von unten nach oben eingehen. Wenn dies auch bei
Kindern sehr rasch auszuführen ist, so wird man trotzdem fast
immer gut thun, erst zu kokainisiren, denn die Schlitzung macht
doch Schmerzen. Auf diese Weise werden, am besten von
unten an, zunächst eine Anzahl der Grübchen geschlitzt. Da
man indessen in der ersten Sitzung gewöhnlich nicht alle erreichen kann, so muss das Verfahren in der Regel wiederholt
werden. Bei Erwachsenen kommt es zuweilen vor, dass die Mandel
so hart ist, dass sie dem Zuge folgt; um dieselben nicht zu sehr
zerren zu müssen, schiebt man das Ohr des Zungenspatels über
den Haken und fixirt damit die Mandel nach hinten. Der Zweck
der Schlitzungen ist, die Lakunen in offene Halbkanäle zu verwandeln. Mit der Zeit atrophiren die so gebildeten Zwischenlappen;
geschieht dies nicht oder sammeln sich zwischen ihnen· immer
wieder Massen an, so muss man die Zwischenlappen abtragen.
Ebenso ist man zuweilen genöthigt, ein Stück des vorderen Gaumenbogens zu reseciren, wenn er als Klappe eine Mündung verschliesst.
Man soll so womöglich fortfahren, bis die ganze Mandel in ein
Narbengewebe verwandelt worden ist. v. HOFFMANN erzählt, dass
er zwei Mädchen im Alter von 12—14 Jahren, welche unendlich
häufig an Diphtherie erkrankt gewesen waren, durch die Schlitzung

behandelt habe und dass es ihm gelungen sei, die zerklüfteten Mandeln in harte narbige zu verwandeln. Die Mädchen konnten nachher ihre an Diphtherie erkrankte Mutter pflegen, ohne inficirt zu werden.

Nach jeder Schlitzung desinficire ich die Stellen mit einem geeigneten Mittel, Jodtinktur oder Lugol oder Wasserstoffsuperoxyd. Es ist zweckmässig, die Eltern darauf aufmerksam zu machen, dass sich an den operirten Stellen nachher weissliche Flecke zeigen, dann wird man in der nächsten Nacht nicht geholt.

Als Nachbehandlung gebe ich das Salolgurgelwasser. Etwas kühle, weiche Nahrung empfiehlt sich in den ersten Tagen, obgleich die meisten Menschen nur sehr wenig Beschwerden nach der Schlitzung empfinden.

Man hat zur Verödung der Fossulae auch die Ignipunktur empfohlen, namentlich in Frankreich wird sie viel geübt. Dieselbe besteht darin, dass man mit einem Kauter, galvanokaustischen oder Paquelin in die Gruben eingeht und ihn erglühen lässt oder auch direkt in die Mandel Löcher hineinbrennt. Das ist aber nicht hinreichend, denn man gelangt damit schwerer bis auf den Grund der Grübchen und es ist vorgekommen, dass sich die Mündung eines solchen geschlossen hat und der Pfropf darin geblieben ist, der dann später vereiterte.

Die seitherige Erfahrung hat Anderen und mir ergeben, dass man namentlich bei Erwachsenen mit der Schlitzung öfter nicht auskommt, die zwischen den geschlitzten Grübchen stehen gebliebenen Riffe atrophiren nicht in gewünschter Weise, sondern wachsen wieder zusammen und der Nutzen der Schlitzung ist dahin. Ich habe deshalb früher mit einer gebogenen Scheere, neuerdings aber fast ausschliesslich mit der KRAUSE-HERYNG'schen Doppelkürette, die ich mir an einen geraden Ansatz habe anbringen lassen, Fig. 99 Seite 185, die Riffe herausgenommen, was sehr leicht auszuführen ist. Ich gehe mit dem unteren Ende der Kürette in die Fossula ein, bringe das vordere Ende zwischen Gaumenbogen und Mandel oder in eine zweite Fossula, drücke stark nach aussen und kneipe das Stück heraus. Ich wiederhole dies, bis das obere Ende der Mandel in eine weite Grube verwandelt ist. Selbst nach Kokainisirung ist das Verfahren immer etwas schmerzhaft, da gerade das obere Ende der Mandel sehr empfindlich ist; bei sehr empfindsamen Kranken gebe ich deshalb die zweite Dosis Kokain submukös. Nachher desinficire ich die Wunde am liebsten mit Lugol 2 oder mit Wasserstoffsuperoxyd. Als Nachbehandlung lasse ich einige Tage kühle, weiche Diät befolgen und Kaupastillen nehmen oder ein Gurgelwasser brauchen und blase, wenn die Kranken dableiben können, täglich Nosophen in die Grube. Die Schmerzen dauern meistens nur ein bis zwei Tage. Hie und da entziehen sich trotz der grössten Sorgfalt ein oder mehrere Grübchen der Auffindung, und man wird durch

Rückfälle von Entzündungen der Mandel überrascht. In diesen Fällen muss man eben weiter nach übrig gebliebenen Grübchen suchen, und wird so schliesslich an das Ziel gelangen, die Mandeln ganz zu veröden. Die gleich zu beschreibende Extirpation der Tonsillen leistet nicht dasselbe, denn gerade die bei dieser leicht stehen bleibenden Reste der Mandel in der oberen Ecke der Gaumenbogen sind der Sitz der ursächlich wichtigsten Fossulae. HARTMANN benutzt seine Conchotome zu der beschriebenen Herausnahme kleiner Mandelstücke. KELLY BROWNE in Glasgow hat eine besondere Kneipzange für die kleine Operation angegeben. Ich bin mit der Kürette, die man doch schon besitzt, immer recht gut fertig geworden. Nach der Operation ist es zweckmässig, darauf zu achten, dass die Heilung vom Grunde heraus stattfinde, sonst verkleben die Wundränder gleich wieder.

Sind die Gaumenmandeln aber so gross, einerlei ob sie Pfröpfe enthalten oder nicht, dass sie die oben erwähnten Erscheinungen hervorrufen, oder entzünden sie sich oft, so muss man sie entfernen. Ich betrachte als Indikation dafür also erstens das schlechte Schlafen und Schnarchen der Kinder, zweitens häufige Entzündungen. Nachdem ich bei der Operation mit dem schneidenden Tonsillotom fünf Mal recht unangenehme Blutungen erlebt hatte und mir vor zwanzig Jahren von MICHEL in Köln selbst eine meiner grossen Tonsillen mittelst der galvanokaustischen Schlinge habe operiren lassen, wende ich nur noch diese an und bin sehr zufrieden damit, da ich, einen Fall ausgenommen, keine Blutung mehr erlebt habe. Dieser Fall betraf einen Erwachsenen, den ich, weil er gern bald abreisen wollte, operirte, obgleich er eine noch nicht abgelaufene frische Angina hatte. Ich that es im Vertrauen auf die seit vielen Jahren bewährte Methode. Es folgte aus drei Gefässen eine sehr heftige Blutung, die ich indessen durch *Liq. ferri* stillen konnte. Bei Erwachsenen sowie auch bei älteren Kindern blutet es deshalb leichter, weil bei ihnen das Gewebe härter geworden ist und in diesem die Gefässe klaffend bleiben, wie BEAUSOLEIL sehr richtig bemerkt. Ausserdem habe ich noch eine recht mässige Blutung bei einem Kinde erlebt, die aber dem Verfahren nicht zuzuschreiben war, weil die Eltern ihm gegen meinen ausdrücklichen Befehl nach der Operation ein Stück Brod zu essen gegeben hatten, dessen harte Rinde den Schorf zerriss. Wenn ich in der Literatur immer und immer wieder die Fälle lese von starken Blutungen nach Tonsillotomien, so gewinne ich meine Art der Operation immer lieber, da sie bei einiger Vorsicht vor diesem Zwischenfall absolut schützt. ELSBERG in New-York sprach es einmal aus, dass er unter über tausend Fällen, die er mit dem Tonsillotom operirt, nie einen Fall von Blutung gesehen habe. Einige Zeit später las ich in einem Aufsatz von ihm, dass er jedem Tonsillotomirten ein Fläschchen mit *Liq. ferri* mitgebe! Er muss wohl nachträglich doch noch Blutungen gesehen haben.

Es darf meiner und wohl aller Kollegen Meinung nach nicht vorkommen, dass Jemand einer Mandelextirpation wegen in Lebensgefahr geräth oder dass auch nur eine erhebliche Schädigung
der Gesundheit durch eine starke Blutung eintritt.

Die Operation mit der galvanokaustischen Schlinge dauert
nicht länger, als die mit dem Tonsillotom, und wenn sie auch
zwei Sekunden länger dauerte, so würde das zehnmal durch die
Sicherheit vor Blutungen aufgewogen. Ich will nicht verschweigen,
dass die Heilung, nicht der Schmerz, nachher vielleicht drei Tage
länger dauert, aber das ist ebenfalls kein Nachtheil, gegenüber den ungemeinen Vortheilen, die diese Methode hat. Unter
diesen ist nicht der geringste der, dass man Kinder dabei sehr
gut narkotisiren und bei kräftigen alle drei Mandeln in einer
Sitzung entfernen kann, was ich schon mehrere hundert Mal gethan habe. Allerdings geht es nicht mit dem sonst so hübschen
Griff von SCHECH, weil er nur die Bildung einer kurzen Schlinge
zulässt; mit meinem Griffe, Fig. 55 Seite 160, ist die Operation
aber sehr gut zu machen; ich habe die Form desselben eben der
Mandeloperation wegen gewählt. Ein weiterer Vortheil ist noch
der, dass man mit der Schlinge den wichtigsten Theil, den Zapfen
am unteren Ende der Mandel, gerade zuerst packt und ihn nicht
sitzen lassen kann, wie es namentlich mit dem Messer so oft geschieht. Ich habe Kranke gesehen, die von sehr grossen Chirurgen
mit dem Messer operirt worden waren, denen nur ein Fünftel der
Mandel am oberen Ende fehlte. Man kann es mit dem Messer
ja auch besser machen, ich spreche hier aber von Erlebtem.

Die Vorbereitungen sind dieselben wie bei der Operation der
Rachenmandel. Bei der Beschreibung derselben habe ich auch die
Indikationen für die Narkose angegeben.

Die Ausführung der Operation ist eine sehr einfache. Zum
Herunterdrücken der Zunge nehme ich bei Narkotisirten gern
einen breiteren Zungenspatel. Ich drücke die Zunge möglichst
tief hinunter und suche vor allem das untere Ende der Mandel
in die Schlinge zu bekommen. Dann lege ich dieselbe um und
drücke das Ende der Röhren oben in die Nische zwischen beide
Gaumenbogen. Ist die Mandel gestielt, so ziehe ich die Schlinge
kalt zu und lasse dann erst den Strom, der nicht zu stark sein darf,
durchgehen; mit einem kurzen Zischen schneidet die Schlinge
durch. Ist die Mandel aber breitbasig, so lasse ich die Schlinge
erst erglühen und schneide dann durch. In der Regel fliessen
höchstens einige Tropfen Blut durch das Würgen, selten ein Esslöffel voll. Nachher sehe ich noch einmal in den Hals; es geschieht
mitunter, wenn auch sehr selten, dass die Schlinge nicht ganz
richtig umgelegt war und dass ein Stück sitzen geblieben ist.
Um dieses zu entfernen, gehe ich dann noch einmal ein, was
bei Narkotisirten gar nichts auf sich hat. Das einzige Unangenehme, was bei dieser Art zu operiren geschehen kann, ist, dass,

wenn der Strom nicht in Ordnung ist, die Schlinge bei dem Zuschnüren nicht erglüht. Dann kappe man die Drähte am Griff,
ziehe die Doppelröhre zurück und löse den Draht um die Mandel
mit dem Finger. Durch Aufmerksamkeit auf die Instandhaltung
des Instrumentariums kann man diesen Zufall vermeiden. Bei
Tonsillotomen kommt das Steckenbleiben auch vor. Es ist nicht
nur mir passirt.

Nach der Operation lasse ich auch die oben angegebene
Diät brauchen, namentlich macht sich das Fruchteis immer sehr
gut und versöhnt sogar die mitunter empörten Kinderseelen. Für
die nächsten vier Wochen verordne ich immer ein Salolgurgelwasser oder die Kaupastillen und in der Regel ein Nasenbad von
Borlösung, bis die Wunde geheilt ist. Auf der Stelle, wo die
Mandel gesessen hat, bildet sich ein weisser Schorf, der am
nächsten Tage in der entzündeten Umgebung die grösste Ähnlichkeit mit Diphtherie hat. Man thut gut, dies ebenfalls den Eltern
mitzutheilen. Die nach dieser Operation folgenden Schmerzen
beschränken sich meistens auf zwei Tage und sind überhaupt
mässige. Bei dünn gestielten kann es vorkommen, dass nachher
gar keine Schmerzen geklagt werden. Der Schorf braucht etwa
acht bis zehn Tage, bis er losgestossen ist; die Wunde ist nach
drei Wochen ganz geheilt. Bei sehr sensiblen Kindern folgt
manchmal am ersten Abend geringes Fieber. Ist dieses stärker,
so erwacht der Verdacht, dass es aus anderer Ursache entstanden
sei. Ich operirte einmal einen Knaben, der am Abend nach der
Operation unter ziemlich heftigem Fieber eine bedeutende Anschwellung der Submaxillargegend bekam, die sich bis nach dem
Ohr hinzog. Das Fieber dauerte einige Tage, dann liess es nach
und die Schwellung verschwand ebenfalls. Diese von mir noch
nie gesehene Folge klärte sich erst 14 Tage später völlig auf,
als die Geschwister des Knaben an Mumps erkrankten. Ebenso
habe ich zweimal heftiges Fieber am Abend nach der Operation
beobachtet, das durch eine Scharlacherkrankung bedingt war,
die man nicht voraussehen konnte; beide Operirte heilten aber
ohne Komplikation.

Wenn man nun keine Galvanokaustik zur Verfügung hat, so
muss man natürlich mit einem schneidenden Instrumente operiren.
Das hat man Jahrhunderte lang gethan und wird es auch weiter
so machen können. Nur halte man sich die grössere Möglichkeit
einer Blutung immer vor Augen. Ich liess, als ich noch mit
dem Tonsillotom operirte, auswärtige Kranke immer die erste
Nacht noch in Frankfurt bleiben und gab ihnen ein Fläschchen
Liq. ferri sesquichlor. für alle Fälle mit.

Operirt man mit dem Tonsillotom, so achte man besonders
darauf, dass man das untere Ende nicht sitzen lässt. Die Anwendung des Instruments bedarf sonst keiner weiteren Beschreibung.
Ich halte das Fig. 115 abgebildete von BAGINSKY für das einfachste.

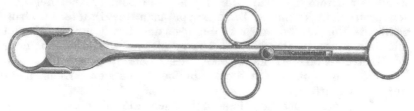

Fig. 115.

Das Hervorziehen der Mandel vom Munde aus wird bei diesen Operationen nicht schaden, ist aber meist nicht nöthig. Zu warnen ist hingegen vor dem Drücken von aussen, welches empfohlen worden ist, um die Mandel besser vorspringen zu machen, weil man damit die Gefässe gerade in die Operationsstelle hineindrücken würde. (Vergleiche Fig. 5, Seite 20.)

Auch nach dieser Operation wird man die angegebene Diät verordnen.

Erwähnen möchte ich der Vollständigkeit halber noch, dass die Operirten manchmal nach der Heilung noch einige Wochen, selten Monate ein ganz kleines Hemmniss im Schlucken verspüren, das durch die Narbe verursacht ist; es verliert sich von selbst.

Sollte nach der einen oder der anderen Methode zu operiren, trotz aller Vorsicht, einmal eine Blutung eintreten, so ist erste Regel, dass man sich die Stelle derselben aufsucht und zu dem Zweck den Rachen mit Wattepinseln reinigt. Sieht man die blutende Stelle, ein spritzendes Gefäss z. B., so bringt man einen Tropfen reinen *Liq. ferri* darauf, worauf die Blutung in der Regel steht, sonst muss es wiederholt werden. Sollte die Blutung eine parenchymatöse sein, so kann man die ganze Gegend mittelst eines nicht zu nassen Pinsels mit dem Liquor bestreichen. In einem Falle, in welchem die Blutung trotz aller Mittel nicht stehen wollte, würde ich einen mit Liquor oder Ferropyrin getränkten Wattebausch mit dem Zeigefinger zehn Minuten auf die blutende Stelle andrücken. An der Gaumenmandel habe ich dies noch nicht nöthig gehabt. KRIEG heilte einen Fall von Blutung durch eine zehntägige Kompression der Karotis. Von RICORD, MIKULICZ und CLENDINNEN sind besondere Kompressionsinstrumente für die Blutungen nach Tonsillotomie angegeben worden. BUTLER und CLARK stechen durch den blutenden Mandelrest eine krumme Nadel und schnürten ihn hinter derselben mittelst Draht zusammen. In schlimmen Fällen kann man auch das Abbinden der Arme versuchen. Als letztes Hilfsmittel bliebe noch die Unterbindung der Karotis. Mandelblutungen stehen ja bekanntlich, wie andere, meist mit dem Eintritt der Ohnmacht, allein es würde sehr verkehrt sein, darauf warten zu wollen. Bei notorischen Blutern wird man eine Operation überhaupt zu vermeiden suchen. Sollte eine Behandlung der vergrösserten Mandeln bei ihnen durchaus nöthig sein, so würde sich die Ignipunktur empfehlen oder das öftere Auspinseln der Fossulae mit Jodtinktur. BRYSON DELAVAN erwähnt freilich eine tödtliche Blutung bei einem Bluter nach einer einfachen Fingeruntersuchung im Cavum.

Während Epidemien von Diphtherie an kleinen Orten soll man Operationen an den Mandeln lieber aufschieben. In grösseren Städten, in denen diese Krankheit immer herrscht, soll man in Familien, in welchen eben Fälle vorgekommen sind, ebenfalls nicht operiren.

Eine Altersgrenze für die Entfernung der Gaumenmandeln giebt es nicht. In der Regel wird man sie in dem Alter von drei bis sechs Jahren zu entfernen haben, da dann die Beschwerden deutlicher hervortreten. Ich habe sie, wie die Rachenmandel schon bei einjährigen Kindern weggenommen, wenn die Stärke der Beschwerden die Indikation dazu gab.

Die späteren Folgen der Entfernung der drei Mandeln oder selbst nur einer, wenn sie eben die Hauptschuld an den Erscheinungen trug, sind die denkbar günstigsten. Die Kinder schlafen schon in der ersten Nacht gewöhnlich ganz ruhig, die oben geschilderten, durch die Hypertrophie der Mandeln bedingten Erscheinungen schwinden rasch und das Allgemeinbefinden bessert sich in den nächsten Monaten so, dass man oft schon nach wenigen Tagen, meistens innerhalb eines halben Jahres die erfreulichsten Veränderungen in geistiger und körperlicher Beziehung verzeichnen kann. Nach den neuesten Anschauungen über die Eingangspforten von Infektionsstoffen liegt in der Verminderung von Infektionsmöglichkeiten nicht einer der geringsten Vortheile der Mandelentfernung. Die Wegnahme hypertrophischer Mandeln ist überhaupt eine der segensreichsten Operationen für die ganze Entwicklung der Kinder!

Ich habe früher schon gesagt, dass die akuten Entzündungen der Zungenmandel meistens unter den Beschwerden, welche die anderen machen, unbemerkt bleiben. Bei heftigeren Fällen schwillt auch manchmal die obere Fläche der Epiglottis ödematös an, man nennt dies, wie erwähnt, *Angina epiglottidea*. Auch die chronischen Entzündungen der Zungenmandel verursachen selten sehr bestimmte Erscheinungen. Das Hervorstechendste ist das Knollengefühl, das ich schon bei dem chronischen Katarrh eingehender besprochen habe.

Die Zungenmandel ist dann als pathologisch zu betrachten, wenn sie bei herausgestreckter Zunge den Kehldeckel berührt und dadurch Beschwerden macht. Ob das der Fall ist, kommt mit auf den Grad der Empfindlichheit des Kranken gegen solche Reize an. Die Beschwerden werden, einmal entdeckt, durch die darauf gelenkte Aufmersamkeit und durch die Bemühungen, den Knollen wegzubringen, erheblich gesteigert. Schmerzen werden nur empfunden, wenn es sich um tiefer gelegene Entzündungen in dem Zungengrund handelt, welche aber nur sehr selten vorkommen.

Die Zungentonsille ist entweder in der ganzen queren Ausdehnung vergrössert oder nur theilweise, indem einzelne Follikelhaufen wie Kämme stark hervorragen, einseitig oder beiderseitig. Bei einseitiger Vergrösserung geben die Kranken manchmal an, dass sie die Empfindung nur auf der entsprechenden Seite haben, und es ist immer ein ganz angenehmer Fingerzeig, wenn die Aussage mit dem Befund stimmt. Zuweilen ist es auch nur eine recht zähe Schleimabsonderung, welche dadurch, dass sie den Kehldeckel an die Zunge ankleben macht, das Knollengefühl erzeugt.

Von sonstigen Erkrankungen finden sich in der Zungentonsille noch die eitrige submuköse Entzündung und die mykotische Form der Angina, diese ist aber hier sehr bezeichnend, da die fossuläre, wie es scheint, nicht beobachtet wird.

Die Diagnose wird man vor Allem mit dem Spiegel, aber auch mit der Sonde machen müssen zur Festellung, wo die Ursache des krankhaften Gefühls sitzt. Man beachte wegen vielleicht vorzunehmender operativer Eingriffe auch die Entwicklung der Venen am Zungengrunde. Die Digitaluntersuchung ist bei zweifelhaften anderen Erkrankungen gewöhnlich nicht zu umgehen. Eine tiefe Entzündung fühlt sich hart an und ist schmerzhaft. Tumoren, welche sich in der Tiefe entwickeln, sind ebenfalls hart, umschrieben, seltener schmerzhaft, wenigstens nicht im Anfang; man soll bei der Stellung der Diagnose immer an Neubildungen denken, denn eine Verwechslung mit tiefen Entzündungen könnte da am Leichtesten stattfinden.

Die Zungenmandeln finden sich vergrössert durch eine natürliche Anlage des lymphatischen Rings im Allgemeinen, durch öftere Entzündungen, durch eitrige Infektion bei Zahnkaries und gewiss oft durch zu heisse Nahrung.

Die Behandlung kann bei gering entwickelten Zungentonsillen in dem Pinseln mit Lugol'scher Lösung von No. 1—3 (Seite 251) steigend bestehen. Sind einzelne Haufen stärker entwickelt, so kann man sie in der Regel mit der abgebogenen Schlinge fassen, indem man dieselbe flach auflegt, fest nach vorn eindrückt und im Erglühen zuschnürt, oder man ätzt sie, wenn sie flach sind, recht tief mit dem ringförmigen Galvanokauter für den Kehlkopf, Fig. 71, aber frontal gestellt. Eine im Ganzen zu grosse Mandel ätzt man zu wiederholten Malen oder nimmt sie stückweise weg. Wenn nach diesen Ätzungen Kämme stehen bleiben, so sind die Kranken nicht befriedigt, bis auch diese soweit beseitigt sind, dass keine Berührung der Epiglottis mehr stattfindet. Mit dem letzten Kamm verschwinden auch die Beschwerden, darum müssen der Kranke und der Arzt Geduld haben. Die Schmerzen sind nach den Ätzungen

mitunter ziemlich lebhaft. Schäde hat Zungenmandeln auch mit
der kalten Schlinge operirt, was bei diesen angehen mag, doch
hüte man sich, den Versuch bei den Gaumenmandeln zu machen;
die bekommt man auf diese Weise nicht.

Manche Kollegen benutzen ein dem Gottstein'schen Schaber
nachgebildetes Instrument für die Entfernung der Zungenmandel,
P. Heymann eine gebogene Scheere, Myles eine Art Tonsillotom.
Nach den bei anderen Mandeln gemachten Erfahrungen wird
man erst zusehen müssen, wie es sich dabei auf die Dauer mit
den Blutungen verhält. Die Operation mit schneidenden Instrumenten hat ja den Vorzug der glatteren Wunde.

Über die Erkrankungen der Mandeln an Tuberkulose, wie
sie für die Gaumenmandeln von Strassmann, Dmochowsky und
Schlenker, für die Rachenmandel von Lermoyez, Drublowsky
und Dieulafoy nachgewiesen worden sind, bitte ich die Besprechung derselben bei der Tuberkulose nachlesen zu wollen,
ebenso wie über ihre Betheiligung an den übrigen Infektionskrankheiten in den entsprechenden Abschnitten.

----

12. Die eitrigen Entzündungen.

Ich habe es für praktisch befunden, in diesem Abschnitt die folgenden vier Formen zu besprechen: die oberflächliche eitrige Entzündung (Blennorrhoe), die submuköse (Phlegmone), die Knorpelhautentzündung (Perichondritis) und die Erkrankungen der Nebenhöhlen der Nase. Die den hier abzuhandelnden Zuständen sehr nahe stehenden Oedeme werden in dem nächsten Abschnitt abgehandelt werden.

Veranlasst werden die eitrigen Entzündungen durch das Einwandern von eitererregenden Bakterien, die oberflächliche Art recht oft durch den *Gonococcus* (Tafel VI Fig. 3), die anderen durch den *Streptococcus pyogenes* (Tafel V Fig. 5), den *Staphylococcus pyogenes aureus* (Tafel V Fig. 6), und *flavus*, den A. Fränkel'schen *Diplococcus* (Tafel V Fig. 1), das *Bacterium coli commune* (Tafel VI Fig. 1) und vielleicht auch noch durch andere, wenigstens hat Tavel dies für die Strumitis nachgewiesen.

a) Blennorrhoe.

Die gonorrhoische Entzündung findet man in der Nase am häufigsten bei Säuglingen, sehr selten bei Erwachsenen. Nach Mackenzie haben Boerhave, Edwards und Siegmund, nach Schech, Cutler *Rhinitis gonorrhoica* bei Erwachsenen beobachtet, Dohrn und Rosinski haben gonorrhoische Stomatitis bei Säuglingen gesehen. Sie beschreiben sie als eine hochgradige Entzündung der ganzen Mundschleimhaut mit eitriger Durchtränkung des Gewebes, wobei auch das Epithel wie gequollen aussah.

Bei den Säuglingen kommt die gonorrhoische Rhinitis gewöhnlich mit der gleichen Entzündung der Konjunktiva zusammen vor. Die Kinder werden *intra partum* durch das Scheidensekret angesteckt. Wenn sie wenige Tage alt sind, so fangen sie an zu niesen, es fliesst eitriges Sekret aus der Nase, durch das die äussere Haut mitunter in grossem Umfange in entzündlichen Zustand versetzt wird. Der Ausfluss ist in allen Fällen ein eitrigschleimiger, nicht dünn und schleimig, wie im Beginn des akuten Schnupfens. Sonst stimmen die Erscheinungen bei so kleinen Kindern ganz mit denen bei akutem Schnupfen überein; die durch die Verstopfung der Nase gestörte Athmung, die dadurch erschwerte Nahrungsaufnahme sind dieselben, wie bei dem akuten und dem später noch zu besprechenden syphilitischen Schnupfen, nur sind sie bei dem gonorrhoischen und syphilitischen von oft monatelanger Dauer.

Die Entzündung pflanzt sich wie auf die Augen-, so auch auf die Ohrschleimhaut fort, wo sie mitunter zu einer heftigen *Otitis media* führt.

Stärkere Eiterabsonderungen in der Nase kommen sonst nur noch bei Erkrankung der Nebenhöhlen und bei Fremdkörpern vor. Die Diagnose der letzteren ist mit der Sonde leicht zu stellen, da man den harten Gegenstand fühlt. Weiche Fremdkörper sind sehr selten. Ein allerdings nie so entschieden eitrig aussehender Ausfluss ist auch bei der Nasendiphtherie zu bemerken. Bei ihr vermisst man aber selten die Zeichen der Krankheit im Schlunde, wenigstens an dem zweiten oder dritten Tage und längere Zeit nur in den zur Diphtherie gehörigen Fällen von *Rhinitis fibrinosa*, bei denen aber der Ausfluss weniger reichlich zu sein pflegt. Nach dem Wegwischen des eitrigen Schleims kann man die weissen Membranen in der Nase leicht sehen.

Es ist eigentlich zu verwundern, dass die gonorrhoische Entzündung so selten bei Erwachsenen beobachtet wird, die Nase wird doch gewiss ebenso oft wie die Konjunktiva der Infektion ausgesetzt. Ich hatte, wie beim chronischen Katarrh schon erwähnt wurde, immer die Vermuthung, die auch Bosworth und Krause schon ausgesprochen haben, ob nicht die *Rhinitis atrophicans* ursprünglich auf gonorrhoischer Infektion beruhen könne, um so mehr, als sie die gleiche Neigung zur Erzeugung von Bindegewebe und zur Narbenbildung hat, wie die Gonorrhoe. Man könnte ungezwungen die Schleimhaut einer entwickelten *Rhinitis atrophicans* mit einer Narbenbildung vergleichen, die Zusammenziehung des sklerotischen Gewebes bedingt doch gewiss die Atrophie der Muscheln. Ich habe mich aber, wie früher erwähnt, bis jetzt vergeblich bemüht, in dem Sekret dieser Rhinitis den Gonokokkus zu finden.

Es wäre für Hausärzte eine ganz interessante Aufgabe, zu beobachten, ob sich bei Kindern, die an gonorrhoischer Rhinitis gelitten, im späteren Leben eine atrophische Rhinitis entwickelt.

Die Behandlung der Nasengonorrhoe besteht in Ausspritzungen unter den früher angegebenen Vorsichtsmassregeln. Bei kleinen Kindern ersetzt man die Ausspritzung besser durch das Ausblasen mittelst des Gummiballons von einer Seite aus; man darf aber das andere Nasenloch wegen der Gefahr für die Ohren dabei nicht zuhalten. Kleine Kinder sollen nicht im Liegen ausgespritzt werden, weil sonst durch das Hinabfliessen der Flüssigkeit in den Kehlkopf leicht ein Glottiskrampf entstehen kann, sondern dabei aufrecht etwas nach vorn übergebeugt gehalten werden.

Man wählt anfangs einprocentige Borsäure- oder ähnliche Lösung
und geht, wenn das erste akute Stadium vorüber ist, zu adstringirenden Mitteln über: *Zinc. Sozojodol.* mit *Sacch. lact. subt. pulv.*
1 : 10 — 30 oder 2 — 5 procentige Lösung desselben Mittels.

HALLOPEAU und JEANSELME haben eine eitrige Rhinitis bei
Kranken mit tertiären Geschwüren in der Nase beobachtet; sie
sehen aber die Erkrankung nicht als eine syphilitische an, sondern wollen ihre Entstehung durch die in Folge der Geschwüre
erleichterte Einwanderung von Mikroorganismen erklären; die
eitrige Entzündung überdauere die Geschwüre nach deren Heilung.
Eiterungen umschriebener Stellen in der Nase kommen auch bei
Erwachsenen als nicht gonorrhoische vor; man kann die erkrankten
Theile der Schleimhaut direkt mit *Lapis mitigatus* ätzen oder Dermatol oder Nosophen darauf blasen.

Mit einer eitrigen Absonderung beginnen auch die beiden
von Manchen für identisch gehaltenen Krankheiten, die STÖRK'sche
Blennorrhoe und das Sklerom. Beide neigen ausserdem zu
Schwellungen in der Schleimhaut, besonders der subglottischen
Gegend; die *Laryngitis hypoglottica hypertrophica* bildet eines der
charakteristischsten Merkmale der beiden Krankheiten. In den
späteren Stadien hat die STÖRK'sche Blennorrhoe eine grosse Ähnlichkeit mit der trocknen Entzündung der oberen Luftwege,
während das Sklerom mehr zur Tumorbildung und zu Geschwürbildungen, besonders am Naseneingange, neigt, wie ich das in
dem betreffenden Abschnitte näher ausführen werde. Bei der
STÖRK'schen Krankheit findet man nie Geschwüre, wohl aber
narbenartige Stellen, die zu Verengerungen im Nasenrachenraum
und durch Verwachsungen der Stimmlippen Anlass zu Stenosen
des Kehlkopfs geben. Die Narben sind bei ihr aber nicht durch
Geschwüre veranlasst, sondern durch sklerosirende Entzündungen
in und unter der Schleimhaut. Ich habe hier nur ganz wenige
und sehr wenig charakteristische Fälle davon gesehen. In den
Donauländern ist die Krankheit nicht so selten.

Bei Erwachsenen und auch bei Kindern kann sich die oberflächliche eitrige Entzündung vielleicht durch die Olfaktorius-
scheiden auf das Gehirn fortpflanzen und Meningitis erzeugen;
häufiger wird diese aber jedenfalls nach WEIGERT und WEICHSEL-
BAUM durch die Fortwanderung der eitererregenden Kokken von
den Nebenhöhlen aus entstehen.

Die blennorrhoischen und die gleich zu beschreibenden submukösen Entzündungen werden auch durch die Anwesenheit von
Fremdkörpern hervorgerufen.

b) Submuköse Entzündungen.

Die zweite, die submuköse Form, fällt in der Nase ganz
mit der dritten, der Perichondritis, zusammen, da die Schleim-

haut daselbst zugleich auch das Periost bildet, sich praktisch wenigstens als solches darstellt.

Im Nasenrachenraum finden wir die submuköse Form als *Peritonsillitis nasopharyngea*, aber doch recht selten. Man erkennt sie daran, dass sich bei lebhaften Klagen über Schmerzen im Schlucken, besonders auch nach dem Ohr hin, eine starke Röthung hinter dem Velum nach oben zeigt, während die Schwellung in der *Pars oralis* selten erheblich ist. Die rhinoskopische Untersuchung ist mir in diesen Fällen fast nie in einer genügenden Weise gelungen. Die Schmerzen lassen unter Absonderung von Blut und Eiter aus dem Cavum plötzlich nach, doch wird diese Ausscheidung fast immer unbemerkt verschluckt. Das akute Auftreten mit Fieber schützt vor Verwechslungen mit tertiär syphilitischen Geschwüren am Rachendach, die bei dem Blick in den Rachen mitunter fast dasselbe Bild geben und im Übrigen häufig dieselben Beschwerden machen können.

Bei der Behandlung der Peritonsillitis in dem Cavum thun lauwarme, viertel- bis halbstündlich wiederholte Nasenbäder recht gute Dienste; die Kranken fühlen jedesmal Erleichterung. Man nimmt dazu Lösungen von Bor, Kochsalz u. s. w.

Viel öfter, mitunter in ganzen Epidemien kommt die Peritonsillitis an den Gaumenmandeln vor. Sie entsteht meiner Erfahrung nach fast nur durch die Mandelpfröpfe. Die Einwanderung der Streptokokken findet wohl nicht selten von schlechten eiternden Zähnen oder von der Nase her statt, nach KOEHLER indessen vorwiegend vom letzten unteren Backzahn, sowie gelegentlich auch vom Mittelohr. Man findet die eitrige Peritonsillitis bisweilen nach Operationen an der Nase so unmittelbar sich an dieselben anschliessend, dass man ihre Entstehung in diesen Fällen doch auf den Eingriff zurückführen muss. Es wäre denkbar, dass jede, auch die durch eine Erkältung verursachte akute Angina die Einwanderung der Bakterien begünstigt. Sehr selten findet sich die Phlegmone nach Diphtherie, ihr Vorkommen dabei ist sogar ganz geleugnet worden, übrigens durch die Mischinfektion sehr erklärlich. Ich habe sie in einer, wenn auch beschränkten Zahl von Fällen beobachtet.

Die *Angina phlegmonosa*, wie sie auch genannt wird, sitzt fast ausnahmslos in dem peritonsillären Bindegewebe und nicht in der Mandel selbst. Zwar kommen in diesen auch Abscesse vor, sie verdanken aber ihre Entstehung einer Verhaltung des Grubeninhalts, der in Eiterung geräth und sich einen Weg nach aussen sucht. Der Sitz ist unter 100 Fällen 98 Mal in den über und nach aussen von der Mandel gelegenen Zellgewebmaschen und nur zweimal in dem hinteren Gaumenbogen zu suchen. Man kann die Krankheit fast immer schon von Weitem erkennen. Der Kranke hat einen eigenthümlich ängstlichen Ausdruck, hält den Kopf steif, etwas schief, verzieht das Gesicht schmerzlich bei jeder Schluckbewegung; sobald er anfängt zu sprechen, hört man die dicke, klosige Sprache mit unterdrücktem Klang, wie man sie sonst fast nur noch bei Tumoren findet. Sieht man in den Mund, den der Kranke meist wegen der Infiltration des nach dem *Musc. pteryg. int.* zu gelegenen Bindegewebes nicht gut öffnen kann, so findet man die eine Seite des Gaumensegels sehr roth, bauchig vorspringend, in der Regel die Mandel dahinter halb verborgen, wenn der Eiter über derselben sitzt. Ist der Eiter mehr nach aussen zu angesammelt, so springt die Mandel weiter vor. Von dem hinteren Gaumenbogen ist gewöhnlich wenig zu sehen; ist er aber der Hauptsitz der Entzündung, so springt er hinter kleineren Mandeln vor, während er bei grösseren von diesen verdeckt wird. Schwellung der ganzen Gegend ist immer vorhanden, das Bild wechselt indessen je nach der ursprünglichen Gestaltung des *Isthmus faucium* mit seinen grösseren oder kleineren Mandeln.

Äusserst selten sind beide Seiten zugleich befallen oder auch mehrere Abscesse hintereinander zu beobachten. Ich sah aber in zwei Fällen erst einen rechts, dann links und dann wieder rechts auftreten, und in diesem Frühjahre bei einer jungen Frau 10 Anfälle von Peritonsillitis in zwei Monaten. Fast immer sind die Lymphdrüsen der Submaxillargegend und ihre Umgebung geschwollen und schmerzhaft, und im Anfang der Erkrankung wenigstens ist stets Fieber vorhanden.

Kollaterale Oedeme treten an der Uvula beinahe in jedem Falle, zum Glück aber sehr selten an dem Kehlkopf auf. Die Oedeme der Uvula tragen nicht gerade zur Verminderung der Beschwerden der Kranken bei, die Oedeme des Kehlkopfs aber können direkt das Leben gefährden.

Therapeutisch ist es von grosser Wichtigkeit, den Sitz des Eiters zu finden, den die Untersuchung mit der Sonde meistens ganz genau festzustellen gestattet. Betastet man nach und nach die verschiedenen Stellen, die dabei in Frage kommen können, anfangend mit der Gegend über der Mandel nach aussen, so giebt der auch nur ein klein wenig intelligente Kranke recht gut an, wenn die besonders schmerzhafte Stelle berührt wird, unter welcher man den Eiter dann findet. Am schwierigsten ist das Auffinden des Sitzes bei den Eiterungen im hinteren Gaumenbogen besonders, wenn die Mandeln gross sind, weil man dieselben, um an den Gaumenbogen gelangen zu können, bei Seite drängen muss, was allein schon Schmerzen macht. Mit dem Finger ist der Sitz des Eiters öfters ganz gut zu fühlen, namentlich, wenn der Abscess nahe am Durchbrechen ist; man bemerkt dann eine weiche Stelle, welche knopflochartig in der harten Umgebung liegt.

Überlässt man dem Eiter, sich selbst einen Weg zu suchen, so kommt er fast ausnahmslos 1 cm über dem vorderen Gaumenbogen ungefähr in der Mitte desselben zum Vorschein. Der in dem hinteren Gaumenbogen sucht sich seinen Weg mehr nach hinten; ich habe ihn auch nach dem Cavum durchbrechen sehen; in welches sich die Abscesse gewöhnlich unbemerkt öffnen.

Nach der natürlichen oder künstlichen Entleerung des Eiters heilt die Höhle rasch aus. Sollte das nicht der Fall sein, so kann man sicher darauf rechnen, dass eine grössere Ansammlung von Mandelpfröpfen zu Grunde liegt.

Was die Behandlung anlangt, so kann man mitunter ganz im Beginn der Erkrankung durch Entfernung der Mandelpfröpfe und nachherige Desinfektion der *Fossulae* mit Lugol'scher Lösung den Process abschneiden. In weiter vorgeschrittenen Fällen gelten die gewöhnlichen chirurgischen Grundsätze, dass, wo Eiter ist, man möglichst freien Abfluss herstellen muss. Deshalb wird man bei der Peritonsillitis, sobald man einen Eiterherd mit der Sonde oder dem Finger gefunden hat, einen Einstich machen. Ich benutze zu demselben immer das Weber'sche Nadelmesser für den Thränennasenkanal, Fig. 116. Das Instrument hat den weiteren

Fig. 116.

Vortheil, dass die Schneide nur kurz ist. Hat man nur ein spitzes Bistouri zur Verfügung, so muss die Schneide bis 1 cm von der Spitze mit Heftpflaster umwickelt werden. Trifft man den Eiter, so quillt er neben der Klinge heraus und man erweitert dann den Einstich einen bis zwei Centimeter nach innen zu, damit der Eiter frei abfliessen kann; trifft man ihn nicht, so schadet der kleine Nadelstich nichts. Eine Gefahr wäre dabei nur durch das Anstechen eines Astes der *Art. phar. ascend.* im vorderen Gaumenbogen zu fürchten, diese Ader wird aber leicht vermieden, wenn man einen Centimeter über dem freien Rand einsticht. Die Karotis kommt gar nicht in Frage, sie liegt ausser Bereich und ist überdies durch die Schwellung eher noch nach aussen gedrängt. Ich steche trotzdem immer das Messerchen mit dem Rücken lateralwärts gekehrt ein, da die Erweiterung des Schnittes nach innen stattfinden soll. Etwas vorsichtiger muss man bei den Phlegmonen im hinteren Gaumenbogen sein, da dort gelegentlich eines abnormen Verlaufs die Karotis doch in Frage kommen könnte. Am anderen Tage ist die Wunde gewöhnlich verklebt, doch genügt ein Druck mit dem Sondenknopf, um sie wieder zu eröffnen. Während der ganzen Erkrankung lasse man laues Wasser rein oder mit einem antiseptischen Mittel vermischt, alle Viertelstunden gurgeln. Zu heisses Wasser vermehrt die Schmerzen; äusserlich aufgelegte laue Leinsamenumschläge erleichtern sie hingegen sehr. Als Nachkur lasse ich Salol, Alaun oder Salbeithee kalt gurgeln, aber erst wenn die Eiterung beinahe vorüber ist. Eisumschläge

19*

passen für eine eiternde Entzündung nicht. Ich habe mehrmals
versucht, die *Angina phlegmonosa* entweder durch die von MACKENZIE
empfohlenen Guajakpastillen oder die von HELBING als sehr vortrefflich geschilderte Einreibung mit Krotonöl aussen am Kieferwinkel zu koupiren, natürlich verordnete ich noch Eis äusserlich
und eiskalte Kost. Das Koupiren ist mir aber nie gelungen.
Ich hatte zwar in einigen Fällen raschen Erfolg, allein ich glaube
denselben mehr der spontanen Eröffnung zuschreiben zu sollen.

Den Einstich bei der Peritonsillitis der Gaumenmandeln wird
man bei heftigen Beschwerden auch versuchen müssen, ehe man
den Sitz des Eiters genau bestimmen kann. Man sticht dann an
der Prädilektionsstelle ein, kommt kein Eiter, so sticht man noch
an einigen anderen ein; die kleinen Nadelstiche machen, wie erwähnt, keinen Schaden, sondern erleichtern den Kranken fast
immer etwas durch die örtliche Blutentziehung; die Einstiche
zeigen mitunter auch dem sich bildenden Eiter den Weg nach
aussen. Bei Befolgung der angegebenen Winke wird man 95
unter 100 Mal gleich beim ersten Einstich zum Ziele gelangen.
Bekanntlich kann man sich kaum bei einer Sache so blamiren,
wie bei der Eröffnung eines solchen Abscesses. Früher ist es mir
auch recht oft so gegangen, jetzt treffe ich den Abscess in dem
angegebenen Verhältnisse. Es ist dies doch gewiss eine der
Krankheiten, zu welchen der praktische Arzt einen Spezialisten
nicht rufen sollte, das müsste er allein besorgen können. Deshalb beachte er die Vorschriften genau. Wichtig ist noch, vierzehn Tage nach abgelaufener Peritonsillitis, besonders bei oft
recidivirender, die Mandeln auf Pröpfe zu untersuchen; man wird
es selten vergeblich thun und Rückfälle verhüten können, wenn
man sie, wie oben angegeben, behandelt, eventuell auch die
eiternden Zähne entfernt. Die Seite 290 erwähnte junge Frau
wurde von ihren Anfällen dauernd befreit, nachdem durch die
Kürettage der Mandeln recht grosse Anhäufungen von Pröpfen
entfernt worden waren.

Sollte die Uvula sehr geschwollen sein oder sogar ein direktes
Athemhinderniss bilden, so sind Skarifikationen derselben angezeigt.

In und um die Zungenmandel beobachtet man dieselben
eitrigen Entzündungen, wie an den anderen Mandeln. Die
Schmerzen sind bei der peritonsillären Entzündung auch sehr
grosse, die Bewegungen der Zunge recht erschwert, und die Gegend
direkt über dem Zungenbein ist von aussen hart und verdickt anzufühlen. Noch mehr ist dieses ausgesprochen bei den noch
tiefer in der Zungensubstanz sitzenden Eiterungen. Sie haben im
Anfang eine grosse Ähnlichkeit mit der im Zellgewebe des Halses
vorkommenden *Angina Ludovici*. Bei dieser letzteren ist aber sehr
bald die ganze vordere Hals- und Kinngegend einseitig oder
beiderseitig in und dicht unter der äusseren Haut bretthart

geschwollen und sehr schmerzhaft, der Eiter überschreitet aber nach den wenigen Fällen, die ich gesehen habe, nicht die tiefe Halsfascie, es sei denn, dass er ursprünglich von innen herstammt und durch Vermittlung eines Fremdkörpers oder auf Lymphbahnen durch die tiefe Fascie durchgebrochen ist. Unter der Zunge findet sich bei der LUDWIG'schen Angina im Munde eine bläuliche Schwellung, die Patienten machen auch gewöhnlich bei hohem Fieber einen schwerkranken Eindruck.

Als besondere Form, bei der die Follikel des Zungengrundes vereitern, hat MASSEI die *Glossitis follicularis infectiosa acuta* beschrieben.

In dem vorderen Theil der Zunge kommen Abscesse nur als vereiterte Cystengeschwülste oder Echinokokkusblasen vor. Am Zungengrunde hingegen entstehen die Eiterungen nicht selten durch Traumen: Knochensplitter, Fischgräten u. a. schaffen die Eingangspforte.

Die Diagnose der hinteren Zungenabscesse ist mit der Sonde oder mit dem Finger leichter zu stellen, als die der Peritonsillitis, da der Kranke den Mund besser öffnet.

Die eitrigen Entzündungen der Zunge unterliegen denselben Indikationen, wie die der anderen Stellen im Halse. Sobald man die Anwesenheit von Eiter vermuthen kann, so schneidet man ein und kann dies um so eher thun, da auch gegen die eigentliche Glossitis seit Alters her tiefe Skarifikationen als sehr wirksames Mittel empfohlen werden. Ich habe sie auch wiederholt mit sehr gutem Erfolge angewendet und benutze dazu das, Fig. 117, abge-

Fig. 117.

bildete Messer. Mein alter hochverehrter Lehrer BAUM sagte immer, die tiefen Einschnitte seien geradezu ein Specifikum gegen die Glossitis. Ich muss gestehen, dass ich mich die ersten Male etwas gescheut habe, nach seiner Angabe recht tief zu schneiden, es ist aber doch das Richtige; bei einem ganz vor Kurzem beobachteten Falle habe ich mich wieder davon überzeugt. Eine Phlegmone in der Zunge wird man bei einem so tiefen Einschnitt mit eröffnen. Irgendwelche Gefahr, die *Art. lingualis* zu verletzen, besteht in dem hinteren Theil der Zunge nicht, da sie dort sehr tief liegt und erst gegen die Mitte hin mehr nach oben steigt. Man verliere seine Zeit nicht mit Setzen von Blutegeln in die Zungenbeingegend, sondern entziehe das Blut lieber direkt. Sind beide Seiten der Zunge geschwollen, so muss man auf jeder Seite einen Längsschnitt über den Zungenrücken machen. So lange die Eiterung dauert, lässt man eine antiseptische Gurgelung, sowie laue Leinsamenumschläge gebrauchen und giebt eine weiche Nahrung. Danach geht man zu kalten adstringirenden Mitteln über.

Bei der *Angina Ludovici* sind die langen Skarifikationen vom
Zungenbein bis zum Kinn das beste Mittel; wie bei einem Kar-
bunkel muss man über die Umgrenzung der Schwellung hinaus
schneiden und mehrere Schnitte machen; danach ebenfalls Leinsamen mit Karbol etc. verordnen. Die Schnitte wird man mehrmals täglich mit Jodoform, Dermatol- oder Nosophen bestreuen.
Ich habe bei dieser Behandlung zwei Fälle der Ludwig'schen
Phlegmone heilen sehen; sie gilt im Allgemeinen nicht für so
bösartig, wie die nachher zu beschreibende, ihr bisweilen ähnliche,
akute infektiöse Phlegmone des Pharynx.

Im Nasenrachenraum kommt es ausser der Peritonsillitis
noch zu einer wichtigen Form der submukösen Entzündung, das
ist der Retropharyngealabscess. Entweder beruht er auf Ein-
wanderungen von Eitererregern, welche von der Schleimhaut des
Nasenrachenraums aus die kleinen an der Vorderseite der Halswirbel liegenden Lymphdrüsen inficiren, die nach Henle im späteren Kindesalter verschwinden sollen, oder es sind Eiterungen,
welche von den Nachbarorganen, besonders von den Wirbeln bei
Periostitis oder Karies ausgehen. Die beiden unterscheiden sich,
wie ich Seite 17 und 18 auseinandergesetzt habe, insofern, dass der
Retropharyngealabscess, der von den Lymphdrüsen ausgeht, in
dem prävertebralen Raum liegt, während der von den Wirbeln
stammende Eiter innerhalb der Muskelscheide der vorderen Halsmuskel seinen Sitz hat und in Folge dessen der Eiter bei der
letzteren Art leichter in das Mediastinum hinabsteigt. Die Lymph-
drüsenabscesse finden wir verhältnissmässig häufig bei Säuglingen
in dem ersten halben Jahre ihres Lebens. Wenn das Kind nicht
mehr recht trinken will, sich dabei verschluckt, in Husten kommt,
und anfängt im Schlaf zu rasseln, so kann man immer an einen
solchen Abscess denken. Wird dieser grösser, so kann auch der
Hals steif werden, was man aber bei so kleinen Kindern gewöhnlich nicht bemerkt, ältere Kinder und Erwachsene klagen fast
immer darüber. Die zweite Art findet sich in der Regel nur bei
der Tuberkulose der Halswirbel. Von Wijnhoff wurde ein Fall
beobachtet, der mit einer Eiterung im *Processus mastoideus* in direktem
Zusammenhang stand. Es sind auch Fälle beschrieben, in welchen
eine Gummibildung in den Halswirbeln die Ursache war, sie gehören aber zu den Ausnahmen. Die durch tuberkulöse Wirbelkaries verursachten sind dagegen nicht so ganz selten. Ein bekanntes Zeichen der Halswirbelerkrankungen ist, dass sich die
Kranken, gewöhnlich sind es nur halbwüchsige Kinder, beim Aufrichten den Kopf mit beiden Händen hinten halten und dass sie
denselben gar nicht oder nur mit Schmerzen drehen können.
Wegen der Seite 17 erwähnten seitlichen Schlundfascie dringt der
von den Wirbeln stammende Abscess selten so weit nach aussen,
dass er hinter dem Sternokleidomastoideus zum Vorschein kommt;
an der oberen Thoraxöffnung wendet sich dagegen der von

Lymphdrüsen ausgehende Eiter fast immer nach aussen. So weit sollte es aber eigentlich nicht kommen, da es gar nicht schwer ist, durch die Untersuchung des Halses in Verbindung mit den ebengenannten Erscheinungen die Krankheit zu erkennen. Anscheinende Erkrankungen der Halswirbel dürften ohne Untersuchung auf Retropharyngealabscess nie behandelt werden. Bei dieser Untersuchung fällt einem gewöhnlich beim flüchtigsten Blick schon auf, dass die Hinterwand viel weiter nach vorn steht, viel dichter an dem Velumrand, als in anderen Fällen; sie ist, wenn man sie ruhiger betrachten kann, kissenartig vorgebaucht. Meist sitzt diese Schwellung gerade in der *Pars oralis*, hie und da weiter nach oben, sie dehnt sich aber mitunter weit nach unten aus. Bei dem Druck mit einer Sonde sieht man sofort, dass sie eine tiefe Delle in die Schwellung hervorbringt. Bei ganz kleinen Kindern ist der retropharyngeale Abscess oft nur durch die Digitaluntersuchung zu erkennen, aber auch in allen anderen Fällen sollte man diese immer vornehmen, um die Diagnose noch sicherer zu machen. Man fühlt dann eine weiche, teigige oder fluktuirende Stelle. Eine Verwechslung ist fast nur mit weichen Geschwülsten möglich, unter denen die Lipome zu den seltensten gehören, bei diesen wäre aber der Irrthum wenigstens nicht gefährlich, ebensowenig bei Gummigeschwülsten, da ein Einstich bei beiden eine gefährliche Blutung nicht hervorrufen kann. Schlimmer ist darin die Verwechslung mit versprengten Schilddrüsen, die indessen bei ganz kleinen Kindern höchstens in sehr kropfreichen Gegenden in Frage kommen können. Ich habe nicht sehr viele solcher Nebenschilddrüsen gesehen, sie waren aber doch immer härter, als die von mir oft gefühlten Retropharyngealabscesse. Eine endgültige Differentialdiagnose wird man oft nur durch die Probepunktion machen können. Die Beschwerden der erwachsenen Kranken bestehen in Schluckschmerzen, die aber bisweilen bei recht grossen Abscessen nicht sehr bedeutend sind, es kann dann eher zu Athemstörungen kommen. Mit dem Spiegel sieht man, dass der hintere Theil des Kehlkopfs nicht sichtbar ist, es bleibt mitunter nur eine schmale Spalte zwischen Kehldeckel und Schlundwand. Ich habe denselben Befund wiederholt in Folge von Lordose der Halswirbel gesehen, ein Grund mehr, die Diagnose immer mit dem Finger zu vervollständigen.

In den durch Syphilis, seltener in den durch Tuberkulose verursachten Fällen, werden bisweilen nach der Eröffnung des Abscesses grosse Sequester ausgestossen. Ich habe bei einem älteren Manne ein über einen Centimeter im Durchmesser haltendes rundkugliges Stück sich aus dem Körper des Epistropheus lösen sehen. In der Literatur sind auch solche Fälle verzeichnet.

Die Abscesse an und für sich geben keine schlechte Prognose, diese wird nur durch das Grundleiden beeinflusst. Bekommt man den Retropharyngealabscess zu Gesicht, so wird von einer

anderen Behandlung als der Eröffnung weiter keine Rede sein
können. Der vorhandene Eiter geht sonst sicher einen Weg, der
schaden kann. Es sind auch Fälle bekannt, in welchen er plötzlich nach dem Pharynx durchgebrochen ist und die Kranken erstickt sind. Also auch hier wieder: möglichst früh eröffnen. Das
kann auf zwei Wegen geschehen. Das chirurgisch Richtigere ist,
von aussen hinter dem Sternokleidomastoideus einzuschneiden und
stumpf präparirend vorzugehen, bis hinter den Schlund, dann den
Abscess zu eröffnen und zu drainiren. Dieser Eingriff hinterlässt
freilich gewöhnlich eine tiefe Narbe. Dieser Weg sollte in allen
durch Wirbelerkrankungen veranlassten Fällen eingeschlagen
werden, wenn man mit der Diagnose sicher ist; bei unsicherer
Knochenerkrankung kann man so aber auch noch nach der
Eröffnung vom Munde aus vorgehen. In den meisten Fällen,
namentlich auch bei Säuglingen, habe ich, wie die Mehrzahl der
Specialkollegen den anderen Weg, die Eröffnung vom Munde her,
hinreichend gefunden, da er der viel einfachere ist. Auch dazu
ist das WEBER'sche Nadelmesser sehr nützlich, weil man dabei die
feine Probepunktion vorhergehen lassen und, wenn man Eiter
findet, gleich wieder schneiden kann, im entgegengesetzten Falle
aber der kleine Einstich nicht schadet, selbst nicht bei versprengten Schilddrüsentumoren. Man sticht auch hier das Nadelmesser mit lateral gerichtetem Rücken ein; kommt Eiter, so vergrössert man den Einstich horizontal, langsam, damit auch das
Ausfliessen des Eiters nur langsam von Statten gehe zur Vermeidung der Aspiration, namentlich bei grossen Abscessen. Man
liest immer so viel von der dabei möglichen Gefahr der Eiter-
aspiration; ich will diese Möglichkeit gewiss nicht bezweifeln, habe
aber schon eine erkleckliche Anzahl aufgeschnitten, aber noch nie
das Aspiriren von Eiter erlebt. Allerdings brauche ich die auch
von Anderen empfohlene Vorsicht gleich nach der Eröffnung, die
Kinder in die Bauchlage zu bringen und Erwachsene den Kopf
rasch vornüberbeugen zu lassen. Auch diese Schnitte sind bis
zum nächsten Tage gewöhnlich wieder verklebt, so dass man sie
dann nochmals mit der desinficirten Knopfsonde aufdrücken muss.
Eine weitere Nachbehandlung ist bei Säuglingen nicht nöthig, nur
Beaufsichtigung. Erwachsenen wird man eine geeignete Kost anrathen und sie antiseptisch gurgeln lassen. Selbstverständlich
müssen die allgemeinen Indikationen in Betracht gezogen werden.
Bei der Tuberkulose der Wirbel sind Ruhelage, Stützapparate
oder Extensionsverbände und entsprechende medikamentöse Mittel
zu verordnen, worunter das Jodeisen immer recht angebracht ist;
bei Syphilis Jodkali in Holzthee oder *Dec. Sarsaparillae comp.* oder
auch Quecksilber mit Jodkali zusammen.

Die submuköse Entzündung im Schlunde wird manchmal
durch Fremdkörper hervorgebracht, so auf dem Lande bisweilen
durch Getreideähren, die sich allmählich tiefer einbohren und auf

diese Weise selbst zum Tode führen können. Solche Entzündungen erstrecken sich meistens über einen grösseren Theil des Halses; sie dringen auch weit in die Tiefe. Ich werde unter den Fremdkörpern eines Falles Erwähnung thun, in dem eine zwischen Mandel und Zunge eingedrungene Getreideähre eine tiefe Eiterung der submentalen Gegend zur Folge hatte, die einer *Angina Ludovici* vollkommen glich, aber natürlich innerhalb der tiefen Halsfascie lag.

Im Kehlkopf kommt die submuköse eitrige Entzündung gewöhnlich an der Epiglottis und den aryepiglottischen Falten vor, seltener in der Gegend unter den Stimmlippen und noch seltener in den Taschenlippen und dem Ventrikel. Der Kehldeckel und die aryepiglottischen Falten sind dann sehr verdickt roth, starr; die letzteren verlegen durch ihre Anschwellung das Lumen des Kehlkopfs oft in erheblichem Grade. Es gesellt sich hie und da auch Oedem dazu, wodurch die Gefährlichkeit der Erkrankung sehr zunimmt. Sitzt die Phlegmone im subglottischen Raum, so sieht man einen hochrothen Wulst unter der Stimmlippe vorragen, der natürlich auch das Lumen des Kehlkopfs sehr verengert und zu Erstickungsfällen Anlass geben kann. Zu verwechseln ist der Zustand an der Stelle mit der Perichondritis, auf welche ich gleich noch zu sprechen kommen werde.

Am Kehlkopf kann man der Indikation der freien Eröffnung des Eiterherdes nicht immer so folgen, weil der Sitz des Eiters schwerer zu bestimmen ist; sie bleibt aber dieselbe. Wenn der Sitz nicht zu finden ist, so mache man grosse Skarifikationen in die durch ihre Schwellung verdächtigen Stellen, säume indessen bei einigermassen grosser Athemnoth nicht zu lange mit der Tracheotomie, denn ein akutes Oedem kann in kürzester Zeit auftreten.

Abscesse der Schilddrüse, welche sich nach den Luftwegen hin öffnen, sind ausserordentlich seltene Vorkommnisse. Ich habe nur einen nach endometraler Pinselung mit Jodtinktur entstandenen Fall gesehen. Die nicht fiebernde Kranke klagte über einen ihr recht unangenehmen Schmerz beim Schlucken, was ihr der Hausarzt, da sie sonst eine viel klagende Dame war, nicht recht glaubte. Ich fand die Schilddrüse auf Druck, namentlich an dem oberen Rande des Isthmus, schmerzhaft und konnte mit dem Spiegel eine rothe Hervorragung an der vorderen Fläche der Trachea an der Grenze zwischen ihr und dem Kehlkopf sehen, welche sich nach und nach zuspitzte und, so weit man das beurtheilen konnte, etwa einen Esslöffel Eiter entleerte, wonach die Beschwerden verschwanden.

Wenn ein hoch virulenter *Streptococcus pyogenes* in eine durch Epitheltrennung geeignet gewordene Stelle im Hals einwandert, so verursacht er die zuerst von Carrington und Hale White und drei Jahre später von Senator genau beschriebene Krankheit, die akute infektiöse Phlegmone des Pharynx und Larynx.

Die SENATOR'sche Krankheit, wie sie in Deutschland gewöhnlich
genannt wird, ist im ersten Anfang gar nicht so schlimm aussehend. Den einzigen Fall, den ich beobachten konnte, sah ich
in der Sprechstunde. Der Kranke zeigte nur eine recht starke
Röthung des Schlundes mit allerdings heftigen Schmerzen beim
Schlucken. Sehr bald nahm die Schwellung des Schlundes zu und
verbreitete sich auf den Kehlkopf; ohne heftiges Fieber machte
der Mensch doch einen schwerkranken Eindruck. Ein Kranker
VON STEIN's in Moskau erkrankte zuerst an einer einfach aussehenden
Peritonsillitis, die sich dann nach der Parotis zu ausbreitete und
schliesslich durch Meningitis rasch zum Tode führte. Das Sensorium
ist in allen Fällen frühzeitig benommen, und es schwillt nun auch
die Submaxillargegend erheblich an. Wenn der Process auf den
Kehlkopf übergegangen ist, so tritt natürlich Dyspnoe ein, aber
ehe man zur Tracheotomie kommt, stirbt der Mensch meist unvermuthet an Herzparalyse. Auf der äusseren Haut zeigt sich
eine auch anderen septischen Krankheiten eigene scharlach-
ähnliche Hautröthe. SEMON findet es sehr charakteristisch für diese
Erkrankung, dass innerhalb weniger Stunden metastatische Entzündungen seröser Häute auftreten. Bei der Sektion sieht man
unter der äusseren und der Schleimhaut eine ödematös-eitrige Infiltration des Zellgewebes, die sich bis in den Oesophagus und den
Magen erstrecken kann. Die Mandeln sind mit eitrigen Pfröpfen
durchsetzt, die Schleimhaut des Schlundes und des Kehldeckels
eitrig infiltrirt; die des Magens war fast in allen Fällen sehr geröthet. Ein dem Bilde sehr entsprechender Fall starb vor zwei
Jahren im hiesigen Heiliggeisthospital.

Nach SENATOR sollten hierher nur die Fälle gerechnet werden,
welche nicht durch eine erkennbare Verletzung der Schlundschleimhaut verursacht sind. Ich kann mich dem nicht anschliessen,
so sehr ich auch einem Vater das Recht zugestehe, sein Kind zu
nennen und anzuerkennen. Ich kann mir nach unseren heutigen
Kenntnissen nicht denken, dass es einen Unterschied macht, ob
das Thor, durch welches das Verderben einzieht, gross oder klein
ist. Ein Thor für die Streptokokken muss in all diesen Fällen
vorhanden sein. Bis jetzt sind mit Ausnahme von einem Falle
von HAGER alle an der *Phlegmone acuta infectiosa* Erkrankten gestorben, in einem zweiten geheilten von CHIARI berichteten Fall
betraf die Erkrankung nur den Kehlkopf, weshalb derselbe als
nicht ganz hierher gehörend zu betrachten ist.

Von dem ebenfalls sehr ähnlichen Erysipel des Schlundes
unterscheidet sich die Phlegmone durch das bei jenem sehr heftige
initiale Fieber und die gleich sehr viel stärkere Röthung, durch
welche der Hals gleich wie lakirt aussieht und durch ihren im
Ganzen milderen Verlauf. Das Erysipel wandert auch öfter von
dem Schlund nach aussen und erscheint auf der äusseren Haut
durch das Ohr, die Nase oder den Mund.

Die Behandlung der Senator'schen Krankheit ist wenig erfreulich. Der einzige geheilte Fall von HAGER bekam Antipyrin, was aber gewiss unschuldig an dem günstigen Ausgang war. Man soll möglichst roborirend wirken, im allerersten Anfang mit Kälte den Process zurückzuhalten suchen, und wenn die Schwellung am Kehlkopf stark ist, dieselbe skarificiren, wie es CHIARI gethan hat. Sobald die Athemnoth erheblich geworden ist, soll man trotz der ungünstigen Aussichten doch die Tracheotomie vornehmen. Das Eis wird mit warmen Umschlägen äusserlich vertauscht werden müssen, sobald man die Überzeugung gewonnen hat, dass schon Eiter vorhanden ist.

Die Ergebnisse der Forschungen der letzten Jahre haben gezeigt, dass Eiterungen nicht nur, wie man bisher gemeint hatte, durch den *Streptococcus pyogenes* und durch den *Staphylococcus aureus, albus* und *citreus* hervorgerufen werden, sondern es ist jetzt durch JORDAN nachgewiesen, dessen Untersuchungen z. B. auch mit denen TAVEL's und Anderen übereinstimmen, dass auch der *Micrococcus pyogenes tenuis*, der *Micrococcus tetragenus*, der *Pneumococcus* (FRÄNKEL und WEICHSELBAUM), der *Bacillus pyogenes foetidus*, der *Bacillus typhosus*, das *Bacterium coli commune* und der *Bacillus pyocyaneus*, nach TAVEL auch der *Streptococcus lanceolatus* und bei Strumitis auch der *Bacillus strumitis* α und β jeder für sich allein schon die Schuld an Eiterungen tragen können. Es hat sich ferner herausgestellt, dass der Erysipelkokkus FEHLEISEN's mit dem *Streptococcus pyogenes* identisch ist, und der Unterschied der Wirkung nur darin besteht, dass sich der Bacillus beim Erysipel nur in der Haut ansiedelt, während er bei den phlegmonösen Processen in das Unterhautzellgewebe eindringt.

In einem Vortrage vor der Medico Chirurgical Society in London hat FELIX SEMON eine Anzahl von ihm beobachteter Fälle mitgetheilt, die einen allmählichen Übergang von den leichtesten Formen eines vorübergehenden entzündlichen Oedems des weichen Gaumens oder der Epiglottis bis zu den schwersten, rasch tödtlichen bildeten und auf Grund derselben die ätiologische Identität des akuten Oedems des Kehlkopfs, der ödematösen Laryngitis (die ich unter der submukösen Entzündung des Kehlkopfs beschrieben), des Erysipels des Pharynx und Larynx, der Phlegmone des Pharynx und Larynx und der Angina Ludovici behauptet; eine Stütze seiner Anschauungen hat er in den eben erwähnten Forschungen JORDAN's gesucht. Er schlägt vor, man solle sie alle unter dem Namen „septische Entzündungen" zusammenfassen. Ich bin vollkommen überzeugt, dass seine Ansicht richtig ist, habe aber trotzdem geglaubt, die verschiedenen durch die septische Entzündung hervorgebrachten Bilder klinisch noch trennen zu sollen, bis wir noch etwas klarer sehen, wodurch sich die verschiedenen Formen in ihren sonstigen ätiologischen Grundlagen unterscheiden, denn eine ödematöse Schwellung des Kehldeckels

ist klinisch sehr verschieden von der Angina Ludovici oder gar
der SENATOR'schen *Pharyngitis phlegmonosa infectiosa acuta*. Das
Erysipel, wenn es wahrscheinlich auch durch denselben Mikroorganismus, wie die septischen Formen erzeugt wird, habe ich
ebenfalls noch in einem getrennten Abschnitt bei den akuten Infektionskrankheiten stehen gelassen, denn zu den eitrigen Entzündungen schien es mir trotz der Verwandtschaft nicht zu passen.
Sollte mein Buch noch eine Auflage erleben, so wird sich das
Erysipel möglicherweise in diesem Abschnitt eingereiht finden.

Der Unterschied der einzelnen Formen liegt vielleicht an der
verschiedenen Virulenz der Kokken, oder, wie mir wahrscheinlicher ist, an der Eingangspforte. Ich habe aus meinen wenigen
Fällen von Angina Ludovici und den Beschreibungen Anderer
den Eindruck gewonnen, dass bei der LUDWIG'schen Angina die
Eingangspforte in der äusseren Haut gelegen ist, während sie
bei der SENATOR'schen Krankheit und den übrigen septischen
Entzündungen im Inneren des Halses liegt.

In den letzten Monaten ist bekannt geworden, dass MARMOREK
ein Antistreptokokkenserum dargestellt hat, das nach seinen Mittheilungen vielleicht berufen erscheint, eine wirksame Hilfe bei
den eitrigen Processen abzugeben, natürlich nur bei den durch
Streptokokken erzeugten. Bis jetzt sind aber Fälle, welche die
Wirksamkeit des neuen Mittels sicher beweisen, nicht bekannt
geworden.

c) Perichondritis und Periostitis.

Die Periostitis kommt in den oberen Luftwegen nur in
beschränktem Maasse vor. Sie befällt ausser dem Vomer noch
die Nasen- und den Kieferknochen. An den Kiefern findet sie
sich als Parulis in Folge von Karies der Zähne. Nur in seltenen
Fällen erreicht sie da eine grössere Ausdehnung, in der Regel
beschränkt sie sich auf die nächste Umgebung des Zahns. Die
Eiterung bricht zuweilen nach der Schleimhaut durch, wonach oft
eine Zahnfistel zurückbleibt, wenn die ursächliche Erkrankung
des Zahns andauert oder es bildet sich eine knöcherne Lade nach
der Kieferhöhle zu, welche die neue sogenannte Zahncyste ganz
ausfüllen und dadurch zu Verwechslungen mit *Empyema sinus
maxillaris* Anlass geben kann. Die Periostitis der Halswirbel mit
ihren Folgen habe ich bei den Retropharyngealabscessen kurz
besprochen.

DREYFUSS hat im Jahre 1894 einen Fall einer im Wochenbett entstandenen Periostitis der unteren Muscheln mit reichlicher
Eiterung veröffentlicht. Zu derselben Art dürfen wir auch den
ätiologisch freilich verschiedenen, von FISCHENICH in Heidelberg
1895 mitgetheilten Fall und die von STÖRK als Phlegmone der
unteren Muscheln beschriebenen rechnen.

Bekanntlich verknöchern die Kehlkopfknorpel mit Ausnahme der Epiglottis, die nicht aus hyalinem, sondern aus Netzknorpel besteht, nicht allein im Alter, sondern auch in Folge benachbarter entzündlicher Vorgänge. Man kann dann natürlich auch von Periostitis reden, da echter Knochen gebildet wird. In diesem Abschnitte werde ich fast nur von der Perichondritis zu handeln haben, da diese die bei weitem häufigere Erkrankung ist und fast alles darüber Gesagte auch für die Periostitis an verknöcherten Knorpeln passt.

Eine Art Übergang von der submukösen Form zu der Perichondritis bilden die eitrigen Entzündungen an der Scheidewand der Nase, da dort weder ein getrenntes submuköses Gewebe, noch ein eigentliches Perichondrium besteht. Die Schleimhaut reicht bis an den Knorpel heran, so dass alle krankhaften Vorgänge, die unter die Oberfläche gehen, auch gleich den Knorpel oder den Knochen mitergreifen.

Die Perichondritis kommt an dieser Stelle primär idiopathisch vor; JURASZ beschreibt einen solchen Fall, der sich an der Nasenscheidewand abspielte als *Perichondritis serosa;* er zeichnete sich durch Mangel an Eiter aus, andere derartige Fälle von CLINTON WAGNER und SUCHANNEK kann man nicht zu dieser serösen Form rechnen, da sie nachher eiterten. Vielleicht gehören die serösen Fälle zu der von OLLIER beschriebenen Form der *Periostite albumineuse;* man müsste gelegentlich nach Eiweiss im Urin fahnden. Die Perichondritis findet sich ferner nach Traumen; sie ist in den Fällen von SCANE SPICER und DITTRICH am Ringknorpel durch das Verschlucken harter Bissen, in dem Falle von v. ZIEMSSEN an demselben Knorpel durch das Einführen einer Schlundsonde verursacht gewesen. Vermittelt wird sie in solchen Fällen durch die Bildung von Haematomen, in anderen durch das Einwandern von Mikroben durch die verletzte Schleimhaut, z. B. bei Fremdkörpern, oder durch die Fingernägel an dem vordersten Theile der Scheidewand der Nase. Sekundär wird sie bei Tuberkulose und Lupus, bei Syphilis, Diphtherie und Typhus, sowie bei Karcinom gefunden oder vorn in der Nase auch in Folge von Karies der Schneidezähne mit Eiterung der Wurzeln. Bei Syphilis und Karcinom kann sie anscheinend primär auftreten, wenn sich das Gummi oder die Neubildung ganz in der Nähe oder an dem Perichondrium entwickelt; die Krankheit kann bis dahin latent verlaufen sein und die Perichondritis ist das erste Zeichen derselben. Die Fälle von Krebs, die anscheinend als primäre Perichondritis auftreten, behalten, da sie in der Nachbarschaft des Perichondriums ihren Ursprung genommen, auch im weiteren Verlaufe gern die Neigung zu Perichondritis bei; ja bisweilen wird das ursprüngliche Krankheitsbild fast ganz durch das sekundäre Leiden maskirt. Der gewöhnlichere Verlauf bei den Infektionskrankheiten ist aber der, dass das Perichondrium von Geschwüren aus inficirt wird; die

Mikroben wandern dann entweder direkt durch die Geschwüre ein oder die ursächlichen Bacillen der Krankheit bereiten ihnen den Weg in die Tiefe, wie dies GOUGENHEIM und TISSIER bei der Tuberkulose annehmen. Hierher gehören noch die Seite 206 erwähnten Fälle von *Rhinitis caseosa*, die auf einer Periostitis der unteren Muschel beruhen.

Man wird in Fällen anscheinender primärer Perichondritis immer erst nach gründlicher Erforschung der Anamnese und des Befundes diese Diagnose stellen können und selbst da noch die Möglichkeit des Irrthums sich vorbehalten müssen. GOTTSTEIN hat ganz recht, wenn er die sogenannten rheumatischen Perichondritiden als lokalseptische Infektionen angesehen wissen will. Es kommen aber sicher Fälle vor, in welchen es erstens nicht gelingt, irgend eine andere Ursache zu finden, und zweitens der weitere gutartige Verlauf zu der Annahme einer primären gutartigen Erkrankung zwingt. JURASZ berichtet z. B. über zwei Fälle in der Nase und einen im Kehlkopf, die wohl als primäre angesehen werden müssen. Ich selbst habe bei einem jungen Manne eine primäre Perichondritis am Schildknorpel beobachtet, die sich durch die Ursache, eine deutliche Erkältung, und den gutartigen Verlauf als eine solche primäre Erkrankung charakterisirte.

Man unterscheidet bei der primären und sekundären subakuten oder chronischen Perichondritis eine eitrige und eine sklerosirende Form. Die letztere kennzeichnet sich durch die Bildung von reichlichem Bindegewebe und führt dadurch nicht selten erhebliche Stenosen herbei.

Die Folge der Perichondritis, wenn sie nicht ganz früh zum Stillstand kommt, ist fast immer eine Nekrose des Knorpels, der sich dann nach und nach in Stücken oder ganz loslöst, vorher aber je nach der Grösse mehr oder weniger heftige Erscheinungen macht, da er als Fremdkörper wirkt. Ist der Knochen oder Knorpel zum grösseren Theile ausgestossen, so fällt das Organ, welches er stützen sollte, zusammen, es tritt z. B. Einsinken der Nase ein, wenn die *Ossa nasi* zerstört oder ein grösseres Stück der knorpligen Scheidewand in ihrem vorderen Theil in Verlust gerathen ist. Gewöhnlich wird indessen die Nase äusserlich abgeflacht durch eine narbige Zusammenziehung von innen aus. Für das Leben bedeutender sind die Knorpelverluste im Kehlkopf und der Luftröhre, da sich dort meistens recht hochgradige Stenosen bilden. Dieselbe Folge kann auch der andere Verlauf der Perichondritis haben, nämlich die sklerosirende Form, wobei sich das Bindegewebe verdickt, sich massig in der Umgebung des Knorpels anhäuft. Nach der Ausstossung desselben wird aus dem Perichondrium ein neuer gebildet, der in der Regel aber gleich verknöchert. Die Bildung einer Art Lade um einen nekrotischen Knorpel habe ich einmal gesehen.

In der Nase befällt die Krankheit meistens die Scheidewand, selten die Seitenknorpel der äusseren Nase, wie dies Jurasz in einem Falle beschrieben hat. Ausgedehntere perichondritische Erkrankungen kommen in der Nase, wie es scheint, nur in Folge von Syphilis vor, da kann aber der grösste Theil der Knorpel zu Grunde gehen und ausserdem der Vomer und die Nasenmuscheln. Sie entsteht hier wohl immer durch das Tiefergreifen eines Gummi-knotens. Bei den wenigen Karcinomen der Nase, welche ich ge-sehen, habe ich Perichondritis nicht beobachtet. Schwierig dürfte es mitunter zu unterscheiden sein, ob man eine Perichondritis oder eine Nekrose durch das Tiefergreifen von Geschwüren vor sich hat, besonders, wenn diese so klein sind, wie sie E. Fränkel in einigen Sektionsfällen gesehen hat.

Die Symptome bestehen in der Nase fast immer nur in Verstopfung, zu der sich aber oft recht lebhafte Schmerzen, be-sonders im Beginn, hinzugesellen.

Nachdem der Eiter durchgebrochen ist, erscheint die Durch-bruchstelle wie ein Geschwür mit granulirenden Rändern, die bis-weilen auch ödematös, fast polypös aussehen können. Den meist schon früh verknöcherten entblössten Knorpel fühlt man mit der Sonde, in dem hinteren Theil der Nase mit der Hakensonde, Fig. 25 S. 122. Er fühlt sich wie Knochen an. Der Sondenknopf dringt entweder bis unter die Schleimhaut der anderen Seite, oder es ist eine beiderseitige Perforation da und man gelangt mit der Sonde hindurch.

In weiter vorgeschrittenen Fällen liegen die losen nekrotischen Knorpel- und Knochenreste zuweilen in ganz grossen Stücken in der Nase und fallen gelegentlich auch nach hinten, können dort in den Larynx gerathen und Erstickung veranlassen. In der Regel geschieht das aber nur bei der Periostitis des Vomer, weil die Krankheit vorn meist beschränkter ist, während sie hinten mehr zur Ausbreitung neigt. Schliesslich findet man manchmal das ganze Innere der Nase in eine grosse Höhle verwandelt, in der selbst die Scheidewand und die Muscheln ganz oder bis auf ge-ringe Reste fehlen.

Die Palpation lässt die Scheidewand am Nasenrücken bei Perichondritis oft recht bedeutend verdickt erscheinen. Bei dem Blick in die Nase von vorn zeigt sich, dass eine oder beide Öff-nungen durch eine rothe Schwellung verlegt sind, welche man sehr leicht für ein verbogenes Septum halten könnte. Die Schwel-lung reicht lateralwärts oft bis an die äussere Wand des Ein-gangs, so dass selbst ein vollständiger Verschluss stattfinden kann. Mit der Sonde fühlen sich die Vorsprünge nicht hart an, wie bei der Verbiegung, sondern weich, teigig, man kann leicht eine Delle eindrücken; gewöhnlich sind sie dabei schmerzhaft. Die Schleimhaut über dem Eiter ist oft recht verdickt. Man kann mitunter längere Zeit im Zweifel sein, ob man es nicht mit einem

Sarkom der Stelle zu thun habe, wenn die Probepunktion die
Anfangs geringe Menge Eiter nicht getroffen hatte.

Sobald der Knorpel nekrotisch wird und der Eiter abfliessen
kann, stellt sich auch der üble Geruch ein, der, wie früher erwähnt, bei der syphilitischen Nekrose eines grösseren Theils der
Nasenknorpel zu den scheusslichsten gehört in der Stufenreihe
der unangenehmen Nasengerüche.

Bei der Heilung legt sich das Perichondrium in frischen Fällen
wieder an oder es entsteht eine bleibende Durchbohrung der
Scheidewand, deren Ränder sehr langsam heilen; man findet sie
gewöhnlich noch lange mit blutigen Krusten belegt.

In beginnenden Fällen ist der Versuch zu machen, durch
LUGOL'sche Lösung die Schwellung zu vertheilen, sobald man aber
Fluktuation mittelst der Finger, der Sonde oder den Eiter mittelst
der Probepunktion nachweisen kann, ist es Pflicht, demselben womöglich einen breiten Ausweg zu schaffen. In der Nase, wo der
Eiterherd, wie erwähnt, oft sehr klein ist, wird man sich manchmal darauf beschränken müssen, die geschwollene Gegend zu
skarificiren in der Hoffnung, dass sich der Eiter nachträglich einen
Weg in den Schnitt bahne. Bei grösserer Ausdehnung des Processes an der Nasenscheidewand schneidet SCHÄFFER in praktischer
Weise ein elliptisches Stück aus der Abscesswand heraus, weil
sich sonst die gemachte Öffnung zu schnell wieder schliesst.

Man wird nach der Eröffnung des Eiterherdes immer suchen,
etwaige nekrotische Theile mit einem scharfen Löffel wegzukratzen.
Sehr gut für diesen Zweck eignet sich der SCHÄFFER'sche Löffel,
Fig. 118. Der Auskratzung wird man eine Desinfektion des Inneren

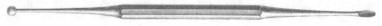

Fig. 118.

der Abscesshöhle mit LUGOL'scher Lösung, Sublimat, Dermatol,
Jodoform oder Nosophen folgen lassen; in den ersten Tagen stopfe
ich dann noch etwas Gaze in den Einschnitt. Zurückbleibende
Schwellungen suche ich neben der allgemeinen Behandlung mittelst
der eben genannten Jodlösung zu zertheilen.

Am Kehlkopf ergreift die Knorpelhautentzündung fast nie das
ganze Organ, sondern immer nur einzelne Knorpel oder deren
Theile. Man muss da eine äussere und eine innere Perichondritis
unterscheiden. Die innere kann nach aussen durchbrechen und
umgekehrt, oder nach beiden Richtungen zugleich. Der Eiter
wandert durch das *Ligamentum conoideum* oder direkt durch den
Knorpel, ohne dass dieser deshalb unrettbar der Nekrose verfallen
wäre. Ist der Eiter nach innen durchgebrochen, nach aussen aber
nur bis unter die äussere Haut, so kann beim Husten Luft unter
diese treten und ein Hautemphysem entstehen, das sich hie und

da über den ganzen Oberkörper ausdehnt. Ich habe es nur bei Erkrankung des Schildknorpels gesehen. Am Ringknorpel ist meistens nur die hintere Platte erkrankt; eine Lokalisation, die Anlass zu recht bedeutenden Schwellungen der Kehlkopfhinterwand giebt, und wegen der Schluckbeschwerden bedenklich ist. Die Aryknorpel befällt die Perichondritis besonders oft bei der Tuberkulose, veranlasst durch die an den *Processus vocales* so häufigen Geschwüre. Das Perichondrium des Aryknorpels wird nicht immer gleich ganz ergriffen, sondern oft nur der Stimmfortsatz allein. Das Übergreifen auf den ganzen Knorpelüberzug bewirkt, dass der Knorpel ausgestossen wird, wonach unter Umständen auch noch eine Heilung stattfinden kann.

Wie JURASZ beschrieben, kann die Krankheit auch auf die Trachealknorpel heruntersteigen. JURASZ' Fall war ein anscheinend idiopathischer und endete in Heilung. Ich habe das Übergreifen auf die Luftröhrenknorpel nur bei Carcinom gesehen.

Die subjektiven Erscheinungen, welche die Perichondritis in dem Kehlkopfe macht, bestehen hauptsächlich in Heiserkeit und Schluckschmerzen, nur wenn die Schwellung eine sehr grosse ist, kann auch Athemnoth dazukommen. Die Heiserkeit braucht indessen bei der äusseren Perichondritis gar nicht vorhanden zu sein, da ist es gewöhnlich nur der Schmerz, der den Kranken zum Arzte treibt. Bei der inneren Form dagegen ist die Heiserkeit immer eines der frühesten Symptome. Ihr Grad hängt von der Ausdehnung und von dem Platze ab, auf dem sich die Schwellung entwickelt. Der Schmerz ist anfangs sehr gelinde, später steigert er sich oft zu grosser Heftigkeit, besonders wenn die Epiglottis, die Aryknorpel oder die Platte des Ringknorpels in Frage kommen. Der Schmerz wird oft fast allein im Ohr empfunden, der Druck auf die erkrankte Gegend ist indessen immer mehr oder weniger empfindlich.

An der Epiglottis zeigt sich bei Perichondritis im Spiegel eine beträchtliche Dickenzunahme derselben. Die Schwellung erstreckt sich auf der Unterseite des Kehldeckels fast immer bis unter den Glottiswinkel und auch auf die Taschenlippen, auf die pharyngo- und aryepiglottischen Falten und die Überzüge der gehörnten und Giessbeckenknorpel. Wenn noch kein Durchbruch des Eiters stattgefunden hat, so sieht man nichts als eine ödematöse oder ziemlich feste Schwellung von gelblicher, oder rother Farbe, ganz ähnlich den tuberkulösen Infiltrationen, welche natürlich auch mit einer sekundären Perichondritis verbunden vorkommen. Der Durchbruch des Eiters findet am Kehldeckel am Rande statt, dort Substanzverluste erzeugend, oder an der Unterseite, wo er dem Anblick mittelst des Spiegels in der Regel verborgen ist, wenn man den Kehldeckel nicht aufhebt.

Die Entzündung kann auch zuerst an den Aryknorpeln auftreten und sich von unten nach oben auf den Kehldeckel verbreiten. Bei der einseitigen Erkrankung eines Aryknorpels ist die birnförmige Schwellung der bei Tuberkulose vorkommenden ganz gleich, man kann demnach aus ihrem Vorhandensein allein die Diagnose Tuberkulose nicht machen. Die Hinterwand ist besonders verdickt, wenn die beiden Aryknorpel oder die Platte des Ringknorpels befallen sind. Sind die Aryknorpel allein ergriffen, so finden die Eiterdurchbrüche am *Processus vocalis* gerade an der Spitze statt, bei der Perichondritis der Platte des Ringknorpels an der Hinterwand tief unten oder an der oesophagealen Seite.

Die innere Perichondritis des Schildknorpels erkennt man in dem Spiegel in geringen Graden fast nur durch eine oft nur unbedeutende Schwerbeweglichkeit der einen Stimmlippe. In stärkeren Graden wird die mehr oder weniger oedematöse Schleimhautauskleidung des Ventrikels vorgestülpt und erscheint als rother Wulst, die Stimmlippe verdeckend; es sind dies Fälle, auf welche der Ausdruck Eversion oder Prolaps des Ventrikels passen würde. In denselben ist die Stimme natürlich immer unrein bis recht heiser, da die Stimmlippenbewegungen, je mehr die Schwellung zunimmt, desto unvollkommener werden. In ausgesprochenen Fällen steht die Stimmlippe der erkrankten Seite in der Mittellinie, wie bei einer Posticuslähmung, nur durch die Schwellung und Röthung, die die ganze Hälfte des Larynx betrifft, von ihr unterschieden. Die Taschenlippe nimmt gewöhnlich auch an der Schwellung Theil; wenn eine beiderseitige Erkrankung vorhanden ist, so können die beiden so in der Mitte aneinander liegen, dass starke Dyspnoe die Folge sein kann. Bei der inneren Perichondritis des Ringknorpels zeigt sich in beginnenden Fällen und oft nur beim schrägen Einblick zu bemerken, eine leichte Verdickung unter der Stimmlippe, doch ist dieselbe dabei meist auch schon etwas in ihren Bewegungen behindert. In höheren Graden nimmt die subglottische Schwellung so zu, dass es wie bei einer *Laryngitis hypoglottica* zur Tracheotomie kommen kann. Ist die hintere Platte des Knorpels ergriffen, so erscheint die ganze Hinterwand des Kehlkopfs recht verdickt bis hinunter zu dem unter den Stimmlippen gelegenen Theil, welchen man besonders gut mittelst des KILLIAN'schen und KIRSTEIN'schen Verfahrens sieht.

Die äussere Perichondritis am Schildknorpel macht sich im Beginn manchmal nur durch eine beim Darüberhinfühlen empfindliche Stelle bemerkbar. In allen entwickelteren Fällen findet man einseitig oder doppelseitig die so charakteristische kissenartige Schwellung, welche den Rand des Knorpels und die Mittellinie erst sehr spät überschreitet. Dass sie an dem Knorpel festhaftet, ist daran zu erkennen, dass man die vorderen Halsmuskeln über der Schwellung hin und her bewegen kann. Ein Irrthum in der Diagnose ist in seltenen Fällen dadurch möglich, dass aussen an dem Schildknorpel in dem dem Perichondrium anliegenden

Zellgewebe eiterenthaltende Schwellungen vorkommen. Ich habe es in einem anscheinend ganz sicher diagnosticirten Falle von Perichondritis des Schildknorpels erlebt, dass sich bei der Operation die vollkommene Nichtbetheiligung der Knorpelhaut an dem entzündlichen Processe herausstellte. Der Eiter bricht bei der äusseren Perichondritis selten direkt nach aussen durch; wenn er es thut, so liegt die Fistelöffnung gewöhnlich unterhalb des Eiterherdes, selbst auf dem *Manubrium sterni* habe ich sie gefunden, selten oberhalb. Ist der Eiter nach innen durchgebrochen, so kann man ihn durch äusseren Druck zum Ausfliessen bringen, man kann ihn aussickern sehen oder er veranlasst, auch spontan, Husten mit Eiterauswurf. Bei dem Bestehen einer inneren und äusseren Fistel hat v. Ziemssen empfohlen, durch Einspritzen einer farbigen Flüssigkeit, z. B. Milch, den Zusammenhang festzustellen. Die Sondirung der äusseren Fisteln führt selten zu dem Ziel, den Knorpel zu erreichen, da der Gang fast immer ein sehr gewundener ist.

Sonstige eitrige Processe beobachtet man an dieser Stelle fast nur bei der Vereiterung der auf dem *Ligamentum conoideum* befindlichen Lymphdrüse oder bei angebornen Fisteln, deren Absonderung aber in der Regel eine zähe, klare, mehr an Kolloid erinnernde ist.

In dem Spiegel sieht man bei der äusseren Perichondritis, so lange der Process nicht auf die innere Fläche übergegangen ist, höchstens die eine Hälfte des Kehlkopfs etwas röther. Schreitet der Process auf die innere Seite fort, so bemerkt man, wie bei dem primären inneren zunächst wieder eine leichte Schwellung, und dass die entsprechende Stimmlippe sich nicht so gut bewegt, wie die andere. Die eine eiternde Fistel umgebende Schleimhaut ist stark geröthet.

Die Diagnose gehört in vielen Fällen, namentlich im Beginn, zu den schwersten. Mitunter verräth die Betastung mit der Sonde, dass eine kleine Stelle, z. B. der Aryknorpel, besonders schmerzhaft ist. Man muss sich aber immer die Möglichkeit der Entwicklung einer bösartigen Neubildung vor Augen halten, wenn der Kranke in dem entsprechenden Alter ist. Die inneren Formen sind an der Schwerbeweglichkeit der Stimmlippe, verbunden mit der entzündlichen Schwellung, nicht so schwer zu erkennen; in vorgeschritteneren Fällen nimmt die Letztere die ganze eine Hälfte des Kehlkopfs und noch mehr ein. Die äusseren Formen sind durch die Palpation in der Regel leicht zu finden. Umschriebene Erkrankungen der hinteren Fläche des Ringknorpels sind bisweilen als schmerzhafte Stellen zu fühlen, nachdem man den Kehlkopf um seine senkrechte Achse gedreht hat, wie Seite 145 beschrieben worden ist.

Auf die Unterscheidung der inneren Perichondritis von Neubildungen werde ich bei diesen noch zu sprechen kommen. Die

20*

äusseren Tumoren halten sich gewöhnlich nicht so an die Grenzen
des Knorpels.

Zu ˙ verwechseln wäre die Perichondritis mit idiopathischen
Abscessen im Kehlkopf, wie sie IRSAI beobachtet hat, oder mit der
Entzündung des Cricoarytänoidalgelenks. Diese Letztere
verursacht dieselbe Schwerbeweglichkeit der Stimmlippe, dieselben
Schmerzen bei Druck von aussen hinter dem oberen Horn des
Schildknorpels und bei Druck auf das Gelenk mit der Sonde; die
Schmerzen strahlen auch nach dem Ohr aus; die Schluckschmerzen
sind im Liegen vermehrt. Eine solche Gelenkentzündung endigt
in Heilung oder öfter in Anchylose des Gelenks mit Unbeweglich-
keit der Stimmlippe, bisweilen steht diese dann in der Mitte, gerade wie bei der Posticuslähmung, nur hängt der Aryknorpel nicht
so weit nach vorn. Die Differentialdiagnose wäre in abgelaufenen
Fällen sonst noch aus der Anamnese zu machen; bei der Posticuslähmung wird der Kranke angeben, er habe nie Schmerzen gehabt, bei der Gelenkentzündung die Frage danach bejahen, wenn
er es sich erinnert; bei der Anchylose ergiebt sich, wenn man in
gut kokainisirten Kehlköpfen mit der Sonde untersucht, dass der
Knorpel mit seiner Unterlage fest verbunden ist.

Sehr wichtig ist es, die Ursachen der Krankheit zu ergründen.
Ich möchte hier wiederholen, dass eine primäre Perichondritis zu
den grössten Ausnahmen gehört und dass man in zweifelhaften
Fällen immer an Syphilis und Tuberkulose denken muss.

Nicht jede Perichondritis geht in Eiterung über, es geschieht,
wie oben erwähnt, zuweilen, dass sich die entzündlichen Exsudate
organisiren und eine kallöse Bindegewebsverdickung entsteht, die
ganz besonders geeignet ist, Stenosen herbeizuführen. Ich habe
diese Form, durch die verschiedenen Ursachen der Krankheit entstanden, gesehen, namentlich erinnere ich mich eines Falles von
Typhus, in welchem sie zu einer schwer zu beseitigenden Verengerung Anlass gab. Sie kann ferner Ursache der Fixation des
Cricoarytänoidalgelenks werden. Bei der sklerosirenden, wie bei
der eitrigen Form, verknöchert ausnahmslos der Knorpel in sehr
kurzer Zeit.

Die Prognose richtet sich nach dem Grade der Erkrankung,
nach der Ursache und nach dem Zeitpunkt, zu welchem man die
Krankheit zu Gesicht bekommt. Sind einmal grössere Knorpelstücke nekrotisch geworden, so wird man in den seltensten Fällen
auf eine völlige Herstellung der Funktion rechnen können, ganz
abgesehen davon, dass solche Knorpelstücke durch Aspiration
auch zu Erstickung führen können, wenn sie nicht zeitig entfernt werden.

Die Behandlung der Perichondritis des Kehlkopfs wird in
erster Linie die Ruhe des Organs ins Auge zu fassen haben,
wenigstens bei der inneren Form sollte man in frischen Fällen das
Sprechen gänzlich verbieten, denn es kommt vor allem darauf an,

dass man die weitere Verbreitung der Entzündung verhindert. Daneben hätte die Antiphlogose mit Kälte und vielleicht auch mit Blutentziehungen in Thätigkeit zu treten. Ferner wird man Resorbentia anwenden: Einreibungen mit grauer Salbe am Halse und an anderen Körperstellen, und Jod innerlich, diese letzteren beiden Mittel um so eher, wenn Anzeichen oder Verdacht auf Lues vorhanden wären. Das Jod kann man auch in Form der Tinktur äusserlich einpinseln lassen. Ist einmal das Eiterstadium eingetreten, was sich durch die Zunahme des Fiebers und der Schmerzen bemerkbar macht, so passen dann mehr die lauen, nicht zu heissen Umschläge. Den Hustenreiz muss man durch Narkotika mildern.

Am Kehlkopf ist die Eröffnung bei der äusseren Perichondritis nicht schwer. Bei der inneren soll man, wenn es nicht gelingt, den Eiter mit dem Messer oder Galvanokauter zu treffen, wenigstens in der Gegend der grössten Schwellung einen Einschnitt machen. In einem Falle von JURASZ entleerte sich der Eiter nachträglich in den gemachten Schnitt.

Am leichtesten gelingt es noch an dem Aryknorpel, den Eiter mit dem Messer zu treffen, indem man von innen aus nach hinten aussen einschneidet. Die nach der äusseren Haut zu angelegte Öffnung wird man nach den Regeln der Kunst chirurgisch behandeln, während nach innen sich eine regelrecht durchgeführte Antisepsis nicht machen lässt, man kann aber einmal oder mehrere Male des Tages desinficirende Substanzen: Jodoform, Nosophen, Dermatol oder Sozojodol-Präparate einblasen.

Eine etwaige Stenose, sei es nun, dass sie durch den Substanzverlust, sei es, dass sie durch die sklerosirende Form der Perichondritis verursacht wurde, wird man mittelst der SCHRÖTTER'schen Bougies, Zinnbolzen oder den O'DWYER'schen Intubationsröhren behandeln müssen. Siehe darüber später unter „Verengerungen". Wird die Stenose im Kehlkopf so stark, dass sie Athemnoth macht, so zögere man nicht mit der Tracheotomie. Ein subkutanes Emphysem muss man baldigst anstechen, um die weitere Verbreitung zu hindern.

Als wesentliche Unterstützung einer Dilatationskur kann ich sehr empfehlen, die Tracheotomiekanüle zeitweilig am Tage zuzustopfen, so lange es eben geht, wenn es auch im Anfang nur eine Minute wäre. Die Postici werden dadurch energisch wieder zur Thätigkeit angeregt, welche sie während der Zeit des Kanülentragens verlernt hatten.

Schliesst sich der Abscess nach der Eröffnung nicht oder lässt die Schwellung, wenn die äussere Wunde geheilt ist, auf die üblichen Mittel, die Resorbentia und das Dilatationsverfahren nicht nach, dann ist meistens ein abgestorbenes Stück des Knorpels daran schuld. In diesen Fällen wird man gut thun, mit einer Operation behufs Herausnahme der abgestorbenen Theile

nicht zu lange zu warten, sonst greift die Entzündung noch
weiter um sich, zerstört mehr Knorpel und bewirkt, dass die
endliche Heilung eine weniger funktionsfähige Gestaltung der
Knorpel mit sich bringt. Je grösser der Substanzverlust, desto
grösser wird die Missgestaltung der Theile und die Stenose werden.

Den Aryknorpel haben KRAUSE und HERYNG bei Tuberkulösen
mehrmals mit der Kürette entfernt, mir ist es nicht gelungen,
vermuthlich, weil in meinen Fällen die Bänder des Knorpels noch
nicht genügend zerstört waren. Doch ist es ein zu erstrebendes
Ziel, den abgestorbenen Knorpel wegzuschaffen. Ich glaube, wir
werden bald so weit in der Chirurgie sein, dass auch dafür eine
Thyreotomie gerechtfertigt sein wird. Ich würde mich in einem
Falle, in welchem ich das Hinderniss zu völliger Heilung in der
Anwesenheit eines todten Knorpels erkannt hätte, gar nicht bedenken, die Operation zu machen, die, wie ich bei befreundeten
chirurgischen Kollegen gesehen habe, nicht mehr zu den gefähr-
lichen zu rechnen ist, wenn man für die Verhütung der Schluckpneumonie sorgt.

d) Erkrankungen der Nebenhöhlen der Nase.

Wenn auch Fälle von Erkrankungen der Nebenhöhlen der
Nase, wie GRÜNWALD in seinem Buche über die Naseneiterungen
an der Hand ausgiebiger Literaturstudien angiebt, schon vor fast
200 Jahren beschrieben worden sind, so ist die genauere Kenntniss derselben ein Kind der letzten zwei Jahrzehnte. SPENCER
WATSON, LENNOX BROWNE, HEATH und LEFFERTS haben in den
Jahren 1875 bis 1885 wichtige Beiträge zu der Diagnose der
Krankheiten der Nebenhöhlen geliefert, die lebhafteste Anregung erfuhr das Studium dieser Krankheit aber, als ZIEM 1886
nachwies, dass sie wenigstens in der Kieferhöhle ungemein häufig
sei, eine Angabe, die zuerst etwas ungläubigem Staunen be-
gegnete, dann aber doch in vollem Umfange bestätigt werden
musste. Später haben sich dann unter Anderen besonders auch
B. FRÄNKEL, SCHÄFFER, SCHECH, KILLIAN, GRÜNWALD, ZUCKER-
KANDL, HAJEK, P. HEYMANN, A. HARTMANN und E. FRÄNKEL
darum verdient gemacht. Wir sind namentlich in der Kenntniss
der pathologischen Veränderungen viel weiter gekommen, allein
es fehlt immer noch in der normalen Anatomie der Nebenhöhlen
an der Kenntniss ihrer gesetzmässigen Anordnung und ihrer Verbindungen, denn ich glaube, dass ein näheres Studium dieser
Gegend doch mehr Regelmässigkeit in den grossen Gruppen der
verschiedenen Schädelformen ergeben wird, als wir bis jetzt
glauben. Durch die zahlreichen Sektionen von ZUCKERKANDL,
P. HEYMANN, MORITZ WOLF und besonders auch von DMOCHOWSKY,
GRADENIGO und HARKE, welch Letzterer eine sehr einfache

Sektionstechnik für die Nebenhöhlen angegeben hat, wissen wir, dass die Erkrankungen der Nebenhöhlen, weit entfernt seltene Ausnahmen zu sein, bei den akuten Infektionskrankheiten beinahe die Regel bilden, nur dass sie bei normal weiten Ausführungsöffnungen fast immer wieder von selbst ausheilen. Man sollte nach der Lage dieser Öffnungen in der Kiefer- und Keilbeinhöhle eher das Gegentheil vermuthen, allein die Erfahrung zeigt, dass für gewöhnlich die Kompression der Luft beim Schneuzen und die Flimmerhaare der Schleimhaut ausreichen, um die Absonderungen wieder aus der Höhle hinauszubefördern. Der Verlauf der Erkrankungen der Nebenhöhlen ist nicht abhängig von dem in der Nase, auch die Zähne sind nach der übereinstimmenden Ansicht fast aller Forscher nicht die alleinige Ursache, wie man dies lange Zeit geglaubt hat. Nach der Ansicht der Meisten, die durch die letzten Untersuchungen von E. FRÄNKEL wieder bestätigt worden ist, sind die wechselnde Virulenz der Bakterien und die individuelle Disposition die Faktoren, auf die es ankommt, weswegen die akute Krankheit in dem einen Fall ausheilt und in dem anderen chronisch wird.

Früher nahm man eine Erkrankung der in der Regel in Betracht kommenden Kieferhöhlen erst dann an, wenn sich eine Auftreibung der Höhle zeigte; jetzt wissen wir, dass dies Ereigniss eine Ausnahme ist und nur durch Schliessung des natürlichen Ausführungsgangs oder durch Geschwulstbildung eintritt, und zwar ist der letztere Ursache die bei Weitem häufigste; in einem Fall von KARUTZ waren trotz des freien Abflusses massenhafte Granulationen Schuld an einer Auftreibung der Stirnhöhle. Die Nebenhöhlen erkranken fast immer in der Form eitriger oder schleimigeitriger Entzündung, ein rein seröser Inhalt lässt immer auf eine Cystenbildung schliessen, der rein schleimige auf eine beginnende oder im letzten Ablauf begriffene eitrige Entzündung oder ebenfalls auf Cysten. NOLTENIUS in Bremen hat zwar 37 Fälle von Ansammlung serösen Inhalts in der Kieferhöhle beschrieben, die ohne alle örtlichen Symptome hauptsächlich durch Kopfweh sich geltend gemacht haben, allein seine Angaben sind bis jetzt von keiner Seite bestätigt worden; ich habe mich auch vergeblich bemüht, einen solchen Fall zu diagnosticiren. Immerhin mag man die Möglichkeit eines solchen Vorkommnisses bei hartnäckigem Kopfweh im Auge behalten, um so mehr, da neuerdings DMOCHOWSKY durch seine pathologisch-anatomischen Untersuchungen die Möglichkeit eines *Hydrops inflammatorius* der Kieferhöhle sehr wahrscheinlich gemacht hat.

Die Eiterungen der Nebenhöhlen beruhen immer auf Infektion durch Mikroorganismen, die auf dem natürlichen Wege durch Übergang von benachbarten erkrankten Stellen, z. B. von den Zahnwurzeln oder durch Trauma in die Höhlen gelangen. Man hat die verschiedenen bekannten Eitererreger in ihnen gefunden, auch das *Bacterium coli*, Tafel VI Fig. 1, und den ihm sehr ähnlichen *Bacillus pyogenes foetidus*; ferner den *Diplococcus lanceolatus*, Aspergillusarten, Tafel V Fig. 3, und Tuberkelbacillen; ich fand letztere bei einem Kranken massenhaft, ebenso haben DMOCHOWSKY und KEKWICK je einen derartigen Fall beschrieben. Die beiden letzten Mikroorganismen kann man freilich, genau genommen, nicht zu den Eitererregern rechnen. Trotzdem die Nebenhöhlen so häufig bei Influenza erkranken, hat E. FRÄNKEL unter 30 Fällen nur einmal den Influenzabacillus nachweisen können. Bisweilen werden chronische Eiterungen durch die Anwesenheit von Fremdkörpern unterhalten, wie in dem von BETZ beschriebenen Falle durch ein Stück Strohhalm oder durch Kugeln u. s. w., oder sie sind längere Zeit das einzige Zeichen einer beginnenden Geschwulstentwicklung. Diese Ursachen sind aber, da sie keine Auftreibung des Knochens verursachen, fast immer erst nach der künstlichen Eröffnung der Höhlen oder zufällig erkannt worden.

Die entzündlichen Erkrankungen der Nebenhöhlen der Nase sind theils akute, theils chronische. Je nachdem sich ihr Inhalt nach aussen oder in die Nase oder überhaupt nicht entleert, theilt man sie in aperte und latente ein. GRÜNWALD nennt nur die sich aussen zeigenden aperte, ich meine indessen, man könne die nach der Nase und von dort oft in grosser Menge aus den Nasenlöchern oder nach dem Halse zu sich entleerenden Eiterungen ebenfalls zu den aperten rechnen. Die latenten würden dann die sein, bei denen man mittelst der gewöhnlichen Rhinoskopie keinen Eiter, weder in der Nasenhöhle noch aussen findet, und deren Bestehen erst eine eingehendere sachgemässe Untersuchung enthüllt. Die Scheidung der zwei Arten ist keine scharfe, denn es giebt viele Übergänge, z. B. durch periodisches Ausfliessen u. s. w. Gar manches latente Empyem würde eine Viertelstunde später für ein apertes erklärt werden müssen, wenn unterdessen sich Eiter in der Nase gezeigt hätte. Ich meine aber, die Unterscheidung entspräche mehr dem gewöhnlichen Sprachgebrauch und sei praktisch ganz zweckmässig, weil man auch bei dem negativen Befunde in der Nase immer an die Möglichkeit des Vorhandenseins eines latenten Empyems denken soll. Die ganz latenten machen gar keine oder fast keine Erscheinungen, sie werden fast immer nur zufällig bei der Untersuchung entdeckt; vielleicht wird die verbesserte Kenntniss der Symptome diese Klasse mehr und mehr einschränken; wir haben jetzt schon gelernt, dass gar manche Neuralgie des Trigeminus, gar manche Migräne, gar manche Veränderung der psychischen Thätigkeit auf solchen latenten Nebenhöhlenerkrankungen beruhen. Ich werde darauf nachher zurückkommen.

Man unterscheidet bei den chronischen Erkrankungen der Nebenhöhlen die Mukocelen mit mehr schleimigem Inhalt von den Empyemen, die eine mehr eitrige Absonderung enthalten.

Die aperten Empyeme verrathen ihre Anwesenheit immer durch in der Nase oder im Nasenrachenraum sitzenden Eiter, der auch zu Borken vertrocknet sein kann. Ein latentes Empyem ist darum oft latent, weil keine entzündlichen Vorgänge mehr darin stattfinden oder nur so minimale, dass sie keine zum Bewusstsein dringenden Erscheinungen machen. Sie unterscheiden sich dadurch wesentlich von denen, bei welchen man keinen Eiter in der Nase findet, weil der Ausführungsgang verlegt ist, denn diese machen erst recht Beschwerden. Sie allein sind es, welche die Auftreibung der Höhle veranlassen, welche man früher verlangen zu müssen glaubte, um eine Erkrankung einer Nebenhöhle zu diagnosticiren.

Die akuten Entzündungen der Nebenhöhlen sind meist durch akute Nasenkatarrhe veranlasst, die sich entweder auf die Höhle ausbreiten oder eine dort schon vorhandene chronische Erkrankung steigern. Sie erkranken ferner auch bei anderen Krankheiten als Begleiterscheinung, so bei akuten Infektionskrankheiten, namentlich bei der Influenza, bei Masern, Diphtherie, Erysipel oder bei Jodismus. Akute Entzündungen der Nebenhöhlen treten öfter auch nach Verletzungen auf, so namentlich die der Kieferhöhle nach Zahnextraktionen, die nicht immer ungeschickt gemacht zu sein brauchen, sie können auch in den anatomischen Verhältnissen ihren Grund haben. Man kann z. B. kaum anders als mit Verletzung des Knochens operiren, wenn die Wurzeln so stehen, dass sie zwischen ihren zusammengekrümmten Enden ein Stück des Alveolarfortsatzes einschliessen.

Ich glaube, dass bei fast jedem akuten Schnupfen die Nebenhöhlen mit erkranken und beziehe darauf die bei demselben so häufigen Stirnkopfschmerzen, oder die in die Wangen und Zähne ausstrahlenden Schmerzen und wahrscheinlich auch die klumpige Nachabsonderung, welche nach einem akuten Schnupfen mitunter so lange anhält. Wahrscheinlich erscheint es mir, dass die einfache akute Entzündung nur leichtere Schmerzen und Druck im Kopfe macht; tritt aber eine Schleimverhaltung durch Zuschwellung des Ausführungsgangs ein, so steigern sie sich zu recht unangenehmer Höhe, besonders bekanntlich bei dem Katarrh der Stirnhöhle. Gewöhnlich lassen die so entstandenen Beschwerden plötzlich unter Ausscheidung einer grösseren Schleimmenge nach. SEMON hat darüber Erfahrungen an sich selbst anstellen können, er betont namentlich die Steigerung des einseitigen Schmerzes durch Husten und Niesen.

Die Absonderung bei der akuten Form ist entweder im Beginn serös, schleimig, wie beim akuten Nasenkatarrh und wird dann dicker und zuletzt schleimig-eitrig, oder sie ist gleich von vornherein eitrig, je nach den ursächlichen Bakterien und ihrem Verhalten zu der vorgefundenen Entzündung, wie E. FRÄNKEL meint. Sehr ähnliche Erscheinungen machen in seltenen Fällen

Parasiten, namentlich die Larven gewisser Hymenopteren, welche, 'wenn sie sich in die Höhlen eingenistet haben, die heftigsten Erscheinungen hervorrufen können.

Der akute Katarrh der Nebenhöhlen verläuft, wenn die Ausmündungen weit genug sind, so, dass er eine besondere Behandlung nicht bedarf. Tritt eine Verhaltung der Absonderung ein, so hat man namentlich bei einer solchen der Stirnhöhle empfohlen, eine Dosis von fünf Gramm Jodkali auf einmal zu geben, um die Absonderung dadurch so zu steigern, dass sie sich selbst den Ausweg sucht. Ich habe es mehrere Male mit gutem Erfolge angewendet, glaube aber, dass wir heute bessere Mittel haben, denn wenn man einmal auf einen Kranken stossen sollte, der eine Idiosynkrasie gegen Jod hat, so könnten doch sehr unangenehme Erscheinungen auftreten, ebenso, wenn der Ausführungsgang sich nicht öffnete. Jedenfalls sollte man das Jodmittel mit *Natr. bicarbonicum* zusammen oder in Milch geben. Wie schon gesagt, bedarf die Erkrankung in der Regel gar keiner Behandlung; sind die Beschwerden aber erheblichere, so lasse ich einen desinficirenden Spray mit einer Beimischung von Kokain gebrauchen. Auf das letztgenannte Mittel tritt dann eine solche Abschwellung ein, dass der verhaltene Schleim sich selbst einen Ausweg erzwingen kann. Im schlimmsten Falle müsste man nach den unten zu erwähnenden Regeln die betreffende Höhle ausspülen oder die Eröffnung vornehmen.

Die chronischen Empyeme der Nebenhöhlen im Allgemeinen entstehen besonders oft im Anschluss an akute, unter welchen ich noch einmal die nach Influenza auftretenden erwähnen möchte. Ich habe nie so viele Empyeme, akute und chronische, gesehen, wie während und nach den letzten Influenzaepidemien. Sonst sind die chronischen auch oft durch entzündliche Processe am Knochen bedingt oder durch solche Veränderungen und Schwellungen der Schleimhaut, oder auch der Knorpel und Knochen, welche den Abfluss zu hindern im Stande sind. So habe ich bei einem Sänger ein Empyem der Stirnhöhle gesehen, welches durch ·einen Auswuchs an der Scheidewand unterhalten wurde, der so weit herüber reichte, dass er den Ausführungsgang der Höhle verlegte. Nach Entfernung des Vorsprungs heilte das Empyem rasch aus. Ferner werden die Eiterungen der Nebenhöhlen besonders durch Schwellungen und Polypenbildungen im vorderen Theile des mittleren Nasengangs beeinflusst, welche die in dem *Hiatus semilunaris* ausmündenden Gänge der Stirn-, Siebbein- und Kieferhöhle verlegen. Es ist dabei einerlei, ob man die Polypen für primäre oder für durch die Erkrankung der Nebenhöhle verursachte hält; das praktisch Wichtige ist, dass sie den Abfluss hindern. Als weitere Ursache kommt bei Vielen noch die Infektion von benachbarten, namentlich höher gelegenen Höhlen aus hinzu, und bei der Kieferhöhle in einigen Fällen ferner die Karies der Zähne, deren Wurzeln, wie

in der Anatomie auseinandergesetzt wurde, so nahe an die Höhle
heranreichen können, dass nur eine papierdünne Lamelle dazwischen
bleibt, welche bei entzündlichen Vorgängen entweder durchbrochen
wird oder den Infektionsträgern Durchlass gewährt. In der
Kieferhöhle kommen auch öfter als in den anderen Nebenhöhlen
die durch Geschwülste verursachten Empyeme vor. Bei ihr und
der Stirnhöhle sind unter den veranlassenden Umständen auch
die Traumen zu erwähnen: Hufschläge, Messerstiche, Schussverletzungen, Fremdkörper etc.

Zu den seltensten Vorkommnissen gehört das Übergreifen
eitriger Vorgänge von der Nachbarschaft auf die Nebenhöhlen,
so von Orbital- oder von Hirnabscessen auf die Siebbeinzellen.
DMOCHOWSKY erwähnt einen sehr interessanten Fall, in dem ein
eitriger Gang zwischen der Kiefer- und Keilbeinhöhle bestand.
Bei dem Kranken war der Eiter auch nach der Orbita und von
dem Keilbein aus nach der Schädelhöhle durchgebrochen und hatte
dort ausser eitriger Meningitis einen Abscess im Stirnlappen veranlasst. Es kommt dahingegen öfter vor, dass entzündliche
Knochenerkrankungen in Folge von Tuberkulose oder Syphilis die
Ursache abgeben. GRÜNWALD und vor ihm schon SCHÄFFER und
WOAKES haben Nekrosen der mittleren Muschel und des übrigen
Siebbeins beschrieben, welche Empyeme veranlassten. Ich werde
weiter unten darauf noch zurückkommen.

Was die pathologisch-anatomischen Veränderungen in den Nebenhöhlen anlangt, so giebt es bei den chronisch entzündlichen Vorgängen nach ZUCKERKANDL, GRÜNWALD, DMOCHOWSKY und Anderen
zwei Formen; die eine setzt eine mehr seröse, wenig Rundzellen
enthaltende Infiltration der Schleimhaut, welche so bedeutend werden
kann, dass das Lumen der Höhle ausgefüllt wird, bei der anderen
wandern so viele Rundzellen in die Schleimhaut aus, dass sie
manchmal die Struktur derselben ganz verdecken. Sie finden
sich vorwiegend in der subepithelialen Parthie und in den papill-
lären Erhabenheiten. Die tieferen Schichten der Schleimhaut sind
zellärmer und bei der eitrigen Form mehr serös infiltrirt.
E. FRÄNKEL hat in einem Falle einen fibrinösen Belag in der
Kiefer- und Keilbeinhöhle gefunden, was ZUCKERKANDL vorher für
nicht möglich erklärt hatte. Cysten, meistentheils aber ganz
kleine, kommen bei beiden Formen schon sehr früh und in reichlicher Anzahl vor; sie entstehen aus konfluirten Drüsenacinis, aus
verstopften Ausführungsgängen oder aus Lymphgefässen (DMO-
CHOWSKY). Die Absonderung ist namentlich bei der ersten Form
mehr serös-schleimig, bei der letzteren natürlich mehr oder weniger
eitrig. Es kommen auch Übergänge derselben vor. Die seröse
Form kann sich vollständig zurückbilden, nur die Cystchen und
die papillären Excrescenzen verrathen die frühere Erkrankung.
Das Bindegewebe und die Rundzellen bleiben in der Regel vermehrt. Die membranösen Stränge, welche man öfter findet, sind

die Folge von zurückgebildeten hydropischen Tumoren, welche sich an der gegenüberliegenden Wand angelöthet hatten. Ausserdem finden sich nicht selten Pigment, Polypen und Hypertrophien in der Schleimhaut der Nebenhöhlen. Bei der eitrigen Form ist dieselbe in Folge reichlicherer Bindegewebsentwicklung hie und da fibrös entartet. War der Process in die tieferen Schichten der Schleimhaut gedrungen, so findet man dieselbe fester mit dem Knochen vereinigt und diesen durch die Bildung von Knochenschüppchen, die nachher mit ihm verwachsen, höckerig oder stachelig. Da Schleimhaut und Periost beinahe untrennbar sind, so ist die Betheiligung des Knochens an dem Entzündungsvorgang leicht erklärlich. Mitunter kommt es nach ZUCKERKANDL auch sonst zu der Bildung kleiner Knochenschüppchen an der Oberfläche der Schleimhaut, die er als Ursprünge der zuweilen lose in den Höhlen gefundenen Knochengeschwülste, der Osteome ansieht. Die gleichen Vorgänge wiederholen sich in allen Nebenhöhlen.

Knochenkrankheiten, namentlich in der Form der Karies und Nekrose, sollen nach der Ansicht mancher Kollegen die häufigste Ursache von Nebenhöhlenerkrankungen sein, eine Ansicht, die besonders von GRÜNWALD aufs Lebhafteste verfochten wird. Es finden sich nämlich unzweifelhaft sowohl an den Knochen des Siebbeins, als auch bei der Eröffnung vorher nicht operativ behandelter grösserer Höhlen, in deren Wandungen kariöse Stellen; nur in Bezug auf die Häufigkeit eines solchen Vorkommnisses und dessen ätiologische Wichtigkeit sind die Meinungen verschieden. GRÜNWALD hat sie an lebenden Kranken in 55 Fällen von Erkrankungen der Siebbeinhöhlen 31 Mal und in neun frisch eröffneten Stirnhöhlen vier Mal gefunden. Nach seiner Ansicht beweist das doch öfter beobachtete Durchbrechen von Nebenhöhleneiterungen in die Nachbarschaft oder nach aussen, sowie das von Vielen beschriebene Vorkommen von nekrotischen Knochenstücken, von Sequestern, die Möglichkeit, dass der Knochen in Mitleidenschaft gezogen wird. Die Sektionsergebnisse von ZUCKERKANDL, HARKE und E. FRÄNKEL sind nun freilich ganz andere, indem der Erstere das Vorkommen kariöser Stellen ganz leugnet, E. FRÄNKEL sie nur bei Tuberkulose und Syphilis gefunden hat, während HARKE sie für wenigstens sehr selten erklärt. Mir selbst ist es bis jetzt nicht gelungen, kariöse Stellen in der von GRÜNWALD angegebenen Häufigkeit zu finden, während ich mich doch auch der Ansicht ZUCKERKANDL's nicht anschliessen kann. Auch in der die pathologische Anatomie der Kieferhöhle behandelnden Arbeit von DMOCHOWSKY findet sich das Übergreifen der Entzündung von der Schleimhaut auf den Knochen, die Karies, wiederholt erwähnt. Ich möchte, wenn ich sie auch nicht theile, hier nicht unterlassen, die Ansicht WOAKES nochmals zu erwähnen, dass bei vielen Kranken der Knochen das primär Erkrankte sei.

Ich glaube, dass dies nur in Fällen von Tuberkulose oder Syphilis anzunehmen ist, oder bei sonstigen die Knochen in Mitleidenschaft ziehenden Neubildungen.

Die subjektiven Erscheinungen, welche die chronischen Entzündungen der Nebenhöhlen hervorrufen, sind in vielen Fällen sehr wenig charakteristisch. Es wird von den Kranken über Schmerzen geklagt, die jedoch nichts so Bestimmtes haben, dass man auf ihren Ursprung sichere Schlüsse ziehen könnte. Die Schmerzen sind nicht immer gleichmässig andauernde, sondern bisweilen wie bei Malarianeuralgien regelmässig wiederkehrende, was GRÜNWALD von der verschiedenen Füllung der Höhlen ableitet. Nach meiner Erfahrung werden bei den Erkrankungen der Kieferhöhle die Schmerzen fast immer in dem seitlichen Theil der Stirn über der Augenbraue angegeben, wenn auch die Stirnhöhle erkrankt ist, häufiger nur in dem von der *Incisura supraorbitalis* median gelegenen Theil, obgleich ich sie gerade dann wiederholt auch vermisst habe. Die Erkrankungen der Siebbeinzellen verursachen mehr einen eingenommenen Kopf und Schmerzen in der Scheitelgegend, ebenso wie die der Keilbeinhöhle, bei welchen die Schmerzen hie und da auch in den Hinterkopf verlegt werden, oder wie bei den Siebbeinerkrankungen mitunter hinter die Augen. Da die Nebenhöhlen ausser der Stirnhöhle von dem zweiten Aste des Trigeminus vorwiegend innervirt werden, so ist es erklärlich, dass der ganze Trigeminus reflektorisch auf Erkrankungen derselben reagiren kann.

Kopfschmerzen gehören überhaupt zu den häufigsten Klagen bei Erkrankungen aller Nebenhöhlen, ferner typische Migräneanfälle mit Erbrechen, Schwindel, Schlafsucht, Arbeitsunlust und Verstimmung, Vergesslichkeit, Aprosexie, d. i. Unfähigkeit, die Gedanken auf einen bestimmten Gegenstand länger zu fesseln. Bei stärkerer Eiterabsonderung, wobei der Eiter in grösserer Menge verschluckt wird, kommt es zu Magenstörungen, Anaemie und allgemeinem Siechthum. Zu recht erheblichen Magenstörungen führen gelegentlich die anstrengenden Versuche, die angetrockneten Borken durch Räuspern zu entfernen und das so hervorgerufene morgendliche Erbrechen.

Heftigere Schmerzen können durch Übergreifen des entzündlichen Processes auf die Nachbarschaft entstehen, so bei Erkrankungen der Kieferhöhle, Zahnschmerzen und Supra- und Infraorbitalneuralgien; letztere sind auch manchmal von den Siebbeinzellen ausstrahlende. Einmal sah ich eine heftige Neuralgie des *Nervus nasopalatinus Scarpae,* durch ein Übergreifen der in den hinteren Siebbeinzellen vorhandenen Entzündung auf die Gegend des *Ganglion sphenopalatinum.*

Bei den Erkrankungen der Kieferhöhle bemerken die Kranken manchmal, dass ihnen beim Bücken plötzlich ein eitriger Ausfluss aus der Nase kommt. B. FRÄNKEL hat angegeben, dass man bei

Verdacht auf solche Erkrankung den Kranken sich vornüber beugen lassen solle, um den Eiter zum Ausfliessen zu bringen, ein Rath, der nach der Lage der natürlichen Öffnung sehr zweckmässig erscheint. Wenn der Eiter nicht geballt ist, so wird er dabei ausfliessen, und es ist dies gewiss ein positives Zeichen, wobei aber immer noch nicht gesagt ist, aus welcher Höhle dieser Erguss stammt. GRÜNWALD hält eine Irresistenz gegen Alkohol und Nikotin, sowie gegen psychische Affekte als fast allen Kranken anhaftend. Es gelang ihm, einem Hotelwirth, der ein halbes Jahr nur noch Wasser trinken konnte, durch Beseitigung eines Siebbein-Keilbeinhöhlenempyems eine seiner Stellung mehr wie genügende Kapacität für geistige Getränke wieder zu geben.

Nicht selten findet sich als einziges Symptom Nasenbluten, welches durch das Losreissen von angetrockneten Sekretborken veranlasst wird. Es sind auch recht heftige Blutungen durch Arrosion von Gefässen vorgekommen.

Bestimmtere Erscheinungen machen die geschlossenen Empyeme der Höhlen, da sich bei ihnen nach einiger Zeit, wie oben auseinandergesetzt wurde, in Folge der Sekretansammlung eine Ausdehnung der Höhle einstellt. Die Kieferhöhle wird alsdann eine annähernd rundliche Gestalt annehmen und sich zunächst als die dünnste die innere und später die vordere Wand herausbauchen; wenn eine Ausdehnung der Höhle in den harten Gaumen schon vorhanden war, so zeigt sich dieselbe als weiche Geschwulst an dem Boden der Nasenhöhle oder man bemerkt am harten Gaumen eine runde Vorwölbung, die auch ganz weich und fluktuirend sein kann. Ich habe einen solchen Fall gesehen, in welchem die beiden Hervorwölbungen vorhanden waren. Ob die von SNELLEN, GRÜNWALD und SCHOLZ beschriebenen Fälle von Abscessen im harten Gaumen hierher gehören oder ohne solche Vorbildung durchgebrochen sind, habe ich aus der Beschreibung nicht entnehmen können. Bei einer Verhaltung des Inhalts der Stirnhöhle tritt in der Regel der innere Augenwinkel oben in der Gegend neben der Thränendrüse vor, oder die Schwellung zeigt sich nach aussen und oben von der Nasenwurzel. An derselben Stelle brechen die Stirnhöhlenempyeme zuweilen nach der Orbita oder mitunter auch nach aussen durch. Sehr bezeichnend für die Auftreibung der Siebbeinzellen, besonders der vorderen, ist die Verdrängung des Auges nach unten aussen mit' Doppelsehen, das häufig als erstes bemerktes Symptom dabei gefunden wird. Diese Auftreibungen können leicht mit Orbitalabscessen verwechselt werden, besonders wenn die Eiterung in die Orbita durchgebrochen ist. Der Eiter kommt dann am unteren Rande derselben zum Vorschein. Selbstverständlich machen sich diese Auftreibungen auch in der Nase durch Verbiegung der äusseren Wand nach innen zu geltend. GRÜNWALD beschreibt einen Fall, in dem durch eine ausgedehnte Siebbeinzelle ein knöcherner Verschluss der Choane vorgetäuscht wurde. Sie sind weiter vorn, besonders wenn sie weich geworden, schon mit Schwellungen der Weichtheile oder Hirnbrüchen verwechselt worden. Haben die Siebbeinzellen oder die Stirnhöhle nämlich einmal eine gewisse Grösse erreicht, so dass sie nach aussen Anschwellungen oder Verdrängung des Auges machen, so sind diese Schwellungen eben in der Regel weich, da der Knochen theilweise aufgesogen ist; bleibt er in seltenen Fällen erhalten, so können die tumorartigen Vorsprünge dann so hart erscheinen, dass schon Verwechslungen mit Elfenbeintumoren stattgefunden haben. Dr. Herzog KARL THEODOR in Bayern hat einen Fall beschrieben, in dem die Diagnose einer steinharten im oberen inneren Augenwinkel zum Vorschein kommenden Geschwulst erst während der Operation auf Empyem der Stirnhöhle gestellt werden konnte. Wahrscheinlich war hier auch noch ein Theil der Siebbeinzellen erkrankt, da trotz wiederholter Eröffnung der Höhle und längerer Drainage die Stellung des Auges nach unten aussen unverändert blieb. Die Symptome der Ausdehnungen der Keilbeinhöhle sind noch wenig bekannt. Durch die Lage des *Nervus opticus* an der äusseren Seite der Höhle kann derselbe leicht in Mitleidenschaft gezogen und atrophisch werden. Dies verräth sich nach BERGER und TYRMANN bisweilen durch eine Einschränkung des Gesichtsfeldes, was dann eher begreiflich ist, als bei dem Empyem des *Antrum Highmori*. Es kann auch vorkommen, dass der Eiter von der Keilbeinhöhle, der Stirnhöhle oder einer Siebbeinzelle direkt nach der Schädelhöhle durchbricht, wie es von SCHOLZ, DEMARQUAY und GRÜNWALD berichtet wurde, oder dass ein Empyem des *Sinus sphenoidalis* nach Durchbrechung der unteren Wand an dem Rachendach erscheint.

In den letzten Jahren, seitdem man diesen Erkrankungen mehr Aufmerksamkeit schenkt, sind auch verschiedene Hirnabscesse, die durch Eiterungen der Stirn- oder Keilbeinhöhle verursacht waren, beobachtet und einer von GRÜNWALD mit Glück operirt worden. In einem Falle von BOYCE BARROW entleerte sich ein vermuthlich durch Mittelohreiterung entstandenes Hirnabscess durch die *Lamina cribrosa*. Ob Fälle von tiefen Eiterungen im Halse oder von Peritonsillitis oder Perichondritis am Schildknorpel bei Kieferhöhlenempyemen, wie die von WEICHSELBAUM, ZIEM, GRÜNWALD, LIEBE und MANCHOT beschriebenen, durch direkten Übergang des Eiters an die betreffenden Stellen zu erklären sind, oder durch eine septische allgemeine Infektion, müssen weitere Beobachtungen noch zeigen; sicher dürfte aber manches Vorkommen von sogenannter kryptogenetischer Pyaemie von den Nebenhöhlen aus veranlasst sein.

Unter den Symptomen sind noch die, dauernd oder auch nur zeitweise, z. B. Morgens auftretenden subjektiven Geruchsempfindungen, zu erwähnen, welche theils auf der Empfindung der üblen durch die Eiterung bedingten Gerüche beruhen, theils nervöse

Parosmien sind. Die Kranken riechen andere Gerüche: Knoblauch, verbranntes Stroh etc. SCHÄFFER erwähnt, dass die Parosmie manchmal nur zeitweise auftrete, z. B. während der Menses. Der Geruch kann entweder nur subjektiv sein oder er ist auch für Andere bemerkbar, was wohl von der Menge der Absonderung und dem Grade der Zersetzung abhängen wird. Das Riechen kann in der Form der *Anosmia essentialis* gestört sein, dadurch, dass die Riechhaare durch die sekundäre Rhinitis geschädigt sind, oder in der der *Anosmia respiratoria*, wenn die sekundäre Schwellung so stark ist, dass die eingeathmete Luft nicht an die *Regio olfactoria* hingelangt, oder es kann der Geruchsinn vorübergehend oder dauernd ganz erloschen oder nur noch für starke Gerüche erhalten sein. Ausser diesem Sinne leidet auch noch das Schmecken, soweit es von der richtigen Funktion der Nase abhängig ist. Die von ZIEM, KUHNT und Anderen beschriebene Einengung des Gesichtsfelds ist erstens nicht immer vorhanden; ich habe sie in einer grösseren Zahl daraufhin untersuchter Fälle, ebenso wie GRÜNWALD, vermisst, und zweitens wird sie bekanntlich bei den verschiedensten Zuständen nervöser Art beobachtet, recht oft bei Hysterie und Neurasthenie. Asthenopische Beschwerden werden aber öfter angegeben, sowie auch Flimmerskotome. GRÜNWALD will die Astenopie auf Trägheit der Fixirung zurückführen, da die Beschwerden oft auch bei dem Sehen in die Ferne bemerkt werden. Eitrige Iritis, wie sie ZIEM beschrieben hat, oder Iridocyclitis habe ich nicht bei der Nebenhöhlenerkrankung gesehen. Weitere Beobachtungen über diese Punkte scheinen mir noch nöthig zu sein.

Die objektiven Erscheinungen bei den chronischen Erkrankungen der Nebenhöhlen bestehen in einer eitrigen Absonderung, und zwar findet man bei denen der Kiefer- und Stirnhöhle und der vorderen Siebbeinzellen den Eiter gewöhnlich in dem vorderen Theil des mittleren Nasenganges, dem *Hiatus maxillaris*. Bei der Kieferhöhle könnte man ihn gelegentlich auch in dem unteren Gang finden, sei es, dass er von oben herabgeflossen ist, was wohl die Regel sein wird, sei es, dass er durch eine accessorische Öffnung unter der unteren Muschel aussickert. Der aus den hinteren Siebbeinzellen und aus der Keilbeinhöhle stammende Eiter erscheint gewöhnlich zwischen mittlerer Muschel und Scheidewand oder in den Choanen oder am Rachendach, an letzteren Stellen häufig in Form trockener Krusten. Eiter an den erwähnten Stellen fordert immer zu einer eingehenderen Prüfung der Nebenhöhlen auf. Bei einem gewöhnlichen Katarrh der Nase findet man gerade an diesen Stellen sehr selten Eiter oder eine eiterähnliche Absonderung.

Sehr gewöhnlich ist mit der Erkrankung der Nebenhöhlen, besonders mit den Empyemen, Schwellung der Nasenschleimhaut verbunden. Diese findet sich meistens auch in dem mittleren

Nasengang vorn als Verdickung des an der Ausmündung der verschiedenen Höhlen gelegenen, sogenannten lateralen Schleimhautwulstes von KAUFMANN. Er wird von der unteren Lippe des *Hiatus semilunaris* gebildet, liegt also auf dem *Processus uncinatus*. Öfter ist die Unterseite der mittleren Muschel hypertrophisch. Werden diese Hypertrophien oedematös, so bilden sich Polypen. GRÜNWALD meint, dass letztere fast immer ein Zeichen von Erkrankung einer oder mehrerer Nebenhöhlen seien. Ich kann mich der Ansicht aber nach meinen Erfahrungen nicht ganz anschliessen. Ich habe eine grössere Zahl von Kranken dauernd von ihren Polypen befreit, die nie eine Spur einer Nebenhöhlenerkrankung zeigten. Früher habe ich sicher nicht so genau auf dieses aetiologische Moment geachtet, aber wenn die Fälle ein von mir nicht gefundenes, fortdauerndes Empyem gehabt hätten, dann wären sicher immer wieder Rückfälle aufgetreten. Damit stimmen auch die Erfahrungen vieler Kollegen überein. CHIARI hat z. B. in 128 Fällen von Ozaena und in 61 von Nasenpolypen, weder Nebenhöhlen- noch Knochenerkrankungen gefunden, und auch die von E. FRÄNKEL, der in 30 Sektionen auch keine Polypen gesehen hat. Gegen die GRÜNWALD'sche Ansicht scheint mir auch der Umstand zu sprechen, dass Polypen fast immer doppelseitig gefunden werden, während die Eiterung der Nebenhöhlen häufig nur auf einer Seite vorhanden ist. Ich gebe gern zu, dass, wenn man zwischen den Polypen eine schleimig-eitrige Absonderung findet, dann eine genauere Beachtung der Nebenhöhlen stattzufinden hat, ebenso in Fällen einseitiger Polypenbildung. Eine von PRÖBSTING mitgetheilte Krankengeschichte einer Polypenentwicklung, die sich an eine traumatisch entstandene Siebbeinzelleneiterung anschloss, beweist sehr deutlich die Möglichkeit des ätiologischen Zusammenhangs.

Ich kann aber auch HERZBERG nicht beistimmen, wenn er die Schwellungen an dem hinteren Ende des Vomer als charakteristisch für die Keilbeinhöhlenerkrankungen ansieht; ich habe solche Schwellungen oft genug bei Kranken behandelt, die gar keine Andeutung einer Keilbeineiterung hatten.

Eine besondere Erwähnung scheinen mir die in dem vorderen Ende der mittleren Muschel, in der daselbst nicht selten vorkommenden Siebbeinzelle sich abspielenden Erkrankungen zu verdienen. Man hat sie oft als Knochencysten beschrieben; ich habe aber schon in der Anatomie, Seite 13, auseinandergesetzt, dass ich sie mit vielen anderen Autoren als eine verlagerte Siebbeinzelle betrachte. Ihr Ausführungsgang verstopft sich öfter mit den schon angegebenen Folgen: Auftreibung mit serösem oder colloidem Inhalt, der in Eiterung übergehen kann. In dem letzteren Falle pflegen sich grössere Beschwerden einzustellen, denn für gewöhnlich geht die Auftreibung so langsam vor sich, dass keine Erscheinungen dadurch entstehen. Entzündungen in der Zelle aber zeigen sich gewöhnlich auch an ihrer Aussenseite, durch Verdickung der Schleimhaut, durch Polypenbildung an derselben in den verschiedenen Stadien, von einfachen Wärzchen bis zu entwickelten Schleimpolypen, die dann meistens in grösserer Menge angehäuft sind. Aber auch im Inneren dieser Höhlen habe ich schon öfter eine Polypenentwicklung beobachtet; trägt man einen Theil der Knochencyste ab, so erscheint ein vorher nicht zu sehen gewesener Polyp. Mitunter bricht der Eiter nach der Nase durch, und man sieht dann ein kleines Loch, aus dem Eiter aussickert. Fast immer ist dasselbe von zahlreichen Polypen umgeben. Diese sogenannten Cysten erreichen zuweilen eine recht bedeutende Grösse; bis zu Nussgrösse sind sie beschrieben worden. Ihre Diagnose von gewöhnlichen Schleimpolypen ist sehr leicht durch die Sonde zu machen. Sie sind, wenn auch noch so gross, von einer dünnen Knochenschicht umgeben und fühlen sich, im Gegensatz zu den weichen Schleimpolypen, hart an, auch sind sie immer ringsum roth; schiebt man dagegen einen Schleimpolypen etwas in die Höhe, so erscheint seine natürliche graue Farbe, wenn er auch an dem vorderen kleinen, der Luft ausgesetzten Theile, roth ist.

Die Frage des Zusammenhangs der Ozaena mit den uns hier beschäftigenden Krankheiten habe ich in dem betreffenden Abschnitt, Seite 206, schon näher erörtert.

Der Eiter kann an den Stellen, wo er ausfliesst, antrocknen, oder auch an solchen, die von der Ursprungsstelle mehr oder weniger entfernt sind. Das Sekret kann sogar hinten herum oder durch Perforationen nach der gesunden Seite gelangen. Am Rachendach sind die Spalten und Recessus der Rachenmandel und ihrer Reste häufig durch den aus den Nebenhöhlen der Nase herrührenden Eiter inficirt. Nach der Ansicht Grünwald's stammt derselbe bei trocknem Rachendach recht oft aus der Keilbeinhöhle oder den Siebbeinzellen. Meine seitherigen Erfahrungen haben mir indessen gezeigt, dass „recht oft" gestrichen werden muss, da ich sehr viele Fälle durch alleinige Behandlung des Rachendachs geheilt habe. Je nach der Gestalt der unteren Muschel und den durch dieselbe bedingten Abflussverhältnissen kann auch der Eiter aus den Siebbeinzellen und sogar aus der Kieferhöhle nach dem Rachendach gelangen und dort antrocknen, wie Grünwald ganz richtig ausführt. In einem Falle, den ich schon lange beobachte, entstammt der Eiter aus einer durch eine frontale Wand getheilten Kieferhöhle, bei welcher Abart die Ausflussöffnung nach Zuckerkandl hinten im oberen Nasengang zu liegen pflegt; ein derartiges Präparat sah ich in Wien bei Hajek. Die Lage des Eiters ist ferner abhängig von der Kapillarattraktion zwischen der Scheidewand und der eng anliegenden mittleren Muschel oder von dem Schneuzen; eine eitrige Absonderung kann auch aus den tieferen Luftwegen stammen und durch Husten in den Nasenrachenraum, sogar bis in die Nase gelangt sein. Grünwald meint, dass auch der Dümmste leicht

angeben könne, ob er vorher gehustet habe; er muss aber dann
mit einem intelligenteren Publikum zu thun haben, als das in
der hiesigen Gegend. Ich bemühe mich nicht selten vergeblich,
herauszubekommen, ob ein Kranker räuspert oder hustet, vielleicht
stelle ich mich auch nicht so geschickt an.

Bei den latenten Empyemen kann sich der Befund auf einen
hie und da mehr zufällig beobachteten Ausfluss beschränken.
Gewöhnlich findet man sie gelegentlich bei Untersuchungen, welche
man wegen Zahnschmerzen oder Kopfweh vorgenommen hat, ferner
bei der Probepunktion, der Sondirung oder der Durchleuchtung.

In seltenen Fällen können Eiterungen von den Höhlen aus
auch anderwärts zum Vorschein kommen, wenn Dehiscenzen in
den knöchernen Wänden vorhanden sind und der Eiter sich durch
diese oder durch die *Canales alveolares posteriores* einen Weg sucht.
So kann er nach Ziem in dem unteren Augenlid erscheinen, in
der *Fossa pterygoidea*, am Rande des Unterkiefers u. s. w. Ich
glaube aber, dass es in solchen Fällen sich oft um verlegte Ausführungsgänge handeln wird, welche dem Höhleninhalt gestatten,
einen solchen Druck anzunehmen, dass er sich einen anderen
Weg sucht; bei offenem Ausführungsgang wird sich eine Neben-
öffnung in den Wänden nicht so leicht bilden können.

Die Prognose der Nebenhöhleneiterungen ist im Ganzen
eine günstige. Es wird gewiss manches Empyem zeitlebens getragen, ohne dass der Besitzer viel Ahnung davon hat. Spontane
Heilungen der chronischen Fälle sind wohl sehr selten. Siebenmann hat vor Kurzem einen Fall genauer beschrieben, in welchem
ein drei Jahre bestehendes Empyem lediglich durch das Aussaugen
des Eiters aus der offen gebliebenen Alveole heilte. Dagegen
sind wir heute durch die eifrigen Bemühungen, namentlich der
mehr aktiven jüngeren Kollegen, in den Stand gesetzt worden,
diese Erkrankungen besser erkennen und behandeln zu können,
und es werden dadurch, wenn auch meist nicht gefährliche, so
doch recht lästige Beschwerden öfter als früher zur Heilung gebracht. Selbstverständlich geben die geschlossenen Empyeme
durch den Druck auf die Nachbarschaft eine etwas ungünstigere
Prognose. Es kann aber auch bei ihnen durch eine richtige Behandlung viel wieder gut gemacht werden. So kann sich z. B.
selbst die geschwächte Sehkraft in einem dislocirten Bulbus oder
in Fällen, in welchen eine Einschränkung des Sehfeldes beobachtet
worden war, wieder ganz herstellen, wenn der Fall nicht zu
veraltet ist.

Von grösserer Bedeutung sind, wie oben erwähnt, die Empyeme
der Nebenhöhlen für die Entstehung von Meningitis. Weigert
und nach ihm Strümpel, Weichselbaum und Zaufal haben die
Möglichkeit einer derartigen Entstehung erwiesen. Sie ist auch
sehr wahrscheinlich, da sonst der Weg, den die Streptokokken in
den Schädel nehmen, schwer zu erklären sein dürfte. Weigert

meint zwar, dass sie auch längs oder in den Scheiden der Äste des Olfaktorius eindringen und dass Eiterungen auf der Schleimhaut auf diesem Wege gelegentlich eine Meningitis verursachen könnten, aber die Entstehung aus den Nebenhöhlen, besonders den Siebbeinzellen und der Keilbeinhöhle sei sicher die häufigere. Man müsste einmal in den Epidemien von *Meningitis cerebrospinalis* namentlich bei den Sektionen genauer auf die Verhältnisse achten. Durch das HARKE'sche Sektionsverfahren ist ja die Eröffnung der in Frage kommenden Theile ohne äusserliche Entstellungen sehr erleichtert.

Die Empyeme der Nebenhöhlen kommen fast nur bei Erwachsenen zur Beobachtung. Der von RUDAUX veröffentlichte Fall, in dem er die Diagnose auf Kieferhöhlenerkrankung bei einem drei Wochen alten Kinde gestellt hat (Einspritzungen in eine eiternde Zahnfistel bei dem kleinen Kranken kamen wieder zur Nase heraus) dürfte sich wohl durch einen gleichzeitig bestehenden direkten Durchbruch des Eiters nach der Nase erklären lassen. Bei Kindern ist ihre Erkennung in der Regel nur erst dann möglich, wenn die Höhle schon entwickelter ist, also kaum vor dem fünften Jahre; im achten ist dagegen bekanntlich die Kieferhöhle im Verhältniss beinahe so gross, wie bei Erwachsenen. Am Häufigsten erkrankt dieselbe allein, danach die Keilbeinhöhle, die Stirnhöhle dagegen lange nicht so häufig; Erkrankungen mehrerer Höhlen oder aller zugleich sind gar nicht so selten.

Die Diagnose war bis vor mehreren Jahren immer eine recht schwere. Durch zahlreiche Arbeiten vieler Kollegen ist es aber jetzt möglich, in allen Fällen, wenn auch nicht in der ersten Sitzung, zur richtigen Diagnose zu kommen.

Vor allem muss man bei einer in der Nase vorgefundenen Eiterung immer an die Nebenhöhlen denken. Es können hier höchstens andere Knochenerkrankungen in der Nase in Frage kommen, die aber fast immer sofort durch die Sonde zu entdecken sein werden. Rauhe Stellen am Knochen sind in der Regel durch Syphilis verursacht, seltener durch Tuberkulose und noch seltener durch Traumen. Ich habe schon wiederholt erwähnt, dass es noch fraglich ist, ob bei der von WOAKES und GRÜNWALD beschriebenen Ethmoiditis der Knochen aus den eben angeführten Ursachen primär erkrankt ist. Täuschungen kann man aber auch durch die Anwesenheit von Fremdkörpern, die sich mit Kalk überzogen haben, ausgesetzt sein. Sind die genannten Ursachen ausgeschlossen, so darf man bei einseitiger Eiterung seine Diagnose fast sicher auf die Erkrankung einer oder mehrerer Nebenhöhlen stellen. Die Art, wie ich bei der Feststellung der Diagnose vorgehe, will ich, dem Beispiele HAJEK's folgend, an einem einzelnen Fall beschreiben. Ich glaube, dass es so am Klarsten zu machen sein wird.

Nach Feststellung der Anamnese und der subjektiven Beschwerden des Kranken, welche durch ihre Lokalisation doch in vielen Fällen der Untersuchung eine bestimmtere Richtung geben können, betrachte ich zunächst die Umgebung der Nase, Wangengegend, Stirn und Auge, ob da irgend welche Veränderungen zu sehen sind. Dann untersuche ich mit einem gewöhnlichen Kehlkopfspiegel die Zähne des Oberkiefers und den Gaumen, und lasse darauf die *Rhinoscopia anterior* und die *posterior* folgen. Finde ich Eiter am vorderen Theil der mittleren Muschel, so untersuche ich mit der Sonde, indem ich die Muschel lüfte oder vorhandene Schwellungen oder Polypen zur Seite dränge, um zu sehen, wo der Eiter wohl herkommen könne. Ist die Nase ganz oder an verschiedenen Stellen voll Krusten, so wische oder spritze ich diese mittelst eines in 10procentiger Kokainlösung oder 3procentigem Europhenöl getauchten Wattepinsels zunächst weg und beobachte, wo von Neuem Eiter aussickert. Dann mache ich gewöhnlich die Durchleuchtung. Finde ich eine Seite wesentlich dunkler als die andere, oder giebt der Kranke eine verminderte Lichtempfindung auf einem Auge an, so richte ich meine Untersuchung zunächst besonders auf diese Seite. Da die Durchleuchtung in einer Sekunde gemacht werden kann, so sollte man den geringen Zeitverlust nicht achten. Ich kokainisire sodann den mittleren Nasengang und suche erst mit der Sonde, Fig. 25 Seite 122, oder einer ebenso abgebogenen, nach den natürlichen Öffnungen. Sie sind nach RAUGÉ in der Regel leicht zu finden, wenn man von hinten kommend den Hiatus abtastet, und zwar liegen sie nach meiner Erfahrung immer weiter hinten, als man zuerst glaubt. Wenn ich die natürliche Öffnung gefunden habe, wie mir dies in über der Hälfte der Fälle gelingt, so führe ich das HARTMANN'sche, Fig. 119 c, oder SCHECH'sche, Fig. 119 g, Röhrchen ein und mache eine Probeausspülung mit einer schwachen Karbollösung oder 0,75procentiger gekochter Kochsalzlösung. Die Verbindungen der einzelnen Theile der Spritze habe ich mir alle mit Schrauben herstellen lassen, um das so unangenehme Losplatzen der Gummischläuche von den Ansätzen zu verhindern. Fig. 119 f trägt einen glatten Ansatz; er passt in den dickeren Theil der Kanüle für die Probepunktion: Man muss ihn freilich festhalten, kann aber auf diese Weise der Punktion gleich die so nöthige Ausspülung folgen lassen.

Gelingt das Einführen des Röhrchens auf diese Weise nicht und ist gegründeter Verdacht auf eine Erkrankung der Kieferhöhle vorhanden, so lege ich in die Mitte des unteren Nasengangs nach vorn zu unter die untere Muschel ein Wattebäuschchen, das ich mit 20procentiger Kokainlösung tränke. Nach fünf Minuten steche ich dann mittelst der vorher gut desinficirten spitzen Kanüle a, Fig. 120, durch den Knochen der äusseren Nasenwand in dem unteren Nasengang etwas nach oben ein und ziehe den Stempel der Probespritze an. Ein etwas

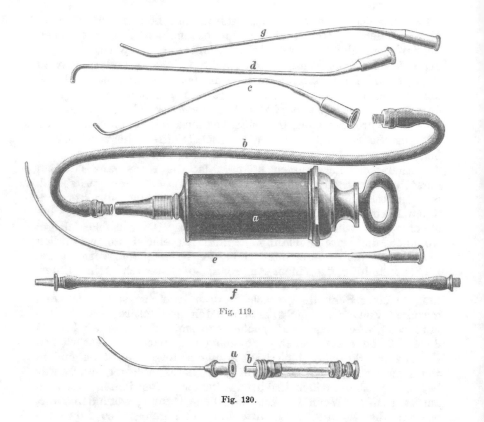

Fig. 119.

Fig. 120.

stärkerer und längerer Ansatz an eine gewöhnliche, gut schliessende
PRAVAZ'sche Spritze ist ganz genügend. Ich machte früher oft
den Fehler, dass ich zu weit vorn einstach; die richtige Stelle
liegt hinter der Mitte, davor ist der Knochen öfter zu dick.
Gewöhnlich saugt sich bei Empyem die Spritze voll Eiter. Wenn
ich auf diese Art denselben nicht erhalte, so spritze ich zehn
Spritzen einer Diaphtherinlösung in die Höhle und sauge sie nach
LERMOYEZ, der das Verfahren Probeauswaschung nennt, wieder
an, indem ich den Stempel mehrere Male hin- und herführe.
Noch sicherer ist es, wie LICHTWITZ sehr richtig betont hat, der
Punktion gleich noch die Ausspülung mit einer desinficirenden
Lösung folgen zu lassen. Dieselbe wird auch dann beim Durch-
spülen immer trüb abfliessen, sogar meist übelriechend. Gewöhn-
lich gelingt die Probepunktion sehr leicht, wenn der Knochen
nicht zu hart ist; sonst kann man entweder versuchen, mit einem
Bohrer ein Loch durch denselben zu bohren und dann die gerade
Ansatzröhre einer Spritze einzuführen, was aber wegen der
Schwierigkeit, das Loch wiederzufinden, nicht immer gelingt, oder
man geht mittelst einer stärker gebogenen spitzen Kanüle durch

den mittleren Nasengang ein, wo ja ohnehin fast immer Lücken in der knöchernen Wand sind und lässt dann gleich eine Ausspülung folgen, da so weit nach oben der Inhalt der Höhle wohl in vielen Fällen nicht reicht. Ich finde diese Art der Probeausspülung immer noch besser und leichter auszuführen, als die von unten. ZIEM hat nämlich empfohlen, wenn keine Lücke oder schlechte Zahnwurzel, die man entfernen und an deren Stelle man leichter einbohren könnte, vorhanden sei, zwischen zwei Zähnen nach innen in dem Alveolarfortsatz einzugehen.

Ich möchte hier nochmals auf den Seite 12 schon erwähnten Fall zurückkommen, in welchem ich durch Probepunktion im unteren Nasengang die Anwesenheit von Eiter in der Kieferhöhle festgestellt hatte, aber nachher bei der Durchspülung von unten durch die im Alveolarfortsatz angelegte Öffnung keinen Eiter erhielt. Eine nochmalige Probepunktion ergab wieder Eiter, die Durchspülung wieder keinen; nachdem ich mich überzeugt, dass ich nicht etwa mit meinem Bohrer in die Nasenhöhle selbst gelangt war, wurde es mir klar, dass es sich in dem Falle um eine frontal getheilte Höhle handelte. Ich machte nachher eine Öffnung in dem unteren Nasengang an der Punktionsstelle und behandelte ihn von da aus.

Ist nun aber festgestellt, dass die Kieferhöhle keinen Eiter enthält, oder zeigt sich nach gründlicher Behandlung oder Reinigung derselben, dass immer wieder Eiter in dem *Hiatus semilunaris* hervorsickert, so wird es sich darum handeln, ob derselbe aus der Stirnhöhle, aus den vorderen Siebbeinzellen stammt oder von kariösen Stellen der mittleren Muschel abgesondert wird. Das letztere wird sich mit der Sonde feststellen lassen, man findet die rauhen Stellen leicht mit der gebogenen oder Hakensonde. Eine solche Muschel ist auch immer weich und sehr schmerzhaft. GRÜNWALD macht da den bei normaler Ausmündung praktischen Vorschlag, mittelst eines Wattebausches entweder ganz vorn im mittleren Nasengang die Stirnhöhle, oder etwas weiter hinten die Kieferhöhle abzudämmen, theils um zu sehen, ob nachher noch Eiter ausfliesst, theils um die Absonderung für kurze Zeit zu stauen, wonach ein verstärkter Ausfluss deutlicher auf die Quelle hinweist.

Danach versuche ich die Stirnhöhle zu sondiren. Stammt der Eiter aus derselben, so quillt er oft neben der Sonde deutlich hervor. In diesem Falle lasse ich eine Ausspülung mittelst des Röhrchens, Fig. 119 e, folgen. Gelingt die Sondirung nicht, so trage ich, was auch die nachfolgende Behandlung sehr erleichtert, das vordere Ende der mittleren Muschel ab. Ich thue dies mittelst des Conchotoms von HARTMANN, Fig. 106 Seite 246, oder mit den Fig. 121, 122 und 123 abgebildeten Instrumenten, oder auch so, dass ich das vordere Drittel der mittleren Muschel nach G. KILLIAN's Angabe mittelst eines Scheerenschnitts, z. B. mit der von PANZER

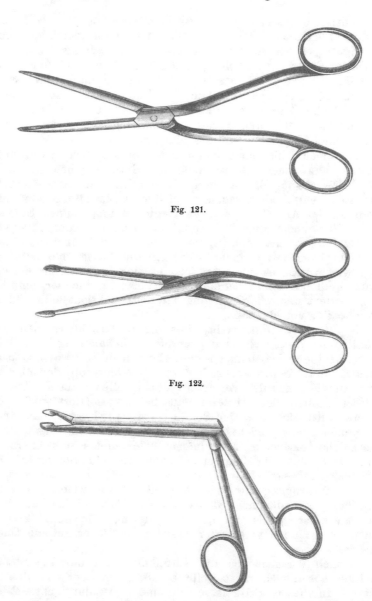

Fig. 121.

Fig. 122.

Fig. 123.

angegebenen Scheere, Fig. 107 Seite 247, an ihrem Ansatz von der Siebbeinplatte losschneide, und dann das nun gestielte Stück mittelst der Glühschlinge abtrenne. Ist die Blutung gering, so nehme ich danach sofort wieder die Sondirung der Stirnhöhle vor, welche nun in der Regel leicht gelingt. Man findet dann oft einen recht

weiten Gang oder geräth, wenn die Stirnhöhle, wie in den von
HARTMANN veröffentlichten Fällen, bis an die mittlere Muschel
heranreicht, sofort in eine ganz grosse Höhle, wie ich das öfter
erlebte. Mitunter freilich hindert die vorspringende *Bulla ethmoidalis* oder andere Siebbeinzellen, welche den Gang verengen, das
Eingehen mit dickeren Instrumenten. Nach dem Ausspritzen der
Höhle blase ich Dermatol oder Nosophen ein. Ich mache dies
mittelst eines inwendig gleichmässig dicken Ohrkatheters, Fig. 124,

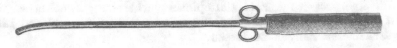

Fig. 124.

den ich durch einen kleinen Gummischlauch mit dem KABIERSKE'-
schen Pulverbläser, Fig. 125, verbinde. Blutet dagegen die Stelle
nach der Hinwegnahme des Muschel-
endes in erheblicherem Maasse, so
tamponnire ich die Gegend mit Jodo-
form- oder Dermatolgaze und ver-
schiebe die weitere Untersuchung um
etliche Stunden oder auf den nächsten
Tag. Sollte sich nach kurzer Behandlung und dem negativen Erfolg der
Ausspülung herausstellen, dass auch

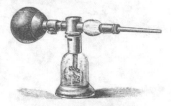

Fig. 125.

dann immer noch Eiter an der alten Stelle erscheint, so müssen
auch die vorderen Siebbeinzellen noch erkrankt sein; dies ist,
wie auch LUC angiebt, sehr oft der Fall. Zu dem Zwecke säubere
ich die untere Fläche der mittleren Muschel mittelst des GRÜN-
WALD'schen scharfen Löffels, Fig. 126 a. Es kommt bei genauerem
Zusehen, wie es HAJEK sehr richtig beschreibt, oft gerade an der

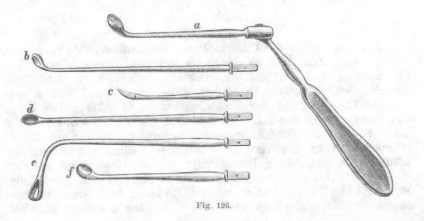

Fig. 126.

Stelle, wo sich die mittlere Muschel an das Siebbein ansetzt, Eiter hervor. Bei der Fortsetzung der Untersuchung gehe ich an den Stellen, an welchen Eiter hervorsickert, mit der Haken- sonde ein, und finde da nicht selten eine grössere Höhle, in der ich die Sonde frei bewegen kann. In allen Fällen suche ich den Zugang zu den gefundenen Eiterquellen mittelst der Fig. 126 ab- gebildeten Instrumente so weit zu machen, dass der Eiter freien Abfluss hat. Lässt darauf die Absonderung nicht nach, so pinsele ich die Stellen mit Lugol I. Zum Abtupfen des Eiters muss man sich eine grössere Anzahl Wattepinsel vorbereiten; zweckmässiger ist es, die kleineren Wattebäusche mittelst der in Fig. 127 und 128 gezeichneten Zangen zu fassen.

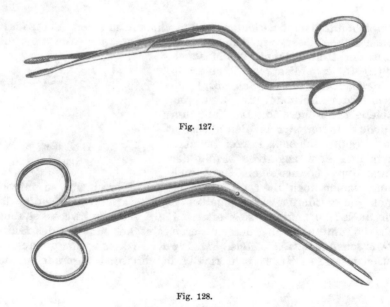

Fig. 127.

Fig. 128.

Bei dem Beginn der Untersuchung der Keilbeinhöhle vergegen- wärtige man sich, dass an der Stelle der natürlichen Öffnung sich hie und da nur ein seichtes Grübchen findet; ich konnte diese Angabe ZUCKERKANDL's in einem Falle bestätigen. Behufs ge- nauerer Untersuchung der Keilbeinhöhle ist es öfter nothwendig, das hintere Ende der mittleren Muschel am Besten mittelst einer Scheere oder der Glühschlinge zu entfernen. Man muss Raum schaffen, um an die vordere Wand des Keilbeins gelangen zu können. In manchen Fällen genügt es, die Gegend zu kokaini- siren und dann nach SCHÄFFER mittelst einer steifen Sonde von Messing, Fig. 34 Seite 128, in der Richtung von dem unteren Rande des Naseneingangs über die Mitte der mittleren Muschel, längs der Scheidewand nach hinten und oben zu gehen. Wie man sich auf Tafel I überzeugen kann, muss man so in die Keilbeinhöhle gelangen. Die mittlere Entfernung der vorderen Wand vom Naseneingang beträgt bei Männern 8,2, bei Weibern 7,6 cm. Da aber die zwei Keilbeinhöhlen sehr verschieden gross sein können, so wird es bisweilen geschehen, dass man bei dieser Art des Eingehens von der rechten Seite aus in die linke Keilbeinhöhle geräth und umgekehrt. In Fällen von Erkrankung der Höhle habe auch ich, wie die anderen genannten Kollegen die vordere Wand sehr brüchig gefunden; ich konnte die Sonde oft mit leichter Mühe in die Höhle einstossen, wobei ich natürlich das Gefühl hatte, dass ich Knochen streifte. Am Besten vergrössert man sofort das gefundene oder gemachte Loch mittelst des scharfen Löffels nach unten zu, denn in dieser Richtung kann man nichts verletzen. In einem Fall, in welchem die gemachte Öffnung sich immer wieder schloss, sägte ich vorsichtig von der Öffnung nach unten schräg zwei Schnitte in die vordere Wand und brach das Stück dazwischen heraus, so dass die Öffnung nachher die Gestalt eines Schlüssellochs hatte. GRÜNWALD hat bei einigen seiner Fälle Stücke der unteren Wand mit entfernt. Man vergegenwärtige sich auf Tafel I Fig. 1 die nicht zu schwierige Ausführbarkeit eines solchen Verfahrens. Nach gemachter Eröffnung lasse ich nach SCHÄFFER unter Zuhaltung des anderen Nasenlochs heftig schneuzen. Es fliegt dann mitunter ein grösserer Schleimeiterklumpen zur grossen Erleichterung des Kranken heraus, der in der Regel sofort angiebt, dass der Kopfschmerz oder die anderen Beschwerden ganz vergangen seien. Dann spritze ich die Höhle mit einer Diaphtherin- oder einer anderen antiseptischen Lösung aus, blase ein antiseptisches Pulver ein oder tamponnire, wenn die Blutung stärker ist, die gemachte Öffnung. Es wird sich aber empfehlen, die Tampons, wegen der möglichen Zurückhaltung von Eiter, nicht länger als höchstens 24 Stunden liegen zu lassen; ein längeres Verweilen derselben könnte in der Gegend wegen der unmittelbaren Nähe des Gehirns gefährlich werden.

Findet sich auch nach Eröffnung und Ausspritzung der Keilbeinhöhle immer wieder Eiter am hinteren Muschelende oder an dem Rachendach oder vorn zwischen mittlerer Muschel und Scheidewand, so müssen auch die hinteren Siebbeinzellen erkrankt sein, was man mit der Hakensonde erkennen kann. Manchmal ist es mir auch gelungen, nach Abtragung des hinteren Muschelendes durch die Sonde sofort festzustellen, dass nicht die Keilbeinhöhle, sondern eine der Siebbeinzellen die Ursache der Eiterung war.

Wie aus dieser Beschreibung zu ersehen ist, muss man dem Eiter an den Stellen, wo er sich zeigt, so lange nachgehen, bis man seinen Ursprung gefunden hat, wozu in gar manchen Fällen

viel Zeit und Geduld gehört. Es verlohnt sich aber schon der
Mühe, denn die Kranken leiden doch ziemlich erheblich und sind
schon für die Linderung ihrer meist lange dauernden Beschwerden
sehr dankbar.

Die Schwierigkeiten der Differentialdiagnose der einzelnen
Höhlen liegt, wie erwähnt, mehr in unserer mangelhaften Kenntniss
der anatomischen Verhältnisse derselben. Mitunter mündet der
Ausführungsgang der Stirnhöhle durch eine Siebbeinzelle oder die
Bulla ethmoidalis in die Nase, oder es hängen Siebbeinzellen, wie
Divertikelsäcke, an demselben oder die genannten Zellen dienen
gleichsam als Ablagerstätten für den Stirnhöhleneiter. Dann
kann man sich freilich nicht wundern, wenn auch eine kunst-
gemässe Behandlung der Stirnhöhle nicht zu dem gewünschten
Ziele führt.

Eine weitere Schwierigkeit besteht darin, dass recht oft
mehrere oder alle Nebenhöhlen erkrankt sind; man soll sich
jedenfalls nicht bei der Auffindung einer eiternden Höhle beruhigen, wenn die Absonderung fortdauert.

Verwechslungen der durch Entzündungen entstandenen Eiterungen der Nebenhöhlen können nur schwer stattfinden. Am
ehesten könnte man noch die durch schlechte Zahnwurzeln hervorgerufenen Kiefercysten mit den Empyemen des Antrums verwechseln. Die Cysten bilden, wie das ZUCKERKANDL gezeigt hat,
von einem Knochenwall umgebene, mit Eiter erfüllte Hohlräume,
die in seltenen Fällen die ganze Kieferhöhle ausfüllen und dieselben Erscheinungen hervorrufen können, wie die Empyeme mit
verlegtem Ausführungsgang.

GRÜNWALD führt eine ganze Anzahl von Fällen an, in denen
er Eiterungen umschriebener Stellen der Schleimhaut im mittleren
oder oberen Nasengang ohne Betheiligung des Knochens gesehen
hat, die natürlich grosse Ähnlichkeit mit den seither besprochenen
Erkrankungen haben. Sie werden sich durch den Erfolg der Behandlung unterscheiden lassen.

Das eine muss man aber immer festhalten: Eine Auftreibung
der Höhle kann ausser bei der seltenen festen Verschliessung des
Ausführungsganges der Höhlen nur durch Neubildungen entstehen.
Wenn diese aber dafür noch nicht hinreichend gross geworden
sind, so erkennt man sie nur schwer, da sie ihr Fötalleben gewöhnlich nur unter dem Bilde einer Eiterung fristen.

Sehr häufig kommen, wie oben gesagt, Cysten in den Nebenhöhlen vor, besonders in der Kieferhöhle und geben mitunter zu
Verwechslungen mit Empyemen Anlass. Sie erreichen aber, wie
es scheint, doch nur hie und da die Grösse, um sich pathologisch bemerkbar machen. DMOCHOWSKY hat, wie erwähnt, die
Möglichkeit des Vorkommens eines freien entzündlichen Hydrops
in seinem Fall 13 sehr wahrscheinlich gemacht. Ich glaube indessen, dass eine seröse freie Flüssigkeit in dem Antrum selten

vorkommt und dass die Fälle, in welchen man bei der Punktion
Serum oder Colloid bekommt, beinahe immer Cysten sind.

Der Inhalt einer Cyste kann zwar vereitern, und eine so
entstandene Eiterung dürfte von einem gewöhnlichen Empyem
nicht zu unterscheiden sein, wenn die Cyste nicht die Grösse erreicht hat, dass die Höhle vergrössert erscheint. Höchstens könnte
ein Unterschied darin bestehen, dass diese Art leichter heilt, weil
sie in einer Membran eingeschlossen ist.

Empyeme der Stirnhöhle sind schon wiederholt durch andere
weiche Tumoren, wozu auch cerebrale Hernien gehören, vorgetäuscht worden. Haben diese einen breiten Zusammenhang mit
dem Gehirn, so sind sie nicht schwer durch die Pulsation zu
unterscheiden.

Man wird sich in dieser Beziehung aber selten vor differential-
diagnostische Entscheidungen gestellt sehen, denn die Neubildungen
kommen in den Höhlen zwar verhältnissmässig häufig vor, sind
aber fast immer nur zufällige Sektionsbefunde. HEYMANN fand
unter 500 secirten Fällen 31 Tumoren: 1 Kiefercyste, 14 Fibrome,
19 Cysten, 3 Osteome, also einen auf zehn Fälle. Sechs Mal
waren die Cysten, die nach DMOCHOWSKY durch Verschliessung
der Ausführungsgänge der Schleimdrüsen oder durch Abschnürung
der Lymphgefässe in Folge von Bindegewebeschrumpfung entstehen, mit anderen Geschwülsten vergesellschaftet.

Die Erscheinungen, welche Geschwülste der Nebenhöhlen
machen, fallen mit denen der Empyeme zusammen, nur sind die
in den weiter vorgeschrittenen Fällen sehr viel heftiger. Sie erreichen hier den höchsten, die armen Kranken schwer belästigenden
und quälenden Grad.

In einigen Fällen hat man eine Durchlöcherung der vorderen
Wand der Stirnhöhle namentlich durch Syphilis beobachtet und
in Folge davon an umschriebener Stelle ein Emphysem der Stirn-
haut bei dem Nasenschneuzen entstehen sehen. Durch den wechselnden Umfang und die Möglichkeit, die Geschwulst wegzu-
drücken, wird sie kaum mit Empyem verwechselt werden
können.

Die schwersten Symptome sind fast immer durch Übergreifen
auf die Nachbarorgane, z. B. das Gehirn oder die Orbita verursacht.

Die Behandlung ist mit der Diagnose fast immer schon gegeben. In frischen Fällen empfiehlt es sich bei der Kieferhöhle,
wenn irgend möglich, die Ausspülung durch die natürliche Öffnung derselben im mittleren Nasengang zu machen. Es gelingt
dies oft recht leicht, wenn man sich in dem gut kokainisirten
Gang zuerst mit einer feineren Sonde die Öffnung aufgesucht
hat, besonders wenn man mit dem Sondiren hinten im mittleren
Nasengang anfängt. Ich habe auf diese Weise viele Fälle mit
ein paar oder auch mit mehr Ausspülungen geheilt, wie dies von

Anderen ebenfalls erlebt worden ist, namentlich hat HARTMANN gute Erfolge mit diesem Verfahren erzielt.

Findet man die natürliche Öffnung nicht, so halte ich es in frischen Fällen für gerechtfertigt, eine Öffnung im mittleren oder unteren Nasengang mit dem galvanokaustischen Brenner oder einem Troikar anzulegen und von da aus erst ein paar Ausspülungen vorzunehmen. Ist nach acht Tagen eine wesentliche Besserung nicht eingetreten, so kann man dann zu anderen Maassregeln schreiten.

Für die weitere Behandlung ist es im Allgemeinen immer am besten, wenn man die Eröffnung an dem tiefsten Punkte anlegt. Ich bin, nachdem ich viele Methoden versucht habe, bei der Kieferhöhle wieder zu der Eröffnung durch den Alveolarfortsatz zurückgekehrt und halte sie einstweilen immer noch für die beste. Die Eröffnung von unten entspricht auch am meisten dem erwähnten Grundsatze, dass man bei Eiterungen für möglichst guten Abfluss des Eiters Sorge tragen soll, und dies geschieht in der Kieferhöhle entschieden doch am Besten durch den Alveolarfortsatz.

Die Methode hat besonders für auswärts wohnende Kranke den grossen Vortheil, dass sie es fast ohne Ausnahme leicht lernen, die Einspritzungen selbst zu machen. Es ist einem Kranken nicht zuzumuthen, dass er wegen eines Kieferhöhlenempyems sich Monate lang am Wohnorte des Arztes aufhalte, um sich täglich zwei bis drei Mal die Ausspritzung machen zu lassen. Manchen Kranken erlaubt es ihr Beruf auch bei gleichem Wohnorte nicht, mehrere Male täglich oder selbst nur einmal täglich zu dem Arzte zu gehen. Ich glaube, dass Alle vorziehen, lieber etwas langsamer geheilt zu werden, wenn sie das durch eine Behandlung zu Hause erreichen können.

Für die eben genannten Fälle halte ich es natürlich unter Zustimmung des Kranken für besser, eventuell auch einen gesunden Zahn zu opfern und von da aus den Kiefer anzubohren. Hat man die Wahl, so entfernt man den zweiten Molaris oder ersten Trikuspis, weil die Anbohrung der Höhle von ihren Wurzelfächern aus sicher gelingt und für den Kranken die Einführung des Spritzenansatzes später. sehr leicht ist. Sind schlechte Zähne oder Wurzeln vorhanden, so wird man womöglich deren Stelle wählen. Ich habe so einmal von dem zweiten Schneidezahn mit Erfolg angebohrt, weil er der einzig erkrankte war. Vor der Anbohrung kokainisire ich die Stelle durch Aufstreichen einer 10procentigen Lösung und mache dann mit derselben Lösung, der ich $^1/_2$ Procent Karbol zusetze, eine Einspritzung von einem oder zwei Tropfen unter das Zahnfleisch innen und aussen. Nach Ablauf von fünf Minuten bohre ich dann mittelst des durch den Drill, Fig. 80 S. 168, oder durch die amerikanische Tretmaschine oder elektromotorisch getriebenen Bohrers ein Loch

von 3—6 mm Weite. Ich stelle mir die Richtung des Alveolarfortsatzes durch bimanuelle Befühlung fest und halte mich beim
Bohren in der gefundenen Richtung: also meist senkrecht ˙nach
oben. Geht man zu weit nach innen, so kann man, besonders
wenn die Nase etwas weiter nach aussen gebuchtet ist, leicht
einmal in die Nase gerathen und ist dann erstaunt, dass beim
Spülen klares Wasser zum Vorschein kommt. Dies kommt nun
auch freilich in den seltenen Fällen vor, in welchen die Höhle
eine zweikammerige ist. Eine durch das gemachte Loch ein-
gebrachte glänzende Sonde ist leicht zu sehen, wenn sie wirklich hinten in die Nase gelangt sein sollte. Schmerzhaft ist die
Bohrung gewöhnlich erst, wenn man in die Nähe der Höhle kommt.
Am Besten bohrt man gleich, nachdem ein Zahn ausgezogen
worden, da dann oft nur eine papierdünne Platte durchbrochen
zu werden braucht. Es ist wichtig, dass der Kranke oder der
Arzt nachher den Ansatz der Spritze immer ˙bis in die Höhle
durchführe, denn im anderen Falle bilden sich an der inneren
Öffnung des Kanals kleine Ostheophyten und Granulationen, welche
die Einführung des Ansatzes nach und nach immer schmerzhafter
machen. Sind dieselben trotzdem zu gross geworden, so gehe ich
einmal mit einer konischen Sonde, wie sie BOWMANN zur Behandlung
des Thränennasengangs verwendet, Fig. 129, ein.

Fig. 129.

Der für den Kranken immerhin etwas lästige Verschluss des
Kanals durch eine mit passendem Stift versehene Zahnplatte ist,
ganz abgesehen von den Kosten, nicht nöthig. Einen aseptischen
Abschluss erreicht man damit doch nicht, neben dem Stift bleibt
eine für Bakterien breite Landstrasse in die Höhle. Ich halte es
auch nicht für notwendig, zum Offenhalten des Kanals ein silbernes
Röhrchen tragen zu lassen. Wenn die Ausspritzung täglich gemacht
wird, bleibt derselbe in der Regel ganz gut offen, und die Röhren
bringen doch auch manche Unannehmlichkeiten mit sich; sie fallen
leicht heraus; befestigt man sie an einem Zahn, so wird dieser
schadhaft. Bei einem meiner Kranken gelangte ein solches nach
Abbrechen der queren unteren Platte in das Antrum und kam
später in der Nase wieder zum Vorschein. Ich verwende sie seit
Jahren nicht mehr, und der einzige Nachtheil davon ist, dass man
Einzelnen alle paar Monate einmal die konische Sonde einführen
muss. Einige meiner Kranken verstopften sich das Loch vor
jeder Mahlzeit mit Gaze. Es ist für dieselben leicht, sich selbst
eine bajonnetförmige Röhre, Fig. 130, in den Bohrkanal einzuführen
und dann mit einer Spritze, Klysopomp oder Irrigator täglich
ein bis drei Mal eine Ausspülung zu machen. Ich lasse in der

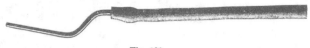

Fig. 130.

Regel mit einer schwach rosa gefärbten Lösung von *Kalium hyper-manganicum* anfangen, gehe dann nach einiger Zeit zu ein bis dreiprocentiger Borsäurelösung oder einer solchen von *Kali chloricum*, ein bis zweiprocentig über, und lasse etwa alle zwei Monate mit dem Mittel wechseln. Ich glaube, es wird ziemlich einerlei sein, welches Antisepticum man da wählt, vorausgesetzt, dass es nicht zu stark ist oder reizt. GRÜNWALD zieht die sterilisirte physiologische Kochsalzlösung vor; JURASZ das Diaphtherin in Lösung von 1 : 1000. Das letztere Mittel scheint auch mir ein nützliches zu sein.

Die Empyeme nasalen Ursprungs ohne Betheiligung des Knochens kann man auf diese Weise in der Regel ohne zu grosse Belästigung für den Kranken heilen. Es erfordert freilich oft viele Monate. Sind bei den Ausspülungen Wochen lang keine oder nur minimale Spuren von Schleim mitgekommen, so kann man dieselben alle zwei Tage und dann seltener machen lassen. Jedenfalls aber sollte der Kranke lieber etwas länger, als scheinbar nöthig, einspritzen, sonst hat er bald einen Rückfall. Wenn aber, wie es nicht selten der Fall ist, bei dieser Behandlung der Eiterabgang wenig besser wird, dann muss man einen anderen Weg einschlagen. In hartnäckigen Fällen ist von CHIARI und Anderen empfohlen worden, das Loch im Alveolarfortsatz durch Erweiterung der Öffnung mittelst eines kantigen Bohrers so gross zu machen, dass man dadurch die Höhle tamponniren kann; ich habe es auch schon wiederholt gethan, war aber von dem Erfolg nicht sehr befriedigt. Man hat ferner vorgeschlagen, von der Nase aus durch den unteren Nasengang eine Öffnung anzulegen.

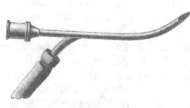

Fig. 131.

KRAUSE hat dafür den Fig. 131 abgebildeten Troikar angegeben, mit dem er einsticht und dann ausspült; danach geht er zu der sogenannten Trockenbehandlung über. Andere ziehen eine grössere Öffnung in den unteren Nasengang vor. MIKULICZ hat zur Herstellung einer solchen ein besonderes Instrument angegeben, das aber meiner Erfahrung nach, wenn die Nase etwas eng ist, überhaupt nicht angewendet werden kann und das auch unnöthig ist, denn mit einem Meissel, wie dem BRESGEN'schen, kann man es besser machen. In der letzten Zeit habe ich wiederholt die vordere Hälfte der unteren Muschel mittelst Scheere und Schlinge, siehe Seite 327, weggenommen und danach ein 5 bis 6 mm grosses Loch nach der Kieferhöhle mittelst einer Trephine oder mit dem scharfen Löffel angelegt. Lässt man nämlich die Muschel stehen, so verlegt sich die Öffnung bald wieder so, dass sie der Kranke bei der Nachbehandlung nicht finden kann; die eben beschriebene ist aber unschwer zu erreichen. Die Öffnung darf nicht zu klein sein, denn sie schliesst sich sehr rasch wieder.

Noch besser ist es vielleicht in vielen hartnäckigen Fällen, wenn man die Eröffnung der Kieferhöhle von der *Fossa canina* aus unternimmt, wie es KÜSTER neuerdings wieder empfohlen hat. Man gewinnt dadurch Raum zur genauen Untersuchung mit Finger oder Sonde und zu einer zweckentsprechenden Behandlung mittelst des scharfen Löffels und dem Tamponnement.

GRÜNWALD giebt an, dass, wenn man die Wange stark nach aussen und oben ziehen lasse, sich zwischen dem zweiten und dritten Backzahn eine Falte bildet, welche man mit der Scheere bis auf den Knochen einschneiden und dann mittelst eines 6 mm breiten Meissels mit vier Schlägen rasch ein quadratisches Loch in denselben machen soll. Man kann diese Operation unter Anwendung von submukösen Kokaineinspritzungen vornehmen, in der der Bromäthernarkose, unter Chloroform oder auch am hängenden Kopf. Ich habe `sie immer mit Kokain gemacht und bin dicht hinter dem Zahnfache für den Eckzahn, das immer sehr kenntlich ist, so weit über dem Rand des Alveolarfortsatzes, dass ich die Zahnwurzeln vermied, mit einem Meissel eingegangen und habe dann nach aussen hinten das Loch mit der Knochenzange erweitert, bis ich hinreichend Raum gewonnen hatte, um die Höhle mindestens mit dem kleinen Finger abtasten zu können. Fand ich die Schleimhaut derselben sehr geschwollen oder polypös entartet, so kratzte ich dieselbe gleich aus und tamponnirte dann mit Jodoformgaze, was ich sofort ausführte, wenn keine Schleimhautschwellung vorhanden war. Den Tampon liess ich zwei Tage liegen und erneuerte ihn dann, so oft es nöthig erschien. Ich glaube, dass GRÜNWALD Recht hat, wenn er meint, man solle die Behandlung mittelst des Tamponnements nicht länger als drei Wochen fortsetzen, da sie dann nichts mehr nütze und die Einführung der Tampons durch die rasch eintretende Verkleinerung der angelegten Öffnung immer schmerzhafter und schwieriger werde, was ich nach meiner Erfahrung vollauf bestätigen kann. Nach einigen Wochen muss man zu Ausspülungen und Einblasungen von geeigneten Pulvern übergehen. Von Zeit zu Zeit muss man auch diese Öffnung durch Einlegen von Laminaria oder Tupelo wieder weiter machen. Durch die so angelegte Öffnung in der vorderen Wand kann man anfangs sehr bequem die Höhle auf kranke Zahnwurzeln untersuchen oder auch nach rauhen Stellen am Knochen abtasten, die ich aber nicht so häufig wie GRÜNWALD gefunden habe.

Ob es nöthig sein wird, eine Gegenöffnung im unteren Nasengang anzulegen, wie CALDWELL vorgeschlagen hat, oder die Öffnungen so gross zu machen, wie JANSEN, der die ganze Vorderwand, oder wie BÖNNINGHAUS, der den grösseren Theil der Seitenwand wegnimmt, muss die Zukunft lehren.

Ich habe gefunden, dass man mit den Ausspülungen von unten in den meisten Fällen zum Ziele kommt, wenn nicht eine die Eiterung unterhaltende Erkrankung des Knochens oder der Zahnwurzeln im Spiele ist, doch oft freilich erst nach einem oder zwei Jahren, während derer aber der Kranke ausser der Unannehmlichkeit, seine Kieferhöhle alle Tage einmal reinigen zu müssen, keinerlei Beschwerden hat, also praktisch betrachtet, so gut wie geheilt ist. Allerdings lässt sich nicht leugnen, dass immer noch ein Theil dieser Eiterungen trotz aller Behandlung nicht ganz ausheilt.

Der „rechte Ring" ist auch hier noch nicht erweislich; wir brauchen aber wohl nicht auf die „Kindeskinder" zu warten, um ihn zu finden.

Nach dem Grundsatz der Schaffung des freiesten Abflusses wird man auch in den Fällen von Eiterungen in den anderen Höhlen handeln. Am leichtesten gelingt dies noch in der Stirnhöhle. Die Behandlung ergiebt sich schon aus dem Befunde bei der Stellung der Diagnose. Oft kann man sich da nur durch die Abtragung des vorderen Endes der mittleren Muschel einen freien Zugang zu der Stirnhöhle schaffen oder man muss zuerst andere Hindernisse für den Abfluss entfernen, wie es in dem von mir oben mitgetheilten Falle geschah, in welchem ein Vorsprung an der Scheidewand das Hinderniss abgab.

In vielen Fällen aber wird eine örtliche Behandlung nicht zu entbehren sein, z. B. Ausspülungen mit einer antiseptischen Flüssigkeit; bei längerer Dauer empfiehlt HAJEK angelegentlichst die Einspritzungen von 5 procentiger Lapislösung alle zwei Tage. Noch besser erscheint mir die Trockenbehandlung, bei welcher man erst mit einer Klysopomp durch eine eingeführte Röhre den Inhalt der Höhle herausbläst und dann Jodoform, Dermatol oder Nosophen einstäubt. Eine genügende Auskratzung der Höhle von unten aus durch den natürlichen Ausführungsgang wird nur in den seltensten Fällen bei ganz abnormer Weite desselben möglich sein. Eher kann sie gelingen, wenn die Höhle selbst eröffnet worden ist, in den Fällen, in welchen sie sehr weit nach unten bis an das vordere Ende der mittleren Muschel reicht.

Wenn man an einigen Präparaten der Stirn- oder Keilbeinhöhlen deren gebuchtete Gestalt mit den mannigfachen Vorsprüngen gesehen hat, so wird man seine Erwartungen über die Möglichkeit einer gründlichen Ausschabung dieser Höhle etwas herabspannen müssen.

Anders sind die geschlossenen Empyeme der Stirnhöhle zu

behandeln. SCHÄFFER giebt da den Rath, man solle mit der harten Sonde an dem vordersten Theile der Scheidewand hinaufgehen und den Boden der Stirnhöhle von unten durchstossen, was bei Erkrankungen der Höhle nicht schwer auszuführen, da der Knochen dann weich sei. Wie auf Tafel I ersichtlich, findet man die Höhle auf diesem Wege. Ich habe es einmal gethan, hatte aber doch sehr das Gefühl des Unheimlichen; Anderen ist es ebenso gegangen. Wenn die Schädelhöhle sehr weit nach vorn reicht, so könnte man doch in dieselbe gerathen.

In den Fällen, in welchen es also nicht gelingen sollte, von der natürlichen Öffnung aus in die Stirnhöhle einzudringen und die Beschwerden so sind, dass eine Abhülfe dringend geboten erscheint, ist es vorzuziehen, die Höhle von vorn zu eröffnen. Man macht dazu einen Schnitt von der Mitte der vorher rasirten Augenbraue am unteren Rande derselben her, bis in die Höhe des unteren Augenwinkels, löst den Lappen nach unten aussen ab und hat so oder indem man den oberen Lappen der durchschnittenen Haut nach oben noch etwas abpräparirt, einen sehr guten Zugang zu der Höhle, zugleich auch zu den vorderen Siebbeinzellen. Ihre Eröffnung von da aus wird man mit einem Meissel in derselben vorsichtigen Weise machen müssen, wie der Warzenfortsatz eröffnet wird. Ist man in die Höhle eingedrungen, wobei man sich mittelst der Sondirung vergewissern muss, ob man nicht in der der anderen Seite ist, denn die Stirn- und Keilbeinhöhle überschreiten häufig die Mittellinie, so wird nach Erweiterung des Loches der Befund entscheiden, wie weiter vorgegangen werden muss. Die fast immer recht bedeutenden Schwellungen der Schleimhaut oder rauhe Stellen an dem Knochen wird man mit dem scharfen Löffel sachte abschaben, dann die Höhle mit Jodoform einstäuben oder tamponniren. Vor allen Dingen aber muss man den Zugang zu der Nasenhöhle wieder herstellen, indem man mit einem Troikar oder scharfen Löffel nach innen unten durchstösst. Diese Öffnung muss eine Zeit lang mittelst Gaze oder eines Röhrchens offen gehalten werden. Nach 8—14 Tagen kann man dann die äussere Wunde wieder schliessen und von unten versuchen, das Loch gangbar zu erhalten. Diese von GRÜNWALD auch empfohlene Schnittführung entstellt sehr wenig. Noch direkter kann man in die Stirnhöhle gelangen, indem man einen Schnitt in der Mitte zwischen den Augenbrauen in der mittleren Runzel macht und denselben nach aussen längs des oberen Randes der Augenbraue führt, beim Zurückpräpariren des Lappens nach oben aussen, befindet man sich auf der vorderen Wand der Stirnhöhle.

Verschiedene Autoren haben empfohlen, bei dieser Operation das Periost über der Stirnhöhle abzulösen, um nach Wegnahme der vorderen Wand einen knöchernen Ersatz zu ermöglichen; CZERNY und nach ihm BRIEGER bildeten einen Hautknochenlappen aus der vorderen knöchernen Wand und legten diesen nachher wieder an seinen Platz. Es entstehen nämlich leicht hässliche Einsenkungen nach der Eröffnung von vorn. Quénu trennt behufs Vermeidung dieser Narbeneinziehung die Nase an der Wangengrenze, klappt sie in die Höhe und geht von da aus bis in die Keilbeinhöhle ein.

Auch bei den Siebbeinzelleneiterungen wird man gut thun, nach gründlicher Entfernung aller Schleimhautschwellungen und Polypen die Öffnung, aus welcher der Eiter kommt, aufzusuchen und möglichst zu erweitern. Am besten geschieht dies mit der Schäffer'schen Löffelsonde oder dem Grünwald'schen Löffel oder mit einem Conchotom. Kann man die Stelle des Eiterausflusses nicht finden, so muss man von dem Dache des mittleren Nasengangs aus, an den empfindlichsten Stellen zunächst eingehend, die citerenthaltende Zelle aufsuchen, eventuell von da aus das Siebbein gründlich auskratzen. Etwa sichtbar werdende Polypen oder sonstige Wucherungen entfernt man ebenfalls mit einem scharfen Löffel oder dünnen Kauter. Wie bei der Stirnhöhle ist es auch hier selten nöthig, die Operationsstelle zu tamponniren. Nach der Eröffnung legt man einen mit frischem Wasserstoffsuperoxyd getränkten Wattebausch ein und lässt ihn 10—20 Minuten liegen. Dadurch wird die Blutung gestillt und die Operationsstelle desinficirt; danach stäubt man eines der öfter erwähnten Pulver ein.

Wenn die Stelle stärker blutet oder bei der weiteren Behandlung eine grosse Neigung sich zu verengern zeigt, so wird man gut thun, einen Tampon von antiseptischer Gaze für 24 Stunden einzulegen.

Bei der Keilbeinhöhle suche man, wie bei der Stellung der Diagnose schon besprochen wurde, zuerst die natürliche Öffnung zu finden und dieselbe zu vergrössern. Gelingt es nicht, durch sie hineinzukommen, so muss man zu der Eröffnung mittelst direkter Durchbrechung der vorderen Wand schreiten. In einem Falle habe ich die Höhle von unten mittelst einer elektrisch getriebenen gebogenen Trephine angebohrt, allein die Öffnung schloss sich, wie alle künstlichen, sehr schnell wieder. Der Eröffnung der Höhle von vorn muss öfter die Abtragung des hinteren Endes der mittleren Muschel voraufgeschickt werden, wobei es indessen nicht so selten reichliche Blutungen giebt. Ist eine Erkrankung der Höhle vorher durch die Sonde festgestellt gewesen, so gelingt es auch gewöhnlich nicht schwer, eine grössere Öffnung in die dann immer morsche Keilbeinwand anzulegen. Man geht zuerst mit dem grösseren Grünwald'schen Löffel, Fig. 126 d Seite 329, ein und erweitert das Loch mittelst des von ihm angegebenen Conchotoms oder mit dem Löffel, aber wie oben erwähnt, nur nach unten. Die Höhle kann man dann ausspritzen, mit Pulver einblasen oder bei Blutungen kurze Zeit tamponniren. Von dem

Auskratzen mit einem scharfen Löffel halte ich wegen der anatomischen Verhältnisse nicht viel. Die Neigung, sich bald zu verengern, theilen die künstlich angelegten Öffnungen auch hier mit den an den anderen Höhlen. Man muss von Zeit zu Zeit eine Erweiterung vornehmen.

In sehr hartnäckigen Fällen, die mit vielen Beschwerden verbunden sind, haben JANSEN und Andere sämmtliche Siebbeinzellen und die Keilbeinhöhlen von der für die Eröffnung der Stirnhöhle angegebenen Stelle aus ausgeräumt; man kann auf diese Weise sehr gut bis in die Keilbeinhöhle gelangen.

Bei den Eröffnungen der Stirn- und der Kieferhöhle von aussen, sowie bei der Ausräumung des Siebbeins, pflegen starke Blutungen einzutreten, weshalb man immer genügend mit Tampons aus Gaze versehen sein muss; es ist öfter vorgekommen, dass die Operation wegen der Blutung unterbrochen werden musste und erst am nächsten Tage vollendet werden konnte.

Heftige Blutungen sind schon wiederholt nach Operationen an den Kieferhöhlen beobachtet worden. In Wien hörte ich von einem Fall, der in Berlin nach LAMORIER-KÜSTER operirt worden war und schon wochenlang profus blutete; SCHEPEGRELL sah eine sehr lange dauernde, beängstigende Blutung nach der einfachen Anbohrung vom Alveolarfortsatz aus, in einem dritten Fall von WAGNER lag ein Angiom in der Kieferhöhle zu Grunde.

Bei sehr hartnäckigen Keilbeinhöhlenerkrankungen denke man auch an die Möglichkeit einer bösartigen Neubildung im Knochen; es sind wiederholt Sarkome und Karcinome an dem Keilbein beobachtet worden. Ganz ähnlich verhält es sich am Oberkiefer.

Die Seite 13 beschriebenen Knochenblasen im vorderen Ende der mittleren Muschel trägt man am Besten mit der Glühschlinge ab; der Knochen ist so dünn, dass er sich leicht schneidet. Bleiben, wie gewöhnlich, Reste zurück, so empfiehlt es sich, dieselben im Interesse einer rascheren Heilung mittelst des Conchotoms möglichst vollständig zu entfernen. Die Nachbehandlung ist die soeben erwähnte.

13. Die Oedeme.

In diesem Abschnitt werde ich diejenigen serösen, entzündlichen oder nicht entzündlichen Schwellungen besprechen, die nicht der Ausdruck einer Entzündung als solcher sind, sondern auf sekretorischen oder vasomotorischen Vorgängen beruhen, über deren Zustandekommen wir noch gar wenig wissen. Ludwig und Spiess haben sich bemüht, von irgend einem der den Hals versorgenden Nerven aus einen Einfluss auf die Gefässe des Kehlkopfs zu erzielen, es ist ihnen dies aber nicht gelungen und doch müssen diese Vorgänge unter dem Einfluss der Nerven stehen, das beweisen die nachher zu erwähnenden angioneurotischen Formen und die Fälle halbseitigen Oedems nach Jodgebrauch.

Ich begreife also unter „Oedem" nicht die entzündlichen, submukösen Processe als solche, diese habe ich schon in einem besonderen Abschnitt behandelt, sondern nur die zu ihnen in einem abhängigen Verhältniss stehenden, mehr oder weniger serösen Durchtränkungen des Gewebes. Die entzündlichen Oedeme decken sich auch nicht ganz mit den submukösen; die durch Kalomeleinblasungen bei gleichzeitigem Jodgebrauch auftretenden z. B. sind entzündlicher Natur, verlaufen aber ganz in der Schleimhaut selbst, das submuköse Gewebe ist daran nur ganz sekundär betheiligt. Die Übergänge der einzelnen Formen sind ausserordentlich zahlreiche; ein Oedem des Kehlkopfs bei Krebs z. B. kann ebenso gut der Ausdruck einer Stauung, als auch der einer Perichondritis sein oder durch menstruelle Einflüsse bedingt werden.

Die Oedeme charakterisiren sich im Spiegel alle durch eine mehr oder weniger durchsichtige Schwellung, welche von der wasserhell durchscheinenden die ganze Stufenreihe der Farben bis zum dunkelroth zeigt. Es giebt fast weisse, wie mit Wasser gefüllte Schwellungen, andere haben die mehr gelblich-seröse Farbe des Blutserums, bei anderen mischen sich mehr und mehr lymphoide Zellen hinzu, so dass sich die Farbe der von entzündlichen Infiltraten immer mehr nähert. Befinden sich die Oedeme in einer sehr entzündeten Schleimhaut, so können sie das Scharlachroth des Erysipels zeigen. Der Schleimhautüberzug der serösen

Formen scheint gewöhnlich sehr dünn zu sein, der der entzündlichen rothen dagegen oft sehr dick.

HAJEK hat durch seine schönen Versuche nachgewiesen, dass eine gewisse Gesetzmässigkeit in der Verbreitung liegt. Er ahmte das Oedem durch submuköse Einspritzungen an Leichen nach und fand dabei, dass es gewisse Grenzen giebt, welche die Flüssigkeit respektirt. Am Kehldeckel überschreitet sie nicht den scharfen freien Rand; wenn also Ober- und Unterseite des Kehldeckels erkrankt sind, so müssen wir annehmen, dass die Entzündung durch den dünnen Knorpel durchgewandert ist. Auf der Oberfläche des Kehldeckels setzen die *Ligamenta glossoepiglottica media* und *lateralia* der Weiterverbreitung des Oedems nur einen schwachen Widerstand entgegen. Ein Haupthinderniss bildet aber die *Plica pharyngoepiglottica,* so dass man die Oedeme je nach ihrem Sitz in obere und untere eintheilen kann. Den freien Rand der Taschenlippen überschreiten sie auch nicht leicht, ebenso wenig den der Stimmlippen von unten nach oben oder umgekehrt. Finden sie sich über und unter der Stimmlippe, so müssen sie sich durch Vermittelung des intramuskulären Bindegewebes verbreitet haben. Ein nicht sehr starkes Hinderniss findet das Oedem auch an dem sogenannten Filtrum des Larynx, der Furche zwischen Hinterwand und Taschenlippe, ferner nach oben an der hinteren, oberen Kante der *Plica interarytaenoidea.* Sind die aryepiglottischen Falten sehr geschwollen, so rollen sie den seitlichen Rand der Epiglottis nach innen. Das Oedem der aryepiglottischen Falten findet nach aussen einen Widerstand an der inneren Fläche des Schildknorpels, so dass es im Zunehmen die Falten medianwärts drücken muss; dadurch wird die obere Kehlkopföffnung noch mehr verengert, als es schon durch die Schwellung des Eingangs geschehen ist. Hatte der Kehldeckel die kindliche, eingerollte, zusammengebogene Form, so wird man die aneinanderliegenden zwei Falten einen sagittalen Spalt bilden sehen, war die Epiglottis breit, so entsteht ein rundliches Loch. Bei der ersten Form werden die Längswülste auch noch durch den Andrang der Luft bei der Inspiration aneinandergepresst. Ich bemerke hier, dass diese Schwellung der aryepiglottischen Falten das sogenannte akute Kehlkopfoedem darstellt. Den früheren Namen Glottisoedem hat man mit Recht jetzt verlassen, denn die Glottis, die Stimmritze, hat dabei gar nichts zu thun. Sie kann höchstens einmal durch eine subglottische Schwellung verlegt werden, aber da ist die Stimmritze selbst gewöhnlich auch unbetheiligt. In dem *Sinus piriformis* findet die Flüssigkeit kein Hinderniss, sie verbreitet sich da mitunter sehr weit. Diese Versuche HAJEK's haben sehr viel zum Verständniss der Lokalisation und der Form, in welcher die Oedeme auftreten, beigetragen. Die von ihm gefundenen Grenzen werden aber nur dann in Frage kommen, wenn die Ursache des Oedems eine auf einen bestimmten Platz beschränkte ist, bei dem Auftreten einer

Schwellung, wo die Oedeme mehr Theilerscheinung eines allgemeinen Hydrops darstellen, wie z. B. bei Nierenerkrankungen, Herzfehlern etc., werden die Grenzen nicht in Frage kommen können.

Man muss bei den Oedemen unterscheiden: erstens akute
und chronische, zweitens primäre und sekundäre. Im Ganzen
decken sich die akuten mit den primären und mehr serösen, die
chronischen mit den sekundären und an Entzündungen sich anschliessenden. Von diesem Satze giebt es aber die mannigfachsten
Ausnahmen. Durch die Verbindung der verschiedenen Arten
untereinander, namentlich aber durch die so ausserordentlich verschiedenen Ursachen des Zustandes kommen die grössten Verschiedenheiten in Form und Verlauf zu Stande.

Als Ursachen der Oedeme werden in den Krankengeschichten
eine grosse Anzahl von Zuständen angegeben. Es ist aber nicht
immer so ganz feststehend, ob die angegebene auch die wirkliche
Ursache gewesen. Die darüber vorliegenden Berichte sind häufig
nicht sehr kritisch abgefasst, sie bedürfen eigentlich der Bestätigung durch die Sektion, um beweisend zu sein, ein Postulat, das
aber zum Glück in den meisten Fällen nicht zu erfüllen ist. Wir
sind deshalb immer mehr oder weniger auf Vermuthungen angewiesen und in meinen Mittheilungen über selbsterlebte Fälle muss
ich mich auch daran halten. Da wir wissen, dass es im Verlaufe
der Lues nicht so ganz selten zu einem akuten Oedem kommt,
so ist es, wenn ein Luischer während des Gebrauchs von Jodkali daran erkrankt, wie Heymann ganz richtig bemerkt, schwer
zu entscheiden, ob das Mittel oder die Krankheit Schuld ist. Dass
Jodkali allein Oedem hervorrufen kann, beweisen die Fälle, in
welchen sich diese Wirkung bei nicht luischen Kranken einstellt
und nach dem Aussetzen des Mittels rasch verschwindet.

Wenn wir nun auf die Ursachen näher eingehen, so treffen
wir da zuerst recht häufige Fälle, in welchen es trotz aller Bemühungen nicht gelingt, den Grund der Entstehung nachzuweisen,
das sind die idiopathischen Oedeme.

An diese schliessen sich die durch gewisse Arzneimittel
hervorgerufenen, unter welchen das Jodkali den Hauptplatz einnimmt. Es scheint, als ob das Jodoedem öfter bei kleinen Dosen
beobachtet worden ist, als bei grossen. Lewin theilt mit, dass
er in seinem Leben sehr viel Jodkali in grossen Dosen verordnet
und nie einen Fall von Kehlkopfoedem beobachtet habe, den er
doch sicher nicht übersehen haben könnte, da es gerade an diesem
Orte immer deutlich ausgesprochene Symptome mache. Ich kann
ganz dieselbe Erfahrung mittheilen. Seit dreissig Jahren habe ich
unendlich viel Jodkali verschrieben, und danach nie einen Fall von
Oedem gesehen. Gottstein erging es ebenso, bis er dann einen
deutlichen Fall erlebte. Von einer ganzen Anzahl gut beobachten-
der Kollegen sind indessen die Jodkalioedeme des Kehlkopfs
gesehen worden. v. Noorden nimmt an, dass es vielleicht dann

vorkäme, wenn die erkrankten Nieren das Mittel nicht genügend
ausscheiden könnten. Das Eigenthümlichste ist aber, dass man
öfter das Oedem erst einige Zeit nach dem Aussetzen des Mittels
hat auftreten sehen, in anderen Fällen hatten die Kranken das
Jod schon lange ohne Schaden genommen, in noch anderen nahmen
sie es nachher wieder ohne die geringsten Beschwerden. Der
Ansicht Lewin's, dass das Oedem „immer" solche Beschwerden
mache, dass man es nicht übersehen könne, kann ich mich
nicht ganz anschliessen, ich möchte aber sagen „fast immer".
Man entdeckt die geringeren Grade doch auch zuweilen zufällig.
In dem Fall von Lublinski müsste eine sehr ausgesprochene
Idiosynkrasie bestanden haben, wenn man den Fall nicht als zur
Klasse derer gehörig ansehen will, die das Oedem auch ohne
Jodkali bekommen hätten, denn der Kranke bekam ein Kehlkopfoedem, nachdem er einen Löffel einer schwachen Jodkalilösung
genommen hatte. Die idiopathischen und durch Arzneimittel
hervorgerufenen gehören immer zu den primären, serösen. Avellis
hat ein halbseitiges Jodoedem am Kehlkopf beobachtet, er schliesst
daraus auf dessen Entstehung durch Nerveneinfluss.

An diese würden sich vielleicht zunächst die Fälle anschliessen
lassen, welche Quincke zuerst als umschriebenes, Strübing
als angioneurotisches Oedem des Halses bezeichnet hat. Diese
zeichnen sich durch den Wechsel des Auftretens im Halse und
an anderen Körperstellen aus. Nach Strübing hat Joseph ebenfalls über Fälle berichtet, in welchen dieser Wechsel mit der
äusseren Haut stattfand. Ich habe bei einer hysterischen Dame
das rasche Kommen und Gehen einer kropfartigen Anschwellung
unten am Halse beobachtet, welche sicher angioneurotisch war.
E. Simon berichtet über einen Fall von angioneurotischem Oedem
des Gesichts nach einer frischen Cigarre, einen weiteren im Schlund
nach dem Genuss von Fischen und einen dritten, bei welchem
das Oedem auch an Händen und Füssen abwechselnd auftrat.
Hierher sind auch die Fälle von Laveran, Moutard-Martin,
Sevestre, Labbé, Strübing zu rechnen, in welchen sich eine
Urticaria auf der Haut und im Halse zeigte. Ich werde darauf
noch später bei den Haut- und den Nervenkrankheiten zurückkommen müssen. Vielleicht darf man auch die Fälle von Réthi,
in welchen es zweimal zur Zeit der Menses zu oedematösen Anschwellungen im Halse kam, oder den von Bayer, in dem das
Oedem sich alle Monat zu tuberkulösen Kehlkopfgeschwüren gesellte, zu den angioneurotischen zählen. Zu den angioneurotischen Oedemen sind auch die schon öfter erwähnten, so rasch
wechselnden Schwellungen am vorderen Ende der unteren
Nasenmuscheln zu rechnen, sowie die beiden von Garel mitgetheilten Fälle von durchscheinendem Kehlkopfoedem bei Potatoren, bei denen auch Max Joseph dieselbe Erkrankung zu
sehen bekam.

Weiter sind Fälle beschrieben worden, in welchen es in Folge
einer kleinen Verletzung zu einer so raschen Entwicklung
eines Oedems kam, dass man es unmöglich als ein entzündliches
ansehen konnte. Diese Fälle bilden den Übergang zu den sekundären Formen. Ich habe Kranke gesehen, bei welchen es nach
einer Verletzung durch eine harte Brotkruste entstanden war, und
glaube, dass viele der unerklärten Fälle, die gewöhnlich zu den
idiopathischen gezählt werden, ähnlichen Ursprungs sein werden.
Man weiss, wie oft man auf der äusseren Haut eine Schramme,
einen Schnitt entdeckt, ohne dass man sich erinnern kann, woher
sie stammen. Gerade so ist es im Halse; die Verletzung kommt
erst zum Bewusstsein, wenn sie Störungen hervorgerufen hat. An
die eben beschriebenen schliessen sich andere Fälle an, welche im
Verlaufe von verschiedenen Krankheiten beobachtet werden,
so im Verlaufe von akuten und chronischen Nierenentzündungen.
DE BARY sah sogar einen Fall, in dem das Oedem das erste
Zeichen einer akuten Nephritis war, B. FRÄNKEL fand bei einem an
Oedem Gestorbenen eine Schrumpfniere. GAREL in Lyon hat es
als bei Potatoren vorkommend beschrieben, also wohl durch
Cirrhosis hepatis verursacht, v. ZIEMSSEN erwähnt es als Folge der
Malariakachexie. SCHRÖTTER erzählt von einem Fall, in wel-
chem es im Verlaufe eines chronischen Darmkatarrhs zu einem
Oedem kam, an dem der Mann starb. Da das erste Zeichen eine
Lymphdrüsenschwellung war, so glaubt er, dass es sich in dem
Falle um eine Erkrankung der Lymphgefässe gehandelt habe.
An diese reihen sich dann die Fälle, die schon etwas mehr erklärlich sind, in denen Stauungen als Ursache beschrieben
wurden. Herzfehler, Emphysem, Tumoren, ausgedehnte Narben
nach Operationen am Halse, welche alle den Rückfluss des Blutes
vom Halse behinderten, sind wiederholt bei solchen Kranken gefunden worden.

Während in den meisten bisher erwähnten Fällen keine entzündlichen Vorgänge, sicher keine eitrigen zu Grunde lagen,
können bei den folgenden mit mehr Recht Entzündungen als
Ursache angenommen werden. Man muss sich aber auch bei
diesen vor Augen halten, dass z. B. bei Blattern ein Oedem sowohl rein primär auftreten kann, als auch sekundär in Folge entzündlicher Processe der Schleimhaut in der Umgebung von Pusteln
und nach deren Ausfallen durch Geschwüre und Perichondritis.
Es folgen weiter die Fälle, in denen sicher die sich bildenden entzündlichen Processe den Ausgangspunkt abgeben. Man hat
Oedeme im Anschluss an einfache oder diphtherische Anginen oder
auch an einfache Kehlkopfkatarrhe gesehen; RISCH, TROUSSEAU,
LAVERAN, LEFFERTS und MOURE beschreiben durch einfache Erkältungen verursachte Kehlkopfoedeme. SEMON hat ein solches
beobachtet, dass sich anscheinend primär nach einer Über-
anstrenguug der Stimme rasch entwickelt hatte. Ferner wurden

Oedeme im Laufe der akuten Infektionskrankheiten beobachtet bei Blattern, Scharlach, Cholera, Masern, Typhus; ferner bei Ekthyma, bei Herpesbläschen im Kehlkopf u. s. w. Viele dieser Fälle wären, wenn eine Sektion stattgefunden hätte, wahrscheinlich an anderer Stelle einzureihen gewesen. Ich möchte hierher auch die Fälle rechnen, in denen es nach Einblasungen von Kalomel bei solchen Kranken zu Oedem kam, welche innerlich Jod gebrauchten. Jedenfalls entzündlicher Natur sind die, welche durch Traumen entstehen, namentlich sind es Verbrennungen durch heisses Wasser oder heisse Luft bei Feuersbrünsten, durch chemische Stoffe, starke Säuren oder Kalilauge, welche letzteren Beiden alle Jahre eine Anzahl unnöthiger Opfer fordern; seltener haben Brüche der Kehlkopfknorpel ein Oedem im Gefolge. Länger festsitzende Fremdkörper verrathen ihren Sitz immer durch ein entzündliches Oedem. Zu dieser Art gehören auch die bei dem Erysipel im Halse vorkommenden, auf welche ich auch noch später zu sprechen kommen werde. Letztere Fälle sind indessen schon als sekundäre anzusehen.

Hieran schliessen sich die sicher sekundären Oedeme. Unter deren Ursachen spielen die schon erwähnten submukösen Entzündungen der Schleimhaut eine Rolle und die aus den verschiedensten Ursachen entstandene Perichondritis. Diese ist gewiss öfter die Ursache eines Oedems, als man gewöhnlich annimmt. Ich habe solche Oedeme bei Krebs sich in einigen Stunden als erste Andeutung der folgenden Knorpelhautentzündung entwickeln sehen, und habe die Perichondritis ebenso bei Syphilis, bei Tuberkulose als vermittelnde Ursache des Oedems beobachtet. Es kommt indessen durch den Entzündungsprocess der Perichondritis auch direkt zu einer solchen Schwellung, dass man nicht mehr weiss, ob man sie zum Oedem oder zur entzündlichen Schwellung rechnen soll. Ausser bei Krebs, Syphilis und Tuberkulose kommen sekundäre Formen auch noch bei septischen Processen vor, auch solchen, welche sich nicht in der Nähe des Halses abspielen. Bei Frakturen und Quetschungen der Kehlkopfknorpel, bei Entzündungen des Cricoarytaenoidalgelenks treten bisweilen ausserordentlich rasch gefährliche Oedeme auf. Bei jenen können dieselben Erscheinungen auch durch submuköse Blutergüsse hervorgerufen werden, deren Verbreitung sich ebenfalls nach den HAJEK'schen Gesetzen richtet. JURASZ beschreibt einen Fall eines anscheinend primären Oedems, das er erst der einfachen Stauung durch einen Kropf zuschreiben wollte, es stellte sich aber heraus, dass eine Thyreoiditis zu Grunde lag.

Man wird oft Fällen begegnen, in welchen es anfangs ganz unmöglich ist, zu sagen, ob man es mit einem primären Stauungs- oder einem sekundären entzündlichen Oedem zu thun hat. Es kommen auch die mannigfachsten Verbindungen der einzelnen Formen unter einander vor. Chronische, manchmal bis dahin

unbemerkt gebliebene Oedeme können akut werden, wie in den
Fällen von BAYER durch den Einfluss der Menses oder aus irgend
einer anderen Ursache, worunter sicher wieder kleine Verletzungen
nicht selten sind. Deswegen hinkt auch jede Eintheilung der
Oedeme selbst in Gruppen, die ich lieber ganz unterlassen will.
Die Ursachen habe ich möglichst zu gruppiren versucht.

Manche Oedeme bereiten den Kranken gar keine Beschwerden und werden bei der Untersuchung zufällig entdeckt.
Gar manches Jodoedem mag deswegen unbemerkt bleiben. Viele
rufen nur leichtes Stechen oder Kratzen, oder das Gefühl eines
Fremdkörpers hervor. Bei den meisten indessen, auch den primären sonst nicht komplicirten Oedemen kommen Schluckschmerzen
hinzu, die bei den sekundären auch schon durch den der Erkrankung zu Grunde liegenden Vorgang recht lebhafte sein können.
Oedeme am Eingang des Kehlkopfs oder subglottische machen je
nach der Ausdehnung mehr oder weniger heftige Athemnoth, sie
führen in selteneren Fällen rasch zum Tode.

Über das Vorkommen möchte ich bemerken, dass das
Oedem in der Nase besonders im Anschluss an die Perichondritis
der Scheidewand vorkommt. JURASZ hat mehrere solche Fälle
veröffentlicht, ich habe auch derartige gesehen. Die Schwellung
war bei einigen so, dass die ganze Nasenöffnung zugeschwollen
war. In dem *Isthmus faucium* beobachtet man häufig entzündliche
Oedeme im Anschluss an eine Angina. Bekannt ist, dass dabei
die Uvula bisweilen einen ganz ungeheuren Umfang annehmen
kann. Im Anschluss an eine Angina der Zungenmandel kommt
es öfter zu der *Angina epiglottidea*, einem entzündlichen Oedem auf
der Oberseite des Kehldeckels. Am Kehlkopf kommen alle die
verschiedensten Formen in grösserer oder geringerer Ausdehnung
vor. Die Epiglottis nimmt, wenn sie befallen ist, an Umfang sehr
zu, sie wird turbanartig, wie man die Form mit den dicken,
runden Rändern benannt hat, sie kann zu einer fast den ganzen
Schlund ausfüllenden Masse anschwellen. Diese Schwellung erstreckt sich, wenn die Ursache oberhalb sitzt, entweder nur bis
zu der *Plica pharyngoepiglottica* hinab, oder setzt sich bei Oedemen
aus allgemeinen Ursachen auch weiter hinunter, in die Sinus fort.
In anderen Fällen sind die Ränder des Kehldeckels eingerollt,
was ich schon bei der Beschreibung der HAJEK'schen Versuche
erwähnt habe. Die aryepiglottischen Falten liegen, wenn geschwollen, wie zwei pralle, dicke, den Eingang des Kehlkopfs
verengende Wülste unter dem Kehldeckel. Im Innern des Kehlkopfs können die einzelnen Abschnitte ergriffen sein oder das
ganze Innere. Es kann die Hinterwand vorwiegend geschwollen
sein, oder auch die Stimmlippe. Besonders oft lokalisirt sich aber
die oedematöse Schwellung in der subglottischen Gegend. Ein
mehr auf den Ventrikel beschränktes Oedem zeigt sich bisweilen
als sogenannter Prolaps des Ventrikels.

Aus dem Vorstehenden ergiebt sich, dass wir es bei dem Oedem je nach den ursächlichen Verhältnissen mit prognostisch sehr verschiedenen Zuständen zu thun haben. In manchen Fällen tödtet es in wenigen Augenblicken einen vorher anscheinend ganz gesunden Menschen, in den anderen, zum Glück viel häufigeren, chronischen Fällen bringt es als Einzelerscheinung an und für sich keine besonderen Gefahren mit sich.

Die Untersuchung mit dem Spiegel lässt das Vorhandensein einer Schwellung feststellen, deren Aussehen ich oben schon beschrieben habe. Daneben finden sich oft Zeichen, welche uns gleich einen Schluss auf die Ursache ermöglichen. In vielen Fällen wird es aber die Aufgabe einer genauen Prüfung des allgemeinen Gesundheitszustandes sein müssen, die für die Behandlung so wichtigen ursächlichen Verhältnisse festzustellen.

Die Behandlung muss sich in erster Linie natürlich nach den gefundenen Ursachen richten. Ist eine solche nicht zu erkennen und die Gefahr eine dringende, so muss man sich zunächst auf die örtliche Behandlung beschränken. Am Eingang der Nase wird die Schwellung fast immer gespalten werden müssen, wozu man sich schon wegen der Perichondritis veranlasst sehen wird, die gewöhnlich die Ursache ist. Nachher wäscht man die Stelle mit Sublimat aus oder pulvert Nosophen ein. Damit sich keine Krusten ansetzen, gebe ich immer Europhen- oder Mentholöl zum Pinseln, und wenn sich doch Krusten bilden, lasse ich dieselben ein oder mehrere Male täglich durch mit dem Öl getränkte Watte, welche ich mindestens eine Stunde liegen lasse, losweichen. Es ist dem Kranken angenehmer, wenn man beide Nasenlöcher nicht gleichzeitig zustopft. Die oedematöse Schwellung der Uvula vergeht nach Beseitigung der Ursache von selbst, sonst muss man Kälte anwenden oder sie skarificiren, sie ritzen. Wichtig ist, das hauptsächlich zur Verschlimmerung beitragende Räuspern zu verbieten. Bei dem Oedem am Kehlkopf sind die Indikationen oft viel dringender. In den ganz heftigen Fällen wird man so bald wie möglich zur Tracheotomie oder zur Intubation schreiten müssen, welche letztere in akuten Fällen sehr geeignet ist. Man mache sie lieber zu früh als zu spät und beruhige sich in schweren Fällen nicht damit, die Erscheinungen könnten vielleicht auch so wieder vorübergehen, wenn man nicht an dem Bett des Kranken sitzen bleiben kann, jeden Augenblick in Bereitschaft, die Tracheotomie oder Intubation vorzunehmen. Leider wird man oft zu spät gerufen. Hat man die nöthigen Instrumente zur Tracheotomie oder Intubation nicht zur Hand, so muss man die oedematösen Wülste skarificiren, entweder mit einem gedeckten Kehlkopfmesser oder einem mit Heftpflaster oder Gaze umwickelten gewöhnlichen Bistouri, oder selbst mit dem Fingernagel. Hat man auch keinen Spiegel bei sich, so kann man mit einem breiten Löffelstiel den Zungengrund herunterdrücken und dadurch Würgbewegungen

hervorrufen, während welcher man geschwind einige oberflächliche
Einschnitte in den Kehldeckel anbringen kann. Hat man mehr
Zeit, so empfiehlt sich vor allem die Anwendung von Kälte, sowohl aussen auf den Hals, als auch innerlich in Form von Eisstückchen und eiskaltem Getränk. Bei Hustenreiz gebe man
jedenfalls ein Narkotikum, da durch das Husten die Schwellung
sicher zunehmen wird. Örtlich ist auch das Kokain wenigstens
von vorübergehendem Nutzen. Zur Anwendung von Adstringentien
möchte ich nicht rathen, da die erste Wirkung derselben in einem
vermehrten Reiz besteht. Ableitungen auf die Haut kann ich
sehr empfehlen, einen Schwamm mit recht heissem Wasser vorn
auf den Hals, selbst auf die Gefahr hin, eine Brandblase auf der
Haut zu erzeugen, Senfteige, trockne Schröpfköpfe, Blutegel u. s. w.,
Schwitzbäder. Ebenso sind Ableitungen auf den Darm durch
drastisch wirkende Abführmittel, wie Krotonöl oder Salze, oder
was man sonst zur Hand hat, oft von gutem Erfolge. GOTTSTEIN
hat in einem Falle eine gute Wirkung von der subkutanen Anwendung von Pilokarpin gesehen; man beachte bei dieser Verordnung den Zustand des Herzens.

Die Behandlung der bei der Tuberkulose vorkommenden
Oedeme werde ich in dem folgenden Abschnitte besprechen.

14. Die Erkrankungen

der oberen Luftwege im Gefolge von chronischen und akuten Infektionen.

a) Die Erkrankungen der oberen Luftwege bei Tuberkulose.

Die Tuberkulose tritt in den oberen Luftwegen in vier Formen auf. Als Infiltration, Geschwür, Tumor oder miliares Knötchen. Diese vier Formen können getrennt oder in mannigfachen Verbindungen vorkommen. Die Infiltration kann ganz allein vorhanden sein und sich sehr lange erhalten, ehe sie zu Geschwürbildung führt oder wieder aufgesogen wird. Sie sieht gelblich oder röthlich, aber immer mehr oder weniger oedematös aus. Das Geschwür wird man wohl selten ohne Infiltration zu sehen bekommen, meist sogar mit recht erheblicher. Der *Tumor tuberculosus* findet sich auch oft allein, dagegen das miliare Knötchen wohl nie ohne andere Zeichen tuberkulöser Erkrankung in der Nachbarschaft. Mikroskopisch sind die Infiltration und der Tumor ganz gleich, sie bestehen aus Tuberkeln, Riesenzellen, Leukocythen und spärlichem Bindegewebe, nur sind die Tumoren weniger oedematös, doch ist es schwer, zwischen ihnen und den Infiltrationen eine Grenze zu ziehen. Warum diese Veränderungen bei dem Tumor mehr umschrieben und bei der Infiltration mehr diffus sind, kann man bis jetzt nicht erklären. Die Geschwüre entstehen durch das Durchbrechen von Tuberkeln nach der Oberfläche und vergrössern sich vermuthlich durch den Durchbruch weiterer Tuberkel und wohl auch unter der Mitwirkung der so zahlreich im Halse vorkommenden eitererregenden Bakterien verschiedener Art. Es ist anzunehmen, dass in der Tiefe der Schleimhaut noch mehr Tuberkel sitzen, als man nach dem Spiegelbefunde glauben sollte, wenigstens sind bei der Behandlung mit Tuberkulin Knötchen an Stellen aufgeschossen, an denen man vorher

nichts gesehen hatte, nicht nur in der Umgebung von Geschwüren,
sondern auch in gesund aussehender Schleimhaut. Dem entspricht auch die mikroskopische Untersuchung, die im Grunde
und in der Umgebung der Geschwüre Tuberkel erkennen lässt.
Doch kommen auch Geschwüre vor, in deren Grunde keine Tuberkel zu finden sind; Heinze hat sie als katarrhalische beschrieben.
Heute sind wir wohl Alle der Ansicht Virchow's, dass es dann
solche sind, in welchen die dasselbe verursachenden Tuberkel
durch den Eiterprocess schon ausgestossen sind; in der Nachbarschaft solcher „katarrhalischer Geschwüre" wird man wohl nie
ohne Erfolg nach Tuberkeln suchen.

Man unterscheidet tiefe und oberflächliche Geschwüre. Erstere
kommen mehr an den Stellen vor, welche mit Cylinderepithel und
zahlreicheren Drüsen versehen sind, die flachen mehr an den
Stellen mit Pflasterepithel. Siehe Fig. 6 Seite 29. Die tuberkulösen
Geschwüre sind flach, buchtig mit gelbem speckigem Grund, schlaff
aussehend mit geringer Neigung zu Narbenbildung, was sie vor
den lupösen auszeichnet, abgesehen davon, dass diese weit weniger
schmerzhaft sind. In der Umgebung der Geschwüre sieht man
miliare, grössere gelbe oder kleine weisse Knötchen, die bei ihrem
Zerfall wieder kleine wunde Stellen erzeugen, welche dann beim
Vergrössern mit den anderen zusammenfliessen. Durch diese Art
der Entstehung aus mehreren kleinen Geschwüren wird die buchtige Gestalt hervorgebracht.

Am Rande der Geschwüre findet man bei der Untersuchung
mit dem Spiegel kleine Granulationen, wie ich sie Tafel III Fig. 1
abgebildet habe, oder grössere als Zeichen, dass an den Stellen
doch immer noch eine Neigung zur Heilung vorhanden ist, die
aber fast nie spontan zur durchgreifenden Geltung kommt.
Die grösseren Granulationen sind selten, doch erfüllen sie manchmal die ganze Kehlkopfhöhle und können dann die Indikation
zur Tracheotomie abgeben.

Die tuberkulösen Geschwüre unterscheiden sich durch diese
Randgranulationen von den bei dem Katarrh vorkommenden Epithelnekrosen, die, wenn sie ausgefallen sind, das darstellen, was man
katarrhalische Geschwüre nennen könnte. Natürlich beobachtet
man diese letzteren gelegentlich auch auf den katarrhalisch erkrankten Stimmlippen tuberkulöser Kranken.

Die tiefen Geschwüre entstehen ausser durch den allmählich
fortschreitenden Zerfall der Schleimhaut auch dadurch, dass der
Process die Drüsen ergreift. Dies kann auf zwei Wegen stattfinden, entweder werden die Bacillen durch den Blut- oder Lymphstrom in das die Drüse umgebende Gewebe hingeführt und die
Erkrankung schreitet von demselben auf die Drüse fort oder die
Bacillen wandern aus dem Sputum durch die Ausführungsgänge
in die Drüse und erst nach dem Zerfall derselben gelangt die
Erkrankung in das umgebende Gewebe.

Meiner Ansicht nach begeht man keinen Fehler, wenn man jedes Geschwür im Halse bei Lungenphthise für tuberkulös ansieht; ich möchte davon höchstens die vor der Erkrankung an Tuberkulose schon vorhanden gewesenen wunden Stellen bei Pachydermie am *Processus vocalis* ausnehmen, ferner die zufällig vorhandenen tertiär-syphilitischen, aphthösen, die chronisch-katarrhalischen Geschwüre und die Erosionen. Diese alle stehen freilich in grosser Gefahr, tuberkulös inficirt zu werden. Über das gleichzeitige Vorkommen von Tuberkulose mit Syphilis und Tuberkulose mit Krebs siehe später.

Die vierte Form, die miliare, besteht, wie ich mich an mehreren von mir exstirpirten Knötchen überzeugt habe, aus Tuberkeln; es sind Tuberkelhaufen. Da sie, wenn es zur Sektion kommt, meistens entweder schon zerfallen oder aufgesogen sind, so kann man den Beweis, dass es Tuberkel sind, im Leben nur an herausgenommenen Probestückchen führen, sonst muss man sich darauf beschränken, sie nach dem makroskopischen Aussehen und dem Verlauf als Tuberkel anzusprechen. Während die Knötchen sonst sehr selten sind, konnte man sie bei den mit Tuberkulin behandelten Kranken häufiger sehen. Doch hatten diese, wenigstens in den von mir untersuchten Fällen, ein anderes Aussehen, als die kleinen, grauweissen, gewöhnlicheren; sie waren grösser und gelblicher, einzelne derselben wurden ausgestossen, die meisten verkleinerten sich oder verschwanden während oder nach dem Aussetzen der Behandlung. Die anderen, nicht durch Tuberkulin beeinflussten, weissen Knötchen können ebenfalls zerfallen und ausgestossen werden, wonach Geschwüre zurückbleiben, oder sie werden allmählich kleiner und verschwinden, was ich nicht selten beobachtet habe.

Das Perichondrium wird bei der Tuberkulose recht oft in Mitleidenschaft gezogen. Die Eiterkokken treten wohl immer von benachbarten Geschwüren aus an dasselbe heran und bahnen, wie GOUGUENHEIM und TISSIER annehmen, durch die entzündlichen Vorgänge den Tuberkelbacillen den Weg in die Tiefe; durch die eitrige Entzündung wird das Perichondrium von dem Knorpel abgelöst, dieser stirbt ab und bildet dann als fremder Körper seinerseits wieder einen neuen Entzündungsreiz. Die Anschwellung der erkrankten Gegend wird durch die Perichondritis vermehrt; die durch sie hervorgebrachte Schwellung kann man aber mit dem Spiegel nicht von einer tuberkulösen Infiltration unterscheiden. Man darf auch aus einer sehr hochgradigen Schwellung, da sie lediglich durch tuberkulöse Infiltration veranlasst sein kann, noch nicht auf das Vorhandensein einer Knorpelhauterkrankung schliessen. Die Perichondritis ist indessen oft vorhanden, wenn die Geschwüre in der Nähe des *Processus vocalis* sitzen, da an der Stelle ein nur sehr geringes submuköses Gewebe die Schleimhaut vom Knorpel trennt und deswegen die entzündlichen Vorgänge der Schleimhaut

sehr leicht auf den Knorpel übergreifen. Am Schildknorpel,
wahrscheinlich auch an der Platte des Ringknorpels, wandert die
Entzündung oft von innen nach aussen durch den Knorpel hindurch, es kommt an der Aussenseite desselben zu buckligen, kissen-
artigen Hervorragungen, welche selten die Mittellinie überschreiten
und an der Grenze des Knorpels meist für längere Zeit Halt
machen. Der perichondritische Eiter bricht nicht so ganz selten
nach aussen oder innen, oder nach beiden Richtungen zugleich
durch Schleimhaut oder äussere Haut hindurch.

Wenn die tuberkulöse Erkrankung in die Tiefe greift, so
dringt sie auch in das intramuskuläre Bindegewebe ein und ruft
Veränderungen in der kontraktilen Substanz der Muskeln hervor.
Dieselbe wird wachsartig, wie es E. Fränkel zuerst beschrieben
hat. In solchen Fällen sind natürlich Bewegungsstörungen der
Stimmlippen oder der Schluckmuskeln vorhanden, einseitig oder
beiderseitig. Auf der Infiltration des intramuskulären Bindegewebes und nicht immer auf der Blosslegung von Nervenenden
beruht die Schmerzhaftigkeit der Bewegungen, besonders auch
des Schluckens. Eine andere Art Bewegungshemmung kann
durch den Grad der Schwellung der Kehlkopfhinterwand veranlasst sein, die das Aneinanderlegen der Stimmlippen zu behindern vermag.

Bei der Heilung, sei es bei der spontanen oder der durch
die Behandlung herbeigeführten, müssen die Tuberkel zum grossen
Theile ausgestossen oder auf künstlichem Wege entfernt werden,
dann bilden sich gesunde, kräftige Granulationen, die Krankheit
heilt, wie jedes reine Geschwür, indem sich die Granulationen in
Bindegewebe umwandeln und sich dadurch Narben bilden. Ich
glaube, dass bei diesem Vorgang oft einige Tuberkel in die Narbe
eingeschlossen werden, gerade so, wie in der Lungenspitze. Heryng
hat sie von einem geheilten Kehlkopf abgebildet, sie können so
Jahre lang ruhen, vielleicht immer, können bei der Einwirkung
von Schädlichkeiten aber wieder zum Leben erwachen und Rückfälle veranlassen. Ich habe indessen nicht so ganz selten auch
Infiltrationen sich zurückbilden oder auch nach chirurgischer Behandlung verschwinden sehen, ohne dass es zu einer geschwürigen
Ausstossung der Tuberkel gekommen wäre. Auch solche Fälle
können lange oder immer geheilt bleiben.

Die Ursache der tuberkulösen Erkrankung der oberen Luftwege ist in der direkten Übertragung von Bacillen von aussen,
noch öfter in der von innen durch das Sputum oder die Blutbahn
zu suchen. An dem Naseneingang finden sie in den durch die
Fingernägel oder sonstwie erzeugten Erosionen eine geeignete
Ansiedlungsstätte, wie auch in den Falten des Schlundes und an
der Hinterwand des Kehlkopfs, wo sich ebenfalls leicht Stellen
finden, welche ihres Epithels verlustig gegangen sind. Schottelius
hat gezeigt, dass bei geschwollener Schleimhaut der Hinterwand

welche bei Zusammenziehungen des Transversus Falten bildet, das Epithel in der Tiefe dieser Falten durch die Zersetzung des festhaftenden Sekrets leicht abgestossen wird, wodurch eine für die Bacillen bequeme Eingangspforte entsteht. Er erklärt auf diese Weise, gewiss mit Recht, das so häufige Vorkommen von Geschwüren gerade an dieser Stelle. Die Falten an und für sich sind kein Zeichen von Phthise. Die Bacillen können aber auch durch das unbeschädigte Epithel einwandern und thun dies wohl recht oft in den Ausführungsgängen der Drüsen, was mir die gewöhnlichste Form der örtlichen Infektion zu sein scheint. In einigen Fällen habe ich auch eine anscheinend direkte Überimpfung von Geschwüren beobachtet, so z. B. in einem Falle von einer Stimmlippe auf die andere durch Vermittelung einer vorragenden Granulation — es zeigte sich an der Stelle, welche die Granulation auf der anderen Stimmlippe berührte, ein Geschwür, welches anfangs nicht vorhanden gewesen war — in einem anderen Falle von der Kuppe der *Cartilago corniculata* nach der Epiglottis. Die Fälle von Miliartuberkulose beweisen aber, dass auch durch den Blut- oder Lymphstrom Tuberkelbacillen verbreitet werden können; doch ist dies in den oberen Luftwegen Ausnahme.

Die Tuberkulose kann in allen Theilen derselben primär vorkommen. Es sind dies seltene, aber sichere, auch durch Sektionen festgestellte Fälle. Ich selbst habe eine Anzahl davon, freilich ohne nachfolgende beweisende Sektion gesehen, namentlich unter der Form von Tumoren an den Stimm- und Taschenlippen, aber auch unter der von Geschwüren.

Bei der Diagnose „primäre Tuberkulose" muss man sich immer klar machen, dass im Körper eine nicht erkannte oder nicht zu erkennende tuberkulöse Stelle als Ausgangspunkt der Infektion vorhanden sein kann. Man darf aber dann praktisch von einer primären Tuberkulose reden, wenn eine genaue Untersuchung keinerlei sonstige Ansiedelung der Krankheit nachweisen lässt. Die grosse Mehrzahl der Fälle ist jedenfalls sekundär und zwar sekundär zu einer Lungentuberkulose.

Die Tuberkulose entwickelt sich an dem Eingang der Nase in der Regel in der Form von Geschwüren, die sich besonders an den durch die Fingernägel erreichbaren Stellen der Scheidewand finden. In einem Falle mit Wolfsrachen, den PLUDER berichtet, war die Tuberkulose mit Überspringung der Pharynxschleimhaut von der Lunge und dem Kehlkopf direkt auf die knöcherne Scheidewand übergegangen, da der normale Abschluss zwischen Nase und Mund fehlte. Die Geschwüre sind meistens nicht sehr gross, flach, mehrfach und oft so mit Borken bedeckt, dass man sie, ohne diese zu entfernen, gar nicht sehen kann. Die kleinen Geschwüre haben die für Tuberkulose charakteristische buchtige Form, mit speckigem Grunde, am Rande sieht man kleine rothe Knöpfchen, welche Granulationen sind, wie ich es schon be-

schrieben habe. Die Geschwüre greifen nach aussen auf die Oberlippe über und erregen an ihr und der Scheidewand eine einfach
entzündliche oder tuberkulöse Infiltration, die sich in der Regel in
der Nase wenigstens in bescheidenen Grenzen hält. Die Entzündung verbreitet sich als skrophulöses Ekzem vom Naseneingang
auf die Oberlippe und weiter bis nach der Wange hin. Diese
Entzündung der Haut mit Verdickung der Oberlippe nennt man
die skrophulöse Oberlippe, als deren Ursache die Tuberkelbacillen
angesehen werden müssen. Auch in der Nase pflegt die Umgebung der Geschwüre anzuschwellen; die Schwellung dehnt sich
über den Boden der Nasenhöhle weg seitlich bis auf die untere
Muschel aus und macht dort oft eine Verstopfung des Thränennasenkanals, durch welchen ausserdem die Entzündung sich gern
bis auf die Bindehaut des Auges verbreitet und da oft unter dem
Bilde der Phlyktänen auftritt. Das ist die wahre Skrophulose im
Gegensatz zu derjenigen Entzündung des Naseneingangs, die man
in ähnlicher Form bei Verlegung der Nase durch eine Rachenmandel findet. Auch da kann durch das Auslaufen der Nasen-
absonderung die Haut der Oberlippe sich entzünden, die Muschel
ist sogar in der Regel geschwollen und verlegt mit ihrem vorderen
Ende den Thränenkanal, nur kommt es nicht zu Geschwüren,
ausser vielleicht durch Kratzeffekte an der gewöhnlichen Stelle,
an der Scheidewand. Bei beiden Formen können die Lymphdrüsen
unter dem Unterkiefer und an der vorderen Seite des Sternokleidomastoideus anschwellen. Bei der Skrophulose nehmen öfter
nur die submentalen Drüsen Theil durch Infektion von dem
vorderen Abschnitt der Nase und der Oberlippe aus. Meine Erfahrung stimmt nicht mit den Untersuchungen von WEICHSELBAUM,
der bei tuberkulösen Leichen die sogenannte idiopathische Perforation der Scheidewand an der typischen Stelle über doppelt so
häufig gefunden hat, als bei anderen. Wenn sie bei der Tuberkulose beobachtet wird, so ist sie fast immer die Folge der Tumorform, welche sich gerade an der genannten Stelle nicht so ganz
selten vorfindet. Diese hat nämlich die Neigung, nach der anderen
Seite hinüberzuwuchern und hinterlässt bei ihrem Zerfall die
Durchbohrung der Scheidewand; verdächtig für Tuberkulose halte
ich jedenfalls die Perforationen, deren Ränder stark gewulstet
sind. Man sieht die Tumoren am Eingang sitzen, in der Grösse
von halben Erbsen bis zu der von Haselnüssen, röthlich gelblich
in Farbe, rundlich, bisweilen gestielt. Sie sind von lupösen Geschwülsten, da sie ja dieselbe Ursache haben, makroskopisch und
mikroskopisch nicht zu unterscheiden. Die tuberkulöse Perichondritis kommt am Eingang der Nase selten vor, sie erreicht
auch gewöhnlich keine grosse Ausdehnung. Da der Knorpel bei
ihr schon frühe verknöchert, so kommt man durch vorhandene
Fisteln meist auf rauhe Stellen. Begreiflicherweise sitzen die
Tuberkel auch in der äusseren Haut der Nasenspitze, die ge-

röthet oder auch geschwürig zerfallen erscheint. Sie können vernarben, verursachen dann leicht Schrumpfungen, welche zu Verengerungen der Nasenlöcher führen. Mit dem Spiegel ist die Diagnose der tuberkulösen Skrophulose in der Nase leicht zu stellen, nur die lupösen Tumoren geben dieselben Bilder. Die halblinsengrossen Höckerchen, die zweite bei Lupus vorkommende Erkrankungsform, ist nicht leicht zu verwechseln; ich werde Beide später beim Lupus noch erwähnen. Ob die sogenannten skrophulösen Ekzeme der Oberlippe und Wange immer zur Skrophulose resp. zur Tuberkulose zu rechnen sind, das möchte ich nicht entscheiden. Es mischen sich da gewiss auch andere Hauterkrankungen darunter, die leicht damit zu verwechseln sind.

Tiefer in der Nase kommt die Tuberkulose seltener zur Entwicklung, weil vielleicht der Nasenschleim baktericide Eigenschaften besitzt; sie kann indessen auf der Schleimhaut der Muscheln und des Nasenbodens grosse, flache Geschwüre hervorrufen.

An den Knochen der Nase, sowohl den *Ossa nasi*, wie an denen der inneren Nase kommen ebenfalls tuberkulöse Processe vor, doch sind sie auch da selten. Wenn man an diesen Stellen oder am harten Gaumen Geschwüre oder eiternde Fisteln sieht, welche zum Knochen führen, so muss man immer zunächst an Lues denken. Ich habe zwar gerade im vergangenen Jahre eine tuberkulöse Erkrankung des knöchernen Vomer und der horizontalen Platte des harten Gaumens mit Fistelbildungen an beiden Stellen zu behandeln Gelegenheit gehabt.

Die miliare Form habe ich weder in der Nase noch in dem *Cavum nasopharyngeum* beobachtet.

In dem hinteren Theil der Nase und im Cavum sind die tuberkulösen Tumoren wiederholt beobachtet worden. AVELLIS hat vor Kurzem einen solchen unter dem Velum hervorkommenden gesehen, den er für ein Carcinom hielt, bis die mikroskopische Untersuchung die Diagnose Tuberkulose ergab. Die Tumoren entspringen auf der Rückseite des Velum, wo man ebenfalls die tuberkulösen Geschwüre, wenn auch seltener als die luischen, findet. Letztere greifen eher in die Tiefe, durchbrechen das Velum und breiten sich zum Unterschied von tuberkulösen nicht in der gleichen Weise nach der Fläche aus; es kommt deswegen bei den tuberkulösen weniger leicht zu Durchbohrungen des Velum. Durch ihre flächenhafte Ausbreitung geben sich die tuberkulösen im Spiegel leicht zu erkennen. Vom Cavum aus erkranken mit am häufigsten die Lymphdrüsen vorn am Halse, wie das nach dem, was ich über den Verlauf der Lymphgefässe gesagt habe, begreiflich ist. Die Wichtigkeit der Eingangspforte im Cavum auch für die tuberkulöse Infektion wird neuerdings mehr und mehr betont. Die Lymphdrüsen erkranken durch das Einwandern der Bacillen; gerathen Streptokokken mit hinein, so neigen sie zu Vereiterung.

Von KRÜCKMANN, HANAU, SCHLENKER und P. STEWARD ist der direkte Zusammenhang der Halsdrüsentuberkulose mit der der Mandeln glaubhaft bewiesen worden.

In der *Pars oralis* des Schlundes kommt die Krankheit auch gewöhnlich in der Form von Geschwüren vor. Diese bleiben in der Regel klein, können aber, wenn auch selten, doch einen grossen Umfang annehmen. Ich beobachtete ein solches bei einem jungen Manne, das sich über die ganze *Pars oralis*, durch das ganze Cavum und die linke Nase bis zu deren Eingang erstreckte und trotzdem zur Heilung kam, wovon später. Tumoren habe ich an der Stelle nie gesehen, und die miliare Form zeigt sich höchstens in der Umgebung der Geschwüre. Diese letzteren haben im Schlunde Raum, sich zu den charakteristischen Formen auszubilden. Man kann sich da das Bild derselben am besten einprägen.

Einen sehr geeigneten Nährboden finden die Tuberkelbacillen in dem lymphatischen Ring. Es ist nur merkwürdig, dass man sie während des Lebens so selten nachweisen kann, während sie doch nach den Untersuchungen von STRASSMANN in 61,8 Procent, von DMOCHOWSKY in 39,0 und von SCHLENKER in 32,8 Procent aller untersuchten Leichen gefunden worden sind. PILLIET, DIEULAFOY, DRUBLOWSKY, LERMOYEZ und BRINDEL haben deren Vorkommen in den Rachenmandeln bewiesen; Ersterer durch Impfungen von Meerschweinchen, bei denen er mit Gaumen-mandeln 13 und mit Rachenmandeln 20 Procent positiver Er-gebnisse bekam. Ich kann freilich nicht unterlassen, anzuführen, dass CORNIL diese Versuche angriff, da sich DIEULAFOY nur auf die makroskopische Diagnose der Tuberkeln beschränkt habe und da die Bacillen auch nur oberflächlich auf den Mandeln gesessen haben könnten, dürfe er nicht von einer Tuberkulose der Mandeln reden. BAUMGARTEN hat die Bacillen nach Fütterung mit tuber-kulösen Massen bei Thieren in den Mandeln nachgewiesen. DRUBLOWSKY will Tuberkulose des Nasenrachenraums bei der Spiegelung viel häufiger gefunden haben, als bisher angenom-men wurde.

Wenn auch diese Befunde nicht zu bezweifeln sind, so ist damit eine mit der klinischen Beobachtung nicht zu vereinbarende Thatsache nachgewiesen, die ich mir nur daraus erklären kann, dass die genannten Herren mit Material aus Leichen gearbeitet haben. Es wäre sehr wohl denkbar, dass die Tuberkelbacillen sich erst in den letzten Zeiten des Lebens der Kranken an diesen stillen Brutplätzen einnisten, gerade so, wie es vermuthlich auch in der Trachea der Fall ist, in der auch die klinische Beobachtung nicht mit der an Leichen gefundenen Thatsache des häufigen Vor-kommens tuberkulöser Geschwüre stimmt. Wenn STRAUSS in Paris Tuberkelbacillen in den Nasen des Pflegepersonals tuber-kulöser Kranker in 9 Fällen von 29 nachweisen konnte, so ent-

spricht dies Verhältniss ebenfalls nicht der allgemeinen klinischen
Erfahrung und könnte vielleicht auch darin begründet sein, dass
die Sorgfalt, mit der der Auswurf in den Krankensälen beseitigt
werden sollte, zu wünschen übrig liess. Wenn sich wirklich selbst
bei grösster Sauberkeit Tuberkelbacillen in dem Nasenschleim der
Pflegenden finden sollten, so müssen sie dort in der Regel durch
die baktericide Eigenschaft des Schleims zu Grunde gehen. Wenigstens sprechen die Erfahrungen im Brompton-Hospital, in Falkenstein und in allen ähnlich sorgfältig geleiteten Anstalten so gegen
die Gefährlichkeit der Pflege von tuberkulösen Kranken, dass
man getrost behaupten kann, der sicherste Platz gegen Ansteckung
durch Tuberkelbacillen sei eine gut geleitete Anstalt. Wenn das
nun schon für die Bewohner einer solchen gilt, so ist die mehr
als thörichte Furcht, dass sie für die Umgegend gefährlich werden
könnte, geradezu lächerlich. Sie wird leider hie und da von
maassgebenden Personen genährt. NAHM hat nachgewiesen, dass
die Sterblichkeit der Einwohner des Dorfes Falkenstein in den
20 Jahren seit der Eröffnung der Heilanstalt daselbst auf die
Hälfte heruntergegangen ist, und RÖMPLER hatte dasselbe in Bezug
auf Görbersdorf schon vorher gefunden. Bei der Anlage der
Volksheilstätten erlebt man in Bezug auf behördliche Gutachten
wunderbare Dinge, wie z. B. dass eine zwei Kilometer von einem
Orte zu errichtende Heilstätte für die Bewohner des Ortes Gefahr der Ansteckung bringe, eines Ortes, in dem allsonntäglich
Tausende von Ausflüglern, darunter sicher Hunderte von Lungenkranken, in allen Wirtschaften verkehren und — auf den Fussboden spucken.

Thatsache ist, dass sowohl in der Nase, als auch im Nasenrachenraum und an den Gaumenmandeln die makroskopisch erkennbaren tuberkulösen Erkrankungen verhältnissmässig recht
seltene sind. Ich pflege jedem Kranken sowohl von vorn als auch
von hinten die Nase zu untersuchen und kann mir deshalb wohl
ein Urtheil erlauben, und das stimmt gar nicht mit den Beobachtungen von DRUBLOWSKY.

Die tuberkulösen Geschwüre des übrigen Schlundes gehen
auch nicht einmal besonders häufig von der Mandel aus; sie entwickeln sich eher an der Hinterwand oder den Seitensträngen.
Von da gehen sie nach vorn per Contiguitatem oder es bilden
sich im Munde, am Zahnfleisch, besonders um kariöse Zähne, neue
Geschwüre, welche gegen das Ende des Lebens mit den hinteren
zusammenfliessen, oder sie dehnen sich nach unten nach dem
Kehldeckel und dem Kehlkopf aus, sehr selten aber in das Cavum,
sie sind auch tiefer unten an der Seitenwand des Schlundes selten.
Ich habe an letzterer Stelle fast nur die miliaren Knötchen gesehen,
zugleich mit solchen auf dem Seitentheil des Zungengrundes und
auf den pharyngoepiglottischen Falten; die Geschwüre gehören im
Cavum, Schlund und Mund zu den seltenen Vorkommnissen.

An der Zunge treffen wir auch oberflächliche und tiefe tuberkulöse Geschwüre. Die oberflächlichen verlieren durch die Maceration
des Epithels und der oberflächlichen Schichten der Schleimhaut
in der Mundflüssigkeit sehr bald ihre charakteristische, buchtige
Gestalt und breiten sich rasch aus. Die tiefen bilden mehr umschriebene Herde und liegen in einer harten infiltrirten Umgebung,
wodurch sie ihr Aussehen nicht so leicht verändern, wie die oberflächlichen. Mit dem scharfen Löffel gelingt es unschwer, grosse
Höhlen in den tiefen Geschwüren der Zunge auszukratzen, die
ganz mit weichen oder mit käsigen Massen erfüllt sind. Das schlaffe
Aussehen der oberflächlichen und die rundliche Gestalt der tiefen
unterscheiden die tuberkulösen von den syphilitischen Zungen-
geschwüren, die hier mehr tiefgreifende, spaltförmige Längsgeschwüre bilden, auch sitzen die tuberkulösen Geschwüre häufiger
auf der Unterseite und die luischen mehr auf der Oberseite der Zunge.

Bei der Tuberkulose werden auch hie und da die Halswirbel
ergriffen in der Form des Ostitis und Periostitis und zwar nach
RUGE durch Überwanderung der Bacillen von den Mandeln her.
Es ist oben schon erwähnt worden, dass bei der Ostitis, die fast
immer nur jugendliche Individuen befällt, eines der ersten Zeichen
derselben ist, dass die Kranken den Kopf nicht um die Längsachse des Körpers drehen können und dass sie beim Aufsetzen
den Kopf mit den Händen aufheben. Man erkennt die Kranken
meistens schon von Weitem an der steifen Kopfhaltung. Die
Ostitis und Periostitis führen zu Retropharyngealabscessen, die,
wie ebenfalls schon erklärt worden ist, keine grosse Neigung
haben, nach dem Schlunde durchzubrechen, sondern sich mehr
nach unten und aussen senken.

In dem Kehlkopf ist das Bild der Tuberkulose immer das
mannigfaltigste, je nach der Verbindung der vier Hauptformen,
der infiltrirten, der geschwürigen, der tumorartigen, der miliaren
unter sich und mit Perichondritis.

Einen phthisischen Katarrh des Kehlkopfs kann ich nach
meinen Erfahrungen nicht annehmen; natürlich Phthisiker erkranken auch an akuten und chronischen Kehlkopfkatarrhen, diese
bieten aber an sich nichts Charakteristisches. Was man Katarrh
bei Phthisikern nennt, das ist nach meiner Ansicht immer schon
eine Infiltration, der Ausdruck einer tuberkulösen Infektion. Es
sind schon Tuberkel in oder unter der Schleimhaut abgelagert.
Einen Beweis für diese Ansicht gaben die Einspritzungen mit Tuberkulin. Diese sogenannten katarrhalischen Stellen rötheten sich
nach denselben und schwollen sehr an. In dem Beginn und gar
nicht selten primär erscheint gewöhnlich nur eine Stimmlippe allein
roth und wenig verdickt. Eine solche einseitige Chorditis kommt
bei einfachem Katarrh kaum je vor, sie ist entweder tuberkulös,
syphilitisch oder traumatisch. Ich habe solche primäre Entzündungen an den Stimmlippen recht oft gesehen. Vor einigen Jahren

behandelte ich einen Officier an einer sehr gerötheten linken Stimmlippe mit treppenartig aussehender Infiltration. Ich untersuchte wegen der Einseitigkeit der Erkrankung aufs Genaueste den ganzen Körper auf Tuberkulose und Lues ohne allen Erfolg. Nachdem eine vorsichtige antiluetische Kur erfolglos geblieben war, behandelte ich den Kehlkopf mit desinficirenden und adstringirenden Mitteln, und es gelang mir auch, ihn nach längerer Zeit zu heilen. Der Kranke that dann wieder Dienst, kam aber nach zwei Jahren mit einer neuen Heiserkeit zu mir; die linke Stimmlippe war geheilt geblieben, jetzt zeigte die rechte ein seichtes Längsgeschwür, Allgemeinbefinden anhaltend vortrefflich, kein Husten. Auch diesmal blieb die wiederholte, genaue Durchsuchung des Körpers auf Tuberkel ganz ohne Erfolg. Ich wandte dieses Mal Milchsäureätzungen an, wonach das Geschwür auch vorn rasch heilte, nur ganz hinten am *Processus vocalis* blieb eine granulirende Stelle, welche sich trotz aller Bemühungen nicht zur Heilung schicken wollte. Ich nahm dann ein Stückchen mit der Zange weg und die mikroskopische Untersuchung ergab: „typische Tuberkulose". Die Stelle heilte dann auch noch, der Kranke wurde wieder aktiv und befand sich wieder über ein Jahr im besten Wohlsein. Dann kam er abermals zu mir, weil er Blut gehustet hatte, und nun erst liess sich eine Erkrankung der rechten Lungenspitze nachweisen.

Die geringe Schwellung der Hinterwand des Kehlkopfs kann ich ebensowenig als eine charakteristische anerkennen. Es sollen namentlich die feinen Falten an derselben, der *Aspect vélvétique* der Franzosen, kennzeichnend für die beginnende Tuberkulose sein. Eine solche leichte Schwellung, denn diese veranlasst die Fältelung, kommt aber bei ganz gewöhnlichen chronischen Katarrhen, bei beginnenden Pachydermien, bei jedem einigermassen anhaltenden, heftigeren Husten auch vor. Dass die Ursache dieses Befundes auch Tuberkulose sein kann, will ich gewiss nicht ableugnen. Ich habe die Stelle auf Tuberkulin sehr deutlich reagiren sehen. Auch die Farbe der Schleimhaut bietet keine besonderen Merkmale zur Differentialdiagnose der beginnenden Erkrankung. Die Schleimhaut ist blass bei jedem Anaemischen, bei jedem anaemisch gewordenen Phthisiker natürlich auch, bei einem heruntergekommenen Syphilitischen ebenfalls. Dahingegen ist sie auch ganz normal roth bei noch kräftigen, tuberkulösen Menschen. Der eben erwähnte Officier hatte z. B. eine eher zu rothe Halsschleimhaut. Ausnahmen machen vielleicht die Fälle, in denen sich bei sonst normal gefärbtem Schlunde ein auffallend blasser Kehldeckel oder Kehlkopf findet. Das ist immer etwas verdächtig, ich habe diese Beschränkung der blassen Farbe aber auch bei einfach Anämischen gefunden, die ich lange genug beobachten konnte, um das Verschwinden der auffallenden Farbe auf Eisengebrauch feststellen zu können.

Eine weitere nicht so ganz seltene Form der primären Tuberkulose ist, wie AVELLIS durch eine Zusammenstellung aus meinen Krankennotizen gezeigt hat, der tuberkulöse Tumor. Er gleicht anfangs mitunter so sehr den gewöhnlichen Fibromen, dass man durch die mikroskopische Diagnose Tuberkulose gewissermassen überrascht wird.. Ich habe nach der Operation solcher Tuberkulome öfter dauernde Heilung oder längeres Wohlbefinden beobachtet, bis ein neuer Tumor oder ein Geschwür oder eine Lungenblutung kam, welche die mikroskopische Diagnose bestätigten.

Die tuberkulösen Tumoren findet man sekundär am häufigsten auf den Taschenlippen, wo sie auch Raum haben, ungehinderter zu wachsen. Da sie an dieser Stelle weniger insultirt werden, kann man sie meistens gut in ihren rundlichen Formen beobachten. An den Stimmlippen sind sie sehr oft schon theilweise zerfallen, am Kehldeckel kommen sie überhaupt selten vor.

Die tuberkulöse Infiltration ohne Geschwür findet sich primär und sekundär im Kehlkopf meistens nur an den aryepiglottischen Falten, an der Hinterwand und an den Stimmlippen.

Eine Infiltration des Kehldeckels kommt selten ohne Geschwüre vor, meistens lässt sie auf das Vorhandensein von solchen auf der Unterseite schliessen. Ebenso lässt eine Infiltration der Taschenlippen oft Geschwüre im Ventrikel vermuthen. An beiden Stellen kann die Infiltration freilich auch durch Perichondritis bedingt sein. An den Aryfalten bewirkt die Infiltration eine birnförmige oder keulenförmige Anschwellung mit dem dicken Ende über der *Cart. corniculata* (der SANTORINI'schen); an der Hinterwand zeigt sie sich als Verdickung derselben bis zum Drei- oder Vierfachen des Normalen. Sie kann auch als sogenannter Prolaps, als ödematöse Schwellung aus der Mündung des Ventrikels heraussehen, oft weit über den inneren Rand der Stimmlippen vorragend. Diese selbst sind, wie schon erwähnt, auch nicht gerade selten von der Infiltration befallen, ebenso die subglottische Gegend.

Die tuberkulöse Infiltration der Stimmlippen kann einen solchen Grad erreichen, bis zu Bleistiftdicke und mehr, dass sie den Eingang in den Ventrikel ganz schliesst. Man kann in solchen Fällen oft zweifelhaft sein, wo die Taschenlippe anfängt und die Stimmlippe aufhört. In der Regel sieht man aber doch an der Grenze eine feine dunklere Linie, welche die Stelle des Eingangs in den Ventrikel bezeichnet. In eine so dicke, weiche Stimmlippe macht die andere, wenn sie gesund ist, eine tiefe Längsfurche, welche später den Ausgangspunkt für Längsgeschwüre bildet.

Geschwüre an der Unterseite des Kehldeckels sind nicht leicht zu sehen, da der geschwollene Kehldeckel fast immer tief herunterhängt. Um sie zur Anschauung zu bringen, muss man kräftigere „Hi"töne angeben lassen; manchmal gelingt es besser,

sie bei Würgebewegungen zu sehen oder wenn der Arzt sich stellt
oder wenn er den kokainisirten Kehldeckel mit einer Sonde oder
dem REICHERT'schen Heber aufrichtet. Der Kehldeckel nimmt
durch die Schwellung bei der Omegaform eine turbanartige Gestalt an, bei der breiten liegt er wie ein bis zu einem Centimeter
dicker Wulst quer im Halse. An seinem Rande sind Geschwüre
selten; sieht man den Knorpelrand als weisse Linie entblösst, so
ist es fast immer Folge einer Perichondritis, welche in den letzten
Stadien zu einer fast völligen Zerstörung des Kehldeckels führen
kann. Die tuberkulösen Tumoren habe ich am Kehldeckel nur
an der Unterseite gesehen nahe dem Petiolus und im Anschluss
an solche der Taschenlippe.

Die Geschwüre finden sich ebenfalls an den aryepiglottischen
Falten, aber meistens nur in späteren Stadien einzeln auf der
Kuppe der *Cart. corniculatae* oder sie verbreiten sich auf der ganzen
Länge der Falten; sie ziehen sich auch nach der Aussenseite der-
selben bis in die *Sinus piriformes* hinein.

An der Hinterwand sind Geschwüre so oft das erste Zeichen
einer Tuberkulose, dass man diese fast als Vorbild der tuberkulösen Erkrankung des Kehlkopfs aufstellen kann. Entweder
sieht man schon bei dem ersten Einblick die geschwürige, speckig
aussehende Fläche oder nur die Randgranulationen als scharfe
Zacken, wie Felsschroffen aus derselben hervorragen, meistens
kann man nur mittelst der KILLIAN'schen Untersuchungsmethode
erkennen, dass sie ein Geschwür umgeben. Diese Zacken sind
bei aktiver Tuberkulose im Kehlkopf immer scharf, an ihrer dem
Geschwür zugewendeten Seite kann man häufig einen gelben geschwürigen Saum bemerken. Sie werden bisweilen dermassen
oedematös, dass sie zu Stenosen Anlass geben können, besonders
wenn sich, wie so häufig, auch noch oedematöse Granulationen
vom Rande der Stimmlippen damit verbinden. Hier und da bedecken sie die ganze Hinterwand in einer Ausdehnung, dass man
sie mit Papillomen verwechseln kann. Schickt sich das Geschwür
spontan oder durch Kunsthülfe zur Heilung, so werden sie rundlich, fester. Sie können in dieser Gestalt an der Hinterwand und
auch an anderen Stellen nach der vollständigen Heilung des Geschwürs noch lange Zeit bestehen bleiben, sie haben dann aber
eine glänzendere, bindegewebige, narbig, nicht mehr zackig aussehende Oberfläche.

Man kann als Regel annehmen, dass die Hinterwandgeschwüre
immer viel grösser sind, als sie mit dem gewöhnlichen Halsspiegel
gesehen erscheinen; ein richtigeres Bild gewinnt man erst durch
die KILLIAN'sche oder KIRSTEIN'sche Untersuchungsmethode. Es
geht da ebenso, wie bei den Erkrankungen der Lungen, die auch
immer viel ausgedehntere sind, als man nach der physikalischen
Untersuchung anzunehmen geneigt ist.

Auf den Stimmlippen sind die Geschwüre im Beginn natürlich

oberflächliche, siehe Tafel III, Fig. 1. Sie liegen entweder auf
der Oberfläche als vereinzelte oder mehrfache, die nachher zusammenfliessen, oder aber es sind Längsgeschwüre am Rande, die,
wie erwähnt, nicht selten der Usur einer schon infiltrirt gewesenen
Stimmlippe durch die gesunde andere ihre Entstehung verdanken.
Diese Längsgeschwüre haben oft einen schraubenförmigen Verlauf,
von hinten unten winden sie sich nach vorn oben, um den dann
immer verdickten Rand herum. Ist durch die Schwellung der
Stimmlippe erst Raum zur Entwicklung tieferer Geschwüre gegeben, so bilden sich unter der Mitwirkung der anderen Stimmlippe sehr tiefe Geschwüre mit zwei Lefzen, zwischen welche sich
die gesunde Stimmlippe hineinlegt, wie die Klinge eines Messers
ins Heft.

Beide Lefzen können jede für sich wegeitern. Wenn die
obere fehlt, so zeigt sich die untere Lefze, welche mitunter durch
den weissgelben Belag für ein ungeübtes Auge fast wie eine
normale Stimmlippe aussieht, stets tiefer stehend, als die gesunde;
die obere Lefze liegt oft so dicht an der Taschenlippe an, dass
man kaum eine Trennung bemerken kann.

Die Ränder der Lefzen sind oft mit Granulationen besetzt,
welche ziemlich gross werden können, besonders unter dem Einfluss einer Stenose. Je enger die Glottis wird, desto mehr schwellen
die Granulationen durch Saugung an; sie werden dadurch oedematös und führen um so eher zu Stenose, wenn durch Gelenkerkrankung an den Aryknorpeln oder durch Rekurrenserkrankung
der Raum ohnehin schon beengt ist. Wie gross der Einfluss der
Ansaugung ist, geht daraus hervor, dass nach Tracheotomien die
Granulationen ohne weitere Behandlung oft rasch verschwinden.
Dieselben können eine solche Mächtigkeit erreichen, dass die
ganzen Stimmlippen dicke oedematöse mit eben solchen Granulationen besetzte Wülste darstellen.

Auch auf der Unterseite der Stimmlippe kommen bisweilen
Geschwüre vor ohne Betheiligung des übrigen Kehlkopfs. Sie
verrathen sich, weil man sie direkt nur durch den schrägen Einblick sehen kann, zunächst oft nur durch ein kleines weiches
Zäckchen, das unter dem Rand der Stimmlippe hervorlugt. Sind
sie ausgedehnter, so schwillt die subglottische Gegend so an, dass
man über ihre Anwesenheit nicht länger im Zweifel sein kann.
Sie wandern gern nach hinten auf die unteren Theile der Hinterwand oder auch nach vorn unter den Glottiswinkel, wo sie sich
auf dem dort befindlichen Wulst ausbreiten. Dieser Drüsenwulst
wird dabei manchmal recht dick und verengert die Glottis von
vorn her. Heilen diese Geschwüre, so können Verwachsungen
der Stimmlippen entstehen, was aber bei tuberkulösen viel seltener
vorkommt als bei den luischen.

Eine der häufigsten Lokalisationen an den Stimmlippen finden
wir an den *Processus vocales*. Sind diese nur etwas roth infiltrirt,

so kann man im Zweifel sein, ob es sich um Pachydermie oder Tuberkulose handelt. Die tuberkulösen Geschwüre entwickeln sich hier meistens durch Zerfall der gleich von Anfang an schon tuberkulösen Infiltration oder gelegentlich auch durch Infektion einer pachydermischen wunden Stelle, wie ich das früher schon geschildert habe. In der Regel sieht man das Ulcus direkt am Processus oder dicht dahinter. Es verbreitet sich entweder nach oben zu durch das sogenannte Filtrum, der Furche zwischen Hinterwand und Taschenlippe oder direkt nach der Hinterwand. Die Geschwüre am Stimmlippenfortsatz verursachen sehr leicht eine perichondritische Erkrankung des Aryknorpels, des ganzen oder nur des dem Fortsatz zunächst gelegenen Theils, da das submuköse Gewebe an demselben sehr unbedeutend ist.

Eine Schwellung der Taschenlippen ist, wie erwähnt, zuweilen das Zeichen des Vorhandenseins von Geschwüren im Ventrikel. Ein sehr ähnliches Bild entsteht, wenn in Folge einer inneren Perichondritis am Schildknorpel die Taschenlippen vorgetrieben sind. Am häufigsten erkranken dieselben indessen in der geschwürigen Form. Die Geschwüre findet man selten auf dieselben beschränkt, meistens greifen sie nach vorn oder hinten auf die Nachbarschaft über. Da dem krankhaften Process auf dieser Stelle mehr Raum zur Verfügung steht, so hat man da ebenso, wie im Schlunde, die Gelegenheit, die buchtige Form der Geschwüre in voller Entfaltung zu beobachten.

In dem untersten Theil des Kehlkopfs und in der Luftröhre kommen nach Sektionsergebnissen die Geschwüre recht oft vor. Ich habe sie mit dem Spiegel nur in den seltensten Fällen sehen können und habe die Erklärung dafür vorhin schon bei der Besprechung der Tuberkulose der Mandeln gegeben. Man untersucht Kranke in den letzten Stadien doch im Ganzen seltener; dann ist bei solchen der Kehlkopf oft so geschwollen, dass man nicht in die Trachea blicken kann, und ausserdem sitzen die Geschwüre meistens an der hinteren membranösen Wand, welche auch nur zuweilen und in der Regel nur bei stehenden Kranken zu übersehen ist.

Die miliaren Knötchen sieht man nicht so ganz selten in dem Kehlkopf. Sie bilden bisweilen einen reifähnlichen Belag. Ich habe sie besonders am Kehldeckel, auf den Taschenlippen und an der Hinterwand beobachten können. Sie werden aufgesogen oder zerfallen zu Geschwürchen, die dann schliesslich zu einem grösseren zusammenfliessen. Ich habe diese Art der Entstehung eines die ganze Taschenlippe einnehmenden Geschwürs aus etwa zwanzig miliaren Knötchen besonders schön in einem Falle beobachten können.

In dem subglottischen Theil des Kehlkopfs und dem obersten der Luftröhre habe ich öfter Gelegenheit gehabt, die miliaren Knötchen einzeln oder auch in Gruppen vereinigt, zu sehen. Die

von mir in der Luftröhre beobachteten wurden in etwa acht Fällen
alle wieder aufgesogen, ohne Geschwüre zu hinterlassen. Natürlich konnte eine mikroskopische Untersuchung derselben nicht
vorgenommen werden, sie glichen aber so sehr anderen durch
die mikroskopische Diagnose bestätigten von der Taschenlippe,
dass ich mich doch für berechtigt halte, sie als miliare, tuberkulöse Knötchen anzusprechen.

Dass man die Knötchen in der Tuberkulinperiode an all
diesen Stellen öfter und entwickelter zu sehen bekam, habe ich
schon erwähnt.

·Ich habe auch das Auftreten rasch zerfallender miliarer Knötchen an den Stimmlippen bei allgemeiner akuter Miliartuberkulose gesehen, aber nur in einem einzigen Fall bei einem Erwachsenen.

Die perichondritische Schwellung kommt, wie erwähnt, ausser
an den Aryknorpeln auch an der Innenseite der *Cartilago thyreoidea*
vor; ferner in dem subglottischen Raum, wenn sich die Krankheit an dem Ringknorpel entwickelt hat. Eine Perichondritis der
Platte . des letzteren bewirkt immer eine sehr bedeutende Anschwellung der Hinterwand und oft des ganzen Kehlkopfs. Die
nähere Beschreibung habe ich in dem der Perichondritis gewid-
meten Abschnitte, Seite 305 ff., gegeben.

Die Diagnose wird in den meisten Fällen aus dem Spiegelbefunde, der Untersuchung der Lungen und dem Nachweis der
Tuberkelbacillen sofort klar werden. In dem Abschabsel von
Geschwüren sind die Bacillen zwar meist nur vereinzelt vorhanden,
mitunter aber auch in grosser Menge, z. B. in den Geschwüren am
Eingang der Nase. Die Untersuchung der Lungen darf natürlich
nie unterlassen werden; besonders in den unsicheren Fällen, z. B.
bei einseitiger Stimmlippenentzündung untersuche man jeden, auch
den dicksten und wohlaussehendsten Kranken. Es ist ja bekannt,
dass nach geheilter Lungentuberkulose gar nicht so selten eine
Adipositas universalis eintritt, durch die aber die Disposition zu
neuen Erkrankungen nicht erlischt.

Der Spiegelbefund ergiebt sich aus dem oben Gesagten von
selbst. Ich möchte hier nur noch einige Punkte dieses Befundes
berühren, welche namentlich in differentialdiagnostischer Hinsicht
wichtig sind.

Hauptsächlich wird es sich um die Unterscheidung zwischen
Tuberkulose und Syphilis handeln. Dabei ist zu beachten, dass
die tuberkulösen Geschwüre buchtiger sind, mit flacheren, wie
unterminirten Rändern, während die syphilitischen scharf ausge-
schnittene, wie mit dem Locheisen ausgestemmte Ränder haben;
diese liegen auch in der Regel in einem mehr verdickten Untergrund, da sie ihre Entstehung zerfallenen Gummigeschwülsten verdanken. Die Ränder der Geschwüre sind bei Tuberkulose häufig
mit kleinen rothen Granulationen besetzt, die der syphilitischen

sind schroffer, granuliren weniger, erscheinen auch härter im Gegensatz zu den tuberkulösen, welche einen weichen Eindruck machen, vergl. Tafel III, Fig. 1 und 2. Fig. 1 stellt ein noch nicht weit vorgeschrittenes, tuberkulöses, oberflächliches Geschwür vorn auf der linken Stimmlippe dar; man sieht eine etwas grössere und darunter eine kleinere Granulation am Rande des Geschwürs. Fig. 2 ist ein tertiär-syphilitisches Geschwür am hinteren Ende der linken Taschenlippe; das auf der rechten befindliche ist möglicherweise durch lokale Infektion von dem der linken Seite her entstanden. Fig. 3 ist ein Krebs in der vorderen Hälfte der linken Stimmlippe. Fig. 1 und 3 stammen von Kranken aus meiner Sprechstunde. Fig. 2 verdanke ich der Güte von AVELLIS. Es ist mir leider nicht gelungen, ein syphilitisches Geschwür in ähnlich frühem Stadium zu finden, wie die beiden anderen Krankheiten. Spätere Stadien der drei Krankheiten geben natürlich ganz andere Bilder. Ich halte die drei aber für sehr bezeichnend für die betreffenden Erkrankungen in der ersten Zeit nach ihrer Entstehung.

In der Umgebung der tuberkulösen Geschwüre findet man sehr oft kleinere, mit dem grössten mehr oder weniger zusammengeflossene oder gelbe, aus miliaren Einlagerungen entstandene Knötchen, was Beides bei den syphilitischen Ausnahme ist. Die tuberkulösen gehen selten über die ganze Ausdehnung des Schlundes weg, was die anderen öfter thun. Ein Geschwür, das die ganze Breite der *Pars oralis* einnimmt und von den Choanen bis zum Kehlkopf reicht, betrachte man zunächst immer als luisch, wenn auch die Anamnese negativ ist und der Hals noch so blass aussieht, denn das ist dann wegen der Ernährungsstörung fast Regel; dass Ausnahmen vorkommen habe ich Seite 358 angeführt.

Ich will nicht unterlassen, hier noch einmal darauf hinzuweisen, dass die bei *Laryngitis sicca* vorkommenden, bisweilen ungemein festhaftenden, trocknen Schleimkrusten besonders dann, wenn sie bei Phthisikern beobachtet werden, tuberkulösen Geschwüren so ähnlich sehen können, dass ich selbst die Diagnose auf den ersten Blick hin nicht immer stellen möchte. Ein sehr einfaches Mittel, sie zu unterscheiden, besteht darin, dass man durch Einträuflungen von lauem Wasser, Öl oder Kokainlösungen und nachheriges Hustenlassen Krusten entfernen kann. Ebenso dürfte die STÖRK'sche Fissur mit ihren Exkoriationen auch hier und da Schwierigkeiten in der Diagnose hervorrufen. Die Fissur ist aber mehr schnittartig und mit starren Rändern umgeben, welche sich von den viel weicheren tuberkulösen Infiltrationen und Granulationen doch nicht allzuschwer unterscheiden lassen.

Man muss ferner nicht vergessen, dass es auch Mischinfektionen mit Syphilis und mit Krebs giebt. Es kann ein Phthisiker

syphilitisch werden und ein Syphilitischer phthisisch. Es sind
namentlich auch von SCHNITZLER solche Mischfälle beschrieben
worden und ich habe ebenso eine grössere Zahl derselben gesehen.
Es sind meistens Syphilitische, welche tuberkulös inficirt werden,
was nicht erstaunlich ist, da das syphilitische Ulcus eine bequeme
Eingangspforte für die Tuberkelbacillen liefert. Um eine solche
direkte Infektion eines syphilitischen Geschwürs mit Tuberkelbacillen handelte es sich wahrscheinlich bei einem jungen Manne
mit notorisch tertiären Geschwüren im Kehlkopfe. Dieselben
heilten unter dem Gebrauche von Jodkali bis auf eine kleine
Stelle. Da diese sich nicht schliessen wollte, wurde die Absonderung des Kehlkopfs untersucht und es fanden sich Tuberkelbacillen.
Die Lunge war von verschiedenen Ärzten, auch von mir, stets
als gesund befunden worden und zeigte auch noch lange keine
physikalisch erkennbare Veränderungen. Das Ende des .Falles
war ungünstig, wie das aller ähnlichen.

Einen solchen Verlauf, dass die Geschwüre bis auf einen
kleinen Rest und dann nicht weiter heilen wollen, sieht man in
diesen Mischfällen nicht so selten und man wird dadurch gerade
aufmerksam, dass noch eine andere Ursache mitwirkend sein muss.

In den sekundären Fällen wird man heute die Diagnose
durch den Nachweis der Bacillen in dem Sputum viel leichter
machen können als früher, in den primären findet man sie in
dem aus den Geschwüren mittelst eines Wattepinsels · oder eines
scharfen Löffels vorsichtig entnommenen Sekrete, oft aber erst
nach langem Suchen, da sie nur ganz vereinzelt vorkommen.
Will man Geschwürsekret bei vorhandener Lungenphthise untersuchen, so muss man vorher den Kehlkopf durch Einspritzungen
von lauem Wasser oder Kokainlösungen reinigen. Aber selbst
dann ist es immer möglich, dass die gefundenen Bacillen doch
aus der Lunge stammen.

In Bezug auf den Nachweis von Bacillen muss man sich
vergegenwärtigen, dass nur das positive Ergebniss einen Schluss
zulässt, und das negative gar nichts beweist.

Primäre tuberkulöse Tumoren an den Stimmlippen oder am
Eingang der Nase und an sonstigen Stellen wird man oft erst
nach der Herausnahme mikroskopisch diagnosticiren können. Bei
zweifelhaften Fällen in Bezug auf Lues gebe man Jodkali in
nicht zu kleiner Dosis, etwa 2—3 Gramm den Tag. Nach meiner
Erfahrung genügt dies, um in längstens 8—14 Tagen eine sichere
Diagnose zu ermöglichen. Es ist dabei nicht zu vergessen, dass
einerseits sowohl tuberkulöse, als auch karcinomatöse Schwellungen
vorübergehend unter dem Gebrauch von Jodkali abnehmen können,
wie auch andererseits sehr eingerostete syphilitische Geschwüre
erst auf die Hinzufügung von Quecksilber zur Heilung kommen.
Man wird jetzt in Fällen, in welchen man keine Bacillen findet,
besonders nach vorhergegangener syphilitischer Infektion kühner

vorgehen können, als in der Zeit vor der Entdeckung der Bacillen durch Koch. Bei dem Abschnitt Syphilis werde ich auf
die Differentialdiagnose noch zurückkommen.

In zweifelhaften Fällen wird man sich jetzt ferner des Tuberkulins bedienen können. Doch möchte ich sehr davon abrathen,
zu grosse Dosen zu verwenden. Es genügt, zuerst 0,001, und
wenn die Entscheidung dadurch nicht gegeben war, 0,002 bis
0,005 einzuspritzen. Die Reaktion im Kehlkopf macht sich dabei schon sehr deutlich kenntlich durch grössere Röthung und
Schwellung, auch durch das Auftreten von gelblichen Knötchen,
welche man demgemäss für Tuberkel halten muss.

Das bei dem Lupus vorkommende spontane Vernarben einzelner Stellen, sowie die in dem folgenden Abschnitt über Lupus
noch näher zu beschreibenden rundlichen, kleinen Höckerchen,
ganz besonders die auffallend geringe Schmerzhaftigkeit unterscheiden die lupösen Geschwüre von denen bei Tuberkulose.
Ausgedehntere Geschwüre, welche keine Schluckschmerzen machen,
lassen fast sicher auf Lupus schliessen.

In einem Fall von Tuberkulose des weichen Gaumens habe
ich unter dem Gebrauche von Chinolinpinselungen die Umwandlung der Geschwüre in solche mit Knötchen besetzte Flächen
beobachtet, die nicht mehr schmerzten und lupösen Stellen vollständig glichen.

Die Frage der Differentialdiagnose von Karcinom dürfte höchstens bei der primären Tuberkulose in Tumorform in Frage
kommen und da in der That zu den schwierigsten gehören, weil
oft nur der Verlauf oder die Untersuchung einer herausgenommenen Probe zu klarer Erkenntniss verhelfen kann.

Die Diagnose wird in seltenen Fällen durch die erwähnten
Mischformen von Tuberkulose und Syphilis oder Krebs oder von
allen dreien noch mehr erschwert. Zenker beschreibt einen Fall
von gleichzeitigem Vorkommen von Krebs und Tuberkulose im
Kehlkopf, und ich selbst habe mit Kollegen Roth einen Fall
beobachtet, welcher zuerst an bacillärer Larynxtuberkulose litt,
nach deren Heilung er sich syphilitisch inficirte; es entstanden
tertiäre Geschwüre im Kehlkopf; auch diese Geschwüre heilten
zeitweise, aber aus ihren Rückfällen entwickelte sich dann ein
mikroskopisch von Weigert konstatirtes Karcinom, an welchem
der Kranke dann schliesslich starb. Begreiflicherweise war bei
diesem Kranken eine richtige Diagnose in den Übergangs-
zuständen unmöglich.

Die Tuberkulose unterscheidet sich von Lepra durch die bei
dieser stets vorhandene gleichzeitige Erkrankung der äusseren
Haut, durch die mangelnden Geschwüre und endlich durch das
Vorhandensein von rundlichen, tumorartigen Lepraknollen, die in
dem von mir gesehenen Falle eine mehr dunkelblaugraue Farbe
hatten.

Der Allgemeinzustand und meist auch die Erkrankung der äusseren Haut wird die Diagnose von den exanthematischen Erkrankungen, wie Pemphigus, Herpes, ermöglichen. Die Blasen des letzteren liegen im Halse ausnahmslos in sehr gerötheter Umgebung und zeigen sich kaum je ausschliesslich im Kehlkopf.

Nicht so ganz selten handelt es sich darum, zu entscheiden, ob ein tuberkulöses Geschwür geheilt sei oder nicht. Ich kann HERYNG nur sehr beistimmen, wenn er sagt, dass diese Entscheidung oft recht schwer sein könne. Seinen Rath, das Geschwür mit einer trockenen Wattesonde vorsichtig zu berühren, habe ich recht praktisch gefunden. Ist das Geschwür noch nicht geheilt, so wird die Watte blutig.

Am Naseneingang macht die Tuberkulose nur dadurch Symptome, dass die Nase durch Borkenbildung oder Schwellungen verstopft wird. Die Absonderung ist meist nicht sehr bedeutend.

In der Nase selbst sind die Beschwerden selten erheblich, ausser bei Verstopfung oder Verengerung derselben.

Bei Erkrankungen des Nasenrachenraums und der *Pars oralis* des Schlundes sind fast immer sehr lebhafte Schmerzen vorhanden, die nach dem Ohr ausstrahlen, vom Cavum aus direkt durch die Tubennerven, von der *Pars oralis* durch Vermittlung des *Ramus auricularis vagi*. Sie entstehen nicht nur durch Blosslegung von Nervenenden, sondern auch durch die Betheiligung des intramuskulären Bindegewebes. Sehr vermehrt werden die Beschwerden durch die bei allen geschwürigen Zuständen im Schlunde vorhandene reflektorische Schleimabsonderung, durch die natürlich das Schluckbedürfniss sehr vermehrt wird, und es ist dies recht oft eine der Hauptklagen der armen Kranken.

Im Kehlkopf macht sich die beginnende Tuberkulose bisweilen durch eine gesteigerte Empfindlichkeit bemerkbar. Die Kranken klagen über alle möglichen krankhaften Erscheinungen, Stechen, Knollengefühl, Kratzen u. s. w. Sie sind leicht heiser in Folge einer Parese der Stimmlippen. Die Heiserkeit, wie die übrigen erwähnten Klagen, sind aber noch öfter durch eine nebenhergehende *Pharyngitis sicca* bedingt, die besonders im Hochgebirge zu den vermehrten Klagen der Halsphthisiker Anlass giebt; ferner durch Mandelpfröpfe, sowie durch den auch aus sonstigen Ursachen oft vorhandenen chronischen Schlundkatarrh, welcher Anlass zu den Paraesthesien giebt.

Von vielen Autoren wurden diese Paraesthesien als besonders charakteristisch für eine beginnende oder noch latente Phthise angegeben. Meiner Erfahrung nach kann man die Erklärung für einen grossen Theil derselben in den erwähnten krankhaften, mit der Tuberkulose direkt nicht zusammenhängenden Veränderungen der Halsschleimhäute finden.

Die Heiserkeit kann, ausser durch Parese der Stimmlippenmuskeln, auch durch Schwellungen an der Hinterwand verursacht werden, welche das Aneinanderlegen der Stimmlippen verhindern oder erschweren. Die Entartung der Muskeln kommt wohl erst in späteren Stadien in Betracht, ebenso wie die durch die Schwäche des Anblasestroms bedingte Stimmstörung, womit allerdings wohl fast immer auch eine Schwäche der Stimmlippenmuskulatur verbunden sein dürfte.

Gänzliche Stimmlosigkeit kommt bei tuberkulösen Erkrankungen des Kehlkopfs fast nie vor, eine solche spricht mehr für nervöse Aphonie oder *Laryngitis sicca*. Die Heiserkeit kann auch durch einen akuten Kehlkopfkatarrh hervorgerufen werden. In diesen Fällen zeigen sich in einem vorher gesunden Kehlkopf die Erscheinungen, wie sie in dem Abschnitt über akuten Katarrh beschrieben worden sind. In vorher schon phthisisch erkrankten Kehlköpfen wird es sich bei der ersten Untersuchung schwer unterscheiden lassen, was frischer Katarrh und was alte Erkrankung ist.

Der erstere wird wohl immer wie ein gewöhnlicher, akuter Katarrh verlaufen, sich bald verlieren und zu dauernden Störungen keinen Anlass geben; ruft er solche hervor, so ist er schon der Ausdruck einer tuberkulösen Erkrankung gewesen.

Der *Nervus recurrens* kann in allen Stadien der Phthise in Mitleidenschaft gezogen werden. Die Lähmung desselben ist oft schon recht früh der Ausdruck einer Erkrankung der beiderseits längs der Luftröhre liegenden Lymphdrüsen, und es können dann beide Nerven befallen sein. Rechts erkrankt der Nerv nicht so ganz selten in Folge der Schwielenbildung über der Spitze des oberen Lungenlappens.

Am allerhäufigsten aber ist die Stimmstörung verursacht durch Geschwüre und Schwellungen im Kehlkopf, an den Stimm- und Taschenlippen. Geschwüre, welche am Eingang auf den aryepiglottischen Falten sitzen, haben keinen oder nur sehr geringen Einfluss auf die Stimme. Bei vollständiger Zerstörung der Stimmlippen oder auch bei einer stärkeren Schwellung der Taschenlippen können letztere die Stimmfunktion übernehmen, die Stimme klingt dann eigenthümlich rauh, rappelnd.

Das Schluckweh bei Erkrankung des Kehlkopfs wird durch offene Geschwüre, welche bei dem Schlucken gereizt werden, bedingt oder durch die Betheiligung des Perichondriums, und, wie bei den Schlundgeschwüren, durch die Infiltration der Muskeln, durch Blosslegung der Nerven, sowie durch die Fortleitung auf andere Nervenbahnen, namentlich auf den *Ramus auricularis vagi*. Daher die Klagen der Kranken, dass sie, ebenso wie bei den Erkrankungen im Cavum, den Schluckschmerz mehr oder zugleich im Ohr empfinden. Diese Form des Schmerzes kommt besonders bei Erkrankung der Aryknorpelgegend und der aryepiglottischen Falten vor. Ich habe ausserdem immer gefunden, dass die heftigsten Schluckschmerzen bei Phthisikern dann entstehen, wenn

die Unterseite des Kehldeckels geschwürig ist, ferner wenn die
Geschwüre sich ausserhalb des Kehlkopfs befinden, namentlich
auch in der Vorderwand des Oesophagus hinter den Aryknorpeln.

Sehr vermehrt werden die Schluckbeschwerden durch Perichondritis oder wenn der Kehlkopf derart geschwollen ist, dass
die Speisen und Getränke sich nur schwer an ihm vorbeidrücken
lassen, ebenso wenn die Schlundmuskeln betheiligt sind oder Substanzverluste den Abschluss des Kehlkopfs unmöglich machen.
Namentlich gerathen in all diesen ·Fällen die flüssigen Speisen in
den Kehlkopf und erregen einen sehr lästigen Husten. So lange
nicht geschluckt wird, sind die Beschwerden meist ruhend. Je
stärker die Erkrankung, desto reichlicher ist, wie schon erwähnt,
die reflektorische Schleimabsonderung, und durch dieselbe wird
wieder das Schluckbedürfniss gesteigert. Solche Kranke sind sehr
beklagenswerth, halten sich aber trotz der geringen Nahrungs-
zufuhr oft erstaunlich lange.

GOUGUENHEIM hat die Ursache der Schmerzen in einer Neubildung von Nerven in den Schwellungen zu finden geglaubt.
Ich vermuthe, dass es schon vorhandene Nerven waren, die er
gefärbt hat; durch die GOLGI'sche, MARCHI'sche und andere Fär-
bungen erweisen sich die Nervenendigungen überall viel feiner
und verbreiteter, als man bisher angenommen.

Der Husten wird wohl in den meisten Fällen durch die Erkrankung der Lunge veranlasst sein, seltener werden kleine
Geschwürchen an oder um den *Processus vocalis* oder die Blosslegung eines Nerven im Kehlkopf die Schuld daran tragen. Der
Husten ist bei den letztgenannten Ursachen viel quälender und
ohne Schleimförderung, mehr zum Würgen reizend.

Blutungen kommen aus den geschwürigen Stellen im Halse
nur in Gestalt von Beimischungen zum Schleim und in geringen
Mengen vor. Eine engere Vermischung oder Blut in grösserer
Menge erweckt immer den Verdacht, dass es aus den Lungen
stammt; Blutungen aus dem Rachen und der Nase sind rein, hell-
roth oder dunkelroth, flüssig oder geronnen. Siehe den Abschnitt 21.

Das Athmen ist oft durch Schwellungen gehindert, namentlich
durch subglottische oder durch Granulationsbildungen an der
Hinterwand und den Stimmlippen.

Die Menge des von den Geschwüren abgesonderten Schleims
ist gegenüber der aus der Lunge stammenden gering.

Die Larynxphthise kommt in allen Lebensaltern vor. In
der hiesigen Anatomie findet sich der Kehlkopf eines noch nicht
einjährigen Kindes mit deutlich tuberkulösen Geschwüren. Vor
dem fünfzehnten Jahre ist die Erkrankung des Kehlkopfs aber
doch sehr selten. In den Jahren zwischen zwanzig und vierzig
findet sie sich am häufigsten und verschont auch das Greisenalter
nicht; ich habe sie wiederholt bei Siebzigern auftreten sehen.

Die Angaben über das Verhältniss der Lungenschwindsüchtigen zu denen, welche an Kehlkopfphthise erkrankt sind, schwanken sehr, wohl auch je nach dem, was noch dazu gerechnet wird. WILLIGK will die Betheiligung des Kehlkopfs nur in 13 Procent der Lungenerkrankungen gefunden haben, SCHÄFFER in 97 Procent. Ich habe darüber kein bestimmtes Urtheil, da zu mir als Halsarzt natürlich mehr zugleich im Kehlkopf erkrankte Phthisiker kommen, doch mir scheint das SCHÄFFER'sche Verhältniss zu hoch gegriffen. Es erkranken mehr Männer als Frauen, weil sie ihren Kehlkopf mehr Schädlichkeiten aussetzen. Nach meinen Aufzeichnungen sind in den letzten fünf Jahren unter 1209 Halsphthisikern 866 Männer und 343 Frauen gewesen, also 71 Procent Männer gegen 29 Procent Frauen. Das Verhältniss der meine Sprechstunde besuchenden Kranken im Allgemeinen war 61 Procent Männer gegen 39 Procent Frauen. Auch hieraus geht hervor, dass im Ganzen bedeutend mehr Männer an Kehlkopfphthise erkranken als Frauen.

Der Verlauf ist ein sehr verschiedener. In manchen Fällen beherrscht die Erkrankung der oberen Luftwege, speciell die des Kehlkopfs von Anfang an das Bild in einer Weise, dass die der Lungen gar nicht in Betracht kommt, in anderen spielt der Kehlkopf nur eine untergeordnete Rolle. Wenn die Krankheit auch in einzelnen Fällen sehr rasch verläuft, so ist sie doch in der Regel eine nicht sehr akute, ich möchte fast sagen, dass die Larynxphthisiker eine gewisse Zähigkeit haben, welche denselben in recht vielen, schweren Fällen insofern zum Nachtheil gereicht, dass sie so viel länger zu leiden haben. Es ist kaum zu glauben, wie lange oft ein solcher Kranker lebt, der gar nichts mehr ohne die grössten Schmerzen oder den heftigsten Husten herunterschlucken kann. Ich wurde vor vielen Jahren an einem ersten Januar zu einer solchen Kranken gerufen, weil die Umgebung sie nicht ganz mit Unrecht für sterbend hielt; sie konnte fast nichts mehr geniessen. Sie starb am 10. April und war während der ganzen Zeit fast immer moribund.

Bei der Prognose im Allgemeinen spielt natürlich der Befund der Lungen und der allgemeine Kräftzustand, sowie die Widerstandskraft des Kranken eine wesentliche Rolle.

Für die letztere ist natürlich ein guter Magen von grosser Wichtigkeit, denn von der Möglichkeit einer guten Ernährung des Kranken zur Erhaltung resp. zur Vermehrung der Kräfte hängt ja alles Übrige ab. Ein weiterer sehr wichtiger Faktor in Bezug auf die Prognose ist das Herz. Ich denke dabei nicht an die von v. LEYDEN im Verein für innere Medicin in Berlin besprochenen Erkrankungen, die Tuberkelknoten im Herzmuskel, die *Endocarditis tuberculosa* oder die in den Thromben gefundenen Tuberkelbacillen, die ja immer eine letale Prognose geben, auch nicht an die *Pericarditis tuberculosa*, die eine etwas bessere Prognose

gestattet, sondern an die Kraft des Herzens. Bekanntlich hat
BREHMER der Kleinheit desselben bei Phthisikern, wie sie neuerdings von REUTER und OPPENHEIMER wieder hervorgehoben worden
ist, eine aetiologische Rolle zuweisen wollen, und seine ganze
Therapie beruhte auf dieser Anschauung. Heute wissen wir bestimmt, dass er darin irrte, allein er hatte doch sehr gut die
Wichtigkeit der Kräftigung des Herzmuskels bei der Behandlung
der Phthise erkannt und seine Ansicht hat noch Geltung, wenn
wir statt der Grösse, die Kraft des Herzens setzen. Einen Phthisiker, der noch einen guten Magen und ein kräftiges Herz hat,
soll man jedenfalls nicht aufgeben.

Jahrhunderte lang hat man angenommen, dass eine einmal
aktiv gewordene Tuberkulose resp. Lungenschwindsucht unrettbar
dem Tode zuführe, und man war so sehr von der Richtigkeit
dieser Anschauung überzeugt, dass gegen dieselbe sprechende
Fälle mit Irrthum in der Diagnose erklärt werden. Man beachtete
gar nicht die so häufig vorkommenden narbigen Stellen in den
Lungen, die doch alle als geheilte Tuberkulosen anzusehen sind,
das beweisen die in diesen geheilten Herden eingeschlossen gefundenen, noch virulenten Tuberkelbacillen. Eine Heilung der
Lunge kann durch Narbenbildung eintreten; es kommt, wenn die
Erkrankung eine räumlich beschränkte war, zu den schiefer-
farbigen Herden in der Spitze; bei einer ausgedehnteren hingegen
bilden sich durch die Schrumpfung, die auf die Bronchien erweiternd einwirkt, glatte, mit Schleimhaut ausgekleidete Kavernen
und Einziehung der Thoraxwand. Diese Narbenschrumpfung ist
die Folge von Bindegewebswucherung in den erkrankten Stellen,
da bekanntlich überall, wo Gewebe im Körper zu Grunde geht,
Bindegewebe neugebildet wird, einerlei, in welchem Gewebe der
Verlust stattgefunden hat. Diese Eigenthümlichkeit des Heilungs-
vorgangs lässt verstehen, dass ein Kranker geheilt sein kann,
wenn man auch in seinen Lungenspitzen noch physikalisch erkennbare Zeichen der früheren Erkrankung findet. Die durch
die Narben veranlassten, meistens nur pleurogenen Geräusche
geben während des ganzen Lebens Zeugniss von dem Vorhergegangenen, wenn sie nicht durch ein sekundäres Emphysem
verdeckt werden, das sich in der Umgebung der Stelle entwickelt hat.

Die örtliche Prognose ist nur bis zu einem gewissen Grade von
dem Zustande der Lungen unabhängig, indem selbst bei schwerer
Lungenerkrankung eine Larynxphthise, sei es von selbst oder auch
durch die geeignete Behandlung heilen und bis ans Ende geheilt
bleiben kann.

Aber auch das Umgekehrte kann man beobachten. Im vergangenen Jahre hatte ich öfter Gelegenheit, ein junges Mädchen,
das in Falkenstein zur Kur war, mit dem dortigen Kollegen zu
sehen. Sie machte eine ausserordentlich gute Kur in Bezug auf

die Lungen, diese waren zuletzt, so zu sagen, ganz geheilt, der Kehlkopf aber verschlechterte sich trotz einer sachgemässen Behandlung immer mehr, so dass wir ihr schliesslich die Tracheotomie empfehlen mussten; über den weiteren Verlauf bin ich ohne Nachricht. Ähnliche örtlich, unabhängig von der Lunge, günstig und ungünstig verlaufende Fälle habe ich vielfach gesehen.

Auch die Ansicht, dass es nur die mit grossem irdischem Reichthum versehenen Kranken seien, die Aussicht auf Genesung hätten, ist zum Glück falsch. Ich sah kürzlich in einer Woche drei geheilte Kranke bei mir, einen Volksschullehrer, einen Fabrikaufseher und die Tochter einer Wäscherin; alle drei kann man gewiss nicht zu den reichen Leuten rechnen.

Bei der Heilung muss man zweierlei unterscheiden, die örtliche und die allgemeine. Letztere nehme ich nur dann an, wenn auch die Lunge ausgeheilt ist. Ich kenne eine ziemlich grosse Zahl von vollständig Geheilten aus allen Ständen, Arme und Reiche.

Die örtliche Prognose ist nicht so ungünstig, wie man noch vor nicht langer Zeit annehmen zu müssen glaubte. Als ich im Jahre 1880 in Mailand Mittheilung über eine Anzahl geheilter Fälle machte, meinten gar viele Kollegen, es seien wohl keine richtigen tuberkulösen Erkrankungen gewesen. Seit der Entdeckung der Bacillen im Jahre 1882 kann dieser Einwand nicht mehr erhoben werden.

Einer meiner Kranken, den ich im Jahre 1878 geheilt habe, lebt immer noch ganz geheilt, mit Narben im Kehlkopf. Ein in demselben Jahre geheilter Kranker blieb ohne Recidiv im Kehlkopf, trotzdem er noch eine ganze Reihe anderer Lokalisationen der Tuberkulose durchzumachen hatte: Wirbelkaries, erneute Ausbrüche der Lungenerkrankung und Darmtuberkulose. Er starb erst im Jahre 1891. Die Kranke, welche ich als spontan im Kehlkopf geheilt in Mailand erwähnte, hat noch vom Jahre 1873 bis 1886 gelebt, ohne Rückfall im Kehlkopf, während die Lungen allerdings nie ganz ausheilten; sie starb aber schliesslich mehr an Herzschwäche als an den Fortschritten der Lungenkrankheit. Eine andere Kranke, welche im Jahre 1885 wegen hochgradiger Stenose tracheotomirt werden musste, lebte noch bis zum Jahre 1895, wo sie an Influenza starb. Der Kehlkopf war ganz geheilt geblieben, die Lunge aber nicht ausgeheilt; sie spuckte bis zu ihrem Tode immer noch viele Bacillen, hatte aber etwa 35 Pfund zugenommen und führte ein ganz behagliches Dasein.

Es lässt sich freilich nicht leugnen, dass ein Theil der im Kehlkopf Geheilten wieder Rückfälle bekommt, besonders wenn die Lungen nicht heilen. Es gelingt dann oft nochmals eine Heilung herbeizuführen, schliesslich unterliegen aber natürlich doch die grössere Zahl der Kranken ihrem Verhängnisse.

Die Art der Behandlung hat sich indessen in den letzten

Jahren so gebessert, dass wir hoffen dürfen, zu immer günstigeren Ergebnissen in Bezug auf die Heilung der Krankheit zu kommen.

Ich habe im Ganzen nicht ganz ein Fünftel unter der gleich zu beschreibenden Behandlung im Halse heilen sehen.

Darunter verstehe ich solche Kranke, welche am Ende des betreffenden Jahres im Kehlkopf ganz geheilt waren. Ein guter Theil davon ist später noch gesund gesehen worden. Wie viel Procent lässt sich ohne eine sehr mühsame und unsichere Forschung bei dem so sehr wechselnden Material einer ambulatorischen Praxis nicht bestimmen. Ich will später einmal versuchen, eine genauere Zusammenstellung der erzielten Besserungen und Heilungen zu liefern, wenn sich die jetzt einigermassen festgestellte Behandlungsmethode durch mindestens zehn Jahre bewährt haben wird. Sicher ist ein grosser Theil meiner Kranken in den folgenden Jahren wieder erkrankt. Mitunter wird man aber auch damit überrascht, dass man nach langer Zeit einen solchen Kranken, der, weil man nichts mehr von ihm gehört hatte, schon lange für begraben gehalten worden war, gesund und munter wieder in der Sprechstunde erscheinen sieht. Im vergangenen Sommer besuchte mich eine im Jahre 1882 von mir an Kehlkopf- und Lungentuberkulose behandelte Hebamme aus einer benachbarten Stadt, in deren Krankengeschichte die letzte Bemerkung lautete: „Stimmbandgeschwüre noch nicht geheilt, Milchsäure". Ich hatte sie schon zu den Todten gelegt und war sehr freudig überrascht, sie an Kehlkopf und Lunge ganz geheilt wieder zu sehen; sie kam diesmal wegen eines Katarrhs, und war damals nicht wiedergekommen, da es ihr trotz ausgiebigster Beschäftigung in ihrem Berufe immer besser gegangen war. Man muss ferner bei der Beurtheilung der erzielten Ergebnisse in Betracht ziehen, dass nur ein verhältnissmässig kleiner Theil der Kranken einer genügend langen Behandlung unterzogen werden konnte, denn es sind auch Diejenigen mitgezählt worden, welche nur einmal zur Konsultation kamen, wodurch das Verhältniss jedenfalls ungünstiger wird.

Ich halte es schon für einen grossen Fortschritt, wenn sich die gewiss berechtigte Überzeugung immer mehr Bahn bricht, dass wir es hier mit keiner unheilbaren Krankheit zu thun haben und man an die Behandlung mit dem Gedanken herantritt, dass der Feind zu besiegen sei. Es kann jetzt nicht mehr der geringste Zweifel bestehen, dass tuberkulöse Kehlkopfgeschwüre sowohl spontan, als auch durch Kunsthülfe heilen können. HERYNG hat auf dem Berliner internationalen Kongress einen Kehlkopf mit einer sehr ausgedehnten Larynxphthise gezeigt, welche er früher durch Kurettage und Milchsäure geheilt hatte. Nachdem die Kranke später einer Pleuritis erlegen war, konnte er im Kehlkopf mikroskopisch eine tuberkulöse Erkrankung nicht mehr nachweisen, ein Ergebniss, welches von VIRCHOW und E. FRÄNKEL bestätigt wurde.

Die Geschwüre im Schlunde sind der Behandlung leichter zugänglich und heilen nach meiner Erfahrung eher häufiger, als die des Kehlkopfs, sie neigen aber auch noch mehr zu Rückfällen. Der Seite 358 angeführte junge Mann mit der ausgedehnten tuberkulösen Geschwürsbildung im Schlund, Cavum und Nase, den ich nur aus Mitleid anfing zu behandeln, ist fast 2 Jahre lang mit Ausnahme zweier rasch vorübergehenden Rückfälle geheilt geblieben, dann aber der Erkrankung der Lungen und der Fussknochen erlegen. Einen ganz ähnlich günstigen Verlauf hatte ein von PLUDER mitgetheilter Fall von primärer Schlundtuberkulose, der mit Verwachsungen der hinteren Rachenwand mit dem Gaumensegel und Narben im *Isthmus faucium* heilte. Verhältnissmässig am günstigsten möchte ich die Prognose der Tumoren stellen, besonders der am Naseneingang gelegenen, weil man hier das Erkrankte gut vollständig wegnehmen kann.

Es ist einleuchtend, dass die Prognose sich mit der Ausdehnung der Krankheit im Halse und den Lungen verschlechtert. Wird die Schleimhaut ziemlich rasch schmutzig-gelbgrau und livide, so ist meist das Ende des Lebens nicht mehr fern.

Einen recht ungünstigen Einfluss auf den Verlauf sowohl der Lungen- als der örtlichen Tuberkulose im Halse hat die Schwangerschaft. Sehr selten lässt sich während derselben eine Besserung der Geschwüre erreichen; oft halten sich die Frauen, wenn auch in recht elendem Zustande, bis nach der Niederkunft, um dann rasch zu Grunde zu gehen.

Die Tuberkulose theilt mit anderen Krankheiten die Eigenthümlichkeit, dass sie mitunter, wenn auch recht selten, in Folge von anderen infektiösen Erkrankungen, z. B. Erysipelen, von selbst heilt oder sich bessert. SCHÄFFER in Kaisheim hat zwei solcher Fälle beschrieben, RUMPF sah Heilung tuberkulöser Bronchialdrüsen und KAUFMANN die einer Lungenspitzenaffektion nach Typhus.

Die Behandlung der Tuberkulose der oberen Luftwege zerfällt in zwei Theile: die allgemeine und die örtliche. Ich kann hier nicht eine Abhandlung über die allgemeine Behandlung der Tuberkulose, speciell der hier hauptsächlich in Betracht kommenden Lungentuberkulose einfügen, das erlaubt der mir verstattete Raum nicht. Ich muss mich auf das Hervorheben einiger wichtiger Punkte beschränken.

Wir befinden uns in Bezug auf die Radikalheilung der Phthisis noch im Stadium des Versuches. Wenn auch meiner und Anderer Meinung nach die Art der Anwendung des Tuberkulins nicht die richtige war, so hat der Versuch doch so viel gezeigt, dass man einige passend ausgewählte Schwindsüchtige damit heilen kann. Man bekommt jetzt immer noch Kranke zu Gesicht, die 1891

durch Tuberkulin geheilt worden waren, ich kenne mehrere recht
und schwer krank Gewesene, die noch gesund leben.

Von den verschiedensten Forschern wird jetzt an der Frage
der Heilung der Tuberkulose durch Antitoxine gearbeitet. Ob
KOCH selbst in der Richtung seine Studien fortsetzt, das erfährt
man nicht; BEHRING und seine Mitarbeiter WERNICKE und KNORR,
ebenso wie viele Andere in den verschiedensten Ländern sind mit
Studien über die Gewinnung des Tuberkuloseantitoxins beschäftigt.
BEHRING hat darüber Andeutungen veröffentlicht, auch NIEMANN
in Basel. Es geht aus denselben jedenfalls soviel hervor, dass
sie das Tuberkuloseantitoxin nachgewiesen haben. BEHRING sagt
in seiner Veröffentlichung in der Deutschen medicinischen Wochen-
schrift, 1895, 38: „Ich glaube, die Zeit ist nicht mehr fern, wo
in höherem Grade noch als die Diphtheriegiftentdeckung die Entdeckung des Tuberkulins als eine Grossthat gefeiert werden wird."

Ich kann mir aber nicht denken, dass bei dieser Krankheit, zu deren Entstehung so viele disponirende Elemente gehören, je eine Serumeinspritzung genügen wird, um den ganzen
Menschen umzumodeln und gefeit gegen neue Erkrankungen
zu machen. Wir werden auch dann noch immer unsere ganze
Aufmerksamkeit darauf zu richten haben, den Körper von Jugend
auf zum Kampf gegen den Bacill zu stärken und vorzubereiten,
denn es wird noch für lange Zeiten wohl mindestens die Hälfte
aller Menschen einmal in ihrem Leben in die Lage kommen, diesen
Kampf zu führen. Die oben erwähnten Narbenbildungen in den
Lungen beweisen, dass der Kampf auch gar nicht so aussichtslos
ist, wie man oft angenommen, vorausgesetzt, dass der Kämpfer
ein kräftiger, ein gestählter ist.

Ein kräftiger Körper vertheidigt sich gegen die Invasion durch
die Ziehung eines Grenzwalls von Bindegewebe. Je stärker dieser
ist, desto weniger leicht wird er später wieder einmal durchbrochen
werden. Dasselbe wollte ja KOCH mit seinem Tuberkulin auch,
aber schneller erreichen, da sein Mittel eine reaktive Entzündung
in der Umgebung des tuberkulösen Herdes hervorruft. Die
Schwierigkeit bestand nur darin, dass man den Grad der reak-
tiven Entzündung nicht in der Hand hatte und der dadurch an-
gefachte Brand nicht selten über die beabsichtigten Grenzen
hinausging.

Den Ausgangspunkt der Behandlung muss die Prophylaxe
bilden. Dass man dabei durch geeignete Maassregeln viel erreichen kann, zeigt das Beispiel von England, wo die Sterblichkeit, wohl mit durch die dort herrschende grössere Reinlichkeit,
von 3943 auf eine Million Einwohner in den Jahren 1851 bis
1860 auf 2666! in den Jahren 1881 bis 1890 herunter gegangen
ist, bei Weibern um 48, bei Männern um 24 Procent! Auch in
Preussen scheint die Sterblichkeit an Schwindsucht in den letzten
Jahren eher abzunehmen. Im Jahre 1883 starben 3184 auf eine

Million Einwohner daran, 1884: 3122, 1885: 3109, 1886: 3098, 1887: 2933, 1888: 2892, 1889: 2797, 1890: 2810, 1891: 2670, 1892: 2500, 1893: 2500; wie man sieht, fällt die Zahl allmählich. Nach CORNET's Berechnung sind in den Jahren 1887 bis 1893 in Preussen 70000 Menschen weniger gestorben, als man nach dem Durchschnitt der vorhergehenden Jahre hätte erwarten sollen. BOLLINGER ist der Ansicht, dass man hauptsächlich durch Assanirung der Städte und durch den Zuzug eines gesunden und widerstandsfähigen Menschenmaterials nach denselben ein Sinken dieser Volkskrankheit erreichen könne, den prophylaktischen Maassregeln will er dabei eine nur untergeordnetere Rolle zuerkennen. Ein Blick auf seine Zusammenstellung zeigt so grosse Verschiedenheiten der Sterblichkeit in den einzelnen Städten, dass schon daraus der Schluss auf die Möglichkeit erlaubt ist, durch hygienische Verbesserungen einen günstigen Einfluss auf die Verbreitung der Tuberkulose gewinnen zu können, Wien hat z. B. 61 Sterbfälle an Tuberkulose auf 10000 Einwohner, Nürnberg 45, München 37, Dresden 33, Berlin 31, Hamburg 30, Stuttgart 26, Görlitz 21. Die Abnahme schwankt nach BOLLINGER zwischen 3 und 22 pro mille und betrug für München in den letzten 25 Jahren 17,6. Dieselbe Abnahme zeigen auch die Statistiken einiger anderen Städte, die mir gerade zu Gebote stehen. Frankfurt hat von 38,8 in den Jahren 1871 bis 1875 auf 29,6 in den Jahren 1891 bis 1895 abgenommen, also um 24 Procent, Darmstadt von 38,7 in dem gleichen Zeitraum auf 24,6, also um 36 Procent, Mainz von 42,2 auf 29,0, also um 29 Procent, Offenbach von 46,8 auf 25,5, also um 45 Procent!! und Worms von 36,1 auf 27,6, also um 22 Procent.

Was man erreichen kann, zeigt in erfreulicher Weise auch die Abnahme der Tuberkulosensterblichkeit in dem preussischen Heere von 1,1 auf 0,63 pro mille, wie sie uns von KROCKER bei Gelegenheit des Jubiläums des Friedrich-Wilhelm-Instituts in Berlin mitgetheilt worden ist.

Überall doch erfreuliche Fortschritte, die auch die Ungläubigsten überzeugen werden, dass mit Geduld doch viel zu erreichen ist! Es wird in der Zukunft eine Zeit kommen, wo die Tuberkulose gerade so zu den überwundenen Krankheiten gehören wird, wie jetzt die grossen Seuchen des Mittelalters, oder die Blattern und, wie wir jetzt allen Grund haben, zu hoffen, bald auch die Diphtherie es sein wird!

Man findet doch jetzt auch, Dank der ausgiebigen Erörterung der Fragen in allen Zeitungen der Welt, bei einem grossen Theile des Publikums mehr Entgegenkommen in Bezug auf die Prophylaxe, selbst bei der Landbevölkerung; wenigstens habe ich es in hiesiger Gegend so gefunden.

Eine der Hauptmaassregeln bei der Prophylaxe wird in der unschädlichen Beseitigung des Auswurfs bestehen. Da wir jetzt wissen, dass der getrocknete Schleim der Träger der Infektion ist, so muss es unsere heiligste Pflicht sein, mit aller Macht gegen die Indolenz des Publikums und auch mancher Ärzte anzukämpfen. Kein Phthisiker sollte seinen Auswurf anders entleeren dürfen, wie in ein feuchtes Mittel. Selbst dem allerärmsten Kranken steht eine alte Tasse zur Verfügung, in welche er das Sputum entleeren kann; sie muss mit Wasser oder mit einem desinficirenden Mittel halb gefüllt sein, mit dem Auswurf in den Abtritt entleert und ausserdem täglich mit kochendem Wasser ausgespült werden. Man muss freilich auch darauf achten, dass nicht ein Theil des Sputum am Gefäss entlang auf den Tisch herabläuft, was namentlich bei Schwerkranken leicht geschehen kann, dies haben die Untersuchungen von Kirchner gezeigt. Für Hospitäler eignet sich auch der Spucknapf Munditia, namentlich weil in demselben das bereits Ausgespuckte nicht sichtbar ist. Taschentücher sind zu verbannen, höchstens erlaube man bei Schwerkranken, dass sie in eigens dazu bestimmte Tücher spucken, welche dann am Besten gleich verbrannt werden.

Als sehr praktisch bewährt sich immer mehr das Dettweiler'sche Taschenspuckfläschchen; es ist von handlicher Grösse, gut in der Tasche zu tragen und leicht durch Durchspülen zu reinigen. Es ist bis jetzt trotz mannichfacher Versuche nicht gelungen, etwas Besseres an dessen Stelle zu setzen.

Eine fernere höchst wichtige prophylaktische Maassregel ist das Verbot des Genusses von ungekochter Milch, wenn sie nicht aus untadelhaft geleiteten Milchanstalten stammt, wie wir eine hier in Frankfurt unter der Aufsicht des ärztlichen Vereins besitzen. Es ist dies um so wichtiger, da die Perlsucht in einigen Rindviehrassen eine recht verbreitete ist. So schwankt sie in Sachsen nach Siedamgrotzky von 0,5 bis 22,4 Procent; sie kommt mehr bei Kühen vor; die Gebirgsrassen sind im Allgemeinen freier. Die in Dänemark staatlich eingeführte Impfung des Rindviehs mit Tuberkulin ergab nach Fröhner, dass nur 15 Procent nicht reagirten; auf einem Gute wurden nach Bang mit positivem Erfolge 80 Procent aller Kühe und 40 der Stiere und Rinder geimpft. Eber schreibt von den Impfungen des Rindviehs in Sachsen, dass dort 78,2 Procent positiver Ergebnisse beobachtet worden seien, bei 6—24 monatlichem Vieh in einem Falle 66,6 und in einem anderen 75 Procent. Nach diesen Impfungen hat man öfter die Entwicklung von Miliartuberkulose beobachten können. Auch das Blut des perlsüchtigen Rindviehs ist infektiös, Hagemann erzielte durch Impfung von 10 Meerschweinchen einmal einen Erfolg. Nach den verschiedenen im Institut von Bollinger in München vorgenommenen Versuchen hat die Impfung mit Milch schwach perlsüchtiger Kühe 33 Procent, mit der von stark kranken, denen man aber oft ihre Krankheit im Stalle sehr schwer ansieht, 80 Procent positive Erfolge ergeben.

Bekannt ist ja die Beobachtung von OLLIVIER, dass in einem Mädchenpensionat in Folge des Genusses der Milch einer perlsüchtigen Kuh elf Zöglinge, welche von gesunden Familien abstammten, an Tuberkulose erkrankten. Meine eigene Erfahrung hat mir auch eine Anzahl Fälle gezeigt, in welchen die Entstehung der Tuberkulose mit grösster Wahrscheinlichkeit auf den Genuss von Milch perlsüchtiger Kühe zurückzuführen war. So starben hier in kurzer Zeit drei Säuglinge, welche alle drei die Milch einer sehr perlsüchtigen Kuh bekommen hatten, an *Meningitis tuberculosa*. In zwei gesunden Familien erkrankten in der einen drei, in der anderen zwei Kinder an tuberkulösen Erkrankungen, nachdem sie längere Zeit Milch „frisch von der Kuh" getrunken hatten, und zwar waren dies Kühe von einer der Perlsucht sehr unterworfenen Rasse, was man aber damals ebensowenig wusste, wie, dass die Perlsucht mit der menschlichen Tuberkulose auf derselben Ursache beruht. Einen grossen Fortschritt sehe ich in der Benutzung des SOXHLET'chen Apparats zur Herstellung keimfreier Milch. Es ist durchaus nöthig, dass der Milch als Quelle der Infektion durch Überwachung von Seiten des Staates eine grössere Beachtung geschenkt werde, da auch die Produkte der Milch, wie Butter und Käse, mit positivem Erfolge verimpft worden sind. ROTH in Zürich hat in 20 Butterproben zweimal Tuberkelbacillen gefunden. Nach ihm soll das Kochen die Butterbildung nicht verhindern; andere Landwirthe haben nach mündlicher Mittheilung aus gekochter Milch Butter nicht herstellen können. BANG in Dänemark hat ebenfalls in der Butter Bacillen nachgewiesen.

Bei Kindern und Rindern, aber auch bei Erwachsenen, wie ein kürzlich von ZINN mitgetheilter Fall beweist, erkranken die retropharyngealen und mesenterischen Lymphdrüsen am häufigsten in Folge der Aufnahme der Bacillen in der Nahrung, namentlich in der Milch, was man als sog. Fütterungstuberkulose beschrieben hat. Die Art der Weiterverbreitung von den genannten Drüsen auf die Lungen ist noch nicht ganz sicher festgestellt.

WEIGERT hat bekanntlich nachgewiesen, dass die Miliartuberkulose gewöhnlich durch das Einbrechen der Tuberkelmassen aus verkästen Lymphdrüsen oder sonstigen Herden in Venen oder den *Ductus thoracicus* entsteht. Bei ihr sind es in der Regel grössere, makroskopisch erkennbare Einbruchsstellen, die dann den ganzen Körper mit Tuberkelbacillen überschwemmen und die akute Krankheit hervorrufen. Nimmt man aber an, dass der Durchbruch in ganz kleine Venen und nur langsam erfolgt, so wäre die Überführung kleinster Mengen in die Kapillaren der Lunge sehr wohl zu erklären. Wir müssen nicht vergessen, dass die Verbreitung auch durch die Sporen der Bacillen geschehen kann, über die wir noch sehr wenig wissen. Man hat von manchen Seiten angenommen, dass die in der beschriebenen Weise in den Körper gelangte Tuberkulose lange, vielleicht immer in den Drüsen verschlossen

bleiben kann, bis durch irgend eine Revolution im Körper eine
Krankheit, z. B. Masern, akute Katarrhe, Influenza, Keuchhusten
und Pneumonie der Kerker gesprengt wird und die Gefangenen
sich dann verderbenbringend im Körper ausbreiten. Die genannten
Krankheiten haben einen provokatorischen Charakter, wie PENZOLDT
es nennt. Gegenüber dieser Entstehungsweise kommen nach der
Ansicht einer ganzen Anzahl bewährter Forscher die Infektion
durch Einathmung und gar die bisher nur in ganz vereinzelten
Fällen gefundene kongenitale Übertragung kaum in Betracht.

Von der Pleuritis nimmt man ja jetzt an, dass sie sehr oft
tuberkulösen Ursprungs sei; sie ist jedenfalls sehr häufig Vorläufer
einer späteren Erkrankung an Lungentuberkulose.

Ein grosses Verdienst könnte sich Jemand erwerben, der ein
gutes, billiges Mittel gegen den Staub, namentlich in Städten er-
finden würde. Das Besprengen der Strassen ist ganz gut, nutzt
aber doch nur für 20 Minuten. Nicht nur, dass der Staub nicht
beseitigt wird, es herrscht in fast allen Städten, besonders auch
hier in Frankfurt, leider auch noch die Neigung, die gute oder
schlechte Herstellung der Strassen mittelst Aufschüttens von sehr
viel Sand zu verdecken, der als Staub in die Lungen der Einwohner wandert und dort durch die Unterbrechung der Epithel-
decke Eingangspforten für die Tuberkelbacillen eröffnet und
Entzündungen in der Lunge hervorruft, in welcher die Bacillen
sich leichter ansiedeln können. Die hochgradige Disposition der
im Staub Arbeitenden für Tuberkulose ist ja bekannt, und zwar
sind ganz besonders die in dem Stein- oder Metallstaube Beschäftigten, etwas weniger diejenigen, welche mit chemisch ätzenden
Stoffen zu thun haben, der Krankheit ausgesetzt; die meisten von
ihnen gehen vor dem 40. Lebensjahre an Tuberkulose zu Grunde.
Darin muss noch viel geändert und gebessert werden. In den Wohnungen wird man die Beseitigung des Staubes durch feuchtes Auf-
wischen und Weglassen der Staubfänger, der Teppiche u. s. w.
leichter erreichen können. Eine sehr gute Zusammenstellung findet
sich in SEIFERT's Aufsatz: Die Gewerbekrankheiten der Nase und
Mundrachenhöhle.

Von grosser prophylaktischer Wichtigkeit ist auch die Erziehung von Kindern schwindsüchtiger oder sonst schwächlicher
Eltern. Es wird in diesen Fällen gar zu viel durch allzugrosse
Ängstlichkeit gesündigt. Die Eltern meinen, weil sie selbst von
jedem Wärmeunterschiede gleich Nachtheile empfinden, es müsse
anderen Menschen, in specie ihren Kindern auch so gehen. Man
sollte im Gegentheil solche Kinder, besonders die mit schwächlicher Anlage, gewissermaassen rauh erziehen und frühzeitig abhärten, sie schon früh an die Luft gewöhnen und durch die
geeigneten Abhärtungsmaassregeln es ermöglichen, dies ungestraft
thun zu können.

Gerade bei diesen Kindern ist auch die richtige Ernährung

vom ersten Tage des Lebens an vor Allem von Wichtigkeit.
Man verwende bei ihnen die grösste Sorgfalt in Bezug auf den
Magen und ruhe nicht, bis man die ihnen zusagende Nahrung gefunden hat, denn es giebt für jeden Magen eine solche.
Diese ist aber nicht immer Milch, es können Kinder auch sehr
gut bei anderen Nahrungsmitteln gedeihen. In der zweiten Kindheit lasse man ebenfalls einen wählerischen Appetit nicht aufkommen, denn die Folgen einer dadurch herbeigeführten Ernährungsstörung in der ersten oder zweiten Kindheit kann man
noch in dem Pubertätsalter und oft durch das ganze Leben beobachten. Zu den empfehlenswerthesten Maassregeln gehören
möglichst oft wiederholte Luft- und Milchkuren, besonders in
Gebirgsgegenden, wo sich die Lungen durch das Steigen mehr
ausbilden und der Aufenthalt an den Seeküsten, wo durch den
Einfluss der Seeluft der Appetit und der Stoffwechsel gesteigert
werden und daneben noch durch die Seebäder und den Einfluss
der Seeluft die Abhärtung in sehr wirksamer Weise gefördert wird.

Im späteren Leben ist es für alle Menschen sehr nützlich, für
Disponirte aber geradezu nöthig, dass sie sich durch genügende
Bewegung in der freien Luft, Rudern, Turnen und Turnspiele, wie
Croquet, Lawntennis u. s. w. oder durch Zimmergymnastik im
Athmen üben und dadurch ihre Lungenspitzen tüchtig ventiliren;
für diesen Zweck ist aber das Berg- und Treppensteigen mit Maass
und Ziel allen anderen Bewegungen überlegen, da der Mensch
dabei tief athmen muss. Wichtig ist aber bei all diesen Leibes-
übungen die Berücksichtigung der Leistungsfähigkeit des Herzens.
Ferner muss man Brustschwachen verbieten, sich längere Zeit in
unreiner Luft aufzuhalten, wie in rauchigen Kneipen, Staubluft u. s. w.

Ich möchte, um Wiederholungen zu vermeiden, hier auf das
im allgemeinen Theil Gesagte verweisen.

Was nun die speciellere Behandlung der Lunge und des Kehlkopfs angeht, so habe ich von der Anstaltsbehandlung mit strenger
Beaufsichtigung der meist etwas leichtsinnigen Kranken mehr Erfolge gesehen, als von der in freien Kurorten oder zu Hause.
Der Kranke, welcher sich seine Erkrankung durch eine für ihn
fehlerhafte Lebensweise erworben oder wenigstens gross gezüchtet
hat, muss zu vernünftigen, gesünderen Lebensanschauungen und
Gewohnheiten erzogen werden, er muss verstehen lernen, warum
er so und nicht anders zu leben hat, um gesund zu werden; er muss
die moralische Kraft gewinnen, immer oder wenigstens sehr lange
vernunftgemäss zu leben. Wie selten aber gelingt es, den Menschen dazu zu erziehen! Am leichtesten aber doch noch in einer
Anstalt, zu deren grössten Vorzügen PENZOLD gewiss sehr mit
Recht die absolute Autorität des Arztes über den Kranken rechnet.
Schon während des Krankseins kommen nur Wenige zur Vernunft
und gar nach eingetretener Heilung wird bald alle eingelernte
Vorsicht über Bord geworfen. Es gehört zur Vermeidung der

Schädigungen schon ein Grad von Entsagung, der nicht bei
allen Kranken zu finden ist. Man werde nur nicht müde, immer
wieder von vorn anzufangen, ein geheilter Phthisiker entschädigt
für die Mühe, welche man mit hundert anderen gehabt hat. Es giebt
eben Menschen, welche ohne Vergnügungen nicht leben können,
diese machen aber auch sehr selten eine gute Kur. Vergnügungen
nachjagen und daneben seine Schwindsucht heilen wollen, das
geht eben nicht zusammen.

Die Anstaltsbehandlung hat in Deutschland ausserdem den
Vortheil, dass man sie das ganze Jahr hindurch anwenden kann.
Ich habe den Eindruck gewonnen, dass dieselbe im Winter fast
noch besser ist, als im Sommer, da die Versuchung, Kurwidriges
zu thun, im Sommer grösser ist, und halte sie auch noch deswegen für vortheilhafter, weil die Kranken in den Anstalten lernen,
wie sie im Winter ohne Schaden in ihrem Landesklima zu leben
haben. Es bestehen jetzt in Deutschland und der Schweiz eine
grössere Zahl solcher gutgeleiteter Anstalten, wie Görbersdorf,
die Mutter von Allen, Falkenstein, Hohenhonnef, Reiboldsgrün,
St. Blasien und Andreasberg, ferner die TURBAN'sche Anstalt in
Davos, für weniger Bemittelte: Ruppertshain im Taunus, Nordrach
in Baden und Schömberg in Württemberg. Heute ist ja die günstige
Meinung für die Anstaltsbehandlung, namentlich durch die unab-
lässige Thätigkeit meines Freundes DETTWEILER eine sehr weit verbreitete. In England hat man schon seit langer Zeit, nun aber
auch in Deutschland und sonst im Auslande angefangen, die
Vortheile derselben auch Unbemittelten durch Gründung von
sogenannten Volksheilstätten zugängig zu machen. Der Verein
für Rekonvalescenten-Anstalten in Frankfurt am Main war es, der
die erste Volksheilstätte eröffnet hat, freilich zunächst nur eine
provisorische; seit December 1895 aber hat er in Ruppertshain
eine neue in Betrieb genommen, die vielfach als Vorbild für derartige Anstalten angesehen wird. In den letzten Wochen hat sich
in Berlin der Volksheilstättenverein im Anschluss an das Central-
komite des rothen Kreuzes gebildet, dessen Absicht es ist, zur
Verbreitung des Gedankens beizutragen und die Neuerrichtung
von Heilstätten für Lungenkranke zu fördern, und in Oranienbaum
ist von ihm bereits eine Heilstätte eröffnet worden. In seinem
Programm hat er auch die Errichtung von Anstalten für den
Mittelstand vorgesehen; es ist dies eine unbedingte Nothwendigkeit.
Es hat sich da ein weites Feld gemeinsamer Thätigkeit aufgethan
für die Privatwohlthätigkeit allein oder in Verbindung mit Vereinen,
mit den Krankenkassen, mit den Gemeinden, und schliesslich wird
sich auch der Staat der thätigen Beihülfe nicht entziehen können.
Nach den Veröffentlichungen des kaiserlichen Gesundheitsamtes
starben in Preussen etwa ein Drittel, in England allerdings nur
22, aber in Österreich 45 Procent der im mittleren Alter stehenden Menschen an Tuberkulose. Nach v. LEYDEN leiden etwa

1 300 000 Menschen in Deutschland an Tuberkulose, und es sterben
an ihr alle Jahre gegen 180 000. Was wollen gegen solche Zahlen
die Verluste durch andere Epidemien oder durch Kriege sagen!
Die Grösse der Aufgabe darf uns aber nicht abhalten, an die
Lösung derselben heranzutreten, den vereinten Bemühungen wird
schon der Sieg zu Theil werden, wenn die jetzige Generation
es auch noch nicht erleben wird, die Tuberkulose auf denselben Stand, wie die Blattern zurückgebracht zu sehen. Das
Feld wird insofern leichter zu bebauen sein, da wir bei der
Wahl eines Platzes nicht mehr an eine bestimmte Höhenlage oder
an ein bestimmtes Klima gebunden sind. Wir können, wie es
Dettweiler beschrieben hat, an jedem staubfreien und sonst nicht
geradezu ungeeigneten Orte das nöthige Sonderklima schaffen,
d. h. durch entsprechende Einrichtungen den etwaigen schädlichen
Einflüssen des Klimas vorbeugen. Nach ihm giebt es nur bequeme und unbequeme Klimate, nämlich in Bezug auf Bekleidung
und Verhalten.

Einen Einwand gegen die Verbringung der Lungenkranken
in Anstalten habe ich oben, Seite 359, schon zu entkräften gesucht. Gegen die Menge der Bacillen, die jeder Kranke in sich
birgt, ist die Zahl der allenfalls in der Luft herumschwärmenden
jedenfalls eine minimale.

Den bestehenden mit allem Komfort ausgestatteten Anstalten
für Wohlhabende wird oft der Vorwurf gemacht, dass sie zu
theuer seien. Gegenüber den Selbstkosten einer gut verwalteten
Anstalt sind die Preise aber nicht zu hoch, besonders wenn, wie
das sein sollte, das Honorar für die ärztliche Behandlung im
Pensionspreise eingeschlossen ist; nur dann nämlich wird der
Kranke auch gar keine Bedenken haben können, dem Arzte von
jeder Veränderung seines Befindens Mittheilung zu machen. Der
Aufenthalt in den genannten Anstalten stellt sich, Alles einbegriffen, auf durchschnittlich etwa 350 Mark den Monat, ein Preis,
den man in den Hotels ersten Ranges, ausser der ärztlichen Behandlung, zum Mindesten auch zahlen muss, der es aber freilich
gar manchen Kranken nicht gestattet, den für den Erfolg nothwendigen, genügend langen Aufenthalt zu nehmen. Es ist dies
ein Grund mehr, um zu wünschen, dass es recht bald gelingen
möge, die oben besprochenen billigeren Anstalten ins Leben
zu rufen.

Soll das schöne Vorhaben aber gelingen, so dürfen nur
speciell für diesen Zweck ausgebildete Ärzte mit der Leitung der
Anstalten betraut werden, denn es will doch gelernt sein, wie
weit man in der Verhütung der Schädlichkeiten und in der Abhärtung bei den einzelnen Patienten gehen darf; wenn irgendwo,
so ist hier das Wort von der individualisirenden Behandlung am
Platze. Ausserdem sollte sich der leitende oder mindestens ein
Arzt an der Anstalt die für die örtliche Behandlung der Hals-

erkrankungen nöthigen technischen Fertigkeiten und Speçialkenntnisse erworben haben.

Die ersten paar Tage in einer solchen Anstalt sind für den
Kranken sicher nicht angenehm, die Meisten gewöhnen sich indessen in wenig Tagen an den Anblick der Leidensgefährten und
an die Art der Behandlung; einzelne freilich eignen sich ihrer
ganzen Veranlagung und Erziehung nach so wenig dafür, dass man
sie schon der leitenden Ärzte wegen nicht hinschicken sollte.

Für solche psychisch nicht Geeignete und für die Kranken,
welchen die nöthigen Geldmittel nicht zu Gebote stehen, sind die
folgenden Bemerkungen bestimmt; denn zum Glück hängt die
Genesung nicht allein vom Geldbeutel ab. Es gelingt auch unter
bescheidenen Verhältnissen, Heilungen zu erzielen, wenn man sich
nur den in den Anstalten herrschenden Grundsätzen möglichst zu
nähern sucht. Ich habe fast den Eindruck, als ob Halsphthisiker
aus den ärmeren Ständen im Ganzen bessere Erfolge der Lokalbehandlung aufweisen, als die Reichen.

Ich empfehle allen meinen Kranken, namentlich also den
unbemittelten:

1. Recht fleissiges Lüften der Zimmer, überhaupt Sorge für
möglichst reine Luft; im Sommer sollen die Kranken immer bei
offenem Fenster leben, im Winter alle Stunden für ein paar Minuten
das Fenster öffnen. Sie sollen bei offenem Fenster schlafen, was
man allerdings nicht gut im Winter anfangen lassen kann. Das
Fenster muss Nachts mehr oder weniger geöffnet werden, je nach
der äusseren Temperatur; es muss auch so geöffnet werden,
dass der Wind nicht direkt auf das Bett blasen kann, man stelle
eine Wand oder befestige einen Vorhang dazwischen. Es lässt
sich das Schlafen bei offenen Fenstern auf diese Weise ganz gut
den ganzen Winter fortsetzen. Im ersten Winter erlaube ich den
Kranken bei fünf Grad unter Null das Fenster zu schliessen und
lasse dann eine Thür in das Nebenzimmer öffnen. Vorsicht ist
dabei namentlich beim Urinlassen Nachts zu empfehlen, dasselbe
muss in der Seitenlage oder von Frauen in ein untergeschobenes
Glas geschehen, ebenso muss bei Schwächlichen das Zimmer vor
dem Aufstehen geheizt sein. Ich erlaube den Kranken auch im
Winter jeden Tag auszugehen, allerdings mit geschlossenem Munde,
durch die Nase athmend. Nur an Tagen mit Schneestürmen
werden sie besser zu Hause bleiben, das sind aber doch immer
nur einige wenige Tage. Respiratoren sind Bacillenfallen, ich erlaube sie im kalten Winter nur den Kranken, welche nicht durch
die Nase athmen können.

2. Hautpflege. Ich kann darüber auf den betreffenden Abschnitt Seite 98 ff. verweisen.

3. Athemgymnastik durch Steigen oder Zimmergymnastik,
aber eine den Kräften angemessene, ja nicht übertriebene oder
so lange fortgesetzte, so dass Athemerschöpfung eintritt. Wer nur

einmal das Verschwinden der Rhonchi bei Spitzenaffektionen nach längerem Tiefathmen, z. B. schon bei der Brustuntersuchung beobachtet hat, wird über den Nutzen einer vorsichtigen Athemübung nicht zweifelhaft sein.

4. Eine möglichst gute und abwechslungsreiche, gemischte Nahrung. PENZOLDT empfiehlt eine eiweissreiche Nahrung, da die Fleischfresser viel weniger zu Tuberkulose disponirt seien. Mit Fleisch und Eiern allein freilich füttert man einen Phthisiker bald zu Tode. Der Appetit leidet rasch unter einer einseitigen Nahrung bis zum vollkommenen Widerwillen. Dagegen hat die gemischte Kost, welche dadurch auch abwechselnder sein kann, den Vortheil, dass sie eben den gewohnten Bedürfnissen entspricht und durch die Gewährung der Respirationsmittel günstig auf die allgemeine Ernährung wirkt. So sehr ich von der Schädlichkeit der geistigen Getränke für Kinder überzeugt bin und überhaupt von der Schädlichkeit derselben, wenn sie in irgend erheblicher Menge genossen werden, da sie bei dauerndem Genuss auf das Herz schwächend einwirken, in der Phthisiotherapie sind sie nicht ganz zu entbehren, nur muss man bei den Halsphthisikern darauf sehen, dass sie örtlich nicht reizen; man wird daher den Wein wohl meist verdünnt geben müssen; manche vertragen Bier besser.

Ein sehr geeignetes Alkoholikum für Phthisiker ist der Kognak, zur Anregung der so oft geschwächten Herzthätigkeit. DETTWEILER empfiehlt ihn in kleinen Mengen, 5—10 Gramm öfter trinken zu lassen. Halsleidenden darf er nur mit Wasser oder Milch verdünnt gegeben werden. 15 Gramm Kognak Abends, in kalter Milch genommen, beseitigen durch die Anregung der Herzthätigkeit oft das so lästige nächtliche Schwitzen. Die Kontraindikationen des Alkohols sind: Hämoptoe, wenigstens, wenn nicht grosse Schwäche des Pulses vorhanden ist, Vermehrung des Hustens bei Laryngitis und schwere Komplikationen von Seiten des Magens.

Ein wichtiges Ernährungsmittel ist die Milch, wenn sie in nicht zu kleinen Mengen vertragen wird; ein bis zwei Liter, natürlich gekochter Milch in kleineren Mengen öfters am Tage genossen, thun sehr gut, wenn sie den Appetit nicht stören. Kranken, die den Geschmack der Milch nicht lieben, kann man einen Zusatz von Kakao, Kaffee, Kognak oder Rheinwein! gestatten. Ein recht guter Ersatz für Milch ist Kefir, den man sich ganz leicht auch selbst bereiten kann; eine ganz geringe Menge Kefirknollen genügt für lange Zeit; ferner dick auf's Brot gestrichene Butter, die nach BLUMENFELD noch am besten ausgenutzt wird, sonst Leberthran, wenn er in der Menge von 60 bis 100 Gramm täglich vertragen wird, ohne den Magen zu belästigen, oder Lipanin zu 30—60 Gramm. Auch Malzextrakt, einen Theelöffel voll nach jeder Mahlzeit, verordne ich sehr oft, gewöhnlich mit Chinin, 1—2 Gramm auf 250. Es wird in dieser Zusammensetzung auch

25*

von schwachen Magen sehr gut vertragen. In der Armenpraxis
lasse ich, wenn eine Bierbrauerei in erreichbarer Nähe vorhanden
ist, gern die sogenannte Malzbrühe, 500—1000 Gramm pro die,
trinken. Die Brauereien geben dieses Abfallprodukt meistens
umsonst oder gegen sehr geringes Entgelt an arme Kranke. All
diese Fettbildner wird man freilich bei an sich schon fetten Kranken
eher vermeiden müssen.

5. In den letzten Jahren hat sich hauptsächlich durch die
Empfehlung von SOMMERBRODT das Kreosot in der Behandlung
der Phthise eine günstige Stellung erobert. Ich habe es den meisten
meiner Kranken gegeben und kann nur sagen, dass auch ich den
Eindruck gewonnen habe, dass es ein werthvolles Unterstützungsmittel bei der Behandlung ist. Man giebt es entweder in den
SOMMERBRODT'schen Kapseln à 0,05, nach jeder Mahlzeit eine bis
zwanzig und mehr. Grössere Mengen giebt man besser in stärkeren Kapseln, à 0,1 oder 0,2. Sehr gut scheint mir auch die
von Apotheker FLÜGGE in der Rosenapotheke hier gefertigte
Mischung von Myrrholin und Kreosot in Kapseln oder in Tropfen-
form, 3 Mal 5—20 Tropfen. Das Myrrholin hat einen recht günstigen Einfluss auf die Schleimabsonderung, wie ich einen besseren
bisher noch von keinem Mittel gesehen habe. Die günstige Wirkung des Kreosotmyrrholins zeigt sich aber nicht nur im Magen,
sondern auch in Bezug auf den Husten. Es ist nicht nur mir,
sondern auch den mich länger besuchenden Kollegen aufgefallen,
dass die meisten meiner phthisischen Kranken so wenig über
Husten klagen und fast alle eine verhältnissmässige Euphorie
zeigen, die nicht immer dem Zustande ihrer Lungen entspricht.

Eine recht gute und auch billige Methode, das Mittel zu
geben, ist, dass man von reinem Kreosot oder dem mit Myrrholin
gemischten zwei bis zwanzig Tropfen in einen Löffel Mehl immer
auf dieselbe Stelle tropfen lässt; es bildet sich dann eine kleine
Kugel aus dem Mittel und dem Mehl, die der Kranke entweder
so, wie sie ist, oder in Oblate nehmen kann. Auch der *Syrupus
creosoti sine sapore* zu 30—60 Gramm täglich ist ein gutes und
billiges Mittel. Man muss aber in jeder Form das Mittel Jahre
lang fortnehmen lassen.

Es scheint sicher, dass das Kreosot nicht direkt auf die
Bacillen eine Wirkung ausübt, sondern dass es die Magenverdauung
und dadurch die Ernährung günstig beeinflusst. Deswegen gilt
aber auch von ihm, wie von allen anderen Mitteln, dass sie nur
dann nützen können, wenn der Appetit bei dem Gebrauch besser
wird oder gut bleibt. Ist das nicht der Fall, so verzichte man
lieber auf ihre Anwendung. Ein Phthisiker ist nur dann zu heilen,
wenn er genügend Nahrung zu sich nimmt; was darin stört, muss
beseitigt werden.

In den letzten Jahren sind eine Anzahl ähnlich wirkender
Mittel aufgekommen, die alle Kreosotderivate sind, zum Theil

aber bei schwachen Magen besser vertragen werden. Ein reichlicher Gebrauch wird z. B. von dem Guajakol gemacht. Dasselbe
giebt man am besten nach der eben für Kreosot angegebenen
Methode als Tropfen in Mehl oder in Kapseln, 0,1—0,2 pro dosi
bis 1,0 pro die, oder in 100 Gramm Zuckerwasser, oder als
Guajacolum carb. 0,2—0,5 zwei Mal täglich, in Pulvern bis 6,0
pro die steigend. Von grosser Wichtigkeit ist, dass man alle diese
Mittel nicht in den leeren Magen nehmen lässt, sondern während
oder gleich nach den Mahlzeiten. Ein in einer appetitanregenden
Gegend, z. B. im Gebirge, prakticirender Kollege wird weniger
Veranlassung haben, diese Mittel anzuwenden, für die allgemeine
Praxis aber halte ich sie für empfehlenswerth.

Von sonstigen Arzneimitteln gebe ich Phthisikern die Narkotika so selten wie möglich. Ich halte es nicht für gut, den
Husten zu unterdrücken, da er ja das von der Natur dazu bestimmte Mittel ist, die infektiösen Stoffe mittelst des Auswurfs
herauszubefördern und durch tieferes Einathmen zur Ventilation
der Lungenalveolen beizutragen. Einen Husten, der leicht Schleim
befördert, soll man nicht dämpfen, wenn er die Nachtruhe nicht
zu sehr stört. Obgleich man sich bei dem Reizhusten der Kehl-
kopfphthisiker eher veranlasst sehen wird, narkotische Mittel zu
verordnen, da ein allzuhäufiger Husten die geschwürigen Stellen
im Kehlkopf schädigt, so gehört ein narkotisches Recept doch zu
den seltensten Verordnungen in meiner Sprechstunde.

Oft gelingt es durch Erziehung, den Husten zu unterdrücken,
aber nicht dadurch, dass die Kranken denselben durch Einhalten
des Athmens zu überwinden suchen, sondern indem man sie lehrt,
möglichst ruhig und langsam einzuathmen; nach einiger Zeit vergeht dann der Reiz, während er, wenn man den Athem anhält,
schliesslich zu einer um so stärkeren Explosion führt. Es gelingt
die Unterdrückung des Hustenreizes oft leichter, wenn der Kranke
ganz kleine Schlucke Wasser oder Milch nimmt, kalt oder warm,
nicht heiss, oder kleine Mengen von Kognak, frische Früchte
oder getrocknete kaut, vielleicht auch eine der verschiedenen
Pastillenarten im Munde zergehen lässt. DETTWEILER nennt das die
Disciplinirung des Hustens. Bei sehr heftigem Hustenreiz, wenn er
durch die genannten Mittel nicht zu beseitigen ist, lasse ich gern
Chloroform aus einer Düte mit Watte einathmen oder gebe doch 0,003
Morphium, drei bis vier Pulver pro die trocken zu nehmen; es
stillt, auf diese Weise genommen besser den Reiz im Halse. Lässt
man das Morphium in Wasser gelöst oder in Oblaten schlucken,
so muss die Dosis etwas grösser sein. Codein zu 0,01 bis 0,02
ist bei Solchen, welche das Morphium nicht vertragen oder nicht
zu vertragen behaupten, sehr angebracht. Ich habe mich nicht
ganz selten des Kunstgriffes eines hiesigen Kollegen bedient, der,
wenn Kranke Morphium nicht vertragen zu können meinten, ihnen
dasselbe nach vorheriger Verständigung mit dem Apotheker unter

dem Namen Pyroglossum verordnete, oder wenn auch dieses nicht vertragen wurde, es unter dem Namen Nepentha aufschrieb. Ich hatte noch vor Kurzem einen Kranken, welcher von dem Nepentha ganz entzückt war, während er Morphium durchaus nicht nehmen zu können vorgab. Wenn der Hustenreiz von Nervenenden herrührt, die in Geschwüren blossliegen, so vergeht er nach der Kürettage und zwar gar nicht selten.

Gesellen sich zu dem sehr starken Hustenreiz grosse Schluckschmerzen, so wird man besser zu den subkutanen Injektionen des Morphiums neben dem Kehlkopf übergehen oder eine 30—50procentige Antipyrinlösung einpinseln oder 1—2 Gramm derselben schlucken lassen; auch die von AVELLIS angegebenen Anginapastillen aus Antipyrin und Kokain sind bei Schluckweh ganz wirksam.

Pinselungen mit Kokainlösungen, submuköse Einspritzungen oder Einblasen des Mittels auf die schmerzhaften Stellen rein oder mit Morphium in Pulverform kann man gegen Ende des Lebens hin versuchen. Man muss die Anwendung zwar oft am Tage wiederholen und erzieht so rasch Kokain- und Morphinisten, was freilich in diesem Stadium nicht mehr schadet. Die Wirkung des Kokains geht aber leider rasch vorüber, viele Kranke ziehen auch die Schmerzen dem durch das Kokain verursachten Schwellungsgefühl vor.

Von grosser Wichtigkeit, vielleicht mit das Wichtigste in der Behandlung der Tuberkulose, ist die des Magens. Viele Phthisiker leiden an nervöser Dyspepsie, wesshalb man sie zwingen soll, oft kleine Mahlzeiten einzunehmen, wenn sie auch behaupten, sie könnten es nicht. Einige haben einen von Jugend auf bestehenden chronischen Magenkatarrh, Andere einen durch die verschluckten Mikroorganismen verursachten, wieder Andere können nicht essen, weil sie zu müde sind, und in diesem Falle wirkt oft ein Glas Wein vor der Mahlzeit sehr gut, bei noch Anderen ist der Mangel an Appetit der Anaemie und der Inanition zuzuschreiben und bei gar Manchen dem erkannten oder unerkannten Vorhandensein von Fieber.

Von besonderer Wichtigkeit ist selbstverständlich eine richtige Regelung der Diät, indessen wird man häufig auch zu Arzneimitteln greifen müssen. Ich habe gefunden, dass man in den Fällen mit belegter Zunge in der Regel mit der Verordnung eines bitteren Mittels auskommt. Dieses regt nach TERRAY und BOKAI die Peristaltik des Magens an und passt daher besonders bei leichten Insufficienzen der Magenmuskulatur, Aufstossen, pappigem Geschmack, Völle des Magens u. s. w. Ein von mir in meiner Sprechstunde sehr häufig verordnetes Recept ist: *Tr. rhei vin.* und *Elix. aurant. comp. ana* vor jeder Mahlzeit 30 Tropfen in 15 Gramm Wasser zu nehmen. Andere Amara werden dasselbe leisten, so die *Tr. amara* oder *Condurango*. Selbstverständlich wird man auch

Salzsäure und Pepsin geben, von letzterem halte ich indessen nicht sehr viel.

Bei sehr rother Zunge gebe ich Alkalien in der Form des *Natr. bicarbonicum* oder noch besser des Karlsbader Wassers oder Brunnensalzes. Die gute Wirkung der Sodener oder ähnlicher Wässer bei Lungenkranken dürfte in vielen Fällen durch die Einwirkung auf den Magen zu erklären sein, wenn ich auch nicht auf dem Standpunkte mancher neuerer Autoren stehe, welche den Mineralquellen jede Wirkung auf die Bronchialschleimhaut absprechen wollen. Die tägliche Erfahrung zeigt für die, welche sehen wollen, dass nach dem Genusse derselben ein leichteres Auswerfen des Schleimes stattfindet und dass in Folge dessen der Husten sich vermindert.

Vom Orexin habe ich wenig Nutzen gesehen, es wirkt nur in einer kleinen Zahl von Fällen günstig. Immerhin kann man es versuchen. Manche Kranke bekommen auf das Kreosot einen kolossalen Hunger, Andere auf den Leberthran, vielleicht besonders Solche, bei welchen eine stärkere Säurebildung vorhanden ist. Ich erinnere daran, dass LEARED denselben gegen Sodbrennen empfohlen hat, und habe selbst bei sehr vielen Kranken Sodbrennen durch die Verordnung von warmem, geröstetem Speck zum ersten Frühstück geheilt.

Mit welchen Mitteln man den Appetit wieder in Ordnung bringt, ist gleichgültig, nur richte man seine ganze Aufmerksamkeit darauf, ihn zu verbessern.

Die Beachtung der Magenbeschwerden halte ich für so wichtig, dass ich glaube, es ist nöthig, erhebliche Magen- oder Leberleiden, Gallensteine u. s. w. bei beginnender Phthise zunächst zu behandeln. Die Kur der Phthise muss bei dem Magen und der Haut anfangen.

Den nicht halskranken Phthisikern kann man, wenn sie sehr daran gewöhnt sind, das Rauchen im Freien, oder wenn sie das benutzte Zimmer gleich verlassen, auch im Zimmer in mässigem Grade gestatten. Gut ist es, wenn sie danach gleich den Schlund mit kaltem Wasser ausgurgeln.

Bei der Halsphthise kommt nun oft noch die Schwierigkeit der Ernährung wegen der Schluckschmerzen dazu. In diesen Fällen müssen natürlich schärfere Speisen und Getränke, sogar auch harte streng vermieden werden; die Kranken dürfen das Brod nur in geweichtem Zustande geniessen u. s. w. Ich habe schon oft Schmerzen nach dem Genuss einer harten Brodrinde wieder auftreten sehen. Ebenso sind heisse Speisen und Getränke, wie bei allen Halskrankheiten, so erst recht bei tuberkulösen zu verbieten. Bei erheblichen Schluckbeschwerden werden breiige Speisen in der Regel besser geschluckt als flüssige.

In ganz schweren Fällen schlucken sich noch am Besten die gallertigen Nahrungsmittel, wie dicke Milch, welche im Sommer vier, im Winter fünf Tage gestanden hat, Eierspeisen, Puddings, rohe Eier, dicke durchgeschlagene Suppen mit nährenden Zusätzen, wie Fleischpepton, Somatose, VALENTINE's *meat juice*. Manche Kranke schlucken fast ohne Schmerzen, wenn sie den Kopf nach vorn überbeugen oder die flüssigen Speisen in der Bauchlage durch ein Röhrchen aufziehen. Wenn der Wein Husten verursacht, so kann man ihn auch als Klystier verabreichen, er wird da sehr schnell aufgesogen und reizt nicht, wenn man ihn mit Ei verrührt giebt.

Von so grosser Bedeutung bei der Behandlung der Kehlkopfschwindsucht das ganze diätetische Verhalten ist, so ist doch ebenso wichtig auch das Vermeiden unnöthiger Reize. Vor Allem sollte man das Sprechen ganz verbieten und nur einen schriftlichen Verkehr gestatten, wenigstens in allen schweren Fällen. Ich überzeuge mich, je länger ich Halsphthisiker behandele, um so mehr von der Wichtigkeit dieser Verordnung, aber auch von der Möglichkeit ihrer Durchführung. Ärzte und Kranke glauben nicht, welchen Einfluss das vollkommene Stillschweigen auf die Prognose der Heilung und auf die Dauer der Behandlung ausübt. Durch vernünftiges, freundliches Zureden, besonders wenn der Kranke merkt, dass die Verordnung auf der Überzeugung des Arztes beruht, gelingt es manchmal, durch Strenge und richtig angebrachte, energische Ermahnungen, trotz der bekannten Schwätzsucht der Phthisiker fast immer, an das gewünschte Ziel zu gelangen. Ich habe gar manche Kranke behandelt, die sechs Monate und länger keine Silbe sprachen. Wenn man bei Einzelnen auch nur das erreicht, dass sie nur die Hälfte oder ein Viertel ihrer gewohnten Stimmlippenbewegungen machen, so hat man immer schon etwas gewonnen. Flüstersprechen darf unter Umständen erlaubt werden, da eben doch manche Menschen etwas sprechen müssen, wenn sie ihrem Erwerb nicht ganz entsagen sollen. Dagegen ist der Aufenthalt in rauchiger Luft und das Rauchen selbst den Halsphthisikern aufs Strengste zu untersagen.

Das Fieber bekämpft man am sichersten durch die Liegekur in der freien Luft; natürlich muss der Kranke dabei, besonders im Winter, gut zugedeckt sein. Sonst giebt man bei Herzschwäche Chinin; sehr praktisch habe ich bei schwachem Pulse Pillen aus Chinin, 2,0, Digitalis, 1,0 und Opium 0,5 auf 100 Pillen dreimal täglich ein bis zwei Stück, gefunden, oder Antifebrin oder nach PENZOLDT Acetanilid zu 0,25 pro dosi.

Gegen Nachtschweisse empfiehlt sich Abends Kognak in kalter Milch zu geben oder Agaricin zu 0,01 oder Atropin zu 0,00025 bis 0,001 mit Opium. In Betreff der Hämoptoe siehe den Abschnitt Blutungen.

Die Indikation bezüglich der Wahl eines Kurortes für Halsschwindsüchtige deckt sich im Ganzen mit der für Lungenkranke, doch ist bei Jenen noch mehr Gewicht auf die staubfreie Lage zu legen. Ausser den in Deutschland und anderen Ländern bestehen-

den Anstalten, welche alle diesen Indikationen entsprechen, würde
für Begüterte besonders Egypten und dort speciell eine Nilfahrt
in Frage kommen können. Die Reisegelegenheiten werden jetzt
immer billiger und leichter, so dass man nun eher dazu kommen
wird, eine so weite Reise anzurathen. Ausser Egypten dürften noch
Madeira, die Isle of Wight, Torquay in England die besten Plätze
sein. Im Süden Europas wären ausserdem Meran, Gardone-Riviera,
Arco, Capri, Venedig, Nervi und Ajaccio als geeignet zu nennen.
Zu den ungeeigentsten Plätzen für Schwinsüchtige, besonders für
die am Kehlkopf leidenden, gehören die von Frankreich und
England so bevorzugten südfranzösischen Orte Nizza, Cannes etc.,
denn die meisten dieser Orte bieten keinen genügenden Schutz
gegen die fast alle Jahre, besonders in der Zeit von Anfang
Februar bis Ende März eintretenden Kälteperioden, die nach den
Aussagen der dortigen ältesten Leute allerdings immer nur als
Ausnahmen vorkommen sollen. Ganz besonders aber ist der un-
endliche Staub an diesen Orten für mich eine absolute Kontraindikation, Hals- und Lungenphthisiker hinzuschicken, so lange
es nicht durch wirksame Maasregeln den Kranken ermöglicht
wird, sich unbelästigt durch den schädlichen Staub den berücken-
den Naturschönheiten dieser himmlisch gelegenen Plätze hinzugeben.
Auf die Wirkung der Wärme allein giebt man nach den Winter-
erfolgen in unseren nordischen Kurorten nicht mehr so viel, wie
vor vierzig Jahren.

Von Mineralwässern halte ich auch bei Halsphthise die kühleren für angezeigter. Ich habe sehr gute Erfolge gesehen von
den alkalischen, wie Soden am Taunus, Teinach, Lippspringe,
Inselbad bei Paderborn oder von den alkalischen Säuerlingen wie
Obersalzbrunn und Neuenahr oder den alkalisch-muriatischen wie
Ems, von letzteren Beiden namentlich, wenn sie nicht warm getrunken werden; ferner von Weissenburg oder Leuk in der
Schweiz und Contrexeville in Frankreich. Selbstverständlich darf
sich die Kur nicht auf Wassertrinken beschränken, sondern muss
ausserdem nach den jetzt anerkannten Grundsätzen der Phthisiotherapie geleitet werden. Es ist in Bezug auf die Mineralwässer
in neuerer Zeit ein meiner Erfahrung nach etwas unberechtigter
Nihilismus eingerissen.

Ich wende mich nun zu der örtlichen Behandlung. Man
wird dabei unterscheiden müssen zwischen den oberflächlichen
und den tiefen Geschwüren mit Infiltration und den Tumoren.
Die oberflächlichen Geschwüre heilen nicht gerade schwer an
Stellen, an welchen man Reizungen von dem Organ fernhalten
kann, wie in der Nase und auch meist im Schlunde bei entsprechender Diät; aber auch in dem Kehlkopf ist die Heilung
derselben nicht so schwierig. Das beweist schon die grosse Anzahl von Mitteln, welche von verschiedenen Forschern als gut
wirkend veröffentlicht worden sind. Ich habe vor 20 Jahren

schon meinen Kranken empfohlen, den aufsteigenden Dunst von
Bals. peruv. 2 auf 1 *Spir. vini,* sechs bis zehn Tropfen auf kochen-
des Wasser geschüttet durch einen ein Meter langen Papiertrichter
einzuathmen und zwar zwei bis drei Mal täglich drei bis fünf
Minuten lang. — Ich bediene mich dieses Mittels immer noch zuweilen bei Kranken, welche weit von hier wohnen, und habe eine
ganze Anzahl dabei heilen sehen. Von anderer Seite wurden
Einathmungen von Mentholdämpfen oder Einblasungen mit reinem
Jodoform, Jodol, Aristol, Alumnol, Thioform, Nosophen oder von
Sozojodolzink, ein Theil auf zehn oder fünf *Sacch. lact.,* so viel
wie eine Erbse ein bis zwei Mal täglich angewendet. Diese Mittel
führen alle in einer grossen Zahl von Fällen zu dem Ziel, Granulationen auf den geschwürigen Stellen hervorzurufen; Vernarbungen
erzielt man aber selten damit und bei nicht geschwürigen Infiltrationen oder Tumoren nützen sie gar nichts. Ich bediene mich
meistens des Sozojodolzinks oder Nosophens bei Geschwüren im
Kehlkopf. Im Schlunde, wo die Mittel nicht so gut haften, ist
es jedenfalls besser, gleich zu dem Mittel zu greifen, welches mir,
je längere Erfahrungen ich damit gesammelt habe, desto mehr
als das sicherste erscheint, zu der Milchsäure. Bei umschriebenen
kleineren Geschwüren nehme ich dieselbe rein mit einer dünnen
Wattesonde; handelt es sich um eine grössere geschwürige Fläche,
so nehme ich einen dickeren Wattebausch um die Sonde oder fasse
ihn mit der KRAUSE'schen Pincette, Fig. 101, oder dem HERYNG-
GOTTSTEIN'schen Watteträger, Fig. 100 Seite 186, oder befestige
ihn an einer einfachen rauhen Sonde, Fig. 49 Seite 157, und verwende
dann eine 50 procentige Lösung. In beiden Fällen ist es nöthig,
das Mittel mit einer mässigen Gewalt einzureiben, natürlich, nachdem die Schleimhaut vorher kokainisirt worden ist. Die unmittelbare Folge ist die Bildung eines dünnen grauen Schorfes, der immer
einige Zeit, acht bis vierzehn Tage, zum Losstossen braucht. Nach
der ersten Ätzung warte ich jedesmal, bis die Wirkung vorüber ist,
und wiederhole sie erst, wenn die Schorfe abgefallen sind, oder die
eingetretene Heilungsneigung anfängt, wieder nachzulassen. Das ist
meist erst nach zwei bis drei Wochen der Fall. Eine kühle, mehr
flüssige Diät für ein paar Tage gebrauchen zu lassen, empfiehlt
sich wegen der Schmerzen, die das Verfahren fast immer für kurze
Zeit im Gefolge hat. Ausserdem gebe ich den Kranken immer
Pulver von 0,003 Morphium mit der Anweisung, sie bei stärkerem
Schmerz oder Husten drei bis sechs Mal täglich trocken zu nehmen.
Eine ganze Anzahl von Kollegen wenden die Ätzungen mit Milchsäure viel öfter an, alle ein bis zwei Tage. Ich habe wiederholt
auf diese Art geheilte Kranke gesehen, kann mich aber trotzdem
mit derselben nicht einverstanden erklären, da ich auch Fälle
gesehen habe, in welchen die oft · wiederholte Anwendung des
Mittels entschieden geschadet hatte. Die praktische Erfahrung
wird darüber entscheiden müssen, theoretisch kann man für Beides

Gründe anführen. Vorerst werde ich nach den Erfahrungen der letzten Jahre dabei bleiben, nicht eher wieder zu ätzen, bis der Schorf sich abgestossen hat oder das Aussehen des Geschwüres nach einer Besserung wieder schlaff wird. Die Milchsäure wirkt nur, wenn sie auf wunde Stellen angewendet wird, also nicht bei den Infiltrationen mit unverletzter Schleimhaut. Will man das Mittel an solchen Stellen anwenden, so muss man erst einen Einschnitt machen, in den aryepiglottischen Falten, wie es unten näher beschrieben werden wird, oder in den Stimmlippen mit der Fig. 98 e, Seite 185 abgebildeten Lancette, mit der man nicht zu tief in das Gewebe gerathen kann. Danach erst reibe man die Milchsäure ein.

Ich habe auch Versuche mit dem von GOUGUENHEIM eingeführten *Naphthol camphré* (ein Theil Naphthol β auf zwei Kampfer) und mit dem von RUAULT erfundenen und von MASSEI sehr empfohlenen *Phénol sulforiciné* gemacht, kann aber nicht sagen, dass deren Wirkung der der richtig angewendeten Milchsäure gleichkommt.

Bei tiefen Geschwüren und bei den Infiltrationen und Tumoren handelt es sich darum, alles Krankhafte, wenn möglich, zu entfernen. Dies kann bei Ersteren auf verschiedenem Wege erreicht werden, durch wiederholtes Ätzen mit Milchsäure oder durch die Kürettage, wo sie auszuführen ist; chirurgisch ist das letztere Verfahren jedenfalls das richtigere. Je nach dem Sitz und der Ausdehnung der Erkrankung wird man sich dazu verschiedener Instrumente bedienen. Infiltrationen und Tumoren wird man mittelst schneidender Zangen, Fig. 91 oder 93, wozu ich auch die Doppelküretten, Fig. 96 und 97 Seite 182 f., rechne, wegnehmen. Ganz besonders geeignet zur Behandlung der Larynxtuberkulose sind die von HERYNG angegebenen einfachen und Doppelküretten, Fig. 97 und Fig. 99 Seite 184 f.

Für die Zangenoperation eignen sich besonders die Infiltrationen der Stimmlippen, die Lefzen der Längsgeschwüre an denselben und die subglottischen Schwellungen, denen allen man mit der Kürette schwer beikommen kann. Die subglottischen Schwellungen kann man recht gut mit der SCHEINMANN'schen Zange, Fig. 95, erreichen. Die Elektrolyse, die von KAFEMANN und HERYNG sehr empfohlen wurde, hat sich mir bei weiterer Anwendung nicht so bewährt, wie ich vor zwei Jahren gehofft hatte.

Für die Hinterwandgeschwüre sind die erwähnten einfachen ovalen neuen HERYNG'schen Küretten in verschiedener Grösse ganz vortrefflich geeignet; am Rande der Epiglottis und den aryepiglottischen Falten muss man zuweilen das ganze Geschwür, die infiltrirte Stelle oder den Tumor in toto oder wenigstens soweit wie möglich mit der Doppelkürette entfernen. Man kann sehr gut mit der Doppelkürette, Fig. 96, die ganze Taschenlippe oder den Kehldeckel ganz oder theilweise fortnehmen und wird immer erstaunt sein, in wie kurzer Zeit, in zehn bis zwanzig Tagen, die Wunden geheilt sind. Ich habe in dem letzten Monat in einem Fall etwa ein Viertel, im anderen drei Viertel der Epiglottis weggenommen; die Wunde war bei dem ersten nach acht, bei der letzten Kranken nach vierzehn Tagen geheilt. Da die Kürettage recht schmerzhaft ist, so wird es immer nöthig sein, die Stelle vorher ein oder besser zwei Mal mit 20procentiger Kokainlösung unempfindlich zu machen. Nachher gehe man mit der desinficirten Kürette unter die kranke Stelle ein und schabe das, was krank ist, im Herausgehen ab. Auch dabei ist eine gewisse mässige Gewalt zu brauchen, das Wieviel giebt die Erfahrung bald. Da man gesundes Gewebe nicht abschaben kann, so darf man schon ein bischen dreist zugreifen. (Siehe betreffs genauer Beschreibung des Verfahrens auch Seite 185). Von der Empfindlichkeit des Kranken und der Schwere des Falles wird es abhängen, ob man gleich alles Krankhafte wegnehmen kann oder ob man sich mit einem Theil begnügen muss. Nach der Kürettage ist es zweckmässig, mit Milchsäure, in diesen Fällen wohl immer, das erste Mal mit 50procentiger, in die wunde Stelle hineinzuätzen, ebenfalls unter Anwendung einer mässigen Gewalt. Solange die Heilungsneigung sich nicht neuerdings zu vermindern anfängt, sollte man den Eingriff nicht wiederholen. Nachher verordne ich immer absolutes Stillschweigen und gegen die Schmerzhaftigkeit und den Hustenreiz die Pulver von 3 mgm Morphium trocken auf die Zunge zu nehmen und so zu schlucken, drei bis sechs Stück in 24 Stunden, womöglich 30 Minuten vor dem Essen. Damit lassen sich die auf die Ätzungen folgenden Beschwerden und Schmerzen in mässigen Grenzen halten; Morphium wirkt, trocken genommen, besser als das nur so kurz lindernde Kokain. Die Schmerzen dauern selten länger als zwei Tage. Nach wenig Tagen schon pflegt sich eine merkliche Besserung in dem Befinden des Kranken zu zeigen. Dann kann man, besonders bei Ungeduldigen, welche meinen, keine Behandlung sei verlorene Zeit, die Einblasungen, welche oben erwähnt sind, wieder aufnehmen, absolut nöthig sind sie meist nicht.

Ebenso wird man Tumoren und umschriebene Infiltrationen behandeln, indem man sie zuerst mit einem geeigneten Instrumente wegschneidet oder -kratzt und dann ihren Sitz mit Milchsäure ätzt. Sind die Infiltrationen aber ausgedehnter, so genügt das einfache Auskratzen meist nicht, man muss dann entweder Stücke aus den kranken Theilen, z. B. aus den aryepiglottischen Falten wegnehmen oder mit dem Messer, Fig. 98 f und g Seite 185 oder Fig. 132, oder mit der von mir angegebenen Scheere, Fig. 133, Einschnitte in die geschwollenen Stellen machen. Nachdem man den einen Arm der Scheere in den Kehlkopf und den anderen in den Oesophagus eingeführt, schneidet man bei Infiltrationen der Hinterwand und der aryepiglottischen Falten das dazwischen gefasste Gewebe

Fig. 132.

dreist durch, womöglich an der Stelle der stärksten
Schwellung. Ebenso verfährt man mit der Doppelkürette.
Die infiltrirte Epiglottis skarificirt man kräftig mit einem
Messer, Fig. 132 oder Fig. 92 *e* oder 98 *g*, Seite 181 und
185 an der unteren Seite vom Petiolus nach der Spitze
zu, zunächst auf der schmerzhafteren Seite; bei starker

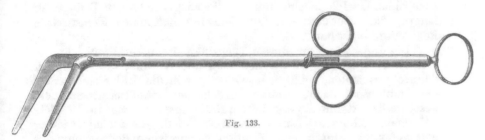

Fig. 133.

Schwellung und grosser Schmerzhaftigkeit spalte man den Kehldeckel mit dem Messer oder der Scheere ganz durch. Ich habe
nur zweimal an der Hinterwand eine kleine Unannehmlichkeit bei
diesen Einschnitten erlebt, als ich den Schnitt, bei recht erheblicher Schwellung, sehr nahe an die Mittellinie gelegt hatte. In
diesen beiden ·Fällen klappte das mediane Stück nach innen
um und legte sich auf die Glottis; es genügte indessen, beide
Kranke auf den Rücken zu legen; nach einer halben Stunde war
die Verklebung so weit gediehen, dass sich ein weiteres Umklappen
nicht mehr wiederholte. Wäre dies dennoch wieder eingetreten,
so würde ich das hängende Stück mit der Zange oder noch besser
mit der Doppelkürette entfernt haben. Die Einschnitte verursachen
natürlich auch für ein paar Tage Schmerzen, besonders die,
welche den Kehldeckel spalten; nach acht Tagen tritt aber meist
schon die günstige Wirkung auf die Schluckschmerzen ein. Diese
Schnitte geben nicht, wie man behauptet hat (aber wohl nur aus
theoretischen Gründen, denn die Praxis spricht anders) und wie
man fast vermuthen sollte, Anlass zu neuen Geschwüren, sondern
sie zeichnen sich durch eine fast zu grosse Neigung zum Verkleben und Verheilen aus. Meist sind sie schon nach wenigen
Stunden wieder verklebt, geheilt nach sechs Tagen. Früher habe
ich nichts in die Schnitte eingepinselt und eine grössere Anzahl
von günstigen Erfolgen gesehen. Jetzt reibe ich noch 50procen-
tige Milchsäure in die Schnittwunden, weil diese noch besser wirkt.
In den Zwischenräumen der Eingriffe kommen dann wieder die oben
erwähnten medikamentösen Behandlungsarten zur Anwendung.

Wie mehrfach erwähnt, sind diese Eingriffe alle, trotz Kokain,
schmerzhaft; doch habe ich immer gefunden, dass wenigstens in
Deutschland sich die Kranken denselben gern unterwerfen, wenn
sie merken, dass sie ihnen Nutzen schaffen. Französische Kollegen
haben mich früher wiederholt versichert, dass man solche schmerzhafte Behandlungsweisen bei ihren Landsleuten nicht vornehmen
könne. Ich glaube nicht daran. Wenn der Arzt selbst nur erst
von dem Nutzen und der Nothwendigkeit derselben überzeugt ist,
so wirkt er suggestiv auf seine Kranken. In der That habe ich
auch neuerdings von vielen mir befreundeten dortigen Kollegen
erfahren, dass sie die Behandlung gerade so machen, wie wir in
Deutschland. Ich möchte nur an die ausgezeichneten Erfolge erinnern, die GOUGUENHEIM auf dem internationalen Kongress in
Rom mitgetheilt hat.

Die Indikation zu diesen Eingriffen ist nicht immer nur in
den Fällen gegeben, in welchen man hoffen kann, die Krankheit
dadurch zu heilen, sondern bisweilen geben die Schluckschmerzen
die Indikation dazu, weil natürlich bei lebhafteren Schluckbeschwerden durch die erschwerte Nahrungsaufnahme die Möglichkeit einer Heilung der Lunge verringert wird. Es ist mir wiederholt gelungen, durch eine richtige chirurgische Behandlung des
Kehlkopfs dem Kranken die Schluckbeschwerden bis zu seinem
Ende zu beseitigen. Die Kontraindikationen sind in dem zu weit
vorgeschrittenen Zustand des Lungenleidens gegeben, in dem
Charakter des Kranken, ferner in gefahrdrohender Stenose, da
das Verfahren oft eine vorübergehende Schwellung hervorruft und
in stets wieder rasch recidivirenden Geschwüren.

Üble Zufälle habe ich nicht viel nach der Kürettage und
Skarifikation erlebt. Einen habe ich oben schon erwähnt, das
Einklappen des abgeschnittenen Stücks nach der Glottis zu.
Ausserdem habe ich zweimal unangenehme Blutungen beobachtet.
In dem einen Fall hatte ich, wie früher schon bemerkt, ein Stück
der Epiglottis mit der Doppelkürette weggenommen, wonach der
Kranke fünf Stunden anhaltend blutete. Alle Mittel wollten nicht
helfen, bis ich fand, dass er einen zu engen Hemdkragen trug.
Ich löste den Knopf und die Blutung stand sofort. Den anderen
Fall hatte ein Assistent von mir an der aryepiglottischen Falte
operirt, wobei der Kranke sehr mässig geblutet hatte. Er verliess
das Zimmer nach dem Aufhören der Blutung, kam aber nach
fünfzehn Minuten wieder herein, anhaltend grössere Mengen Blut
auswerfend. Die Blutung war nicht zu stillen und der Kranke
starb in meinem Zimmer nach weiteren zehn Minuten. Die Sektion
ergab, dass er eine Kavernenblutung bekommen hatte, deren Eintreten vielleicht durch die Anstrengung bei der Behandlung beschleunigt worden war. Sollte es einmal zu einer stärkeren Blutung
aus einer kürettirten Stelle kommen, so würde ich dieselbe nach
HERYNG mit einer Mischung von *Ac. lacticum* und *Liq. ferri sesqui-*

chlorati ana oder mit Ferripyrin oder dem Galvanokauter stillen. Luc gelang es in einem Falle, die Blutung aus dem Kehldeckel durch das Anlegen einer gebogenen Zange zum Stehen zu bringen.

Trotz der grössten Sorgfalt und richtigster Behandlung werden aber doch leider eine ziemliche Anzahl von Fällen übrig bleiben, in welchen die Krankheit unbekümmert um alle Maassregeln ihren Weg weiter geht; man wäre in solchen Fällen fast versucht, zu sagen, durch die Behandlung, wenn man nicht in so vielen günstig verlaufenden sich von der Wirksamkeit der oben angegebenen Methoden hätte überzeugen können. Treten also immer wieder neue Geschwüre und Schwellungen auf, und nimmt die Schwellung der subglottischen Gegend, der Hinterwand oder des ganzen Kehlkopfes so zu, dass die Athmung ungenügend wird oder sogar Erstickungsgefahr auftritt, dann zögere man nicht zu lange mit der Tracheotomie, um so weniger, je besser noch der Zustand der Lungen ist. Namentlich bei blossen Infiltrationen ohne Perichondritis wirkt diese Operation oft wahrhaft zauberhaft; ich habe die Schwellungen schon nach acht Tagen so verschwinden sehen, dass man fast versucht gewesen wäre, die Kanüle schon wieder herauszunehmen. Meistens geht es allerdings langsamer. Der Kehlkopf braucht vier Wochen bis zu einem Jahr und länger, um auszuheilen; mitunter heilt er auch überhaupt nicht. Eigentlich ist es wunderbar, dass nach der Tracheotomie der Process so oft ohne weitere Behandlung erlischt. Man muss wohl in erster Linie die Ruhigstellung des Kehlkopfs als das Wirksame dabei anführen, dann aber auch die Abhaltung von Staub und Bakterien, denn die Ruhigstellung ohne Tracheotomie habe ich recht oft bei vernünftigen Kranken erreicht, die monatelang keine Silbe gesprochen haben; doch hilft das Schweigen allein nicht so sicher, wie die Tracheotomie. In den Fällen, in welchen wegen Stenose der Luftröhrenschnitt gemacht wird, wirkt sicher die erleichterte und vermehrte Sauerstoffaufnahme bei dem günstigen Verlaufe mit. Ich habe im Ganzen sieben Kranke durch diese Operation in den letzten Jahren geheilt; eine davon lebte noch neun Jahre geheilt im Kehlkopf, die Lunge war nie ganz ausgeheilt. Eine Kranke, welche wegen fortschreitender Larynxphthise operirt wurde, ist nach Verlauf eines halben Jahres geheilt gewesen, sie hat sich mir nach fünfzehn Monaten vor Kurzem vorgestellt mit einem sehr schön geheilten Kehlkopf, vollkommen gut beweglichen Stimmlippen, als ich aber die Kanüle herausnehmen liess, trat sofort wieder eine subglottische Schwellung ein, so dass jene nach wenigen Tagen wieder eingelegt werden musste. Die Lungen der Kranken waren auch nicht ganz ausgeheilt, trotzdem sie 35 Pfund zugenommen hatte. Die anderen Kranken lebten nach der Operation sechs Monate bis fünf Jahre. Nach meinen Erfahrungen kann ich die früher von mir angegebenen Indikationen nur aufrecht erhalten. Dieselbe Erfahrung ist auch von allen anderen Beobachtern gemacht worden, welche die Tracheotomie bei Larynxphthise wirklich ausgeführt haben und sich nicht durch theoretische Bedenken davon abhalten liessen. PERCY KIDD hat nach vier Fällen geglaubt, ein ungünstiges Urtheil abgeben zu müssen. Es ist allerdings sehr bedauerlich, dass er gerade im Anfang vier ungünstige Fälle erlebt hat; die Phthisiker in England werden schliesslich doch nicht von anderem Material sein, als die deutschen. Ich hoffe, der Kollege nimmt seine Versuche noch einmal auf und wird dann sicher zu besseren Ergebnissen kommen.

Meine Indikationen für die Operation sind: 1) bei Stenose jedenfalls, und zwar soll man in diesen Fällen nicht zu lange warten; 2) bei schwerer Larynxerkrankung gegenüber leichter Lungenerkrankung auch ohne vorhandene Stenose; 3) bei rasch voranschreitenden Larynxprocessen, ebenfalls schon vor Eintritt der Dyspnoe; 4) bei gleichzeitig vorhandenem Schluckweh eher noch früher. REINHOLD STEIN fügt nicht mit Unrecht noch die fünfte Indikation hinzu: wenn in Folge mangelhafter Technik des Arztes oder wegen des ungünstigen oder unerreichbaren Sitzes der Affektion die Lokaltherapie sich unzureichend erwiesen hat. Ich möchte, um nicht missverstanden zu werden, nur hinzufügen, dass ich diese Indikationen natürlich nur dann für gegeben halte, wenn die übrigen uns zu Gebote stehenden Mittel ohne Erfolg angewendet worden waren. Eine örtliche Behandlung nach der Operation habe ich in den letzten Jahren selten für nöthig befunden. Ich komme übrigens, seitdem ich die oben geschilderte chirurgische Behandlung anwende, viel seltener dazu, die Tracheotomie empfehlen zu müssen.

Weniger günstig sind die Erfahrungen, welche man mit der Laryngofissur in Fällen von Larynxphthise gemacht hat. Bei den heutigen Fortschritten der Chirurgie halte ich aber doch weitere Versuche um so mehr für nothwendig, als in den letzten beiden Jahren schon bessere Ergebnisse gemeldet werden. Es ist doch sicher die einzig richtige chirurgische Art der Behandlung, dass man die tuberkulös erkrankten Stellen im Kehlkopf möglichst vollständig entfernt, so gut wie im *Condylus femoris* oder in der Zunge u. s. w., vorausgesetzt, dass man die Gefahr der Fremdkörperpneumonie erst einmal sicher zu vermeiden gelernt haben wird. CREPON hat in einer aus dem Jahre 1894 stammenden Dissertation 16 Fälle von Laryngotomie bei Larynxtuberkulose zusammengestellt, vier davon starben an den direkten Folgen der Operation, bei vier weiteren wurde das Leiden gelindert, sie erlagen aber bald der Lungenerkrankung, sieben hatten eine sehr erfreuliche Besserung ihrer Beschwerden, das weitere Schicksal derselben war aber unbekannt; ein von HOPMANN operirter Kranker war nach 11 Jahren noch als Prediger thätig, also gewiss vortrefflich geheilt.

Weitere günstige Erfahrungen mit der Laryngofissur sind in einem Falle von SOKOLOWSKY, in zweien von GRÜNWALD und in zweien von KUTTNER mitgetheilt worden. GRÜNWALD's einer Patient lebte noch nach $4\frac{1}{2}$ Jahren und KUTTNER konnte seine Kranken über ein Jahr der Familie und dem Berufe erhalten, auch PIENIAZEK spricht sich für die Vornahme der Operation bei Tuberkulose aus, wenn es voraussichtlich gelingen werde, alles Kranke mit einem Saum gesunden Gewebes herauszubekommen, und die Lungen noch nicht zu krank seien. Letzteres ist jedenfalls die Vorbedingung für die Laryngofissur oder Thyreotomie, wie sie in anderen Ländern mehr genannt wird.

Solche ganz geeignete Fälle sind ja selten, aber sie kommen doch vor. Man wird namentlich primäre Tumoren auf diese Weise operiren dürfen, wenn man dabei die Wahrscheinlichkeit eines sonst schlechten Verlaufes ins Auge fasst. Ich habe einen jungen Mann, bei welchem der Larynxprozess sich immer mehr verschlimmerte, ohne dass die Stenose die *Indicatio vitalis* abgab, tracheotomiren und, als nach zwei Monaten gar keine Abschwellung eingetreten war, thyreotomiren lassen. Der Kehlkopf wurde mehrere Wochen nachher mit Jodoformgaze tamponnirt erhalten, schwoll aber nach dem Weglassen derselben wieder sehr an. Der Kranke verschlechterte sich bald wieder, ist aber ein halbes Jahr später mit sehr schön vernarbtem Kehlkopf wiedergekommen; ich habe seitdem nichts mehr von ihm erfahren können; er dürfte wohl seinem Lungenleiden erlegen sein. Im Juli 1894 hatte ich Gelegenheit, einen Kranken mit einem primären tuberkulösen Tumor in der linken Taschenlippe in Gemeinschaft mit Kollegen PINNER von hier zu behandeln. Der Tumor war von einigen Specialkollegen und auch von mir Anfangs für Karcinom gehalten worden, da das Alter von 48 Jahren stimmte und wir Alle nie irgend einen Befund in den Lungen nachweisen konnten. Das Mikroskop ergab in einem entnommenen Probestückchen typische Tuberkulose. PINNER machte die Spaltung des Kehlkopfs, es zeigte sich die ganze Taschenlippe infiltrirt, nach der Herausnahme des Krankhaften wurde die Stelle mit Milchsäure geätzt. Der Patient hatte noch manche Beschwerden durch die Abstossung der kleinen Sequester aus der Sägefläche des Schildknorpels; bis jetzt ist aber nach zwei Jahren ein Rückfall nicht aufgetreten.

Ich möchte in zukünftigen Fällen empfehlen, nach der Spaltung auszukratzen und dann die Stelle mit reiner Milchsäure zu ätzen, wie es in dem zuletzt von mir beschriebenen Falle geschehen ist. Ferner wäre ich dafür, nach der Operation den Kehlkopf eine Zeitlang mit Jodoformgaze auszustopfen, um die Aspirationspneumonie zu verhüten. Die Ergebnisse der Operation werden dann sicher bessere sein.

So lange wie möglich soll man also an die Behandlung gehen, als ob man den Fall heilen könne. Hat man sich von dem Gegen-

theil überzeugt und verlangt es der Zustand des Halses, so wird
man eine Reihe von Erleichterungsmitteln anwenden müssen, um
die Leiden des armen Kranken erträglich zu gestalten. Da
kommen in erster Linie die Narkotika in Betracht. Ich gebe, wie
erwähnt, Morphiumpulver, trocken oder *Tr. opii* mit *Glycerin
ana*, oder Bismuth mit Morphium, Codein oder Opium mehrere
Male täglich, örtlich eingeblasen oder innerlich. Diese Mittel
lindern die Schmerzen wenigstens für einige Zeit. Weniger
entzückt bin ich von Kokain in solchen Fällen; es kommt dies
vielleicht mit daher, dass ich fast nur ambulatorische Kranke behandele und die Kokainanwendung nur dann Zweck hat, wenn
sie unmittelbar vor der Nahrungsaufnahme geschieht. Je öfter
man es indessen anwendet, desto rascher vergeht die Wirkung und
viele Kranke haben auch, wie oben schon erwähnt, das dicke
Gefühl nach der Anwendung sehr ungern und ertragen lieber
die Schmerzen. In sehr schweren Fällen sind subkutane Injektionen von Morphium am Halse eine viertel bis eine halbe Stunde
vor der Nahrungsaufnahme sehr nützlich. Andere Erleichterungsmittel sind, dass man nur breiige, kühle Speisen geniessen oder
dieselben nach dem Vorschlage von NORRIS WOLFENDEN in der
Bauchlage mittelst eines 15 cm langen Röhrchens oder eines dickeren Strohhalmes aus einem Gefässe aufsaugen lässt. Manche
Kranke schlucken besser, wenn sie auf der Seite der geringeren
Schmerzen liegen; Anderen thun wieder laue Leinsamenumschläge
gut, doch dürfen diese nicht zu anhaltend gemacht werden. In
Spitälern kann man auch das Kokain submukös unter die Schleimhaut des Kehlkopfs oder des Gaumenbogens oder der Schlund-
hinterwand einspritzen. Das hat zuerst PIENIAZEK und nach ihm
besonders HERYNG empfohlen, welche dadurch eine lang andauernde Anaesthesie erzielt haben wollen. Ganz zweckmässig
sind auch hierbei Antipyrinlösungen 1 : 3—2, die man auf die
schmerzhaften Stellen pinselt oder zu etwa zwei Gramm zehn
Minuten vor den Mahlzeiten schlucken lässt, oder die Anginapastillen von AVELLIS.

Ist die Krankheit zu weit gediehen, so kann der menschlich
fühlende Arzt moralisch sehr viel durch die richtige tröstende Zu-
sprache thun. In den letzten Tagen wird man so viel Narkotika
geben, dass dadurch eine Euthanasie herbeigeführt wird. Da aber die
Halsphthisiker meist eine grosse Zähigkeit haben, so wird daneben
auch noch manches tröstende Wort einzugeben sein. Ich habe
gefunden, dass recht viele Kranke einen Trost darin finden, wenn
man ihnen sagt, sie hätten ein Geschwür, das aber noch nicht
aufgehen wolle, sie würden, bis das geschehe, immer noch
Schmerzen haben, diese würden sich sogar bis dahin eher steigern.
Mitunter entleert sich inzwischen so ein perichondritischer Abscess,
es folgt eine zeitweise Erleichterung, was dann dem Kranken neuen
Muth giebt, bis er seinem Schicksal doch anheimfällt.

Bei den skrophulösen Erkrankungen ist die Allgemein-behandlung das Wichtigere. Man wird die hygienischen Verhält-nisse nach Möglichkeit zu bessern suchen, ebenso die Ernährung im Allgemeinen nach den früher angegebenen Grundsätzen einzu-richten suchen. Einen besonderen Werth wird man auf den Genuss von frischer Luft legen. Ich habe von dem Nutzen derselben vor Jahren ein recht gutes Beispiel beobachten können. Vor meinem Hause am Flusse war ein Schiffszimmerplatz. Ein Arbeiter brachte im Frühjahr sein Kind mit dahin, welches recht das Bild eines elenden, skrophulösen Kindes war. Dasselbe tummelte sich den ganzen Tag auf dem Platz umher. Die Nahrung war dieselbe geblieben, da die Mutter das Essen für Vater und Kind alle Tage hinbrachte. Im Herbst war aus dem elenden Kinde ein sehr wohl aussehendes, ganz gesundes geworden; also nur unter dem Ein-fluss der Luft, da sich sonst nichts geändert hatte. Recht gute Dienste thun ferner Salzbäder, Seeluft, Gebirgsluft u. s. w. Eine kohlenhydratreichere Nahrung, Milch, natürlich gekochte, Leber-thran im Winter, Butter, daneben eine genügende Menge von Ei-weissstoffen sind zu verordnen. Innerlich giebt man Jodeisensyrup, ein Theil auf zwei *Syr. Sacch.*, drei Mal täglich 5—10 Gramm oder *Pill. Blancardi* oder *Arsenik.* v. ZIEMSSEN empfiehlt *Solut. Natrii arsenicosi,* von Apotheker SPETH im städtischen Krankenhause in München bezogen, in der täglichen Menge von 0,25 bis 2 Gramm der einprocentigen Lösung subkutan einzuspritzen. Ein recht wirksames Mittel ist auch die von KAPESSER angegebene Schmier-seifeneinreibung. Man nimmt einen Esslöffel voll gewöhnlicher Schmierseife (Kaliseife), verreibt sie Abends auf dem Rücken des Kranken bis zu den Knieen und wäscht sie am nächsten Morgen mit lauem Wasser ab. Dies wird alle zwei bis drei Tage wiederholt, je nachdem die Haut mit Pusteln oder Ausschlägen danach reagirt.

Für die örtliche Behandlung des Ekzems der Nase und Lippe habe ich eine 3procentige Perubalsamsalbe recht nützlich gefunden, wenn vorher die Krusten möglichst sorgfältig durch Auf- oder Ein-legen von mit *Ol. amygd. dulc.*, mit und ohne Zusatz von drei Procent Menthol oder Europhen getränkter Watte losgeweicht worden sind, wozu aber Anfangs bisweilen eine Stunde nöthig ist. Das ist Vorbedingung; dann hilft die Salbe aber auch meist schon in acht Tagen. Man kann statt der Perubalsamsalbe auch eine 10procentige von *Hydr. praec. album* oder *flavum,* von Bor oder Bismuth u. s. w. nehmen.

Das Tuberkulin wende ich noch in einzelnen Fällen an, da ich mich bei vorsichtiger Dosirung immer wieder von der gün-stigen Wirkung desselben auf den örtlichen Process überzeuge. Ich bin meiner Ansicht über die Verwendung der kleinen, keine fieberhafte Reaktion hervorrufenden, einmal wöchentlich eingespritzten Dosen von $\frac{1}{2}$ bis 1 mgm getreu geblieben.

Namentlich sah ich Nutzen davon in Fällen von Lupus und von
oberflächlichen Geschwüren im Kehlkopf. Wie sich aus manchen
Veröffentlichungen der letzten Zeit ergiebt, stehe ich in der Anwendung des Mittels nicht allein; nach PAUL KRAUSE begeht sogar der Arzt, der es in geeigneten Fällen nicht anwendet, eine
Unterlassungssünde. Wie ich früher erwähnt habe, wird das
Tuberkulin vielleicht bald durch ein besseres Antitoxin verdrängt werden.

b) Die Erkrankungen der oberen Luftwege bei Lupus.

Der Lupus ist eine durch den Tuberkelbacillus hervorgerufene
besondere Form der Tuberkulose. Da der Lupus aber in den
oberen Luftwegen, wie auf der äusseren Haut ein von der gewöhnlichen Form der Tuberkulose sehr verschiedenes Auftreten
zeigt, so ist es praktisch gewiss richtiger, ihn in einem besonderen
Abschnitte zu behandeln. Warum der Tuberkelbacillus in den
Fällen von Lupus auf der äusseren Haut sowohl, als auch auf
den Schleimhäuten eine andere Form der Erkrankung bewirkt,
ist bis jetzt nicht bekannt. Eine Verschiedenheit des Bacillus in
beiden Krankheiten hat noch nicht aufgefunden werden können,
wenn auch einige Forscher dieselbe vermuthen. Auch auf der
äusseren Haut stellt bekanntlich das, was wir unter einem tuberkulösen Geschwür der Haut verstehen, etwas Anderes dar, als
das, was wir Lupus nennen. Schon vor KOCH hatte die Erfahrung, dass viele Lupöse schliesslich an tuberkulösen Erkrankungen
zu Grunde gehen, die Vermuthung erregt, dass die beiden Processe identisch seien. Man findet in den lupösen Produkten bei
geduldigem Suchen immer die Tuberkelbacillen, wenn auch bei
Weitem spärlicher und kann sie noch sicherer durch das Einbringen von lupösen Stückchen in die vordere Kammer von
Kaninchenaugen nachweisen. Die Zugehörigkeit zu der Tuberkulose beweist der Lupus auch durch die charakteristische Reaktion
auf das KOCH'sche Tuberkulin, so dass man dieses als Unterscheidungsmittel von Syphilis benutzen kann.

Der Lupus tritt in den oberen Luftwegen selten primär auf,
meistens sekundär, zugleich mit oder nach Lupus der äusseren Haut.

Wie an der äusseren Haut das Knötchen das Charakteristische
ist, so ist es dies auch in den oberen Luftwegen, nur dass es sich
hier in der Regel mehr als hirsekorngrosse Erhabenheit zeigt; es
hat eine grosse Ähnlichkeit mit kleinen Granulationen, ist nur härter.
Ein nicht geschwüriger Lupus der Schleimhaut sieht aus wie ein
röthlicher Hirsebrei, so dicht liegen die Erhabenheiten aneinander.
Dabei ragen die Knötchen, besonders wenn sie in grösserer Menge
zusammensitzen, etwas über die Schleimhautoberfläche vor. So

können sie an dem Eingang der Nase selbst Verengerung derselben bewirken. Sie breiten sich in dem Schlunde über grössere Strecken aus, über das halbe oder ganze Gaumensegel, über einen Gaumenbogen, die Mandel, die hintere Schlundwand, den Zungengrund, den Kehldeckel, die aryepiglottischen Falten und die Hinterwand des Kehlkopfs. In der Regel sind sie aber geschwürig zerfallen. Man sieht dann unregelmässige Geschwüre in meist blasser Schleimhaut, welche den tuberkulösen allerdings sehr ähnlich sehen können, sie unterscheiden sich von ihnen dadurch, dass sie in der Regel mit den beschriebenen kleinen Erhabenheiten umgeben sind. Dazwischen findet man in älteren Fällen vernarbte Stellen, wie man sie sonst hauptsächlich bei Syphilis zu beobachten gewohnt ist. Selten nimmt der Lupus in den oberen Luftwegen die tuberöse Form an. Über den *Lupus exfoliativus* im Halse ist bis jetzt nichts bekannt.

In der Nase kommt der Lupus fast nur an oder dicht hinter dem Eingang vor und zwar beinahe ausschliesslich sekundär. Ich habe da nur wenige Fälle primärer Erkrankung gesehen. Die etwas erhabenen Stellen lassen die charakteristischen Knötchen nicht immer gleich erkennen, da sie gewöhnlich mit Krusten bedeckt sind. In älteren Fällen findet man die Oberfläche theilweise geschwürig, die Geschwüre können in die Tiefe greifen und bis zur Perforation der Scheidewand führen. Bei Lupus ist aber das Loch, wie bei der Tuberkulose, immer mit einem infiltrirten Wall umgeben, der an der Oberfläche die Knötchen zeigt, während es bei der idiopathischen Perforation glatt ist.

Im Schlunde kommt der Lupus nicht so selten primär vor. Ich habe in den letzten Jahren zwei Fälle gesehen, in welchen sich in der Mitte der Hinterwand eine markstückgrosse erhabene Stelle befand, ganz aus den hirsebreiähnlichen Massen bestehend und nur zum geringen Theile geschwürig. In dem einen Falle, den ich mit BÄUMLER beobachtete, entstanden immer neue Geschwürchen, welche wieder heilten. In dem anderen Falle war die Erkrankung auch auf die Gaumenbogen fortgeschritten.

Fälle von primärem, isolirtem Lupus des Kehlkopfs sind, einige zweifelhafte eingerechnet, nach RUBINSTEIN nur vierzehn bekannt. Ich erinnere mich nicht, einen solchen gesehen zu haben. In der Regel ist die Krankheit im Schlund und Kehlkopf sekundär, mit Lupus der äusseren Haut, besonders der Nase, vereinigt, was die Diagnose sehr erleichtert. Es finden sich da dieselben Erscheinungen, wie bei der primären Form. Der Kehldeckel stellt sich in den Lupusfällen immer verdickt dar und ist ebenfalls mit Knötchen besetzt, wie auch die übrigen befallenen Theile des Kehlkopfs.

In einem Falle sah ich einen besonders schönen Lupus am Eingang des Kehlkopfs bei einer älteren Dame, welche dreissig Jahre vorher durch ROSER von einem Lupus der äusseren Nase geheilt worden war, eine Heilung, die an der primären Stelle noch Stand hielt. Im Schlunde hatte sie keine Erscheinungen, es muss aber doch eine Überwanderung von der Nase dahin stattgefunden haben.

In mehreren Fällen entwickelten sich unter der Behandlung bei Kranken mit sicher tuberkulösen Geschwüren des Gaumens die für Lupus bezeichnenden Knötchen und nahmen nach und nach die ganze wunde Fläche ein, die wie eine schlaff granulirende Wunde aussah; zu gleicher Zeit liessen die Schmerzen sehr nach.

Die Symptome sind, und das ist wichtig für die Diagnose, meistens sehr geringfügig, und die Schmerzen sogar geradezu auffallend gering oder fehlen ganz, selbst bei sehr ausgedehnten Geschwüren. Unter der geeigneten Behandlung, aber auch ohne dieselbe, heilen die Geschwüre nicht so selten und hinterlassen dabei Narben, welche je nach der Tiefe der Erkrankung mehr oder weniger grosse Formveränderungen bedingen. Mitunter kommt es bei der Heilung zu ausgedehnten Verwachsungen und Verengerungen, wie in einem Fall, den ich im vergangenen Jahre operirte, bei dem es zu einer vollständigen Verwachsung des weichen Gaumens mit der hinteren Schlundwand und zu einer Verengerung des Kehlkopfeingangs bis auf etwa 2 mm Durchmesser gekommen war.

Die Schmerzlosigkeit trägt die Schuld, dass so viele Fälle von Lupus unentdeckt bleiben. Die Laryngologen sehen viel weniger Fälle als die Hautärzte, vorausgesetzt, dass sie regelmässig den Hals untersuchen. Bei systematischen Untersuchungen aller Lupösen haben CHIARI und RIEHL z. B. fast 9 Procent Halslupus gefunden, MARTY ebenfalls 9 Procent. In der Bonner Klinik hatten sogar unter 380 Fällen von Lupus der Haut 175, also 45,5 Procent, auch Schleimhautlupus. In 147 Fällen, in welchen sich der Ursprung feststellen liess, war 46 Mal, also in 31,2 Procent, der Lupus von der Schleimhaut ausgegangen. Ich habe im Verhältniss ziemlich viele Fälle gesehen, da ich auch jeden Lupusfall im Halse untersuchte.

Was die Diagnose anbelangt, so ist dieselbe in den meisten Fällen nicht allzu schwer zu stellen. Namentlich, wenn man einmal das Bild bei einem sicheren Falle gesehen hat, so wird man es auch in primären Fällen nicht so leicht verkennen. An Lupus muss man immer zuerst denken, wenn man im Halse grössere, nicht schmerzhafte Geschwüre sieht, denn diese findet man sehr selten bei Tuberkulose. Ich habe indessen wiederholt Kranke mit Kehlkopftuberkulose und gleichzeitiger Erkrankung der Lungen behandelt, welche bei sehr ausgedehnten Geschwüren gar keine Schmerzen zu haben angaben; die Geschwüre waren in diesen Fällen sicher nicht lupöse. Diese Letzteren haben die grösste Ähnlichkeit mit stark granulirenden, tuberkulösen Geschwüren. Der Unterschied liegt darin, dass die tuberkulösen Geschwüre buchtiger und die

Granulationen nicht so klein und flach sind, wie die lupösen Knötchen, mit denen sie leicht verwechselt werden können. Oft findet man bei Lupus auch die schon erwähnten Narben, was bei der unbehandelten Tuberkulose selten genug ist. Von der Syphilis unterscheidet er sich durch die bei ihr in frischen Fällen vorhandene grössere Röthe der Schleimhaut, sowie dadurch, dass die syphilitischen Geschwüre immer scharfe Ränder haben und tiefer sind. Der Lupus soll auch nie den Knochen befallen; ich habe es in der That nie gesehen. Bei der Syphilis sind aber auch die Granulationen viel starrer, grösser und ragen mehr über die Oberfläche der Schleimhaut heraus. Die Narbenbildung haben beide gemein, ebenso, dass sie beide leicht Verwachsungen der Gaumenbogen mit der hinteren Schlundwand herbeiführen. Doch giebt es immerhin Fälle, in welchen die Differentialdiagnose recht schwer sein kann. HUTCHINSON sagt einmal, dass Syphilis den Lupus in allen seinen verschiedenen Formen nachahme. In zweifelhaften Fällen dürfte, da es sich immer nur um tertiäre Erscheinungen handeln kann, eine Jodkalibehandlung rasch Aufschluss geben. Die Schwierigkeiten bestehen aber für die Diagnose eigentlich nur für die primären Fälle; findet man Lupus der äusseren Haut, so wird sich der Verdacht natürlich zunächst auf diese Krankheit richten.

Am Eingang der Nase kommen auch Sarkome nicht so ganz selten vor, das eigentliche Karcinom habe ich da nicht gesehen, wenigstens nicht primär. Eine Verwechslung der beiden Neubildungen mit Lupus ist indessen nicht leicht möglich, da dieselben doch immer in tumorartiger Form auftreten, höchstens könnten bei der tuberösen Form des Lupus am Eingang der Nase Zweifel entstehen. Die Diagnose ist aber gerade hier wegen der leichten Herausnahme eines Probestückchens nicht schwer durch das Mikroskop zu machen.

Die Prognose ist bei ausgedehnten Processen natürlich schlecht; erstens gelingt es nicht immer, alles Erkrankte zu beseitigen, und zweitens schlummert im Hintergrunde immer die Gefahr der allgemeinen Tuberkulose. Die umschriebenen Erkrankungen, namentlich auch die primären im Pharynx z. B., geben dagegen keine so ungünstige Prognose. Es gelingt in vielen Fällen, sie dauernd oder doch für lange Zeit zu heilen.

Die Behandlung, welche ich als die beste gefunden habe, ist die mit Kürette und Milchsäure. Man kratzt erst die kranken Stellen aus, wenn sie grösser sind, vielleicht in mehreren Sitzungen, und reibt dann mittelst eines Wattenpinsels reine Milchsäure ziemlich energisch in die ausgekratzten Stellen ein. In der Nase braucht man sich dabei nicht zu ängstlich wegen der Perforation der Scheidewand zu verhalten. Man muss eben alles Krankhafte zu entfernen suchen, sonst kommt man nicht ans Ziel. Wie bei jeder Kürettage giebt das Gewebe selbst den Maasstab ab, wie weit man gehen soll. Krankes Gewebe lässt sich leicht entfernen, stösst man auf Widerstand, so ist man in dem gesunden. Einzelne, kleine, benachbarte Herde in demselben werden durch die Milchsäure nachher noch erreicht. Die anderen früher angewendeten Mittel habe ich ganz verlassen, da wir in der beschriebenen Behandlung ein recht wirksames Verfahren besitzen. Die Behandlung des Lupus der äusseren Haut darf aber dabei nicht vernachlässigt *werden.

BRONDGEEST hat im vergangenen Jahre auf dem Kongress für innere Medicin in München einen Fall von primärem Kehlkopflupus mitgetheilt, den er durch die *Pharyngotomia subhyoidea* und bei einem Rückfall noch einmal mittelst der Laryngofissur behandelt und der jetzt sechs Jahre geheilt geblieben ist.

Eine wesentliche Unterstützung der Behandlung sind kleine Dosen von Tuberkulin. Ich verwende auch hier anfangs nur Dosen von $1/_2$ mgm, später, wenn sich die Unwirksamkeit derselben herausstellen sollte, solche von 1 mgm, nie darüber und auch wöchentlich höchstens einmal. Ich verweise auf das bei dem Abschnitt „Tuberkulose" darüber Gesagte, namentlich möchte ich noch einmal betonen, dass man fieberhafte Reaktionen zu vermeiden suchen soll.

LIEBREICH giebt jetzt das Kantharidin in Dosen von 0,00005 bis 0,0002 innerlich lange Zeit fort. Er behauptet, dass das Mittel, auch wenn es vorübergehende Albuminurie hervorrufe, keinen dauernden Nachtheil bringe und dass der Lupus damit ohne Narbe heile. Ich habe einige recht gebesserte Fälle bei ihm gesehen. Die meisten Kollegen haben indessen das Mittel nach früheren Erfahrungen verlassen.

c) Die Erkrankungen der oberen Luftwege bei Lepra.

Der Aussatz, Lepra, ist eine in hiesiger Gegend nicht vorkommende Krankheit. Wir wissen jetzt, dass die Ursache derselben in Bacillen, Tafel VI Fig. 5, besteht, welche eine grosse Ähnlichkeit mit denen der Tuberkulose haben, wenn sie einzeln liegen; doch ist dies die Ausnahme, gewöhnlich liegen sie in Haufen zusammen. Man hat sie in den Geweben und im Auswurf gefunden, besonders zahlreich in den VIRCHOW'schen Leprazellen. Sie sind dem für Tuberkelbacillen geeigneten Färbungsverfahren sehr zugänglich und unterscheiden sich dadurch von allen anderen Bakterien. Im Gegensatz aber zu den Tuberkelbacillen sind sie, wie andere Arten von Bakterien, auch durch alle gewöhnlichen Farbstoffe zu färben.

In einer gewissen Verwandtschaft müssen sie zu den Tuberkelbacillen stehen, denn die Kranken reagiren sehr charakteristisch

auf Tuberkulin; auch soll die Lepra bei sich entwickelnder Tuberkulose zurückgehen. Die Ansteckungsfähigkeit der Krankheit muss
gegen früher sehr abgenommen haben. Nach den Erfahrungen
GOLDSCHMIDT's ist die Gefahr der Übertragung, wenn überhaupt
vorhanden, eine sehr geringe. Anders urtheilt BÖCK darüber, der
die nach Nordamerika ausgewanderten leprösen Norweger verfolgt
und gefunden hat, dass durch sie dort lauter Centren von Lepra
entstanden waren. LASSAR und BLASCHKO haben desgleichen in
ihren vor der Berliner Medicinischen Gesellschaft gehaltenen Vor-
trägen darauf aufmerksam gemacht, dass man die Gefahr der Ausbreitung doch nicht unterschätzen möge und stützen sich dabei
auf die im Kreise Memel, auf den Sandwichsinseln und auf Trini-
dad gemachten Erfahrungen. LASSAR's Ansicht nach wartet die
Lepra nur auf eine Zeit und Gelegenheit, um schleichend wieder
um sich zu greifen.

Nach GOLDSCHMIDT, der in Madeira eine grössere Zahl Lepröser
beobachten konnte, ist die Nase wahrscheinlich die Eingangspforte für die Bacillen. Es ist nämlich die Nase schon sehr früh
durch Schwellung der Muschelschleimhaut verstopft, auch konnte
er in derselben in zwei Fällen die charakteristischen Bacillen
nachweisen. In dem Schlunde scheinen die Knoten leichter geschwürig zu werden und zu Zerstörungen Anlass zu geben.
MACKENZIE erwähnt in zwei von ihm gesehenen Fällen Geschwüre
der *Pars oralis* des Schlundes und auf der Epiglottis. In dem
einen von mir gesehenen Fall fand ich am harten Gaumen einen
bläulich aussehenden Knoten, die Uvula war verdickt fein
quer gewulstet und granulirt, entfernt ähnlich den Lupusfällen.
Der Kehldeckel war an seiner Spitze blumenkohlartig verdickt,
die Farbe desselben weiss, die aryepiglottischen Falten waren verdickt und knotig, auch auf der rechten Taschenlippe fand sich
ein kleiner Knoten.

Im Ganzen scheint es, dass in allen Fällen eine Verdickung
der Schleimhaut der ganzen oberen Luftwege beobachtet wird,
dass in diesen geschwollenen Stellen Knoten auftreten, die geschwürig werden und sich auch dann, ähnlich wie bei Lupus, durch
ihre geringe Schmerzhaftigkeit auszeichnen.

Die Diagnose der Lepra im Halse ist leicht, da sie, wie es
scheint, immer sekundär vorkommt. Das Aussehen der Kranken
mit der *Facies leonina,* dem Löwengesicht und dem Fehlen der
Augenbrauen, ist sehr charakteristisch; dazu kommen die bläulich-
grauen oder rothen grösseren und kleineren Knoten in der Haut,
die theilweise geschwürig zerfallen sind, ferner die Anaesthesien,
zugleich die pigmentlosen Stellen der äusseren Haut, nach v. BERG-
MANN die kreisrunden narbigen Stellen in den Gelenkgegenden
und die Kontrakturen der Extremitäten u. s. w.

Eine wirksame Behandlung ist bis jetzt nicht bekannt.
Sie wird deshalb vorerst für die oberen Luftwege nur eine

symptomatische sein können. Wenn durch die Schwellung eine
Stenose oder ein Oedem des Kehlkopfs entsteht, so muss man
tracheotomiren. Nach den Beobachtungen, die uns Böck, Lassar und
Blaschko mitgetheilt haben, dürfte es doch rathsam erscheinen, die
Kranken zu isoliren. Goldschmidt will Nutzen von 3—5 $^0/_0$
Europhenoel gesehen haben, und Radcliffe Crocker hat vor
Kurzem zwei Fälle veröffentlicht, die er durch wöchentliche sub-
kutane Einspritzungen von Sublimat 0,01 sehr gebessert hat.

d) Die Erkrankungen der oberen Luftwege bei Rotz.

Der Rotz, Malleus, ist eine bei Menschen höchst seltene
Krankheit, von der auch zu hoffen ist, dass sie durch die gegen
ihre Verbreitung unter den Einhufern gerichteten gesetzlichen
Maassregeln nach und nach immer seltener werden wird. Ihre
fast einzige Verbreitungsweise ist nämlich die direkte, vom Thier
zum Menschen; in ganz vereinzelten Fällen wird sie von einem
Menschen auf den anderen übertragen. Sie findet sich hauptsächlich bei Solchen, welche ihr Beruf mehr mit Pferden zusammen-
führt, wie Rosswärter, Kutscher, Thierärzte, Pferdeliebhaber u. s. w.
Die Krankheit wird durch einen dem Tuberkelbacillus entfernt ähnlichen Bacillus, Tafel VI Fig. 6, hervorgerufen. Man
kann denselben auf Kartoffeln züchten, auf denen er als ein
honiggelber Belag wächst, der nach vierzehn Tagen fuchsroth wird.
Er ist leicht auf Meerschweinchen überzuimpfen, bei denen er nach
Strauss sehr charakteristische Hodenanschwellungen hervorruft.
Man unterscheidet eine chronisch und eine akut verlaufende
Form. Die erstere ist nach Mackenzie die gewöhnlichere und
geht oft der akuten voraus.
Bei der chronischen Form, welche also die häufigere ist,
findet man in der Regel wenig Schwellung und Röthe auf der
Nasenschleimhaut, auch die Absonderung ist gering. Man be-
merkt auf der Schleimhaut Krusten, nach deren Entfernung kleine
Geschwüre zum Vorschein kommen, seltener Knötchen, die nach-
her zerfallen und die Geschwüre hinterlassen. In der Nase
führen die Geschwüre nicht selten auch zu Perforationen der
Scheidewand. Geht der Process weiter in den Schlund, so kommt
es da zu grösseren geschwollenen Stellen und zu ausgedehnten
Ulcerationen durch den Zerfall der Knötchen an der Rückwand
des Schlundes, an der Zunge und im Kehlkopf. Rauhheit der
Stimme, mitunter auch Engigkeit im Athmen, sind die subjektiven
Erscheinungen bei der Erkrankung des Kehlkopfs. Beim Übergang der Krankheit auf Magen und Darm kommt es zu kolliqua-
tiven Erscheinungen, bei dem auf die Drüsen und in das Blut zu
Sepsis, welche beide allmählich den Tod herbeiführen. Auf der

äusseren Haut zeigt sich der Rotz unter der Gestalt von multiplen Abscessen und Geschwüren, besonders an den Extremitäten. BESNIER hat einen Fall beschrieben, in dem die Krankheit in der Lunge angefangen und sich dann in der Haut des Gesichts unter dem Bilde fressender Geschwüre zeigte.

Die akute Form entwickelt sich entweder aus der eben erwähnten, der chronischen, oder sie ist direkt Folge der Inokulation. Sie tritt mit Fieber auf, von der Nase aus verbreitet sich über die Wangen eine erysipelatöse Röthe, auf der Bläschen erscheinen, welche beim Aufbrechen dünnes gelbliches Sekret absondernde Stellen hinterlassen. Es zeigen sich dann die charakteristischen Knötchen, die theilweise ulceriren, sich mit Borken bedecken und so einen Hautausschlag bilden, welcher grosse Ähnlichkeit hat mit dem bei skrophulösen Kindern. Die Knötchenbildung setzt sich aber auch in die Nase und den Hals fort, verursacht da Verstopfung der Nase, Absonderung eines zähen Sekrets in Nase und Cavum, Schwellung der Schleimhaut. Nach und nach wird dann die Absonderung dicker, mit Blut untermischt und nun geht der Kranke unter denselben Erscheinungen wie bei der chronischen Form zu Grunde. Manchmal erreicht die Schwellung der Kehlkopfschleimhaut einen solchen Grad, dass Erstickungsanfälle auftreten.

Die Diagnose ist oft recht schwer, besonders, wenn man keinen Verdacht wegen des Berufes haben kann. Bei Leuten, welchen ihr Beruf mit Pferden zu thun giebt, wird man bei einem chronischen Schnupfen schon immer an Rotz denken können, findet man dann noch die Knötchen oder oberflächliche, torpide Hautverdickungen und Eiterherde, so ist die Diagnose schon mit grösster Wahrscheinlichkeit zu stellen. In der Regel werden die Fälle zunächst wohl als Syphilis angesprochen werden und wird erst der Misserfolg der Behandlung darauf aufmerksam machen, dass etwas Anderes vorliegen könne. Die bakterielle Untersuchung giebt bald Aufschluss, ebenso wie die Impfungen männlicher Meerschweinchen durch eine Einspritzung in die Bauchhöhle, wonach sich schon am zweiten oder dritten Tage die oben erwähnten Hodenschwellungen zeigen.

Die Impfungen mit dem zuerst von KALNING und HELLMAN dargestellten Mallein, dessen wirksamer Bestandtheil nach BABES das Morvin sein soll, haben sich in den letzten Jahren als diagnostisch werthvoll erwiesen. Nach den in Preussen gemachten Erfahrungen sind alle Pferde, die auf die Einspritzung mit Mallein fieberhafte Reaktion zeigen, als rotzkrank anzusehen. SOMMER in St. Petersburg hat beobachtet, dass unter 658 geimpften Pferden 230 eine Reaktion ergaben, unter den stark reagirenden waren 21, die nach der Tödtung nur geringe, aber deutliche Rotzerkrankung ergaben, nach HUTYRA und PREISZ ist jedes Pferd, das auf 0,3 bis 0,5 ihres Malleins eine Temperatur über 39,5 bekommt, sicher als rotzkrank anzusehen, nach BONOMA reagiren alle kranken Pferde sicher, aber auch eine Anzahl nicht erkrankter mit Fieber, so dass ähnliche Verhältnisse, wie bei dem Tuberkulin obzuwalten scheinen. Bei Menschen sind meines Wissens Probe-einspritzungen noch nicht gemacht worden.

Die Prognose ist bei der akuten Form absolut schlecht, bei der chronischen etwas besser. Es kommen nach BOLLINGER dabei 50 Procent durch, behalten aber leicht eine dauernde Kachexie.

Die Behandlung muss eine rein symptomatische sein, da wir gegen die ausgebrochene Krankheit kein Mittel kennen. Natürlich wird man in einem gegebenen Falle jede Ausscheidung des Kranken sorgfältigst desinficiren und vernichten müssen. Da NEISSER in seinem durch Impfung eines Meerschweinchens sichergestellten Fall eine vorübergehende Heilung durch Tuber-kulin gesehen und bei dem Rückfall das Geschwür durch Jodkali beinahe zur Heilung gebracht hat, so kann man ja dieses Mittel in zukünftigen Fällen versuchen. Vielleicht könnte man in be-ginnenden Fällen auch einen Versuch machen, die Schleimhaut der Nase mit den jetzt aufgekommenen Antisepticis zu behandeln, mit Dermatol, Sozojodol, Nosophen u. s. w. ELLIOTSON soll nach MACKENZIE in einem Fall die Absonderung durch eine schwache Kreosotlösung zum Schwinden gebracht haben. GOLD in Odessa hat zwei Fälle von Rotz mittelst Einreibungen mit Quecksilber-salbe geheilt, ebenso KONDORSKY einen. Ein Versuch mit dem Mittel scheint sich also ebenfalls sehr zu empfehlen. WIDAMSKI hat neuerdings nach einer Erfahrung an 47 Fällen die expektative Behandlung empfohlen; er lässt nur antiseptische Abwaschungen und Einreibungen in die infiltrirten Theile mit grauer Salbe machen, und verlor bei dieser Behandlung nur 8,7 Procent seiner Kranken.

e) Die Erkrankungen der oberen Luftwege bei Aktinomykosis.

Die Aktinomykosis beginnt fast immer im Munde, wohin sie nach JUNISKA und HUMMEL oft durch Getreidegrannen gelangt. An kranken Zähnen und auch an sonstigen wunden Stellen der Schleimhaut oder der äusseren Haut wandern die Pilze ein und verbreiten sich von da weiter. Die Krankheit entsteht natürlich ausschliesslich durch Ansiedlung des Aktinomycespilzes, welcher in den meisten Fällen die so charakteristischen Kolben erkennen lässt, mitunter finden sich aber auch bloss Mycelienfäden und -schläuche. HESSE hat Untersuchungen angestellt, nach denen es scheint, als ob die krankhaften Erscheinungen bei Aktinomykosis durch mehrere Pilze hervorgebracht werden könnten, die durch Kultur scharf von einander zu trennen sind. Er fand in den Körnern eine *Clado-thrix liquefaciens*, die von den WOLFF-ISRAEL-BOSTRÖM'schen, sowie

von den Eppinger-Schmorl'schen Fadenpilzen verschieden ist.
Der Pilz tritt jedenfalls in verschiedenen Formen auf: als Druse,
als fächerförmig angeordnete Masse mit kolbig nach aussen verdickten Elementen oder als ein dicht verfilztes Netzwerk vielfach
verschlungener Fäden. Die Abbildung Tafel VII, Fig. 1 zeigt die
charakteristischen Drusen mit Kolben.

Die Krankheit verbreitet sich von den Zähnen rückwärts nach
dem Rachen zu, ferner auf die Zunge, die Wangen; auch in den
Fossulae der Tonsillen soll sich der Pilz nach Israel nicht selten
einnisten. Ich habe eine aussen auf der Wange aufsitzende Pustel
beobachtet, welche nach dem Öffnen die gelben Körner sehen liess.
Der Fall heilte nach gründlicher Auskratzung. Am häufigsten befällt
die Krankheit den Unterkiefer, besonders das Periost desselben; ich
habe auch davon mehrere Fälle gesehen. Die Krankheit beginnt
mit der Bildung von kleineren oder grösseren Tumoren, welche
lange Zeit unverändert stehen bleiben können, dann aber vereitern
und beim Aufbrechen einen dünnflüssigen, gelben Eiter entleeren,
welcher die gelben Körner enthält, die gleich auf die richtige Fährte
führen. Gewöhnlich muss man die Tumoren aufschneiden, es bleiben
dann lange Eiterungen zurück, je nachdem es möglich ist, die kranke
Stelle zu erreichen und auszukratzen oder nicht. Neben geheilten
Stellen oder auch an anderen Körperstellen bilden sich dann neue,
z. B. kommen sie gar nicht selten im Becken vor; ob die Pilze
dahin vom Munde oder von der äusseren Haut aus gelangen, ist
noch nicht erwiesen. Die Diagnose ist bei geschlossenen Knoten
recht schwer, und in der That sind sie oft mit Karcinomen oder
anderen Tumoren verwechselt worden. Sobald sie geöffnet sind,
lassen die gelben Körner keinen Zweifel mehr zu. Es ist mir
nicht bekannt, ob die Pilze in der Nase beobachtet worden sind,
im Schlunde hat man sie öfter schon gesehen, und auch im Kehlkopf sind neuerlich von Mündler drei Fälle beschrieben worden.
In den zwei ersten Fällen fand er deutliche Spuren, dass die
Krankheit von den Zähnen gekommen. In dem ersten deutete
man den bei einem 57jährigen Landwirth im Inneren des Kehlkopfs gefundenen Tumor Anfangs als Karcinom. In dem zweiten
und dritten Fall sass der Tumor aussen auf dem Schildknorpel
auf; der zweite Fall war ebenfalls ein Landwirth, der dritte betraf
eine Bauersfrau, welche mit der Wartung von Vieh zu thun hatte.
Poncet hat einen weiteren Fall im Kehlkopf veröffentlicht, der
unter dem Bilde einer Phlegmone auftrat. Ich habe früher erwähnt, dass die Aktinomykose eine gewisse Ähnlichkeit mit der
Pharyngomykosis leptothricia haben kann.

Die Krankheit kommt natürlich mehr bei Menschen vor, welche
mit Vieh zu thun haben. Sie ist, wenn sie nicht edle Theile
befällt, eigentlich nicht so bösartig, wenn man auch nur selten
von Heilung ausgedehnterer Erkrankungen hört. Schlimmer ist
natürlich das Ergriffenwerden der Knochen oder der Lungen.

Die Behandlung muss eine chirurgische sein und, wenn
ausführbar, in der Entfernung alles Kranken bestehen. KÖTT-
NITZ in Zeitz sah sehr guten Erfolg von der Behandlung mit
Sonden, an denen er *Argentum nitricum* angeschmolzen und mit
denen er in die feinsten Fisteln eingehen konnte. Er spricht von
einer zauberhaften Wirkung. Ich habe seit der Empfehlung keinen
Fall gesehen.

Es sind in den letzten zwei Jahren ganz auffallend günstige
Berichte über Heilungen von Aktinomykosefällen, durch das zuerst
von THOMASSEN in Utrecht empfohlene Jodkali bekannt geworden,
so von NETTER, BUZZI, LEDDERHOSE, v. LISSA, FAIRWEATHER,
PONCET und MEUNIER. Nach Letzterem wirkt das Mittel auf die
entzündlichen Infiltrationen in einer Weise ein, dass sie für das
Wachsthum des Pilzes ungeeignet werden.

f) Die Erkrankungen der oberen Luftwege bei Sklerom.

Das Sklerom der Schleimhäute der oberen Luftwege wurde
zuerst im Jahre 1870 von HEBRA beschrieben und Rhinosklerom
genannt. Da die Nase, wie SCHRÖTTER ganz mit Recht hervor-
hebt, nur ein Lokalisationsplatz der Krankheit ist und dieselbe
primär auch in dem unteren Theil des Halses, selbst in der Luftröhre auftreten kann, so ist es wohl richtiger, die Krankheit
einfach Sklerom zu nennen.

FRISCH und fast gleichzeitig PELIZARI haben gefunden, dass
die Krankheit durch einen kurzen, dicken, einem Kokkus ähnlichen
Bacillus, Taf. VII Fig. 2, hervorgebracht wird, der auch eine grosse
Ähnlichkeit mit dem *Bacillus pneunoniae* FRIEDLÄNDER und den von
Manchen für die Ozaena als charakteristisch angesehenen Mikroorganismen hat. Die Unterschiede der zuletzt genannten von dem
FRIEDLÄNDER'schen habe ich oben Seite 205 angegeben; der
Sklerombacillus unterscheidet sich von dem FRIEDLÄNDER'schen
durch seine geringere Virulenz, durch ein geringeres Vermögen,
Gährungsprocesse in Zuckerlösungen zu erregen und nach PALTAUF
dadurch, dass er einen anderen Geruch hat und im Gegensatz zu
dem FRIEDLÄNDER'schen Milch gerinnen macht. PALTAUF und
v. EISELSBERG haben Reinkulturen desselben erzielt und STEPANOW
hat ihn mit Erfolg in das Auge von Meerschweinchen verimpft
und ihn aus dem zu Grunde gegangenen Auge wieder gezüchtet.
Nach CASTEX gleicht er sehr dem Bacillus, der die Indigo-
fermentation bewirkt, und da die Krankheit nach ALVAREZ unter
den Indigobauern häufig zur Beobachtung kommt, so spricht er
die allerdings noch zu beweisende Vermuthung aus, dass er mit
demselben identisch sei. Die Bacillen finden sich im sklero-
matösen Gewebe in den jüngeren Wucherungen immer in grossen

Mengen, in den älteren spärlicher, zumeist in Zellen eingeschlossen und in noch grösserer Anzahl in den von MIKULICZ beschriebenen Zellen. PALTAUF fand die Bacillen im Blute und dem Gewebsafte, sowie in den Zellen und in der Intercellularsubstanz und LEMCKE im Sekret der Nase.

Das Sklerom beginnt mit einer kleinzelligen Infiltration, deren Zellen dann weitere Veränderungen in Spindelzellen und Bindegewebe unterliegen, in dessen Interstitien sich die Infiltrationszellen vorfinden. Unter den Zellen entarten eine Anzahl colloid, sie haben keine Kerne mehr und enthalten die Bacillen in grösseren Mengen; weil sie MIKULICZ zuerst beschrieben hat, nennt man sie nach seinem Namen. Sie wurden lange Zeit als besonders charakteristisch für Sklerom angesehen. STEPANOW hat sie aber auch in Nasenpolypen, Papillomen und adenoiden Vegetationen nachgewiesen.

Die Krankheit tritt entweder unter der Form von Tumoren auf, die anfangs ganz weich sind und mit der Zeit recht hart, keloidartig werden, oder sie bildet diffuse Infiltrate in der Schleimhaut. Die Knoten sitzen meistens beweglich in derselben, während die Infiltration mehr in die Tiefe greift und festhaftende Narben erzeugt. Die Tumoren zerfallen höchst selten geschwürig, sie verwandeln sich aber ebenso wie die diffuse Infiltration in Narbengewebe, das zu mannigfachen Verwachsungen und Stenosen führt.

Die skleromatöse Erkrankung beginnt zwar gewöhnlich an dem Naseneingang und verbreitet sich von da aus auf die Oberlippe und die inneren Theile, sie kann aber, wie gesagt, auch in jedem Abschnitte der oberen Luftwege primär auftreten. Die äussere Haut der Nase ist nach JUFFINGER, dem wir eine sehr gute Arbeit über die Krankheit verdanken, in einzelnen Fällen auffallend zart, fühlt sich aber knorpelhart oder sogar elfenbeinähnlich an, und diese Härte scheint besonders bezeichnend für Sklerom zu sein; häufiger sind die Nasenflügel verdickt, nüsternartig mit buckelförmigen Knoten und Tumoren besetzt. Die äussere Nase zeigt dann die von HEBRA zuerst beschriebenen Bilder.

Man darf diese Form nicht mit dem Rhinophyma verwechseln, das in einer einfachen Hypertrophie, einer Art Elephantiasis der Haut besteht, an der alle Elemente, die Drüsen, Haarbälge und das Unterhautzellgewebe Theil nehmen. Bei dem Rhinophyma schwillt die Nase zu den abenteuerlichsten Gestalten an; sie kann die Grösse einer Faust erreichen, ist aber dabei im Gegensatz zu dem Sklerom immer weich.

Von der Nase aus infiltrirt die skleromatöse Erkrankung die Oberlippe, ähnlich einer skrophulösen, nur härter und stärker. Die Lippe wird dadurch in höheren Graden rüsselartig. Von den Lippen verbreitet sich der Process auch auf das Zahnfleisch und den harten Gaumen und die Wangen. In dem vorderen Theil

der Nase sieht man auf der Schleimhaut öfter die frischen Formen
als rothe feinkörnige und mit breiter Basis aufsitzende Tumoren,
die ihre Basis pilzartig überdecken. Manchmal findet man die
Tumoren mit der Infiltration zusammen, sie sitzen derselben wie
Auswüchse auf. Sehr häufig ist indessen der Process in der Nase
schon abgelaufen, man findet die Schleimhaut trocken mit harten
Borken bedeckt, die einen durchdringenden Geruch verbreiten,
der sehr ähnlich dem der Ozaena, aber süsslicher sein soll.
JUFFINGER hält ihn für so charakteristisch, dass man aus ihm
allein die Diagnose machen könne. KAPOSI hat auch das Übergreifen auf den *Sinus maxillaris* beobachtet. Im Nasenrachenraum
sitzen die Knoten und Infiltrate meistens an den Choanen, an dem
hinteren Ende des Septum und an den seitlichen Wänden. Da
dieselben durch fortschreitende Schrumpfung das Gaumensegel
hinaufziehen, so gelingt es selten, die Stellen rhinoskopisch zu
sehen. Die Tumoren erreichen auf der oberen Fläche des weichen
Gaumens oder auch am Rachendach die Grösse von Haselnüssen.
Bei der Schrumpfung wird der Raum concentrisch oder von einer
Seite her verengert und die Tubenmündung in der Regel verzogen. In dem Gaumensegel selbst sitzen die Knoten und Infiltrate
oft am Rande des weichen Gaumens zu beiden Seiten der Uvula
oder an dem Ansatz des hinteren Gaumenbogens in der Schlundwand; in der Mitte der hinteren Schlundwand finden sie sich
seltener. Durch das periphere Wachsthum und das centrale
Schrumpfen bilden sich Falten im Schlunde und Verwachsungen
des Gaumens mit der hinteren Schlundwand, die ich auch in einem
von mir untersuchten Falle gesehen habe. Greift die Infiltration
auf die Mandelgegend und den vorderen Gaumenbogen über, so
wird die Zunge, die sonst sehr selten befallen ist, in die Höhe
gezogen und unbeweglicher. Ist die Schleimhaut des Isthmus in
eine dicke Narbe verwandelt, so kann der Kranke den Mund nicht
mehr gut öffnen. Mit der Zeit können die knotigen Infiltrate
ganz schwinden, der charakteristische Injektionshof wird immer
blasser, das Infiltrat wird weiss, von ungleichmässigem Epithel bedeckt, so dass nur noch eine strahlige Narbe übrig bleibt, die
dann sehr an die syphilitischen erinnern kann. Bei der Schrumpfung des weichen Gaumens ist die Uvula immer sehr in Mitleidenschaft gezogen, sie verschwindet in der Narbe gewöhnlich schon
recht frühe. Im Kehlkopf findet man bei dieser Krankheit, wie
bei der chronischen Blennorrhoe, siehe Seite 288, subglottische
Schwellungen, die als besonders charakteristisch für Beide gelten.
Sie sind fast nie einseitig. In diesem Stadium hat die Krankheit
im Kehlkopf eine grosse Ähnlichkeit mit der STÖRK'schen
Blennorrhoe. Viele Autoren halten das Sklerom überhaupt für
identisch mit derselben, Andere nehmen an, dass nur ein Theil
der als Blennorrhoe beschriebenen Fälle hierher gehöre. STÖRK
selbst sagt, dass die nach ihm genannte chronische Blennorrhoe

sich vom Sklerom durch den Mangel an Knoten- oder Tumorbildung und weiter noch dadurch unterscheide, dass man bei der Blennorrhoe den Sklerombacillus nicht gefunden habe. Verengerungen entstehen im Kehlkopf nicht nur durch die Dicke der subglottischen Wülste, sondern auch durch das Zusammenwachsen der Stimm- und Taschenlippen. Die Krankheit steigt in manchen Fällen bis in die Luftröhre herunter und macht dort schon früh Verengerungen durch die Infiltration, in späteren Stadien durch die Narbenbildung. Die Skleromnarben in der Luftröhre haben meistens eine halbmondförmige Gestalt.

Die Symptome, die das Sklerom macht, ergeben sich fast alle aus dem Gesagten. Die Verengerungen führen im ganzen Bereich der oberen Luftwege zu einer Behinderung bis zu der gänzlichen Aufhebung der Athmung. Die Verziehung der Tubenmündung hat natürlich Hörstörungen zur Folge, ebenso die Schwellung im Kehlkopf Heiserkeit; Husten ist seltener; Schmerzen sind nur, wenn die Tumoren geschwürig geworden sind, also selten vorhanden. Die Stenosenerscheinungen veranlassen den Kranken meistens zuerst, ärztliche Hülfe nachzusuchen.

Der Verlauf ist immer ein sehr langsamer. Die Krankheit hat nur eine gewisse Dauer. Wenn sie sich selbst überlassen bleibt, so heilt sie schliesslich aus, allerdings nach Bildung von höchst störenden Narben.

Die Diagnose hat keine Schwierigkeiten, wenn die äussere Nase mitergriffen ist. Wenn der Process aber auf einer anderen Stelle primär auftritt, so sind Verwechselungen mit tertiärer Syphilis und Sarkom nicht unmöglich. Die Erstere tritt aber nie so unmerklich auf, sondern macht im Gegensatz zu dem Sklerom, das wenig Beschwerden verursacht, in der Regel heftigere Schmerzen. Auch ist bei der tertiären Syphilis die Erkrankung fast immer auf eine Seite beschränkt, wenigstens auf der einen viel mehr entwickelt, während man bei dem Sklerom den ganzen Hals erkrankt findet und auch die verschiedenen Stadien desselben, die Tumorbildung, die Infiltration und die Narben alle zu gleicher Zeit zu sehen sind. Der Verlauf ist ferner bei der Syphilis im Verhältniss zu dem des Sklerom ein viel rascherer. Die Skleromtumoren sind in der Schleimhaut verschieblich, während die syphilitische Tumorbildung, das Gummi, fest mit dem Untergrund verwachsen ist. Sarkomatöse Tumoren in der Nase werden vom Sklerom kaum zu unterscheiden sein, ausser durch die mikroskopische Untersuchung eines Probestückchens.

Die Krankheit kommt besonders im Südosten von Europa vor. Einzelne Fälle sind in Italien, auf den Antillen, in Südamerika, ferner in Frankreich und Portugal gesehen worden. Sceretan hat einen in Lausanne beobachteten, anscheinend durch aus Russland eingeführte getrocknete Därme verursachten Fall beschrieben. Ich habe nur einen Skleromfall hier untersuchen

können, der aus der Gegend von Wiesbaden stammte, und einen
in Wien. Ersterer bot ganz genau das Bild der Krankheit nach
der so genauen Beschreibung von WÖLFLER dar, nur dass die
Mickulicz'schen Zellen fehlten. Die Bacillen waren damals noch
nicht bekannt.

Die Prognose ist trotzdem, dass die Krankheit eine lokale
ist und bleibt, ungünstig. Auch bei Anfangs erfolgreicher örtlicher Behandlung werden sich sehr bald Rückfälle zeigen und
schliesslich wird das Leben doch durch Stenose der Luftwege
bedroht.

Da wir kein sicheres Mittel haben, das auf den Verlauf
der Krankheit im Allgemeinen einwirken könnte, so wird man
sich vorerst auf die örtliche Behandlung beschränken müssen,
und da ist es namentlich im Beginn zweckmässig, die erkrankten
Stellen zu reinigen und nach Möglichkeit zu desinficiren. Danach
wird es sich hauptsächlich darum handeln, die Neigung zu Verengerungen zu bekämpfen, am besten durch die Intubation oder
die SCHRÖTTER'schen Tuben, solange es noch nicht zu einer
Tracheotomie gekommen ist, nachher kommen auch die SCHRÖTTER'-
schen Zinnbolzen in Betracht, wie das in dem Abschnitte über
Verengerungen näher beschrieben werden wird. In der Nase und
im Nasenrachenraum ist durch die Einführung allmählig dickerer
Bougies oder durch Laminaria- oder Tupelostifte ebenfalls viel zu
erreichen. Knoten, die die Athmung stören oder die Erweiterung
hindern, muss man mit scharfen Zangen oder Löffeln, mit der
Doppelkürette, durch Galvanokaustik oder Elektrolyse wegräumen
oder mittelst der bekannten chemischen Ätzmittel zerstören.
DOUTRELEPONT empfiehlt Einreibungen einer einprocentigen
Sublimatlanolinsalbe. Vielleicht bietet sich in der Überimpfung
von Erysipelserum in Zukunft einmal ein Mittel, das nach Analogie
der Wirkung bei anderen Tumoren versucht werden könnte.
LUBLINER sah einen Fall nach einem *Typhus exanthematicus* spontan
allmählig schwinden. Wenn man auch die Kranken nicht heilen
kann, so sind sie doch durch eine geeignete Behandlung lange zu
erhalten, wie es der von SCHRÖTTER mitgetheilte Fall beweist, den
er 20 Jahre lang zu einem leidlichen Zustande verhalf, bis er,
wahrscheinlich durch die nicht genügend gereinigten Tuben, mit
denen die Erweiterung vorgenommen wurde, eine putride Bronchitis
bekam, der er erlag.

STUKOWENKOW hat einen Fall durch 221 Einspritzungen von
2 bis 4 Spritzen einer 1 bis 12procentigen Lösung von *Solut.
Fowleri* geheilt, das Mittel sei zwar schmerzhaft, aber wirksam,
auch in einem Falle von SIMANOWSKI hat es sich bewährt.

PAWLOWSKY in Kiew hat ein Rhinosclerin dargestellt, durch
dessen Einspritzung er in zwei Fällen einen zweijährigen Stillstand
der Krankheit erreicht haben will.

g) Die Erkrankungen der oberen Luftwege bei Syphilis.

Die Syphilis tritt in den oberen Luftwegen in den drei bekannten Formen auf, primär als Syphilom: als primäre Sklerose und als harter Schanker, sekundär als Erythem und als Kondylom und tertiär als Gummi.

Bei der Syphilis findet man aus kleinsten lymphoiden Elementen zusammengesetzte Neubildungen, welche sich nach ihrem ganzen Verhalten und nach den Eigenthümlichkeiten der Krankheit als Infektionsgeschwülste charakterisiren und daher sehr wahrscheinlich von Bacillen verursacht werden. Bekanntlich wurde im Jahre 1885 von LUSTGARTEN ein dem Tuberkelbacillus ähnlicher, aber durch die Färbungsmethode von demselben zu unterscheidender Bacillus im Sekret syphilitischer Geschwüre und in Schnitten von Gummigeschwülsten gefunden. Von MATTERSTOCK, ALVAREZ und TAVEL wurden dann anscheinend dieselben Bacillen im Smegma entdeckt. Dieselben sind aber nach der Ansicht von C. FRÄNKEL und R. PFEIFFER von denen der Syphilis durch die Färbung und durch das Vorkommen der Syphilisbacillen im Gewebe zu unterscheiden, so dass nach der Ansicht der letztgenannten Autoren die Frage noch nicht zu Ungunsten LUSTGARTEN's entschieden wäre.

GOLASZ hat seitdem in den Vegetationen und im Blut der Syphilitischen polymorphe Mikroben gefunden; der Befund bedarf aber noch sehr der Bestätigung seiner ätiologischen Bedeutung.

Die Übertragung erfolgt fast in allen Fällen auf geschlechtlichem Wege, wenigstens muss man andere Angaben erst glauben, wenn sie ganz unzweifelhaft nachgewiesen sind. Es ist aber sicher, dass die primäre Erkrankung bisweilen auch durch Gegenstände: Pfeifenspitzen, Instrumente der Zahnärzte (Lanceraux) und Ärzte, durch Löffel oder Trinkgefässe, oder durch Küsse übertragen werden kann. Ammen werden oft von syphilitischen Kindern angesteckt oder auch umgekehrt, Ärzte und Hebammen inficiren sich nicht selten in kleinen unbeachteten Wunden der Finger u. s. w. Ob eine direkte Übertragung sekundärer Erscheinungen ohne Dazwischenkunft primärer möglich ist, wird sehr bezweifelt. Die Frage ist schwer zu entscheiden, weil man eben viele Erkrankte erst sieht, nachdem die sekundären Erscheinungen schon ausgebrochen sind und dann die unbemerkt gebliebene primäre Papel nicht mehr zu Gesicht bekommt. Sicher sind die sekundären Erscheinungen die Hauptvermittler der Infektion neben den primären; die letzteren sind wohl nur ansteckend, wenn sie geschwürig zerfallen sind. Eine Übertragbarkeit der tertiären Symptome wird von vielen Forschern angenommen. Sie gehört indessen jedenfalls zu den Ausnahmen, wie auch NEUMANN annimmt; bei der Häufigkeit der Erkrankungen würden wir sonst über diese Frage kaum mehr im Zweifel sein können.

Ich habe selbst einen Fall erlebt, der zwar nicht ganz einwandfrei ist, aber doch mit grosser Wahrscheinlichkeit hierher gehört. Eine sehr anämische Frau im Alter von fast 50 Jahren frug mich vor Jahren wegen einer Geschwürsbildung hinter der rechten Mandel. Dieselbe war in ziemlich blasser Schleimhaut gelegen und umgeben von kleinen gelblichen Geschwürchen, genau wie es bei Tuberkulose vorkommt. Da sie nun ausserdem eine Infiltration in der rechten Lungenspitze hatte, so hegte ich keinen Zweifel an der Diagnose Tuberkulose. Die Bacillen und eine wirksame örtliche Behandlung waren dazumal noch nicht erfunden. Ich gab ihr einige Erleichterungsmittel und hörte dann nichts mehr von ihr. Ein halbes Jahr darauf kam eine andere Frau mit genau denselben Erscheinungen, auch in der Lungenspitze, zu mir, ebenfalls sehr blutarm. Sie frug mich, ob sie die Krankheit nicht durch Ansteckung haben könne, was ich, da ich die Krankheit für Tuberkulose hielt, damals verneinen konnte. Auf meine Frage, warum sie das glaube, antwortete sie mir, dass sie die Schwester der erstgenannten Kranken sei, welche sie bis zu ihrem Tode gepflegt habe und, da diese wegen der heftigen Schmerzen kaum mehr etwas geniessen konnte, so sei es ihr nur dadurch möglich gewesen, derselben Nahrung beizubringen, dass sie ihr immer einen Löffel vorgegessen habe, dann habe die Kranke aus demselben Löffel einen Schluck genommen und so fort, auch aus dem Trinkglase. Darauf hin gab ich der Kranken Jodkali und heilte sie in ganz kurzer Zeit. Beide Schwestern waren Wittwen in einem Alter und von einem Äusseren, das geschlechtliche Infektion wohl ausschliessen konnte.

Die angeborene Syphilis kann vom Vater oder der Mutter übertragen sein. Wird die Mutter erst während der Schwangerschaft angesteckt, so kann das Kind gesund bleiben, da die Placenta, wie es scheint, in der Regel für das Gift von Mutter zu Kind undurchgängig ist, das Kind kann aber während des Durchgangs durch die Geburtswege angesteckt werden. Im umgekehrten Sinne von Kind zu Mutter ist die Placenta für das Virus eher durchlässig. Eine gesunde Mutter kann zwar ein durch den Vater inficirtes Kind krank zur Welt bringen, doch giebt es davon sicher Ausnahmen, in denen die Mütter doch erkranken. Je frischer die Syphilis der Eltern, desto heftiger sind nach SCHWECHTEN die Erscheinungen bei dem Kinde; in den schwersten Fällen tritt Abort mit todtfauler Frucht ein, die nächst schwächere Form giebt zu Frühgeburt mit manifester Syphilis Anlass, welche oft zum Tode führt. Je älter die Erkrankung der Eltern, desto später und schwächer treten die Zeichen bei dem Kinde auf, meistens sechs Wochen nach der Geburt, selten zwischen der sechsten und zwölften Woche, sehr selten noch später. Die bei der Empfängniss schon vorhanden gewesene Erkrankung der Mutter muss sich aber wohl durch die Placenta hindurch auf den Fötus übertragen können. Wenn die Mutter während der Schwangerschaft eine primäre Form am Muttermund hatte, welche unbemerkt geblieben ist, so kann der Fötus in utero mit der Mutter eine regelrechte sekundäre Erkrankung durchmachen und dann im Zustande der Latenz geboren werden. Rückfälle können ausbleiben oder so gering sein, dass sie übersehen werden, und dann tritt der Fall ein, dass ein anscheinend gesund geborenes Kind in der Pubertät tertiäre Erscheinungen bekommt, welche doch eigentlich nicht zu der *Syphilis congenita tarda* gerechnet werden dürfen.

HÜNICKEN berichtete vor Kurzem einen hierzu passenden Fall: Eine Mutter, die während der Schwangerschaft inficirt wurde, gebar ein gesundes Kind, das von dem Kollegen sehr genau beobachtet wurde, da er das Auftreten von Syphilis immer erwartete. Trotzdem er vorher keinerlei Erscheinungen bemerkt hatte, erkrankte das Kind in dem Alter von 10 Jahren an einer Kniegelenkentzündung und periostitischen Schmerzen in den Tibien, die beide auf Jodkali gut heilten. Die *Syphilis congenita tarda* zeigt sich in gleicher Weise, dass sie nämlich nicht im ersten Lebensjahre auftritt, sondern gewöhnlich erst im achten bis zwölften oder noch später. Sie kommt hauptsächlich bei solchen Kindern zur Beobachtung, deren Eltern lange Zeit vor der Zeugung syphilitisch gewesen, bei denen also das Gift schon wesentlich abgeschwächt war. Ich habe Fälle gesehen, in welchen die natürlichste Erklärung für die syphilitischen Erscheinungen in der Annahme einer angeborenen, späten Form bestand, trotzdem die Kranken bereits über 25 Jahre alt waren. Während die angeborene gewöhnliche Syphilis sich unter den sonst auch bekannten Erscheinungsformen zeigt, Schnupfen der Säuglinge, Kondylome, Hautsyphilide, Pemphigus u. s. w., findet man bei den angeborenen späten Formen gewöhnlich recht charakteristische Zeichen, wie die *Keratitis parenchymatosa*, Taubheit, die keilförmigen Schneidezähne mit bogenförmigen Defekten in der vorderen Wand, welche drei Symptome die sog. HUTCHINSON'sche Trias bilden, ferner die Knochensyphilis, besonders auch an den Epiphysen, Periostitis und Gummi; die letzteren Beiden finden sich auch schon früh in dem Kehlkopf.

SILEX will die HUTCHINSON'sche Trias nicht gelten lassen, da die Erscheinungen sich auch bei anderen Ursachen vorfänden, speciell die Keratitis könne auch tuberkulös sein. KÖBNER hält nur die *Keratitis punctata* MAUTHNER's für verdächtig, obgleich er auch einen Fall berichtet, in dem eine antiskrophulöse Behandlung Heilung brachte, die mit der antiluischen nicht erzielt worden war. KÖBNER stellt eine andere Trias auf, die Veränderungen in der Haut, am Knochen und in der Mund- und Rachenhöhle. v. GRÄFE und HIRSCHBERG halten die *Chorioiditis disseminata* und *areolaris* für sehr verdächtig. Nach BÄUMLER sind die angeborenen Formen symmetrisch, die erworbenen nicht.

Von beiden Arten der Spätekrankung verschieden ist die von ERB aufgestellte und von FLEINER sehr gut beschriebene okkulte Form, bei welcher der Kranke gar keine Kenntniss oder auch nur Ahnung von seinem Leiden besitzt. Die okkulte ist nicht angeborene Syphilis, denn sie kommt, wie gleich zu erwähnen, im späteren Alter vor, auch nicht latente Syphilis, denn diese muss vorher schon Erscheinungen gemacht haben. Im Gegensatz zu Beiden tritt die okkulte Form proteusartig als Spätform mit tertiärem Charakter auf, ohne dass eine frühere Infektion oder sekundäre Erkrankung beobachtet worden oder dagewesen wäre. ERB meint, dass diese Form nicht so ganz selten bei Frauen, deren Männer längere oder kürzere Zeit vor der Ehe syphilitisch gewesen seien oder sich auch nachher inficirt hätten, ferner bei Frauen, welche öfter abortirt oder todte Frühgeburten gehabt hätten oder bei Müttern hereditär-syphilitischer Kinder vorkommt. Es scheint, dass in diesen Fällen eine Infektion des Kindes durch den Samen des Vaters stattgefunden hat und die Infektion durch die Placenta auf die Mutter übergegangen ist. Die Fälle gehören zu den oben angeführten Ausnahmen von der Regel der Undurchlässigkeit der Placenta gegen das syphilitische Virus. Diese Frauen werden besonders im Klimakterium befallen.

Können die Keime bei der Spätform, der angeborenen, ja auch bei der erworbenen Syphilis Jahrelang schlummern, warum sollen sie es nicht noch länger thun? Nach von ESMARCH, BOECK, HUTCHINSON. KÖHLER und KAREWSKI kann die Syphilis sogar eine oder sogar mehrere Generationen überspringen! Die Genannten führen auf solche Entstehungsweise gewisse muskuläre, ausgedehnte, gewöhnlich für Sarkome gehaltene Geschwulstbildungen, zurück, welche fast immer syphilitisch sein sollen.

von ESMARCH sagt in seiner Schrift über die Aetiologie und die Diagnose der bösartigen Geschwülste, insbesondere der Zunge und der Lippen (v. LANGENBECK's Arch. XXXIX, 1): „Auffallende Ähnlichkeiten der Gesichtszüge vererben sich nicht nur häufig vom Vater auf den Sohn, sondern kommen erst oft nach Überschlagung mehrerer Generationen wieder zum Vorschein. Es vererben sich Muttermäler und Missbildungen aller Art oft auf viele Geschlechter. Es vererbt sich die Anlage zu gewissen Krankheiten, zu Gicht, Rhachitis, Diabetes, Hämophilie, Katarakt, zu Hautkrankheiten, vor allem aber, wie allgemein bekannt, zu nervösen und psychischen Erkrankungen durch viele Generationen und oft, nachdem Zwischenglieder vollkommen frei geblieben waren (Atavismus). Die Lehre DARWIN's beruht ja auf solchen Thatsachen. Ich bin nun durch meine Beobachtungen zu der Vermuthung gekommen, die ich hier als Hypothese aufstellen will, dass in vielen Fällen die Entstehung von Geschwülsten, namentlich von Sar-

komen, zusammenhänge mit einer von syphilitischen Vorfahren
herrührenden Prädisposition und denke mir den Zusammenhang
folgendermaassen: Wenn es erwiesen ist, dass die Lues eine Neigung zu Wucherungen aus der Gruppe des Bindegewebes erzeugt
und nicht selten nach langer Latenz sarkomatöse Geschwülste
hervorbringt, und wenn es feststeht, dass Krankheitsanlagen sich
durch viele Generationen auch mit Überschlagung einzelner fort-
erben können, dann kann man auch in solchen Fällen, in denen
weder eine Infektion des Kranken, noch eine Ererbung von Seiten
der Eltern sich nachweisen lässt, auf frühere Generationen zurückgehen, um die Disposition zur Entstehung sarkomatöser Geschwülste
zu erklären." Er führt in der Schrift noch an, dass ihm schon
sehr viele Fälle mit der Diagnose Krebs oder Sarkom zur Operation zugeschickt worden seien, die er durch eine antisyphilitische
Kur habe heilen können. Ob auch die Anlage zur Wucherung
des Epithelgewebes und damit die zu Karcinomen in ähnlicher
Weise zu erklären sei, das müsse weiteren Forschungen überlassen
bleiben. Bekannt sei, dass auch die Syphilis zu Wucherungen
der Epidermisgebilde Veranlassung geben könne: Kondylome,
Plaques, Psoriasis, Leukoplakie u. s. w.

Der ruhmreiche Altmeiser der Chirurgie hat noch auf dem
Chirurgenkongress 1895 diese seine Ansicht aufrecht erhalten
und dahin vervollständigt, dass er jetzt alle solche Geschwülste
besonders die im Kopfnicker für verdächtig hält, ferner solcne,
die nach Operationen in immer kürzeren Zwischenräumen Rückfälle machen, sowie diejenigen, welche auf Jodkali kleiner werden
und die nach Erysipel verschwinden, z. B. die von COLEY veröffentlichten Fälle.

LASSAR und LANGE theilen gleiche Beobachtungen aus den
letzten Jahren mit. BOECK und HUTCHINSON berichten jeder über
einen Fall, in welchem eine Frau eine angeboren syphilitische
Tochter hatte, welche aufwuchs, sich verheirathete und ohne eigne
Erkrankung oder Wiederansteckung oder Krankheit des Mannes
wieder ein Kind mit angeborener Syphilis gebar. Bei der Un-
sicherheit der Anamnese könnten da allerdings Zweifel entstehen,
ob der Vater auch der Erzeuger gewesen ist.

Solange ein Kranker nicht von seiner syphilitischen Erkrankung
geheilt ist, hat er, wie es scheint, eine völlige Immunität gegen
neue Ansteckungen. So erklären sich auch die Fälle, in denen
ein angeboren syphilitisches Kind seine anscheinend gesunde, aber
latent syphilitische Mutter nicht ansteckt, wohl aber die Amme.
Reïnfektionen sind immer ein Zeichen der vorherigen völligen
Heilung, die freilich dem Betreffenden dann nichts mehr nützt.
Die hier und da beobachtete angeborene Immunität einzelner
Menschen gegen die Krankheit liesse sich danach ganz gut
aus einer intrauterin überstandenen, nicht ganz geheilten Syphilis
erklären.

Die primäre Papel erscheint schon wenige Tage nach der Infektion. Einige Wochen, nach BAEUMLER 12—139 Tage, in der Regel nach sechs bis acht Wochen kommen die sekundären Erscheinungen zum Vorschein. Einen Einfluss auf die Zeitdauer hat nach ERB die verschiedene Virulenz des Giftes; es kommt aber auch sicher auf die Konstitution des Kranken an und darauf, ob gleich nach der Infektion eine Behandlung mit Quecksilber stattgefunden hat. Ich habe wiederholt gesehen, dass durch eine solche die sekundären Erscheinungen erst nach sechs Monaten, ja nach einem Jahre zum Ausbruch kamen. Für den Einfluss der Konstitution auf den Verlauf sprechen die Fälle, welche von Anfang an einen so malignen Verlauf haben und bei denen jegliche Behandlung so gänzlich unwirksam bleibt, dass man unwillkürlich an Fälle von ebenso bösartig verlaufender Tuberkulose erinnert wird. Es mag dies an der Virulenz der Bakterien gelegen sein, ich glaube, dass dieselben in solchen Fällen auch auf einen sehr wenig widerstandsfähigen Körper treffen. Bekanntlich verläuft auch die aussereuropäische Syphilis viel schwerer als die unsrige, vielleicht weil bei uns durch eine rationelle Therapie die Virulenz abgeschwächt ist. BERGH in Kopenhagen hat eine Inkubationsdauer von 20—204 Tagen gefunden, aber auch die achte Woche als die, in der die Sekundärerscheinungen am häufigsten erscheinen. Er nimmt an, dass diese später bes solchen Menschen auftreten, die, ohne selbst syphilitisch zu sein, von syphilitischen Eltern abstammen und dass bei solchen auch die Erkrankung leichter verlaufe. Auf die Inkubationsdauer haben, auch nach ihm, die frühzeitige präventive Behandlung und interkurrirende fieberhafte Krankheiten einen verlängernden Einfluss.

Ich glaube beobachtet zu haben, dass die spät auftretenden Gummi sich gerne in den oberen Luftwegen zeigen, besonders in dem Kehlkopf.

Die Gründe, warum die sekundären Symptome später durch tertiäre ersetzt werden, sind unbekannt. Jedenfalls ist die Ansicht der Antimerkurialisten, dass die tertiären Erscheinungen nur Quecksilbervergiftungen seien, falsch! HASLUND hat neuerdings an einem grossen Material wieder nachgewiesen, dass das Auftreten der tertiären Ercheinungen durch den Mangel jeglicher Behandlung oder durch eine ungenügende oder zu späte Behandlung begünstigt wird. Er fand, dass von 514 tertiär Erkrankten 160 überhaupt keine Behandlung gehabt hatten, 284 nur eine ungenügende und nur 70 eine energische! Einen geradezu schlagenden Beweis in dieser Frage geben die Mittheilungen von DINA SANDBERG über russische, ganz von Syphilis durchseuchte Dörfer, in denen die Kranken nie behandelt worden waren und sich trotzdem 72 Procent tertiäre Erkrankte fanden. Ich will hier gleich vorweg bemerken, dass 4 Procent der tertiären Fälle den Kehlkopf und

6,25 Procent den Rachen befallen hatten. FINGER erklärt das Zustandekommen der sekundären Erscheinungen als Wirkung der Bakterien selbst, das der tertiären und der Immunität als solche der Stoffwechselprodukte der Bakterien, weshalb er auch nur die sekundären Symptome für ansteckend hält, da sie allein Bakterien enthielten. Dies stimmt aber nicht mit der allgemeinen Erfahrung, dass die sekundären nicht als solche übertragen werden und dass tertiär erkrankte Frauen syphilitische Kinder haben können, was nach FINGER nicht möglich wäre, da sie doch nach seiner Ansicht keine Bakterien haben sollen. LANG will das Auftreten der tertiären Erscheinungen aus zurückgebliebenen Keimen erklären, die durch eine spätere Entzündung, durch eine akute Krankheit oder ein Trauma frei würden. Man sieht in der That Fälle, welche für eine solche Ansicht sprechen könnten und auch SEMON nimmt an, dass der Kehlkopf öfter bei solchen Luischen ergriffen wird, die das Organ anstrengen müssen. ARTHUR WARD meint, dass in der Latenzzeit nur die Sporen vorhanden sind, die durch ein Trauma zum Leben geweckt werden.

Die tertiären Erscheinungen zeigten sich nach HJELMANN unter 112 Fällen 24 Mal früher als ein Jahr nach der Ansteckung, im zweiten Jahre nachher 13 Mal, im dritten 14 Mal und im vierten 10 Mal, die übrigen vom vierten bis zum dreissigsten Jahr. EHLERS hat das Auftreten derselben meistens schon im zweiten Jahre beobachtet. Die Krankheit kann sicher sehr lange schlummern; es werden Fälle von 50jähriger Latenz berichtet; ich selbst habe wiederholt solche von der Dauer von 35 Jahren gesehen.

Das nicht geschwürige primäre Syphilom, die primäre Sklerose ist in den oberen Luftwegen in der Regel nur dann zu diagnosticiren, wenn sich bereits Drüsenschwellungen und Roseola dazu gesellt haben. Die Drüsenschwellung finden wir, wenn das Syphilom in dem vorderen Theil des Mundes sitzt in der submentalen, wenn es an den Mandeln beobachtet wird, in der submaxillaren Gegend. Die primäre Sklerose zeigt sich an dem Lippensaum, wo man sie noch am ersten nach dem Aussehen erkennen kann, als rotes Knötchen, einem kommenden oder abgeheilten Herpesknötchen ähnlich, nur dass der Untergrund viel härter ist.

Diese primären, nicht geschwürigen Syphilome heilen ohne Narbe, das Fehlen einer solchen ist also nicht im negativen Sinn anamnestisch zu verwerthen.

Den harten Schanker, das geschwürig zerfallene primäre Syphilom, habe ich an den Lippen und den Mandeln dreimal gesehen, in der Literatur finden sich darüber aus anderen Ländern häufigere Angaben. Man sieht in solchen Fällen ein unregelmässiges, schmutziggelblich aussehendes Geschwür, das nicht so tief wie ein geschwürig gewordenes Gummi ist, aber auf einem auffallend dicken, gerötheten, harten Untergrunde sitzt. Die Gummi finden sich mehr in der Gegend der Seitenstränge, der Schanker vorn auf der Mandel. Auch bei dem Schanker schwellen sehr bald die Drüsen und es erscheint die allgemeine Roseola, womit die Diagnose sicher wird.

Diese beiden primären Erscheinungen beobachtet man nur vor dem *Isthmus pharyngis*, am Naseneingang, an den Lippen, der Zunge, den Wangen, den Gaumenbogen und den Mandeln. Der harte Schanker auf der Zunge sitzt immer auf der Oberseite und ist solitär; mehrfache Geschwüre und solche auf der Unterseite der Zunge sind gewöhnlich tuberkulöse. Der sehr harte Untergrund unterscheidet den Schanker von dem weicheren Krebs. Primäre Formen der Syphilis kommen im Munde und Rachen öfter bei Weibern vor als bei Männern, und sind nicht immer das Zeichen eines unnatürlichen Geschlechtsgenusses, sondern werden, wie erwähnt, auch durch Gegenstände oder Küsse übertragen; Rosenberg hat z. B. vor Kurzem einen Fall beschrieben, in dem die Übertragung der Primäraffektion auf die Tonsille sehr wahrscheinlich durch eine Kaffekanne vermittelt wurde.

Das primäre Syphilom besteht nicht immer weiter; nach einer gewissen Zeitdauer verschwindet es durch Aufsaugung, auch ohne Behandlung, ebenso wie auch der harte Schanker von selbst heilen kann, gewöhnlich freilich mit Hinterlassung einer Verhärtung der Umgebung.

Das Erythem der sekundären Form finden wir in den oberen Luftwegen als Schnupfen der Säuglinge. Ein Schnupfen ist bei diesen immer verdächtig; wenn er nicht syphilitischen Ursprungs ist, so wird er meistens durch gonorrhoische Entzündung bedingt sein; bei letzterer ist aber die Absonderung stärker. Das Erythem kann verschwinden, ohne Folgen zu hinterlassen. Auch bei Erwachsenen habe ich öfter ein Erythem der Mandelgegend bis nach dem Kehldeckel hin beobachtet, das durch seine Hartnäckigkeit und durch die submaxillare Drüsenschwellung den Verdacht auf Lues erregte, bis dann nach Wochen die Kondylome oder ein Hautsyphilid auftraten. Besonders verdächtig wird eine solche hartnäckige Röthung, wenn sie einseitig vorhanden ist. Auf die Drüsenschwellung allein kann man nicht so viel Gewicht legen, da diese möglicherweise auch auf anderen Ursachen beruhen könnte. Eine andere Art tritt unter der Form einer einfachen, öftere Rückfälle machenden Angina bei früher luisch Gewesenen auf und es wäre möglich, dass diese Art der Röthung durch ein tief in der Mandel liegendes Gummi erzeugt würde. Ich habe mehrere Fälle gesehen, welche jedesmal so auffallend schnell einer antisyphilitischen Behandlung wichen, während andere Behandlungen unwirksam blieben, dass ich sie doch mit der früheren Krankheit in Verbindung bringen musste. Der eine der Fälle erlitt auch im Alter von 48 Jahren eine Apoplexie, und bekanntlich sind solche Zufälle bei jüngeren Menschen sehr oft durch Syphilis bedingt. Die erste Infektion bei dem Kranken datirte 25 Jahre zurück, er hatte gesunde Kinder und sonst nie mehr andere Zeichen von Syphilis gehabt.

In den allermeisten Fällen zeigt sich die sekundäre Form als breites, graues Kondylom. Dasselbe kommt in der ganzen Ausdehnung der oberen Luftwege, nach JURASZ und SEIFERT bis in die Luftröhre vor, und sieht bekanntlich fast immer grau aus, einem Lapisflecken auf der Schleimhaut sehr ähnlich. Die Kondylome können entweder nur wie ein Reif auf der Schleimhaut liegen oder, wenn das Epithel in grösserem Umfange nekrotisch geworden ist, sich als schmutzig-gelbweisse Flecke zeigen und haben dann und wann eine entfernte Ähnlichkeit mit Diphtherie. Sie ragen in letzterem Falle, besonders wenn das Epithel noch nicht ausgefallen ist, auch mehr über die Oberfläche hervor. Ist dies geschehen, so sieht man bei beiden Arten eine leicht vertiefte, mehr graugelb belegte Stelle. Bei der Heilung verschwinden die Kondylome allmählig, wie sie gekommen sind. Die grauen Flecke werden kleiner, zuerst werden einzelne Stellen frei, es bleiben nur noch Reste der Ersteren in den Grübchen, und zuletzt verliert sich auch die Röthung. Ohne zu wissen, was vorhergegangen, ist es schwer zu sagen, ob man einen im Entstehen oder im Verschwinden begriffenen Fall vor sich hat.

In der Nase sind die grauen Kondylome sehr selten zu sehen, hie und da wuchern sie indessen tumorartig. RIPAULT hat einen Fall beschrieben, in welchem die grauen, leicht blutenden Massen die ganze Nasenhöhle verlegten. Erst nach dem Auftreten eines Roseola wurde die richtige Diagnose gestellt.

Im Mund und Rachen aber kommen sie, wie gesagt, am häufigsten vor und zwar an der Innenseite der Lippen und der Wangen, an der Gaumen- und der Zungenmandel, den Taschen- und Stimmlippen. Auf der Oberfläche der Zunge bilden sie unter Abstossung des Epithels rothe oder blassrothe Flecke, welche glatt, wie von Haut entblösst oder bei verdicktem Epithel perlmutterartig aussehen, und sich dadurch von den makulösen und papulösen Syphiliden unterscheiden, welche man hier und da an der Zunge und am harten und weichen Gaumen zu sehen bekommt. Bei den Letzteren haben die Flecke doch immer noch eine Art Überzug und liegen in der Schleimhaut, sind auch in der Regel kleiner und roth. Die perlmutterartigen sehen den bei dem chronischen Katarrh vorkommenden sehr ähnlich.

Hinten auf der Zungenmandel treten die grauen Kondylome wieder in ihrer gewöhnlichen Farbe auf. Sie werden, da die Zunge hinten fast immer etwas belegt ist, leicht übersehen. Man darf sie an der Stelle nicht verwechseln mit den zuerst von SCHUHMACHER und SOMMERBRODT beschriebenen schneeweissen, herdweise gruppirten Flecken, welche als direkte Folge der Quecksilbereinwirkung und als Vorläufer der *Stomatitis mercurialis* angesehen werden müssen und sich zwischen den Follikeln der Zungenwurzel und nach hinten zu in den *Valleculae glossoepiglotticae* als oberflächliche Nekrosen des Epithels finden.

Ich halte es für besonders nöthig, sich mit dem Bilde der grauen Kondylome auf den Mandeln und Gaumenbogen vertraut zu machen, da sie daselbst so charakteristische Erscheinungen hervorrufen, dass, wenn man sie nur einmal recht kennen gelernt hat, man an dieser Stelle gerade am leichtesten *ex ungue leonem* erkennen, aus einer minimalen Stelle, einem kleinen Zäckchen am Gaumenbogen die richtige Diagnose finden kann, eine Diagnose, die nicht nur für die Behandlung des Kranken nöthig, sondern auch wegen der möglichen Weiterverbreitung der Krankheit durch den Kranken selbst, durch den Arzt oder durch dessen Instrumente von grösster Wichtigkeit ist. Die Syphilis ist bei *Angina syphilitica* um so leichter schon im Beginn zu erkennen, weil der Kranke durch die Schluckschmerzen früher als durch andere Anfangssymptome auf seine Erkrankung aufmerksam wird und diese Stelle leichter als andere Körperstellen der Untersuchung zugänglich ist. Im Beginn oder Verschwinden sieht man die Flecke als kleine, kommaähnliche, graugelbe Stellen meistens am Rande der Fossulae der Mandeln oder auf den Gaumenbogen. Ein besonderer Lieblingsplatz der grauen Kondylome ist die Stelle neben der Uvula am vorderen oder hinteren Gaumenbogen, wo man ganz kleine Zäckchen über den Rand hervorragen sieht, was höchst selten bei einer anderen Krankheit vorkommt. Sie sind wohl der Ausdruck von auf der Rückseite gelegenen oder quer über die Stelle verlaufenden Kondylomen, deren Rand deswegen als Zäckchen erscheint. Dieselben sind, wenn man sie einmal kennen gelernt hat, sehr auffallend. Bei näherem Zusehen wird man aber fast immer noch andere graue Stellen an der Mandel finden, am Ansatz der vorderen Gaumenbogen an der Zunge oder sonst wo, Stellen, die aber auch so hingehaucht sein können, dass sie leicht übersehen werden.

Die Anfangs gewöhnlich in den Fossulae oder am Rande als gelblichgraue Streifchen zu sehenden Flecke fliessen später zusammen und überziehen die Oberfläche mit einem leichten Anflug. Dieser ist aber selten so ganz gleichmässig, gewöhnlich erkennt man noch die Entstehung aus verschiedenen Flecken. Sie haben, wie schon erwähnt, die grösste Ähnlichkeit mit Lapisflecken. Sind die Kondylome ausgebildet, grau oder gar weissgelblich, dann sollte man sie nicht übersehen können, und doch geschieht es namentlich von praktischen Ärzten nicht so selten. Sind Lapisätzungen vorhergegangen, so muss man, wenn keine anderen Zeichen der Krankheit vorhanden sind, einige Tage warten; Lapisflecke verschwinden in längstens acht Tagen, Kondylome verändern sich nicht so rasch. Am Rande des Kehldeckels sind

sie nicht so schwer zu erkennen, ebenso an den Taschen- und
Stimmlippen, sowie an der Hinterwand des Kehlkopfs; an
dieser sollen sie nach LACOARRET hier und da zu papillomatösen
Gebilden auswachsen.

Eine Eigenthümlichkeit der syphilitisch gewesenen Mandeln
ist eine schräg über die Mandel von vorn oben nach hinten unten
verlaufende erhabene Leiste; sie findet sich freilich, wie ich gleich
bemerken will, auch ohne dass Syphilis vorhergegangen wäre, aber
dann viel seltener. Bemerkt man diese Leiste, so soll man immer
noch genauer nachsehen, ob sich nicht etwa sonstige Zeichen von
Syphilis finden.

An der Seitenfläche der Zunge und an der Innenseite der
Lippen und Wangen kommen nach Ablauf der Syphilis grauweisse,
meistens erbsengrosse, sich in langen Zeiträumen fast gar nicht
verändernde Flecke vor, die schwer von Kondylomen zu unterscheiden sind, die sogenannten Plaquesnarben ERB's. ERB nimmt
an, dass sie durch Rauchen sowie durch Syphilis entstehen, häufiger
noch durch das Zusammenwirken beider Ursachen. Sie finden
sich, wie ERB sagt, auch bei nicht luischen, starken Rauchern;
bei syphilitischen genügt aber schon ein schwächeres Rauchen, um
sie hervorzurufen. Meiner Ansicht nach wirkt das Quecksilber
bei ihrer Entstehung ebenfalls mit; ich habe sie wenigstens nicht
bei Menschen gesehen, die kein Quecksilber gebraucht hatten.

Die Flecke beunruhigen die Kranken sehr, da sie selbst
und viele Ärzte sie für syphilitisch halten und Letztere dadurch
veranlasst werden, immer neue Quecksilberkuren hinzuzufügen,
wodurch das Übel eher schlimmer wird. Man sollte sie höchstens
bei grosser Ängstlichkeit des Kranken behandeln und dann nur
mit indifferenten Mitteln und abwarten, ob sich sonstige deutlichere
syphilitische Erscheinungen zeigen. Man wird nicht selten vor
die Frage gestellt, ob ein solcher Kranker heirathen dürfe. Wenn
gar keine Drüsenschwellungen mehr vorhanden sind, wenn auch
mindestens ein Jahr seit den letzten deutlichen syphilitischen
Erscheinungen vorübergegangen ist, so bejahe ich die Frage.

Es ist bekannt, dass bei der sekundären Syphilis die Sub-
maxillar- und Nackendrüsen indolent geschwollen sind. In
zweifelhaften Fällen genügt meistens ein Griff nach denselben, um
der Diagnose sofort eine grosse Sicherheit zu verleihen. Man muss
sich freilich dabei gegenwärtig halten, dass sie auch aus anderen
Gründen geschwollen sein können. Sie schwellen bei der Heilung
wieder ab bis zum gänzlichen Verschwinden für den palpirenden
Finger. In diesem Falle kann man mit grosser Wahrscheinlichkeit
annehmen, dass Rückfälle nicht eintreten werden, nicht aber, wenn
sich nach längerer Behandlung die Drüsen nicht ganz zurückbilden.

Eine Spätform der sekundären Erscheinungen bildet noch der
Lichen syphiliticus, der unter der Form erhabener Knötchen an
denselben Stellen, wie die grauen Kondylome vorkommt.

Die Grundlage der tertiären Erscheinungen bildet das Gummi.[1]) Dasselbe stellt sich als ein unter der Schleimhaut gelegener Knoten dar, der die Grösse einer Erbse bis zu der eines Apfels haben kann; die Schleimhaut ist mit der Geschwulst gewöhnlich schon verwachsen. Ob sich das Gummi spontan, ohne geschwürig zu werden, zurückbildet, ist fraglich, meistens zerfällt es unter der Mitwirkung der Eiterkokken. Seltener findet man sie anfangs in die Schleimhaut eingelagert. Die Gummi eitern nur in wenigen Fällen so vollständig weg, dass man nichts mehr von ihnen sieht; es kommt dies fast nur bei den ganz grossen Geschwüren im Schlunde vor. Bisweilen sind grössere Strecken der Schleimhaut gummös infiltrirt, ohne bestimmte Tumorbildung, namentlich auch am Kehlkopf.

Die Gummi geben durch Zerfall Anlass zur Bildung von Geschwüren. Bekannt sind die grossen, hufeisenförmigen auf der äusseren Haut, die zerfallenen Gummi ihre Entstehung verdanken. In der Nase kommt das Gummi auch ganz isolirt vor und erreicht dort bisweilen eine recht bedeutende Grösse; KUHN beschreibt drei Fälle, die durch ihre Grösse zu Verwechslungen mit den Sarkomen Anlass gaben, wie die intramuskulären, anscheinenden Sarkome ESMARCH's, die ich S. 422 f. beschrieben habe. KRECKE hat bei zwei Kranken ähnliche Geschwülste im Nasenrachenraum gesehen. Ich habe ein geschwüriges Gummi bei einer ziemlich hochgestellten Dame beobachtet, welche mich wegen einer Heiserkeit befragte. Sie hatte eine Röthung der linken Stimmlippe, was ich bei gesunden Lungen für verdächtig hielt. Die Aufnahme einer Anamnese war natürlich bei ihr unthunlich, ich fand aber an der medialen Seite der unteren Muschel einen bohnengrossen, scharf abgesetzten Tumor, der an der Spitze geschwürig war. Die Dame war schon längere Zeit wegen der Heiserkeit erfolglos behandelt worden. Auf Jodkali war sie nach drei Wochen von all ihren Beschwerden befreit. Später erzählte sie mir von selbst, dass ihr erster Mann syphilitisch gewesen war.

Wegen der engen Vereinigung der Nasenschleimhaut mit dem Perichondrium gehen die tertiären Erkrankungen der Nase so oft auf den Knochen und die Knorpel über. Es entsteht eine Perichondritis oder Periostitis, welche auf einen ganz kleinen Platz beschränkt sein, in einzelnen Fällen indessen das ganze Knochengerüst zerstören kann.

Im Anfang, solange noch die Periostitis vorherrscht, sind lebhafte Schmerzen vorhanden, später, wenn der Eiter durch die Schleimhaut durchgebrochen ist, hören dieselben auf. Die eiternden Fistelöffnungen zeigen sich besonders häufig an der Scheidewand in Gestalt von Geschwüren, in deren Grunde oft der entblösste Knochen zu fühlen ist.

---

[1]) Das Wort Gummi stammt nach der Ansicht eines sehr hervorragenden hiesigen Philologen aus dem Arabischen und wird am richtigsten undeklinirt gebraucht.

Bei der syphilitischen Periostitis ist in der Nase gewöhnlich ein sehr ausgesprochener Gestank vorhanden, der in höchster Potenz das sonst schon nicht gerade liebliche Bouquet der Nasengerüche darstellt. Bekommt man die Fälle in einem etwas weiteren Stadium zur Untersuchung, so findet man grössere oder kleinere, lose oder noch festhaftende nekrotische Stücke des Gerüstes in der Nase. Mitunter wird der Knochen im Ganzen nekrotisch, was grosse Schwierigkeiten betreffs der Herausbeförderung desselben zur Folge haben kann. Hier und da fallen die abgestorbenen Knochentheile hinten aus der Nase in den Schlund und auf den Kehlkopf; es sind schon Erstickungen dadurch beobachtet worden. Die *Ossa nasi* erkranken zwar sehr selten im tertiären Stadium, sie können aber dann in toto nekrotisch zu Grunde gehen, wodurch die höchsten Grade der Sattelnasen entstehen. In der Regel kommen diese sonst durch Narbenzusammenziehung von dem Inneren der Nase her zu Stande, auch ohne dass die *Ossa nasi* krank gewesen wären. Die Narbenzusammenziehung ist so stark, dass sie die Spannung des Gewölbes der Nase überwindet. Die an dem Boden der Nase sitzenden Gummi verrathen ihre Anwesenheit gewöhnlich durch Auftreibungen am harten Gaumen, sie pflegen sehr bald nach der Mundhöhle durchzubrechen und Perforationen zu hinterlassen.

Die an dem Rachendach sitzenden gummösen Geschwüre machen ziemlich heftige Schmerzen im Schlucken, man sieht aber oft an der *Pars oralis* gar nichts Besonderes, erst die *Rhinoscopia posterior* enthüllt das Leiden. In den meisten Fällen indessen verbreitet sich die Röthe auch bis in den unteren Theil des Schlundes. Die obere Fläche des weichen Gaumens ist recht oft der Sitz tertiärer Geschwüre; dieselben brechen gewöhnlich bald durch das Gaumensegel durch und zwar, wie die tuberkulösen freilich auch, oft an der Grenze zwischen Nacken und weichem Gaumen. Sie machen sehr grosse Zerstörungen, welchen in vielen Fällen das Zäpfchen zuerst zum Opfer fällt, da an seiner Wurzel sehr oft ein Geschwür vorhanden ist. Die auf der hinteren Seite des weichen Gaumens sitzenden verrathen ihre Anwesenheit durch eine sehr starke Röthung der Vorderseite mit einer auffallend starren Infiltration und Bewegungsstörung, welche nach SEMON auch bei den Geschwüren am Rachendach vorhanden sein soll. Man sollte überhaupt die *Rhinoscopia posterior* nie unterlassen, sowohl bei den genannten Erscheinungen am weichen Gaumen, als auch bei der Röthung der hinteren Schlundwand; wenn es nicht anders geht, nehme man den VOLTOLINI'schen Haken zu Hilfe. Ich habe vor Jahren einen Kutscher in Behandlung bekommen, der schon von mehreren Kollegen vergeblich behandelt und schliesslich wegen seiner unerklärlichen, heftigen Schluckschmerzen für hypochonder erklärt worden war. Er hatte, wie der Fall, den GERBER veröffentlichte, ein tertiäres Geschwür am Rachendach als einziges Zeichen einer syphilitischen Infektion. In der Regel verrathen sich diese indessen an der Stelle durch die erwähnte, von oben kommende Röthung in der *Pars oralis*.

Ein Lieblingsplatz der Gummi ist die *Plica salpingopharyngea* mit ihrer Verlängerung nach unten, dem Seitenstrang im Schlunde. Sehr oft findet man diesen stark geschwollen, starr, hochroth, anscheinend einen Abscess enthaltend; er trägt dann ein noch geschlossenes Gummi in sich; öfter aber sieht man dieses schon aufgebrochen, geschwürig. Von der Stelle aus entwickeln sich die leider so häufig misskannten grossen Schlundgeschwüre, welche sich mitunter von der Choane bis zu dem Kehlkopf hinunter ausbreiten. Ich sage leider, weil sie doch so leicht zu erkennen sind und, wenn nicht rechtzeitig geheilt, zu den grössten Zerstörungen Anlass geben, die so gut verhütet werden können. Es giebt, sehr seltene Ausnahmefälle von Tuberkulose abgerechnet, gar nichts, was auch nur annähernd so grosse Geschwüre machen kann. Die tuberkulösen habe ich früher schon geschildert, sie werden nur sehr ausnahmsweise einmal so gross, wie ich eben von den luischen erwähnt habe, ohne sonstige deutlichste Zeichen der Tuberkulose. Die krebsigen Geschwüre sehen den syphilitischen ähnlicher, die Letzteren heilen aber rasch unter dem Gebrauch von Jodkali. Von den tuberkulösen unterscheiden sich die syphilitischen durch ihren scharf eingeschnittenen Rand, die stärkere Röthung, Härte und Schwellung der Umgebung. Sie kommen oft bei verhältnissmässig jungen Menschen vor. Ich glaube, dass gar manche Fälle ihren Ursprung der *Syphilis congenita tarda* verdanken, denn es ist sehr eigenthümlich, dass man bei ihnen so oft jegliche syphilitische Anamnese vermisst.

Verhältnissmässig häufig sind ferner die gummösen Erkrankungen der Zunge, sei es, dass die Geschwulst in der Schleimhaut liegt, sei es, dass sie sich in der Tiefe der Muskulatur entwickelt. Ersteres habe ich wiederholt an Stellen gesehen, welche durch das Reiben eines scharfen Zahnes dazu disponirt waren. Anfangs zeigt sich ein harter Tumor unter der Schleimhaut, der gewöhnlich zu einem Geschwür zerfällt, nachdem er vielleicht lange unverändert geblieben war; die tiefgelegenen brauchen natürlich länger bis zum Zerfall. Eine solche geschwürige Einschmelzung kann sich so ausdehnen, dass ihr die ganze Zunge und die Umgebung zum Opfer fällt. Unter der Zunge, wie auch auf der Oberfläche derselben, nehmen diese Geschwüre gern die Form von tiefen Längsfurchen an. Ich möchte sagen, dass diese Längsform recht charakteristisch für Syphilis ist; FOURNIER nennt sie die fissuräre Form und will sie hauptsächlich bei Rauchern gefunden haben. Die Zungengummi haben die grösste Ähnlichkeit mit Krebs. Ich werde darauf noch bei der Differentialdiagnose des Krebses zurückkommen.

In der Umgebung der Mundwinkel und an den Lippen findet

man die Geschwüre verhältnissmässig nicht so selten, sie geben dort bisweilen zu elephantiastischen Verdickungen Anlass, wie EICHHORST in einem Falle beobachtet hat.

Von dem Zungengrunde oder von den Seitenwänden des Schlundes aus greifen die tertiären Geschwüre sehr gern auf den Kehldeckel über; derselbe ist indessen recht oft auch primär der Sitz des Gummi; es ist bekannt, dass er bei Syphilis sehr häufig zerstört wird. Im Beginn einer gummösen Einlagerung ist er nur verdickt und roth, danach pflegen am Rande tiefe geschwürige Stellen zu entstehen, die nach und nach das ganze Organ zerstören. Auch im Kehlkopf, auf den aryepiglottischen Falten und an den Taschen- und Stimmlippen finden wir tiefe tertiäre Geschwüre verhältnissmässig häufig. Sie haben immer denselben Charakter wie an anderen Stellen: die tief ausgeschnittenen Ränder, das speckige Aussehen des Grundes und die starke Infiltration der Umgebung (siehe Tafel III, Fig. 2). Je nachdem diese Infiltration stärker ist, nähert sich das Bild mehr dem des Krebses. Es finden da auch nicht so ganz selten Verwechslungen statt. Ich werde bei der Diagnose des Krebses auch darauf noch zu sprechen kommen. Die Hinterwand des Kehlkopfs erkrankt nach meiner Erfahrung nicht so häufig wie die anderen Stellen.

Auch die Trachea wird von dem Processe ergriffen. GERHARDT fand sie in 22 Fällen, viermal ganz, sechsmal in der oberen und zwölfmal in der unteren Hälfte erkrankt. CASTEX hat 13 Fälle beschrieben; nach seiner Beobachtung entwickelt sich die Luftröhrensyphilis verhältnissmässig früh, im neunten Monat *post infectionem*. Man kann die erkrankten Stellen oft nicht mit dem Spiegel sehen, theils wegen der Schwellung des Kehlkopfs, theils wegen der des oberen Abschnittes der Luftröhre, wie in einem von KUTTNER erzählten Falle. In der Regel gelangen erst die Folgen, die narbigen Stenosen zur Beobachtung.

Entwickelt sich das Gummi in der Nähe des Perichondriums des Kehlkopfs oder dringen durch das syphilitische Geschwür eitererregende Mikroorganismen bis zum Perichondrium, so kommt es zu einer Perichondritis, die in diesem Falle immer zu den tertiären Erkrankungen gehört und jeden Knorpel einzeln oder ausnahmsweise das ganze Gerüst auf einmal befallen kann. Stärker erkrankte Knorpel werden natürlich nekrotisch und müssen ausgestossen werden, wenn eine Heilung eintreten soll. Diese Ausstossung macht indessen nicht selten erhebliche Schwierigkeiten und erfolgt nur nach lange dauernden erschöpfenden Eiterungen. Das Bild des Kehlkopfs bei Perichondritis habe ich früher beschrieben.

Bei der Heilung geben die tertiären Geschwüre immer Narben. Wenn diese keine Verwachsungen bedingen, von denen ich gleich sprechen werde, so haben sie ein strahlenförmiges Aussehen, das indessen nicht so charakteristisch ist, wie gewöhnlich angenommen wird, da es auch gerade so bei Lupus, Diphtherie, Scharlach und

Chromsäuregeschwüren vorkommt; indessen darf man der Häufigkeit der Syphilis gegenüber den genannten Krankheiten bei dem
Anblick einer strahlenförmigen Narbe immer zunächst auf vorhanden gewesene oder noch vorhandene Syphilis schliessen.

Theils durch die Verklebung und Verwachsung geschwüriger
Flächen, theils durch Narbenbildung und besonders durch die zu
fibröser Degeneration neigende Form der Perichondritis, welche
ich in dem betreffenden Abschnitte beschrieben habe, kommt es
zu Verengerungen. Diese verschiedenen Ursachen können einen
mehr oder weniger vollständigen Verschluss des Naseneingangs
und Verlöthungen der Nasenmuscheln mit der Scheidewand und
der Tubenwülste unter einander bewirken. Es entstehen mem-
branartige Bildungen, welche eine oder beide Choanen ab-
schliessen. Im Cavum sind diaphragma-artige Bildungen beschrieben, und ich habe auch solche gesehen, in welchen nur eine
Öffnung von 0,5 cm blieb, ebenso eine Synechie der beiden hinteren Tubenwülste. Ganz besonders häufig verwächst aber der
weiche Gaumen mit der hinteren Schlundwand durch Geschwüre
auf der Rückseite der hinteren Gaumenbogen, wodurch es dann
und wann zu vollständigem Abschluss der Nasenrachen- von der
Mundhöhle kommt. Begünstigt wird das Entstehen der Verwachsungen durch die Schwerbeweglichkeit des Gaumens in Folge
einer gleichzeitigen Myositis der Schlundmuskulatur.

Nach den ausgedehnten Geschwüren der hinteren Schlundwand habe ich wiederholt eine diaphragma-artige Bildung gerade
über der Spitze des Kehldeckels gesehen, die auch von vielen
anderen Kollegen beschrieben worden ist. Die Lage von dem
Zungengrunde nach der hinteren Schlundwand ist besonders charakteristisch; man sieht in den höchsten Graden eine horizontale
Haut ausgespannt, in welcher sich ein kleines Loch befindet, oft
nur von der Dicke eines Bleistifts, durch welches die ganze Funktion des Schluckens und des Athmens stattfinden muss. Durch
das Loch durch sieht man den intakten oder veränderten Kehldeckel und oft auch die gewöhnlich nicht betheiligten Stimmlippen.

Der Kehldeckel verliert durch die Narben fast immer seine
Gestalt, er wird nach einer Seite verzogen, heruntergeklappt oder
er fehlt zum grössten Theil und giebt so das ganze Leben hindurch Kunde von dem, was vorhergegangen ist. Man muss sich
aber immer erinnern, dass dieselben Missbildungen des Kehldeckels auch durch nekrotische Vorgänge bei Scharlach, Diphtherie,
Tuberkulose und Lupus entstanden sein können. Auch angeboren kommen solche schiefe Kehldeckel vor, bei denen man
an intrauterin durchgemachte Syphilis wird denken dürfen.
Stenosenbildung gerade am Eingang des Kehlkopfs habe ich bei
Syphilis nicht gesehen; dagegen kommt es nicht so ganz selten
zu mehr oder weniger ausgedehnten Verwachsungen der Taschen-,
der Stimmlippen oder der subglottischen Gegend.

Ich möchte hier noch anführen, dass es sehr eingewurzelte
Fälle von Syphilis giebt, in welchen der ganze Kehlkopf oder
einzelne Theile desselben, vermuthlich durch perichondritische Infiltration, sehr hartnäckig geschwollen bleiben und auch so leicht
nicht durch die Behandlung beeinflusst werden. Kommt dann
dazu noch eine syphilitische Erkrankung der Lunge, so sind die
Fälle, namentlich in früherer Zeit, vor der Entdeckung der Tuberkelbacillen, doch recht schwer richtig zu beurtheilen gewesen, und
ich bin der festen Überzeugung, dass ich mich öfter geirrt habe
und dass dieser Irrthum auch Anderen gar manchmal vorgekommen
sein dürfte.

Die durch die Narben bedingten Verengerungen der Luftröhre
verlaufen horizontal, schräg oder der Länge nach, je nach der
Ausdehnung der ursprünglichen Geschwüre. GERHARDT führt an,
dass die Narbenzüge mitunter senkrecht verlaufen und leisten-
artig vorspringen und dann den Papillarmuskeln des Herzens ähnlich sehen.

Syphilitisch erkrankte Lungen gehören zu den grössten Seltenheiten. Ich habe bei meinen Kranken fünf Fälle entdecken
können, trotzdem ich immer darauf aus bin, sie zu finden.
In dem einen Fall konnte ich die Angabe HASLUND's bestätigen,
dass sie fast nie die Lungenspitze befällt zum Unterschied von
der Tuberkulose; die anderen waren Mischinfektionen.

Die Syphilis beeinflusst indirekt auch die oberen Luftwege
durch Erkrankungen der Nerven vom Gehirn bis auf die peripheren Endigungen. Die nähere Besprechung dieser Zustände
werde ich in dem Abschnitt über die Nervenerkrankungen geben.

Auch diejenigen syphilitischen Erkrankungen, die ausserhalb
der eigentlichen Luftwege gelegen sind, üben hie und da Einfluss
auf dieselben aus, so z. B. kann eine syphilitische Gummibildung
in den Halswirbeln in den seltenen Fällen, in welchen man sie
zu sehen bekommt, durch die Schwellung hinter der Schlundwand
das Schlucken recht erheblich beeinträchtigen u. s. w.

Die subjektiven Beschwerden ändern sich je nach dem
Sitze der Erkrankung; sie betreffen die Athmung, das Schlucken
und die Sprache. Der Schmerz ist in vielen Fällen nicht so lebhaft, wie bei den tuberkulösen oder den krebsigen Erkrankungen.

Die Diagnose ist in vielen Fällen ganz leicht zu stellen.
Die einzelnen Formen der Krankheit haben gerade in den oberen
Luftwegen etwas so Charakteristisches, dass man recht oft die
Allgemeinerkrankung am Besten durch dieselben entdecken kann.
Die ausgebildeten Zustände sind wohl kaum zu verkennen, bei den
Anderen erleichtern verschiedene Nebenerscheinungen die Diagnose.
So bei primären und sekundären Formen die Drüsenschwellungen
am Halse, im Nacken, am Ellenbogen, in den Inguinalgegenden
u. s. w., die bei den tertiären Formen allerdings oft nicht zu
finden sind.

Die Diagnose des primären Syphiloms in den oberen Luftwegen lässt sich vielleicht noch am ersten aus der dunkelrothen
kupferartigen Färbung machen. Sehr bald tritt dann die Schwellung der regionären Lymphdrüsen dazu, was die Diagnose fast
sicher macht.

Etwas deutlicher ist schon die Erscheinung eines indurirten
Schankers auf den Lippen oder Mandeln. Es besteht dann immer
eine starke, auffallend harte Infiltration der Umgebung und ein
schmutzig zerfallen aussehendes Geschwür, wobei ja immer auch
die betreffenden Lymphdrüsen geschwollen sind. Einige Wochen
nachher folgt dann auch die Roseola der äusseren Haut.

Das Erythem hat an und für sich gar nichts Charakteristisches;
die Drüsenschwellungen, die grosse Hartnäckigkeit und die dunklere
Färbung zeichnen das luische vor dem der starken Raucher und
Alkoholiker aus.

Die ausgebildeten, sekundären Erkrankungen sind nicht zu
verkennen, höchstens, wie erwähnt, mit Lapisflecken zu verwechseln; aber ihre Diagnose ist mitunter schwer durch die geringe
Ausdehnung der Erkrankung. Drüsenschwellung und sonstige
Kondylombildungen am After oder den Geschlechtstheilen erleichtern auch hier die Diagnose.

Die Unterscheidung der Gummigeschwülste und der tertiär syphilitischen Geschwüre von anderen Krankheiten ist indessen, besonders
bei den angeborenen und okkulten Formen der Syphilis, bisweilen
nur durch längere Beobachtung und ex juvantibus möglich.
Doch giebt es bei ihnen meistens eine Anzahl Begleiterscheinungen,
welche zur Feststellung der Diagnose beitragen können. Dahin
gehören die nächtlichen *Dolores osteocopi* im Kopfe, die Tophi in den
Knochen, besonders in den Schienbeinen und dem Stirnbein, die
verschiedenen charakteristischen Hautausschläge, wie die Psoriasis
auf der Beugeseite der Extremitäten, die hühneraugenähnlichen,
hornartigen Gebilde in der Palma und Planta, die Rupia, die
hufeisenförmigen Hautgeschwüre, ferner die cerebralen Erscheinungen: die Okulomotoriuslähmungen, die Apoplexien bei Leuten
unter fünfzig Jahren; bei Frauen, die Neigung zu Aborten und
zu Geburten fast ausgetragener, abgestorbener Kinder. In einigen
Fällen habe ich auch die mir durch GERHARDT bekannt gewordenen, in Folge einer *Hepatitis interstitialis diffusa* und *circumscripta
syphilitica* entstehenden dicken Zapfen gefunden, die unter dem
Rippenrande vorragen. W. LEWIN führt die Leichtbrüchigkeit
der Knochen in Folge von gummöser Ostitis als charakteristisch
an; bekanntlich trennen sich auch die Epiphysen leicht bei angeborener Syphilis. G. LEWIN rechnet die glatte Atrophie des
Zungengrundes zu den sicheren Zeichen vorhergegangener Syphilis.
Meiner allerdings ja viel kleineren Erfahrung nach ist sie selten
zu sehen und kommt auch bei anderen Krankheiten vor; sie wird
uns aber doch Anlass geben, weitere anamnestische Forschungen

anzustellen, ebenso wie die Abwesenheit von charakteristischen
Bacillen in anscheinend unzweifelhaften Fällen von Tuberkulose.
Für noch weniger zuverlässig halte ich die von HAUSEMANN beschriebene Krümmung des Kehldeckels nach vorn; ich konnte
diese Gestaltung gerade in den letzten Wochen bei mehreren
sicher nicht syphilitischen Kranken beobachten.

Die Kinder sekundär erkrankter Eltern zeigen bald nach der
Geburt einen syphilitischen Hautausschlag oder einen Schnupfen;
die von tertiären Eltern stammenden kommen atrophisch zur
Welt mit greisenhaftem, faltigem Gesicht und mit rupiaartigen
Ausschlägen, sie bekommen bei der Impfung leicht einen ebensolchen Ausschlag, der durch die Reizung der Haut hervorgerufen
wird, oder derselbe folgt auf andere Hautreizungen, Verbren-
nungeu u. s. w. Eine Reihe äusserer Kennzeichen der angeborenen
Syphilis habe ich oben, Seite 421 schon erwähnt. Kinder von Eltern
mit latenter Syphilis sterben öfter an sogenannter weisser Pneumonie, die immer ein Zeichen angeborener Syphilis ist. Ich möchte
auch hier nochmals an die grossen Muskelgeschwülste erinnern, die
in der Regel als Sarkome angesprochen werden, indessen fast
immer oder immer als syphilitische Erkrankung angesehen werden
müssen. Postmortal gehört ausser den eingezogenen Narben auch
die auf den Beginn der Aorta beschränkte Endarteritis zu den
sicheren Zeichen der Syphilis, nach HANSEMANN auch die
Anteflexion des Kehldeckels.

Ich habe schon bei der Differentialdiagnose der Perforationen
der Nasenscheidewand bemerkt, dass man dieselben dann als
syphilitisch ansprechen darf, wenn sie auf den knöchernen Theil
derselben übergreifen, was Geschwüre anderer Art, auch die
tuberkulösen, nur ausnahmsweise thun, ebenso wie bei dem harten
Gaumen und den Halswirbeln. Bei der Tuberkulose könnte man
höchstens von Knocherkrankungen ausgehende Fisteln mit Geschwüren verwechseln.

Seite 360 habe ich schon erwähnt, dass der vorwiegende Sitz
der luischen Geschwüre auf der Oberseite der Zunge ist, während
die tuberkulösen öfter auf der Unterseite gefunden werden.
Mehrfache Geschwüre sprechen für deren tuberkulöse Natur.

Dazu kommt noch die Anamnese, die ja allerdings oft
trügerisch ist. Erstens kann es vorkommen, dass „die", zuweilen
auch „der" Betreffende gar keine Idee davon hat, dass er sich
angesteckt oder vielmehr angesteckt worden ist. Es kommt dies
besonders bei anständigen Frauen oder bei Mädchen vor, welche
das Geschenk durch einen Kuss von dem Manne, dem Bräutigam
oder den Brüdern oder Vettern erhalten haben. In solchen, wie
in vielen anderen Fällen, ist es oft besser, nicht zu genau auf
die Entstehung der Krankheit einzugehen. Man macht dadurch
nichts besser. Es genügt ja, wenn der Arzt die Krankheit erkannt hat, das „woher" trägt nicht zur schnelleren Heilung bei.

FOURNIER giebt einmal den Rath, wenn man eine syphilitische
Frau in Behandlung bekäme, bei welcher man nicht wisse, ob sie
oder der Mann die Schuld trage, solle man sie unter dem Vor-
wand, dass man einige Symptome gefunden habe, welche man sich
nicht ganz erklären und über die man mit einer jungen Frau
nicht sprechen könne, bitten, einmal ihren Mann zu schicken.
Sei sie schuldig, so werde sie allemal mit dem Geständniss ihrer
Schuld herausrücken und ihren Liebhaber senden.   Probatum.

Ich behalte mir die genauere Erörterung der Differentialdiagnose für den Abschnitt „Krebs“ vor, möchte aber hier schon
mittheilen, dass wir im zweifelhaften Falle ein sehr gutes Mittel
haben, nämlich die Behandlung.   Namentlich bei den tertiären
Formen, die allein in Frage kommen, ist das Jodkali geradezu
ein Specifikum, das uns selten im Stiche lässt.   Giebt man in
einem zweifelhaften Falle zwei bis drei Gramm Jodkali pro die,
so kann man fast immer schon nach wenigen Tagen die richtige
Anschauung gewinnen.   Die Besserung des Zustandes zeigt sich
selbst nach langem Bestehen so schnell und so entschieden, dass
alle Zweifel schwinden.   Ich möchte davon nur die vorhin erwähnten inveterirten Fälle ausnehmen, welche oft erst nach
längerer Behandlung ihre wahre Natur erkennen lassen.   So sah
ich vor einigen Jahren einen höheren russischen Officier, welcher
eingestandener Maassen lange schon an Syphilis gelitten und bereits unglaubliche Mengen von Quecksilber und Jodkali verbraucht
hatte.   Auf der Schleimhaut des sehr stark infiltrirten Kehlkopfs
zeigten sich torpid aussehende Geschwüre und erst nach dem
zweimonatlichen Gebrauche einer erneuten Quecksilberkur in Verbindung mit Jodkali wurde bei ihm die Diagnose klar.   Die
Rückbildung war eine ausserordentlich langsame, doch gelang es
mir im Vereine mit einem befreundeten Kollegen, dem Manne
den Gebrauch seiner Stimme fast ganz wiederzugeben.   Ich möchte
hier auch noch an das bei der Tuberkulose über die Mischformen
Gesagte erinnern.

Das Fieber kann nach den Beobachtungen von BÄUMLER,
sowie nach meinen eigenen, als für die Tuberkulose sprechend,
nur bedingt verwerthet werden; es giebt nämlich auch ein syphilitisches Fieber, das allen antifebrilen Mitteln trotzt, aber auf Jodkali rasch verschwindet.

Betreffs der Spiegeluntersuchung habe ich nur wenige Worte
hinzuzufügen.   Das Aussehen der grauen Kondylome habe ich
genau beschrieben.   Es wäre höchstens noch zu bemerken, dass
die auf den Stimmlippen sitzenden eine gewisse Ähnlichkeit mit
den beim chronischen Katarrh erwähnten Flecken nekrotischen
Epithels haben können, da ihre Entstehung auf demselben anatomischen Vorgang beruht.   Die chronisch katarrhalischen Stellen
auf den Stimmlippen sitzen meistens etwas vor der Mitte und
sind häufig symmetrisch, während die Kondylome mehr ver-

waschen aussehen, auch ungleichmässiger sind, an einzelnen Stellen die rothe Schleimhaut durchscheinen lassen und keine Prädilektionsstelle haben. An der Hinterwand des Kehlkopfs könnte man pachydermische Stellen mit syphilitischen verwechseln, indessen beschränken sich die Kondylome sehr selten auf diese Stelle allein.

Die Gummi haben, so lange sie nicht geschwürig zerfallen sind, das Ansehen von Tumoren in oder unter der Schleimhaut, sie fühlen sich mit dem Finger oder der Sonde härter an als die meisten Geschwülste. Im Cavum, besonders aber in der *Pars oralis* am Seitenstrang, könnte man sie gelegentlich mit anderen Tumoren verwechseln, da diese auch eine gewisse Vorliebe für letzteren Platz zeigen. Andere Tumoren, ausser dem Krebs, liegen nicht in so entzündeter Umgebung, oder sie fühlen sich wie die Retropharyngealabscesse weich, fluktuirend an. Sonst können da in der Regel nur noch Nebenschilddrüsen und allenfalls Lipome oder Lymphosarkome und Sarkome in Betracht kommen, ebenso wie in der Zunge. Über Ersteren ist die Schleimhaut, wie bei den anderen gutartigen Neubildungen, verschiebbar, die Lipome scheinen fast immer gelblich durch. Die Lymphosarkome und auch die Sarkome werden in der Regel anfangs für syphilitisch gehalten; wenn sie entwickelter sind, so gewinnen sie ein mehr durchscheinendes, wie ödematöses Aussehen.

Die syphilitische Perichondritis habe ich schon Seite 303 beschrieben. Die grössere Tiefe der Geschwüre und der bedeutendere Umfang der Röthung unterscheiden die syphilitischen Geschwüre auch von den meist oberflächlicheren herpetischen und anderen ähnlichen, dem *Ulcus pharyngis benignum* u. s. w. Schwerer ist die Diagnose vom Pemphigus, um so mehr, da dieser auch ein syphilitischer sein kann. Meistens helfen die auf der äusseren Haut vorhandenen Blasen zur richtigen Erkenntniss. Noch ähnlicher und gewiss vielfach für Syphilis gehalten sind die Chromsäuregeschwüre. Bei negativer luischer Anamnese wird man gut thun, eine auf Chrom bezügliche Frage zu stellen, wenn die Möglichkeit im Berufe liegen könnte. Der Pemphigus wie die zuletzt erwähnten Geschwüre theilen mit der Syphilis auch die Eigenschaft, dass sie Verwachsungen der Gaumenbogen mit der hinteren Schlundwand herbeiführen können.

Die subjektiven Beschwerden sind für die Diagnose nicht zu verwerthen, höchstens, dass eine Angina, die länger als vier .Wochen Schluckschmerzen macht, in der Regel eine syphilitische ist.

Die Syphilis kommt in allen Lebensaltern und allen Klimaten und in allen Ständen vor. Sie befällt das Kind, noch ehe es geboren ist, begleitet den Menschen durch das ganze Leben und verschont auch nicht den Greis am Wanderstabe. Die sekundären, meistens auf geschlechtlichem Wege erworbenen Formen

kommen in der Zeit vor der Pubertät sehr selten vor, sind in
dem dritten und vierten Jahrzent des Lebens natürlich am
häufigsten, verschwinden aber auch nicht im höchsten Alter.
Die tertiären Formen finden sich beim Kinde schon bald nach
der Geburt als *Syphilis congenita* und bis zum zwanzigsten Lebensjahr, vielleicht auch noch später, als *Syphilis congenita tarda*. Die
erworbene tertiäre Syphilis sieht man fast nie vor dem dreissigsten
Lebensjahre, nach dem vierzigsten aber fast häufiger als die
sekundäre. Im höheren Alter ist die tertiäre Syphilis gar nicht
so selten; sie bildet in vielen Fällen bösartig aussehender Erkrankungen den Hoffnungsanker der günstigeren Prognose.

Die Prognose wird von erfahrenen Ärzten, besonders in
Frankreich, insofern als ungünstig dargestellt, dass eine sichere
Ausheilung überhaupt nie stattfände. Wenn auch diese Ansicht
eine gewisse Berechtigung hat, insofern ein einmal syphilitisch
Gewesener nie sicher vor einem Rückfall ist, so sieht man, wenn
man eine längere Zeit in der Praxis gestanden hat, aber doch
eine grosse Mehrheit von Fällen, in welchen sich nie wieder
Symptome zeigen, weder bei dem Kranken, noch bei seiner Nach-
kommenschaft. Ich kenne eine grosse Zahl früherer Syphilitiker
seit mehr als dreissig Jahren, bei welchen ich diese Erfahrung
sammeln konnte in Übereinstimmung mit den Ansichten einer
grossen Anzahl von Kollegen, unter denen sich Autoritäten, wie
v. SIEGMUND und KAPOSI befinden.

Es ist das aber auch erfreulich, denn, wenn es anders wäre,
so würde bald die ganze Menschheit durchseucht sein; fand doch
R. SCHÜTZ in Heidelberg unter 6000 über 25 Jahre alten Männern
22 Procent, die eine luische Infektion gehabt hatten. Mit diesem
Vorbehalt der nie ganz sicher festzustellenden definitiven Heilung
kann man aber die Prognose immerhin günstig stellen. Sie ist
jedenfalls immer noch viel besser, als bei den so ähnlichen krebsigen oder tuberkulösen Erkrankungen.

Es ist gewiss, dass viele Fälle nach jeder Art von Behandlung
Rückfälle bekommen. Ich sage, nach jeder Art von Behandlung,
weil ich glaube, dass es für die Rückfälle mehr auf die Virulenz
der ersten Infektion, die Konstitution des Kranken und auf die
erste Behandlung ankommt. Ich meine beobachtet zu haben, dass
solche Kranke, welche gleich bei der primären Erscheinung eine
sogenannte prophylaktische Quecksilberkur durchgemacht haben,
später schwerer zu heilen sind, als solche, bei welchen der Ausbruch der sekundären Symptome abgewartet wurde, eine Ansicht,
welche ja ebenfalls von vielen Syphilidologen getheilt wird. Es
giebt Fälle, welche bei einer ganz oberflächlichen Behandlung
heilen, ohne je wieder ein Zeichen der Krankheit aufzuweisen und
andere, bei welchen auch die energischste Behandlung nicht im
Stande ist, den rapiden Verlauf selbst nur für kurze Zeit aufzuhalten.

Prognostisch günstig ist es, wenn in Folge der Behandlung die Lymphdrüsenschwellungen ganz verschwinden. Eine wenig günstige Prognose geben nach KAPOSI die Phthisiker, die Alkoholiker und diejenigen, welche in der ersten Zeit entweder keine genügende Behandlung ihrer Krankheit gehabt haben, oder deren Krankheit „verzettelt" wurde, ferner diejenigen, welche eine sogenannte Präventivkur durchgemacht haben.

Etwas anderes ist es aber wieder um die Prognose, *quoad valetudinem completam.* Die tritt bei sekundärer Syphilis in der Mehrzahl ein; die tertiären Geschwüre dagegen hinterlassen oft Narben, welche durch ihren Sitz in der Luftröhre, dem Kehlkopfe oder dem Schlunde lebensgefährliche Erscheinungen bedingen oder doch wenigstens einzelne Funktionen des Körpers wesentlich behindern, so z. B. die Stimme, wenn die Stimmlippen durch die Narbenbildung so verzogen sind, dass eine richtige Tonbildung nicht mehr stattfinden kann, die Athmung bei Stenosen u. s. w.

Im Grossen und Ganzen möchte ich aber, wie angedeutet, die Prognose für nicht zu ungünstig halten.

Direkte Ursache des Todes wird die Syphilis der oberen Luftwege wohl nur in Folge von eitriger Perichondritis, höchst selten durch Arrodirung grösserer Gefässe, durch Verschluss des Kehlkopfs in Folge von Schwellungen, oder nach RUMPF in Folge des Durchbruchs verkäster Gummi der Lymphdrüsen in die Trachea. Nachtheilig wirken lange dauernde Stenosen der Athemwege immer, da sie zu Verfettung des Herzens führen.

Ich möchte hier noch auf eine Folge der Syphilis hinweisen, dass sich nämlich nicht so ganz selten in den syphilitischen Geschwüren und Narben Karcinome entwickeln. An der Zunge ist dies bekannt; es kommt aber auch an anderen Stellen vor. Ich habe vor Kurzem eine Frau behandelt, die von ihrem Gatten vor vier Jahren angesteckt war und wiederholt Quecksilber und Jodkalikuren gebraucht hatte. Vor einem Jahre war eine Schwellung der Nasenscheidewand aufgetreten, die trotz energischer Kuren in Aachen nicht verschwinden wollte. Die Untersuchung eines von mir herausgenommenen Probestückchens ergab Karcinom. Dasselbe wurde hier von L. REHN mittelst Aufklappens der Nase nach Loslösung der Oberlippe von der *Apertura piriformis* herausgenommen. Über die Dauer des Erfolgs lässt sich natürlich noch nichts sagen.

Die Behandlung der primären Erscheinungen wird in den oberen Luftwegen kaum in der Ausschneidung des primären Syphiloms bestehen können, denn die Ergebnisse dieser Operation sind in Bezug auf die Verhütung der weiteren Symptome zu unsicher, und man würde allenfalls an den Lippen, dem Eingang der Nase und der Zunge daran denken können, und an diesen Stellen ist denn doch die Narbenbildung gegenüber dem un-

sicheren Erfolge schwer ins Gewicht fallend. Die Misserfolge erklären sich aus den Beobachtungen FOURNIER's, der in Leichen
von Kranken, die sechs bis neun Tage nach der Infektion gestorben waren, die Drüsen schon bis in das Becken infiltrirt fand.
    Eher dürfte man in Fällen, in welchen die Diagnose mit
einiger Gewissheit durch die Anamnese festgestellt werden könnte,
bei geeigneten, d. h. nicht zu grossen Geschwülsten versuchen,
dieselben mittelst der Galvanokaustik zu zerstören, bevor die
Lymphdrüsen ergriffen sind. Die Fälle werden aber wohl nur
äusserst selten zu haben sein.
    Ein geschwürig gewordenes primäres Syphilom wird man nach
denselben Grundsätzen behandeln, wie an anderen Stellen. Man
wird, wenn es ohne Gefahr angängig ist, die Geschwürsfläche
ätzend zu reinigen suchen und sie im Übrigen mit einem desinficirenden Mittel behandeln; ich benutze dazu jetzt in der Regel
Nosophen oder Thioform.
    Nach der Erfahrung vieler, wohl der meisten Syphilidologen,
denen ich mich nach meiner geringen Erfahrung ganz anschliessen
möchte, ist es sehr zu widerrathen, eine allgemeine Kur vor dem
Ausbruch der sekundären Erscheinungen prophylaktisch brauchen
zu lassen, wie ich oben bei der Prognose schon erwähnt habe.
Man erreicht damit nur, dass jene nachher zu einer unbestimmt
späteren, vielleicht dann sehr unbequemen Zeit zum Ausbruch
kommen, vermeiden lassen sich dieselben auf diese Weise nicht.
Ich habe mich sehr gefreut, einem vor einiger Zeit in der Lancet
erschienenen Aufsatz von LANE zu entnehmen, dass sich auch in
England Stimmen für diese Ansicht erheben.
    Ebenso ist es bei Rückfällen unzweckmässig, eine allgemeine
Kur anzuwenden, solange die sekundären Symptome noch nicht
deutlich wieder herausgekommen sind; man warte ruhig die undeutliche Erscheinung derselben ab. Allerdings wird es bisweilen
die Klugheit erfordern, in der Zwischenzeit irgend ein passendes
Mittel, Gurgelwasser von *Kali chloricum* oder *Salol* u. s. w. brauchen
zu lassen. Der Kranke, besonders der ängstliche, will etwas für
sein Leiden haben.
    Bei deutlich ausgesprochener sekundärer Krankheit muss man
dann eine allgemeine Kur verordnen, und zwar passen für die
sekundären Symptome nur die Quecksilbermittel, die Jodmittel für
die tertiären. Im sekundären Stadium gebe ich nie Jod, nicht
als alleiniges Mittel und auch nicht als Unterstützungsmittel der
Quecksilberkur. Nur in sehr gefahrdrohenden oder auch in sehr
hartnäckigen Fällen von tertiärer Erkrankung soll man beide
Mittel zusammen anwenden.
    Es giebt gar keine Methode, mit welcher man Rückfälle sicher
vermeiden könnte. Die beste Art der Behandlung ist noch immer
die Schmierkur. Man lässt, wenn die Verhältnisse dazu zwingen,
auch ambulant, zwei bis fünf Gramm fünf bis zehn Minuten lang

jeden Tag in eine Stelle der Haut nach einer bestimmten Reihenfolge einreiben, also Arme, Schenkel, Brust, Rücken, Bauch, und dann wieder von vorn anfangen. Nach jeder solchen fünftägigen Reihenfolge verordnet man ein Bad zur Reinigung oder eine laue Abwaschung. GERHARDT heilte einen Kranken durch das Aufhängen eines mit Quecksilbersalbe bestrichenen Tuches neben dem Bett, im Urin des Kranken war Quecksilber nachzuweisen. KUNKEL fand in einem Cubikcentimeter Luft, die über graue Salbe weggestrichen war, 10 bis 18 Mgm. Quecksilber. Aus diesen Beobachtungen geht die Richtigkeit der schon lange bestehenden Ansicht hervor, dass die Schmierkur eigentlich eine Inhalationskur sei. KARL HERXHEIMER lässt die graue Salbe neuerdings mit der Hand einklatschen, 6 Gramm verschwinden auf diese Art In 10 Minuten derart, dass der darüberstreichende Finger nicht mehr beschmutzt wird. Wenn die Schmierkur nicht ausführbar ist, so gebe ich gewöhnlich folgende Pillen:

Rp. *Protojodureti Hydrarg. 1,0*
  Opii puri 0,5
  Succ. et Pulv. Liquir. ana q. s.
  M. fiant pill. Num. 30.
  DS. Dreimal täglich eine Pille zu nehmen.

Es giebt Menschen, welche diese Dosis nicht vertragen, sondern Abweichen danach bekommen; diesen gebe ich etwas mehr Opium oder lasse sie nur zwei Pillen täglich nehmen.

Mit beiden Behandlungsmethoden fährt man so lange fort, bis womöglich die Drüsen nicht mehr zu fühlen sind. Dieses Ziel erreicht man aber nicht immer, auch schon deshalb nicht, weil in gar manchen Fällen die Vergrösserung noch einen anderen Grund hat, z. B. Skrophulose. Schliesslich macht man, wenn die Kur schon lange angewendet worden ist, und trotzdem die Drüsen noch etwas geschwollen bleiben, eine Pause. Kommt der Rückfall bald, so kann man eine verstärkte Kur anwenden, sonst die erste wiederholen lassen.

Bei allen Quecksilberkuren muss man dem Munde und dem Zahnfleisch eine besondere Beachtung schenken, da sonst sehr leicht eine *Stomatitis mercurialis* eintreten kann, Lockerung des Zahnfleisches mit Erosionen und Geschwüren, welche in vernachlässigten Fällen sehr ausgedehnte sein können und ihre Anwesenheit schon frühzeitig durch einen unangenehmen *Foetor ex ore* verrathen. Sehr gebräuchlich ist es, dabei *Kalium chloricum* in fünfprocentiger Lösung oder eine halbprocentige Chromsäurelösung, alle zwei bis vier Stunden gurgeln und als Mundwasser gebrauchen zu lassen. Ausserdem muss der Kranke zweimal täglich seine Zähne mit einer entsprechend starken Zahnbürste reinigen unter Benutzung eines Zahnpulvers oder einer Odontine (Zahnseife mit desinficirenden Beigaben). Bei ausgebrochener Stomatitis setzt man natürlich zunächst das Quecksilbermittel aus — bei Schmierkur lasse man ein Seifenbad oder eine gründliche Abwaschung nehmen — und das Mundwasser häufiger brauchen.

Neuerdings sind die intramuskulären Einspritzungen von Quecksilberpräparaten in die Glutaen sehr in Mode gekommen. Es lässt sich nicht leugnen, dass sie sehr gut und verhältniss- mässig rascher wirken, als die anderen Arten der Anwendung des Mittels. Sie haben aber doch Nachtheile, erstens, dass das Mittel, wenn es einmal einverleibt ist, sich nicht mehr aus dem Körper entfernen lässt. Es sind als Folge solcher schwere Stö- rungen, ja Todesfälle durch Lungenemboli Einspritzungen beob- achtet worden, denen man hülflos gegenüberstand. Zweitens sind die Einspritzungen in der ambulanten Praxis sehr unangenehm, da auch bei der grössten Vorsicht zuweilen recht erhebliche In- filtrationen in das Bein nicht ganz zu vermeiden sind, so dass der Kranke seinem Berufe eine Zeit lang nicht nachgehen kann. Es scheint, dass in der Hospitalpraxis dieser Missstand nicht so hervor- tritt, vielleicht weil die Kranken sich weniger bewegen. In der Privatpraxis habe ich die Nachtheile dieser Behandlungsmethode auch bei sorgfältigster Desinfektion sehr lebhaft empfunden und würde demgemäss die intramuskuläre Methode jetzt nur noch in sehr dringenden Fällen wählen, in welchen es darauf ankommt, möglichst rasch eine Quecksilberwirkung zu erreichen, selbst auf die Gefahr einer Infiltration in das Bein hin. Mir scheint noch am Besten die Vorschrift:

Rp. *Hydrarg. salicylic. 1,0*
Paraffini liq. steril. 10,0
MDS. Alle acht Tage eine Spritze voll einzuspritzen.

Bei Säuglingen und Kindern mit angeborener Syphilis werden Sublimatbäder oder auch schwache Einreibungen empfohlen. Ich habe in einer Anzahl von Fällen die ersten Erscheinungen mittelst Kalomel bekämpft und dann unter dem Einfluss der FOURNIER'schen Anschauung mehrere Jahre lang von Zeit zu Zeit alle 6 bis 12 Monate eine solche Kur wiederholt. Ich gab täglich ein oder zwei Mal 0,01 Kalomel oder auch 0,005, wenn die grössere Dosis Abweichen verursachte. Es ist mir so z. B. gelungen, in einer Familie, in welcher schon drei Kinder an weisser Pneumonie gestorben waren, die späteren vier Kinder von luischen Erschei- nungen frei zu halten. In diesem Falle hatte der Vater latente Syphilis, die sich bei ihm nur einmal in der Form von Gehirn- erscheinungen manifest gezeigt hatte. Auf eine Kur von Jodkali in Holzthee, die von ihm aus eignem Antrieb verschiedene Male wiederholt wurde, ohne dass von Neuem Symptome dagewesen waren, ist er jetzt seit fast fünfundzwanzig Jahren dauernd ge- heilt. Dagegen sind also drei Kinder angeboren luisch gewesen und die Frau hatte, ohne sonstige frühere Symptome, syphilitische Strikturen des Mastdarms und ein beginnendes Gummi im Halse. Ich habe mit Kalomel unter manchen Anderen auch einen Knaben behandelt, dessen Mutter vielleicht erst während der Schwangerschaft syphilitisch inficirt worden war. Das Kind war atrophisch geboren und hatte später die Keratitis und die Zahnbildung, wie sie HUTCHINSON beschreibt, und Nystagmus, blieb aber während der ersten zwanzig Jahre seines Lebens von auffallenden syphilitischen Erkrankungen frei. Später verlor ich den jungen Mann aus den Augen, hörte nur einmal noch, dass er anhaltend gesund sei.

Eine örtliche Behandlung erfordern die sekundären Erscheinungen in der Regel nicht, sie schwinden rasch unter der allgemeinen Kur. Nur in den Fällen, in welchen das Epithel auf den Mandeln stark verdickt, schmutzig weissgelb ist, muss man die Stellen mit einem geeigneten Mittel behandeln. Ich benutze dazu verschiedene Mittel: gewöhnlich die LUGOL'sche Lösung, sonst auch reine Jodtinktur, eine halbprocentige Lösung von Chromsäure und *Lapis purus* oder *mitigatus* alle zwei bis drei Tage. Die Kondylome würden unter der allgemeinen Behandlung ja auch schliesslich vergehen, ich habe mich aber überzeugt, dass die weissgelbliche Abart derselben rascher bei gleichzeitiger örtlicher Behandlung heilt.

Bei den sekundären, wie den tertiären Erkrankungen des Mundes und Rachens sind die Mundwässer von halbprocentiger Chromsäure recht zweckmässig. Man kann auch 30—50 procentige Lösungen zum Pinseln alle acht Tage empfehlen und dazwischen mit den schwächeren gurgeln lassen, muss indessen den Überschuss der stärkeren jedenfalls mit einem Alkali gleich nach der Anwendung neutralisiren.

Für die tertiären Formen ist das Jodkali, wie erwähnt, ein wahres Specifikum. Ich bemerke hier gleich, dass man statt dessen auch das *Natrium* oder *Ammonium jodatum* geben kann. Das Natronsalz wird, wie es scheint, von schwachen Magen etwas besser vertragen; man kann es auch statt des Kalisalzes verordnen, wenn dieses angeblich oder wirklich nicht vertragen werden sollte. Es geht dann bisweilen so, wie bei dem Morphium, welches mitunter sehr gut unter einem anderen Namen vertragen wird. Ein Nachtheil, welcher den Jodpräparaten zugeschrieben wird, ist der Jodismus. Wie er entsteht, ist noch nicht ganz ausgemacht, es scheint aber, dass er bei gleichzeitigem Gebrauch eines alkalischen Mittels nicht auftritt. Andere behaupten, und ich möchte mich der Ansicht anschliessen, dass er bei grösseren Dosen überhaupt nicht vorkomme. Ich habe nämlich nie einen erheblichen Fall von Jodismus gesehen, während ich doch Jodkali sehr häufig und in nicht kleinen Dosen zu verordnen pflege. Schnupfen und etwas Halsröthung rechne ich aber noch nicht gleich zu dem ernst zu nehmenden Jodismus. Wenn es sich darum handelt, einen Menschen vor Erstickung zu bewahren oder ihm sein Gaumensegel in funktionsfähiger Form zu erhalten u. s. w., so

kann es meiner Meinung nach nicht in Betracht kommen, wenn
er in Folge des Jods einige Tage einen Jodschnupfen hat.

Nach RÖHMANN und MALACHOWSKI lasse ich das Mittel zu
2 bis 3 gr. pro die gewöhnlich mit *Natr. bicarb. ana* zusammen
nehmen und habe davon die gewünschte Wirkung gesehen. Bei
Kranken, welche sehr zu Jodschnupfen geneigt sind, versuche
man, ob sie nicht bei gleichzeitigem Gebrauch eines Alkali das
Mittel mit weniger Beschwerden nehmen können. In den letzten
Jahren habe ich ferner gefunden, dass die Erscheinungen des
Jodismus, auch die leichteren, so gut wie nie auftreten, wenn
man das Mittel immer in etwa 100 Gramm Milch nehmen lässt.
FINGER in Wien hat die gleiche Beobachtung schon veröffentlicht.
v. ESMARCH lässt bei Nichtvertragen des Jods die Kur durch Einschaltung indifferenter Kuren unterbrechen, z. B. nach LASSAR's
Vorschlag durch eine Milchkur. Gegen die heftigeren Jodismus-
erscheinungen, namentlich die cerebralen, empfiehlt FINGER Antipyrin.

Bei manchen Menschen ruft das Mittel einen sehr unangenehmen, bitteren Geschmack auf dem hinteren Theil der Zunge
hervor, der auch durch die Verabreichung *per rectum* nicht zu
vermeiden ist. Man kann versuchen, diese Erscheinung dadurch
zu mildern, dass man das Mittel in einem bitteren Vehikel,
Rhabarber oder dergleichen nehmen lässt, oder indem man ein
anderes Jodpräparat wählt. Handelt es sich aber um eine dringende
Indikation, so muss der Mensch die Unannehmlichkeit aushalten
und thut dies auch recht gern, wenn er erst merkt, dass das
Mittel ihm hilft. ZUNTZ empfiehlt das Gurgeln mit einem Infus
der *Gymnema sylvestris*, welche den bitteren Geschmack nicht empfinden lässt.

Zu beachten ist noch, dass man während des Gebrauchs von
Jodkali und noch einige Tage nachher Kalomel im Halse nicht
anwenden soll, da es dort, so lange noch Jod auf der Schleimhaut ausgeschieden wird, ebensolche heftige Entzündungen
hervorruft, wie auf der *Conjunctiva bulbi* unter den gleichen Bedingungen.

In den meisten Fällen bekommt das Jod auch im Allgemeinen
sehr gut. Mit der allmählichen Beseitigung der Dyskrasie erholt
sich der Körper von seinem Kampfe gegen das innewohnende
Gift, die Kranken bekommen guten Appetit, nehmen an Gewicht
rasch zu u. s. w. Bei der Anwendung von Jodpräparaten bei
Struma ist dies anders. Dabei kann es geschehen, dass der Kranke
anämisch wird, man darf da die Anwendung nicht übertreiben,
besonders, da auch Fälle bekannt sind, in welchen nach allzu
energischem Gebranch von Jod die Schilddrüse atrophisch geworden ist und Myxödem folgte. Das hat man bei Syphilis nicht
so leicht zu befürchten; doch wird es immer gut sein, den Allgemeinzustand auch bei ihr etwas im Auge zu behalten.

Die Dosis greife man nicht zu gering. Neuerdings sind bekanntlich von HASLUND bei Psoriasis die ganz starken Dosen empfohlen worden, bis zu 50 Gramm pro die, also braucht man mit Dosen von ein bis drei Gramm nicht zu ängstlich zu sein. Es giebt noch immer viele Kollegen, welche eine sehr grosse Angst vor dem Mittel haben; ich theile diese gar nicht. Einen Kranken habe ich wegen Aneurysma der Aaorta 2500 Gramm in einem Jahre nehmen sehen, ohne dass es ihn im Geringsten belästigt hätte; wenn er von Zeit zu Zeit einen Jodschnupfen bekam, so setzte er das Mittel einige Tage aus. LASSAR liess einen Kranken auch 2000 Gramm in einem Jahr nehmen.

In der Regel gebe ich es ein Theil auf zwei Theile Wasser, es löst sich so ganz gut und von dieser Lösung lasse ich drei Mal täglich vor den Mahlzeiten 5—40 oder mehr Tropfen nehmen (0,5—4,5 Jodkali pro die). Wie lange man das Mittel gebrauchen lassen soll, hängt davon ab, wann die Symptome vollständig verschwunden sind. Selbst sehr grosse Geschwüre heilen in der Regel in drei bis vier Wochen. Ich lasse aber trotzdem das Jod fast immer ein Vierteljahr lang weiter nehmen, bis zwei Monate nach dem Verschwinden der letzten Symptome. In schweren Fällen gebe ich es in einem Löffel *Decoctum Sarsaparillae compositum* oder in einer Tasse Holzthee. Ich habe eine grosse Anzahl von geheilten Fällen noch lange Jahre nachher beobachten können oder wiedergesehen ohne Rückfall und glaube, dass im Allgemeinen die Prognose günstiger zu stellen ist, wenn Jodkali lange genug gegeben worden war.

In sehr eingewurzelten Fällen ist es manchmal nöthig, das Jod wiederholt und mit Unterbrechungen zu verordnen, oder mit der Jodkur Quecksilber zu verbinden. Entweder lässt man zu gleicher Zeit eine Schmierkur gebrauchen oder giebt die Pillen. Dies wird man namentlich dann thun, wenn man von der Anwesenheit von Syphilis sicher überzeugt oder in einzelnen Fällen versuchsweise auch dann eine andere Erkrankung sonst nicht deutlich nachweisbar ist; doch sei man damit besonders vorsichtig, denn, wie erwähnt, giebt es auch mit Lues zu verwechselnde Fälle von primärer Tuberkulose im Kehlkopf, welche sicherlich durch eine übertriebene Quecksilberanwendung nicht günstig beeinflusst werden.

Eine örtliche Behandlung ist in den tertiären Fällen erst recht nicht nöthig, soweit es sich nicht um die Entfernung von Sequestern aus der Nase oder dem Kehlkopf, gelegentlich auch aus den Wirbelkörpern handelt, die durch ihre Anwesenheit, als Fremdkörper wirkend, die Eiterung unterhalten. Es ist diese Nachhilfe nach LERMOYZEZ um so mehr am Platze, da die Öffnung in der Schleimhaut in der Regel zu klein für den spontanen Austritt des Sequesters ist. Sind es die *Ossa nasi* oder die knöcherne Umgebung der Stirnhöhle oder das Siebbein, an denen die erwähnten operativen Eingriffe nöthig werden, so wird man wegen der Nähe

der Schädelhöhle und weil man nie weiss, wie weit sich der
krankhafte Process ausdehnt, mit doppelter Vorsicht zu Werke
gehen müssen, worauf LERMOYEZ sehr richtig aufmerksam macht.
Er empfiehlt zu dem Zweck, möglichst grosse Küretten zu
nehmen.

Hie und da kann man doch zu einer örtlichen Behandlung
der geschwürig gewordenen Gummi genöthigt sein, weil es Kranke
giebt, welche sich arg vernachlässigt glauben, wenn nicht täglich
mit ihnen etwas vorgenommen wird. In diesen Fällen wende man
schwache desinficirende Mittel oder LUGOL'sche Lösung No. 1
an, aber gewiss nicht Lapis in Substanz, wie es so häufig noch
geschieht; diesen halte ich direkt für schädlich. Ich habe in einem
Falle von Gummiknoten unter der Zunge erlebt, dass unmittelbar
nach der Lapisätzung ein rascher Zerfall derselben eintrat, welcher
mit gänzlicher Zerstörung der Zunge endete und mich sonst noch
wiederholt von dem nachtheiligen Einfluss dieser Art der Behandlung überzeugen können. Schwächere örtliche Mittel, eine Thymollösung z. B. sind in solchen Fällen angebrachter.

Ich glaube nicht, dass man eine beginnende Verwachsung
wird hindern können, ihren unangenehmen Verlauf ruhig weiter
zu gehen, wenn die Krankheit noch nicht völlig erloschen ist.
Vielleicht wird es in der Nase noch am ersten durch Einlegen
desinficirter Papierstreifen oder Staniolblättchen gelingen, das Zusammenwachsen der wunden Flächen zu hindern. Der Versuch,
die Verwachsung der Gaumenbogen mit der hinteren Schlundwand
durch eingelegte Gummiplättchen zu verhüten, wird indessen wohl
immer scheitern.

Führen die Schwellungen zur Verengerung des Kehlkopfs, so
zögere man nicht zu lange mit der Tracheotomie, die, was
P. HEYMANN erst kürzlich wieder beobachten konnte, auch bei
der Syphilis einen günstigen Einfluss auf den Verlauf ausübt; dagegen möchte ich davor warnen, die Heilung der die Stimmlippen
einnehmenden Geschwüre durch zu frühe Dilatationsversuche zu
stören. Man lasse zunächst die Geschwüre heilen und fange die entsprechende Kur erst einige Zeit nach der völlig gesicherten Heilung
an. Da sich der Process bei richtiger Behandlung rasch bessert,
so darf man den Versuch machen, die Tracheotomie durch die
Intubation zu umgehen.

Durchbrüche des *Septum narium* muss man von Krusten rein-
halten, weil unter ihnen die Entzündung nicht heilt.

Durchlöcherungen des harten Gaumens heilen, wenn sie klein
sind, öfter auf die Anwendung von eingedickter *Tr. Cantharidum*
oder auf ganz oberflächliche Ätzungen mit dem Galvanokauter.
Bei grösseren Defekten und bei zerstörtem weichen Gaumen kann
man durch eine gute Prothese dem Kranken viel Nutzen gewähren, eine plastische Gaumenoperation bei Luischen widerrathen
BRANDT und P. RITTER.

Sind nun einmal Verwachsungen eingetreten, so wird es sich oft darum handeln, die Folgen zu beseitigen, indem man entweder die Verwachsungen wieder zu trennen versucht oder die zu engen Stellen erweitert, wie das später bei dem Abschnitt „Verwachsungen und Verengerungen" näher beschrieben werden wird.

h) Die Erkrankungen der oberen Luftwege bei Diphtherie.

Unsere Kenntnisse über das Wesen, die Entstehung und die Pathologie der Diphtherie haben sich in den letzten Jahren Dank der Untersuchungen von LÖFFLER, ROUX, BEHRING u. A. bedeutend geklärt, die Folgen dieser Forschungen in Bezug auf die Therapie sind denn auch höchst erfreuliche. Wir wissen jetzt, dass die Diphtherie durch den LÖFFLER'schen Bacillus erzeugt wird. Man findet denselben in den Membranen gewöhnlich vom zweiten Tage an, dagegen nicht in den inneren Organen, mit Ausnahme der Lunge, wohin er mittelst Aspiration gelangt. Es giebt freilich noch eine Anzahl von Fällen, in denen er wider Vermuthen nicht gefunden wird, trotzdem man die Fälle unbedingt zu der wahren Diphtherie rechnen muss. Ich will hierfür nur zwei Beispiele anführen, das eine hat BOKAI mitgetheilt. Ein Knabe erkrankt an häutiger Mandelentzündung, bei der Untersuchung finden sich keine Diphtheriebacillen; zwei Tage später erkrankt dessen mit ihm zusammenwohnende Schwester, bei der Diphtheriebacillen gefunden werden. Es wäre da doch die Annahme eine gezwungene, dass die beiden Geschwister an verschiedenen Krankheiten gelitten hätten! In einem zweiten Beispiel fand C. FRÄNKEL bei einem Kinde nur Streptokokken, und es wurde deshalb der Fall als eine Streptokokkendiphtherie angesprochen, später kam das Kind doch zur Tracheotomie, die Untersuchung der dabei ausgeworfenen Membranen ergab auch hier die Anwesenheit echter Diphtheriebacillen.

Der Bacillus LÖFFLER's fand sich unter 5611 Kulturen, die in New-York gemacht wurden und die doch wohl alle von Diphtherie oder derselben wenigstens sehr ähnlichen Fällen entnommen waren, nach SHUTTLEWORTH in 27 Procent nicht vor. Unter diesen negativen Fällen sind gewiss eine Anzahl, in denen diese Bacillen bei weiteren Untersuchungen später noch gefunden worden sind, die anderen gehören zu der Pseudodiphtherie, die durch andere Mikroorganismen bedingt ist. Das Verhältniss der mit positivem Erfolg auf die Anwesenheit von Löfflerbacillen untersuchten Fälle von Diphtherie wechselt sehr. C. FRÄNKEL hat sich dahin geäussert, dass die Fälle der von HANSEMANN angeführten Statistiken, die einen sehr geringen Procentsatz positiver Ergebnisse zeigen, von Klinikern und nicht von geschulten Bakteriologen gemacht worden seien.

FRÄNKEL will aber nicht leugnen, dass wir nach noch besseren Methoden der Nachweisung suchen müssen, so sicher wie die Hodenschwellung der geimpften Meerschweinchen bei dem Rotz. Das Eine ist jedenfalls sicher, dass es, wie eben bemerkt, bis jetzt noch eine ganze Anzahl klinisch echter Diphtherieerkrankungen giebt, in denen man keine Diphtheriebacillen findet. Es ist dasselbe Verhältniss, wie bei der Tuberkulose, nur dass dort die mit negativem Erfolg untersuchten Kranken eine noch kleinere Procentzahl aufweisen. Mit diesen Fällen darf man die hauptsächlich durch Streptokokken hervorgerufene unechte Diphtherie nicht verwechseln. Es hat sich nämlich herausgestellt, dass es eine ganze Anzahl fast genau wie Diphtherie aussehende Anginen giebt, in denen man nur *Streptococcus pyogenes* und auch *Staphylococcus aureus* und *flavus* findet. Man unterscheidet in Folge dessen zwischen der echten Stäbchendiphtherie und Kokkendiphtherie. Bis jetzt ist man für die Diagnose der letzteren Fälle ganz auf die bakterielle Untersuchung angewiesen, auf die ich nachher noch zu sprechen komme.

Bei seinen Untersuchungen über das Vorkommen des echten Diphtheriebacillus hatte LÖFFLER gleich gefunden, dass es einen demselben dem Aussehen nach ganz gleichen Bacillus giebt, der von ihm Pseudodiphtheriebacillus genannt worden ist. Während ihn LÖFFLER noch immer als eine besondere Art betrachtet wissen will, glauben C. FRÄNKEL und Andere nachgewiesen zu haben, dass wir ihn als einen mit dem echten Bacillus identischen, aber für Thiere minder virulenten ansehen dürfen. ROUX und YERSIN ist es gelungen, ihn in den virulenten Zustand überzuführen. Von einer Anzahl von Forschern ist der Pseudodiphtheriebacillus auch in dem Conjunctivalsack gefunden worden, so von KUTSCH-BROD, NEISSER, C. FRÄNKEL, SCHREIBER und SCHANZ, welch Letzterer ebenfalls dessen Identität mit dem echten nachgewiesen hat, ohne diese schon vorher ausgesprochene Ansicht C. FRÄNKEL's zu kennen.

Bei den vielfältigen Untersuchungen Kranker und deren Umgebung, namentlich durch v. HOFMANN, BECK, ROUX und YERSIN, C. FRÄNKEL u. A. hat sich ferner herausgestellt, dass der Diphtheriebacillus auch in dem Munde und Rachen anscheinend ganz gesunder Menschen vorkommt, dass diese aber immer eine Gefahr für ihre Umgebung bilden, da in einer ganzen Anzahl von Fällen Übertragungen von solchen auf andere Menschen festgestellt werden konnten. HALLOCK PARK und ALFRED BEBE fanden z. B. bei 300 untersuchten gesunden Menschen 51 Mal nicht virulente und 3 Mal virulente Diphtheriebacillen. Bei den Geschwistern nicht genügend abgesperrter Kinder konnten sie in 50 Procent virulente Bacillen nachweisen und 40 Procent der damit Behafteten erkrankten nachträglich noch an Diphtherie; bei genügend isolirten Kranken waren die virulenten Bacillen nur in 10 Procent vorhanden.

Unter 605 Rekonvalescenten verschwanden die Bacillen bei der Hälfte schon nach 3 Tagen, in 176 Fällen nach 7, bei den Übrigen nach 12 bis 35 Tagen. Auch in Deutschland hat man die Bacillen noch 80 Tage nach Ablauf der Krankheit im Schlund gefunden.

SERRESTRE und MERY haben die zum Theil noch virulenten Bacillen einen Monat nach dem Ablauf der Krankheit in der Nase gefunden, CATRIN sogar noch nach $7^1/_2$ Monaten.

AASER in Christiania fand in einer Kavalleriekaserne, in der trotz der gründlichen Desinfektion der Zimmer und der Kleider immer wieder Diphtheriefälle vorkamen, im Munde von 89 untersuchten Soldaten in 0,18 Procent zum Theil sehr virulente Diphtheriebacillen. Durch die Entfernung der bakteriologisch Behafteten hörte die Epidemie auf. Einer der anscheinend Gesunden erkrankte dann später an einer schweren Diphtherie, zwei an *Angina lacunaris*. Bei den Übrigen wurde die Gesundheit nicht weiter gestört, nur einer bekam, ohne dass sich Flecken im Halse gezeigt gehabt hätten, eine Akkommodationslähmung, bei Allen war indessen doch die Halsschleimhaut geröthet gewesen. AASER hat in seinem Scharlachpavillon in Christiania in 20 Procent Diphtheriebacillen gefunden und zwar drei bis vier Wochen lang, ohne sonstige Erscheinungen; ein Mädchen, das zuletzt nur noch spärliche Bacillen im Mundschleim aufwies, steckte zu Hause zwei Schwestern an, die nach vier Tagen erkrankten. Die Anwesenheit der Bacillen verräth sich indessen nach seinen Untersuchungen meistens durch Membranen.

Aber nicht nur bei Kranken und Gesunden hat man die Bacillen beobachtet, sondern auch in deren Umgebung: WRIGHT und EMERSON haben sie fünfmal ausserhalb des Körpers gefunden, einmal in einer zur Reinigung bestimmten Bürste, dreimal in den Schuhen und einmal in den Haaren der Wärterinnen. ABEL hat den echten Bacillus aus Holzstückchen gezüchtet, mit denen ein Kind kurz vor dem Ausbruch der Krankheit gespielt hatte. Schon diese wenigen Beispiele zeigen, wie wichtig solche Untersuchungen für die Verhütung der Diphtherie sind.

Der Diphtheriebacillus hält sich in trockenem Zustande sicher fünf bis zwölf Monate infektiös, in feuchtem wahrscheinlich noch viel länger. Es ist bekannt, dass das Töchterchen des an Diphtherie verstorbenen bekannten Chirurgen WEBER in Heidelberg ein Jahr nach dem Tode des Vaters an Diphtherie erkrankte, vier Tage nachdem in seinem Beisein die damals in einem Koffer verwahrten Kleider des Vaters ausgepackt worden waren. Der Kälte widersteht der Bacillus ebenfalls. In New-York wurde die Leiche eines an Diphtherie verstorbenen Kindes in Eis aufbewahrt, andere Kinder leckten an dem Eis, drei derselben erkrankten, durch sie wurden 32 angesteckt und 15 von diesen starben.

Man kann den Diphtheriebacillus durch Ausstrichpräparate auf Deckgläsern und durch das Kulturverfahren nachweisen, aber nur durch das letztere den echten von dem Pseudodiphtheriebacillus unterscheiden. Die Virulenz der Bacillen prüft man durch Über-impfung einer Membran oder gezüchteter Bacillen auf Meer-schweinchen, womit aber, wie C. Fränkel sehr richtig bemerkt, nur bewiesen wird, dass der untersuchte Bacillus für diese Thiere pathogen ist oder auch nicht; derselbe braucht deswegen noch nicht für den Menschen die gleiche Eigenschaft zu besitzen. Er sagt in seiner Besprechung der Hansemann'schen Einwürfe gegen die ätiologische Wichtigkeit der Löffler'schen Bacillen, bei welcher Gelegenheit Hansemann die *Rhinitis fibrinosa* eine durchaus harm-lose und von keinerlei allgemeinen Erscheinungen gefolgte Erkrankung genannt hatte: „Zunächst können sehr erhebliche Abweichungen in den Folgewirkungen auf differente Grade der Virulenz zurückzuführen sein. Nun hebt Hansemann freilich hervor, dass bei der *Rhinitis fibrinosa* gerade Löffler'sche Stäbchen gefunden worden seien, welche die volle Virulenz besessen hätten. Aber diese Thatsache ist doch nur an Thieren und besonders an Meerschweinchen geprüft und erlaubt uns daher keinen oder jedenfalls nur einen sehr bedingten Rückschluss auf die Verhältnisse beim Menschen. Ich möchte hier mit besonderem Nachdruck auf die meines Erachtens bisher in ihrer Bedeutung noch viel zu wenig gewürdigten Beobachtungen von Knorr und Petruschky verweisen, die beide fanden, dass, wenn man die Virulenz gewisser Streptokokken durch fortgesetzte Verimpfung auf Mäuse für diese letzteren in einem ganz ausserordentlichen Maasse steigert, dieselben Mikroorganismen gerade dadurch eine beträchtliche Abschwächung für Kaninchen erfahren. Hier herrscht also in der pathogenen Wirkung für verschiedene Thierarten nicht nur kein Parallelismus, sondern ein unmittelbarer Gegensatz, und ganz die gleiche Erscheinung trifft nach den Untersuchungen von Petruschky auch für das Verhalten dieser Mikroorganismen beim Menschen auf der einen und bei der Maus auf der anderen Seite zu. Die Virulenz der bei *Rhinitis fibrinosa* gefundenen Stäbchen für Meerschweinchen würde also noch nichts über ihre Virulenz beim Menschen aussagen und Unterschiede in den Folgezuständen würden hiernach keineswegs ausgeschlossen sein. Aber hiervon ganz abgesehen, würde das Verhalten der Diphtheriebacillen immer noch nicht allein dastehen und unseren sonstigen Erfahrungen über pathogene Bakterien widersprechen, die gleichfalls die weit-gehendsten Differenzen in ihren Einwirkungen auf den thierischen Körper hervortreten lassen. Ein einfacher Furunkel oder eine eitrige Lymphangitis haben gewiss keine Ähnlichkeit mit einer *Endocarditis ulcerosa,* und doch werden diese Affektionen durch den nämlichen Erreger hervorgerufen u. s. w."

„Die Antibakteriologen vergessen, dass seit der Entdeckung

des Pseudodiphtheriebacillus ein Jahrzehnt verflossen ist. Damals
war das Auftreten eines specifischen Mikroorganismus bei normalen
Menschen ein völliges Novum, heute ist es etwas ganz Alltägliches
geworden, für das wir eine Erklärung suchen müssen, das uns in
der Sicherheit unserer Auffassung aber nicht weiter zu beirren
vermag. Der *Pneumococcus*, der Erreger der Lungenentzündung
und zahlreicher anderer krankhafter Vorgänge, ist im vollvirulenten
Zustande beispielsweise ein ganz gewöhnlicher Bewohner der Mundhöhle vieler gesunder Individuen; das Gleiche gilt vom *Streptococcus pyogenes*, vom *Staphylococcus aureus*, gilt für den Darmkanal
bis zu einem gewissen Grade von den Choleravibrionen u. s. w."

Und weiter sagt C. Fränkel: „Derartige Befunde werden uns
verständlich, wenn wir aus allen diesen Thatsachen die werthvolle
Schlussfolgerung ableiten, dass die blosse Gegenwart eines Infek-
tionserregers nicht genügt, um die betreffende Krankheit zu Stande
kommen zu lassen, dass hierzu noch besondere weitere Umstände
erforderlich sind, die wir mit einem zusammenfassenden Ausdruck
als Disposition des Organismus bezeichnen."

Die Deckglaspräparate werden genau wie die für die Tuberkel-
bacillenuntersuchung bestimmten angefertigt. Ein Stückchen Membran oder Schleim von der Mandel wird mittelst einer sterilisirten
Pincette oder einem Platinlöffelchen entnommen, auf dem Deckglas verstrichen und über der Weingeistflamme vorsichtig getrocknet.

Als beste Färbungsmethode für die Deckglaspräparate beschreibt Plaut die folgende: Man nehme eine koncentrirte Lösung
von Gentianaviolett 5 Gr. in 100 Gr. Anilinölwasser, die aber
nicht älter als 72 Stunden sein sollte; man lege das Deckglas
drei Minuten in die Lösung, entfärbe es dann kurz in einer Lösung
von 1 Gr. Jod. purum, 3 Gr. Kali jodati in 300 Gr. Wasser und in
Alkohol, danach trockne man das Präparat in Fliesspapier, lege
es in die Anilinöllösung, bis es graublau entfärbt ist, trockne es
abermals in Fliesspapier und lege das Deckglas mit einem Tropfen
Anilinöl unter das Mikroskop. Bei Weitem sicherer ist auch nach
seiner Erfahrung das Kulturverfahren, denn die Ausstrichpräparate
zeigen nur in etwa einem Drittel der Fälle ein positives Ergebniss.

Der geeignetste Nährboden für die Kultur der Diphtheriebacillen ist das Löffler'sche Blutserum, das nach C. Fränkel
folgendermaassen bereitet werden kann. Das direkt aus dem
Schlachthause bezogene Serum wird ohne Filtration mit Zucker-
bouillon versetzt, dann lässt man es in sterilisirten Reagenzgläsern
schräg erstarren, worauf es in einem Dampfkochtopf durch Erwärmung auf 90 bis 92 Grad C. sterilisirt wird. Von Deucher aus
der Sahli'schen Klinik wurde auch das Glycerinagar empfohlen,
doch scheint es nach der Ansicht vieler deutscher und auch
schweizer Autoren nicht so sichere Ergebnisse zu liefern. Feer
hat die Bacillen ferner auf gekochtem Hühnereiweiss gezüchtet,

auf dem sie in runden, leicht gelblichen, stark erhabenen Kolonien wachsen. Die Temperatur der Brutöfen muss 38 Grad C. betragen, die Bacillen wachsen noch bei 20 Grad, doch bei Bluttemperatur besser als alle anderen Bakterien. Oft kann man schon nach zehn Stunden entwickelte Kolonien finden.

In New-York ist die Einrichtung einer städtischen Prüfungsanstalt in Thätigkeit, und wie ich höre, funktionirt sie in ganz befriedigender Weise. Es muss die Errichtung solcher Anstalten wenigstens in allen grösseren Städten angestrebt werden, denn nur sie allein geben der Diagnose und dem therapeutischen Handeln eine Sicherheit. Für den praktischen Arzt, namentlich den auf dem Lande, wird allerdings zunächst nur die makroskopische Diagnose übrig bleiben und er wird in einem zweifelhaften Falle lieber das Heilserum einmal unnöthigerweise anwenden, als den richtigen Zeitpunkt für dasselbe versäumen. Ein einigermaassen geübtes Auge wird sich in der makroskopischen Diagnose meistens ebenso wenig bei der Diphtherie täuschen, wie bei der Tuberkulose, auch ohne den Nachweis der betreffenden Bacillen.

Die Diphtheriebacillen ändern sich nach C. FRÄNKEL, KLEIN und SHUTTLEWORTH sehr, je nach dem Nährboden. So zeigen sie nach Ersterem, auf gekochtem Eiweiss gezüchtet, echte Verzweigungen und Riesenwuchs mit seitlichen Knospen, krückenartige Formen, zuweilen einem grossen gedruckten „H“ ähnlich; bei Übertragung auf andere Nährböden nehmen sie die ursprüngliche Gestalt wieder an. KLEIN hat hyphenähnliche Fortsätze beschrieben. SHUTTLEWORTH will lange Ruthen, mit Unterbrechungen, birnförmige und keulenförmige Formen gesehen haben, die er als Erzeugnisse der Involution ansieht. Nach ihm färben sich die Bacillen verschieden, die aus Exsudaten sollen sich gleichmässiger färben und nur an den Polen dunkler werden, während die aus Serum Unterbrechungen der Farbe zeigen.

Die von den Diphtheriebacillen erzeugten Giftstoffe, Toxine, sind zuerst von LÖFFLER, dann hauptsächlich durch ROUX und YERSIN in den Kulturen nachgewiesen und untersucht worden. Sie konnten durch Thierexperimente zeigen, dass die gifthaltige Bouillonkultur der Diphtheriebacillen bei Thieren Krankheitserscheinungen hervorruft, welche den Wirkungen des diphtherischen Processes auf den Menschen analog sind. BRIEGER und C. FRÄNKEL und Andere haben sich mit der chemischen Untersuchung des Diphtheriegiftes beschäftigt, ohne dass es bisher gelungen wäre, einen befriedigenden Einblick in die chemische Natur dieser Giftstoffe zu gewinnen. Die zuletzt genannten Forscher haben das Toxin als eine amorphe, krümlige, weisse Masse dargestellt und mittelst derselben bei Thieren die Erscheinungen der Diphtherie, einschliesslich der Lähmungen, ebenfalls hervorrufen können. Diese Giftstoffe sind auch bei den Menschen die Ursache eines Theils der bei der Diphtherie beobachteten Krank-

heitserscheinungen, ein anderer Theil ist durch Mischinfektionen
bedingt, auf die ich gleich noch zu sprechen kommen werde.
Das Toxin regt im Körper, und das ist die wichtige Entdeckung
PAUL EHRLICH's, die Bildung von Gegengiften, von Antoxinen, an.
EHRLICH hat nämlich gefunden, dass man durch die allmählig
gesteigerte Zuführung von vegetabilischen Giftstoffen, des Ricins
und des Abrins, Mäuse gegen diese giftigen Eiweissstoffe nach
und nach immun machen kann und dass der wirksame Stoff in
den Säften des Körpers, in dem Blutserum und auch in der Milch
enthalten ist. Er konnte durch das Blutserum von immunisirten
Thieren andere, denen er es einspritzte, immun machen, ebenso
junge Mäuse, die er an einer immunisirten Mutter trinken liess,
der er die eignen Jungen weggenommen hatte. Je mehr Gift
das Thier schon vertrug, desto geringere Mengen seines Blutes
waren nothwendig, um eine heilende oder schützende Wirkung
auszuüben. Ganz wie diese giftigen Eiweissstoffe EHRLICH's verhalten sich die Bakteriengifte, wie BEHRING, C. FRÄNKEL und
BRIEGER nachgewiesen haben, und Ersterer hat dann diese Thatsache zur Herstellung von sogenannten Antikörpern in grösserer
Menge verwertet. Diese Antitoxine wirken specifisch, das Diph-
therieantitoxin verleiht nur gegen das Diphtheriegift Schutz; aber
nicht nur zu schützen vermögen dieselben, sondern auch bereits
vergiftete Thiere zu heilen.

Die Prüfungsmethode für die jetzt im Grossen, namentlich in
den Höchster Farbwerken dargestellten Sera beruht auf der von
BEHRING und KITASATO gemachten Beobachtung, dass Toxin und
specifisches Antitoxin, im Reagenzglas gemischt, sich einander
neutralisiren. Als Normalserum bezeichnen BEHRING und EHRLICH
ein solches, von welchem 0,1 Ccm. genügt, um die zehnfache
tödtliche Giftmenge, also einen Ccm. unschädlich zu machen, eine
Giftmenge, von der 0,1 Ccm. genügt, um ein Meerschweinchen
von 250 Gr. Gewicht akut zu tödten. Sie sagen dann, 1 Ccm.
Normalserum enthält eine Immunisirungseinheit, I. E. Ein Serum,
von welchem schon 0,1 Ccm. dasselbe leistet, stellt also ein zehn-
faches Normalserum dar, d. h. ein Ccm. enthält 10 I. E.

Zur fabrikmässigen Darstellung des Diphtherieheilserums werden von den Höchster Farbwerken jetzt nur noch Pferde benutzt,
die in der oben erwähnten Weise durch allmählige Zuführung
immer grösserer Giftmengen immun gemacht werden. Die Farb-
werke verkaufen Fläschchen No. I mit 500 I. E., No. II mit
1000 I. E. und No. III mit 1500 I. E. Neuerdings haben sie noch
ein hochwerthiges Serum mit 500 I. E. in einem Ccm. und für
Immunisirungszwecke auch ein No. 0 mit 200 I. E. hergestellt.
Der Inhalt der Fläschchen ändert ein wenig in der Menge des
Serums, je nach dem Immunisirungswerthe des betreffenden Thieres;
sie werden aber auf die angegebene Menge I. E. gefüllt. Es darf
nur solches Serum abgegeben werden, von welchem das amtliche

Institut für Serumforschung und Serumprüfung festgestellt hat,
dass es keimfrei ist, nicht mehr als 0,5 Procent Karbolsäure enthält und die ihm zugeschriebene Menge Immunisirungseinheiten
besitzt.

Nach diesen Auseinandersetzungen ist es nicht erstaunlich,
dass die Schutzstoffe sich auch in dem Serum von Menschen
finden, die eben eine Diphtherie durchgemacht haben. Die Versuche von KLEMENSIEWICZ, ESCHERICH und ORLOWSKI, sowie
die von ABEL haben die Richtigkeit dieser Anschauung ergeben.
ABEL fand, dass sich die Schutzstoffe erst vom sechsten Tage an
und in stärkerer Menge nur bis zum elften finden. Es gelang
den genannten Forschern, inficirte Meerschweinchen mittelst dieses
menschlichen Serums zu heilen. Ebenso hat sich herausgestellt,
dass es Menschen giebt, die eine natürliche Immunität besitzen
und dass deren Serum die ähnliche Heilkraft hat. Es wäre dadurch vielleicht die grössere Immunität der Erwachsenen gegen
die Krankheit zu erklären.

Den LÖFFLER'schen Bacillus hat man auch bei anderen Zuständen gefunden, deren Zugehörigkeit zur Diphtherie dadurch
bewiesen wird. So bei der *Rhinitis fibrinosa* und dem Kroup.
Unter dieser *Rhinitis fibrinosa* ist nicht der häutige Belag in der
Nase zu verstehen, den man nach Ätzungen immer beobachten kann
und der besonders durch Staphylokokken, mitunter auch durch
andere Kokken, z. B. den Pneumokokkus, erzeugt wird; es gehören
von letzteren Fällen nur ganz vereinzelte hierher, in denen sich
nach einer Ätzung noch längere Zeit hindurch immer wieder Membranen bilden. Es kommt aber eine anscheinend sehr gutartige
Form der *Rhinitis fibrinosa* vor, die lange Zeit auf die Nase beschränkt bleibt, und überhaupt nur selten in die tieferen Halstheile
hinabsteigt. Bei dieser Form haben nun die bakteriellen Untersuchungen die typischen, wahrscheinlich aber weniger virulenten
Löfflerbacillen nachgewiesen und zwar so häufig, dass Zweifel an
der Zugehörigkeit zu der Diphtherie nicht mehr gestattet sind.
Die genauere Beobachtung hat aber auch ergeben, dass von solchen
larvirten Formen, wenn ich sie so nennen soll, Übertragungen
der Krankheit auf Geschwister und Nahestehende erfolgt sind.
Ganz ebenso verhält es sich mit dem, was man jetzt als genuinen
Kehlkopfkroup sieht; auch in diesen Fällen sind in der über-
wiegenden Mehrzahl die echten Bacillen von vielen Forschern
nachgewiesen worden. Beide Krankheiten müssen wir als eine
lokalisirte Diphtherie ansehen, die durch minder virulente Bacillen
erzeugt worden ist. Ob aber dieser jetzt vorkommende genuine Kehlkopfkroup derselbe ist, wie der in früheren Jahrzehnten beschriebene, das ist eine Frage, deren Lösung wohl erst
in der Zukunft möglich sein wird, wenn einmal die jetzt herrschende Diphtherieepidemie wieder erloschen ist, was sowohl
nach der Analogie früherer Jahrhunderte, als auch durch den

Erfolg der Serumbehandlung nicht zu den Unmöglichkeiten zu gehören scheint. Von dem jetzigen Kroup unterscheidet sich der früher beschriebene doch in einigen wichtigen Punkten. Vor Allem wurde früher eine Übertragung nicht beobachtet, man nannte ihn ja gerade den sporadischen Kroup; tüchtige Ärzte, die auch den Hals untersuchten, haben einen Belag auf den Mandeln nie gesehen. Ebensowenig hören wir von den Nekrosen der Mandeln, von der Betheiligung der Nase, wenn auch immerhin sich bei dem damaligen Kroup gelegentlich ein Schnupfen zeigte. Weder von den so auffälligen Todesfällen durch Herzlähmung lesen wir etwas in den damaligen Berichten, noch von Albuminurie, von Blutungen oder gar von nachfolgenden Lähmungen. Die Verschiedenheiten liessen sich den heutigen Anschauungen gemäss durch eine verminderte Virulenz der Bacillen wohl erklären, damit ist aber das Räthsel nicht gelöst, wieso auf einmal Ende der fünfziger Jahre eine verstärkte Virulenz auftrat und warum in all den Fällen sich früher nie auch nur Andeutungen der genannten Erscheinungen zeigten. Vielleicht ist der frühere Kroup eine Streptokokkenerscheinung gewesen.

Es ist mir nicht bekannt geworden, ob schon Untersuchungen über die bakterielle Natur der nicht so ganz selten vorkommenden Fälle von chronischer *Bronchitis fibrinosa* vorliegen; man sollte fast glauben, dass sich da auch minder virulente Diphtheriebacillen finden müssten.

Ich habe oben schon angeführt, dass bei der echten Diphtherie nur die LÖFFLER'schen Bacillen gefunden werden, dass es aber auch andere, dem äusseren Ansehen nach, der echten Diphtherie sehr ähnlich sehende Fälle giebt, deren Ursache man in der Ansiedlung von Streptokokken erkannt hat. Es kommen nun aber auch Mischformen vor, und zwar sind es Formen, die gewöhnlich einen schweren Verlauf zeigen.

BEHRING hat die Ansicht ausgesprochen, dass die reine Diphtherie nur dadurch gefährlich werde, dass sie in die Bronchien hinuntersteige, dass aber die Diphtherie sich in vielen Fällen mit der Sepsis vereine durch Infektion mit Streptokokken von schlechten eiternden Zähnen und anderen mundfäuleartigen Processen aus. Der faulige Geruch und die Zerstörung der Schleimhaut habe mit der eigentlichen Diphtherie gar nichts zu thun. Bei weitem schlimmer noch als durch die eigentliche Sepsis, von welcher der Begriff der stinkenden Zersetzung unzertrennlich sei, werde aber die Prognose der Diphtherie durch die Komplikation mit Pyämie. Es sei jetzt durch unzählige Untersuchungen immer wieder — speciell auch bei der Kinderdiphtherie — bestätigt, dass der pyämische Charakter der Krankheit nicht durch die Diphtheriebacillen zu Stande komme, sondern fast ausnahmslos durch die Streptokokken. Durch sie würden die Krankheitsbilder hervorgerufen, welche bei hohem, remittirendem oder intermittirendem Fieber auch ohne

Gangrän und stinkende Mundfäule das Aussehen einer Blutver-
giftung darböten. Eine dritte Kategorie der Streptokokken-
erkrankungen sei nicht ganz so trostlos. Die Bronchitiden und
Bronchopneumonien seien es, die sich als Ursache eines hohen,
mehr kontinuirlichen Fiebers, beständiger Dyspnoe und anderer
beunruhigender Symptome nachweisen liessen. Am ungefährlichsten
seien die Lokalisationen in der Nähe der Eingangspforten der
Streptokokken, vornehmlich an den unter dem Kieferwinkel und
tiefer am Halse gelegenen Lymphdrüsen. Hier dokumentiere sich
der Krankheitsprocess in einer Drüsenschwellung, welche im Gegensatz zu der diphtherischen schnell zu erweichen und zu vereitern
die Neigung habe. Er betrachtet die genannten Komplikationen als
bedingt durch vermeidbare, besonders in Krankenhäusern vorkommende Infektionen. Er setzt sie auf eine Linie mit den septischen Komplikationen, die früher die chirurgischen Wunden
und die Puerperen befallen hätten, auch als unabwendbare angesehen worden wären und die wir doch jetzt fast ganz zu vermeiden gelernt hätten, so unwahrscheinlich dies früher den Ärzten
geschienen habe. Der Verfasser hat diese Entwicklung damals
mit erlebt und erinnert sich sehr gut des Kopfschüttelns, das in
unserem ärztlichen Verein entstand, als ein Kollege über die Entdeckung von DEUMANN und SEMMELWEISS einen Vortrag hielt.

Die Untersuchungen von GENERSICH haben unterdessen gezeigt,
dass die Beimischung von Streptokokken vielleicht nicht so häufig
ist, wie BEHRING angenommen hat, sondern dass man diese Mikroorganismen bei entschieden septischen Formen bisweilen nicht findet
und umgekehrt deren Anwesenheit in gutartig verlaufenden Fällen
nachweisen kann. Die Mehrzahl der schweren Fälle scheint ihm
sogar allein durch die Diphtheriebacillen bedingt zu sein. Mit dieser
Anschauung will er freilich den Beimischungen von Streptokokken
ihre Bedeutung für das Zustandekommen verschiedener Nachkrankheiten und ihre Wichtigkeit für den Verlauf der Diphtherie nicht
absprechen; er ist darin derselben Ansicht wie BEHRING, dass man
der Streptokokkeneinwanderung durch hygienisch eingerichtete
Krankensäle vorbeugen müsse. Auch HEUBNER ist geneigt, diese
Fälle durch die Wirkung der Toxine der LÖFFLER'schen Bacillen
allein zu erklären, die bei dem Mangel an individuellen Schutz-
kräften an sich schon so deletär zu wirken vermöchten. RANKE
schliesst sich ihm ebenfalls an; er ist der Ansicht, dass die schwereren
Formen nicht auf Sepsis beruhten, Schüttelfröste und multiple Abscesse, die man sonst bei Sepsis nie vermisse, fehlten bei ihnen
gänzlich. RITTER dagegen neigt sich mehr zu der BEHRING'schen
Ansicht, da er gefunden, dass die Entstehung der schweren Abart
mehr dem Kettenkokkus zuzuschreiben sei, es ergebe sich dies aus
dem Auftreten der bernsteingelben Pleuraexsudate und der parenchymatösen Nierenentzündungen; ihn erinnert auch die unheimliche
Schnelligkeit des Verlaufs sehr an die septischen Erkrankungen.

C. FRÄNKEL meint, dass die Anwesenheit der Streptokokken
dazu beitrage, die Virulenz der Diphtheriebacillen zu erhöhen.

Es ist wichtig, sich diese Verhältnisse klar zu machen, weil
sie in Bezug auf das, was man von dem BEHRING'schen Heilserum
erwarten kann, von Bedeutung sind. Das Heilserum wirkt nur
auf die durch die LÖFFLER'schen Bacillen und nicht auf die durch
die Streptokokken hervorgerufenen Erscheinungen. BEHRING hat
dies gleich im Anfang ausgesprochen, und die seitherigen Erfahrungen mit seinem Mittel haben die Richtigkeit seiner Ansicht vollkommen bestätigt. Die Lähmungen z. B., die wahrscheinlich
durch Streptokokkeneinwanderung in die Nerven erzeugt sind,
werden durch das Serum nicht beeinflusst.

Die Anwesenheit der Streptokokken trägt aber auch noch zu
der Bildung von tiefergehenden Membranen bei, wie ich gleich
noch besprechen werde. Streptokokken sind ferner noch die
Ursache der der Diphtherie so ähnlich sehenden Angina bei Scharlach und derjenigen bei Typhus, was ich in den betreffenden
Abschnitten noch genauer auseinandersetzen werde.

Nicht ganz so schlimm wie die Streptokokken scheinen die
Staphylokokken zu wirken, immerhin tragen auch sie zu einer
Verschlimmerung des Krankheitsbildes bei, seien sie nun allein
oder verbunden mit den Streptokokken. Dass auch der Pneumokokkus eine diphtherieähnliche Angina hervorrufen kann, beweisen
die Veröffentlichungen von JACCOUD und SOPHIE WEINBERG.

Die Diphtheriebacillen sind vielleicht nicht die direkte Ursache
der Veränderungen, die wir bei der Krankheit im Halse beobachten,
sondern diese sind wahrscheinlich eine Wirkung der durch die
Bacillen erzeugten Toxine. Ob aber die Membranen die alleinige
Folge der Toxinwirkung sind, oder ob sie unter Mitwirkung
anderer Mikroorganismen entstehen, das ist noch nicht endgültig
festgestellt. Die tiefergehenden Membranen stellen, nach der Ansicht WEIGERT's, eine Koagulationsnekrose dar, die wahrscheinlich
unter der Mitwirkung anderer Kokken zu Stande kommt, die dann
ähnlich wie eine Verletzung in Bezug auf das Eindringen der
Diphtheriebacillen und ihrer Produkte wirken. Bei Thieren ist
das Trauma Bedingung für die Haftung der Toxine, bei den
Menschen wird es durch die anderen Mikroorganismen ersetzt.
Das Material zu den Membranen liefern die Lymphocyten, die
nach STÖHR überall im Rachen auswandern können. Man darf
wohl annehmen, dass durch die Toxinwirkung die Gefässwandungen so verändert werden, dass sie die Lymphocyten leichter
durchtreten lassen.

Die Exsudationen bei der Rachendiphtherie und dem Kroup
selbst sind dem Princip nach identisch, wie WAGNER und WEIGERT
annehmen, im Gegensatz zu der Ansicht von VIRCHOW, welcher
glaubt, dass die diphtherische Membran nicht eine Auflagerung
auf die Schleimhaut, wie die kroupöse, sondern eine Einlagerung

in das Schleimhautbindegewebe darstellt. Nach der Ansicht von
WEIGERT beruht die Eigenthümlichkeit der diphtherischen Auflagerungen im Rachen und den Athmungsorganen darin, dass durch
den Untergang des Epithels bei erhaltenem Schleimhautbindegewebe die Möglichkeit gegeben ist, dass das entzündliche, an
die Oberfläche tretende Exsudat gerinnt. Solange nämlich auch
nur eine Lage Epithel erhalten ist, wird durch dieselbe dem
Exsudate die Fähigkeit zu gerinnen genommen. Eine zweite
Bedingung für die Gerinnung der Schleimhautexsudate ist dann
noch die, dass die krankheiterregenden Agentien nicht ihrerseits die Gerinnung hindern, wie dies namentlich durch Staphylokokken u. s. w. direkt oder indirekt bewirkt wird. Die Unterschiede zwischen den fest anhaftenden Exsudaten des Rachens
und den locker aufsitzenden in dem Kehlkopf und der Trachea
sind dadurch bedingt, dass einmal nach dem Verlust des
Epithels am Rachen die fibrinogenen Faktoren in reichlicherer
Menge an die Oberfläche treten und daher viel dickere balkige
Fibrinmassen erzeugen, im Gegensatz zu dem fadenartigen in
Kehlkopf und Trachea, und dass andererseits bei dem Mangel
einer Basalmembran die Fibrinbalken am Rachen viel inniger mit
dem Bindegewebe zusammenhängen, als in der Trachea.

Wenn eben gesagt worden ist, dass die typische Exsudation
bei dem Rachen- und Kehlkopfkroup der des Epithels beraubten
Schleimhaut aufliegt, so darf man daraus aber nicht entnehmen,
dass das Bindegewebe vollkommen frei von entzündlichen Produkten wäre. Im Gegentheil hat WEIGERT durch eine Färbungsmethode, die das Fibrin deutlich hervortreten lässt, nachgewiesen,
dass sogar im Bindegewebe sich fibrinöse Exsudationen vorfinden. Diese fibrinösen Exsudationen sind aber sowohl bei
dem typischen Kroup als bei der Rachendiphtherie wahrzunehmen,
so dass man aus ihrem Vorhandensein nicht etwa schliessen kann,
es bestände nun doch die alte Ansicht zu Recht, dass bei der
Rachendiphtherie die Exsudation in die Schleimhaut beim Kroup
auf dieselbe erfolgt. Diese im Bindegewebe liegenden fibrinösen
Exsudationen sind weder für die Rachendiphtherie noch für den
Trachealkroup charakteristisch, sie finden sich im Gegensatz zu den
typischen Ablagerungen auf die Schleimhaut bei allen möglichen
entzündlichen Processen.

Ausführlich sind diese Verhältnisse namentlich von GOLD-
MANN und MIDDELDORFF bearbeitet worden.

Wenn man auch in dem LÖFFLER'schen Bacillus die Ursache
der Diphtherie jetzt sicher gefunden hat, so muss dieser doch für
die Möglichkeit seiner Ansiedlung in dem Körper gewisse Vor-
bedingungen, eine Disposition antreffen. Es sind das theils
örtliche, theils allgemeine.

Unter den örtlich disponirten Körpergegenden ist die der
Mandel auch wirklich eine der geeignetsten, indem in sehr vielen

derselben eine chronische Entzündung der Lakunen mit Ab-
schilferung des Epithels vorkommt, in welchen der Bacillus einen
richtigen Brutofen findet. Ist durch die Wirksamkeit der LÖFFLER'-
schen Bacillen einmal eine nekrotische Stelle geschaffen, so bildet
diese wieder den geeignetsten Platz für die Entwicklung virulenter
Streptokokken, die sich fast immer im Munde, wenn auch in einer
weniger virulenten Form vorfinden oder nach BEHRING von aussen
einwandern. Die nekrotische Stelle bietet ihnen die zu ihrer
Entwicklung so günstigen abgestorbenen Massen in feuchter
Wärme. Der Schlundring ist im Ganzen in einer Weise für ihre
Züchtung geeignet, dass man sich nur erstaunt, sie nicht noch
öfter von da aus ihre schädlichen Exkursionen in den Körper
antreten zu sehen.

Örtlich disponiren ferner alle Entzündungen in dem Halse,
akute oder chronische, dann auch Wunden, wie wir dies an der
äusseren Haut beobachten können. Kinder mit grossen zerklüfteten
Mandeln, die sich durch die Zurückhaltung des Sekrets in den
Lakunen immer in einem etwas entzündeten Zustand befinden,
sind sehr disponirt, ebenso wie die mit grösseren Rachenmandeln,
sowohl deswegen, weil in derselben ebenfalls immer entzündliche
Processe vorhanden sind, die sich auf den unteren Schlund verbreiten, als auch, weil Kinder mit Rachenmandeln mit offenem
Mund athmen und der Bacillus dadurch leichter auf die disponirte
Fläche gelangen kann. In der Nase wird der eingedrungene
Bacillus durch die Flimmerepithelien und das Schneuzen entfernt,
wodurch sich das verhältnissmässig seltene Vorkommen von
primärer Diphtherie in derselben erklärt.

Die beobachtete zeitweise oder dauernde Immunität gegen
Diphtherie dürfte sich manchmal auch aus dem Mangel eines geeigneten Einnistungsplatzes im Körper erklären lassen, wie bei
narbigen oder bei gut geschlitzten Mandeln.

Ebenso wie diese chronischen wirken akute Entzündungen.
Kinder, die leicht eine frische Angina bekommen, haben auch
offene Pforten für das Eindringen des Diphtheriebacillus. Dieselbe
Wirkung haben, wie bereits erwähnt, die durch akute Infektions-
krankheiten, Scharlach, Masern, Typhus u. s. w. hervorgerufenen
Halsentzündungen. Echte Diphtherie kann sich mit allen diesen
Zuständen verbinden. Es sind dies die sogenannten sekundären
Formen.

Zu den allgemein disponirenden Verhältnissen gehört alles,
was den Körper schwächt: vorhergegangene Krankheiten, schlechte
Ernährung, eine Schwächung der Konstitution durch das Leben
in einer mit Kanalgasen geschwängerten Atmosphäre u. s. w.
Dass der Bacillus direkt mit Kanalgasen in die Häuser gelangen
könne, ist eine jetzt in Deutschland wenigstens aufgegebene Ansicht. Von England, wo man den hygienischen Zuständen der
Häuser schon länger eine grosse Beachtung schenkt, kommen in

jedem Jahr eine ganze Menge Berichte über Epidemien, die durch
Defekte in der Drainage in einzelnen Häusern, in Schulen u. s. w.
entstanden sein sollen. Ich habe selbst zwei Häuser gekannt, in
welchen Jahre lang die Diphtherie und zugleich auch Typhus
herrschend waren, deren Vorkommen erklärlich wurde, nachdem
unter beiden Häusern alte, unbenutzte, nicht gereinigte, mit dem
Innern des Hauses nicht mehr verbundene Versickergruben entdeckt worden waren. Diese hatten Jahre lang jedenfalls vollständig still gelegen, bis sie durch eine grosse Überschwemmung
wieder mit Wasser gefüllt wurden und dadurch eine Zersetzung
des Inhalts eingeleitet war. Von dieser Überschwemmung an
datirten die Epidemien in den Häusern. Sie verschwanden, nachdem
der pestilenzialisch riechende Inhalt dieser Gruben entfernt war.
Der Infektionsstoff muss aus ihnen durch die Kellerdecke und
den Fussboden eingedrungen sein. Wenn es auch sicher ist, dass
die Diphtherie in sehr vielen Fällen nicht hierdurch bedingt wird,
da sie ja auch in den bestkanalisirten Häusern vorkommt, so
sollte man doch, wenn in derselben Behausung immer wieder
Diphtheriefälle auftreten, der Kanalisation eine eingehendere
Untersuchung zu Theil werden lassen.

Die Entwicklung der Diphtherie zu Epidemien scheint sich
auf dem Wege des Verkehrs zu vollziehen. AXEL JOHANNESSEN
hat darüber in dem dünnbevölkerten Norwegen sehr schöne
Beobachtungen machen können, wohingegen er einen Einfluss der
Witterung nicht nachweisen konnte. Ganz dieselben Ergebnisse
hatte LYS in Bournemouth. Wenn man behauptet hat, dass sie
sich nach der Dichtigkeit der Bevölkerung verbreite, so widerlegt
dies in erdrückender Weise die Statistik der Jahre 1875—1886
in Preussen. Die stärkste Diphtheriesterblichkeit hatte der schwach
bevölkerte Regierungsbezirk Gumbinnen, eine der schwächsten
Köln. Gumbinnen hatte auf 10 qbm 496 Einwohner bei 409 Diph-
therietodesfällen auf 100 000 Lebende berechnet. Köln 1897 Einwohner auf dieselbe Fläche mit 68 Todesfällen, und Berlin
207 589 Bewohner mit 159 Todesfällen.

Man muss auch eine familiäre Disposition zu der Krankheit
annehmen. EIGENBRODT hat die bekannten, so bedauerlichen Erkrankungen von 7 Gliedern der grossherzoglichen Familie in
Darmstadt auf eine solche familiäre Disposition zurückgeführt, weil
Niemand von der Dienerschaft damals erkrankte.

Das Gegentheil wird freilich ebenfalls beobachtet. GOTTSTEIN
berichtet über einen Fall, in welchem eine ganze Familie in einer
Küche zusammenwohnte und durch die Erkrankung eines Kindes
doch keine Übertragung auf die anderen Glieder der Familie
stattfand. Wir alle werden uns wohl aus unserer Praxis ähnlicher
Fälle erinnern.

Ob der Diphtheriebacillus von Hühnern, Tauben und Papageien
auf den Menschen übertragen werden kann, ist noch nicht sicher

erwiesen, verschiedene Beobachtungen, unter anderen die von
SCHREVENS in Labliau in Belgien beschriebene Epidemie, sprechen
für die Möglichkeit. Auf Seite 451 habe ich schon Beispiele an-
geführt, dass der Bacillus sich auch ausserhalb des Körpers längere
Zeit in virulentem Zustande halten kann, namentlich an allen mit
dem Kranken in Berührung gekommenen Gegenständen, an Kleidern,
Betten, Vorhängen, Teppichen, Tapeten, Büchern, weshalb unter
Anderem die Forderung der öfteren Desinfektion der Bücher in
Leihbibliotheken sehr berechtigt ist.

Selbst nach langem Leerstehen des Zimmers, in welchem ein
Diphtheriekranker gelegen hat, wird der nächste Bewohner oft
von der Krankheit befallen. Es sind auf diese Art gewiss manche
Fälle von in Gasthöfen stattfindenden Erkrankungen zu erklären.
Ein älterer Kollege z. B., der gar nicht mehr prakticirt, erkrankte
vor Kurzem an einer sehr heftigen Diphtherie in dem Gasthof
einer benachbarten Badestadt und ähnliche Fälle sind hundert-
weise zu finden. Das kann sich nur bessern, wenn die Meldeord-
nung der Diphtheriefälle auf's Strengste durchgeführt und von der
Obrigkeit auf energische Desinfektion der Gasthofszimmer, aber
auch der Privatwohnungen und der gebrauchten Gegenstände gehalten wird.

Die Diphtherie kommt in allen Lebensaltern vor. Nach
SCHLICHTER sollen sogar die Säuglinge besonders empfänglich
sein. Ich kann das nach meinen allerdings verhältnissmässig geringen Erfahrungen nicht bestätigen, glaube auch, dass der Kollege
mit dieser seiner Ansicht ziemlich allein steht; FEER führt im Gegentheil die relative Immunität der Säuglinge darauf zurück, dass sie
fast immer getrennt von den anderen Kindern leben. Bis zu dem
zweiten Jahre ist die Diphtherie am gefährlichsten, danach nimmt
die Gefährlichkeit ab, nach dem fünfzehnten Jahre ist die Krankheit nicht nur seltener, sondern in der Regel auch weniger bösartig; sie verschont aber auch Greise nicht.

Das Klima hat keinen Einfluss, sie findet sich in allen
Himmelsstrichen. Gegenden, in welchen plötzliche Temperatur-
sprünge und Wechsel der Feuchtigkeit vorherrschen, sind mehr
disponirt.

Aus demselben Grunde ist sie im Winter häufiger. Es mögen
die in dieser Jahreszeit öfter vorkommenden Mandel- und Rachen-
entzündungen zu ihrer Vermehrung beitragen, ganz besonders
aber auch, wie KRIEGER nachgewiesen hat, die häufig überheizten
Wohnungen, während sich die Diphtherie im Sommer in einer
gleichmässig trockenen und warmen Luft weniger leicht entwickelt.

Dass die Krankheit, wie SCHECH und KOHTS nach ihren Erfahrungen behaupten, bei derselben Person nicht leicht wieder-
komme, kann ich nicht bestätigen. SCHECH meint, dass es sich
bei öfteren Wiedererkrankungen immer um follikuläre Anginen

gehandelt habe. Ich kenne Familien, in welchen die Kinder ein bis zweimal im Jahre ganz unzweifelhafte Diphtherie bekommen.

Die Inkubation beträgt im Mittel vier Tage. Direkte Übertragung, wie Ärzte sie namentlich beim Untersuchen von Kindern durch das Angehustetwerden mit Membranen erleben, hat oft schon nach 12—24 Stunden eine Erkrankung zur Folge, wenn die Membranen zufälliger Weise z. B. in die Nase gerathen. Fälle von längerer Inkubationsdauer bis zu vier Wochen sind wohl in der Regel als auf erneuter Infektion beruhende anzusehen.

Die Diphtherie beginnt in der Regel lokal in dem Schlunde, selten in der Nase oder im Kehlkopf. Sie kann aber auch primär auf Wunden der äusseren Haut oder an den Geschlechtstheilen auftreten. Bei kleineren Kindern ist der Anfang oft verschleiert. Die Kinder klagen nicht über Schmerzen, sie haben nur Fieber. Man sollte deshalb es sich zur Regel machen, jedem fiebernden Kinde in den Hals zu sehen.

Die meisten Kollegen nehmen bei der Diphtherie gewöhnlich drei Formen des Auftretens an, das sogenannte Diphtheroid, die membranöse und die gangraenöse Form.

Man unterscheidet auch noch den absteigenden Kroup, wenn die Krankheit zuerst in dem Schlunde auftritt und danach erst in den Kehlkopf übergeht, und den aufsteigenden, wenn der letztere zuerst erkrankt war und sich nachher erst die Flecke auf den Mandeln zeigen. Diese letztere Form ist die bei Weitem seltenere; man nennt sie den primären Kroup, der sich von dem sogenannten genuinen nur durch das spätere Auftauchen der Flecke im Schlunde unterscheidet, welche bei diesem ganz fehlen. Ich möchte hier in Betreff des genuinen Kroups die Bemerkung einschalten, dass derselbe sich ganz den bei Diphtherie vorkommenden Kroupformen, sowohl in der Art des Verlaufs nach unten, als auch durch das plötzliche Auftreten in der Nacht anschliesst. Er tritt nur in der Regel mit heftigerem Fieber auf, stellt aber sonst eine etwas mildere Form dar, deren Prognose auch günstiger im Allgemeinen und in Bezug auf die Tracheotomie ist. JACOBI hält die relative Abwesenheit des Fiebers für geradezu pathognomonisch für die sekundäre diphtherische Laryngitis.

Im ersten Beginn der Diphtherie kommt es nicht immer gleich zu der Bildung einer sichtbaren Pseudomembran, sondern zunächst nur zu einer Röthung und Schwellung der Gewebe, wie die Fälle beweisen, die man nicht so ganz selten sieht, in denen in einer Familie eines oder mehrere Glieder an echter Diphtherie erkranken, während ein weiteres nur eine Röthung des Halses zeigt. CLEMENS DUKES in Rugby, der 25 Jahre lang alle Morgen 400 Schüler inspicirte und so alle Erkrankungen derselben im ersten Stadium zu sehen bekam, giebt ebenfalls an, dass eine beginnende Diphtherie nicht von einer gewöhnlichen Tonsillitis zu unterscheiden sei. Es ist wohl anzunehmen, dass sich in diesen Fällen bereits

die von WEIGERT beschriebene fibrinöse Ausschwitzung im Bindegewebe der Mandel vorfindet. Als zweites Stadium dürfen wir
dann die kroupöse Membran betrachten, die fast nur auf der
mit Flimmerepithel bekleideten Schleimhaut, und nur in ganz
leichten Fällen oder im Beginn auch auf der mit Pflasterepithel
versehenen zur Beobachtung gelangt. Umgekehrt beobachten wir
die oberflächliche Nekrose, die diphtherische Membran fast nur
auf Pflasterepithel und nur selten oder in ganz kleinem Umfange
auf dem flimmernden. Zieht man eine diphtherische Membran
mit Gewalt von ihrer Unterlage ab, so treten Gefässeröffnungen,
Blutungen ein; eine Thatsache, die, meiner Meinung nach, für die
Verbreitung der Diphtherie im Körper und damit auch für die
Frage der örtlichen Behandlung von grösster Wichtigkeit ist, indem
dadurch die Einwanderung der Toxine oder der die Mischformen
bedingenden Mikroorganismen, besonders der Streptokokken erleichtert wird. Stösst sich das nekrotische Gewebe ab, so erscheint dann ein rother granulirender Grund, die Stelle heilt mit
einer Narbe, wenn die Erkrankung einigermaassen in die Tiefe
gegangen war.

Das Diphtheroid hat, wie schon früher erwähnt wurde, die
grösste Ähnlichkeit mit der *Angina fossularis* und *lacunaris*, und, wie
JACOBI sich ausdrückt, eine „gefährliche Verwandtschaft" damit.
Es beginnt in der Regel mit heftigem Fieber, welches sehr bald
nachlässt und gewöhnlich am zweiten Tage schon völlig verschwunden ist. An den Mandeln treten in den Grübchenmündungen oder in Falten an den Gaumenbogen korngrosse oder
auch grössere weisse, meistens etwas gelblich gefärbte Flecke
auf, die in diesem Stadium eine grosse Ähnlichkeit mit den
Mandelpfröpfen haben. (Sie sind gewiss schon oft mit solchen,
welche durch den Entzündungsprocess an die Oberfläche befördert
wurden, verwechselt worden.) Oft sind es längliche Streifen, die
meistens bald zu grösseren Flecken zusammenfliessen und selten
über die Grenzen der Mandel hinausgehen, zum Unterschied von
der zweiten Form. Mit oder ohne Behandlung stossen sie sich
am zweiten oder dritten Tage ab, und der Kranke ist wieder
geheilt. Doch bleibt auch bei dieser Form oft eine gewisse auffallende allgemeine Schwäche zurück. Das Diphtheroid findet
sich, wie die anderen Formen auch, fast nur doppelseitig.

Aus der ersten Form kann sich die zweite entwickeln, wenn
die Flecke zu Membranen zusammenfliessen. In den heftigeren
Fällen tritt die Krankheit gleich von Anfang an mit Membranen
auf. Bei der ersten Untersuchung sieht man in der Regel gleich
grössere oder kleinere, weisse oder weissgelbliche Häute auf den
Mandeln und fast immer auch auf den Seitensträngen, den
Gaumenbogen und an der Uvula, seltener auf der hinteren
Rachenwand, noch seltener auf der Mundschleimhaut. Sie fliessen
mit den benachbarten Flecken zusammen und erreichen bisweilen

eine erhebliche Grösse und Dicke. Ich sah einmal bei einer Erwachsenen eine den ganzen Schlundring auskleidende Haut von der Dicke von mindestens einem Centimeter, die sich nachher *in toto* ablöste und ohne Nachtheil verschluckt wurde.

Die Membranbildung muss sehr häufig auch in dem Cavum stattfinden. Es ist bei dem geschwollenen Zustande des unteren Rachens schwer, sie rhinoskopisch festzustellen, allein schon der Ausfluss aus der Nase, der nicht immer nur von einer Erkrankung derselben herrührt, beweist die Lokalisation im Cavum, welche von der in der Nase praktisch nicht zu trennen ist. Die Nase sieht man von vorn mit serösschleimiger Absonderung angefüllt, nach deren Entfernung oft auch da weisse Flecke zum Vorschein kommen, welche im Aussehen die grösste Ähnlichkeit mit den durch galvanokaustische Ätzung erzeugten haben. Sie finden sich meistens auf den unteren Muscheln oder der Scheidewand und wandern auch durch den Thränennasenkanal nach der Konjunktiva des Auges oder vom Cavum aus in die Ohren, wo die Krankheit gewöhnlich eine recht verderbliche Wirksamkeit entfaltet.

Der stets bei dem Ergriffensein des Cavum · oder der Nase vorhandene ichoröse Ausfluss reizt die Haut des Eingangs und der Oberlippe, sie wird geröthet, wund bis auf die Wangen hin. Auf diesen wunden Stellen siedelt sich dann gar nicht so selten der Bacillus auch in Gestalt einer weissen Einlagerung an.

Auch das Zahnfleisch und der Kehldeckel werden öfter befallen.

Im Kehlkopf zeigen sich die Häute selten zusammenhängend, wenigstens nicht im Anfang. Sie treten auch da zuerst in einzeln stehenden Flecken auf den Taschenlippen und der Unterseite des Kehldeckels auf, sie füllen ebenso häufig die Glottis, da sie an den mit Plattenepithel versehenen Stimmlippen fester haften. Die Membranbildung bleibt manchmal auf den Kehlkopf beschränkt, sie verbreitet sich aber in den meisten Fällen, wenigstens in gewissen Epidemien, auf die Luftröhre, wo man anfangs bisweilen auch die getrennten Flecke sehen kann, die später zusammenfliessen und ganze Röhren bilden bis in die feinsten Bronchien. Sie stellen sich nach dem Auswerfen als die bekannten, meist dichotomisch verzweigten, membranösen Röhren dar, aus deren Kaliber man auf die Tiefe, von welcher sie herstammen, einen Schluss ziehen kann. In der Luftröhre sind es beinahe ausschliesslich aufgelagerte Membranen, eingelagerte finden sich nur höchst selten und dann nur an ganz kleinen Stellen.

Die Heiserkeit bei Diphtherie wird nicht immer nur durch die Bildung von Membranen hervorgerufen, sondern ist oft auch lediglich die Folge einer subchordalen Schwellung, wie es meines Wissens zuerst von RAUCHFUSS angegeben, später von DEHIO bestätigt wurde. Ich habe diese Schwellung ebenfalls wiederholt gesehen. Es wäre möglich, dass der Kroupton des

Hustens auch bei der Diphtherie durch diese Schwellung bedingt ist.

Auf der äusseren Haut siedelt sich die Diphtherie besonders
an den Stellen an, wo sie an die Schleimhaut grenzt, wie schon
erwähnt, so an Mund und Nase, ferner an dem After, den Ge-
schlechtsorganen, auch im äusseren Ohr nach Durchbruch des
Trommelfells und sonst an wund gewesenen oder gewordenen
Stellen. Sie verbreitet sich z. B. mitunter von der Tracheotomiewunde
aus über den Hals und weiter über einen grossen Theil des Thorax.
Sie kann auch umgekehrt von einer äusseren Wunde auf das Innere
übergehen. Ich behandelte einmal einen Knaben an einer Wunde
am Fusse, in welcher sich eines Tages diphtherische Einlagerungen
fanden, zwei Tage später hatte er die Krankheit auch auf den
Mandeln. Die unverletzte äussere Haut soll eine diphtherische
Erkrankung zeigen können in der Form einer gelbweissen Erhabenheit von mässiger Grösse; sonst nimmt sie noch öfter an
der Erkrankung Theil durch eine mehr oder weniger ausgebreitete
und ausgesprochene Röthe, die eine so grosse Ähnlichkeit mit der
des Scharlachs hat, dass in einzelnen Fällen die Diagnose nur
etwa aus gleichzeitigen Epidemien und aus der Aetiologie gemacht
werden kann. Weitere Untersuchungen müssen noch feststellen.
ob diese Röthung durch eine Einwanderung von Streptokokken
verursacht ist, wie wahrscheinlich auch die bei dem Scharlach.
Die bei der allgemeinen Sepsis auftretende Röthung der äusseren
Haut spricht für diese Ansicht.

Im weiteren Verlauf der Krankheit schlagen sich die Membranen an den Rändern um, da sie sich dort in der Regel zuerst
loslösen. Dann stösst sich die Membran theilweise oder auf einmal ganz ab und man hat einen roth granulirenden Grund vor
sich. Hat derselbe noch ein gelbliches Aussehen, so ist immer
noch die Gefahr einer Wiederbildung der Membranen vorhanden;
dieselben können sich einmal oder auch öfter wieder erzeugen.
Die Einwirkung des Heilserums auf die Membranen zeigt sich in
der Dickenzunahme derselben, sie sehen weisser und wie gequollen
aus und erscheinen dadurch auch grösser als vorher. Es sind
Fälle von monatelanger Dauer von Membranen beschrieben, doch
wäre da eine Verwechslung mit grossen Mandelpfröpfen oder
Streptokokkenprodukten möglich. Ich wurde zwei Mal in solchen
Fällen chronischer Diphtherie konsultationsweise hinzugezogen und
beide Male erwiesen sich die Membranen als Pfröpfe. Die zweite,
die membranöse Form hinterlässt höchstens oberflächliche Narben
in der Schleimhaut.

Die dritte, die gangraenöse Form, tritt entweder gleich
von Anfang an als solche auf oder entwickelt sich aus der zweiten.
Bei der Untersuchung findet man den ganzen Hals innen oft
ausserordentlich geschwollen, grau, graugrünlich oder meistens
schwarzgrau infiltrirt. Diese Verfärbung ist entweder umschrieben

oder mit unbestimmten Grenzen in der Schleimhaut verbreitet; sie
greift auf die Seitentheile des Schlundes über und auf die Uvula,
die gewöhnlich als erstes Opfer fällt; sie kann sich bis auf den harten
Gaumen erstrecken. An der Zunge habe ich die Gangraen noch
nicht gesehen; sie scheint da sehr selten zu sein. Entwickelt sich
diese Form aus der zweiten, so tritt eine graue oder grauschwarze
Verfärbung der Membranen und der sie umgebenden Schleimhaut
ein, welche dadurch das gleiche Aussehen gewinnt, wie bei der
primär brandigen Form. Bei Beiden schwellen die submaxillaren
Drüsen, die bei der zweiten Form schon oft recht erheblich vergrössert sind, gewöhnlich zu ganz enormer Grösse an. Es kommt
hier nur in den seltensten Fällen zur Abstossung der nekrotischen
Massen, da die meisten Kranken vorher sterben. Wenn sich in
günstigen Fällen die brandigen Massen doch abstossen, so bilden
sich dann immer grosse Substanzverluste der Schleimhaut; diese
gehen häufig sehr tief, die *Art. pharyngea ascendens* oder auch die
sphenopalatina werden arrodirt und es entstehen dadurch die stärksten
Blutungen. Ich habe gesehen, dass der grössere Theil des Gaumensegels, die Mandeln oder Theile der hinteren Wand des Schlundes
u. s. w. verloren gingen. Es macht dabei keinen Unterschied,
ob die gangraenöse Form aus der membranösen hervorgegangen
oder gleich primär als solche aufgetreten war. Kommt ein solcher
Fall einmal zur Heilung, so kann sich eine sehr ausgedehnte
Narbe bilden, in Folge der grossen und tiefgehenden Zerstörung,
welche immer eine nothwendige Folge der gangraenösen Form ist.
Solche Narben haben dann in der späteren Zeit eine grosse Ähnlichkeit mit den durch luische Geschwüre entstandenen.

Wenn die gangraenöse Form von Anfang an gleich als solche
auftritt, so ist in der Regel der Hals innerlich und äusserlich in
unglaublich kurzer Zeit sehr angeschwollen. Ein aashafter Geruch lässt diese Art sofort beim Betreten des Krankenzimmers
erkennen. Oft sterben die Kranken schon nach 30—36 Stunden.
Der aashafte Geruch ist auch das mahnende Zeichen, wenn die
zweite Form in die brandige übergeht.

Die gangraenöse Form soll sich nach den Beobachtungen
Neumann's im Hospitale Friedrichshain schon frühe durch ein
stärkeres Ergriffensein der Nase kund geben, und es ist gewiss
sehr gut möglich, dass von dieser aus durch Vermittelung der
Nebenhöhle oder der Lymphgefässe der Schleimhaut das Gehirn
in Mitleidenschaft gezogen wird; es sind nämlich selbst Fälle von
Meningitis bei Diphtherie beobachtet worden. Als eine Unterart der
gangraenösen wird von Manchen die septische Form angesehen,
welche sich durch das rasch ansteigende Fieber, verbunden mit
dem Bilde schweren Ergriffenseins kennzeichnet. Bei ihr besonders kommen die scharlachähnlichen Hautausschläge und die
Nierenentzündungen vor. Sie endet gewöhnlich unter den Erscheinungen der Adynamie.

Das Auftreten in den drei Formen und die Erscheinungen, welche die Krankheit im Halse macht, habe ich bisher geschildert. Es bleibt mir noch eine Reihe von begleitenden Erscheinungen zu besprechen, von denen einige zu den regelmässigen Vorkommnissen gehören, während die anderen sich nur hie und da dazu gesellen und gewöhnlich die Prognose verschlimmern.

Die Respirationsorgane werden sehr häufig mitergriffen. Da ist vor Allem die Nase zu nennen, welche in manchen Epidemien immer, in anderen seltener erkrankt ist. Ich habe oben schon bemerkt, dass der gelblich seröse, schmutzige, blutigrothe Ausfluss die Betheiligung der Nase verräth. Durch die Verstopfung derselben wird die Athmung erschwert, der offene Mund beeinträchtigt den Schlaf und vermehrt in schweren Fällen auch noch die Austrocknung des Mundes und des Halses.

Die chronische Form der *Rhinitis fibrinosa* habe ich oben schon erwähnt, sie dauert mitunter sehr lange, monatelang. Im Aussehen gleicht sie den durch Ätzungen erzeugten Schorfen so, dass man sich erst vergewissern muss, ob keine solche vorhergegangen sind. Die Membranen lassen sich gewöhnlich mit der Sonde leicht ablösen, erzeugen sich aber sofort wieder.

Der Übergang auf den Kehlkopf ist auch epidemienweise sehr verschieden. Die Kranken sind dabei entweder heiser oder haben Athemnoth, oder beides zusammen. Anfangs ist die Heiserkeit gering, bald nimmt sie sehr zu und kann sich schliesslich, wenn die Membranen zwischen die Stimmlippen zu liegen kommen, zur Stimmlosigkeit steigern. Ich habe oben schon bemerkt, dass nicht immer nur Membranen an der Heiserkeit Schuld zu sein brauchen, sondern dass auch subglottische Schwellungen die gleiche Störung der Stimme hervorrufen. Solange die Stimmlippen selbst frei sind, kann trotz massiger Membranbildung die Stimme ganz klar sein.

Ein wichtigeres Symptom ist die Athemnoth, die durch eine hochgradige Schwellung unter den Stimmlippen oder meistens durch Verstopfung des Lumens mit Häuten hervorgerufen wird, selten und nur im späteren Stadium geschieht dies durch Lähmung des Glottiserweiterers. Die Engigkeit tritt, wie bei dem genuinen Kroup, anfangs anfallsweise auf, oft auch plötzlich in der Nacht; der erste Anfall geht gewöhnlich nach kürzerer Dauer wieder vorüber, und es stellt sich eine solche Euphorie ein, dass man hofft, die Gefahr sei beseitigt, aber ebenso plötzlich zeigt sich wieder eine Verschlimmerung. Die Anfälle wiederholen sich immer häufiger, bis die Athemnoth eine anhaltende geworden ist. In höheren Graden fahren die Kinder im Bett auf, greifen sich an den Hals, als wenn sie das Athemhinderniss entfernen wollten, dann liegen sie wieder eine kurze Zeit ruhig, dann verlangen sie auf den Arm der Mutter, dann wieder ins Bett, alle Auxiliarmuskeln werden zur Hülfe gezogen, die Naseneingänge arbeiten mit, die Thoraxmuskeln, die Arme werden

angestemmt u. s. w. Wer von den praktischen Ärzten kennt
heute nicht dies Bild? Fängt einmal die Apathie an, gewöhnlich
auch zugleich mit Zeichen der beginnenden Kohlensäurevergiftung,
Cyanose, kühle, mit klebrigem, kaltem Schweiss bedeckte Haut,
sehr schnellem oder in höheren Stadien auch mitunter sehr lang-
samem Puls, so wird der Athem mitunter besser, aber trotzdem
trübt sich die Prognose ganz erheblich. Auch dieser Grad
ist nicht immer ganz gleichbleibend, bessere Viertelstunden wechseln
mit schlechteren. Bei sehr erheblicher Enge werden der *Scrobiculus
cordis* und die Seitentheile des Thorax eingezogen, je jünger die
Kinder sind, desto mehr. Es wird dies allgemein als ein Zeichen
bedenklich gewordener Stenose angesehen und bildet als solches
eine der Indikationen zur Tracheotomie.

Wenn der Kehlkopf befallen ist, so hat der Husten den
eigenthümlichen Kroupton. Bei ihm sowohl wie beim Athmen
hört man bei der Anwesenheit von losen Membranen ein klappen-
des Geräusch, welches Sanné sehr richtig mit dem einer im Winde
flatternden Fahne vergleicht. Mitunter ist es das Zeichen, dass
bald eine grössere Membran ausgeworfen werden wird, doch kann
bis dahin aber auch eine noch recht lange Zeit vergehen. Ich meine,
das Auswerfen von grösseren zusammenhängenden Membranen
hätte man früher zur Zeit des genuinen Kroups häufiger gesehen als
jetzt. Ein ungünstiges Zeichen ist es, wenn bei Fortdauer der
Krankheit der Hustenreiz aufhört.

Das Hinabsteigen der Membranen in die Bronchien, das wir
als ein Fortschreiten des ursprünglichen Processes auf andere
Stellen anzusehen haben, kündigt sich meist durch Rascherwerden
des Athmens und durch einen eigenthümlichen trocknen Ton des
Athemgeräusches an, das nach der Tracheotomie eine förmlich
blecherne Tonfärbung annimmt. Dieser Ton ist immer ein sehr
schlimmes Zeichen. Der Übergang auf die Lungen ist häufig nur
durch die noch gesteigerte Zahl der Athemzüge zu vermuthen.
Die Pneumonie ist entweder die Folge des Fortschreitens des
Processes von den Bronchien auf die Alveolen oder der Aspiration,
z. B. nach der Tracheotomie, und noch in ganz späten Stadien
bei der Schlucklähmung, also fast in allen Fällen als Strepto-
oder Pneumokokkenwirkung zu betrachten. Physikalisch findet
man oft nicht viel; denn der Process tritt fast immer nur in
der Form der lobulären Herde auf. Bei der Auskultation ist das
Athemgeräusch in den Lungen fast immer durch das vom Kehlkopf ausgehende Stenosengeräusch so verdeckt, dass man ein
sicheres Urtheil über den Zustand der Lunge durch sie allein
nicht gewinnen kann. Grössere befallene Theile der Lunge, ebenso
pleuritische Exsudate wird man allerdings schon durch die Perkussion feststellen können.

Das Fieber wird in den seltensten Fällen ganz vermisst, ist
aber manchmal so geringfügig, dass es fast unbemerkt bleiben

kann, erst nachträglich erfährt man von dem Kranken, dass er
am Tage vorher etwas gefroren habe. Die Regel ist aber, dass
das Fieber gleich nach dem Beginn schon auf 39,0 oder bis über
40,0 steigt. Es steht im Allgemeinen mit der Heftigkeit des
Falles im Verhältniss, nimmt mit der Zunahme der Membranen
zu und fällt, wenn sie sich abstossen. Nimmt die Temperatur,
nachdem sie gefallen war, wieder zu, so kann man sich, wenn
nicht eine andere Komplikation eintritt, auf das Erscheinen neuer
Membranen gefasst machen. Sehr hohe Temperaturen können eine
beginnende Sepsis anzeigen, bei weiterer Entwickelung derselben
sinkt die Körperwärme aber meistens unter die Norm. Ein rasches
Sinken derselben beobachtet man fast immer bei Kohlensäure-
intoxikation durch Stenose des Kehlkopfs und der Luftröhre und
bei beginnender Herzparalyse. Nach der Tracheotomie pflegt die
Temperatur auch in günstigen Fällen rasch wieder anzusteigen.

v. Leyden hat zuerst betont, dass es bei der Diphtherie auch
oft zu Myokarditis kommt. Diese wird in geringem Grade bei
allen Fällen vorhanden sein, sie führt nur nicht immer zum Tode,
sondern meistens nur zu einer Verfettung der Muskelfasern, die
indessen wieder heilen kann. v. Leyden meint, dass sie durch
die Einwanderung der Bacillen zu Stande käme. Ausserdem ver-
fettet der Herzmuskel, sowohl durch die Heftigkeit des Krank-
heitsprocesses, als auch durch das Fieber und in Fällen von Stenose
der Athemwege durch den Sauerstoffmangel und zwar dann, wie
Pettenkofer, Voit, A. Fränkel und Andere gefunden haben,
gewöhnlich ziemlich rasch. Es erklären diese beiden pathologischen Zustände die plötzlichen Todesälle nach der Diphtherie.
Andere, wie Curschmann und Heubner, dessen Ansichten Hesse
veröffentlicht hat, halten die plötzlichen Todesfälle für eine direkte
Herzvergiftung durch die Toxine, ohne das Zwischenglied einer
Muskelveränderung, noch Andere sehen in ihnen eine reine Lähmung des Vagus. Oft kann man eine Vergrösserung des Herzens
nach rechts nachweisen, welche wohl mehr der Ausdruck der
Stauung in den Athemorganen ist. Man hört auch manchmal
Geräusche an den Klappen, die in späteren Stadien wohl auch
durch die Anaemie erzeugt werden können, dann aber nicht
immer gleichmässig sind, so dass man sie einmal hört, und kurz
darauf wieder nicht.

Ist das Herz durch eine myokarditische Erkrankung betheiligt,
so wird der Puls klein, frequent, schwach und unregelmässig;
bei der Vaguslähmung allein ist er vielleicht noch frequenter, da
der Vagus bekanntlich der Hemmungsnerv für das Herz ist, aber er
ist dann nicht so schwach, wie bei der Myokarditis. Die Letztere
beginnt schon gleich am ersten Tage, wird aber gewöhnlich erst
nach Ablauf von acht Tagen, mitunter auch erst nach vier bis
sechs Wochen durch Erscheinungen bemerkbar. Die Schwäche
des Pulses kann auch allein durch die Verfettung des Herzmuskels

hervorgerufen sein. Findet sich in der Blutbahn ein Hinderniss des Umlaufs, z. B. eine Nephritis, so kann der Puls bei aller
Kleinheit sich auch hart anfühlen.

Wenn der Puls bei Kindern über 120, bei Erwachsenen über
100 steigt, so ist immer Grund zur Annahme vorhanden, dass
das Herz betheiligt sei, besonders aber, wenn er sich schon
bei geringen Körperbewegungen verändert.

Die Myorkarditis heilt in geringeren Graden in der Regel
unter einer geeigneten Behandlung. In ungünstigen Fällen sterben
die Kranken an Herzparalyse oder allgemeinem Hydrops.

Die Verdauungsorgane erkranken äusserst selten direkt
durch Ansiedlung der Krankheit, was eigentlich zu verwundern
ist, da doch beständig so viele Membranen und sonstige Produkte
der Bacillen verschluckt werden. Man kann annehmen, dass die
Bacillen als aërobe Mikroorganismen in dem sauren Magensaft
nicht wachsen können, aber damit ist doch das Freibleiben der
Speiseröhre, was eine Regel fast ohne Ausnahme ist, nicht erklärt.
Indirekt erkrankt der Magen unter dem Einfluss des Fiebers.
Der Mangel an Appetit ist eines der am schwersten zu über-
windenden Symptome. Zum Erbrechen kommt es von dem Magen
aus fast nicht, wohl aber wird es hie und da durch den Reiz
loser Membranen oder durch die Nephritis hervorgerufen.

Sehr häufig findet man bei der Untersuchung des Urins Eiweiss, von der kaum merkbaren Trübung bis zu dem gänzlichen
Gerinnen des Urins bei der Eiweissprobe. Die geringsten Stadien
können durch das Fieber verursacht werden, tritt das Eiweiss
aber in erheblicherer Menge auf, so ist es allemal ein Zeichen
einer tieferen Erkrankung der Nieren. Es steht noch nicht
ganz fest, ob die parenchymatöse Nierenentzündung, denn um
diese handelt es sich dabei, nur Folge des Einwanderns der
Streptokokken oder ob sie eine Wirkung der Toxine ist. Letztere
Ansicht ist die jetzt fast allgemein angenommene. Die neueren
Beobachtungen haben ziemlich allgemein ergeben, dass das Heilserum keinen Einfluss auf die Entstehung oder Unterhaltung der
Eiweissabsonderung hat.

Das Auftreten der Nephritis charakterisirt sich durch Erbrechen und Verminderung der Urinmenge, wie bei Nierenentzündungen aus anderen Ursachen auch. Ich habe vorhin schon
erwähnt, dass durch den Ausfall eines grösseren Gefässbezirks
der Puls hart wird. Im günstigen Fall, und der ist doch nicht
ganz selten, bildet sich die Entzündung zurück, es dauert aber
mitunter recht lange, bis alles Eiweiss aus dem Urin wieder verschwunden ist. Im ungünstigen Falle kommt es zu den Erscheinungen der Uraemie, zu Krämpfen, Somnolenz u. s. w. KOHTS
will zwar nie eine Uraemie bei Diphtherie gesehen haben, allein
Andere geben doch ihr Vorkommen zu, und meine Erfahrung
spricht auch dafür. AUFRECHT will einen Theil der am zweiten

oder dritten Tage der Krankheit eintretenden, plötzlichen Todesfälle bei Diphtherie auf die akute parenchymatöse Nierenentzündung
beziehen.

Die Nervenlähmungen wurden lange Zeit als besonders
charakteristisch für Diphtherie angesehen. Es hat sich aber herausgestellt, dass sie auch nach anderen, gewöhnlichen Anginen vorkommen, wobei allerdings der Zweifel erlaubt sein dürfte, ob es
sich nicht um einen nicht diagnosticirten Diphtheriefall gehandelt
habe, worüber ich nachher noch sprechen werde. Man hat lange
darüber gestritten, ob die Lähmungen centraler oder peripherer
Natur seien. Man stützte sich, für die erste Ansicht, auf Fälle
von Blutungen in den Centralorganen, wie sie zuerst von BUHL
in den Intervertebralganglien der Rückenmarksnerven, später von
MENDEL als kapillare Haemorrhagien im Pons und der Medulla,
ferner von KRAUSE als ausgedehntere Blutung im Trigonum zwischen
den Hirnschenkeln beobachtet worden sind; die von EDGREN und
DONATH veröffentlichten Fälle von plötzlich aufgetretener Hemiplegie nach Diphtherie sprechen auch für Hirnblutungen, für deren
Zustandekommen sie die Erkrankung der Gefässwände verant-
wortlich machen wollen.

Nachdem PAUL MEYER gefunden hat, dass in einer grösseren
Anzahl von Fällen die Nerven ganz degenerirt waren, haben sich
die meisten Forscher der schon von VIRCHOW und H. REHN geäusserten Ansicht angeschlossen, dass es sich bei den diphtherischen
Lähmungen um eine Neuritis handelt. Die Zerstörung der Nerven
geht so weit, dass die Achsencylinder ganz verschwinden und
nur ein honigwabenähnliches Gebilde überbleibt, das Perineurium.
Selbst die Nerven, in denen der Achsencylinder vollständig fehlt,
können wieder leitungsfähig werden, indem der Achsencylinder
von oben nachwächst. Es lässt sich aber nicht leugnen, dass es
einer grossen Reihe von guten Forschern nicht gelungen ist, an
den peripheren oder centralen Nerven von Kranken, die in Folge
der Lähmung gestorben sind, irgend eine nachweisbare Veränderung zu finden. Es scheint, dass die Leitungsfähigkeit der Nerven
beeinträchtigt sein kann, ohne dass der Nerv schon merkbar zerfallen zu sein braucht, und dass dieses vielleicht lediglich Folge
der Toxinwirkung ist. OERTEL und HOCHHAUS suchen die Ursache
der Lähmungen in einer hyalinen Veränderung der Muskeln neben
einer geringen Neuritis, doch auch diese Ansicht entbehrt noch
des vollgültigen Beweises.

Die sensiblen Nerven werden seltener befallen, am häufigsten
noch der *Laryngeus superior*, durch dessen Erkrankung eine halb-
oder doppelseitige Störung des Gefühls im Kehlkopf und der
Trachea hervorgerufen wird.

Zuerst wird fast immer die Schlundmuskulatur resp. ihre
Nerven ergriffen, die Lähmung des Gaumensegels macht sich bekanntlich schon sehr früh geltend. In den ersten zwei Wochen

beruht diese aber wahrscheinlich noch nicht auf einer Betheiligung
der Nerven, sondern dürfte wohl einer entzündlichen Infiltration
der Muskeln zuzuschreiben sein, wie auch KOHTS meint, der
diese Art der Schluckbehinderung mit Recht von den nach
Wochen auftretenden Nervenlähmungen getrennt haben will. Die
letzteren treten in der Regel nicht vor der vierten Woche auf,
meistens erst nach der sechsten. Sie äussern sich sehr bemerkbar dadurch, dass die Sprache den Charakter der *Rhinolalia aperta*
annimmt, und dass die flüssigen Speisen durch die Nase herauskommen. Wenn ausserdem noch Lähmungen der *Laryngei
superiores* vorhanden sind, so kann der Zustand wegen der zu
befürchtenden Schluckpneumonie ein recht bedenklicher werden,
denn der Kranke schluckt schlecht und fühlt auch nicht, dass
ihm etwas in die unrechte Kehle kommt.

Nächst den Schluck- und den gleich zu besprechenden Augenlähmungen sind die der letzten Cervikalnerven, aus denen der
Phrenikus entspringt und die der Thoraxmuskelnerven die am
häufigsten beobachteten. Die Kranken leiden in Folge der Lähmung des Zwerchfells und der *Scaleni* und *Intercostales* an einer
beständigen Athemnoth, oder noch gewöhnlicher einer solchen mit
interkurrirenden, stärkeren Anfällen. In allen einigermassen
schweren Fällen sind auch die motorischen Nerven der Beine und
Arme betheiligt. Die Kranken fallen über ihre eigenen Beine, wie
man zu sagen pflegt, die Lähmung steigert sich bis zu der Unmöglichkeit, ein Glied zu rühren. Wenn dann noch die Be-
klemmungszustände durch Ergriffensein des Phrenikus hinzutreten,
so ist das Bild, das ein solcher Kranker bietet, ein sehr trauriges;
er muss gefüttert werden, kann sich nicht im Geringsten bewegen,
und dabei hustet er bei jedem Schluck, hat immer wieder auftretende Erstickungszufälle, die durch das Verschlucken und den
Husten noch vermehrt und gesteigert werden. Der einzige Trost
bei diesem Zustande ist der, dass solche Lähmungen unter geeigneter Behandlung doch keine allzuschlechte Prognose geben.

Die allerschlimmste Komplikation durch Lähmung ist aber
die oben schon besprochene des Vagus. Man erkennt sie schon
früh an der sehr hohen Frequenz oder der Unregelmässigkeit des
nicht gerade schwachen Pulses, besonders bei körperlichen Bewegungen. Wenn der Puls unregelmässig wird, muss man
immer doppelt vorsichtig in der Prognose sein. Es sind dies
die traurigsten Fälle, welchen beinahe nur die plötzlichen Todesfälle im Wochenbett an die Seite zu stellen sind. Das Kind
ist anscheinend wieder ganz gesund bis auf den Puls, der bei
ruhiger Bettlage gar nicht immer so besonders verändert zu sein
braucht, es ist vielleicht schon ein paar Tage auf gewesen, hat
munter gespielt, da — ein Seufzer und todt ist es! Diese Fälle
ereignen sich aber nicht immer nur dann, wenn den Kindern
schon wieder körperliche Anstrengungen erlaubt worden sind,

sondern auch so lange sie noch im Bett gehalten werden, wie ich das öfter erlebt habe. Ich muss gestehen, dass diese Fälle zu den erschütterndsten gehören, welche dem Arzt in der Praxis begegnen können, zumal wenn sie einzige Kinder betreffen. Bei der Behandlung werde ich nochmals auf sie zu sprechen kommen und auf die Art, wie man sie möglicherweise mitunter verhüten könnte. Vollständig vermeiden werden sie sich nicht lassen, da es ganz darauf ankommt, in wie weit der Vagus erkrankt ist.

Eine sehr bekannte Lähmung ist auch die der Augenmuskeln. Von den äusseren wird besonders der Abducens befallen; die Kinder fangen an, nach innen zu schielen; die Lähmung des inneren, des Ciliarmuskels, zeigt sich durch den Verlust des Akkommodationsvermögens. Gewöhnlich lautet der Bericht der Eltern, dass das Kind gar nichts mehr sehe, womit natürlich nur das Unvermögen, in die Nähe zu sehen, gemeint ist. Der *Nervus acusticus* wird nicht gerade oft befallen. Moos hat gefunden, dass er stellenweise durch seine ganze Masse hindurch zerstört war. Die Einwanderung der Streptokokken in das Labyrinth findet mitunter schon in den ersten Stunden statt. Auf diese Ansiedelung der Krankheit folgt in der Regel eine vollständige, unheilbare Taubheit. Ich kenne mehrere Fälle, in welchen kleinere Kinder danach taubstumm geworden sind, indem sie das Sprechen wieder verlernten.

Eine eigenthümliche Nervenstörung nach einer schweren Diphtherie berichtet GAY. Ausser Anosmie, Aphonie und sonstigen Lähmungen in den Augenmuskeln und denen der Extremitäten zeigte das Kind die merkwürdige Erscheinung, dass es Berührung der einen Seite des Körpers auf der anderen empfand. GAY nennt die Erscheinung: Allocheirie.

Es ist gar nicht gesagt, dass man die oben beschriebenen hochgradigen Lähmungen nur nach den schweren Erkrankungen beobachtet, nein, sie kommen, wiewohl selten, selbst nach anscheinend ganz leichten Fällen vor.

Eine der gewöhnlichsten Komplikationen ist die Schwellung der Submaxillardrüsen, die man ebenfalls in leichten Fällen findet. Die Drüsen scheinen manchmal zu schlummern, wachsen aber dann in einer Nacht zu einer kolossalen Grösse an. Die Submaxillargegenden werden dadurch oft viel dicker als das Gesicht, so dass der Kopf die so ominöse nach oben spitze Form bekommt. Selbst sehr bedeutende Schwellungen können sich aber wieder vollständig zurückbilden. Die Schwellung bedeutet immer ein Zurückhalten der krankhaften Stoffe in der Drüse; erst wenn diese Schranke überschritten ist, beginnt die allgemeine Erkrankung.

In Folge der verschiedenen Virulenz der Bacillen, der verschiedenen Disposition der befallenen Individuen und der wechselnden Beimischungen anderer Mikroorganismen kommen die mannigfachsten Krankheitsbilder zu Stande. SZEGÖ berichtet, um

nur ein Beispiel anzuführen, eine von ihm in einem Mädchenpensionat gemachte Beobachtung, in dem achtzehn Kinder erkrankten, und zwar drei an der septischen Form, vier genasen
nach dem Auswerfen von Membranen, und eines litt sechs Monate
an Augenlähmungen, zehn bekamen nur eine *Tonsillitis folliculosa,*
und von diesen auch eines eine Lähmung. Man wird überhaupt
selten zwei Fälle finden, welche sich ganz gleichen.

Ebenso verschieden ist der Verlauf. Während die einen
kaum krank sind, ausgehen, in die Sprechstunde kommen, so dass
die Eltern sehr erstaunt sind, wenn man die Kinder nach Hause
schicken will und man ihnen nur mit Mühe klar machen kann,
welche Infektionsträger dieselben sind, liegen Andere vom ersten
Augenblick an schwer erkrankt darnieder. Wenn sich eine
septische Infektion entwickelt, so wird man freilich über die
Schwere des Falles nicht lange im Unklaren sein können.

Die Krankheit tödtet entweder durch die Sepsis oder durch
Übergang auf den Kehlkopf und die Luftröhre, oder durch das
Eintreten eines adynamischen Zustandes, in welchem die Kranken
allmählich immer mehr somnolent und apathisch werden, aber
doch oft noch einen langen hoffnungslosen Todeskampf kämpfen
müssen. Der Antheil dieser verschiedenen Ursachen an Todesfällen wechselt ganz ausserordentlich in den einzelnen Epidemien.
Eine Zeit lang sterben fast sämmtliche Kinder durch Übergang
der Krankheit auf den Kehlkopf, dann kommt dies nur selten
vor und sie erliegen mehr den septischen und adynamischen
Formen. Diese Verschiedenheit im einzelnen Falle mag von der
wechselnden Virulenz der Bacillen, vielleicht auch von der un-
gleichen Reaktion des befallenen, kräftigen oder schwächlichen
Organismus abhängen. Weswegen die einzelnen Epidemien darin
so sehr von einander abweichen, das wissen wir nicht.

Die nach Ansicht mancher Kollegen einzig richtige Art der
Diagnose sollte heutzutage die mit dem Mikroskop, oder noch besser,
die in dem Brutofen sein, allein man versetze sich nur einmal
in die Lage eines Landarztes, solange wir, glücklicherweise, noch
nicht so weit sind, dass in jedem kleinen Neste ein bakteriologisch
gebildeter Kollege mit allen wissenschaftlichen Erfordernissen aus-
gestattet, Hunger leidet. Für die Landpraxis wird noch für ab-
sehbare Zeit die makroskopische Diagnose zu Recht bestehen
bleiben. Bei der ausserordentlichen Ähnlichkeit der echten und
der pseudodiphtherischen Formen bildet aber die bakterielle
Diagnose, wo man sie haben kann, ein unvermeidliches Erforderniss. Wie ich oben schon erwähnt habe, kann man sie entweder
mit dem Mikroskop in Ausstrichpräparaten machen; diese Art ist
aber immer unzuverlässiger als das Kulturverfahren. In beiden Fällen
ist es nothwendig, die Proben von den Membranen nur mittelst ge-
glühter Pincetten zu entnehmen. Den Vorschlag von v. ESMARCH,
mit sterilisirten Schwämmen darüber zu wischen und diese dann in

einem Papierumschlag per Post an die Untersuchungsanstalt zu
senden, halte ich für gefährlich wegen der möglichen Infektion
der anderen Sendungen. Man streicht die Pincette auf einen
dazu geeigneten Nährboden, LÖFFLER'sches Blutserum in Reagenzgläsern oder gedeckten Schalen aus und übergiebt diese dann
einem Brutofen mit Blutwärme, in dem sich in der Regel schon
nach vierzehn Stunden die charakteristischen Kolonien entwickeln,
die dann freilich noch mit dem Mikroskop geprüft werden müssen,
wenn sie auch für ein geübtes Auge schon makroskopisch deutlich erkennbar sind. Es sollten in allen grösseren Städten solche
Untersuchungsanstalten errichtet werden und für die Ärzte un-
entgeltlich zur Benutzung offen stehen, denn in Bezug auf die
Prognose und mehr noch auf die Prophylaxe und die Therapie
ist doch die frühzeitige Erkennung der wahren Natur der Krankheit von grösster Wichtigkeit. Das Ergebniss des Kulturverfahrens
muss dann in möglichst rascher Weise den Ärzten mitgetheilt
werden.

In New York arbeitet eine solche Einrichtung, wie ich oben
erwähnt, sehr zur Zufriedenheit aller Kollegen, und wenn es in
einer so grossen Stadt möglich ist, so kann man sie in kleineren
erst recht einrichten.

Für alle Kollegen, namentlich aber für die, welchen die Vortheile einer solchen Anstalt nicht zugänglich sind, ist es aber
immerhin sehr nothwendig, sich in der makroskopischen Diagnose
möglichst auszubilden. Wie ich unten ausführen werde, haben
wir in dem BEHRING'schen Heilserum jetzt ein Mittel bekommen,
wie wir es uns noch vor ganz kurzer Zeit nicht träumen lassen
konnten, bei dem aber die Hauptsache ist, dass man es möglichst früh anwendet.

Die makroskopische Diagnose bietet in der Regel auch nur
Schwierigkeiten bei der ersten Form, dem Diphtheroid. Makro-
skospisch müssen wir, meiner Ansicht nach, zweierlei unterscheiden:
die *Angina fossularis* und die *Angina lacunaris*. Bei der ersten
treten die schon vorhanden gewesenen Mandelpfröpfe durch den
entzündlichen Process, sei es nun ein katarrhalischer oder ein
diphtherischer aus den Mündungen der Fossulae heraus; sie zeigen
sich in denselben als rundliche Köpfchen, während die *Angina
lacunaris,* die wir als zu der Diphtherie gehörig betrachten müssen,
an derselben Stelle kleine Häute zeigt, die im Beginn häufig dünn
sind und daher grau erscheinen. Man beobachtet aber nicht
selten, dass eine anscheinend ganz unschuldige Mandelentzündung
mit Pfröpfen sich nach und nach oder plötzlich als eine diphtherische zu erkennen giebt. In solchen Fällen hat eben die diphtherische Entzündung in der Tiefe der Fossulae begonnen, in denen
Mandelpfröpfe zufällig vorhanden waren. Noch ähnlicher der
Diphtherie wird das Bild, wenn allenfalls vorher schon zusammengeflossene Mandelpfröpfe vorhanden gewesen sind. Diese ragen

bei nicht entzündeten Mandeln etwas über die Oberfläche vor und erwecken bei Kundigen nicht leicht den Verdacht einer Diphtherie. Tritt indessen eine Angina dazu, so werden sie von der gerötheten Schleimhaut umwuchert. Sie sind dann einer Diphtherie so ähnlich, dass man die Diagnose höchstens mit der Sonde machen könnte, da sich solche Mandelpfröpfe härter anfühlen. Sie finden sich indessen selten genug in der Gestalt und Grösse, dass man sie für Häute halten kann.

JACOBI meint, dass die *Angina lacunaris* allemal als reine Diphtherie anzusehen sei und ich möchte mich dem, solange eine bakterielle Untersuchung nicht das Gegentheil ergeben, vollkommen anschliessen. Gerade bei Kindern soll man diese Form immer zum Mindesten als verdächtig behandeln.

Ich habe lange vor der Entdeckung der Bacillen einen Fall bei einem jungen Mann gesehen, der wegen geringen Fiebers zu Hause geblieben war und bei welchem ich drei bis vier gelbliche Knöpfchen in den Mandelgruben fand, die nach zwei Tagen wieder verschwunden waren und die so sehr wie einfache Mandelpfröpfe aussahen, dass ich ihn zwar der Vorsicht halber zu Hause liess, aber den Verkehr mit Mutter und Schwester nicht untersagte. Letztere war durch eine Verletzung des Fusses ganz an das Zimmer gefesselt und dadurch auch die sie pflegende Mutter; beide hatten gar keinen Verkehr mit anderen Menschen. Am fünften Tage trat bei der Schwester eine mittelschwere Diphtherie auf und nach acht Tagen bei der Mutter eine sehr schwere. Ich glaube, dass es kaum einen Arzt geben dürfte, der bei dem jungen Manne makroskopisch Diphtherie diagnosticirt hätte. Man macht gar zu viele schlimme Erfahrungen, wenn man diese Erkrankungen zu leicht nimmt, abgesehen davon, dass man dadurch auch zur Verbreitung der Krankheit beiträgt. Die leichteren Fälle von Diphtherie bilden ja die grosse Mehrzahl der Erkrankungen in manchen Epidemien. Die Kranken haben einen Tag Fieber, zeigen in den offenen Fossulis weissen Belag, der sich nach zwei bis drei Tagen wieder verloren hat, mit oder ohne Behandlung. Diese Fälle werden von den Ärzten häufig genug etwas geringschätzend behandelt. Ich habe traurige Fälle genug dadurch entstehen sehen, dass man sie nicht für infektiös gehalten hat. In einem Fall, in welchem der betreffende Arzt noch recht gespottet hatte über die Ängstlichkeit der Eltern, die eine Konsultation mit mir verlangten, änderte sich das Bild schon am nächsten Tage, indem die Krankheit sich im ganzen Körper verbreitete und zugleich ein Brüderchen und die Mutter an unzweifelhafter Diphtherie erkrankten. Das erste Kind starb, die beiden anderen Kranken genasen. Der Hausarzt musste seine Thätigkeit in der Familie einstellen. Da ich keine Familienpraxis mehr annehmen konnte, so wurde ein dritter gewählt. Ich konnte das den Leuten nicht verargen.

Fliessen die Flecken der einzelnen Lakunen zusammen oder treten Membranen ausserhalb der Grenze der Mandeln auf, so ist die Diagnose Diphtherie zweifellos geworden. Verwechslungen derselben mit Ätzschorfen, besonders mit galvanokaustischen, können sehr leicht vorkommen. Nach der Herausnahme vergrösserter Tonsillen mit der galvanokaustischen Schlinge tritt, wie auf Seite 281 erwähnt ist, immer auf der Operationsstelle ein Schorf auf, der, da sich die umgebende Schleimhaut bald röthet, schon zwölf Stunden nach der Operation eine grosse Ähnlichkeit mit der Diphtherie hat. Andere Membranbildungen, wie die bei den Exanthemen des Halses, bei *Pharyngomycosis benigna*, Pemphigus, Herpes u. s. w., können nur bei sehr oberflächlicher Betrachtung mit diphtherischen verwechselt werden.

Aus dem Gesagten geht hervor, dass meiner Ansicht nach in vielen Fällen die makroskopische Differentialdiagnose im Anfang nicht immer gemacht werden kann!! auch nicht von dem Erfahrensten. Deswegen rathe ich, die *Angina fossularis* immer etwas misstrauisch, die *lacunaris* aber vorsichtiger Weise als diphtherisch anzusehen. Ich setze voraus, dass man darunter das versteht, was ich oben beschrieben habe.

Die Diagnose der gangraenösen Formen kann man gewöhnlich schon bei dem Eintritt in das Krankenzimmer stellen aus dem Geruch, der sich in demselben bemerklich macht. Bei den schweren adynamischen Formen ist derselbe nicht nothwendigerweise vorhanden; man erkennt sie indessen sofort an dem schweren Darniederliegen der Kranken.

Die Prognose der Diphtherie richtet sich hauptsächlich nach dem Charakter der Epidemie. Es giebt Gegenden und Städte, in welchen lange Zeit das Diphtheroid so vorherrscht, dass man sich gewöhnt, die Prognose für eine recht günstige zu halten, respektive den angewandten Mitteln eine ganz andere Wirkungskraft zuzuschreiben. Ich habe hier in Frankfurt über 800 Fälle von Diphtherie behandelt, die alle günstig verliefen, bis auf zwei Kinder, welche an primär gangraenöser Diphtherie im Laufe von 36 Stunden starben. Ich schrieb den günstigen Verlauf der Anwendung des *Kalium chloricum* zu, bis dann die später gefährlicher werdende Epidemie meine Ansichten hinsichtlich dieses Mittels auf einen bescheideneren Standpunkt brachte. Andere Epidemien zeigen eine schlechte Prognose, namentlich, wie es scheint, unter dem Einfluss schlechter sanitärer Verhältnisse in den betreffenden Städten oder Dörfern. Es kommen da Epidemien vor, in welchen bis zu 90 Procent der Kranken unrettbar dem Tode verfallen sind, ganze Familien in wenig Tagen aussterben. Zum Glück ändert sich der Charakter der Epidemien, allerdings ohne dass wir eigentlich wissen, woran das liegt.

HEUBNER hält die Prognose am „ersten und zweiten Tage für gut, wenn die Ausbreitung und Dicke der Ausschwitzung

mässig ist, zunächst nur eine Stelle der Gaumenschleimhaut ergriffen ist, die Drüsenschwellung gering ist, die Allgemeinerkrankung sich nur durch Fieber, ohne Schwächesymptome Seitens des
Herzens und Nervensystems zu erkennen giebt und, wenn das
Kind über vier Jahre alt ist";

„für zweifelhaft, wenn an mehreren Stellen Ausschwitzung
vorhanden, oder die Affektion in der Nase ihren Anfang genommen hat und nach abwärts gegangen ist, die Drüsen geschwollen
und schmerzhaft sind, ausser Fieber kleiner und frequenter Puls
vorhanden ist, das Gesicht bleich und der Gesichtsausdruck ängstlich ist, Appetitlosigkeit vorhanden ist, und in jedem Falle, wenn
das Kind zwei bis vier Jahr alt ist";

„für schlecht, wenn die Membranen schon über die Gaumenbogen und Uvula ausgebreitet sind, Drüsenpakete am Unter-
kieferwinkel fühlbar sind, Appetitlosigkeit vorhanden ist, Hinfälligkeit, grosse Schwäche, Kräfteverfall sich zu erkennen giebt oder
das Gesicht gar bleigraue Färbung angenommen hat, neben hohem
oder geringem Fieber, hohe Pulsfrequenz und schwache Herztöne
sich zeigen, Blutungen in der Haut erkennbar sind, die Stimme
belegt oder heiser ist, oder gar schon Kehlkopfverengerung wahr-
nehmbar endlich in jedem Falle einer Erkrankung im Säuglingsalter."

Wesentlich beeinflusst wird die Prognose durch den Zustand
des Herzens. Besonders ungünstig erweist sich ein auffallend
langsamer Puls, ebenso wie ein sehr beschleunigter. Wie oft kann
man das herannahende Ende an dem plötzlich schneller gewordenen
Pulse erkennen; eine geringe Unregelmässigkeit scheint weniger
ungünstig zu sein. Von sehr schlechtem Einfluss auf die Prognose
sind die Komplikationen mit Septikaemie, Adynamie, Nephritis,
Pneumonie und die mit Erkrankungen anderer Organe. Unter
den Nachkrankheiten können die Lähmungen, besonders wenn sie
die Nerven des Herzens, der Athmung und der Schluckmuskeln
befallen, zwar recht schwere Erscheinungen veranlassen, doch ist
deren Prognose bei richtiger Behandlung im Ganzen nicht ungünstig.

Das Alter der Kinder beeinflusst die Prognose ganz wesentlich. Kinder unter drei Jahren geben eine schlechtere Prognose;
bei denen über sechs Jahren ist dieselbe schon wesentlich besser.
Im Grossen und Ganzen ist natürlich ein guter Ernährungs-
zustand wesentlich günstiger. Ganz besonders wichtig ist auch
die Ernährungsmöglichkeit während der Krankheit und da sind
wohlerzogene, an Folgsamkeit gewöhnte Kinder sehr viel besser
daran, als ungezogene. Ein geschicktes Kind nimmt die Nahrung
wie die Arznei auf Befehl, einem schlecht erzogenen kann man
ja oft nicht einmal mit Gewalt etwas beibringen.

Als prognostisch ungünstig sind die sekundär zu anderen
Krankheiten, namentlich die zu den akuten Infektionskrankheiten

hinzutretenden Diphtherien anzusehen. Etwas günstiger gestaltet sich die Prognose bei dem genuinen Kroup. Nach JACOBI verlaufen die gewöhnlich mit anfänglichem hohem Fieber einhergehenden Fälle von reinem Kroup meist besser als die fieberlosen.

Seit der Einführung des BEHRING'schen Heilserums in die Behandlung der Diphtherie ist die Prognose eine bei weitem günstigere geworden. Der Theorie und den Erfahrungen nach, die bis jetzt mit dem Mittel gemacht worden sind, kann es nur bei den durch die Bacillen oder ihre Produkte hervorgerufenen Erscheinungen helfen, aber da entfaltet das Mittel auch einen grossen Segen.

Nach der Sammelforschung des kaiserlichen Gesundheitsamtes starben im ersten Quartal 1895 von leichten Fällen nur 0,8 Procent, von mittelschweren 4,2 Procent und von schweren 32,9 Procent. Ganz anders stellt sich die Sterblichkeit, wenn man sie nach den Krankheitstagen, an welchen das Mittel angewendet wurde, zusammenstellt. Bei Injektion am ersten und zweiten Krankheitstage starben 7,3 Procent, bei der am dritten Tage 15,5, bei der am vierten 18,1, bei der am fünften 35,4, bei der vom sechsten bis zehnten 30,0, bei der vom elften bis neunundzwanzigsten 18,8 Procent. Dabei waren für die Bestimmung des Anfangs der Erkrankung nur die Angaben der Angehörigen maassgebend; es ist anzunehmen, dass der wirkliche Beginn der Krankheit noch früher zu datiren war. Der Procentsatz der Mortalität ist höher, als der von BEHRING erwartete, doch muss hierbei betont werden, dass wiederholt in schweren Fällen nur einmal die einfache Heildosis (600 I. E.) angewendet wurde, wo eine Wiederholung derselben nach den von BEHRING aufgestellten Grundsätzen angezeigt gewesen wäre.

Sehr zu Gunsten der Heilserumbehandlung sprechen auch die Erfahrungen in den Berliner Hospitälern. Die Diphtheriemortalität in Bethanien, wo das Mittel nicht angewendet wurde, betrug nach BEHRING 43,1, in den anderen Krankenhäusern, in denen es verwendet wurde, nur 16,7 Procent. BEHRING sagt darüber: „Ich halte die Beweiskraft der ebengenannten Zahlen für den Nutzen des Heilserums für so stark, dass sie fast noch mehr Eindruck machen muss, als wie die im Kaiserin-Friedrich-Krankenhaus beobachtete Thatsache, dass mit der Anwendung des Heilserums die Diphtheriemortalität um die Hälfte fiel, um sofort wieder die alte Höhe zu erreichen, wenn es ausgesetzt wurde, eine Thatsache, die wiederholentlich beobachtet wurde, und welche den Geh. Rath VIRCHOW zu dem Ausspruch veranlasste, dass sie selbst dem Ungläubigsten die brutale Überzeugungskraft der Zahlen beweisen müsse!" BEHRING berichtet, dass nach dem ihm vorliegenden statistischen Material von den 46 Millionen Bewohnern des Deutschen Reiches etwa 60 000 in jedem der letzten Jahre an Diphtherie gestorben seien, und man könne sich der Konsequenz nicht mehr entziehen, dass es möglich sei, jährlich 45 000 davon vor dem Diphtherietode

zu bewahren. Einen Hauptnutzen des Mittels sehen fast alle Beobachter, wie auch in München auf dem Kongress für innere Medicin
ausgesprochen wurde, darin, dass der Kehlkopf nicht mehr befallen wird, wenn das Mittel zu einer Zeit angewendet wird, zu
der derselbe noch frei ist. Hervorzuheben ist, und das kann
ich nach eigener Beobachtung bestätigen, die fast immer schon
am Tage nach der Einspritzung eintretende grosse Euphorie der
Kranken.

Keinen Nutzen hat man von dem Mittel bei den Nervenlähmungen gesehen. Im Gegentheil, die Zahl derselben hat
scheinbar zugenommen. Dies ist dadurch zu erklären, dass eben
mehr Schwerkranke bei der jetzigen Behandlung leben bleiben
und somit auch mehr an Lähmungen erkranken können; ein Theil
der früher Gestorbenen würde, wenn sie länger gelebt hätten,
noch von Lähmungen befallen worden sein.

Wenn wir auch jetzt ein Mittel kennen, von dem wir einen
einigermaassen sicheren Einfluss auf den Verlauf des Krankheits-
processes bei der Diphtherie erwarten dürfen, so bleibt doch die
Prophylaxe ganz besonders wichtig. Für diese ist ein möglichst
frühzeitiges Erkennen der Krankheit selbstverständlich sehr wesentlich. Es ist deshalb ein jeder Arzt verpflichtet, jedem fiebernden
oder auch jedem nur leicht kranken Kind in den Hals zu sehen.
Sodann ist es nothwendig, dass die Eltern der Kinder dieselben
so früh wie möglich, schon nach dem ersten Lebensjahr daran
gewöhnen, sich in den Hals sehen zu lassen! Sie machen dadurch, wenn einmal eine Erkrankung an Diphtherie erfolgt, dem
Arzte und ihrem Kinde die Untersuchung ausserordentlich viel
leichter. Eine Mutter, die ihren Kindern alle Morgen in den
Hals sieht, wird auch oft eine Diphtherie entdecken können, so
lange das Kind noch kaum Zeichen einer Erkrankung giebt.
Es ist einleuchtend, dass alle Maassregeln, die die Weiterverbreitung der Krankheit hindern sollen, nur dann eigentlich wirksam
sein können.

Da die Krankheit sicher durch den Verkehr der Menschen
unter einander und durch die mit den Kranken in Berührung gekommenen Gegenstände verbreitet wird, so ist es selbstverständlich,
dass, wenn irgend ausführbar, die Kranken mit den sie pflegenden
Personen von den übrigen Hausbewohnern vollständig getrennt
werden müssen, und dass diese nur an der Thür des Zimmers
mit den Pflegern verkehren dürfen. Eine Trennung, bei welcher
die Mutter von Zeit zu Zeit auch einmal die anderen Kinder sehen
will, ist eine ganz unnöthige Quälerei, sie hilft gar nichts. Ist es
irgend möglich, so bringe man, wenn ein Glied einer Familie erkrankt ist, die übrigen Kinder aus dem Hause. Auf dem Lande ist
es bekanntlich vielfach üblich, dass gerade diphtheriekranke Kinder
von ihren Spielgenossen und deren unverständigen Eltern besucht
werden. In einem benachbarten Dorfe brachten die Eltern ihre

Kinder massenweise zu einem tracheotomirten Kinde, damit dieselben das merkwürdige Röhrchen einmal sehen könnten. Die
Ausbreitung der Krankheit in dem Dorfe wurde durch diese Neu-
gierde sicher nicht verringert.

Von den mit den Kranken in Berührung gekommenen Gegenständen darf nichts aus dem Zimmer entfernt werden, es sei denn,
dass z. B. die Wäsche in ein mit 2 procentiger Karbolsäurelösung
angefeuchtetes Betttuch eingeschlagen, sofort nach dem Desinfek-
tionsofen verbracht, oder dass sie, was aber weniger gut ist, in
eine desinficirende Lösung, z. B. 5 procentige *Zinc. sulph.*-Lösung,
2 procentige Karbollösung u. s. w. mindestens 24 Stunden gelegt
wird. Die Desinfektionsapparate, welche mit strömendem Wasserdampf arbeiten, sind so billig geworden, dass dieselben hoffentlich immer weitere Verbreitung in den Gemeinden, auch auf
dem Lande finden, und dass man auf diese Art der Krankheit
immer mehr Herr wird. Entbehrliche Gegenstände, die mit den
kranken Kindern in Berührung gekommen sind: Spielsachen,
Bücher, Halstücher u. s. w. verbrennt man am Besten; nicht leicht
zu ersetzende dürfen nur nach vorheriger Desinfektion wieder in
Benutzung genommen werden. Sehr wichtig ist selbstverständlich
auch nach erfolgter Heilung die Desinfektion der Krankenzimmer.
Die Art, wie sie am Besten geschehen soll, ist indessen eine noch
nicht ganz gelöste Frage.

Nach den hier in Frankfurt geltenden gesetzlichen Bestim-
mungen sind ausser den eben schon erwähnten Maassregeln
polirte Möbel mit Petroleum, Bilder mit Rahmen, Metall- und
Kunstgegenstände und dergleichen mittelst trockner Lappen abzureiben, nicht polirte Möbel, sowie die Fussböden, Thüren,
Fenster und Holzbekleidungen mit 5 procentiger Karbollösung
tüchtig abzuscheuern, Tapeten, gestrichene Wände und Decken
mit Brot trocken und scharf abzureiben, nachdem der Fussboden
vorher mit 5 procentiger Karbollösung stark angefeuchtet worden ist.
Das zum Abreiben verwendete Brot, die am Boden befindlichen
Krumen, sowie die benutzten Lappen werden verbrannt. Nachher
muss das Zimmer noch mindestens 24 Stunden gründlich gelüftet
werden.

Wir wissen durch die Untersuchungen von EMMERICH, dass
in dem Ausfüllmaterial der Fussböden sich allerhand Bakterien
einnisten können. Ich halte deshalb die Desinfektion und nachherige Verschliessung der Spalten und Löcher derselben durch
Ausspähnen für recht wichtig. In einem Falle, in welchem die
Kinder einer Familie fast alle sechs Wochen an Diphtherie litten,
hörte die Erkrankung nach einer solchen Behandlung des Fuss-
bodens auf.

Eine weitergehende Erneuerung der Tapeten und des An-
striches ist nach meinen Erfahrungen nicht nothwendig, denn ich
habe eine ganze Anzahl Fälle beobachtet, in welchen sich nach

der gründlichsten Erneuerung des Zimmers doch wieder Diphtherie
zeigte, wenige Tage nach dem Wiederbeziehen desselben.

Hier in Frankfurt haben wir eine sehr vernünftige und praktische Einrichtung. Die Zimmer der an Infektionskrankheiten erkrankt Gewesenen werden mit ihrem Inhalt von der städtischen
Behörde aus gegen ein sehr mässiges Entgelt desinficirt und sogar
ganz umsonst, wenn der behandelnde Arzt einen Schein ausstellt,
dass die Familie pekuniär nicht in der Lage sei, die Desinfektion
aus eigenen Mitteln zu bezahlen. Wenn nur davon recht ausgiebig Gebrauch gemacht würde!

In Havre wurde im Jahre 1884 die obligatorische Desinfektion
mittelst des Dampfsterilisationsapparates und Verbrennen von
Schwefel in den Wohnungen eingeführt. Darauf sank die Sterblichkeit an Diphtherie von 176 im Jahre 1882 und 105 in 1884,
auf 96 in 1885 und 41 in 1889.

Neu ist das Desinficiren mit Schwefel gerade nicht. Homer
berichtet, dass Odysseus nach der Vernichtung der Freier befohlen
habe, die Möbel „abzuwaschen mit Wasser und lockeren
Schwämmen"; nachdem nun auch die ungetreuen Mägde hinge-
richtet waren, habe sich Odysseus zu der Eurikleya gewendet:
Gesang 22, 482 und 483:

> „Bringe mir Gluth, o Mutter, und fluchabwendenden Schwefel,
> dass ich durchräuchere den Saal;"

und Vers 492 bis 495:

> „Jener sprach's, da gehorchte die Pflegerin Eurikleya,
> Eilend brachte sie Gluth und Schwefel ihm. Aber Odysseus
> Räucherte wohl in dem Saal und im Haus umher und im Vorhof."

Die Nothwendigkeit einer recht gründlichen Desinfektion
scheint ihm schon klar gewesen zu sein!

Zu einer wirksamen Prophylaxe gehört nach den in England
gemachten Erfahrungen auch die Besserung der sanitären Verhältnisse in Bezug auf Drainage und Wasserzufuhr, sodann die möglichst streng durchgeführte Anzeigepflicht von Seiten der Ärzte,
denn das ist ja die Grundlage für alle Maassregeln. Das Fernhalten der gesunden Kinder einer erkrankten Familie von dem
Schulbesuch ist selbstverständlich. Ich habe einen Fall hier erlebt,
in welchem ein allerdings schon erkrankter Knabe in der Schule
fünf andere Kinder angesteckt hat, die in der Klasse seine
Nachbarn waren. Eine Schliessung der Schulen, besonders auf
Sem Lande, dürfte sich bei Epidemien sehr empfehlen; in grösseren
dtädten wird dies indessen kaum durchzuführen sein. Um so
strenger sollte auf die Fernhaltung der Verdächtigen geachtet
werden. Selbstverständlich ist es auch sehr zweckmässig, wenn
die Leichen von an Diphtherie Verstorbenen möglichst schnell aus
dem Hause geschafft werden. Die Milch ist gewiss einer der
Hauptträger der Infektion, weswegen der Verkauf von Milch aus
Höfen, in welchen Diphtherie oder eine andere Infektionskrankheit

ausgebrochen ist, streng verboten werden sollte. Da aber die Besitzer solcher Höfe eine solche Erkrankung natürlich möglichst verheimlichen werden, so folgt auch daraus wieder die allgemeine Regel, Milch nur, nachdem sie mindestens zehn Minuten gekocht hat, zu geniessen.

Wie oben besprochen wurde, sind Kinder mit chronischen Halsaffektionen der Krankheit mehr ausgesetzt als solche mit gesundem Hals. Ganz besonders sind Kinder mit grossen zerklüfteten Mandeln gefährdet und diese verschlimmern auch die Prognose der Krankheit durch die Schwellung. Sie liegen dann, wie erwähnt, häufig so an einander, dass man in einzelnen Fällen zur Tracheotomie oder Exstirpation der Mandeln während der Krankheit hat schreiten müssen. Ich habe vor zwei Jahren konsultationsweise einen Fall gesehen, in dem ein zwölfjähriger Junge durch die Schwellung seiner Mandeln so im Athmen behindert war, dass die Tracheotomie dringend nöthig gewesen wäre, leider war es schon zu spät für einen solchen Eingriff. Die Exstirpation einer Mandel ist hingegen in solchen Fällen wiederholt mit Glück gemacht worden; mein Kollege SPIESS hat sie einmal mit dem BAGINSKY'schen Tonsillotom ausgeführt und konnte dadurch das Kind retten. Für die zerklüfteten, Pfröpfe enthaltenden kleineren Mandeln, ist die Schlitzung prophylaktisch ganz besonders zweckentsprechend.

Die auf das Heilserum als Immunisirungmittel gesetzten Hoffnungen haben sich noch nicht ganz erfüllt; es gelang zwar in einer Anzahl von Fällen, weitere Erkrankungen gefährdeter Kinder hintanzuhalten, allein man weiss da doch nicht, ob das *post hoc* auch das *propter hoc* war. Ich habe oben einen von GOTTSTEIN berichteten Fall erzählt, und dabei bemerkt, dass ähnliche Fälle von auffallender Beschränkung auf einzelne Menschen jeder Arzt wohl beobachtet habe. Wir werden also in den nächsten Jahren weitere Aufklärung über die etwaige Schutzkraft des Mittels abwarten müssen, ehe wir zu einem endgültigen Urtheil gelangen können. Wenn wir bedenken, dass ein einmal Erkrankter schon nach sehr kurzer Zeit wieder befallen werden kann, dass also seine aktive Immunität eine sehr geringe ist, so wird man von der passiven Immunität ebenfalls nur eine kurze Dauer erwarten dürfen. Die bisherigen praktischen Erfahrungen scheinen auch diese Ansicht zu unterstützen. Immerhin dürfte es auch jetzt schon freudig begrüsst werden, wenn es gelänge, die Gefährdeten auch nur acht Tage zu schützen, und das scheint möglich zu sein. BEHRING hofft noch bessere Ergebnisse zu erzielen, wenn erst das starke Serum, das die einfache Heildosis in einem Kubikcentimeter enthält, also die nach neueren Erfahrungen zu der Immunisirung, wie es scheint, nöthige Menge von 300 Immunisirungseinheiten in einem halben Kubikcentimeter, in den Handel gebracht werden kann.

Einzelne Erfahrungen, die in etwas grösserem Maasstab gemacht werden konnten, sprechen su Gunsten der immunisirenden
Wirkung des Heilserums. Torday z. B. haṭ in Budapest mitgetheilt, dass er einmal 66 Geschwister an Diphtherie erkrankter
Kinder geimpft habe und dass nur eines nachher ergriffen worden
sei; in einem anderen Falle impfte er in einer Gemeinde von
4911 Einwohnern, in der täglich Diphtheriefälle vorkamen,
494 Kinder präventiv, nachher kam kein Fall mehr zur Beobachtung.

Es ist selbstverständlich zu empfehlen, die gesund gebliebenen
Kinder oder sonstige Angehörige einer von Diphtherie heimge-
suchten Familie sofort mit einer 1 procentigen Borsäurelösung das
Nasenbad machen und mit einer desinficirenden Lösung gurgeln
oder Bergmann'sche Halskaupastillen kauen zu lassen. Reizende
Speisen und Getränke sollten dieselben streng vermeiden und
überhaupt recht diät leben.

Ist die Krankheit ausgebrochen, so sollen die Krankenzimmer
möglichst luftig gehalten werden und im Sommer die Fenster offen
stehen; im Winter müssen, wenn es nur irgend angeht, zwei neben
einander liegende Zimmer benutzt werden, deren eines immer gelüftet wird. Auf dem zunächst gelegenen Vorplatze soll man
Karbolsand streuen oder eine Karbollösuug öfters verdampfen
lassen.

Die Behandlung hat sich jetzt sehr vereinfacht. Sobald
man die Krankheit sicher erkannt hat, und in schwereren Fällen
sofort, ohne die bakterielle Diagnose abzuwarten, spritzt man das
Heilserum mit einer vorher mittelst Auskochens in 1 procentiger
Sodalösung und mit Alkohol gut desinficirten Spritze ein. In gewöhnlichen Fällen und bei Kindern unter sechs Jahren genügt
die einfache Heildosis von 600 I. E. Die Einspritzung macht man
an der inneren Fläche der Oberschenkel, vorn an dem Thorax
oder unter den Rippen, nachdem die betreffende Hautstelle mittelst
Sublimatlösung und nachher noch mit Alkohol oder wenigstens
durch eine vorherige gründliche Abseifung gereinigt worden ist.
Nach dem Einstechen der Kanüle in die mit der linken Hand
emporgehobene Hautfalte, nehme man einen Augenblick die
Spritze ab; fliesst Blut aus der Kanüle, so steche man an einer
anderen Stelle ein, denn die Spitze der Kanüle steckt dann
in einer Vene und alle Einspritzungen in eine solche können
schlimme Folgen, ja vielleicht plötzlichen Tod zur Folge haben.
Nach der Einspritzung lege man ein reines, festhaftendes Pflaster
auf die Stelle; massire aber nicht! In heftigeren Fällen und
bei älteren Kindern und Erwachsenen ist es jedenfalls sicherer,
gleich eine Flasche Num. 2 mit 1000 I. E. anzuwenden oder eine
solche Num. 3 mit 1500 I. E. Da das Mittel, wie ich nachher
noch erwähnen werde, keine dauernden Nachtheile hat, so nehme
man im zweifelhaften Falle die Dosis lieber zu hoch. Gewöhnlich

tritt schon nach zwölf Stunden eine grosse Euphorie ein und das
Fieber pflegt ohne weitere Nachhilfe in 24 Stunden zu verschwinden. Merkwürdig ist die Einwirkung auf die Membranen, die
sehr bald weisser, wie gequollen, und dadurch grösser aussehen,
ohne dass sie mehr Beschwerden verursachen, im Gegentheil, die
Schluckschmerzen lassen bald nach, ebenso wie die Drüsenschwellungen. Wenn das Fieber nach zwölf Stunden noch nicht
genügend vermindert ist, so wird man gut thun, ohne Zögern
eine zweite Einspritzung vorzunehmen und so fort, bis zur
Heilung. Die einzige unangenehmere Erscheinung danach ist der
gewöhlich am zehnten bis fünfzehnten Tage unter erneutem Fieber
und häufig auch mit Gelenkschmerzen auftretende Hautausschlag,
der wie *Erythema multiforme* oder auch masernähnlich aussieht.
Er dauert in der Regel nur zwei Tage und hat keine weiteren
Nachtheile.

Woher nun in einigen bekannt gewordenen Fällen die monatelang dauernden, immer wieder unter Fieber auftretenden Hautausschläge kamen, ist noch nicht aufgeklärt. Es ist sicher, dass
nicht das Antitoxin daran Schuld ist, sondern das Serum. Eine
bedeutende Abnahme dieser Fälle trat schon ein, nachdem die
Serumgewinnung aus Hämmeln zu Gunsten der von BEHRING
zuerst empfohlenen aus Pferden aufgegeben worden ist. Ein
weiterer Fortschritt wird sich nach seiner Ansicht zeigen, wenn
einmal genügend starke Sera in den Handel gebracht werden
können. Denn wenn diese Erscheinungen durch das Serum als
solches hervorgebracht werden, so wird natürlich mit der Verminderung der Menge desselben die Wirkung abnehmen. JOHAN-
NESSEN und SEVESTRE haben nach Einspritzungen von reinem nicht
immunisirtem Pferdeserum dieselben unter Fieber auftretenden
Hautausschläge beobachtet.

Neben dieser causalen Behandlung ist die örtliche ganz in
den Hintergrund getreten. Ich freue mich besonders darüber,
denn ich habe immer der Überzeugung gelebt, dass eine irgend
energischere örtliche Behandlung mehr geschadet als genutzt hat;
eine Überzeugung, mit der ich durchaus nicht allein stehe; in
neuerer Zeit hat sich u. A. wieder FLOCKEN in gleicher Weise
geäussert. Ich habe wenigstens in den verhältnissmässig wenigen
Fällen, die ich selbst eingespritzt habe, keine örtliche Behandlung
angewendet und habe es nicht zu bereuen gehabt. Auch in dem
hiesigen Kinderspitale wird nichts weiter gegeben, und Kollege
GLOCKLER ist trotzdem sehr zufrieden mit seinen Heilungen, ebenso
v. NOORDEN in dem hiesigen städtischen Hospitale und BOKAI in
Budapest. Es ist eine wahre Wohlthat, dass man jetzt all die
Tausende von oft nur nach der Erfahrung von drei Fällen mit nur
66 Procent Sterblichkeit empfohlenen Mittel ad acta legen kann,
und die betreffenden Aufsätze in der Litteratur überspringen darf.
Das Einzige, was man noch anwenden sollte, sind Ausspülungen

oder Ausspritzungen der Nase, um dieselbe und den Nasenrachenraum zu reinigen. Bekanntlich haben ZIEM und HELLER diesen
Ausspritzungen grosse Erfolge nachgerühmt und behauptet, dass
man mittelst derselben eine grössere Anzahl der Eingespritzten
ohne das Serum hätte heilen können. So sehr ich davon überzeugt
bin, dass man Kranke unter dem Gebrauch der Ausspritzungen
hat heilen sehen, so würde ich doch mein eigenes Kind lieber
der sicheren Methode der Serumbehandlung unterwerfen. Aber
als Unterstützungsmittel lasse ich sie gern gelten. Von dem ganz
besonderen Nutzen, den das Serum in der Verhütung des Über-
gangs der Krankheit auf den Kehlkopf hat, habe ich oben schon
gesprochen. BEHRING führt einen Ausspruch MALGAIGNE's an, dass
die Einführung des Kehlkopfschnittes in die Behandlung der
Diphtherie ein grosses Verdienst um die Menschheit gewesen sei;
der grosse französische Chirurg habe aber hinzugefügt, dass sich
ein noch grösseres Verdienst derjenige erwerben würde, der den
Kehlkopfschnitt vermeidbar zu machen lehre, und es scheint
BEHRING, als ob mehr und mehr sich die Überzeugung Bahn
breche, dass der in diesen Worten ausgesprochene Wunsch
MALGAIGNE's erfüllt werden könne, und dass es in der über-
grossen Mehrzahl der Fälle nicht ein unvermeidbares Unglück,
sondern die Schuld zu lange abwartender Angehöriger sei, wenn
heutzutage die Tracheotomie noch ausgeführt werden müsse.

Wenn sich auch die Hoffnungen nach der Ansicht mancher
Kollegen nicht ganz in dem Maasse erfüllen sollten, eine Ansicht,
die ich nicht theile, so werden wir doch den Männern, deren
zielbewusstem, jahrelangem Forschen wir die Einführung des
Heilserums verdanken, einem LÖFFLER, EHRLICH, ROUX und BEH-
RING ewig dankbar sein müssen. Giebt es doch wenige Familien,
die nicht in irgend einem Gliede der finsteren Verderberin der
fröhlichen Kinderschaaren ein Opfer hätten bringen müssen. Wir
werden, das dürfen wir heute schon aussprechen, in nicht zu
langer Zeit auf die Diphtherie-Erkrankungen in ähnlicher Weise
zurückblicken können, wie heute schon auf die Puerperal-
erkrankungen.

Ich habe oben auseinander gesetzt, dass ein Theil der Erscheinungen bei der Diphtherie durch die Mischinfektionen bedingt wird, und auf diese hat das Serum natürlich keinen Einfluss. Der weitere Verlauf dieser Mischformen richtet sich, wie
EHRLICH und KOSSEL angegeben haben, nach der grösseren oder
geringeren Virulenz der Bakterien der Grundkrankheit, nach der
mehr oder minder hervortretenden Mitwirkung anderer Mikroorganismen und endlich nach der verschiedenen Widerstandskraft
der befallenen Individuen.

Ich Fällen, in denen das Heilserum aus irgend einem Grunde
nicht anwendbar sein sollte, wird man nach meiner früheren Erfahrung noch immer am Besten Gurgelungen mit einer fünf-

procentigen Kalium chloricumlösung verordnen und zwar Kindern unter zwei Jahren zu 5 Gramm (Theelöffel), grösseren 10 Gramm und von 15 Jahren an 15 Gramm einstündlich, in der ersten Zeit auch in der Nacht, selbst wenn man die Kinder dazu aufwecken müsste. Sind dieselben noch zu klein, um gurgeln zu können, so müssen sie die Lösung schlucken. Wenn man den Kranken in der Zwischenzeit immer Nahrung reicht, so dass das Mittel nicht in den leeren Magen genommen wird, so kann man die bei dem Gebrauch desselben beobachteten Nachtheile vermeiden, das heisst den durch die Veränderung der rothen Blutkörperchen bedingten Kollaps und die Nephritis.

Einen grossen Werth lege ich, wie oben erwähnt, auch jetzt noch auf die Reinigung des Halses, dieselbe sollte bei stärkerer Erkrankung anfangs stündlich geschehen. Man verwendet dazu am Zweckmässigsten eine Birnspritze, an welche man vorn einen weichen Gummischlauch auffügt, damit keine Verletzungen entstehen können. Die Ausspritzung des Halses geschieht am Besten mit einer schwachen *Kalium chloricum*- oder mit Kalkwasserlösung. Wollen die Kinder den Mund nicht öffnen, so geht man mit dem Schlauchende zwischen Backen und Zähnen ein und spritzt los. Durch das hinter den Zähnen in den Hals dringende Wasser genöthigt, machen die Kinder den Mund auf und man drückt dann den Rest des Spritzeninhalts direkt auf die Tonsillen. Sind Nase und Nasenrachenraum befallen, so wird eine zweite, aber laue Dosis durch das eine oder andere Nasenloch unter mässigem Druck eingespritzt. Die Kinder fühlen sich durch die Auswaschungen jedesmal erquickt und manche nehmen nachher Nahrung, die sie vorher verweigert haben.

Dieselbe Art der Behandlung wird in den leichteren Fällen von *Angina lacunaris* in der Regel genügen, namentlich bei Erwachsenen. Bei irgend hohem Fieber greife man aber lieber zu der Injektionsspritze mit Heilserum.

Ein ganz besonderer Werth ist auf eine gute Ernährung zu legen, namentlich ist auch die Zufuhr von Spirituosen in grossen Dosen zu empfehlen; JACOBI ist bei Kindern mit grosser Herzschwäche selbst bis zu 500 g Kognak pro die gegangen. Wenn dieser auch eines der kräftigsten Herzstärkungsmittel und deshalb im Ganzen vorzuziehen ist, so sieht man sich, je nach dem Fall und der Liebhaberei der Kinder, doch oft genöthigt, auch andere Alkoholika, Bier oder die verschiedenen Weine zu geben. Ganz zweckmässig ist es, Spirituosen mit Eigelb zu mischen, wodurch man dann gleich auch Nahrung verabreicht. Manche Kinder nehmen derartige Stärkungsmittel nur in Gestalt einer Arznei. Man thut dann den Wein in eine Arzneiflasche oder kann auch Fleischpepton und Kognak ana 30 g auf 150 g Wasser unter Zusatz eines Geschmackskorrigens verordnen. Bei der Ernährung muss man mit aller Raffinirtheit der Liebhaberei der Kinder und sogar der Ungezogenheit derselben Rechnung tragen, nur damit sie Nahrung nehmen. Zur Erziehung ist die Zeit der Diphtherie nicht geeignet. Ich habe in kommerziellen Kreisen schon oft gesehen, dass die kleinen und grossen Kinder Nahrung und Arznei sofort nahmen, wenn sie für jede derartige Leistung fünf Pfennige erhielten. Die Meisten waren dann so schlau, es den nächsten Tag nur noch für zehn Pfennige zu thun u. s. w. Am Ende wurden sie mit einem kleinen Vermögen gesund.

Bei zunehmender Herzschwäche kann man auch die Herz-roborantia anwenden, Digitalis, Koffeïnnatron und Strophantus. Namentlich das letztere Mittel scheint mir in der Dosis von fünf bis zehn Tropfen mehrmals täglich zweckmässig zu sein, da es rascher wirkt als Digitalis und weniger den Appetit verdirbt, der doch bei der Diphtherie vor allem geschont werden muss. Man kann auch Strychnin entweder in der Form der *Tr. sem. strychn.* drei Mal einen bis fünf Tropfen anwenden oder es subkutan in Dosen von $^1/_2$ bis 2 mg mehrmals täglich, je nach der Schwere des Falls und dem Alter des Kranken geben. Bei der Herz-schwäche ist es vor allen Dingen nöthig, die Kinder lange im Bette liegen zu lassen, jedenfalls so lange der Puls über 100 bleibt; wenn er sehr beschleunigt oder erheblich unregelmässig ist, so gestatte man nicht einmal das Aufsetzen im Bett.

Die Nierenentzündung muss durch eine strenge Diät und nach Ablauf der ersten Erscheinungen durch Schwitzbäder bekämpft werden. Am Besten giebt man Milchdiät und ein alkalisches Mineralwasser. AUFRECHT lobt sehr die Helenenquelle in Wildungen.

Das Fieber bekämpft man, wenn es überhaupt noch nöthig werden sollte, am Besten durch nasse Einpackungen von 20 bis 30 Grad Celsius. Man umgiebt das um den Rumpf gelegte, nasse Tuch mit einem breiteren wollenen, darüber eine Binde zum Festhalten. Je nach der Schwere des Falles kann man diese Wickelung zweistündlich wiederholen, bei sehr hohem Fieber auch kurze, kalte Begiessungen im lauen Bad anwenden und Chinin geben. Die neueren antifebrilen Mittel haben fast alle den Nach-theil, dass sie auf das Herz schwächend einwirken, sogar direkt tödtlich wirken können, wenn man eine vorhandene Idiosynkrasie trifft, wie ich es mehrfach, z. B. gegen Antipyrin, erlebt habe.

Bei der Diphtherie der Nase ist dieselbe regelmässig durch Ausspritzungen mit schwachen antiseptischen Lösungen, Borsäure, *Kalium hypermanganicum* oder *chloricum* u. s. w. zu reinigen, ein Ver-fahren, das sich ebenfalls bei der Behandlung der *Rhinitis fibrinosa* empfehlen dürfte, mit oder ohne Heilserum, je nach dem Falle und dem Ergebniss der bakterioskopischen Untersuchung. Ex-koriationen am Eingang der Nase und an der Oberlippe bestreicht man am Besten mit Borlanolinsalbe.

Blutungen aus der Nase sind selten so stark, dass sie einen direkten Eingriff nöthig machen. In der Regel genügt ein kalter

Schwamm auf die Nase, eventuell muss man von hinten oder von vorn tamponniren. Es sollte diese Nothhülfe aber möglichst vermieden werden, weil der Krankheitsprocess jedenfalls auch im Cavum vorhanden ist und sich da rasch eine Zersetzung der Sekrete einstellen könnte, selbst wenn man Jodoformgaze zum Tamponnement benutzt hat. Bei Blutungen im Schlund muss man den Hals reinigen, die blutende Stelle aufsuchen und durch Betupfen mit kleinen Bäuschchen, die in *Liquor ferri sesquichl.* oder Ferropyrin getaucht sind, zu stillen suchen. Ist die Ursprungsstelle nicht zu sehen, weil sie hinter dem Velum liegt, so kann man auch mit einem gebogenen Instrument die Hinterseite des Gaumensegels oder das Cavum mit dem Mittel bestreichen oder ein Pulver von Tannin und *Acidum gallarum ana,* einblasen. Zu einer Unterbindung der Karotis dürfte es wohl kaum kommen.

Da doch vorerst nicht alle Kinder so rechtzeitig in ärztliche Behandlung kommen, dass der Übergang der Krankheit auf den Kehlkopf immer verhindert werden kann, so werden wir es, wenn auch in verminderter Zahl, doch immer noch genug mit der Kehlkopfdiphtherie zu thun bekommen.

Ich halte nach meinen Erlebnissen und nach den Beobachtungen, die ich an Kindern machen konnte, nicht gerade sehr viel von den Inhalationen bei der Kehlkopfdiphtherie; es gelangt dabei in den allermeisten Fällen wenig genug von dem Mittel wirklich in den Kehlkopf, das Meiste erhalten die Kleider, die Betttücher und die Haare; die Verdunstung dieser Flüssigkeitsmengen an Plätzen, wo sie keinen Nutzen stiften können, trägt zur Abkühlung bei und kann dadurch direkten Schaden bringen. Und nun gar, wenn eine Stenose der Luftwege das Athmen überhaupt schon sehr erschwert! Von den homöopathischen Mengen, die dann in den Kehlkopf gelangen, können auch die eifrigsten Anhänger der Inhalation wirklich nicht viel Nutzen erwarten. Ist aber der Kranke verständig und die Glottis noch weit genug, so kann eine fünfprocentige Milchsäurelösung mittelst des Dampfzerstäubers oder eine einprocentige mittelst des kalten Spray eingeathmet, zur Auflockerung und Abstossung der Häute etwas beitragen. Noch besser wird im entzündlichen frischen Stadium eine Eiskravatte passen, doch lasse man sie nicht allzulange hintereinander liegen. Ich habe sie gewöhnlich nach drei bis vier Stunden eine Stunde lang weggelassen, um dem Blut wieder einen vermehrten Zufluss zu den kranken Stellen zu gewähren, und glaube, dass dieser Wechsel von verhältnissmässiger Hyperaemie und Anaemie eine verstärkte Wirkung verspricht. Geradezu für kontraindicirt halte ich den Eisbeutel, wenn schon Untertemperaturen vorhanden sind, und wie oft wird darauf gar nicht geachtet! Statt des kalten Umschlags sind auch die kalten Begiessungen des Halses im warmen Bade, wie sie PINGLER empfohlen hat, manchmal recht zweckmässig. Man setzt das Kind in ein

Bad von etwa 30 Grad Celsius und lässt den Strahl einer grossen
Gieskanne mit Wasser von 15—20 Grad Celsius aus der Höhe
von etwa einem Meter auf den gestreckten Hals des Kindes fallen.
Danach wird dasselbe abgetrocknet, in ein Leintuch und eine
Kolter eingeschlagen und in das Bett gelegt. Ich habe die Begiessungen hie und da mit Erfolg angewendet, in einem Fall
wurde eine recht schwere Larynxdiphtherie durch eine etwa zehn-
malige Wiederholung im Laufe von zwei Tagen geheilt. Der
Erfolg der Begiessung war jedesmal ein augenblicklich ganz vor-
züglicher; im Anfang musste dieselbe aber alle zwei bis drei
Stunden vorgenommen werden. Da dieses Mittel ein jedenfalls
nichts schadendes ist, so sollte man es vor der Tracheotomie
versuchen. LEUSSER in Münnerstadt in Bayern hat in drei Fällen
mit Larynxstenose den Kindern nach der Einspritzung von Heilserum die allbeliebten Brechmittel, und zwar in derselben Nacht
wiederholt gegeben und sie dadurch geheilt. Namentlich in der
Landpraxis dürfte sich der Versuch empfehlen, damit die Tracheotomie zu vermeiden.

Bei heftigem Hustenreiz habe ich immer zwei bis drei Tropfen
Opiumtinktur, die ja in vielen Haushaltungen vorräthig ist, sehr
nützlich gefunden, gerade so wie bei dem Pseudokroup. Bei dem
genuinen Kroup wird man oft in der Lage sein, eine Differentialdiagnose nicht sofort stellen zu können und daher gut thun, ihn
ebenso wie den Pseudokroup zu behandeln, bis die Diagnose
geklärt ist durch das Auswerfen einer Membran oder durch den
Spiegel, auf den man in der Privatpraxis indessen gar manchmal
wird Verzicht leisten müssen. Die sonstige Behandlung des
genuinen Kroup wird je nach dem Falle mehr dem des Pseudokroups oder dem der Diphtherie angepasst werden müssen, geradeso
wie ich es bei' der *Rhinitis fibrinosa* erwähnt habe.

Die *Bronchitis fibrinosa* ist eine sehr hartnäckige Krankheit,
bei der in Ermangelung von etwas Besserem die verschiedenen
lösenden Mittel, die ich beim Katarrh erwähnt habe, in Anwendung
zu bringen sind. Bei einer Kranken konnte ich einen recht günstigen Einfluss von den reinen Myrrholinkapseln ohne Kreosot
beobachten; nach demselben kam mir kein Fall mehr zu Gesicht.

Lässt die Stenose des Kehlkopfs nicht nach, so ist unbedingt
Hülfe zu schaffen, entweder durch die von BOUCHUT erfundene
und von O'DWYER praktisch sehr ausgebildete Intubation oder
mittelst der Tracheotomie. Ich habe in der Grande Chirurgie
von GUY DE CHAULIAC, 1393, Ausgabe von NICAISE, Seite 159,
gefunden, dass schon AVICENNA empfohlen hat, bei Stenose eine
goldene oder silberne Kanüle in den Kehlkopf einzuführen, er
setzt aber vorsichtig hinzu: „wenn es gehe“, „si faire se peut“;
doch scheint mir daraus hervorzugehen, dass es ihm hie und da
gelungen ist. Da die Erfolge der Intubation und der Tracheotomie beinahe die gleichen sind, so werden äussere Gründe für

die Wahl der einen oder der anderen Methode mitsprechen. Bei der
nach Anwendung des Heilserum zu erwartenden rascheren Heilung
der Krankheit scheint mir die Intubation jetzt als die weniger
verletzende Methode den Vorzug zu verdienen. Die Indikation
für einen der zwei Eingriffe überhaupt wird sehr verschieden gestellt. Während die Einen empfehlen, sie schon sehr frühzeitig
vorzunehmen, weil, wenn eine Stenose länger gedauert hat, die
Kräfte sinken, operiren Andere nur, wenn *Indicatio vitalis* vorhanden ist. LINDNER und HAHN empfehlen sogar der Euthanasie
wegen auch septische Kinder noch zu tracheotomiren. Ich glaube,
dass auch hier der Mittelweg der richtige sein wird. Wenn die
Temperatur des Kindes sinkt und der Puls frequent wird, wenn
eine leicht bläuliche Färbung der Lippen vorhanden ist, namentlich aber, wenn der *Scrobiculis cordis* und die Seitentheile des
Thorax bei der Inspiration eingezogen werden, so ist der Augenblick der Operation gekommen.

Die Intubation hat den Vortheil, dass sie als weniger ein-
greifende Methode eventuell auch früher angewendet werden kann,
weil sich die Eltern eher dazu entschliessen, da nicht „geschnitten“
wird. Bei der Einführung der Tuben muss das Kind festgehalten
werden, entweder auf dem Schooss der Wärterin durch einen
Gehülfen oder am Einfachsten durch die am Kopfende des Bettes
stehende Wärterin, die den Kopf des Kindes mittelst dessen eignen
über demselben emporgeschlagenen Armen fixirt. Will das Kind
den Mund nicht öffnen, so genügt meistens die Einführung eines
weichen Katheters, den man doch zur Hand hat, oder eines
anderen weichen Gegenstandes, hinter den Backzähnen in den
Schlund, um es dazu zu bringen, oder man benutzt den Fig. 134

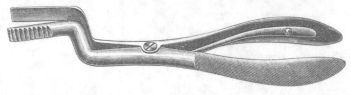

Fig. 134.

abgebildeten Mundsperrer, mit welchem man die Zähne so weit
auseinander drückt, dass man den O'DWYER'schen Mundsperrer,
Fig. 135, dazwischen einbringen kann. Dann geht man, wie in
Fig. 136 zu sehen ist, mit dem Zeigefinger der linken Hand bis
zu dem Kehldeckel, hebt denselben auf, und führt die Intubationstube, Fig. 137, welche an dem von CARSTENS sehr zweckmässig
abgeänderten Einführungsinstrument, Fig. 138, steckt, mit dem
Kopf (*a*) nach hinten gerichtet, bis hinter den Kehldeckel ein.
Ist man bis in die Höhe der Aryknorpel gelangt, so muss man

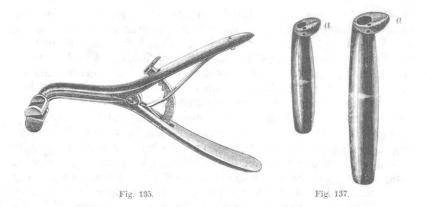

Fig. 135. Fig. 137.

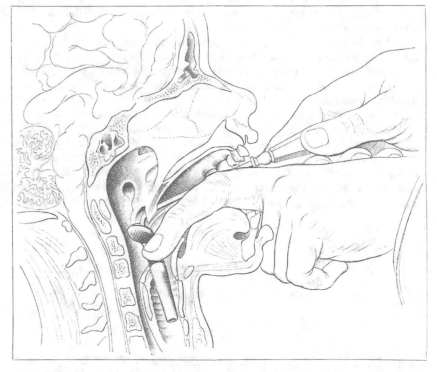

Fig. 136. Nach Carstens.

zunächst der Spitze der Tube, indem man den Griff des Einfüh-
rungsinstrumentes hebt, eine kleine Wendung nach vorn geben,
damit sie nicht in die Speiseröhre geräth, wonach man sanft nach
unten weiter eindringt. Man entfernt nun das Instrument, indem
die Tube mit dem linken Zeigefinger festgehalten wird, nachträglich kann dieselbe mit dem Finger noch besser gelagert werden.

Man darf das Einführungsinstrument schon entfernen, wenn das untere Ende der Tube die Stimmritze erreicht hat, die Tube findet trotzdem leicht ihren Weg. An dem sofort erleichterten Athmen

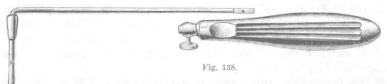

Fig. 138.

und dem bekannten Geräusch des Durchtretens der Luft durch eine Röhre erkennt man, dass man richtig in den Kehlkopf gelangt ist. Wird das Athmen eher beschwerlicher, so ist man mit der Tube in die Speiseröhre gerathen. Sie muss alsdann zurückgezogen und ein neuer Versuch gemacht werden. Von manchen Seiten wird empfohlen, an der Tube einen Faden zu befestigen, der aus dem Munde herausgeleitet wird, um sie leichter entfernen zu können. Der Faden hat aber den Nachtheil, dass er erstens reizt und zweitens, dass das Kind die Kanüle an dem Faden herausziehen kann. CARSTENS hat dies 26 Mal in 183 Fällen beobachtet. CAHEN-BRACH empfiehlt, einen doppelten Faden zu lassen, damit einer bleibe, wenn der andere durchgebissen werde.

O'DWYER hat ein Instrument zum Herausnehmen der Tube, Fig. 139, angegeben; es ist aber mitunter recht schwierig, dieselbe

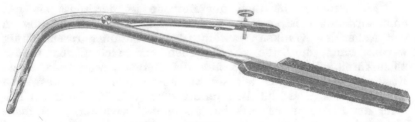

Fig. 139

damit zu fassen und muss dies Jeder nach seiner Geschicklichkeit und Erfahrung machen. Es kann auch geschehen, dass man bei dem Versuche die Tube in die Trachea stösst, in welchem Falle sofort tracheotomirt werden muss. Eine Erschwerung des Athmens, nach richtiger Einführung der Tube, kann auch durch das Zurückschieben der Membranen in der Luftröhre entstehen. Man sollte glauben, dass sich dies öfters ereignen müsse, allein die Erfahrung hat gezeigt, dass es nur in höchst seltenen Fällen einmal vorkommt. Die Tube bleibt liegen, so lange die Athmung frei ist; sobald diese eng wird, muss sie entfernt werden, wonach gewöhnlich durch Husten mehr oder weniger Membranen aus-

geworfen werden. Länger als 36 Stunden sollte man aber die
Tube, ohne sie zu wechseln, keinesfalls liegen lassen, da sonst
leicht Druckerosionen an den Stimmlippen eintreten. In der
Regel wird die Tube immer noch ein oder mehrere Male wieder
eingeführt werden müssen. GALATTI war bei einem 20monat-
lichen Kinde genöthigt, die Tube im Ganzen 18 Tage, natürlich
mit Unterbrechungen, liegen zu lassen. Die Zeitdauer des Ein-
liegens der Tuben hat nach der Einführung der Serumbehandlung
wesentlich abgenommen.

Die Intubation würde wegen der leichten Ausführbarkeit und
weil sie weniger verletzend ist, auch keine Narben aussen am
Halse erzeugt, unbedingt das vorzuziehende Verfahren sein, wenn
nicht auch einige Nachtheile damit verbunden wären. In gar
manchen Fällen, besonders wenn sich die Membranen bei der
Einführung der Tube zurückschieben, muss man doch zur Tracheotomie schreiten, und es wird deshalb von bewährter Seite empfohlen, die Intubation nie zu machen, ohne ein Tracheotomie-
besteck bei der Hand zu haben. Der Hauptnachtheil ist aber
die Schwierigkeit der nachherigen Ernährung. Die Kinder lernen
das richtige Schlucken erst nach einigen Tagen, bis dahin verschlucken sie sich leicht, wodurch die Gefahr einer Schluckpneumonie entsteht. Man kann indessen das Schlucken schon
dadurch sehr erleichtern, dass man die Nahrung in der horizontalen oder Bauchlage des Kindes giebt. BOKAI hat sogar, um
die Schwierigkeit mit der Ernährung zu umgehen, empfohlen, vor
der Nahrungsaufnahme jedesmal zu extubiren.

Ein weiterer Nachtheil der Methode ist der, dass sie nur
dann anwendbar ist, wenn ein damit vertrauter Arzt ständig in
der Nähe des Kranken verweilt, da es mitunter rasch nöthig
werden kann, die Tube zu entfernen und auch gleich wieder
einzuführen. Die Schwierigkeiten der Methode werden in einem
Hospitale grösstentheils leichter zu überwinden sein, weswegen
mir auch bis jetzt die Anwendung derselben in einem solchen
mehr am Platze zu sein scheint, als in der Privatpraxis. Immerhin sind, nach den grossen amerikanischen Erfahrungen und
nachdem in Deutschland vor allem v. RANKE die Methode in
ausgiebiger Weise erprobt hat, die Ergebnisse derselben ebenso
gut, eher sogar etwas besser, als die der Tracheotomie. Es
ist freilich dabei zu berücksichtigen, dass der Tracheotomie im
Ganzen jetzt wohl die schwereren Fälle zufallen werden und
dass dadurch ihre Resultate von vornherein ungünstigere sein
müssen.

Als einen zweimal beobachteten Zwischenfall beschreibt
LUDWIG BAUER in Budapest ein subkutanes Emphysem, verursacht
durch das Platzen von Lungenalveolen in Folge der Husten-
anstrengung bei der Einführung der Tuben; beide Fälle heilten
ohne Nachtheil.

Die Tracheotomie wird jetzt von den meisten Operateuren in der Chloroformnarkose gemacht. Nur bei den schon bewusstlosen Kindern ist sie nicht nöthig, besonders wenn man geschulte Assistenz hat. Schwächliche Kinder braucht man nur anzuchloroformiren, denn erhebliche Schmerzen verursacht nur der Hautschnitt. Die *Tracheotomia superior* wird wohl jetzt meistens nach der Methode von BOSE gemacht, nämlich dass man auf den Ringknorpel einschneidet und am Unterrand desselben durch einen kleinen Querschnitt die dort verbundenen, tiefen und oberflächlichen Halsfascien ablöst, mit der Sonde in den Raum zwischen tiefer Halsfascie und Trachea eingeht, letztere dadurch freilegt, mit einem scharfen Haken fixirt und unterhalb des Ringknorpels die obersten Trachealringe einschneidet. Bei dieser Methode vermeidet man stärkere Blutungen fast ganz. Auch die *Tracheotomia inferior* ist vielfach ausgeführt worden, sie wird jetzt von mehreren hervorragenden Chirurgen und Kinderärzten in ihren Hospitälern sogar als ausschliessliche Methode geübt und soll in einem Drittel der Fälle spielend leicht sein. v. RANKE will, seitdem er sie übt, keine Schwierigkeiten mit dem Dekanülement mehr gehabt haben. Das Hauptaugenmerk muss man bei der *Tracheotomia inferior* darauf richten, dass man nur mit stumpfen Instrumenten zwischen den an dieser Stelle ohnehin sehr zahlreichen und bei Stenose dazu oft ganz bedeutend erweiterten Gefässen präparirend vorgeht. Die relativ ungünstigen Verhältnisse und die mangelhafte Beleuchtung, bei der man meistens in der Privatpraxis operiren muss, erschweren die Tracheotomie wesentlich.

In sehr dringenden Fällen kann man auch die französische Art der Tracheotomie ausführen, indem man einen Schnitt durch die Weichtheile bis auf den Ringknorpel macht, denselben anhakt, unbekümmert um die Blutung die Trachea ansticht und rasch die Kanüle einführt. Sobald die Athmung wieder in Gang gekommen ist, steht die Blutung bekanntlich in der Regel von selbst. Sollte sie anhalten, so hat man nach der Operation Zeit, die Quelle derselben aufzusuchen.

Auch das Einlegen der Kanüle durch das *Lig. cricothyreoideum* nach KRISHABER ist ausserordentlich rasch zu machen; man sticht nur über statt unter dem Ringknorpel ein, wird dabei aber sicher oft die *Art. Neubaueri* verletzen. Die ganze Operation dauert kaum 20 Sekunden, doch halte ich dieselbe wegen der Dehnung des Ligaments und der unvermeidlichen Beleidigung der Knorpel nicht für empfehlenswerth; in der Regel hat man ja auch solche Eile nicht nöthig. v. BERGMANN warnt davor, den Ringknorpel bei der Operation zu durchschneiden, die Cricotracheotomie zu machen, da er danach in vielen Fällen Schwierigkeiten mit der Wegnahme der Kanüle beobachtet hat. Man erlebt bei Tracheotomien wirklich unglaubliche Fälle, die nur durch die Aufregung

und die in der Privatpraxis meist etwas mangelhafte Beleuchtung
zu entschuldigen sind. Ich habe einmal einem Kollegen bei der
Operation geholfen, als er den Einschnitt in die Trachea machte,
knirschte es in merkwürdiger Weise unter dem Messer, er war in
die Wirbelsäule gerathen! Vor wenigen Tagen sah ich ein Kind,
dessen Kanüle in dem in seinen unteren zwei Dritteln gespaltenen
Schildknorpel lag.

Es scheint sehr zweckmässig zu sein, den über der Kanüle
gelegenen Theil der Luftröhre, nach LANGENBUCH, mit Jodoformgaze zu tamponniren oder die Kanüle, nach ROSER, mit Jodoformgaze zu umwickeln. Bei dieser Methode haben Beide bis zu
50 Procent Heilungen erreicht, während man mit den übrigen
Methoden früher, ebenso wie bei der Intubation, höchstens auf
etwa ein Drittel Heilungen rechnen konnte, je nach den Epidemien auf noch weniger.

Wesentlich günstigere Erfolge erzielt man mit der Tracheotomie
nach vorheriger Heilserumbehandlung. BOSE hatte in Giessen
von Januar 1893 bis Oktober 1894 53 Procent Heilungen, seitdem
er das BEHRING'sche Mittel anwendet, 84,82, und in den Fällen,
in denen er Diphtheriebacillen nachgewiesen, sogar 85,7 Procent
Heilungen! Nach seinen Erfahrungen wird der Kehlkopf seltener
ergriffen, wenn man gleich eine hohe Dosis Heilserum einspritzt,
1500 I. E., eine Dosis, die auch ausserdem die Prognose nach
der Tracheotomie ganz bedeutend verbessert.

Gegenüber der Intubation hat die Tracheotomie den Vorzug,
dass sie das Schlucken meist gar nicht hindert, dass eine gewöhnliche Wärterin, eventuell auch ein Angehöriger, leicht angelernt
werden kann, die innere Kanüle zu reinigen, so dass ein Arzt
nicht ständig in der Nähe sein muss. Dabei will ich aber doch
die Bemerkung nicht unterdrücken, dass tracheotomirte Kinder
immer günstiger in einem Hospitale bei geschultem Wärter-
personal untergebracht sind. Dagegen ist bei der Tracheotomie
auch wieder der Nachtheil, dass die Diphtherie sich auf die
Wunde und auf die äussere Haut verbreiten kann, abgesehen von
weiteren Schwierigkeiten mit der endgültigen Wegnahme der
Kanüle, die manchmal entstehen.

Die Kanüle wird wohl in der Regel mindestens vier Tage
liegen bleiben müssen. Ehe man sie wegnimmt, muss man erst
versuchen, sie eine Zeit lang durch einen Kork zu schliessen, um
zu sehen, ob die Athmung wieder ganz frei ist. Es ist zweckmässig, die Kanüle liegen zu lassen, bis keine Membranen mehr
aus ihr ausgehustet werden, bis sich ein katarrhalisch-schleimiges
Sekret absondert. Das Auftreten eines solchen ist immer ein
gutes Zeichen. Man hat verschiedene Instrumente angegeben, um
die Membranen aus den Bronchien und der Trachea zu entfernen,
eigene Pincetten, welche durch die Kanüle eingeführt, werden
können. Auch hat man gerathen, dieselben mittelst eines in die

Luftröhre eingeführten Katheters auszusaugen. Hüter hat dies methodisch gethan, und bei einiger Vorsicht und nachträglicher Ausgurgelung und Ausspülung des Mundes ist sie auch nicht allzu gefährlich. Zwar ist bekannt, dass eine Anzahl Ärzte in Folge davon gestorben sind, doch wird ein tüchtiger Arzt, wenn er vor einem verzweifelten Falle steht, vor dem Mittel nicht zurückschrecken, wenn nur einige Aussicht vorhanden ist, das Kind dadurch zu retten. Selbstverständlich muss er nachher sofort seinen Mund und Hals möglichst gut desinficiren. Ich habe es wiederholt gethan, nachdem ich bei gelegentlicher Assistirung von Passavant, diesen es oft habe vornehmen sehen; auch andere Kollegen, z. B. Wilhelm Mayer in Fürth, empfehlen das Verfahren. Hört man an dem klappenden Ton, dem Fahnengeräusch, wie es Sanné nennt, dass lockere Membranen in der Luftröhre sind, so wird man gut thun, die Kanüle einmal auf kurze Zeit ganz zu entfernen. Der dadurch hervorgebrachte stärkere Reiz bringt oft ein Auswerfen der Membranen zu Wege. Zur Lösung derselben kann man durch die Kanüle Inhalationen vornehmen lassen, welche dann, weil sie direkt auf die Luftröhrenschleimhaut hingelangen, besser wirken. Man decke aber, um die Durchnässung zu vermeiden, das Kind während derselben mit einer Gummi- oder anderen Decke zu. Ich habe in der Regel 5procentige Milchsäure dazu verwendet und Kalkwasser mit Zusatz von $\frac{1}{2}$ Procent *Liquor kali caustici,* oder ich habe einprocentige Milchsäurelösung mittelst eines Tropfenzählers tropfenweise in die Kanüle einlaufen lassen. Selbstverständlich ist, dass die äussere Wunde nach den Grundsätzen der Antisepsis behandelt wird, namentlich muss man unter das Schild der Kanüle einen aseptischen Stoff einlegen. Infiltrirt sich die Wunde diphtherisch, so skarificire man dieselbe nach Habs tief und ätze mit Chlorzink.

Eine untere Altersgrenze für Tracheotomie giebt es nicht. Cullingworth hat ein drei Tage altes Kind wegen Athembeschwerden, durch das Zurücksinken der Zunge auf den Kehldeckel veranlasst, tracheotomirt; dasselbe starb erst 23 Tage später an einer Pleuritis. Die Ergebnisse der Operation sind bei Säuglingen nicht günstig. Bokai verlor beispielsweise 93 Procent der unter einem Jahr alten Kinder. Rose hat fünf Säuglinge operirt, von denen nur einer sechs Wochen am Leben blieb und nicht an den Operationsfolgen starb.

Zu den unangenehmen Erscheinungen nach der Tracheotomie gehören die Blutungen. Die primären sind direkte Folgen der Operation durch Verletzung eines Gefässes, durch Lösung des Unterbindungsfadens u. s. w.; man muss dann die blutende Stelle aufsuchen. Es gelingt dies manchmal, wenn man die Kanüle nur lüftet, denn das Herausnehmen der äusseren ist in den ersten Tagen, wo möglich, zu vermeiden. Hat man die Stelle gefunden, so wird man wohl meistens mit einer Umstechung auskommen.

Hartnäckige Blutungen habe ich in allen Fällen beobachten können, in denen bei der Operation die Schilddrüse verletzt worden war. Da bleibt denn nichts übrig, als die Wunde nochmals zu eröffnen und durch Umstechung oder Unterbindung das Blut zum Stehen zu bringen. Sekundäre Blutungen werden nicht so ganz selten durch das Scheuern des unteren Endes der Kanüle an der vorderen, weniger oft an der hinteren Trachealwand hervorgerufen. Es ist dies bei metallnen Kanülen, welche schon deshalb vorzuziehen sind, an der Schwärzung des unteren Abschnittes derselben leicht zu erkennen; man muss dann eine kürzere Kanüle nehmen oder etwas mehr Polster unter das Schild der Kanüle legen, um zu verhindern, dass das untere Ende an der Stelle reibt. Es ist wichtig, dass man eine solche Blutung nicht vernachlässigt, wenn sie auch nur unbedeutend scheint, denn es sind mehrfach Fälle beschrieben worden, in denen es zu Perforationen in die *Vena anonyma*, die bekanntlich quer vor dem unteren Ende der Luftröhre liegt, oder in andere Gefässe kam.

B. FRÄNKEL und KIRSTEIN haben Fälle von dauernder Heiserkeit in Folge des Auseinanderstehens der vorderen Enden der Stimmlippen durch die Mitverletzung des Schildknorpels bei der Cricotomie beschrieben. FRÄNKEL konnte den einen Kranken durch das Anfrischen und das Wiedervereinigen der beiden Knorpelhälften durch die Nath heilen.

Ein weiteres unangenehmes Vorkommniss nach der Tracheotomie ist die Schwierigkeit, die Kanüle zu entfernen, das „erschwerte Dekanülement“. Es kann dies auf sehr verschiedenen Ursachen beruhen. Eine der häufigsten sind Granulationsbildungen in der Trachea an der Wunde, und zwar in der Regel am unteren Rande derselben. Die Kinder athmen vollkommen gut, so lange die Granulation durch die Kanüle an die vordere Trachealwand angedrückt ist; sobald die Kanüle entfernt wird, klappt das Granulationsbündel in die Höhe und verstopft die Luftröhre. Diese Granulationen sind häufig gestielt und werden mitunter auch einmal von selbst ausgehustet. Sie können sich selbst noch nach Entfernung der Kanüle an der Wunde bilden, resp. vorhandene sich durch das Hin- und Herbewegen bei der Athmung vergrössern. Ich hatte einmal vor Jahren ein Kind mit sehr gutem Erfolge tracheotomirt, konnte ihm auch nach acht Tagen die Kanüle ganz wegnehmen. Nach etwa drei Wochen wurde ich gerufen, weil das Kind einen Erstickungsanfall gehabt hatte. Als ich hinkam, befand es sich in der völligsten Euphorie, ohne Spur einer Engigkeit und es lag durchaus keine Veranlassung vor, einen erneuten Eingriff zu machen. Als ich einige Stunden später hingerufen wurde, fand ich das Kind durch einen zweiten Anfall todt. Bei der Sektion stellte sich heraus, dass ein ziemlich langgestielter Granulationspolyp an der inneren Trachealwunde sass, welcher durch irgend eine Veranlassung sich so rasch vergrössert oder eingeklemmt haben musste, so dass das Kind erstickte.

Die Granulome behandelt man, indem man die Kanüle herausnimmt und das Granulom entweder •mit der Schlinge, dem scharfen Löffel oder der schneidenden Zange abträgt. Böker empfahl, sie mittelst eines mit scharfen Fenstern versehenen Katheters abzukratzen, Köstlin wischt sie mit einem Schwamm ab. Ich habe sie in den wenigen Fällen, die ich behandelt habe, durch Bestreichen mittelst des an einer Sonde angeschmolzenen *Lapis puris*, in einem Falle sogar von oben her unter Leitung des Spiegels beseitigen können.

Eine nicht seltene Ursache des erschwerten Dekanülement liegt ferner darin, dass der Einschnitt in die Luftröhre zu klein gemacht und deswegen die Kanüle mit einer gewissen Gewalt eingeführt worden war, wodurch der direkt über der Kanüle gelegene Theil der Luftröhre, deren Ringe ja bei Kindern noch recht weich sind, nach hinten gedrückt wurde und die Luftröhre ein enges, halbmondförmiges Lumen bekommen hatte. Ich habe dies in zwei Fällen bei der nachträglichen Operation gefunden. Zu grosse Schnitte begünstigen dagegen das Einsinken der vorderen Trachealwand. Manchmal sind es auch die bei der Operation durch doppelte Schnitte, durch Infraktion einzelner Ringe oder durch nekrotische Processe losgelösten Theile der Trachealwand, welche sich einklappen. Mitunter ist es auch, wie dies Sanné sehr gut beschrieben hat, ein rein psychischer Vorgang, die Angst des Kindes vor der Entfernung der Kanüle. Eines Tages wurde mir ein Kind aus der Nachbarschaft gebracht, welches schon über sechs Monate die Kanüle trug, die nicht entfernt werden konnte. Ich versuchte eine Methode, welche mir öfters gute Dienste geleistet hat, die Kanüle durch einen Korkstopfen allmählich immer länger verstopfen zu lassen. Zuletzt trug das Kind ein volles Jahr lang die Kanüle anhaltend verstopft. Als ich ihm aber nun dieselbe weggenommen hatte, trat sofort die allergrösste Dyspnoe ein. Die äussere Wunde zog sich, wie es in solchen Fällen durch einen mir nicht ganz erklärlichen Vorgang immer der Fall ist, sofort bis auf ein Minimum zusammen. Das Kind wurde cyanotisch, weinte und schrie unter den Erscheinungen der grössten Angst und Beklemmung. Es gelang mir aber, es sofort zu beruhigen, als ich ihm sagte, die Kanüle sollte wieder eingeführt werden, sie sei nur so schmutzig, dass sie gereinigt werden müsste. Darauf trat sofort Ruhe ein, und nachdem ich mich überzeugt hatte, dass das Athmen ganz gut von Statten ging, sagte ich der Mutter, sie möge das Kind in der Nähe meiner Wohnung eine halbe Stunde auf der Strasse hin und her führen, bis die Kanüle genügend gereinigt sei und im Falle einer auftretenden Dyspnoe sofort zu mir kommen. Dies ging ganz gut. Das Kind athmete prächtig, und als·es nach einer halben Stunde wiederkam, sagte ich ihm:

„Sag' mal, das ist doch viel angenehmer, so ohne Kanüle zu leben. Ich denke, wir lassen sie weg." Sofort trat wieder die grösste Dyspnoe ein. Ich befolgte nun den ganz praktischen Rath SANNÉ's, sagte dem Kind, ich würde die Röhre wieder einführen, band sie aber nur äusserlich an den Hals; in der nächsten Nacht schnitt die Mutter das Band durch und das Kind war damit geheilt. Es ist kaum anders denkbar, als dass in solchen Fällen ein Laryngospasmus auftritt.

Mitunter, wie ich aber glaube, nur in seltenen Fällen, kann das erschwerte Dekanülement auch auf einer doppelseitigen Rekurrenslähmung beruhen. Noch seltener werden wohl Verwachsungen der Stimmlippen die Ursache sein.

Manchmal sind es nach FLEINER auch akute und chronische entzündliche Processe der Schleimhaut, welche die Herausnahme der Kanüle erschweren, z. B., wenn die hintere Trachealwand der Wunde gegenüber kahnförmig vorgewölbt ist. In einem von L. REHN mitgetheilten Falle lag die Ursache des erschwerten Dekanülements in einer Vorragung der hinteren Wand der Luftröhre, die durch eine Knickung derselben bedingt war, welche erst nach vollständiger Freilegung der Luftröhre aus den sie umgebenden Narben verschwand. Für alle diese Fälle eignet sich

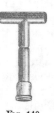

sehr die von DUPUIS angegebene Kanüle, Fig. 140. Sie besteht aus zwei Theilen, der eine wird nach oben und der andere nach unten eingeführt, die beiden Halbkanäle des nach aussen führenden Theils werden durch das weisse Ansatzstück fest zu einer Röhre vereinigt, die Kanüle liegt dann in T-Form in der Luftröhre. Sie soll durch Druck wirken. Ein, wie es scheint, noch zweckmässigeres Verfahren in solchen Fällen ist die Intubation.

Fig. 140.

G. KILLIAN in Freiburg hat uns auf der Versammlung süddeutscher Laryngologen im Jahre 1895 in Heidelberg ein sehr zweckmässiges Verfahren gezeigt, wie er solche Fälle behandelt. Er führt nämlich eine etwas längere Tube ein, die in der Mitte der vorderen Wand ein kleines Querloch zur Befestigung zweier Fäden hat. Nach Einführung der Tube fängt er die Fäden und leitet sie aus der Tracheotomiewunde heraus, wo er sie über einen Gazetampon knüpft. Dadurch wird die Tube in sehr praktischer Weise an Ort und Stelle festgehalten. Er lässt die Tuben wochenlang so liegen, bis sich das Lumen der Luftröhre wieder hergestellt hat. Mit der gewöhnlichen Art der Intubation hat man übrigens ebenfalls sehr gute Erfolge erzielt; die KILLIAN'sche Art ist indessen wegen der erleichterten Nachbehandlung vorzuziehen.

Im Ganzen wird man selten genöthigt sein, die Trachea wieder zu spalten, um nachzusehen, worin das Hinderniss besteht, eingesunkene Knorpelränder aufzurichten oder, wie es VON BERG-

MANN und SCHIMMELBUSCH mehrmals gethan haben, eine Broncho-
plastik durch das Heraufklappen einer Knochenplatte vom
Manubrium sterni vorzunehmen. Der leider so jung verstorbene
letztgenannte Chirurg hat auch eine prak-
tische Kanüle, Fig. 141, angegeben, deren im
Kehlkopf liegender oberer Ansatz aus einer
beweglichen Spirale besteht; sie hat denselben
Vortheil wie die DUPUIS'sche Kanüle, dass
die hintere Wand eine gerade ist. Der obere
Theil wird zuerst eingeführt und dann die
nach unten gehende innere Kanüle. Sie bewährte sich in einem Falle, den ich bei ihm
gesehen habe.

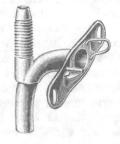

Fig. 141.

Bei der Behandlung der postdiphtherischen Lähmungen ist ein roborirendes
Verfahren wesentliches Erforderniss. Ausser einer geeigneten
kräftigen Nahrung kann Alkohol in grossen Dosen gegeben
werden. In der Regel gehen die Lähmungen darnach in sechs
Wochen wieder vorüber. Wenn sie aber einen höheren Grad
erreichen, so darf man sich bei der im Ganzen günstigen
Prognose doch nicht beruhigen. Man wird dann die gelähmten
Muskeln elektrisiren, besonders aber das von ZIEMSSEN zuerst,
dann von HENOCH, glaube ich, empfohlene Strychnin und zwar
am Besten in der subkutanen Form anwenden. Man giebt Kindern alle Tage zwei bis drei Mal 0,0005 bis 0,003, Erwachsenen
bis zu 0,005. Ich bin selten genöthigt gewesen, über 0,002
hinauszugehen. Bemerken möchte ich, dass bei dem Gebrauch
des Strychnins die Einzelgaben sich kumuliren und Vergiftungserscheinungen eintreten können, die sich zunächst in fibrillären
oder stärkeren Zuckungen äussern würden. Ich glaube aber,
beobachtet zu haben, dass diphtherisch Gelähmte recht grosse
Dosen des Mittels gut vertragen.

Man warte mit dem Strychnin nicht zu lange, damit die
Kräfte nicht zu sehr sinken, sondern mache die Einspritzungen
lieber zu früh. In der beschriebenen Dosis angewendet, werden
sie sicher nicht schaden. Ein nicht ganz so wirksamer Ersatz
ist unter Umständen auch die *Tr. sem. strychn.*, drei bis zehn Tropfen
mehrmals täglich, innerlich gegeben.

Ganz besonders vorsichtig muss man sein, wenn ein rascher
Puls die Vaguslähmung oder ein unregelmässiger die Myokarditis
anzeigt. Die Kranken müssen jedenfalls so lange liegen, bis der
Puls mindestens acht Tage wieder normal geworden ist. Bei
dieser Art der Lähmung ist ebenfalls das Strychnin sehr angebracht und es empfiehlt sich besonders, damit nicht zu lange zu
warten, sondern es bei dem ersten Verdacht zu geben, neben den
oben schon erwähnten Herztonicis.

Für sehr wichtig halte ich es, bei der Schlucklähmung die

Ernährung durch die Sonde einzuleiten. Man braucht den weichen Katheter nicht sehr tief einzuführen, es genügt, ihn etwas unter den Engpass am Ringknorpel zu bringen. Man schüttet dann die nöthige Nahrung ein, z. B. die von KOHTS empfohlene Mischung: ein Viertel Liter Milch, ein Eigelb, einen Löffel Kognak oder Wein, drei bis vier Mal täglich. Die Kinder sind gleich nachher horizontal zu legen. Ich will hier nachträglich bemerken, dass man diese künstliche Ernährung mit Vortheil auch während des Verlaufs der Krankheit anwenden wird, wenn die Kinder keine Nahrung nehmen wollen. Mit dem weichen Katheter kann man keine Verletzungen machen. Ich habe vor mehreren Jahren mit einem Kollegen ein Kind behandelt, welches alle Nahrung verweigerte, so dass wir eine recht ungünstige Prognose stellen mussten. Wir fütterten es in der angegebenen Weise zehn Tage lang; zuweilen nahm es auch einmal freiwillig eine Tasse Milch, um die ihm natürlich unangenehme Procedur zu vermeiden. Wir hatten die Freude, das Kind genesen zu sehen.

Die Behandlung der gangränösen Form wird im Allgemeinen sich auf möglichste Erhaltung der Kräfte zu richten haben, so gut es eben gehen will. Unser hiesiger Kinderarzt GLÖCKLER theilte mir mit, dass er diese Form seit einigen Jahren mittelst Einpinseln von einer 20procentigen Lösung von *Zinc. chlorat.*, ein bis drei Mal täglich behandele und dass er seit der Zeit etwa drei von zehn Fällen durchbringe, während es früher nur einer gewesen sei. NEUMANN berichtet, dass er in Friedrichshain seit einiger Zeit angefangen habe, drei bis vier Mal täglich eine Ausspülung des Darmes mit einer 2procentigen Borsäurelösung zu machen, und dass dieses Verfahren eine günstige Wirkung zu haben scheine.

In einem Bericht, den WEIBGEN ein Jahr später über die in der HAHN'schen Abtheilung in Friedrichshain übliche Behandlung der Diphtherie erstattet hat, führt er an, dass diese Ausspülungen noch einen Bestandtheil der dort gegen die septische Form angewendeten Mittel bilden.

Ich habe auch einige Fälle bei der gewöhnlichen Behandlung heilen sehen, habe aber natürlich in denselben keine Kälte, sondern laue Umschläge von Leinsamen angewendet.

Die Lymphdrüsenanschwellungen gehen in vielen Fällen von selbst zurück, sonst ist später durch Jod innerlich oder äusserlich nachzuhelfen.

Im Anschluss an entzündliche Vorgänge in dem Mund und Schlund kommt es noch zu einer anscheinend besonderen Form von Gangraen der Schleimhaut in grösserem und geringerem Umfange. Es sind, wie SCHECH anführt, Fälle nach phlegmonösen und anderen Anginen beobachtet worden, nach retropharyngealen Abscessen, nach Skorbut und nach den akuten Exanthemen, nach Verletzungen oder Blutungen in der Schleimhaut. TROUSSEAU hat 1877 einen Fall genau beschrieben und RAMON DE LA SOTA vor mehreren Jahren drei spontan entstandene Fälle veröffentlicht. In welchem Verhältniss diese brandigen Processe zu der Diphtherie stehen, wird durch den Nachweis oder das Fehlen des LÖFFLER'-schen Bacillus noch ergründet werden müssen. Ein Theil derselben wird sich wohl als diphtherisch herausstellen. Der vorzugsweise in der Schleimhaut und Haut der Wangen auftretende Wasserkrebs, Noma, hat sicher eine andere Ursache. Sein Wesen ist aber noch ganz dunkel.

Die Behandlung aller dieser brandigen Formen wird ebenfalls hauptsächlich in der Erhaltung der Kräfte zu bestehen haben. Daneben wird man die oben bei der brandigen Form der Diphtherie angegebenen Mittel anwenden können, vermuthlich mit demselben Erfolge. SCHECH sagt, dass man in der letzten Zeit bei Noma den absoluten Alkohol empfohlen habe, der nach der Entfernung der gangraenösen Theile mit dem scharfen Löffel auf die betroffenen Stellen eingepinselt und durch Verbandgaze darauf belassen werden soll.

i) Die Erkrankungen der oberen Luftwege bei Scharlach.

Die Ursache des Scharlachs müssen wir wohl auch in einem Mikroorganismus suchen. BABES und LÖFFLER haben den *Streptococcus pyogenes* dafür in Anspruch genommen, der, je nach den verschiedenen Virulenzstadien Scharlach, gewöhnliche Eiterprocesse und Erysipel hervorrufen soll. Neuerdings ist man mehr dazu geneigt, ein Plasmodium als Ursache anzunehmen. Die Akten darüber sind noch nicht geschlossen.

Nach den jetzigen Anschauungen haben wir die Eingangspforte für das Scharlachkontagium in der Nase, resp. dem Nasenrachenraum zu suchen. Nach LEMOINE und SEVESTRE hält sich dort auch die Ansteckungsfähigkeit viel länger als in der Haut; spätere Übertragungen sollen mehr durch den Mundschleim als durch Hautschuppen erfolgen. Demgemäss ist LEMOINE auch der Ansicht, dass die Möglichkeit der Übertragung viel stärker im Beginn der Krankheit, ja vor dem Erscheinen des Hautausschlags bestehe, was ich nach meinen, wenn auch geringen Erfahrungen, bestätigen möchte.

Man unterscheidet bei Scharlach im Schlunde eine oberflächliche, leichte und eine tiefergreifende, schwere Angina. Als dritte könnte man noch die Fälle hinzufügen, die von HEUBNER als pestartige bezeichnet wurden und die durch die Aufnahme von Ptomainen ins Blut sehr rasch den Tod herbeiführen. Bei Allen finden sich Streptokokken in den Membranen, auf deren Wirkung wir die nachfolgend beschriebenen verschiedenen Formen zurückzuführen haben.

Bei der leichten Form sieht man in den ersten Tagen der Erkrankung nur eine mehr oder weniger intensive Röthung der Schleimhaut der Mandeln, des Pharynx und des Gaumens. Auf der Schleimhaut der Mandeln zeigen sich indessen bald graue dünne Flecke, die eine grosse Ähnlichkeit mit den grauen Kondylomen haben, wie man sie bei Syphilis, sieht oder mit ganz oberflächlichen Lapisätzungen. Sehr rasch werden diese Flecke aber durch die Zunahme der Nekrose des Epithels weisser oder gelblichweisser. Die Schlundentzündung kann auf dieser Stufe stehen bleiben und sich mit dem Nachlass der Krankheit wieder zurückbilden. Durch den Scharlach können, wie durch jede andere Entzündung, die in der Mandel vorhandenen Pfröpfe an die Oberfläche befördert werden. Es ist das die von THOMAS als leichteste beschriebene Form, die meiner Meinung nach nur dann vorkommt, wenn Mandelpfröpfe schon vorhanden waren. Nimmt die Nekrose noch mehr zu, so werden die Flecke immer weissgelblicher, denen bei Diphtherie immer ähnlicher. Auch in diesem Stadium heilen sie in der Regel noch, ohne Narben zu hinterlassen. Die leichte Form macht keine anderen Beschwerden, als die der einfachen Angina. Die Betheiligung des *Cavum nasopharyngeum* an dem Process zeigt sich dadurch, dass so häufig das Mittelohr unter der Form der *Otitis media purulenta* miterkrankt gefunden wird.

Wenn die leichteren Fälle lediglich eine Nekrose des Epithels sind, so handelt es sich bei den schweren um einen tiefgehenden Gewebstod, welcher die ganze Dicke der Schleimhaut und die darunter liegenden Gewebe durchsetzt und grosse Zerstörungen hervorruft mit lebensgefährlichen Blutungen aus der *Pharyngea ascendens*. Ich habe die schwere Form selten aus der leichten hervorgehen sehen; meistens trat sie gleich von Anfang an sehr viel heftiger mit sehr lebhafter, fast blaurother Färbung auf. In den gerötheten Stellen zeigen sich schon sehr früh graue oder grauschwarze Flecke, die sich nach der Fläche und in die Tiefe rasch vergrössern. Diese tiefgreifenden nekrotischen Zerstörungen stellen sich in der Regel erst mit oder nach dem Abheilen des Hautprocesses ein, also am achten bis zwanzigsten Tage. Die maxillaren Lymphdrüsen sind schon sehr frühe geschwollen und erreichen bisweilen eine ausserordentliche Grösse. Man betrachtet die stärkere Schwellung derselben mit Recht als ein schlechtes Zeichen. In jedem Stadium kann auch bei der schweren Form die Heilung eintreten, die aber natürlich je nach dem Grade der Zerstörung stets unter meist erheblicher Narbenbildung erfolgen muss. Solche Scharlachnarben geben dem Träger häufig genug das Stigma einer überstandenen Syphilis, weil diese allerdings die häufigste Ursache solcher Narben ist. Bei der Narbenbildung können je nach dem Sitz der nekrotisch abgefallenen Theile auch

Verwachsungen eintreten, z. B. des weichen Gaumens mit der Hinterwand des Schlundes.

Die schwere Form macht sich oft schon bei dem Eintritt in das Krankenzimmer durch den aashaften brandigen Geruch bemerklich. Sehr früh gesellen sich zu den schweren Fällen die Zeichen eines tieferen Ergriffenseins des Organismus hinzu, Prostration, Koma, schwacher Puls; das Gesicht ist blass, entstellt durch die starke Schwellung der Drüsen am Halse u. s. w.

Wenn der Scharlachprocess auf den Kehlkopf übergeht, so ist es in der Regel auch die nekrotische Form, unter der er sich zeigt, entweder sind es fibrinöse oder submuköse Schwellungen mit Verengerungen, Ausschwitzungen oder Kroup bis in die Trachea. Eine weitere, selten vorkommende Folge des Scharlach oder vielmehr der bei ihm so häufigen Nierenentzündung ist ein durch den allgemeinen Hydrops bedingtes akutes oder subakutes Larynxoedem. Richtig ist es im Allgemeinen, dass die Scharlachangina, wie man sie statt Scharlachdiphtherie besser nennt, keine grosse Neigung hat, auf den Kehlkopf und die tieferen Luftwege überzugehen. Doch ist darauf auch kein sicherer Verlass. Tracheotomien mussten bei Scharlachkranken schon oft ausgeführt werden.

Die Schleimhaut der Nase nimmt an dem allgemeinen Process Theil, ohne dass sie in der Regel besondere Beachtung erfährt. Nur die Blutungen aus dem hinteren Theil derselben oder aus dem Cavum erfordern bisweilen eine speciellere Berücksichtigung.

Zu der leichten Scharlachschlundentzündung gesellt sich je nach den Epidemien gar nicht selten auch die wirkliche Diphtherie. Durch den entzündlichen Zustand, in dem sich die Schlundschleimhaut während einer Scharlacherkrankung befindet, ist sie ja geeigneter, den Bacillus aufzunehmen. Der Unterschied ist der, dass man bei den Scharlachanginen nur Streptokokken nachweisen kann, während man bei der durch Diphtherie komplicirten Erkrankung auch den LÖFFLER'schen Bacillus findet. Im einzelnen Falle, namentlich wenn die Scharlachangina ohne Hautexanthem verläuft, bei der *Scarlatina sine exanthemate*, wird die Diagnose nur durch eine bakterielle Untersuchung sicher zu stellen sein, ebenso wie in denjenigen Fällen, in welchen sich die Diphtherie mit einem Hauterythem verbindet.

In den mit Diphtherie verbundenen Fällen sind mir die weissgelben Membranen immer viel massiger erschienen, mehr aufgelagert. Die Diphtherie kann sich auch mit der schweren Form des Scharlachs verbinden, ist aber dann immer von fast absolut letaler Prognose.

Die Diagnose ergiebt sich aus der bakteriellen Untersuchung und aus den geschilderten Befunden.

Die Prognose der echten Scharlacherkrankung des Schlundes ist im Ganzen bei der leichten Form eine günstige, bei der schweren richtet sie sich nach der Ausdehnung und dem Sitz der Nekrose.

Die Behandlung der Scharlachangina kann in vielen Fällen
ganz unterbleiben, wenn eben die Erscheinungen nicht sehr bedeutend sind. In schwereren Fällen hat sich die von HEUBNER
eingeführte Behandlung mittelst Einspritzungen einer zwei- bis
dreiprocentigen Karbollösung sehr bewährt, und zwar ein bis
drei Mal täglich je ein Gramm in die Substanz der Mandel.
Ausserdem wird man bei Kindern, welche gurgeln können, desinficirende Gurgelwasser verordnen, kleineren eine entsprechende
Lösung eingeben; um den Hals lasse ich immer eine Eiskravatte
legen, doch, namentlich bei Neigung zu Nekrose, nicht zu lange,
höchstens zwei Tage. Im Übrigen versteht es sich wohl von
selbst, dass den Indikationen der Allgemeinkrankheit genügt
werden muss. Bei der schweren Form der Scharlachangina sind
unsere Mittel ohnmächtig. Ich habe in Fällen, in welchen sich
schon früh eine graue Verfärbung zeigte, immer mehr zu warmen
Gurgelungen und Umschlägen gegriffen oder auch zu warmen
Inhalationen, wenn die Kinder im Stande waren, sie richtig zu
machen, und ausserdem antiseptische Lösungen von Thymol und
Salol, oder Pulver von Thioform und Nosophen angewendet.

Hat die bakterioskopische Untersuchung die Anwesenheit von
Diphtheriebacillen ergeben, so wird man jetzt selbstverständlich
zur Serumspritze greifen.

Die Kälte muss natürlich wieder angewendet werden, wenn
es zu Blutungen kommt. Sind diese aus dem Cavum oder der
Pars oralis herstammend und heftig, so sollte man zuerst immer
versuchen, sich die Stelle der Blutung durch Reinigung des Schlundes von den Blutcoagulis zu Gesicht zu bringen. Es gelingt dies
nicht schwer, wenn die nekrotische Stelle in der *Pars oralis* oder
dicht darüber ihren Sitz hat. Ist die blutende Stelle gefunden,
so bringe man mit einem Wattepinsel etwas *Liquor ferri* darauf.
Steht dann die Blutung nicht, so muss man mittelst des Zeigefingers einen mit dem Liquor oder Ferropyrin getränkten Wattebausch möglichst lang auf die Stelle anzudrücken versuchen, oder,
so ungern man sich bei der brandigen Zerstörung dazu entschliessen wird, das hintere Tamponnement machen. Siehe den
Abschnitt über Blutungen.

Eine Unterbindung der Karotis wird zwar immer eine sehr
ungünstige Prognose geben, man wird sie aber im entsprechenden
Falle doch nicht unterlassen dürfen.

k) Die Erkrankungen der oberen Luftwege bei Masern.

Über den Krankheitserreger bei Masern wissen wir bis jetzt
noch nichts. Die Betheiligung der oberen Luftwege bei der
Masernerkrankung ist die Regel, und speciell die Nase und der

Kehlkopf sind fast immer ergriffen. Man hat als differential-
diagnostisches Zeichen zwischen Scharlach und Masern angegeben,
dass bei diesen Schnupfen und heiserer Husten, bei jenem das
Schluckweh charakteristisch sei, was, wenn auch nicht in allen
Fällen, doch meistens stimmt. Der Kehlkopf erkrankt in der
einfachen sogenannten katarrhalischen Form oder in der des Kroup,
unabhängig von einer Rachendiphtherie, oder, was jedenfalls noch
viel schlimmer und leider jetzt die Regel ist, gleichzeitig mit
Rachendiphtherie. Es scheint nach den Berichten von SANNÉ in
dessen ausgezeichnetem Buche: „Traité de la Diphthérie", dass
die sekundären diphtherischen Erkrankungen bei Masern eine besonders ungünstige Prognose geben, was indessen nicht mit
meiner, allerdings darin sehr kleinen Erfahrung übereinstimmt.

Die Schleimhaut des weichen und harten Gaumens, nach LÖRI
auch die des Kehlkopfs, weist im Beginn oft die ganz charakteristischen Flecke der Masern auf, so dass man die Diagnose
manchmal am Gaumen stellen kann, wenn der Ausschlag auf
der äusseren Haut noch nicht ganz deutlich ist. Ausserdem
kommen auch schwere Formen der sogenannten katarrhalischen
Erkrankung im Kehlkopf vor, die submukösen und subglottischen
Entzündungen. Der Masernkroup tritt gewöhnlich nicht auf, so
lange das Exanthem noch steht, sondern erst später in der Zeit
der Abblassung oder der Abschuppung.

Die Spiegeluntersuchung zeigt in den gewöhnlichen Fällen
nur die bei dem Katarrh beschriebenen Veränderungen, bei aus-
gesprochenem Kroup entweder die subglottische Schwellung oder
weisse Auflagerungen in der Nase, dem Kehlkopf und der Luftröhre, wenn nämlich der kleine Kranke ruhig genug hält.

Eine eigenthümliche Bildung von Kroupmembranen beschrieb GERHARDT nach Masern; er fand bei einem dreizehn Monate
alten Kinde in die oberflächlichen Schichten eingelagerte Fibrin-
ausscheidungen, in Gestalt von papillomatösen Massen am Rand
der Stimmlippen und auf den Taschenlippen abgelagert, welche
ganz aus Kokken bestanden, grösseren und kleineren Dipplo-
kokken, kurzen Stäbchen und Kettenkokken, keine Diphtheriebacillen. Es waren die gewöhnlich bei Fäulnissprocessen in den
Respirationsorganen zu findenden Bakterien. Erscheinungen im
Leben hatten sie kaum gemacht. GERHARDT sieht den beschriebenen Fall trotz der Einlagerung von Fibrin in die obersten
Schichten der Schleimhaut doch als Kroup an. Vergleiche über
das Vorkommen von Fibrin in der Schleimhaut das Seite 460
Gesagte. Der Fall glich am meisten den von EPPINGER beschriebenen Fällen von sekundärem Kroup. Bei Masern kommt nach
GERHARDT auch der metastatische Kroup nicht so selten vor,
ebenso wie bei Sepsis, Scharlach, Pocken, Typhus und zwar ohne
pharyngeale Krouperscheinungen.

Ich habe vor Kurzem ein zweijähriges Kind gesehen, das vier

Wochen nach überstandenen Masern heiser war. Die Stimme war seit der Erkrankung unverändert und ähnelte sehr der Kroup-stimme; sonst war das Kind ganz wohl. Auf beiden Stimmlippen konnte ich eine weissliche, pulpös aussehende Masse wahrnehmen, die die Oberfläche etwa bis zum äusseren Drittel der Stimmlippe einnahm. Der Fall heilte nach Einblasungen von Sozojodolzink; eine mikroskopische Diagnose war nicht möglich. Ich glaube, dass er zu dem von GERHARDT beschriebenen zu rechnen ist.

Die Erscheinungen, welche sonst durch die Masern in den oberen Luftwegen hervorgerufeu werden, sind Schnupfen, Hals-weh, Husten und Heiserkeit bis zur Aphonie. Der Husten hat einen eigenthümlich rauhen Charakter, ähnelt darin von vorn-herein dem Krouphusten, woran die bei Masern so gewöhnlich zu findende subglottische Schwellung Schuld sein kann, die bekannt-lich allein schon genügt, um einen recht charakteristischen Kroup-husten hervorzurufen.

Die Behandlung schliesst sich der der Masern und der Katarrhe an. Bei heftigem Hustenreiz habe ich immer mit gutem Erfolg ganz kleine Dosen eines Opiats angewendet; bei Kindern unter einem Jahr soll man das Mittel aber möglichst vermeiden. Tracheotomien sind bei Masernkroup nach SANNÉ ungünstig in der Prognose. Sie könnten unter Umständen auch schon durch die subglottische Schwellung bedingt werden und würden dann eine bessere Aussicht auf günstigen Ausgang geben.

l) Die Erkrankungen der oberen Luftwege bei Blattern.

Die Blattern haben für uns in Deutschland durch die gut durchgeführten Impfungen und Wiederimpfungen sehr an prak-tischer Wichtigkeit verloren. Wir im Inneren des Landes be-kommen die Fälle fast nie mehr zu Gesicht und nur hie und da verirrt sich einmal wieder ein Fall in ein Hospital. Nur an der russischen und österreichischen Grenze werden die Blattern noch häufiger beobachtet.

GUARNIERI und später L. PFEIFFER haben in den tieferen Schichten der Haut einen Mikroorganismus mit amöboiden Be-wegungen gefunden, den *Cytoryctes Guarnieri,* den sie und auch v. SICHERER für den Variolaparasiten halten; ob sie Recht haben, werden die nächsten Jahre lehren.

Die Variola macht in den leichten Fällen nur eine sogenannte katarrhalische Entzündung in dem Schlund und besonders in dem Kehlkopf. In anderen Fällen findet man recht charakteristische Pusteln mit Dellen am harten und weichen Gaumen. Sie ent-stehen wie auf der äusseren Haut als erhabene, kleine, rothe Flecke, die zu Bläschen auswachsen, dann wieder eintrocknen und höchst selten einmal zur Entwicklung von oberflächlichen Geschwüren Anlass geben. Ihr Aussehen ist in den genannten Stellen durch die immer gut zu erkennende Delle in der Mitte so charakteristisch, dass man in zweifelhaften Fällen aus ihnen die Diagnose stellen kann. Nach SCHRÖTTER, der die Krankheit in Wien öfter zu sehen Gelegenheit hat, findet man die Pusteln auch in dem Kehlkopf und sogar in der Luftröhre.

Mitunter rufen die Blattern heftigere Erscheinungen in den oberen Luftwegen hervor. Die Erkrankung im Schlunde nimmt manchmal das Aussehen einer diphtherischen Membran an. Bis jetzt liegen aber noch keine Untersuchungen darüber vor, ob sich in diesen Fällen der LÖFFLER'sche Bacillus gefunden hat. Diese Form greift nur dann in die Tiefe, wenn septische Erscheinungen dabei vorhanden sind, deren Auftreten man eigentlich bei der Anwesenheit der Streptokokken nicht erstaunlich finden wird. Es kommt dann zu Perichondritis, die nach SCHRÖTTER eher einen gutartigen Charakter haben soll, ausser wenn sie zu Oedemen des Kehlkopfs führt.

Noch seltener dürfte die hämorrhagische Form der Blattern im Halse zur Beobachtung kommen. Ich habe nur einmal im Jahre 1871 einen solchen Fall gesehen. Die ganze Schleimhaut des Mundes, des harten und weichen Gaumens war mit kleinen stecknadelkopf- bis erbsengrossen Ecchymosen übersät. Die Diagnose wurde erst nach dem Tode des Mädchens aus dem Sektionsbefunde gestellt. Es fanden sich Blutergüsse in allen Organen des Körpers. Die richtige Beurtheilung eines solchen Falles ausserhalb einer Epidemie wird wohl immer unmöglich sein.

Bei der Heilung hinterlassen die Pusteln Narben. SCHRÖTTER bildet einen Kehlkopf ab, der auf jeder Stimmlippe eine Blatternarbe zeigt.

Die Diagnose wird aus der allgemeinen Erkrankung in der Regel nicht schwierig sein. Ich habe bereits angeführt, dass gerade die Pusteln im Halse recht charakteristische sind; die Delle unterscheidet sie von denen der Varicellen und der Variolois und von anderen ähnlichen Ausschlägen. Bei der hämorrhagischen Form pflegt das Fieber besonders hoch zu sein; die schwarzen Pocken sind ja berüchtigt.

Die Behandlung fällt mit der allgemeinen zusammen. Versuche, die LANDMANN hier mit einer auf bakterielle Grundsätze gegründeten Behandlungsmethode angestellt, sind bis jetzt nicht von Erfolg begleitet gewesen. Nur die Fälle von Membranbildung oder Perichondritis werden nach den in den betreffenden Abschnitten angegebenen Regeln örtlich behandelt werden müssen.

m) Die Erkrankungen der oberen Luftwege bei Typhus.

Als Ursache des Typhus ist der GAFFKY'sche *Bacillus typhi*
jetzt allgemein anerkannt. LUCATELLO fand denselben in der
Halsschleimhaut und im Speichel, woraus hervorgehen würde,
dass wir es mit einer echten Lokalisation des Typhusprocesses im
Halse zu thun hätten.

Die Betheiligung der oberen Luftwege beim Typhus ist eine
mehr oder weniger ausgesprochene und mehr oder weniger häufige,
je nach den Epidemien. Da der Typhus hier in Frankfurt zu
den seltenen Krankheiten gehört, seit wir unsere vortreffliche
Kanalisation und Wasserleitung haben, so kann ich aus eigner
Erfahrung wenig über diese Krankheit sagen. Ich muss mich
dabei an die Arbeiten Anderer, besonders an die von SCHRÖTTER
und von LANDGRAF halten. SCHRÖTTER fand, trotzdem er grund-
sätzlich jeden Typhuskranken seiner Abtheilung untersuchte, nur
3 Procent, HÖLSCHER in München 5,3 Procent, GRIESINGER 20 Procent und LANDGRAF bei 96 Männern 29,2 Procent und bei 40 Weibern 18,5 Procent im Halse Erkrankter. Im Ganzen ist nach
v. ZIEMSSEN die Häufigkeit der Halserkrankungen bei Typhus
durch die antipyretische Behandlung sehr vermindert, was nach
seiner Ansicht dafür spricht, dass die Vulnerabilität der Schleimhaut hauptsächlich vom Fieber abhängt.

Die oberen Luftwege erkranken in gleicher Weise sowohl bei
dem abdominellen, wie auch bei dem exanthematischen Typhus,
bei ersterem aber häufiger. Die Art der Erkrankung besteht in
einer sogenannten katarrhalischen Röthung der Tonsillen — Anginen werden auch schon von älteren Autoren beim Typhus erwähnt — und besonders in einer oberflächlichen Nekrose der
Schleimhaut, die vorwiegend an gewissen Stellen auftritt, so an
dem Rande der Epiglottis, am *Processus vocalis,* den aryepiglottischen Falten, der vorderen Fläche der Hinterwand des Kehlkopfs,
über dem *Musculus transversus* und an den Gaumenbogen. Wie
diese Verschorfungen zu Stande kommen, ist noch nicht ganz
aufgeklärt. RÜHLE hat sie Dekubitalgeschwüre genannt. Er nahm
an, dass sie sich durch Zerrungen oder Quetschungen bilden,
besonders also an Stellen, an welchen gegenüberliegende Theile
sich aneinander reiben könnten, so an den *Processus vocales,* am
Rande des Kehldeckels u. s. w. Die Epitheldecke würde da ab-
gerieben und dadurch den Schädlichkeiten der Eingang eröffnet.
Die andere, von VIRCHOW aufgestellte Ansicht, ist die, dass es
durch die Typhusursache entstandene oberflächliche Schleimhaut-
nekrosen seien, wie sie ebenso z. B. bei der Diphtherie vorkämen.
Dieser Ansicht schliessen sich im Ganzen auch SCHRÖTTER und
LANDGRAF an. Ich muss mit SCHRÖTTER gestehen, dass auch mir

die Erklärung RÜHLE's nie sehr eingeleuchtet hat, da es doch
eine Menge anderer schwerer Krankheiten giebt, bei denen es
nicht einzusehen wäre, warum solcher Dekubitus nicht auch vorkommen sollte. LANDGRAF meint, dass in den von Blutstockungen
befallenen Stellen sich die Kokken leichter ansiedeln könnten.

Diese oberflächlich nekrotischen Stellen enthalten immer den
Staphylococcus flavus und *aureus* in reichlicher Menge. Die Rolle,
welche die GAFFKY'schen Typhusbacillen daneben spielen,
wird wohl jetzt allgemein als die direkt aetiologische aufgefasst.
Es hat sich durch die Untersuchungen von TAVEL, QUINKE und
STÜHLEN, sowie die von BERGENGRÜN herausgestellt, dass der Typhusbacillus sehr verbreitet im Körper gefunden wird, und dass er eiter-
erregend wirken kann. Das durch denselben specifisch vorbereitete
Gewebe giebt überdies einen geeigneten Nährboden für die Staphylokokken ab. Nach BERGENGRÜN findet man Typhusbacillen
später nicht mehr, da sie von den letztgenannten Mikroorganismen
überwuchert werden, der Typhusbacillus unterliegt im Kampfe um
das Dasein dem Staphylokokkus. E. FRÄNKEL bezweifelt die aetiologische Bedeutung der Typhusbacillen für das Entstehen der Geschwüre, er hält sie für lediglich durch die Staphylokokken hervorgerufene, da er sie ganz in der gleichen Weise auch bei Pneumonie
beobachtet hat. Da sich der GAFFKY'sche Bacillus indessen vorwiegend, wenn nicht ausschliesslich, in Follikeln ansiedelt, so
kann man seine Mitwirkung zur Entstehung der Nekrosen nur an
solchen Stellen zur Erklärung heranziehen, wo Follikel vorkommen,
also an der Hinterwand des Kehlkopfs, an den Taschenlippen und
an der Unterseite des Kehldeckels; das Vorkommen von Geschwüren
an den Gaumenbogen ist dadurch nicht zu erklären, sondern fällt
wohl allein den anderen Kokken zur Last. Die Fälle mit Betheiligung der folliculären Stellen würden dann das darstellen,
was man nach ROKITANSKY Laryngotyphus genannt hat.
BERGENGRÜN will die Benennungen *Laryngitis typhosa* und *Ulcus
typhosum* als den pathologischen Process zugleich ursächlich bezeichnend eingeführt wissen. Nach EPPINGER, dem sich auch
SCHRÖTTER anschliesst, verhalten sich die befallenen Stellen wie
die PEYER'schen Plaques: sie sind Anfangs infiltrirt, dann fallen
die nekrotischen Theile aus; sie hinterlassen Geschwüre, in welchen
sich die Kokken einnisten, ebenso wie nach LANDGRAF's Ansicht
in den durch Blutstockungen veränderten Stellen. SCHRÖTTER hält
es für wahrscheinlich, dass die an der hinteren Larynxwand gefundenen Geschwüre als durch Dekubitusreibung entstanden betrachtet werden müssen. v. ZIEMSSEN ist derselben Ansicht, indem
er ausspricht, dass wenigstens die an der hinteren Kehlkopfwand
vorkommenden Geschwüre sich pathogenetisch dem Dekubitus
analog verhalten.

Die sogenannte katarrhalische Röthung ist nach LANDGRAF
meist eine nur einzelne, umschriebene Theile der Schleimhaut

befallende, keine durchgehende. Auf diesen Stellen verdickt sich
dann das Epithel und bildet einen kleienartigen Belag. In stärkeren Fällen tritt eine seröse Infiltration der Schleimhaut hinzu,
das Epithel stösst sich ab und es zeigt sich danach ein Substanzverlust, ein Geschwür, aus welchem durch das Einwandern von
Kokken die weiteren Formen hervorgehen. Am Kehldeckel besonders sah LANDGRAF zuerst Schwellung und Röthung, später
am Rande gelbe bis braunrothe oder blutfarbige Beläge, Wulstung
der Schleimhaut um dieselben und es entstand so eine geschwürige
Grube in der Schleimhaut, in welcher der entblösste Rand des
Knorpels zum Vorschein kam. Schliesslich vernarben die Stellen
und hinterlassen Defekte, die später dann nicht selten für durch
Syphilis bedingte gehalten werden.

Die oberflächlichen Geschwüre heilen meistens, ohne Narben
zu hinterlassen, durch Überhäutung von den Rändern her.

Durch die Thätigkeit der Bacillen unter Beihülfe anderer
Mikroorganismen greifen die Geschwüre indessen auch in die Tiefe,
eine Schicht nach der anderen verfällt der Nekrose, schliesslich
wird auch der Knorpel in den Process hineingezogen, es bilden
sich am Kehlkopf phlegmonöse Abscesse, Entzündungen und eine
Perichondritis, die grosse Neigung zur Entwickelung von Bindegewebe zeigt und bei der Heilung oft zu Stenosen führt. Eine
Perichondritis ohne die Vermittlung einer Unterbrechung der
Epitheldecke scheint sehr selten zu sein. Man könnte zur Erklärung solcher Fälle immer anführen, es sei ein unbemerkt geblie-
benes, inzwischen wieder verheiltes Geschwür in der Schleimhaut
Schuld an der anscheinend direkt entstandenen Perichondritis ge-
wesen. Dieselbe befällt in der Regel nur den Aryknorpel.
SCHRÖTTER sagt mit Recht, dass die Röthung und Schwellung
manchmal so geringe seien, dass man die Erkrankung mehr ver-
muthen, als diagnosticiren könne. Mit und ohne Betheiligung des
Perichondriums kommt es hie und da auch zu Oedemen am
Kehlkopf.

In der Nase zeigen sich bereits frühe Röthung, Erosionen,
Abscesse, die zu Perforationen führen; die Neigung zu Nasenbluten
ist ja bekannt. Die Nase leidet ausserdem durch den Fuligo,
der sich in ihr so gut wie in dem Munde ansammelt. Im Cavum
sieht man Ansammlungen von Schleimmassen, auch das Mittelohr
erkrankt nicht so ganz selten, manche Fälle beginnen mit einer
fossulären Angina. Hie und da werden melonenkerngrosse Geschwüre an den Gaumenbogen beobachtet; BAYER hält sie für
besonders charakteristisch und prognostisch für ungünstig. An
den Mandeln zeigt sich der Process meist nur als Angina, selten
geht eine Phlegmone von da aus; in einem Fall von COMBY griff
sie auf den Kehlkopf über und führte trotz der Tracheotomie den
Tod herbei. Auch E. FRÄNKEL hat eine retrotonsilläre Phlegmone
bei der Sektion gesehen; v. ZIEMSSEN beobachtete eine Gangraen

der Uvula. Im Schlund und Kehlkopf kommt auch eine membranöse Ausschwitzung vor, deren Beziehungen zu der wahren
Diphtherie noch nicht feststehen. Eine Epidemie von solchen
Ausschwitzungen, welche OULMONT in einem Saal bei sechs Typhen
beobachtete, sprechen für eine gemeinschaftlich wirkende Schädlichkeit. Es ist auch nicht einzusehen, warum ein Typhuskranker
gegen eine gelegentliche Infektion mit dem LÖFFLER'schen Bacillus
immun sein sollte.

Lähmungen der Kehlkopfmuskeln werden in der neueren Zeit,
seitdem die Typhuskranken allgemeiner mit dem Spiegel untersucht werden, häufiger gefunden, so von SCHRÖTTER, LANDGRAF
und LUBLINSKY. Letzterer glaubt gewiss mit Recht, dass man
diese Fälle früher meist als Laryngotyphus angesprochen hätte. Die
Rekurrenslähmungen wurden in je einem Falle von SCHRÖTTER
und LUBLINSKI durch eine gleichseitige Pleuropneumonie hervorgebracht; SCHRÖTTER nimmt in seinem, die linke Seite betreffenden Fall, eine Betheiligung der Mediastinalpleura als Ursache an,
während der von LUBLINSKI, in welchem die rechte Seite befallen
war, vielleicht eher durch eine Neuritis erklärt werden könnte.
LANDGRAF hält bei seinem einen Kranken die Drüsenschwellung
im Verlaufe des Rekurrens, in dem anderen die von ZENKER beschriebene typhöse Muskelerkrankung für ursächlich in Betracht
kommend. Die Luftröhre und die Bronchien sind gegen das Ende
der zweiten Woche fast immer betheiligt. Treten diese Erscheinungen besonders hervor, so hat man diese Fälle früher
„Bronchotyphus" genannt.

Als seltene Vorkommnisse könnte ich noch einen von ALEX-
ANDER beobachteten Fall von Gangraen der Mundschleimhaut,
die von v. ZIEMSSEN, WILKS und LUNN gesehenen Fälle von Hautemphysem am Halse, die durch den Durchbruch typhöser Geschwüre veranlasst waren, und die Fälle von Strumitis anführen,
wie sie von TAVEL und SPIRIG beschrieben worden sind. In den
letzteren Fällen wurden die GAFFKY'schen Bacillen in dem Eiter
des Schilddrüsenabscesses gefunden. Ich werde auf diese Fälle
noch in dem Abschnitt über die „Erkrankungen der Schilddrüse"
zurückkommen.

Die Beschwerden richten sich viel nach dem Ergriffensein des
Sensoriums. Es kommt vor, dass sehr erheblich Erkrankte versichern, sie fühlten gar keine Beschwerden, Andere klagen über
Schluckschmerzen, besonders wenn einmal wunde Stellen vorhanden
sind; oft ist aber Heiserkeit das einzige bemerkbare Symptom.
Selbstverständlich tritt Stenose auf, wenn die Schwellungen erheblicher geworden sind oder gar Perichondritis sich im Kehlkopf
entwickelt hat. In den meisten Fällen sind indessen die Beschwerden auffallend geringfügige. Es ist daher wirklich zu empfehlen, alle Typhuskranke im Halse zu untersuchen, um rechtzeitig auf das Kommen der Komplikation gefasst zu sein und ihr

vielleicht auch vorbeugen zu können. In einigen Fällen machen sich aber die Beschwerden so stark und so vorwiegend im Halse geltend, dass man denselben mit einem gewissen Recht den Namen „Laryngotyphus" beigelegt hat.

Die Veränderungen in den oberen Luftwegen bei Typhus sind sehr charakteristische, so dass man bei Kranken, die aus unbekannter Ursache fiebern, öfter daraus allein die Diagnose gestellt hat. BAYER erzählt einen Fall, in welchem er aus den oben erwähnten Geschwüren am Gaumenbogen gleich die Diagnose Typhus stellte. Auch LOUIS hat schon angegeben, dass, wenn man die beschriebenen Geschwüre bei einem fiebernden Kranken fände, man eine an Sicherheit grenzende Wahrscheinlichkeit dafür habe, dass die Krankheit Typhus sei.

Die durch Typhusbacillen und die anderen Mikroben veranlassten Erkrankungen an den mit Follikeln versehenen Stellen im Halse erscheinen analog den im Darm vorkommenden Erkrankungen am achten bis zehnten Tage nach dem Beginn der Krankheit. Die nekrotischen Processe findet man zwischen dem sechsten und siebzehnten Tage, die Perichondritis erscheint dagegen, Ausnahmen abgerechnet, erst im Anfang der Rekonvalescenz.

Bei der Diagnose erinnere man sich, dass die verschiedenen für kennzeichnend geltenden Erscheinungen, trotz eines schweren Verlaufs, auch fehlen können, wie die höheren Temperaturen, die Roseola etc. In zweifelhaften Fällen wird die bakterielle Untersuchung entscheiden.

Die Prognose ist an und für sich nicht schlecht, selbst tiefer gehende Geschwüre heilen doch in der Regel nach Ablauf und auch schon während der Krankheit. Etwas anderes ist es, ob ihre Anwesenheit die Prognose im Ganzen trübt. LANDGRAF hält die BAYER'sche Ansicht von der besonders ungünstigen Prognose bei dem Vorhandensein von Geschwüren am vorderen Gaumenbogen nicht für zutreffend. Es lässt sich indessen nicht leugnen, dass eine reichlichere Entwicklung von Geschwüren im Halse schon wegen der leichteren Einwanderung der eitererregenden Bakterien nachtheilig sein muss.

Die durch Perichondritis gesetzten Stenosen sind recht hartnäckige Zustände.

Die Behandlung, welche LANDGRAF empfiehlt, besteht in Inhalationen mit einer zwei- bis dreiprocentigen Karbollösung, wenn der Kranke dazu im Stande ist. Besonders aber muss man, so lange das von BEUMER und PEIPER dargestellte Typhusserum die Feuerprobe noch nicht bestanden hat, suchen, durch eine kräftige, passende Ernährung und ein antipyretisches Verfahren die Widerstandskraft der Kranken zu erhalten.

Perichondritische Herde wird man zu eröffnen suchen müssen und zwar so früh wie möglich, damit eine weitere Ablösung des Perichondriums durch den Eiter verhindert wird.

Bei Stenose wird man die Tracheotomie nicht zu lange aufschieben dürfen. Etwa zurückbleibende narbige Stenosen müssen nach den Regeln der Kunst behandelt werden.

n) Die Erkrankungen der oberen Luftwege bei Keuchhusten.

Die Ursache des Keuchhustens werden wir wohl ebenfalls in einem Mikroorganismus zu suchen haben. Dafür spricht zunächst die Inkubation, die sich auf vier bis acht Tage erstreckt, dann der ganze Verlauf und die Übertragbarkeit, ferner, dass das einmalige Überstehen der Krankheit gewöhnlich Immunität für das ganze Leben hinterlässt.

Afanassieff und nach ihm Carmichael haben einen Bacillus und Rittfr einen von dem Fränkel'schen verschiedenen Diplokokkus als Ursache beschrieben, ebenso hat Gaultier in Lyon einen Mikroben vorwiegend in den festeren Theilen des Auswurfs gefunden, ihn auch isolirt und mit Erfolg auf Thiere verimpft; bis jetzt liegt aber noch keine Bestätigung dieser letzteren Beobachtungen von anderer Seite vor.

Schwerlich dürfte es aber der von Letzerich beschriebene Pilz sein. Letzerich machte seine diesbezüglichen Untersuchungen zu einer Zeit, als die bakterielle Forschung noch in der Kindheit war. Er war bekanntlich einer der ersten, die sich mit bakteriellen Studien befassten; neueren Anforderungen dürften seine Untersuchungen indessen schwerlich genügen.

Von einigen Ärzten wird der Keuchhusten als eine Reflexneurose angesehen, die entweder von der Nase oder von anderen Stellen der Respirationsschleimhaut ausgehen soll. Michael hat darauf eine besondere Behandlung gegründet, das Einblasen von Pulvern aus Benzoe und Chinin, drei zu eins. Ich habe mich bis jetzt von der Richtigkeit dieser Anschauungen nicht überzeugen können. Erstens kann man die Anfälle nicht durch Berührung der Nasenschleimhaut auslösen und dann hat in meinen Händen diese Therapie keinen grossen Erfolg aufzuweisen gehabt.

In gar manchen Fällen sieht man bei Keuchhustenkranken kaum eine Röthung; nur auf der Höhe der Krankheit dürfte man in vielen Fällen die ganze Schleimhaut der oberen Luftwege mehr oder weniger geröthet finden. Die Röthung tritt dann am deutlichsten an der Hinterwand des Kehlkopfs auf, wie bei jedem heftigeren, selbst bei dem nervösen Husten. Ich habe eine ziemlich grosse Zahl Keuchhustenkranker laryngoskopirt, aber nie etwas Anderes gefunden, als das eben Erwähnte, was man bei jedem akuten Katarrh ebenfalls zu sehen gewöhnt ist. Ich kann deshalb die Beobachtungen von Rudolf Meyer und Anderen nicht bestätigen, die eine je nach dem Grade wechselnde Röthung der

Schleimhaut der unteren Schlundgegend und des Kehlkopfs gefunden haben, wenigstens kann ich den Befund nicht für charakteristisch halten.

Man unterscheidet bei dem Keuchhusten ein katarrhalisches
und ein konvulsives Stadium. In dem ersteren beobachtet man
nur die Erscheinungen eines akuten Katarrhs.

Dieses katarrhalische Stadium dauert verschieden lange, von
wenigen Tagen bis viele Wochen. Man kann indessen eine bestimmte Ansicht über einen solchen anscheinend katarrhalischen
Husten erst dann abgeben, wenn das konvulsive Stadium eingetreten ist, wenn der inspiratorische Stridor beim Husten erscheint.

Dieser Stridor beruht wohl auf einem Krampf der Verengerer,
wodurch er aber erzeugt wird, das ist noch ganz unbekannt. Man
könnte noch am ersten an eine Kompression des *Nervus recurrens*
durch Schwellungen der Bronchialdrüsen oder der Schilddrüse
denken. Danach würde man eher eine Lähmung der Erweiterer
erwarten dürfen, die freilich auch die Erscheinung des Stridors
hervorrufen könnte. Mir hat der bei dem Keuchhusten auftretende
inspiratorische Stridor aber immer den Eindruck des Krampfes
gemacht. Ich möchte ihn am ehesten mit dem vergleichen, den
man nach Einbringung von Arzneimitteln in den Kehlkopf manchmal in unangenehmer Weise zu beobachten Gelegenheit hat.

In den heftigeren Fällen kommt es durch die Anstrengung
bei dem Husten und Würgen zu Blutungen unter die Schleimhaut des Kehlkopfs, der Nase oder unter die *Conjunctiva bulbi*.
Die unter der Konjunktiva verleihen den Kindern ein erschrecken-
des Aussehen, namentlich die Mütter gerathen dadurch in eine
begreifliche Aufregung. Ich habe deshalb die Angehörigen immer
auf die Möglichkeit ihres Eintretens aufmerksam gemacht mit dem
Zusatz, dass eine solche Blutung, so schrecklich sie aussehe, doch
gar nichts zu sagen habe. Wiederholt habe ich auch Ecchymosen
unter der Schleimhaut der Stimmlippen gesehen. Zu freier Ausscheidung von Blut kommt es aber gewöhnlich nur aus der Nase,
selten aus dem Kehlkopf. Ein für besonders charakteristisch ge-
haltenes Symptom ist das Geschwürchen am *Frenulum linguae,*
welches bei dem gewaltsamen Herausstrecken der Zunge durch
Reiben an dem Zahnrande erzeugt wird.

In seltenen Fällen verbindet sich der Keuchhusten mit Kroup.
Nach SANNÉ ist diese Verbindung eine sehr ungünstige.

Eine eigenthümliche Erscheinung bei Keuchhusten, auf die
mich vor vielen Jahren schon mein Vater aufmerksam machte,
ist die, dass Kinder, die den Keuchhusten im Frühjahr oder Sommer gehabt haben, bei einem gelegentlichen Katarrh im nächsten
Winter denselben Hustenton und Stridor wieder bekommen. Ich
habe von diesen Fällen aber nie eine Weiterverbreitung gesehen,
sie sind wohl nicht als richtiger Keuchhusten anzusehen.

KOPLIK hat beobachtet, dass sich durch die starke Stauung

während der Hustenanfälle in der Brust eine Erweiterung und Insufficienz des rechten Herzens ausbildete. TROITZKY erwähnt von ihm und Anderen beobachtete lokalisirte Störungen im Centralnervensystem, in der Sprache und im Sehen. Vor Kurzem hat THEODOR zwei Fälle von Hemiplegie nach Keuchhusten beschrieben; in dem einen trat eine posthemiplegische Chorea dazu. Beide Kinder hatten keine sehr heftigen Hustenanfälle gehabt. JARKE hat einen Fall von symmetrischer akuter Hirnerweichung nach Keuchhusten veröffentlicht.

Erwachsene haben während des Keuchhustens mitunter keine inspiratorischen Anfälle; derselbe zeigt sich bei ihnen nur als ein Bronchialkatarrh mit krampfhaftem Husten. Ich habe oft solche Fälle bei Männern beobachten können, deren Kinder am Keuchhusten erkrankt waren.

Die Prognose ist im Ganzen günstig zu nennen, wenn sich keine Pneumonien oder eine der erwähnten Erkrankungen des Centralnervensystems dazu gesellen. Schwächlichen und sehr kleinen Kindern wird der Keuchhusten allerdings mitunter gefährlich.

Der Verlauf desselben ist immer ein sehr wechselnder. Auch in sehr heftigen Fällen lässt er bisweilen unvermuthet schnell nach, um rasch gänzlich zu verschwinden oder sich auch nachher wieder zu steigern. Es ist dies deshalb beachtenswerth, weil diese Eigenschaft der Krankheit Überschätzungen der Wirksamkeit der verschiedenen Behandlungsmethoden zur Folge haben kann. Im Allgemeinen stimmt der Volksglaube, dass der Keuchhusten neun Wochen steige und neun Wochen falle, ziemlich mit der Durchschnittsdauer überein.

Der Keuchhusten tritt epidemienweise auf, in der Regel folgt er auf eine Masernepidemie.

Während die Diagnose bei ausgebildeter Krankheit sehr leicht aus dem inspiratorischen Stridor zu stellen ist, kann man die Fälle im katarrhalischen Stadium nur mit mehr oder weniger Wahrscheinlichkeit als Keuchhusten ansprechen. Wenn ein Kind, dessen Geschwister oder Verwandte Keuchhusten haben, zu husten anfängt, dann wird die Diagnose nicht schwer sein; hat man aber solche Anhaltspunkte nicht, so muss der weitere Verlauf entscheiden. Heftiger Husten mit gelegentlichem, einmaligem, inspiratorischem Stridor kommt auch bei einfachem Katarrh vor.

Bei Säuglingen kann eine Verwechslung mit *Laryngismus stridulus* stattfinden. Ich erinnere mich eines Falles, in welchem im Verlaufe des Keuchhustens *Laryngismus stridulus* mit epileptoiden Anfällen auftrat. Das Kind erkrankte vier Jahre später an Epilepsie.

Die Behandlung wird, wo möglich, in der Prophylaxe bestehen müssen, in der Trennung der Erkrankten von den Gesunden, was freilich in Familien mit zahlreichen Kindern nicht immer leicht durchzuführen ist, ebenso wenig in ausgedehnten

Epidemien, weil dann zu viele erkrankt sind. Eine besondere
Schwierigkeit, namentlich auch wegen des Verbots des Schul-
besuchs, liegt darin, dass der Husten sich im Anfang nicht von
einem einfach katarrhalischen unterscheiden lässt, aber schon ansteckend ist. Da die Epidemien leichte und schwere sein können,
so glaube ich, dass man in leichten Epidemien in solchen Familien,
in denen keine Säuglinge oder schwächlichen Kinder sind, mit der
Trennung nicht gar so ängstlich sein sollte. Es ist doch auch
ein grosser Vortheil, wenn der Mensch eine solche Krankheit
nicht als Erwachsener durchzumachen braucht.

Das katarrhalische Stadium wird man wie einen gewöhnlichen
Katarrh zu behandeln haben.

Das Chinin zur Bekämpfung des *Stadium convulsivum* ist schon
lange im Gebrauch; BINZ, FISCHER, v. NOORDEN und viele Andere
haben es für nützlich befunden, was ich nach meiner Erfahrung
nur bestätigen kann. Man giebt es bei Säuglingen in Dosen von
0,01 für jeden Lebensmonat und bei älteren Kindern zu 0,1 für
jedes Lebensjahr. Die einzige Schwierigkeit bei der Anwendung
des Mittels in der Kinderpraxis besteht in dem bitteren Geschmack;
aber auch diese ist schon durch die Verabreichung des Chinins
in Klystierform nach CLEMENS und v. NOORDEN zu vermeiden
gewesen. Mit den von den vereinigten Chininfabriken in Frankfurt am Main (Zimmer & Co.) dargestellten Präparaten ist jetzt
diese Schwierigkeit nach v. NOORDEN gänzlich überwunden. Er
empfiehlt das Chinin in Form der mit Gelatine überzogenen Perlen
à 0,1 zu geben, die Kinder über zwei Jahren ausnahmslos gut
schlucken, oder als Chininchokoladetäfelchen à 0,1, denen man
den Chiningehalt gar nicht anschmeckt, und die man zweckmässig auch in Milch auflösen kann. Er lässt von Beiden 6 bis
10 Stück täglich nehmen. Bei ganz jungen Kindern benutzt er
die von derselben Firma angefertigten Chininsuppositorien à 0,05
bis 0,5, die den Mastdarm auch bei länger fortgesetzter Anwendung nicht reizen. Die subkutanen Einspritzungen von *Chinin.
bimuriaticum* hat er ebenfalls als recht wirksam befunden. In den
letzten Jahren habe ich ferner das Antipyrin zu 0,1—1,0 mit
günstigem Erfolg angewendet, sowie das Bromoform in der Gabe
von 2—5 Tropfen. H. REHN hat das Tussol in 2—5 procentiger
Lösung empfohlen und M. ROTHSCHILD günstige mit diesem Mittel
erzielte Erfolge mitgetheilt. Er giebt Kindern unter einem Jahr
zwei bis dreimal 0,05—0,1, von ein bis zwei Jahren 0,1, von
zwei bis vier Jahren 0,25—0,4, darüber viermal 0,5 als Pulver
in *Syr. rub. Idaei*.

Von Inhalationen habe ich nur vom Petroleum Nutzen gesehen. SOMMERBRODT hat empfohlen, über dem Bett der Kranken
Nachts einen mit Petroleum getränkten Lappen aufzuhängen. Ich
habe dies Jahre lang auch thun lassen und hatte den Eindruck,
als ob die Fälle meistens recht leicht verlaufen wären. Nur

müssen die Eltern dabei vorsichtig mit dem Licht sein. UNRUH lässt die Kinder im Karboldunst schlafen.

KÜRT in Wien hat gefunden, dass durch Kitzeln der Konjunktiva oder der Nase eine hemmende Wirkung auf den Rekurrens und dadurch auf den Laryngospasmus hervorgebracht werden kann. Er benutzte diese Erfahrung, um die Anfälle beim Keuchhusten zu unterbrechen, indem er die Nasenschleimhaut mit einer in eine Chininlösung getauchten Federpose kitzelte. Ich hatte seit der Empfehlung noch keine Gelegenheit, eine Probe mit dem Mittel zu machen. Es beruht auf physiologischen Erfahrungen und wäre jedenfalls zu versuchen.

Eine grosse Hauptsache ist die Ernährung der Kinder, welche oft durch das immerwährende Erbrechen sehr beeinträchtigt werden kann. Man scheue sich dann nicht, sofort nach dem Anfall gleich wieder Nahrung zu reichen und überhaupt dieselbe ganz unregelmässig, je nach der Möglichkeit, zuzuführen und dabei auch etwas eigenthümlichen Gelüsten des Kindes nachzugeben, vorausgesetzt, dass die betreffenden Speisen und Getränke nicht heftigere Reize im Halse hervorrufen.

Im *Stadium decrementi* habe ich auch wiederholt ein rasches Aufhören des Hustens nach Ortsveränderungen gesehen, die freilich wieder eine Verschleppung der Krankheit zur Folge haben können.

TAUB hat bei zwei im ersten Jahre stehenden Kindern mit heftigem Kehlkopfkrampf, die schon sehr geschwächt waren, das stundenweise Einlegen einer Intubationstube mit gutem Erfolg angewendet. Vielleicht hätte in den Fällen auch das Einführen des kleinen Fingers bis zum Zungengrund, das mein Vater oft bei Laryngospasmus ausführte, genügt.

o) Die Erkrankungen der oberen Luftwege bei Influenza.

Die Influenza wird nach den Untersuchungen im KOCH'schen Institute durch einen Bacillus verursacht.

Die sehr kleinen Bacillen, Tafel VII Fig. 4, sind bekanntlich von R. PFEIFFER in dem letzten Jahre beschrieben, von KITASATO in Reinkulturen gezüchtet und von CANNON und neuerdings von BRUSCHETTINI im Blute nachgewiesen worden; GOLDSCHEIDER und R. PFEIFFER haben sie bekanntlich im Blute nicht finden können. Sie färben sich in verdünnter ZIEHL'scher, in heisser Methylenblaulösung und in Karbolfuchsin, man muss sie aber länger darin liegen lassen, da sie die Farbe nur langsam annehmen. Nach BÄUMLER sind sie leicht durch Kulturen auf Agar, der mit einem Tropfen Blut bestrichen wird, nachzuweisen, bei 37 Grad erscheinen die wie Thautröpfchen aussehenden Kolonien in zwanzig Stunden. KRUSE hat sie in zwei Fällen noch vier Monate nach dem Aufhören der akuten Erkrankung bei anscheinend Gesunden gefunden und will dadurch das Wiederaufflackern der Epidemien erklären. Ausserhalb des Körpers kann sich der Bacillus nicht weiter entwickeln; die Übertragung erfolgt nur durch den feuchten Nasen- und Luftröhrenschleim.

Von PFUHL und WALTER sind in elf und von NAUWERCK in einem Fall die Influenzabacillen im Gehirn und Rückenmark vorgefunden worden, wohin sie entweder durch die Vermittlung des Bluts oder der Nebenhöhlen gelangt sein werden und zwar immer in Verbindung mit anderen Eiterkokken. Die erstgenannten Kollegen berichten von Heilung einer so entstandenen Cerebrospinalmeningitis, welche Krankheit ja keine aetiologische Einheit darstellt, sondern recht verschiedenen Bakterienarten ihre Entstehung verdanken kann.

Bei Influenza in den oberen Luftwegen erkranken sowohl die Schleimhäute als auch die Nerven.

Auf den Schleimhäuten findet man indessen keine Erscheinungen, welche nicht bei gewöhnlichen Katarrhen auch beobachtet werden. Die Nasenschleimhaut ist akut geröthet, wie bei dem Schnupfen, noch häufiger entzündet ist die des Pharynx, der Mandeln und des Kehlkopfs. Im Schlunde zeigt sich die Krankheit als reine Röthung oder als *Angina fossularis*. Im Kehlkopf findet man neben der katarrhalischen Röthung, besonders in der vorderen Hälfte der Stimmlippen, die schon bei dem akuten Katarrh beschriebenen weissgrauen Flecke, welche Anfangs nicht über die Fläche derselben hervorragen und sich manchmal von der gerötheten Schleimhaut, wie von einem Hofe umgeben, abheben. Die weissen Flecke werden dann dicker, wie B. FRÄNKEL meint, durch Einlagerung von Fibrin. Ich konnte mich in den Fällen, welche ich gesehen habe, nicht davon überzeugen, dass die Flecke durch Fibrineinlagerungen bedingt waren und konnte sie nicht von den auch bei Katarrh vorkommenden unterscheiden, welche meiner Ansicht nach durch Nekrose mit Aufquellung des Epithels verursacht sind. Das verdickte Epithel wird dann abgestossen und hinterlässt eine oberflächliche Vertiefung. Diese fleckige Form der Stimmlippenentzündung, welche auch bei Katarrh vorkommt, wird indessen bei der Influenza besonders häufig beobachtet.

B. FRÄNKEL, P. HEYMANN, P. KOCH und RÉTHI haben auf dem Velum und den Gaumenbogen graue punktförmige bis linsengrosse Fibrininfiltrate beschrieben, LANDGRAF hat die gleichen auf dem harten Gaumen gesehen. Dieselben müssen nach der Beschreibung theils dem Herpes oder dem HERYNG'schen *Ulcus benignum*, theils einer *Angina membranacea* ähnlich sehen; bei dieser letzten Form hat RÉTHI indessen Diphtheriebacillen nicht finden können.

P. HEYMANN sah eine ähnliche Einlagerung am Aryknorpelüberzug.

Die Influenza ist sehr oft auch die Ursache von Eiterungen,

besonders sind es die Nebenhöhlen, welche bei ihr ergriffen werden. Dass die Influenzabacillen direkte Eitererreger sind, ist nicht nachgewiesen, sie werden wohl auch den eigentlichen Eiterkokken den Weg erleichtern. Wir haben Alle nie so viele Empyeme der Nebenhöhlen gesehen, wie in der Zeit der Influenzaepidemien, auf welche jetzt noch viele Kranke den Beginn ihres Leidens zurückführen. Im Kehlkopf sind von SCHÄFFER und SOLIS COHEN Abscesse beobachtet worden, von HOLZ und einer Anzahl englischer Autoren solche in der Schilddrüse. Es ist danach leicht erklärlich, dass auch Oedeme im Kehlkopf vorkommen. Bekannt ist, wie oft eitrige Pleuritis bei der Krankheit beobachtet wird; auch die Empyeme der Pleura sind uns Allen wohl nie so häufig vorgekommen, als während der Epidemien in den letzten Jahren.

Ferner neigen die Influenzakranken in Folge der Veränderungen in den Gefässwandungen sehr zu Blutungen aus der Nase und im Kehlkopf. Die Form der *Laryngitis haemorrhagica* wurde von allen Beobachtern oft gesehen.

Das Nervensystem erkrankt bei der Influenza ebenfalls sehr oft in mehr oder weniger hervorragender Weise. Es sind hie und da, nach JOLLY-JUTROSINSKI aber nur bei schon Disponirten, selbst psychische Störungen bemerkt worden, unter denen mir als besonders eigenthümlich auch der Verlust des Gedächtnisses vorgekommen ist, dass z. B. ein Vater, bei relativ geringer Erkrankung, seine Kinder nicht erkannte u. s. w. Kopfschmerzen werden ja als ein sehr gewöhnliches Symptom angegeben. Sie können durch die Allgemeinerkrankung bedingt sein, wie bei anderen Infektionskrankheiten, sind aber in vielen Fällen sicher auch durch die Nebenhöhleneiterungen verursacht, da diese Höhlen nach HARKE's Untersuchungen fast ausnahmslos ergriffen sind.

Bei der Influenza leidet der Rekurrens nicht ganz selten, vermuthlich durch periphere Neuritis. Ich sehe immer wieder Kranke, die den Ursprung ihrer durch Rekurrenslähmung verursachten Heiserkeit auf die Zeit ihrer Erkrankung an Influenza zurückführen.

Die Lähmung soll nach B. FRÄNKEL öfter die Verengerer der Glottis als den Posticus am Kehlkopf ergreifen; ich habe nur solche des *Musc. cricoarytaenoideus posterior* gesehen; bei einem von P. HEYMANN behandelten Kranken war das Gaumensegel ebenfalls betheiligt. Eine Lähmung kann auch den *Nervus laryngeus superior* befallen, in welchen Fällen man folglich eine Anaesthesie der Kehlkopf- und Trachealschleimhaut zu finden erwarten darf.

Mitunter gehen die Lähmungen, ganz wie bei Diphtherie, auf die Bewegungsnerven der Extremitäten, der Athmung und die des Herzens über. Sie ähneln überhaupt derartig denen nach Diphtherie, dass man sie manchmal nur durch die Anamnese unterscheiden kann.

Die Diagnose war seither mit einiger Sicherheit nur in Zeiten einer Epidemie zu stellen, da auch ein einigermaassen heftiger

Katarrh fast die gleichen Erscheinungen hervorrufen kann; jetzt ist sie durch den Nachweis der Bacillen leichter geworden. In dem Koch'schen Institute hat man dieselben auch bei Phthisikern, die von Influenza befallen wurden, neben den Tuberkelbacillen gefunden.

Die Prognose ist im Ganzen eher günstig, selbst die schwereren Erscheinungen heilen schliesslich in den meisten Fällen. Die Gefahr der Influenza liegt mehr in den Störungen, welche sie in den tieferen Luftwegen der Lunge und an der Pleura macht und in der Wiederbelebung latenter tuberkulöser, nach Gentile auch luischer, Herde. Während genug Fälle bekannt geworden sind, in denen die Influenza einen höchst nachtheiligen Einfluss auf schon bestehende Krankheiten gehabt hat, werden andere, allerdings sehr vereinzelte, berichtet, in denen das Gegentheil wider Erwarten eintrat. Solis Cohen hat Fälle von Heilung der Tuberkulose nach Influenza beobachtet, ausserdem noch einen Fall von Heilung eines Krebses des Gaumens bei einem Achtziger.

Was den Verlauf anlangt, so hat sich nach der Veröffentlichung des Reichsgesundheitsamts herausgestellt, dass die Krankheit bei solchen, die gewohnt sind, in der freien Luft zu leben, auch bei geringster Pflege viel leichter verläuft, als bei den Zimmerhütern. In der Landesirrenanstalt von Anhalt und in dem Arbeitshause zu Halle erkrankten von den in der freien Luft Beschäftigten nicht einer, in dem Landesarbeitshause zu Pfalzburg 10 Procent der Aussenarbeiter gegen 31 Procent der Innenarbeiter. Die einzige Prophylaxe besteht demnach in der Abhärtung. Ein Erlass des badischen Ministeriums sagt in Bezug auf die Behandlung: „Weil die Influenza in den allermeisten Fällen eine leichte, gefahrlose Erkrankung darstellt, darf die Behandlung derselben meistens eine sehr einfache sein. Es genügt in der Regel, das Bett zu hüten, knappe Diät zu beobachten und schweissbefördernden Thee zu nehmen." Auch das Reichsgesundheitsamt warnt vor der Anwendung der Antipyretika, die bei nicht vorhandenem Fieber geradezu als Herzgifte wirken; wiederholt seien danach vollständiger Verfall der Körperkräfte und hochgradige Herzschwäche eingetreten.

Bei heftigerem Fieber schadet aber meiner Erfahrung nach ein Gramm Antipyrin nicht, wenn nicht eine Idiosynkrasie gegen das Mittel besteht. Die sonst anzuwendenden Mittel ergeben sich in dem einzelnen Falle aus der speciellen Lokalisation. Man wird bei Husten Narkotika verordnen u. s. w. In den Anfangsstadien ist eine örtliche Behandlung in der Regel überflüssig. Die katarrhalischen Erscheinungen verlieren sich meistens ohne Nachhilfe. Etwa zurückbleibende Röthungen und Schwellungen der Schleimhäute, z. B. die fleckige Röthung der Stimmlippen, wird man am Besten nach den bei dem chronischen Katarrh angegebenen Methoden beseitigen. Die Eiterungen in den Nebenhöhlen und unter der Schleimhaut kann man indessen nicht früh genug in

Behandlung nehmen. Bei denen der Nebenhöhlen genügen in solchen akuten Fällen oft eine oder mehrere Ausspülungen, um die Heilung herbeizuführen. Man wird zunächst versuchen müssen, diese Ausspülungen durch die natürlichen Öffnungen vorzunehmen; die Eröffnung einer Nebenhöhle auf künstlichem Wege wird wohl immer erst nach einiger Zeit in Frage kommen.

Bei den Lähmungen empfiehlt sich die Anwendung des Strychnins subkutan oder innerlich, wie ich es bei der Diphtherie, Seite 503, angegeben habe.

p) Die Erkrankungen der oberen Luftwege bei Erysipel.

Das Erysipel der oberen Luftwege war nach dem, was KUTTNER darüber schreibt, schon dem HIPPOKRATES bekannt, ist dann von RYLAND, SEMELEDER und in den letzten Jahren von GERHARDT, MASSEI und KUTTNER einer genaueren Würdigung unterzogen worden.

Als Ursache hatte vor einer Reihe von Jahren schon FEHLEISEN einen *Streptococcus erysipelatos* gefunden, dessen Berechtigung zum Sonderdasein aber dann in Zweifel gezogen wurde und von dem jetzt ganz allgemein angenommen wird, dass er mit dem *Streptococcus pyogenes*, Tafel V Fig. 5, identisch ist, also mit dem Kokkus, den wir als eine der hauptsächlichen Ursachen eitriger Processe kennen gelernt haben. Es ist, wie ich schon Seite 299 angeführt habe, von SEMON die Frage aufgeworfen worden, ob nicht alle die verschiedenen oedematösen oder submukösen oder phlegmonösen Entzündungen im Halse, je nach Virulenz und Lokalisation in der Tiefe, nur Äusserungen einer und derselben Krankheit seien; das richtige Halserysipel wäre danach die sich auf die Schleimhaut beschränkende Form der Streptokokkenkrankheit, die ja auch in der äusseren Haut auf die Cutis beschränkt bleibt, wenn sie nicht tiefer geht! SEMON tritt sehr für diese Ansicht ein, und ich möchte mich seinen Ausführungen ganz anschliessen, wenn auch die einzelnen Fälle der eben genannten Erkrankungen im ganzen Verlauf und Aussehen ausserordentlich verschiedene sein können. Sollten weitere Beobachtungen die Ansicht bestätigen, so müsste der Abschnitt über das Erysipel künftig mit den eitrigen Entzündungen zusammen abgehandelt werden. Ob daneben noch ein durch andere Eitererreger verursachtes sogenanntes sekundäres Erysipel vorkommt, ist noch zweifelhaft; FELSENTHAL erwähnt einen von RHEINER beschriebenen Fall, in dem es durch Typhusbacillen bedingt war, und JORDAN und FELSENTHAL selbst haben Kranke beobachten können, bei denen sie den *Staphylococcus aureus* und *flavus* als Ursache des Erysipels fanden.

Das Erysipel kommt primär im Halse vor; GRÜNWALD war
der Ansicht, dass diese Art immer durch Erkrankungen der Nebenhöhlen bedingt sei, allein er ist mit dieser seiner Ansicht nicht
durchgedrungen; weitere Beobachtungen müssen die Beziehungen
der Nebenhöhlen zu dem Erysipel erst noch beweisen. Ich habe
mich von der Richtigkeit der Ansicht GRÜNWALD's auch noch
nicht überzeugen können. Die Schwierigkeit liegt darin, dass die
das Erysipel bedingenden Streptokokken sehr häufig auch ·Eite-
rungen in den Nebenhöhlen hervorrufen und es dann schwierig
ist, zu entscheiden, was das primäre war. In der Regel beginnt
das Erysipel der oberen Luftwege im Schlunde mit einer gleich
sehr starken Röthung der Schleimhaut, die sich dann durch die
Nase oder bei schon vorhandenem Durchbruch des Trommelfells
auch durch das Ohr nach aussen verbreiten und von da über
den ganzen Körper wandern kann. Der umgekehrte Weg, dass
eine aussen entstandene Erkrankung nach innen wandert, ist bei
Weitem seltener.

Die Streptokokken nisten sich besonders gern in den früher
beschriebenen Exkoriationen an dem vorderen Ende der Nasenscheidewand ein oder in sonstigen Entzündungen am Naseneingang
oder in Rhagaden an den Mundwinkeln.

Die Erscheinungen, die das Erysipel in den oberen Luftwegen macht, sind von MASSEI genauer beschrieben worden. Die
Krankheit beginnt gleich mit sehr hohem Fieber, wie bei dem
Erysipel der äusseren Haut, dann entsteht Schluckweh durch die
rasch sich steigernde Schwellung der Schlundschleimhaut mit intensiver Röthung, insbesondere in der Gegend der Mandeln. Der
Schlund sieht wie roth lackirt aus. Dazu gesellt sich recht häufig
und als ganz besonders charakteristisch schon bald ein entzündliches Oedem der Schleimhaut des Kehlkopfs, hauptsächlich des
Eingangs, mit all den möglichen früher schon geschilderten,
schweren Folgen. Am zweiten oder dritten Tage wandert die
erysipelatöse Röthung gewöhnlich nach aussen, durch die Nase,
den Mund, den Thränennasenkanal oder das Ohr. So lange es
sich auf den Schlund beschränkt, hat es eine grosse Ähnlichkeit
mit der SENATOR'schen *Phlegmone acuta infectiosa*. Siehe Seite 297.

Die Differentialdiagnose des Erysipels von einer gewöhnlichen Angina ist in der Regel leicht durch das hohe Fieber, das
intensive Ergriffensein des Gesammtorganismus und durch die sehr
starke Röthung der Schleimhaut zu machen. Bei der *Phlegmone
acuta infectiosa* macht sich die Schwere der Erkrankung meist
noch zeitiger durch die Schädigung des Allgemeinbefindens und
namentlich durch das Ergriffensein des Sensorium geltend; bei
ihr ist indessen die Röthung in der Regel nicht so stark, wie bei
dem Erysipel.

Bei der Behandlung des Erysipels in den oberen Luftwegen
ist die Prophylaxe von ganz besonderer Wichtigkeit und sehr

wirksam. Man muss sich bemühen, die Exkoriationen und die Entzündungen am Naseneingang und an anderen Stellen zu heilen. Ich habe schon gar manchen Menschen dadurch von seinen immer wiederkehrenden Erysipelen endgültig befreit. Wichtig ist bei dem Erysipel, die Kräfte durch eine dem Zustande des Kranken angepasste Ernährung zu erhalten. Die *Angina erysipelatosa* bekämpft man mit Kälte in der Form der Eiskravatten und Eisstücken zum Schlucken oder durch Darreichung von Fruchteis, namentlich dem von Citronen und Orangen.

Bei dem Oedem des Kehlkopfs kann man zuerst Skarifikationen versuchen. Da dasselbe mitunter sehr rasch zunimmt, so wird man nicht zu lange mit der Tracheotomie zögern dürfen. Die Prognose der Tracheotomie ist dabei freilich nicht sehr günstig, immer aber doch besser als bei der *Phlegmone acuta infectiosa*.

Ich möchte hier noch einmal auf das schon erwähnte Antistreptokokkenserum von CHARRIN und ROGER, mit dem JACQUOT angeblich günstige Versuche angestellt hat, sowie das von MARMOREK zurückkommen, deren Wirksamkeit aber noch nicht über allem Zweifel erhaben ist. Das Letztere wird von der Société chimique des usines du Rhône in Lyon im Grossen dargestellt; bis jetzt haben die Thiere aber, wie es scheint, noch nicht die nöthige Immunisirung erreicht.

15. Die Erkrankungen der äusseren Haut,

die sich

in den oberen Luftwegen zeigen.

Eine ganze Anzahl von Hautkrankheiten findet man in den oberen Luftwegen, namentlich in dem Mund und Rachen wieder, allerdings in manchmal etwas verändertem Aussehen, bedingt durch den anatomischen Charakter der Schleimhaut.

Abgesehen von den schon besprochenen Ausschlägen bei den akuten Exanthemen ist wohl der Herpes die auf der Schleimhaut der oberen Luftwege am Häufigsten vorkommende Erkrankung. Ich habe den Eindruck, dass unter dem Begriff Herpes mehrere verschiedene Processe vereinigt werden, von denen ich aber keine weiteren Unterscheidungsmerkmale angeben kann, als dass die einen auf nervösen, die anderen auf bakteriellen Ursachen zu beruhen scheinen. Man kann eigentlich zwei Formen des Herpes unterscheiden: die akute und die chronische mit akuten Schüben.

Der akute Herpes ist meistens mit der gleichen Erkrankung am Lippenrande verbunden. Er tritt oft mit einem recht heftigen Fieber auf; ich habe selbst einmal nach einem heftigen Schüttelfrost ein solches von über 41 Grad gehabt, das in eine Eruption einer Anzahl Herpesbläschen am Lippenrande endete. Bei kaum einer anderen Krankheit habe ich so häufig eine so hohe Temperatur gleich im Anfang gesehen. In wenig Stunden erreicht das Fieber 40—41 Grad. Man kann da freilich das Sprüchwort anwenden: „Gestrenge Herren regieren nicht lange." Nach sechs bis zwölf Stunden fällt die Temperatur und es tritt ein leicht brennender Schmerz an den Lippen auf, dem eine umschriebene Röthe an einer oder mehreren Stellen folgt, auf der Bläschen entstehen, mit anfangs durchsichtigem, dann trübem Inhalt; nach einigen Tagen trocknet das Bläschen allmählich ein, es bildet sich ein Schorf, der, wenn er nicht gestört wird, nach acht bis vierzehn Tagen abfällt. Es scheint diese Form die echteste Erkältungskrankheit zu sein. Ausserdem sind unter den Ursachen des Lippen-

herpes auch akute fieberhafte Krankheiten zu nennen, wie die
Pneumonie, der Typhus und gelegentlich auch die Diphtherie,
vielleicht ist er in diesen Fällen bakteriellen Ursprungs. Man
schreibt ihm ja eine günstige Bedeutung für die Prognose der genannten Krankheiten zu. Gleichzeitig mit der geschilderten
Lippenerkrankung, mitunter auch schon vorher oder gewöhnlich
nachher zeigen sich dieselben Bläschen im Munde, neben an der
Zunge, am weichen Gaumen, auf den Mandeln, selten am harten
Gaumen, noch seltener im Schlunde oder am Kehldeckel. Mitunter ist aber auch eine solche Blase am Kehldeckel die einzige
Lokalisation, wie ich es erst vor ganz Kurzem wieder gesehen
habe. Die Bläschen auf der Schleimhaut halten sich nicht so
lange, wie diejenigen auf der Haut, das abgehobene Epithel ma-
cerirt in der feuchten Wärme rasch, die Blase platzt sehr bald
und hinterlässt einen gelben, mitunter etwas blutigen Fleck, der
am zweiten Tage gewöhnlich schon weissgelblich ist. Dieser
speckige Belag löst sich nach und nach und hängt nachher wie
eine Membran auf der Schleimhaut, während er anfangs anscheinend in derselben gelegen ist; dann stösst er sich ganz los und
die Stelle heilt ohne Narbe. Die vertieften Stellen sind meist mit
einem scharfen Rande versehen, wenigstens bis zu der Abstossung
der kleinen nekrotischen Membranen und finden sich entweder
einzeln oder bis zu zwanzig und mehr in Gruppen vereinigt,
ganz ähnlich wie bei dem *Herpes zoster* auf der äusseren Haut.
BOHN erwähnt, dass der Zoster der Schleimhäute der oberen
Luftwege, sowie der Geschlechtsorgane nicht so selten sei; der
Herpes praeputialis, den er auch hierher rechnet, sei ja eine bekannte Krankheit. Ferner geselle sich zu dem im Trigeminus-
gebiet vorkommenden Zoster öfter ein solcher der Wangen, des
Zungenrandes und des Zahnfleisches, selten des Gaumens, der
Uvula und der Mandeln. Von einigen Autoren, unter Anderen
von GOTTSTEIN, wird ja der gewöhnliche Herpes ebenfalls auf
eine Nervenerkrankung zurückgeführt, weil er immer nur einseitig vorkomme. Meine bei der chronischen Form gleich zu erwähnenden Kranken haben oft doppelseitige Bläschenausbrüche
gehabt. Das würde immer noch nichts gegen die erwähnte Ansicht beweisen, denn auch der Zoster kommt auf der äusseren
Haut, wenn auch selten, auf beiden Seiten zugleich vor.
GERHARDT erklärt die Entstehung des *Herpes labialis* durch eine
geringe Schädigung, welche die Trigeminusäste in ihren engen
Knochenkanälen durch die Füllung der sie begleitenden Arterien
erleiden.

Nicht so ganz selten hat GERHARDT den Herpes nach längerem
Gebrauch von Arsenik auch auf der Hals- und Mundschleimhaut
gesehen. In einem von SCHULTZEN mitgetheilten Falle erstrecken
sich die Bläschen bis auf die Stimmlippe.

Die chronische Form, wie ich sie nennen möchte, verläuft

anders. Solche Kranke leiden ihr Leben, oder doch sehr viele
Jahre lang an beständig wiederkehrenden Herpeseruptionen in
den oberen Luftwegen, die sich in einzelnen oder mehrfachen
Blasen äussern. Gewöhnlich geht auch dieser Eruption ein ge-
linder, oft nur sehr kurz dauernder Frost voran; meistens ist
es aber so, dass der Kranke am Schmerz merkt, dass wieder ein
Ausbruch stattgefunden hat, und sich dann erinnert, dass er, im
Laufe des Vormittags z. B., einen Augenblick gefroren habe; oft
sind es dann nur kleine Bläschen auf oder neben der Zunge.
Einer meiner Kranken hatte sie vorwiegend an den Gaumenbogen
und dem Kehldeckel, hie und da konnte man sie bei ihm auch
auf den Stimmlippen sehen. Ein Anderer hatte sie sein ganzes
Leben hindurch bis in sein achtzigstes Jahr ebenfalls wiederholt
im Kehlkopf, an den Taschen- und Stimmlippen, gewöhnlich aber
nur in der *Pars oralis*. Diese chronische Form macht mitunter
Pausen von Jahren; ich habe aber noch keinen Fall gesehen,
der dauernd davon befreit geblieben wäre. Man hat behauptet,
dass besonders der chronische Herpes in Folge von neurasthenischen Einflüssen entstehe; bei meinen beiden schlimmsten
Kranken waren dieselben nicht zu bemerken. Andere halten
Verdauungsstörungen, noch Andere Neigung zu Erkältungen für
ursächlich wichtig. Ich glaube, dass die Aetiologie dieser chronischen Form noch nicht genügend aufgeklärt ist, dass man vielleicht einen bakteriellen Ursprung annehmen muss. Der eine
meiner Kranken, der in sehr guten äusseren Verhältnissen lebt,
hat sich allen möglichen örtlichen und allgemeinen Kuren unterzogen; er hat seine Blasen nach wie vor.

Eine besondere, dem Herpes sehr ähnliche Form ist das *Ulcus
benignum*, das von HERYNG zuerst beschrieben wurde und das ich
auch oft gesehen habe. Es gleicht ganz einer grossen Herpes-
blase, ist aber fast ausschliesslich solitär und sitzt immer auf dem
vorderen Gaumenbogen, nahe dem unteren Ende oder etwas höher.
Für diese Form hat HERYNG die Ursache in Streptokokken zu
finden geglaubt.

Im vergangenen Jahr sah ich ein HERYNG'sches *Ulcus benignum*
sich an eine bakteriell bestätigte echte Diphtherie anschliessen.

MOURE und MENDEL haben bei Menschen unter 30 Jahren
eine Form von Geschwüren auf den Mandeln beobachtet, die angeblich grosse Ähnlichkeit mit dem Schanker haben soll, MENDEL
nennt sie geradezu *Amygdalite ulcéreuse chancriforme*, MOURE *lacu-
naire ulcéreuse aigue;* zum Unterschied von Schanker fehlen bei ihr
die Drüsenschwellungen. Der Beschreibung nach sind beide
Arten hierher zu rechnen; MOURE giebt freilich besonders an,
dass sie bisweilen gruppenweise auftreten; die einzelnen Blasen
sollen über einen Centimeter gross werden.

Die subjektiven Beschwerden bestehen bei allen Herpes-
formen fast nur in Schmerzen und einer etwas vermehrten Sali-

vation. Die Schmerzen können bei beiden Formen so lebhaft sein,
dass die Sprache und die Nahrungsaufnahme erschwert sind.
Sobald einmal eine reichlichere Granulationsbildung auf der
wunden Stelle eingetreten ist, lassen die Hauptbeschwerden nach.

Die Diagnose des akuten Herpes ist nicht schwer, wenn
man den akuten fieberhaften Beginn beachtet. Die chronische
Form kann eine grosse Ähnlichkeit mit Aphthen haben, welche
aber mehr pseudomembranöse Ausschwitzungen darstellen.

Die Prognose der akuten Form ist ganz gutartig, die der
chronischen, in Bezug auf eine völlige Heilung aber immerhin
etwas ungewiss; sie bedroht nicht das Leben, macht aber dem
Kranken recht viel Beschwerden.

Die Behandlung richtet sich nach der Ursache; namentlich
wird man verweichlichte Kranke abzuhärten suchen und nervöse
nach den schon öfter erwähnten Grundsätzen behandeln. In
manchen Fällen thun Arsenikkuren recht gut. Als bestes örtliches
Mittel habe ich bei allen mit Bläschen auftretenden Erkrankungen
das Bepudern oder Einreiben mit Thioform oder Nosophen gefunden. Es ist erstaunlich, wie rasch sie oft danach schwinden.
Sonst sollte man nicht zu starke Mundwasser anwenden: ein- bis
höchstens zweiprocentige Lösungen von *Natr. biboracicum* oder
Salol oder Borsäure u. s. w. Zur augenblicklichen Linderung der
Schmerzen kann man auch Kokain in zehnprocentiger Lösung
oder die Anginapastillen verordnen, wenn man z. B. einem Sänger
oder Redner das Auftreten oder Anderen die Nahrungsaufnahme
bei sehr heftigen Schmerzen ermöglichen will.

Niemeyer empfahl, um die Rückfälle zu verhüten, eine Lösung
von chlorsaurem Kali lange fortgurgeln zu lassen; in den hart-
näckigeren Fällen hilft dies auch nichts.

An dem Gaumensegel kommen miliumartige, griesmehl-
grosse Körnchen auf der Schleimhaut vor, welche sich nicht
wegwischen lassen und einen hellen Inhalt haben. Sie verändern
sich nicht, machen keine Beschwerden und verschwinden wieder
von selbst. Man muss von ihnen die bei der Untersuchung hie
und da aus den Mündungen der Schleimdrüsen austretenden
Schleimtröpfchen unterscheiden, die sich wegwischen lassen, sonst
aber genau so aussehen.

Ich habe im Sommer 1874 vier Fälle einer Bläschenbildung
im Halse gesehen, die ich dem Aussehen nach nicht anders als
mit dem Namen Ekzem bezeichnen kann. Der erste Fall betraf
einen Bauer aus dem Odenwald, bei dem unter Fieber eine
kolossale Menge, Millionen von ganz kleinen Bläschen im Munde,
Hals, bis auf den Kehldeckel und die aryepiglottischen Falten entstanden waren. Es waren Anfangs ganz kleine, mit hellem Inhalt gefüllte Bläschen, welche theilweise zusammenflossen, nicht
aber grössere Blasen bildeten. Der Inhalt trübte sich wie bei dem
Herpes, die Bläschen platzten, hinterliessen einen gelben, etwas

vertieften Fleck, der sich dann als eine kleinste Pseudomembran abstiess. In Zeit von 10 Tagen war das Ganze spurlos verschwunden. Kurz darauf kam ein Mädchen aus dem Spessart, die nicht verwandt oder bekannt mit dem ersten Kranken war, mit denselben Erscheinungen, nur dass die Zahl der Bläschen sich in den Tausenden hielt. Etwa drei Wochen später bat mich ein Kollege aus Homburg, zwei Kinder mit ihm zu sehen, die an einer Art Halsentzündung litten, welche er noch nie gesehen habe. Es war dieselbe Form. In allen Fällen war der Beginn ein fieberhafter gewesen. Sie heilten Alle in einigen Tagen ohne Narben. Ich habe seitdem nie wieder etwas Ähnliches gesehen, auch nicht bei der Maul- und Klauenseuche, und auch in keinem Buche etwas darüber gefunden. Auf der äusseren Haut war in keinem der Fälle ein Ekzemausschlag vorhanden, wie ich überhaupt auch bei starken Ekzemerkrankungen der äusseren Haut nie einen solchen Ausschlag der Schleimhaut gesehen habe. Die drei genannten Plätze liegen 40 resp. 100 Kilometer von einander entfernt, ein Zusammenhang der Fälle ist also ausgeschlossen.

Alle die besprochenen Bläschenausschläge auf der Schleimhaut sind zu unterscheiden: erstens von dem Sor, der mehr erhabene Flecke bildet und zweitens von dem Bläschen bei der Maul- und Klauenseuche. Den Sor werde ich in dem nächsten Abschnitte bei den Parasiten abhandeln, da der ihn erzeugende Mikroorganismus bekannt ist.

Die Maul- und Klauenseuche der Wiederkäuer ruft bekanntlich bei dem Menschen sehr ähnliche Erscheinungen hervor. Die Verbreitung derselben geschieht in der Regel durch die rohe Milch. Ebstein hat sie auch nach dem Genusse von Siebkäse, Esser und Schlatter nach dem von Butter beobachtet.

Die Inkubation dauert 3—4 Tage, dann tritt unter bisweilen recht heftigen Fiebererscheinungen starke Röthung der Mund- und Rachenschleimhaut auf, mit zahlreichen mittelgrossen Bläschen. Hie und da zeigt sich auch auf der äussern Haut ein masernähnliches Exanthem (Ebstein) oder ein bullöser Ausschlag an den Händen (Schlatter); im Gesicht soll die Haut nie betheiligt sein. Die Dauer der Krankheit beträgt 8—10 Tage. Lewin will beobachtet haben, dass die Erkrankungen im Anfang einer Epidemie gutartig sind und später immer schlimmer werden; über Todesfälle ist schon von verschiedenen Autoren berichtet worden. Trotzdem ist die Prognose im Ganzen eine recht günstige.

Die Behandlung muss vor Allem in der Prophylaxe bestehen, in dem Kochen der Milch. Nach den Erfahrungen bei zwei Epidemien in der hiesigen Milchkuranstalt schadet der Genuss der genügend gekochten Milch selbst Säuglingen nichts. Bei ausgebrochener Krankheit kann man die soeben beim Herpes erwähnten Mittel anwenden.

Zu den Krankheiten der Haut, die eine bedenkliche Repräsentation in den oberen Luftwegen finden können, gehört der Pemphigus. Als Ursache desselben, wie von so verschiedenen anderen eitrigen Processen, müssen wir nach den Untersuchungen von Strelitz, Almquist und Anderen wahrscheinlich den *Staphylococcus pyogenes aureus* ansehen. Strelitz fand ihn beim *Pemphigus neonatorum*. Almquist, der ihn bei solchen ebenfalls gefunden, impfte sich ihn ein, dasselbe thaten auch Strelitz und Holz, alle mit positivem Erfolge. Welches die Bedingungen sind, unter denen der genannte Pilz gerade mit dieser eigenthümlichen Wirkung auftritt, ist nicht bekannt, ob er überhaupt als die Ursache anzusehen ist, oder ob nicht, wie beim *Herpes zoster*, ursprünglich eine Erkrankung der Nerven, vielleicht der trophischen Nerven mit im Spiele ist, das müssen weitere Beobachtungen entscheiden. Der Verlauf einiger in der letzten Zeit von mir gesehenen Fälle würde fast dafür sprechen.

Die Besonderheit des Pemphigus der oberen Luftwege besteht darin, dass man höchst selten einmal eine richtige Blase zu Gesicht bekommt. Ich habe jetzt acht Fälle beobachtet, es ist mir aber trotz der häufig wiederholten Untersuchungen der Kranken nur einmal gelungen, eine solche Blase auf der Epiglottis zu sehen, am nächsten Tage schon war sie geplatzt. Schrötter hat die Blasen, wie er berichtet, öfter zu Gesicht bekommen. Wie bei den anderen Bläschenausschlägen im Halse hat nämlich die Epidermisschicht, welche die Blase bildet, in der feuchten Wärme des Halses nur einen ganz kurzen Bestand.

Der Pemphigus der oberen Luftwege ist fast ausnahmslos mit einem solchen der äusseren Haut verbunden und in diesen Fällen ist die Diagnose natürlich leicht.

Die ziemlich grossen Blasen des Pemphigus auf der Haut sind ja sehr charakteristisch. Es giebt aber auch zweifelhafte Formen. So fand sich gerade in dem ersten von mir gesehenen Fall eine sogenannte essentielle Atrophie der *Conjunctiva bulbi*. Der Fall ist von Steffan beschrieben und aus ihm der Beweis geschöpft worden, dass diese Atrophie ein Pemphigus der Konjunktiva ist. Der Fall war auch sehr geeignet, den Beweis dafür zu erbringen. Die Krankheit begann mit Pemphigusblasen in der Umgebung des Auges. Die Blasen zeigten sich während der ganzen Dauer der Erkrankung nur auf dieser und nie auf einer anderen Stelle der äusseren Haut. Dann traten auf der Konjunktiva epithelentblösste Stellen auf, welche zum Symblepharon führten; die Eruptionen auf der Haut und auf der Bindehaut wiederholten sich oft. Nachdem die ganze Konjunktiva mit dem Bulbus verwachsen war, zeigten sich auch auf der Hornhaut Geschwüre, die nach und nach zur beiderseitigen *Phthisis bulbi* führten. Zu gleicher Zeit mit der Erkrankung am Auge hatten immer Ausbrüche der Blasen im Halse stattgefunden, welche ich, ohne die Blasenbildung bis dahin gesehen zu haben, als Pemphigus be-

trachten musste. Durch vorhergehende Eruptionen waren schon
Verwachsungen der hinteren Gaumenbogen mit der Schlundwand
eingetreten, welche nach und nach auch zu einem vollständigen
Verschlusse nach der Nase zu führten. Dieselben Geschwüre
zeigten sich auch auf dem Kehldeckel, und da gelang es mir
einmal, die kleinbohnengrosse Blase mit gelblichtrübem Inhalte
zu sehen. Auch auf den Taschen- und Stimmlippen fand ich dieselben wunden Stellen. Später hat LANDGRAF einen mit Ausnahme
der Vereiterung der Hornhaut ebenso verlaufenen Fall beschrieben,
vielleicht ist die *Phthisis bulbi* seit der Veröffentlichung auch eingetreten. Es sind dann noch eine Anzahl solcher am Auge und
im Hals lokalisirter Fälle bekannt geworden. In LANDGRAF's zwei
weiteren Fällen fand er einen ausgebreiteten Pemphigusausschlag
auf dem ganzen Körper. Einer meiner Kranken hatte, als ich
ihn sah, keinerlei Ausschlag auf der äusseren Haut.

Die Krankheit beginnt auf der Schleimhaut mit einer blutig
suggillirten Stelle unter dem Epithel von Linsen- bis Bohnengrösse,
danach folgt ein Abheben des Epithels in Form einer sehr rasch
vergehenden Blase mit serösem, bald sich trübendem Inhalt. An
Stelle der geplatzten Blase bemerkt man einen grösseren gelben,
Anfangs etwas über die Fläche der Schleimhaut erhabenen Fleck,
der mit Resten der Epithelblase in Form von weisslichen Lappen
mehr oder weniger bedeckt oder umgeben ist. Dieses längere
Erhaltenbleiben der Epithelfetzen scheint mir recht bezeichnend
für den Pemphigus der Schleimhaut. In der Regel erst nach
langer Zeit stösst sich der gelbe Belag ab, der Grund der Stelle
wird roth granulirend, dann heilt sie ohne Substanzverlust oder
mit einem solchen, und dieser führt dann zur Bildung von Narben,
die ich schon oben als Anlass zu Verwachsungen des weichen
Gaumens erwähnt habe; Verwachsungen im Kehlkopf mit Stenose
finde ich nirgends erwähnt. Man sollte nach dem Vorkommen
der Narben an den Gaumenbogen dieselben auch im Kehlkopf
erwarten dürfen.

Der gewöhnliche Sitz ist der weiche Gaumen und die Wangenschleimhaut, doch ist die Zunge ebenso wie die Lippen selten
ganz frei. Der Naseneingang und der äussere Rand des Mundes
werden auch hie und da befallen, in dem stärksten meiner Fälle
ging der Process aus dem Munde auf die äussere Haut in den
Bart über und veranlasste da eine knotige, drusige Verdickung,
die mit der ursprünglichen Krankheit nicht die entfernteste Ähnlichkeit hatte. Meistens sind die Blasen in grösserer Anzahl und
Verbreitung auf der Schleimhaut vorhanden, fast nie solitär.

In den beiden zuletzt von mir gesehenen Fällen breitete sich
die Krankheit unter immer öfter auftretenden Schüben über den
ganzen Körper aus, nahm schliesslich die Gestalt des *Pemphigus
vegetans* an, und führte bei beiden Patienten nach schwerem Leiden
unter Erschöpfung zum Tode.

Bohn erwähnt, dass auch der *Pemphigus neonatorum* auf die Schleimhaut der Nase und des Mundes übergehe.

Wenn man die Krankheit einmal gesehen hat, wird man sie nicht leicht mit anderen verwechseln können. Gerade das Mehrfache und die Grösse der wunden Flecke wird schon von vornherein auf die Diagnose hinleiten, welche durch die Untersuchung der äusseren Haut dann in der Regel bald eine Bestätigung erhält. Freilich muss man sich dabei erinnern, dass auf der Haut die Blasen ebenfalls keine längere Dauer haben, sondern auch da bald blutig gefärbten Krusten Platz machen. Syphilitische Geschwüre in den oberen Luftwegen sind immer tiefer, mit schärferen Rändern versehen, höchstens könnten in Heilung begriffene tertiäre Geschwüre zu Verwechslungen führen. Dem Schleimhautpemphigus sehr ähnliche Bilder findet man bei den Chromsäuregeschwüren im Schlunde. Litten hat ferner einen dem Pemphigus sehr ähnlichen Ausschlag beschrieben, den er für eine Folge des Gebrauchs von Rheum hielt. Ich habe sehr viel Rheum in meinem Leben verordnet, aber nie einen solchen Fall gesehen; da der Ausschlag sich aber nach Aussetzen des Mittels verlor, so muss man doch einen ursächlichen Zusammenhang annehmen. Sehr ähnlich wird wohl auch eine von Bresgen erwähnte, rasch in Geschwürsbildung übergehende Mundentzündung aussehen. Er beschreibt dieselbe als hauptsächlich bei den Arbeitern vorkommend, die die grünen Stengel der künstlichen Blumen machen. Dieselben befeuchten bei der Arbeit die Finger mit Speichel, wodurch sie den grünen Farbstoff in den Mund bringen.

Die Prognose des Pemphigus ist ungünstig, da es selten gelingt, ihn dauernd zu heilen. Immer wieder auftretende Rückfälle schwächen den Kranken, bis er einer interkurrirenden Krankheit oder der Erschöpfung erliegt; die erste meiner Kranken wurde aber trotzdem über 80 Jahre alt.

Einen Zusammenhang des Pemphigus mit solchen inneren Krankheiten, die zu Kachexien führen, wie Mosler annnimmt, z. B. mit Krebsen, konnte ich in meinen Fällen nicht nachweisen; die Kachexie war, wie ich annehme, durch die aufgehobene Hautathmung bedingt.

Therapeutisch empfiehlt sich die arsenige Säure in steigender und danach wieder abnehmender Dosis von 1 bis zu 10 mgm. Sie muss aber anhaltend genommen werden, mindestens während 6 Monaten. In sehr hartnäckigen Fällen habe ich auch vorübergehenden Nutzen von lauen Thermalbädern gesehen, so von Wildbad oder Gastein und Anderen oder durch prolongirte Bäder im Hause.

Von dem Vorkommen des Lupus in der Mundschleimhaut habe ich früher gesprochen.

Die Furunkulose des Eingangs der Nase ist eine recht schmerzhafte Erkrankung. Sie hat ihren Sitz in den Haarbälgen der Vibrissae.

Äusserlich sieht man nur eine umschriebene Röthe der Nasenhaut, nach innen, wenn es schon so weit gekommen ist, das gelbe
Knöpfchen des Furunkels. Er hat denselben Verlauf, wie der
der äusseren Haut, gleicht ihm auch darin, dass oft viele hinter
einander kommen. Die ganz in der vorderen Tasche gelegenen
Furunkel sieht man am Besten, wenn man einen Kehlkopfspiegel
mit der spiegelnden Fläche nach oben an die Lippe hält.

Die Schmerzen können über den halben Kopf ausstrahlen, in
die Zähne u. s. w.

Die Behandlung der Furunkulose besteht am Besten darin,
dass man einen erbsengrossen Wattebausch mit Perubalsamsalbe,
1 zu 10, in die vordere Tasche einlegt. Diese erweicht die Pusteln
sehr rasch. Bei grosser Schmerzhaftigkeit sind auch Leinsamenumschläge ganz angebracht, welche trotz Allem, was man dagegen
einwenden mag, immer noch am Meisten lindern, wenn man sie
nicht zu heiss auflegt. Ist die Eiterung einmal mehr ausgesprochen,
so lassen die Schmerzen gewöhnlich nach. Ein zu frühes Einschneiden, wenn es nicht sehr gründlich gemacht wird, vermehrt
den Schmerz; ist der Eiterkopf deutlich geworden, so macht der
Nachlass der Beschwerden in der Regel einen so schmerzhaften
Eingriff unnöthig.

Bei oft recidivirenden Furunkeln pflege ich die Haut des
Naseneingangs einige Wochen lang alle Tage mit Sublimatlösung
1 zu 10 000 zu desinficiren.

Das Erythem der Nasenspitze ist oft Folge eines chronisch
entzündlichen Zustandes des Naseninnern, besonders wenn daneben
noch die Nasenathmung behindert ist. Es ist aber auch nicht
selten bei Brillenträgern zu finden, als Folge des behinderten
Rückflusses aus den Nasenvenen. Nasenklemmer wirken durch
Druck auf die *Vena ophthalmica* noch nachtheiliger. Bei Frauen
findet man die Röthung der Nasenspitze oft in Verbindung mit
Menstruationsstörungen und Uterinleiden. Erfrierung und wiederholte Sonnenstiche hinterlassen ebenfalls oft eine dauernde Röthung
der Nase. Geistige Getränke wirken mehr indirekt durch vermehrte Schwellung der Nasenschleimhaut auf die Farbe der äusseren
Nasenhaut. Die weinfröhliche Röthung der Nase wird häufig in
den poetischen Verherrlichungen des Rheinweins erwähnt und beruht diese dichterische Verwendung sicher auf guter Beobachtung
und gründlichem Studium an der Quelle. Mancher kommt durch
seine rothe Nase allerdings auch in falschen Verdacht; seinen Ver-
sicherungen der Mässigkeit wird meistens wenig Glauben geschenkt.

In stärkeren Graden bilden sich knotige Schwellungen in der
Nasenhaut, die *Acne rosacea*. Diese Knoten vereitern und geben
auch zu schmerzhaften furunkelähnlichen Bildungen Anlass, die
aber in der Regel einen langsameren Verlauf haben. Das bei dem
Sklerom schon erwähnte Rhinophyma wird von Manchen als eine
entwickeltere Form von *Acne rosacea* betrachtet.

Zur Behandlung des Rhinophyma empfehlen LUCAS-CHAM-
PONNIÈRE und LASSAR das Abtragen mit dem Messer, die basale
Dekortikation mit nachherigem Jodoformverband oder der Trans-
plantation nach v. THIERSCH. LASSAR hat auf diese Art Fälle in
10 Tagen heilen sehen.

Auch gewöhnliche Aknepusteln finden sich im Eingang der
Nase und äusserlich an derselben nicht so ganz selten. Sie sehen
aus wie kleine Furunkel und machen in der Regel nicht sehr
heftige Beschwerden. Ähnlich ist die Jodakne, welche bei einer
grösseren Anzahl von Menschen während einer Jodkalikur auftritt. Ich glaube, dass sie, wie der Jodschnupfen, durch Zusatz
eines Alkali zu dem Jodkali verhindert werden kann. WALKER
hat einen Fall beschrieben, in welchem diese Joderkrankung eine
fast einen Centimeter hohe Schwellung der äusseren Haut der
Nase bewirkte, welche mit dem Rasirmesser abgetragen und durch
Pyoktanin geheilt wurde.

Auch die Urticaria kommt in den oberen Luftwegen vor.
In einer Sitzung der Société médicale des Hôpitaux stellte
LAVERAN einen Officier vor, der, alle Morgen regelmässig an verschiedenen Ausbrüchen von Urticaria leidend, an demselben Morgen
mit Schluckweh ohne Fieber aufgewacht war. Die Uvula war
stark oedematös und roth, die Mandeln geschwollen, das Athmen
behindert, auch auf der Zunge befand sich ein Fleck. In derselben Sitzung wurde noch über andere Fälle berichtet, MOUTARD-
MARTIN hat einen Fall auf Zunge und Lippen bei einer Dame
gesehen, RENDU sah bei einem Kinde in Folge von Urticaria
bedenkliche Erscheinungen im Halse auftreten, SEVESTRE beschreibt
sie als Folge des Genusses von Muscheln, LABBÉ beobachtete an
sich selbst und an einer Kranken die Erscheinungen der Schleim-
hauturticaria.

Bekanntlich wird die Urticaria von manchen Kollegen als
eine Theilerscheinung der Neurasthenie angesehen. Ich habe sie
auch oft bei neurasthenischen Menschen beobachtet. Sie würde
dann mehr als eine vasomotorische Neurose aufgefasst werden
müssen.

Der *Lichen ruber planus* kommt auf der Schleimhaut der
oberen Lufwege sowohl sekundär als auch primär vor. Eine
recht hübsche Zusammenstellung der Fälle hat MARX in seiner
Dissertation gegeben. Er beschreibt ihn wie folgt: „Die Wangenschleimhaut beiderseits ist bedeckt mit einem Netz von weisslichen,
bei dem Darüberfühlen rauhen Streifen, welche sich manchmal
unregelmässig verbreitern, manchmal wieder gleichmässig schmal
erscheinen, dazwischen befinden sich wenig ganz freie Stellen.
In dem Netzwerk sind Haufen von weisslichen oder bläulichweissen Stippchen eingestreut, die entweder diskret stehen oder
konfluiren. Die Affektion geht vorn bis an die Haut der Lippen,
hinten bis an die Zungengaumenbogen. Auf der Oberfläche der

Zunge finden sich silberweisse Plaques von über Erbsengrösse und unregelmässiger Gestalt." In einem zweiten Fall fand er: „Auf der Mitte der Zunge vereinzelte, meist rundliche oder viereckige Plaques von silberglänzender, hie und da auch matter Farbe und ziemlich symmetrischer Anordnung. An der Wangenschleimhaut ist das ganze Terrain bedeckt mit einer ausserordentlich grossen Zahl von mattweisslichen glänzenden, flachen Linien, die unter einander vielfach anastomosiren, so dass ein sehr verwickeltes Netz entstanden ist. Weiter nach oben sind diese Linien breiter, während sie nach unten schmäler werden und endlich in den feinsten, sehr zierlichen bläulichweissen Linien das Zahnfleisch auf der anderen Seite erreichen, um in den Vorsprüngen desselben zwischen den Zähnen zu endigen. Auch das Lippenroth der Oberlippe ist befallen und zwar zeigen sich auf letzterer in der Gegend des rechten Mundwinkels eine Gruppe stecknadelkopfgrosser, silberglänzender, also primärer Knötchen, die auf der Zunge und der Wange nicht zu finden sind." Dieses verfilzte Netzwerk in Verbindung mit den silberglänzenden Knötchen wird ebenso von anderen Autoren erwähnt und gestattet die Diagnose, auch der auf den Mund beschränkten Erkrankung zu machen. Leichter ist dieselbe zu stellen, wenn die äussere Haut, wie gewöhnlich, gleichzeitig ergriffen ist. Zu verwechseln wäre die Krankheit allenfalls mit den sekundären Kondylomen bei Syphilis, die aber nicht so silberglänzend sind und mit der von WINTERNITZ beschriebenen *Stomatitis chronica squamosa,* die ganz glanzlose Flecken zeigt. Ähnlich sind noch die *Psoriasis buccalis* und die bei der Syphilis schon erwähnten Plaquesnarben ERB's. Bei diesen fehlt indessen das Netzwerk.

UNNA beschreibt einen Fall von *Lichen ruber,* in dem er die Zunge dicht mit hirsekorn- bis erbsengrossen, bläulichrothen, feuchten Erosionen besetzt gefunden, die mit einem Rand weisslicher, sich abschuppender Hornschicht umgeben waren. Ich selbst habe bei Kollege KARL HERXHEIMER einen Fall von *Lichen ruber* der Zunge gesehen, der eine grosse Anzahl röthlicher, feuchter Flecke auf der Zunge zeigte, die einem makulösen Syphilid nicht unähnlich waren.

Die Prognose der beiden Formen ist günstig, sie weicht in der Regel einer längeren Arsenikkur.

Bei dem *Morbus maculosus Werlhofii* kommen die ecchymotischen Flecke auch in der Schleimhaut des Mundes und Halses vor.

Einen Fall von *Morbus Addisonii,* in welchem auch die Mund- und Lippenschleimhaut bronzefarbig waren, hat STEPHAN MACKENZIE mitgetheilt.

Bei genauerer Beobachtung werden sich gewiss öfter Fälle finden, in denen ein Arzneiexanthem im Halse gleichzeitig mit dem auf der äusseren Haut zu sehen ist. SCHULTZEN berichtet,

dass auf der GERHARDT'schen Klinik ein Fall von Antipyrin-
exanthem im Halse vorgekommen sei.

Eine Art Mittelstellung zwischen Hautkrankheiten und Geschwülsten nehmen die Xanthome ein; die knötchenartigen sind
wiederholt im Mund und Rachen gesehen worden. HERZFELD hat
einen Kranken in der laryngologischen Gesellschaft in Berlin vorgestellt, bei welchem die miliumartigen, gelblichen Xanthom-
knötchen am harten und weichen Gaumen, an der Zunge und
auf der äusseren Haut sassen. In der Haut der Umgebung des
Auges sind sie bekanntlich nicht so selten anzutreffen.

16. Die parasitären Erkrankungen

der

oberen Luftwege.

Man theilt die Parasiten in thierische und pflanzliche ein. Zu den letzteren gehört ein grosser Theil der unter den seitherigen Abschnitten besprochenen Krankheiten. Die Trennung ist eine ziemlich willkürliche, da ein Theil der hier abzuhandelnden Zustände noch durch mikroskopische Organismen hervorgebracht wird.

Einer der besonders früher recht häufig auch bei uns vorkommenden, pathogenen Pilze in den oberen Luftwegen ist das *Oidium lactis,* Tafel VII Fig. 5, das den Sor erzeugt. Man findet diese Krankheit besonders bei nicht reinlich gehaltenen kleinen Kindern, bei Erwachsenen nur bei Schwerkranken, deren Mundhöhle mangelhaft gepflegt wird, bei Typhösen, Pneumonikern, Phthisikern oder bei Diabetes und Krebs. Der Pilz bildet im Anfang auffallend weisse, rundliche, einzeln stehende, etwas erhabene Flecke. Diese haften ziemlich fest auf der Schleimhautoberfläche, dadurch, dass die fadenförmigen Mycelien in das Epithel eindringen. Entfernt man einen solchen Fleck durch Abwischen, so erzeugt er sich sehr rasch wieder. Nach den Untersuchungen von A. HELLER dringen die Sorfäden auch in das Bindegewebe und selbst in die Gefässe ein. Es werden dadurch die Fälle von thrombotischen Erkrankungen erklärt, sowie die selten beobachteten Metastasen in inneren Organen, im Gehirn (ZENKER), in den Nieren (SCHMORL) u. s. w. Dadurch, dass der Sorpilz das Epithel durchbricht, schafft er ferner eine Eingangspforte für die eitererregenden Mikroorganismen. HELLER berichtet über einen Fall von Meningitis mit Thrombose des *Sinus longitudinalis*, in welchem die Eingangspforte für die Eiterkokken in durch Sor verschorften Stellen der Stimmlippen gefunden wurde. Wenn der Pilz auch auf allen Epithelarten beobachtet worden ist, so gedeiht er doch vorwiegend auf Pflasterepithel; sieht man deshalb weisse Häute an Stellen, die mit Flimmerepithel bekleidet sind, so wird man immer besser thun, zunächst an Diphtherie zu denken. Man findet die Sormembranen besonders auf der

Schleimhaut des Mundes und an den Mandeln, seltener bis in die
Speiseröhre hinein. MASSEI und FASANO haben dieselben auch im
Kehlkopf beobachtet und zwar in solchen Massen, dass es zu Erstickungsanfällen kam. MASSEI war in einem seiner Fälle genöthigt, zur Intubation zu greifen; als er die Röhre zurückzog,
hing eine weisse aus Oidiumpilzen bestehende Masse daran, worauf
das Kind wieder frei athmete. LANGERHANS und A. HELLER haben
in erweiterten Speiseröhren cylindrische Massen gefunden, die
ganz aus Sorpilzen bestanden. Sie werden gelegentlich auch in
dem Magen und in der Lunge angetroffen.

Die Anfangs einzeln stehenden Flecke fliessen zusammen
und bilden grössere Membranen, die sehr an Kroupmembranen
erinnern. Zwischen den weissen Flecken ist die Schleimhaut geröthet zu sehen.

Die Erscheinungen, die der Sorpilz hervorruft, bestehen
bei kleinen Kindern in einer Entzündung der Mundhöhle und in
Folge dessen in Schmerzen bei der Nahrungsaufnahme. Die Kinder
verweigern die Nahrung ganz oder sie fallen gierig über die
Flasche her, lassen sie aber gleich wieder unter Weinen fahren.
In der Regel ist noch ein Magendarmkatarrh mit dem Sor verbunden. Durch massenhafte Entwicklung kann es, wie erwähnt,
zu erschwertem Athmen kommen, durch Aspiration der Pilze zu
Bronchitis und Pneumonie.

Das Vorkommen des Sors hat, meiner Erfahrung nach, in
Deutschland in Folge der vermehrten Reinlichkeit bedeutend nachgelassen, in anderen Ländern ist die Krankheit noch häufig.

Die Diagnose ist nicht schwer, da so weisse Flecke sonst
bei keiner anderen Krankheit in den oberen Luftwegen, auch nicht
bei der Diphtherie, beobachtet werden. Ein Blick in das Mikroskop beseitigt jeden Zweifel.

Die Behandlung muss vor Allem eine prophylaktische sein.
Nach jeder Nahrungsaufnahme muss bei kleinen Kindern und
Schwerkranken der Mund durch Auswischen mittelst eines mit
einer desinficirenden Flüssigkeit getränkten Tuches gut gereinigt
werden. Am Besten nimmt man das allgemein beliebte *Natr. biboracicum* oder das *Kalium hypermanganicum*, das von Manchen als
ein wahres Specifikum gegen Sor empfohlen wird. Bei dem Auswischen achte man darauf, dass man am oberen vorderen Ende
des Gaumensegels nicht zu heftig reibe, sonst entstehen durch
das Scheuern an den Stellen, unter denen die *Hamuli pterygoidei*
liegen, die sogenannten BEDNAR'schen Aphthen. Erwachsenen und
Kindern, die schon gurgeln können, kann man auch antiseptische
Mundwässer verordnen. In stärkeren Fällen muss man mit drei-
bis fünfprocentigen Lösungen von Bor, Karbol oder Salol pinseln.
Ist eine Anhäufung von Sorpilzen in dem Oesophagus anzunehmen,
so wende man Erbrechen erregende Mittel an, oder reinige ihn
mit einer Schwammsonde.

Von den weiteren Pilzen will ich hier den *Aspergillus fumigatus* und das *Penicillium glaucum,* Tafel V Fig. 3 und 4,
erwähnen, welche ich wiederholt in der Nase bei trockner Schleimhautentzündung und noch öfter im Cavum gefunden habe. Man
sieht daselbst mitunter ganz schön entwickelte Rasen mit ihren
Köpfchen als weisse oder graue Schimmelmassen. Auch in der
Nase habe ich die Mycelien ihre Fäden in reichlicher Wucherung
von der unteren Muschel zu der Scheidewand spannen sehen.

Das Vorkommen der *Sarcine ventriculi* in den oberen Luftwegen wurde zuerst von FRIEDREICH bei verschiedenen sehr
heruntergekommenen Kranken beschrieben.

Ausserdem werden von MILLER noch eine grosse Anzahl in
der Mundhöhle gefundener Mikroorganismen erwähnt, die aber
nicht pathogen sind.

Auch Infusorien werden angetroffen. B. FRÄNKEL erwähnt
das Vorkommen von Cercomonasarten.

Häufiger beobachtet man lebende Thiere in den oberen
Luftwegen. Das Eindringen derselben ist allemal ein zufälliges.
B. FRÄNKEL erwähnt Skolopender und Ohrwürmer (*Forficulae*) in
der Nase. Erstere sollen sich gern in den Stirnhöhlen ansiedeln,
wo sie sich jahrelang von den Sekreten nähren. BARWINSKI hat
vor mehreren Jahren einen Fall beschrieben, bei welchem ein
vier Jahre dauernder eitriger Nasenkatarrh aufhörte, nachdem ein
lebender! Skolopender ausgeschneuzt worden war. Mit dem
Schnupfen verschwand auch eine Neurasthenie, wegen der der
Kranke sich in der Anstalt befand. Ganz analoge Fälle haben
auch CASTELLI, LEFÈVRE, SCOUTETTEN und SCHÄFER beobachtet.

Am häufigsten wird das Vorkommen von Dipterenlarven
erwähnt. Es sind das die gewöhnlicheren Fliegenlarven, von
Musca vomitoria und *carnaria,* die ihre Eier in die Nase von
schlafenden Menschen legen, ferner Oestruslarven, welche sich
auch sehr häufig in den Nasen von Rehen und Hirschen finden.
Rehnasen sind im Frühjahre oft ganz verstopft mit grossen Mengen
dieser Larven.

Die Erscheinungen, welche die Thiere in der Nase hervorrufen, bestehen je nach der Ansiedlung derselben in verschieden
lokalisirten Schmerzen. Diese unterscheiden sich nicht wesentlich
von den durch andere Processe hervorgerufenen, nur dass sie
einen höheren Grad erreichen können. Bisweilen haben die Kranken auch das Gefühl, dass sich etwas in der Nase bewege, sie
müssen dadurch niesen. Die Entzündung kann sich von der
Nase aus nach hinten bis auf das Velum und nach vorn bis auf
die Gesichtshaut erstrecken. Der Ausfluss ist sehr häufig mit Blut
untermischt, hat aber im Ganzen doch einen mehr oder weniger
eitrigen Charakter. Die Dauer des Aufenthaltes der Fliegenlarven
ist natürlich eine begrenzte, etwa vierzehn Tage, so lange, wie die
Larven zu ihrer Entwicklung brauchen, ehe sie sich verpuppen.

Die Diagnose ist, wenn man die Sekretion wegwischt, bei Larven sehr leicht, weil sie sich beständig bewegen, besonders nach dem Berühren. Die Thiere in den Nebenhöhlen werden wohl in den meisten Fällen bis zu ihrem Abgang unerkannt bleiben.

Die Anwesenheit von Larven oder anderen lebenden Thieren in der Nase und ihren Nebenhöhlen ist nicht immer ganz gleichgültig, da sie zu jahrelangem, auch allgemeinem Kranksein Anlass geben können, wie in den Fällen von BARWINSKI und SCHÄFER.

Die Behandlung kann mittelst der Spritze versucht werden. In dem einen Falle, den ich gesehen, wirkte dieselbe nicht wegen der Menge der Larven, der Strahl drang nicht tief genug ein. Ich räumte sie mittelst Zange und Löffel so weit weg, dass Raum für das Wasser geschaffen war. Wenn der Kranke noch durch die Nase athmen kann, sind Einathmungen von Chloroform das Beste, die Thiere werden dadurch sehr schnell betäubt; nachher denke ich mir den LANGE'schen Haken als ein sehr geeignetes Instrument zu ihrer Entfernung.

Blutegel sind in der Nase sehr selten geworden, seitdem sie nicht mehr bei angeblichen oder wirklichen Gehirnentzündungen daselbst angesetzt werden. Im Kehlkopf und im Schlunde werden sie dagegen in Gegenden, wo sie im Wasser vorkommen, durch das Trinken nicht so ganz selten geschluckt und beissen sich in dem Kehlkopf oder am Eingang fest. GUY DE CHAULIAC erzählt, dass HALYABBAS († 994 n. Chr. in Persien), ihr Vorkommen im Halse schon beobachtet habe und gerathen, sie mit Pincetten herauszuholen. SEIFERT hat vor Kurzem einen von DIETRICH beobachteten Fall beschrieben und abgebildet, aus Spanien hat RAMON DE LA SOTA Fälle berichtet, in Griechenland, Ungarn, Russland u. s. w. werden Blutegel öfter in dem Halse gefunden. Sie vertragen bekanntlich das Salz sehr schlecht, deshalb ist die einfachste Behandlung, dass man sie mit Salzwasser besprizt, dann lassen sie los und man kann sie leicht mit einer gut fassenden Zange herausholen.

Für Trichinen sind bekanntlich die Kehlkopfmuskeln ein Lieblingssitz. STEPHAN MACKENZIE berichtet über einen Fall, der unter dem Bild der *Angina Ludovici* verlaufen und erst nach dem Tode diagnosticirt worden war. Das doch recht bezeichnende Bild der Allgemeinerkrankung, schweres typhöses Darniederliegen, gedunsener Kopf und Schmerzhaftigkeit der eigenthümlich harten, willkürlichen Muskeln, wird Jedem, der einen solchen Fall einmal gesehen hat, die Diagnose der Halserkrankung leicht machen.

Spulwürmer gerathen durch Überwandern aus dem Magen hie und da in den Kehlkopf und haben schon wiederholt Anlass zu Erstickung gegeben.

Das Vorkommen von Echinokokkus werde ich bei den Neubildungen unter Cysten näher besprechen.

17. Die chirurgischen Erkrankungen

der

oberen Luftwege.

a) Die Verletzungen, Wunden, Brüche der Knorpel und Knochen.

Die Verletzungen der äusseren Nase sind meistens solche durch Einwirkung einer stumpfen Gewalt. Schnittwunden kommen zwar bei den deutschen Studenten besonders seit Einführung des neuen Komment oft vor, im übrigen Leben gehören sie aber zu den Seltenheiten. Bisswunden durch Thiere und Menschen sind häufiger. Es ist bekannt, dass selbst ganz abgetrennte Stücke anheilen können, wenn sie bald wieder angesetzt werden.

Die äussere stumpfe Gewalt besteht in der Regel in einem Fall auf einen harten Gegenstand oder einem Schlag mit der Faust oder einem Instrumente. Dass auch die Faust tüchtige Einknickungen machen kann, habe ich bei einem Kranken erlebt, der durch Verbiegung des Septum einen vollständigen Verschluss der beiden Nasenlöcher hatte, was er einem Faustschlag zuschrieb, den ihm ein guter! Freund versetzt hatte. Wie ZUCKERKANDL in der zweiten Hälfte seines ausgezeichneten Werkes sehr schön auseinander gesetzt hat, kommt es bei den Verbiegungen und Brüchen des Septum wesentlich darauf an, wie die knöcherne *Lamina perpendicularis* des Siebbeins sich gegenüber den Nasenknochen verhält. Sie geht in vielen Fällen nur bis an dieselben von hinten heran, in anderen, wie in Fig. 2 Tafel I abgebildet, reicht sie bis in die Mitte derselben, in wieder anderen bis an die vordere Grenze. Es ist leicht einzusehen, dass im letzteren Falle die senkrechte Platte des Siebbeins durch eine Gewalt, die die *Ossa nasi* trifft, mehr in Mitleidenschaft gezogen werden wird, als bei solchen, bei denen sie dieselben nicht erreicht. Es wäre interessant, dieses Verhältniss bei einer grösseren Anzahl von Schädeln wilder Völkerschaften zu untersuchen. Vielleicht liesse sich daraus das seltene Vorkommen der Verbiegungen des Septum

bei diesen erklären, denn an Einwirkung äusserer Gewalt auf die
Nasen wird bei ihnen wohl auch kein Mangel sein. Bei Europäern
findet man nämlich, wie dies POTIQUET sehr richtig bemerkt, in
den seltensten Fällen eine ganz untadelhafte Nasenscheidewand,
während dies bei den wilden Völkerschaften und den anthropoiden
Affen in der grösseren Mehrzahl der Fall ist. STIER hat an
europäischen Schädeln eine gerade Scheidewand in 31, bei den
aussereuropäischen in 100 Procent gefunden. Nach POTIQUET sollen
missgestaltete Scheidewände bei Negern gar nicht vorkommen.
In der Regel geht auch bei Europäern die *Lamina perpendicularis
ossea* aber nur wenig unter die Nasenbeine hinunter und so bricht
auch meist nur die knorplige Scheidewand, theils in senkrechten,
theils auch in wagrechten Rissen oder Sprüngen. In vielen Fällen
kann man diese Art der Entstehung durch eine Infraktion oder Kallusbildung an dem unteren Rande der Nasenbeine noch nachweisen.

Kommt man zu frischen derartigen Verletzungen hinzu, so
findet man die Nase meist durch submuköse Blutergüsse nach
beiden Seiten verlegt. Man wird dann zunächst Eisumschläge
machen lassen; sobald aber der Einblick in die Nase möglich ist,
soll man, eventuell in Narkose, die verbogenen Knorpel oder
Knochen durch Zug an der Nasenspitze und mit einem Elevatorium
oder durch Einstopfen von Jodoform- oder Dermatolgazestreifen
in die richtige Lage zurückbringen und sie einige Tage in derselben erhalten. Ich habe diese Streifen besser gefunden, als die
Stützen von Elfenbein oder Kautschuk, da sich die letzteren
schwerer in der Lage erhalten lassen, und die Gaze zu gleicher
Zeit auch antiseptisch wirkt. Man muss die Streifen alle zwei
Tage wechseln, kann sie aber meistens nach vier bis fünf Tagen
weglassen, da die Bruchstücke dann gewöhnlich die gewünschte
Lage beibehalten. Schon HIPPOKRATES hat nach BALDEWEIN bei
Brüchen der Scheidewand empfohlen, die Knorpel mittelst der
eingeführten Finger möglichst lange in der richtigen Lage zu erhalten; auch er bemerkt schon, dass die Bruchstücke wenig
Neigung hätten, sich wieder zu verschieben. Kommt man zu spät
dazu, um noch eine Einrichtung der Theile versuchen zu können,
oder hat man es mit abgelaufenen Processen zu thun, so fallen
die Veränderungen nachher unter den Abschnitt der Verbiegungen
der Scheidewand.

Schussverletzungen kommen nicht ganz selten vor; die
Schüsse in die Nase und den Gaumen sind indessen in der Regel
durch die gleichzeitige Zersplitterung des Schädels tödtlich. Gewöhnlich finden sich bei den am Leben Gebliebenen zugleich die
Nebenhöhlen mit verletzt. Wie das bei den neuen Schusswaffen
sich gestalten wird, werden wir hoffentlich nicht zu bald oder nie
erfahren. Im Kriege 1870—71 kamen 61 Fälle von Schussverletzungen der oberen Luftwege zur Beobachtung mit 34 Todesfällen, darunter 43 auf den Kehlkopf allein beschränkte mit

23 Todesfällen, die fast alle durch Oedem verursacht waren, weswegen man auch dabei es sich zur Regel machen muss, frühzeitig zu tracheotomiren. Die Kugeln verweilen manchmal sehr lange an verborgenen Stellen in der Nase oder deren Nachbarschaft und kommen erst nach Jahren zum Vorschein, wie es unter Anderen auch FAUVEL beschrieben hat.

Im Nasenrachenraum kommen die Verletzungen durch äussere Gewalt selten vor, höchstens, dass bei einem Fall das Ende eines Stockes oder Regenschirms durch den Gaumen hindurch gestossen wird und dann auch in dem Cavum eine Wunde hinterlässt. TRAUTMANN hat angegeben, dass in Folge von Verletzungen im Cavum beim Katheterisiren Emphysem entstehen könne und dieselbe Erscheinung kann sich auch an die anderen Verletzungen anschliessen. Bei frischen Verletzungen des harten oder weichen Gaumens durch stumpfe Gewalt wird man in den seltensten Fällen eine primäre Naht anlegen können, nach der Vernarbung muss man dann zu der sekundären schreiten. Öfter kommen Verletzungen des Schlundes bei den chirurgischen Operationen vor. Bedenkliche Blutungen können diese aber nur dann hervorrufen, wenn sie Zweige der *Pharyngea adscendens* treffen, besonders in der Gegend der *Recessus pharyngei*, weil dahin ein gewöhnliches Tamponnement nicht drückt. Die Gefahr, die Karotis zu verletzen, ist, wie ich schon in der Anatomie auseinandergesetzt habe, nicht sehr gross, mit Ausnahme der seltenen Fälle des abnormen Verlaufs der Arterie. Im Cavum habe ich ein paar Mal stärkere Blutungen nach der Operation der Rachenmandel gesehen, so lange ich noch mit schärferen Instrumenten operirte. Ebenso habe ich auch, wie Andere, starke Blutungen nach dem Ausschneiden der Gaumenmandeln mittelst des Tonsillotoms erlebt. Bei solchen Blutungen weiss man ja in der Regel, wo der Sitz derselben sein muss und kann die blutstillenden Mittel direkt dahin anwenden. Sonst muss es als Hauptregel gelten, sich zunächst die blutende Stelle frei sichtbar zu machen. Dann genügen oft einige Tropfen *Liquor ferri,* um die Blutung zu stillen. Siehe hierüber den Abschnitt „Blutungen".

Eine der häufigeren Arten der Halsverletzungen sind die querverlaufenden Schnittwunden der Selbstmörder. Über dem Zungenbein sind dieselben nie so tief, dass sie bis in die Schlundhöhle gehen, weil der Schnitt da die dicke Muskelschicht der Zunge trifft. Dicht unter dem Zungenbein aber, in der *Membrana thyreohyoidea,* dringen sie nicht selten bis in die Schlundhöhle, wobei gewöhnlich auch der Kehldeckel verletzt wird, der bisweilen halb durchschnitten in der Wunde hängt und Anlass zu Erstickung geben kann, ebenso wie abgeschnittene Stücke der gehörnten (Santorini'schen) oder Aryknorpel. Durch den Schildknorpel dringen die Schnittwunden auch selten, dagegen findet sich bei Schnitten in der unteren Hälfte des Halses öfter wieder eine Eröffnung der Kehlkopfhöhle in der *Membrana conoidea*; dicht unter dem Ringknorpel wird die Luftröhre besonders oft an- oder durchgeschnitten. Es kommt da nicht selten vor, dass der untere Theil derselben von dem oberen ganz abgetrennt wird oder halb, so dass noch eine Verbindungsbrücke hinten bleibt. Da die Selbstmörder fast immer gerade von vorn hineinschneiden, so geschieht es sehr selten, dass die grossen Gefässe des Halses verletzt werden; doch kann es auch aus den anderen Gefässen des Halses recht stark bluten. Solche Wunden müssen, wenn frisch, sofort genäht und dabei jeder einzelne Theil mit seinem Gegenüber möglichst in der richtigen Lage wieder vereinigt werden. Bei den wagrechten Wunden ist es unbedingt nöthig, nachher den Kopf möglichst nach vorn geneigt zu befestigen, bis die Wunde verheilt ist, Wenn der Schlund offengelegt war, wird man in den ersten Tagen die Ernährung nur vom Mastdarm aus reichen und erst nach einigen Tagen theelöffelweise flüssige Nahrung erlauben, am Besten Milch, weil man bei dieser gleich sehen kann, ob noch etwas davon durch die Wunde nach aussen fliesst. Trotz aller Vorsicht kommt es aber in gar manchen Fällen doch zu einer mehr oder weniger ausgebildeten Narben- oder Membranbildung, welche eine Stenose, oder, je nach dem Grade der Verletzung, auch einen vollständigen Abschluss hervorrufen kann. Merkwürdig ist es, dass im Falle eines solchen der Kranke doch nach und nach eine verständliche Sprache findet. Siehe darüber das in der Physiologie Gesagte.

Kleinere Wunden, namentlich die Stichwunden, führen seltener zu Blutungen, haben aber öfter Emphysem des Unterhautbindegewebes zur Folge, namentlich, wenn der Stich die Luftröhre traf. Ich habe dieses einmal erlebt, als ich einen sehr weit vorn an der Stimmlippe sitzenden Polypen mit dem Messer abschnitt und die Lage des Messers zu der *Membrana conoidea* nicht beachtete, ich glaubte senkrecht zu stechen und stach schräg nach vorn durch die Membran durch; es war allerdings nur eine ganz kleine Öffnung, aber sie genügte doch, um ein bis auf den Thorax übergehendes Emphysem zu erzeugen. Durch Opium zur Unterdrückung des Hustenreizes und Eisumschläge heilte dasselbe aber in zwei Tagen ohne Schaden. Wenn man sich die augenblickliche Lage des unteren Endes des Messers gegen die Stimmlippe klar macht, so ist die Möglichkeit einer solchen Verletzung sehr zu begreifen. Eine grosse Gefahr, besonders bei grösseren Wunden, liegt in der Blutung in die Luftröhre, wodurch Erstickung sehr rasch eintreten kann.

Selbstverständlich wird man bei Verletzung der grösseren Gefässe vor allem eine Unterbindung derselben an Ort und Stelle oder eine solche der Stämme vornehmen müssen und zwar noch vor den übrigen Heilungsversuchen. Eine Verletzung der grossen Gefässe wird indessen meistens einen so raschen Tod zur Folge haben, dass Hülfe sehr oft zu spät kommen dürfte.

Kann man die blutende Stelle nicht gleich erreichen und fliesst das Blut in die Luftröhre, so muss man die Tracheotomie machen und eine Tamponkanüle einführen; hat man keine solche zur Hand, so kann man sie ersetzen durch das Einführen von aseptischen Schwämmen oder von Jodoformgaze über und um die Kanüle. Ein recht geeigneter Abschluss wird erzielt, wenn man den unteren Theil des Kehlkopfes vor dem Einlegen der Kanüle von der Trachealwunde aus mit Gaze ausstopft; man lässt das Ende derselben neben der Kanüle hervorsehen, um damit den Tampon leichter entfernen zu können.

Eine vollständige Durchschneidung der Speiseröhre wird kaum vorkommen, da bei so tiefen Schnitten wohl immer auch die Adern in tödtlicher Weise verletzt sein werden; angeschnitten wird sie aber öfter. Man hat sie schon wiederholt mit gutem Erfolg genäht.

Kontusionen des Kehlkopfs und der Luftröhre durch äussere stumpfe Gewalt sind nicht so selten, wenn ich auch die Angaben von Arbuthnot Lane, wenigstens für die hiesige Gegend, nicht bestätigen kann, der Verletzungen der Kehlkopfknorpel in neun Procent der im Guy's Hospital secirten Leichen gefunden hat; in Hafenstädten mag das Verhältniss eher zutreffen. Die stumpfe Gewalt besteht meistens in Zusammenpressen mit der Hand beim Erdrosseln, Stranguliren mit Stricken oder Bändern, zusammengedrehten Schürzen u. s. w., oder es sind harte Gegenstände, auf welche der Kranke mit dem Halse aufgefallen ist: Kratzeisen, Tischecken, Stuhllehnen u. s. w. Dabei bricht am Häufigsten der Schildknorpel, danach der Ringknorpel oder beide zugleich; selten sind die Giessbeckenknorpel betheiligt, noch seltener der Zungenbeinkörper. Vor vielen Jahren habe ich einen Bruch des Schildknorpels gesehen, der durch einen Pferdebiss entstanden war. Mitunter sind es auch recht unbedeutende Schädlichkeiten, die die Brüche herbeiführen; Harris sah den Bruch des Horns des Schildknorpels oder vielleicht war es auch das grosse Horn des Zungenbeins durch das Blasen eines Musikinstruments.

Die Richtung der Brüche ist fast immer eine senkrechte, selten eine sternförmige; letztere Form entsteht meist nur in Folge von grosser Gewalt, z. B. durch Überfahren.

Besonders gefährlich scheint der Bruch des Ringknorpels; nach Durham starben 88 Procent von 62 Fällen, nach Harris 30 Procent der von ihm beobachteten Fälle.

Die Kehlkopfknorpel fangen nach dem vierzigsten Jahre an, zu verknöchern, weshalb Brüche bei Menschen in diesem oder noch höherem Alter häufiger gefunden werden.

Die Erscheinungen solcher Brüche bestehen hauptsächlich in Schmerzen und Luftmangel. Mit dem Spiegel sieht man nur submuköse Blutergüsse, Haematome, die recht ausgedehnt sein können. Durch die Palpation kann man Verschiebungen der einzelnen

Fragmente, Krepitation und Schwellungen um die verletzte Stelle herum feststellen. Hat die Verletzung zugleich eine innere Wunde gesetzt, so entsteht Hautemphysem, das sich bis in das Mediastinum und über einen grossen Theil des Körpers ausbreiten kann. Meistens macht aber die Athemnoth die Hauptbeschwerden. Nach LANE sollen die Frakturen in vielen Fällen nur ganz unbedeutende Störungen verursachen, weswegen sie auch so oft unbeachtet blieben. Weitere Beobachtungen müssen erst noch die Bestätigung seiner Angaben, auch für andere Gegenden, bringen. Vor Kurzem hat SCHEIER zwei Fälle von Bruch des Schildknorpels beschrieben, in denen die Beschwerden ebenfalls sehr geringfügig waren.

Die Prognose muss immer recht vorsichtig gestellt werden, da zu einer anscheinend ganz unbedeutenden Verletzung eine Perichondritis (KIRSTEIN) oder plötzlich ein starkes Oedem sich hinzugesellen kann, welches das Leben bedroht. Auch in späteren Stadien noch können die Narben Stenosen hervorrufen.

Betreffs der Behandlung muss vor Allem bei der geringsten Beengung die Tracheotomie gemacht werden, wenn man sich nicht unangenehmen Überraschungen aussetzen will, und zwar um so früher, wenn man den Kranken nicht in beständiger ärztlicher Überwachung hat. Nach der Tracheotomie kann man versuchen, die Fragmente wieder in ihre Stellung zurückzubringen. Ohne vorherige Tracheotomie wären jetzt auch nicht unpraktisch die Knorpel durch eine Intubationskanüle für einige Tage in der richtigen Lage zu befestigen und eventuell die Narkose dabei anzuwenden. Sind die Erscheinungen indessen keine so dringenden, und hat man eine gute Aufsicht für den Kranken, etwa in einem Hospitale, so wende man zunächst Eisumschläge an. Daneben dürfte es sehr zweckmässig sein, den Hustenreiz durch Opiate zu mildern und ausserdem für vollständige Ruhe des Organs zu sorgen. Es ist auch empfohlen worden, nach gemachter Tracheotomie von unten Kanülen einzuführen oder eine Schornsteinkanüle einzulegen. Indessen wird man durch alle diese Maassregeln gar oft nicht dahin gelangen, den Status quo ante wieder herzustellen. PIENIAZEK hat in mehreren Fällen behufs Wiedereinrichtung der Knorpelstücke die Laryngofissur gemacht. Sollte es auch damit nicht gelingen, den früheren Zustand wieder zu erreichen, so muss in diesen Fällen, sowie in denen, in welchen es durch die Durchtrennung zu einem vollständigen Abschluss der Luftröhre gekommen ist, die Verengerung resp. die Verschliessung nach abgelaufenem entzündlichen Processe nach den später zu erwähnenden Methoden behandelt werden.

Bei etwa vorhandenem Hautemphysem giebt es ein sehr einfaches Mittel, das man anwenden muss, sobald sich irgend grössere Ausbreitung oder bedrohliche Erscheinungen einstellen, das sind nicht zu kleine Einschnitte möglichst gegenüber den Öffnungen, aus welchen die Luft unter die Haut treten kann.

Moure berichtet, dass er drei Fälle von Abreissen der Stimm
lippe vom *Processus vocalis* gesehen habe. Natürlich waren in
den Fällen grosse Blutergüsse unter der Schleimhaut, und die
Stimmlippe flottirte in groben Schwingungen beim Phoniren und
Athmen. Auch bei den Zerreissungen der Stimmlippe muss man
das Sprechen verbieten und zur Aufsaugung des Blutes Eis und
Jodkali innerlich und äusserlich verordnen.

Im Kehlkopf kommen mitunter Zerreissungen von Gefässen
vor, in Folge von zu grossen Anstrengungen. In den gelinderen
Fällen beschränken sich die dadurch hervorgerufenen submukösen
Haematome auf die Stimmlippen; sie werden in der Regel in
acht Tagen aufgesogen, wenn daneben keine Zerreissung der
Stimmlippe vorhanden war.

b) Die Verbiegungen und Vorsprünge der Nasenscheidewand.

Die Verbiegungen und Vorsprünge der Nasenscheidewand
sind so häufig und verlangen so oft eine besondere Behandlung,
dass ich es für zweckmässig halte, ihnen einen eigenen Abschnitt
zu widmen.

Wenn man sich das Zustandekommen derselben klar machen
will, so wird man sich an das in der Entwicklungsgeschichte über
die Bildung der Nasenscheidewand Gesagte erinnern müssen, besonders daran, dass der Vomer oben eine Rinne besitzt, in die
von oben her die *Lamina perpendicularis* des Siebbeins hineinwächst
und, dass die ganze Scheidewand aus zwei seitlichen Platten entsteht,
welche eine diploëartige Substanz zwischen sich haben. Bei den
Verbiegungen und Vorsprüngen der Scheidewand handelt es sich
darum, ob nur eine der seitlichen Platten oder beide verändert
und ob jede nach ihrer Seite hin ausgebogen ist oder ob beide
nach derselben Seite hin die Mittellinie überschreiten. Das letztere
stellt die richtige C-förmige Krümmung dar. Wenn der Vorsprung
vorn oder oben nach der einen Seite gerichtet ist, so zeigt sich
in der Regel die Scheidewand hinten oder unten nach der entgegengesetzten Seite hin ausgebuchtet, was man die S-förmige
Krümmung nennt.

Der knöcherne Vomer selbst nimmt in der Regel an den Verbiegungen keinen Antheil, besonders nicht an seinem hinteren
Ende. Ich habe nur in sehr seltenen Fällen bei schiefer Entwickelung des Gesichtsschädels eine Asymmetrie der Choanen gesehen.
Sie ist auch von anderen sehr selten beobachtet worden, mit Ausnahme von Hopmann, der sie öfter gefühlt hat. Asymmetrie des
vorderen Theils der Nase bei gerader Scheidewand kommt hingegen nicht so ganz selten vor.

Die Verbiegungen und Vorsprünge kommen auf dreierlei Weise zu Stande, erstens durch äussere Gewalteinwirkung, zweitens durch Anomalien des Wachsthums (sie finden sich nach ANTON schon bei Neugeborenen in etwa 16 Procent) und drittens durch die Verbindung dieser beiden Ursachen.

Bei den durch äussere Gewalt hervorgerufenen kommt es, wie im vorigen Abschnitt auseinandergesetzt wurde, mit darauf an, wie weit die knöcherne *Lamina perpendicularis* des Siebbeins unter die *Ossa nasi* reicht.

Die Folgen der Einwirkung einer äusseren Gewalt auf die *Ossa nasi* sind Brüche oder Sprünge in der *Lamina perpendicularis ossis ethmoidei* oder in der *quadrangularis*, die aber immer mehr oder weniger senkrecht verlaufen werden. Dadurch, dass sich die Bruchkanten über einander schieben, kommt es zu Bildung von Leisten, die durch Kalluswucherung vergrössert werden. Auch an den Rändern der Sprünge entsteht Kallus, was oft erst nach längerer Zeit bemerkbar wird. Beide Arten von Leisten werden also einen mehr senkrechten Verlauf haben müssen. Dass diese Erklärung ZUCKERKANDL's richtig ist, beweist, dass man sehr häufig an dem Rande der *Ossa nasi* die einstige Verletzung noch in Gestalt von Infraktionen oder kallösen Auftreibungen nachweisen kann. Sind, wie bei kleinen Kindern, die *Ossa nasi* noch nachgiebiger, so kann die Verletzung anscheinend spurlos vorübergehen. Kleine und auch grössere Kinder fallen doch recht häufig auf die Nase, was man ja in der Regel nicht erfahren wird, wenn nicht ein augenblicklicher grösserer Schaden dadurch entstanden ist. Eine Mutter oder gar eine Pflegerin erzählt doch nicht, wenn ihr das Kind vom Schoosse heruntergefallen ist. Auch bei älteren Kindern wird nicht viel Aufhebens von einem solchen Falle gemacht. Die Nase blutet eine Viertelstunde, dann ist die Sache erledigt; erst später giebt die Kallusbildung Kunde von dem Geschehenen.

Wie weit direkte Gewalt auch bei den Vorsprüngen an der Grenze zwischen Vomer und *Lamina perpendicularis* mitspielt, ist noch nicht genügend festgestellt. Die Einwirkung kann ja lange vorher stattgefunden haben, ehe die Folge zu Tage tritt. Es wäre das ebenfalls eine Aufgabe für Hausärzte, die Kinder nach solchen, wenn auch leichten Verletzungen weiter zu beobachten, wie es sich bei ihnen mit den Verbiegungen und Vorsprüngen im späteren Leben verhält.

In der Regel, glaube ich, entstehen die Leisten und Vorsprünge an der Grenze des Vomer und der *Lamina perpendicularis* durch das Nachgeben des einen Randes der Vomerrinne; in wie weit auch hierfür traumatische Einflüsse heranzuziehen sind, will ich dahingestellt sein lassen. Dieser Rand der Vomerrinne bildet ZUCKERKANDL's hakenförmigen Fortsatz, der die eigentliche Leiste darstellt, die von der *Spina nasalis anterior* beginnend, in schräger

Richtung von vorn unten nach hinten oben verläuft. Die Perpendikularplatte betheiligt sich an der Leistenbildung nur durch das Abgleiten ihres unteren Randes auf dem Hakenfortsatz, was besonders leicht geschieht, wenn derselbe atrophisch geworden ist; die Siebbeinplatte bildet mit ihrem unteren Rande dann selbst die Leiste. Am Boden der Nase hinter dem Eingang derselben betheiligen sich durch ihr abnormes Wachsthum auch noch die als Reste des JACOBSON'schen Organs anzusehenden vomeronasalen (HUSCHKE'schen) Knorpelchen an der Bildung der Vorsprünge. Man findet sie nicht so selten als grössere oder kleinere Vorsprünge beiderseits vorn am Fusse der Nasenscheidewand. Ausserdem verändert sich die Leistenbildung sehr oft durch den Antheil, den der fötale Knorpelrest, die *Cartilago vomeris*, durch ihre krankhafte Wucherung daran nimmt. Je nachdem die Veränderung den ganzen Länge der Vomerrinne entlang stattfindet oder nur auf einen kleinen Theil beschränkt bleibt, entstehen dann die Leisten, *Cristae* oder die Dornen, *Spinae*. In dem Bereiche der *Lamina quadrangularis* kommen die Verkrümmungen entweder durch direkte Gewalt zu Stande, oder dadurch, dass die ganze Scheidewand ein zu starkes Wachsthum im Verhältniss zu dem festen Rahmen des Gesichtschädels zeigt und sich nach der einen Seite biegt. Vielleicht könnte man auch umgekehrt das Wachsthum der Scheidewand als normal ansehen und die Ursache mehr in einer durch Verengerung der Nase oder durch die Rachenmandel bedingten mangelhaften Entwicklung des Gesichtschädels suchen. Dabei wird gewöhnlich der vorderste Theil des unteren Randes aus der Furche zwischen den beiden *Cristae incisivae* des Oberkiefers gedrängt, sie wird luxirt, wie man das sehr gut nennen kann und springt in dem einen Nasenloch als scharfe Leiste vor. Gewöhnlich ist dabei die *Lamina quadrangularis* nach der anderen Seite stark verbogen, und dadurch sind dann beide Nasenlöcher verengt. Die Verengerung wird noch dadurch vermehrt, dass in der Regel die Nasenflügelmuskulatur nicht sehr entwickelt ist und in Folge dessen die Flügel angesogen werden; es entstehen auf diese Weise vollständige Abschlüsse bei der Einathmung; das Nasenloch schliesst sich bei dem Einathmen ähnlich wie bei einem Seehund.

Wenn ich mich nun auch dazu neige, für die Entstehung von Leisten und Dornen die indirekte Gewalt als häufigste Ursache anzusehen und für die der Verbiegungen das abnorme Wachsthum, so ist jedenfalls so viel sicher, dass sich beide Arten verbinden können, was dann zu den grössten und sonderbarsten Formen Veranlassung giebt. Man kann sehr oft auf einer verbogenen Scheidewand auch noch Leisten aufsitzen sehen.

Äusserlich bemerkt man die Verbiegungen nur dann, wenn sie in der Nähe der vorderen Öffnung sitzen. Die Nasenspitze selbst wird in der Regel nur schief, wenn die Scheidewand aus dem

Sulcus incisivus luxirt ist. Das häutige Septum kann in Folge von intrauterin oder durch Operation geheilten Hasenscharten schief, ausserhalb der Mittellinie stehen und dadurch beim ersten Blick zu irriger Auffassung Anlass geben.

Eine weitere, aber seltene Ursache für die Schiefstellung der Nasenscheidewand bilden auch noch Geschwülste. So kann z. B. die Knochenblasenbildung an der mittleren Muschel sicherlich eine Verdrängung der Scheidewand nach der anderen Seite bewirken, ebenso wie Tumoren in den Nebenhöhlen oder in der Nase. Ich glaube aber nicht, dass eine Schwellung der weichen unteren Muschel, oder der Anprall der eingeathmeten Luft, wie BLOCH meinte, diese Wirkung haben kann. Es kommen sicher sehr vergrösserte untere und mittlere Muscheln in verbogenen Nasen vor, wie ich glaube, weil sie sehr viel mehr Platz haben, sich zu entwickeln.

Diese Anschauung, die sich fast ganz an die ZUCKERKANDL'sche anschliesst, erklärt meiner Meinung nach die Entstehung der Verbiegungen und Vorsprünge so deutlich, dass ich nicht mehr auf die sonst als Ursachen angegebenen Vorgänge einzugehen brauche. Ich erwähne nur kurz, dass man dem Schlafen auf einer Seite und dem Nasenputzen mit der rechten Hand, wodurch die Nasenspitze immer nach links gedrückt werden soll, Schuld gegeben hat, ferner dem Bohren mit den Fingern, der Rhachitis u. s. w. Auch das JACOBSON'sche Organ spielt dabei meiner und Anderer Ansicht nach nicht die Rolle, die ihm LÖWE zugeschrieben hat.

Die durch das zu starke Wachsthum erzeugten Verbiegungen, Leisten und Dornen kommen, wie erwähnt, schon bei Neugebornen vor, sind aber doch vor dem fünften Lebensjahre, nach ZUCKERKANDL sogar vor dem siebenten sehr selten. Früher entstandene sind meistens als traumatische zu betrachten.

Die Verengerung, welche die Nase durch die in Rede stehenden Zustände erfährt, hat, wie alle Behinderungen der Nasenathmung, eine grosse Bedeutung für die Gesundheit im Allgemeinen und auch für das Zustandekommen verschiedener Lokalerscheinungen und Fernwirkungen. Ich habe sie in dem Abschnitte über den chronischen Katarrh und Seite 267 ff. eingehend geschildert und werde auf dieselben bei den Fernwirkungen noch zurückkommen. Es ergiebt sich aus dem dort Gesagten die häufige Nothwendigkeit, diese Gestaltveränderungen der Scheidewand zu beseitigen.

Ihre Erkennung ist in allen Fällen sehr leicht mit dem Spiegel und der Sonde. Sie wären höchstens mit den öfter erwähnten Knochenblasen an der mittleren Muschel zu verwechseln, wenn diese die Nase zum grössten Theil ausfüllen. Man wird dann zwar auch eine harte Geschwulst sehen und fühlen, aber wenn es die Knochenblase ist, wenigstens mit einer platten Sonde, immer zwischen Scheidewand und der Blase eingehen können,

während eine Verbiegung von der Scheidewand ohne Zwischenraum ausgeht. Alle anderen Tumoren, mit denen man sie vielleicht noch verwechseln könnte, sind mehr oder weniger weich
oder knorplig anzufühlen, die so seltenen Osteome ausgenommen,
welche aber fast nur in dem oberen vorderen Theil der Nase
gefunden werden, wo von Verbiegungen fast nicht die Rede ist.

Behandlung. Seitdem die Bedeutung der freien Nasenathmung für die Gesundheit deutlicher erkannt worden ist, hat
man sich die grösste Mühe gegeben, eine gute Methode zu er-
finden, um diese Verbiegungen und Vorsprünge zu beseitigen.
Ich habe schon im Jahre 1865 zwei Dornen operirt, welche bei
jeder akuten Anschwellung der unteren Muschel in allzu enge
Berührung mit derselben kamen, wodurch dann in beiden Fällen
jedesmal heftige halbseitige Neuralgien des Trigeminus hervorgerufen wurden. Damals schnitt ich sie ganz einfach mit der
Scheere ab, doch kommt man damit nur bei den nicht sehr
grossen Dornen aus.

Ich kann hier nicht alle die mehr oder weniger gelungenen
Versuche anführen, womit man Abhülfe schaffen wollte. Sie bestanden entweder darin, dass man die Scheidewand in ihre Lage
zurückzudrücken suchte oder, dass man die vorragenden Theile
resecirte. Meiner Erfahrung nach haben sich nur drei Methoden
als praktisch bewährt, die Behandlung mit Säge und Meissel,
die Elektrolyse und die mit dem spitzen Galvanokauter.

Die erstere ist hauptsächlich von HEYMANN zuerst mehr geübt
worden, bei uns haben sich BRESGEN und in Amerika BOSWORTH
und Andere um die Ausbildung der Operation verdient gemacht.
Man kann sie in der Narkose am hängenden Kopf machen, ich
kann aber nicht sagen, dass ich das sehr empfehlen möchte, da
die Blutung, welche ohnehin bei diesen Operationen sehr störend
ist, eine gar zu reichliche wird und das ganze Feld zu schnell
verdeckt. Ich habe immer vorgezogen, sie am sitzenden Kranken
zu machen. HAJEK empfiehlt, vor der Operation die Nase von
hinten zu tamponniren, damit das in den Hals laufende Blut nicht
störe; ich halte dies nicht für nöthig.

Bevor man die Operation beginnt, müssen selbstverständlich
die Instrumente durch Kochen gut desinficirt werden. Ob man
dann die Säge oder den Meissel nehmen soll, das hängt mit von
der Gewöhnung des Operateurs ab. Ich meine, dass man bei
grösseren Leisten und sehr breitbasigen Dornen mit Vortheil die
Säge, dagegen bei kleineren den Meissel verwenden kann. Die
Säge, Fig. 79 a Seite 168, führt man am Besten von unten nach
oben, weil das Blut dann weniger hindert. Natürlich darf man
nicht zu weit nach hinten ausfahren, sonst verletzt man das
Cavum. Man sägt, bis man durch den gewünschten Theil durch-
gekommen ist, die Schleimhautbrücke schneidet man dann mit
der Scheere oder einem Meissel ab.

Es ist viel darüber gestritten worden, ob man vorher die Schleimhaut zurückpräpariren und sie schonen solle oder nicht. Das erstere ist mühsam, aber mit dem Raspatorium nicht schwer auszuführen Einzelne sind so weit gegangen, die abgelöste Schleimhaut nachher wieder mit feinen Nadeln anzunähen. Ich bin davon zurückgekommen, nachdem ich mich in mehreren Fällen genöthigt gesehen habe, die geschonte Schleimhaut, die sich zu einem Wulst verdickt hatte, nachträglich mit dem Kauter zu zerstören. Ich kümmere mich jetzt, ebenso wie viele andere Kollegen gar nicht um die Schleimhaut und habe keine Nachtheile davon gesehen. Eine weitere Frage ist die, ob man bei einer Verbiegung der beiden Platten der Scheidewand über die Mittellinie hinaus durch vorsichtiges Abpräpariren die Schleimhaut der entgegengesetzten Seite schonen solle, um eine Perforation zu vermeiden. Abgesehen davon, dass der Lappen auch bei vorsichtiger Präparation doch leicht brandig wird und dann alle Mühe umsonst war, so fürchte ich den Perforationen gar nicht. Sie kommen bei allen anderen Methoden auch vor. Selbst bei der von JURASZ angegebenen, die Verbiegung durch eine anzulegende Klemm-zange gerade zu biegen, habe ich vier Mal unter fünfen eine Perforation durch Gangrän des gedrückten Stücks erlebt. Die Kranken athmen mit dem Loch noch viel freier und es hat auch keinen kosmetischen Nachtheil; man sieht es nicht und ein Einsinken des Nasen-rückens ist nicht zu fürchten. Das Einsinken entsteht durch Narbenzusammenziehung und nicht durch eine wegfallende Stütze so unbe-deutender Art.

Den Meissel, ich benutze den von BRESGEN angegebenen, Fig. 142 *a* oder *c*, setzt man vorn unten in der Ebene der normal gedachten Scheide-wand an und geht mit leichten Stössen oder Schlägen nach hinten, wobei man aber Ver-letzungen des unteren Bodens der Nasenhöhle vermeiden soll, bis man fühlt, dass man durch-gekommen ist, dann setzt man ihn darüber an und wiederholt das Durchstossen, bis genügend viel von der Vorragung abgemeisselt ist, wonach man den Rest auch mit einer knieförmig ge-bogenen Scheere durchschneiden kann. Mitunter muss man die Operation tastend vollenden; blutet es aber so stark, dass man sich nicht mehr zu-rechtfinden kann, so tamponnirt man mit Jodo-formgaze und wartet zehn Minuten. Dauert die Blutung nachher noch an, so tamponnirt man genauer und ver-schiebt die Vollendung der Operation auf den nächsten Tag;

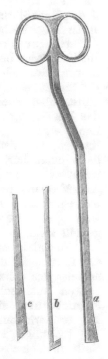

Fig. 142.

es eilt nämlich gar nicht damit. Bleiben nach der Meisselanwendung oder nach der der Säge kleine Unebenheiten übrig, so beseitigt man diese am Besten mit der von Sandmann angegebenen Feile, Fig. 79 *d*, oder mit dem Instrument von Moure, Fig. 143. Dornen lassen sich auch recht gut mit dem Bresgen'schen Meissel, Fig. 142 *b*, wegnehmen. Man geht damit hinter den Dorn und schneidet ihn im Herausgehen ab. Diese Meisselform ist für das Vorstossen und Zurückziehen ganz praktisch.

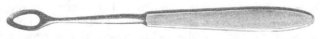

Fig. 143.

Nach allen blutigen Operationen ist eine nachträgliche Desinfektion der Stelle mittelst frischen Wasserstoffsuperoxyds oder einer Sublimatlösung 1 : 5000 zweckmässig, nachher blase man reichlich Nosophenpulver ein und tamponnire wegen der möglichen Nachblutungen mit Jodoform- oder Nosophengaze mindestens einen Tag, höchstens aber drei Tage.

In der letzten Zeit hat Hajek für grosse Verbiegungen ein Verfahren beschrieben, dass unter Umständen ganz gut auszuführen wäre, ich hatte nur noch keine Gelegenheit, es zu versuchen. Er macht erst einen Schnitt hinter der verbogenen Stelle von hinten oben nach unten durch die ganze Wand durch, wozu man das Messer, Fig. 117 Seite 293 oder Fig. 147 Seite 565, gebrauchen kann, dann fügt er einen zweiten Schnitt längs des vorderen Randes der Verbiegung, parallel dem Nasenrücken hinzu und dann einen horizontalen über dem *Septum cutaneum.* Dadurch gewinnt er einen oben an der Verbindungsstelle mit der *Lamina perpendicularis* beweglichen Lappen, den er mittelst Jodoformgazebäuschchen nach der anderen Seite herüberdrückt und so befestigt. In vierzehn Tagen soll der Lappen in der neuen Stellung fest geheilt sein.

Für nicht zu ausgedehnte Verbiegungen und namentlich auch für Dornen ist das B. Fränkel'sche Verfahren, die Basis derselben mittelst des spitzen Galvanokauters (Fig. 60, Seite 161) zu durchbohren, auch sehr zu empfehlen. Ich mache meist gleich mehrere Einstiche über einander. Man muss es unter Umständen ein paar Mal wiederholen.

In einigen Fällen wird es auch nöthig sein, das luxirte untere Ende der *Lamina quadrangularis* wegzunehmen. Man macht einen Längsschnitt über die grösste Hervorragung, schiebt die Bedeckung zurück und schneidet von dem Knorpel mit einer Zange oder einer Scheere ein genügend grosses Stück ab. Ich benutze zur örtlichen Anaesthesie in der letzten Zeit bisweilen das Aethylchlorid. Bei Verwendung dieses Mittels darf man aber nicht mit glühenden Instrumenten operiren, da die auf der Haut befindlichen Reste des Mittels explodiren und ziemlich ausgedehnte Verbrennungen hervorrufen können.

Alle diese Methoden werden aber übertroffen durch die **Elektrolyse und die elektrisch getriebenen Sägen und Trephinen.** Ich habe die Anwendung der ersteren schon unter der örtlichen Behandlung, Seite 164 ff., beschrieben. Man operirt entweder mit den bipolaren Elektroden, Fig. 76 a und b, was ich in der Regel thue oder mit der unipolaren, Fig. 74 Seite 164, negativen, welche in die zu beseitigende Stelle eingestochen wird, während man den positiven, nicht zu kleinen, plattenförmigen Pol auf eine indifferente Stelle des Körpers, nur nicht in die Hohlhand aufsetzt, in der Hohlhand ist nämlich die Epidermis so dick, dass der Strom nur schwer durchgeht. Man kann auch beide unipolare Nadeln an den gewünschten Stellen einstechen, z. B. beide in die Verbiegung oder eine auf die eine und die andere auf die andere Seite der Nase, die negative immer da, wo man die grösste Wirkung haben will. Es ist in der früheren Beschreibung schon von mir betont worden, dass man die Elektroden gut desinficiren soll, denn die Elektrolyse vernichtet nicht die Bakterien, wie es die Glühhitze des Kauter thut. Je nach der Empfindlichkeit, der besseren oder schlechteren Kokainisirung wird der Kranke den Strom verschieden stark vertragen. Man schleicht sich recht langsam ein, bis der Kranke anfängt zu klagen, dreht dann ein Bischen zurück, damit er keine Schmerzen hat, und lässt den Strom das erste Mal in der Regel fünf, die folgenden Male 10 bis 20 Minuten einwirken. Man überzeuge sich währenddem von Zeit zu Zeit, ob der Strom wirklich durchgeht, denn es finden sich mitunter falsche Verbindungen in der Elektrode. Die richtige Wirkung ist an dem vernehmlichen Knistern zu erkennen und an der Schaumbildung an den Einstichstellen. Ich wiederhole die Anwendung in der Nase höchstens alle zwei, in der Regel nur alle acht Tage. Gewöhnlich wird der Knorpel schon nach zwei Sitzungen ganz weich, während der Knochen fünf bis acht dazu braucht. Bei jüngeren Menschen geht es schneller, bei älteren langsamer. Sind die vorragenden Stellen weich geworden, dann kann man in der Regel mit der Behandlung eine Pause machen, um abzuwarten, ob die bisherige Behandlung genügend gewirkt hat. Es resorbiren sich die weich gewordenen Stellen meistens vollständig. Eine Nachbehandlung ist nicht nöthig, höchstens dass nach der Aufsaugung des Knochens hie und da noch Spitzen stehen bleiben, die man mit Meissel, Feile oder Moure's Instrument entfernen muss.

Die Methode hat den grossen Vortheil der fast gänzlichen Schmerzlosigkeit, was sie namentlich auch in der Kinderpraxis ganz unschätzbar macht. Sie wurde zuerst von Miot empfohlen.

Moure verwendet gewöhnlich den negativen Pol allein, auch viel
stärkere Ströme bis zu 30 M.A. und Sitzungen von 25 Minuten
Dauer, während ich meistens mit 15 bis 20 M.A. auskomme, bisweilen aber auch nur zu drei steigen kann. Ich habe durchschnittlich etwa zehn Sitzungen nöthig, manchmal aber auch nur eine
einzige, und habe es selbst bei schwachen Strömen schon gesehen,
dass nach einer einmaligen Anwendung eines mässigen Stroms eine
brandige Stelle die ganze Scheidewand durchsetzte. Moure scheint
öfter mit einer auszureichen. Zu Perforationen kommt es bei dieser
Methode ebenso wie bei den anderen.

Von Amerika aus wurde sehr empfohlen, die Vorsprünge mittelst einer besonderen Trephine wegzubohren; Ziem hat ebenfalls
günstige Ergebnisse mit dem Verfahren veröffentlicht. Ich habe
in den letzten drei Jahren 150 Fälle mit der elektrisch getriebenen
Trephine und Säge, Fig. 82 a, e und f Seite 169, operirt und kann
nun nach längerer Erfahrung sagen, dass diese Art die uns hier
beschäftigenden Formveränderungen der Nasenscheidewand zu behandeln, alle bisherigen übertrifft. Ein Nachtheil derselben besteht
vielleicht darin, dass Nachblutungen in c. 6 Procent, also etwas
häufiger beobachtet werden, als bei den anderen Operationsmethoden; ganz zu vermeiden sind sie bei keiner. Wenn man
das aber weiss, so kann man die Kranken davor schützen, indem
man sie erstens mindestens eine Stunde nach der Operation noch
unter Aufsicht hält und sie zweitens ein bis zwei Tage tamponnirt.
Dagegen bietet die gleich zu beschreibende Methode den grossen
Vortheil, dass sie so schnell beendigt und so gut wie schmerzlos
ist. Vor der Operation führe ich Wattebäusche, womöglich bis
hinter die enge Stelle ein, tränke sie mit 20 procentiger Kokainlösung, und lasse sie 10 bis 15 Minuten liegen, während welcher
Zeit die nicht zu operirende Seite zweimal mit derselben Lösung
bestrichen wird; dies ist nothwendig, da bei etwaiger Lochbildung
diese Seite auch getroffen wird. Die Instrumente werden vorher
in Sodalösung gut ausgekocht. In den Naseneingang lege ich den
federnden, Fig. 29, Seite 124 oder den Fig. 84, Seite 170, abgebildeten Erweiterer ein; letzteren ziehe ich des Schutzes der
unteren Muscheln wegen bei den Operationen mit der Trephine vor,
den ersteren, da er eine freiere Bewegung in der Nase gestattet,
bei denen mit der Säge. Die Wahl der Instrumente richtet sich
nach der voraussichtlichen Härte des Knochens und etwas nach
der Grösse der Verbiegung. Bei Erwachsenen ist der Knorpel fast
immer schon verknöchert und so hart, dass die Säge nur langsam und stockend durchschneidet, während die Trephine etwa
einen Centimeter per Sekunde vordringt.

Die Säge schneidet hingegen knorplige und schwach verknöcherte Theile noch schneller und man vollendet mit ihr die
Operation in einem Akt, man muss darnach nur noch das abgeschnittene Stück herausholen und, wenn allenfalls noch eine

Schleimhautbrücke stehen sollte, dieselbe mit der Kniescheere durchtrennen. Mit den Wellensägen arbeitet man und kann Bogen schneiden wie mit einer Laubsäge in Holz. Ich gehe in der Regel mit der Säge unter der Verbiegung zunächst ziemlich wagrecht nach innen, drehe dann aber sofort die Schneide nach oben und schneide im Bogen zuletzt lateralwärts heraus. Die ganze Operation dauert wenige Sekunden. Im Anfang machte ich öfter den Fehler, dass ich nicht genügend medianwärts ging, ich überzeuge mich aber immer wieder, dass man sich bei richtiger Nachbehandlung nicht zu scheuen braucht, ein Loch in die Scheidewand zu schneiden.

Bei den Operationen mit der Trephine ist es erstens wichtig, die Krone gleich fest aufzusetzen, damit das Instrument nicht durch die Gewalt der raschen Umdrehungen weggeschleudert wird und dann zweitens, dass man die sagittale Richtung genau einhält. Ist die Verbiegung eine so ausgedehnte, dass ich mit einem Bohrloch nicht auskomme, so setze ich noch ein zweites oder drittes darüber; ich fange immer unten an wegen der Blutung, die das Operationsfeld verdecken würde. Reicht die Verbiegung so weit nach unten, dass ich mit der Säge nicht zwischen ihr und dem Nasenboden eingehen kann, so operire ich solche Fälle ebenfalls mit der Trephine. Stehengebliebene Stücke am Boden der Nasenhöhle oder Leisten zwischen den Bohrlöchern entferne ich zuletzt mit der Kniescheere, Fig. 107e, Seite 247 oder der Feile, Fig. 82d, Seite 169. Die Bohrkerne bleiben in der Trephine sitzen, wenn dieselbe bis ganz nach hinten durchgeführt war, sonst folgen sie leicht dem Zug oder der Drehung mit der Zange. Hie und da findet sich das abgetrennte Stück nicht gleich nach der Operation, es steckt dann gewöhnlich in einem der Nasengänge und kommt bei dem Verbandwechsel an einem der nächsten Tage zum Vorschein. Alle Kranke, die ich bisher auf diese Weise operirte, mit Ausnahme von einem, haben angegeben, dass sie während der Operation gar keine Schmerzen empfunden hätten, Allen aber war die Erschütterung des Kopfes durch die rasche Bewegung des Instruments etwas unangenehm, die Empfindung dauert aber nur so lange, wie die Operation, also ein paar Sekunden.

Unmittelbar nach der Operation blutet es gewöhnlich nicht sehr stark, ich warte darum zunächst eine kurze Zeit, ob das Blut nicht von selbst steht, desinficire dann die Wunde mit Wasserstoffsuperoxyd, blase eine grössere Menge Nosophen ein und tamponnire schliesslich in allen Fällen mit Nosophen- oder Jodoformgaze; blutet es gleich im Anfang stark, so tamponnire ich sofort. Über die Art der Ausführung des Tamponnement siehe den Abschnitt Blutungen. War eine Perforation des Septum nicht zu vermeiden gewesen, so muss natürlich auch die andere Seite tamponnirt werden. Steht die Blutung nicht nach 15 bis 30 Minuten, so entferne ich den Tampon wieder und tupfe das

Blut weg, um die Stelle zu sehen, aus der es herkommt. Meistens finden sich dann ein oder zwei kleinste, spritzende Arterien unten an der Scheidewand. Ich lege auf diese einen mit Ferropyrin getränkten Wattebausch und tamponnire darüber wieder mit Gaze. Auf diese Weise ist es mir in allen Fällen bis auf einen gelungen, die Blutung sofort und dauernd zu stillen. Bei etwaigen Nachblutungen müsste man die Nase wieder ausräumen und wie das erste Mal verfahren.

Da ich die Operation immer ambulatorisch mache, so lasse ich den Kranken nachher noch eine Stunde in meinem Zimmer warten, um zu beobachten, ob die Blutung auch sicher steht; während der Zeit überzeuge ich mich mehrmals, ob es nicht etwa nach dem Schlund zu blutet. Dann erst lasse ich den Kranken nach Hause fahren und sich den Tag über ruhig halten. Einzelne sind indessen nachher so wenig angegriffen, dass z. B. mehrere meiner operirten Assistenten nach der Operation fortfuhren, mir in meiner Sprechstunde zu helfen.

Am nächsten Tage entferne ich den Tampon, indem ich ihn mit lauem Wasser sehr langsam aufweiche; sollte es dann auch noch bluten, so tamponnire ich wieder und wiederhole die Entfernung am dritten Tage nach der Operation. Länger als zwei Tage war ich nicht genöthigt, die Nase zugestopft zu lassen. Nach der Wegnahme des Tampons verordne ich zuerst zweistündlich einen Borkokainspray und lasse die Nase fünf Minuten nach demselben mit Nosophen einpudern. Bei reichlicher Krustenbildung ist es vorzuziehen, den Kranken mittelst der GOTTSTEIN'-schen Schraube, Fig 104, Seite 238, einen Wattebausch mehrmals täglich einführen zu lassen, der mit einem dreiprocentigen Europhenöl getränkt und je eine Stunde liegen gelassen wird.

Fieber tritt nur selten nachher auf, Infektionen: *Angina lacunaris Erysipel* und *Otitis media* habe ich in den letzten zwei Jahren keine mehr beobachtet.

Am ersten Tage nach der Operation verbiete ich heisse und scharfe Speisen, vom dritten Tage an dürfen die Kranken ihre gewohnte Kost wieder nehmen, nur nicht zu heiss. Sehr angenehm ist es, gleich nach der Operation eine Portion Fruchteis langsam an dem harten Gaumen schmelzen zu lassen. Geistige Getränke untersage ich während der Dauer des Heilungsprocesses.

Dieser erfordert bei unkomplicirter Wunde etwa vier Wochen; war ein Loch in der Scheidewand nicht zu vermeiden gewesen, so dauert es länger, es tritt dann die Seite 247 geschilderte Behandlung der idiopathischen Perforationen in ihr Recht. Ich ermahne die Kranken immer, mit dieser Behandlung so lange fortzufahren, bis die Ränder des Lochs ganz vernarbt sind, bis das Epithel die Wunde ohne Lücke überzogen hat; dann setzen sich nämlich Krusten nicht mehr an. Auf die hier geschilderte Weise werden sich auch die von STÖRK in seinem Buche: Die Erkrankungen

der Nase, des Rachens und des Kehlkopfs, Seite 67 angeführten
nachtheiligen Folgen vermeiden lassen; der dort beschriebene Fall
wurde eben nicht oder jedenfalls nicht genügend nachbehandelt.

Ich kann nicht unterlassen, noch einen Nachtheil der elektrischen Sägen einzugestehen, nämlich, dass das dazu gehörige
Instrumentarium ziemlich theuer ist, ca. 130 Mark mit Motor, aber
ohne den 120 Mark kostenden Akkumulator, so dass der Nicht-
specialist es sich schwerlich zulegen wird. Deshalb bleibe ich
bei der Ansicht, dass die Elektrolyse die beste Methode für den
praktischen Arzt ist.

c) Die Verwachsungen und Verengerungen.

Am Eingang der Nase kommen Atresien der Nasenlöcher
nach B. Fränkel, König, Schech und Anderen angeboren vor. Sie
entstammen aus einer ziemlich späten Zeit des Fötallebens, aus
den von Kölliker beschriebenen gallertigen Pfröpfen in der Nase.
Erworbene Verschlüsse entstehen durch Syphilis, Blattern, Lupus,
Traumen, Verbrennungen, Lapisätzungen u. s. w.

Bedeutende Verengerungen des Naseneingangs verursacht
die Syphilis, theils durch Geschwürbildung an den Nasenlöchern,
die sich in Folge der Narbenzusammenziehung verengern, oder in
Folge des Einsinkens der Nase durch Verlust der *Ossa nasi* oder,
was häufiger vorkommt, durch die Narbenzusammenziehung nach
geschwürigen Procéssen im Innern. Auch Lupus, Skrophulose und
Sklerom sind nicht selten die Ursachen von Verengerungen des
Naseneingangs. Moldenhauer hat zweimal die Nasenenge in der
Nähe des Eingangs in Folge von Hypertrophie des Oberkiefer-
knochens beobachtet.

Die Verwachsungen und Verengerungen am Eingang der Nase
behandelt man am Besten durch das Einlegen von Quellstiften:
Laminaria oder Tupelo, bei gänzlichem Verschluss nach einem
Einschnitt. Ist die Erweiterung mit diesen Stiften bis zu einem
gewissen Grade gediehen, so wird man, wenn es sich darum
handelt, das Erreichte festzuhalten, besser glatte, hohle Bougies
einführen und länger liegen lassen. Es wird aber wie bei anderen
Stenosen auch hier nöthig sein, mit der Behandlung sehr lange
fortzufahren, denn die Neigung zum Wiederzusammenziehen ist
eine ausserordentlich grosse. Bei sehr engen Nasenlöchern könnte
man den Versuch machen, einen gesunden Lappen von der Oberlippe aus hinaufzuheilen.

Ganz zerstörte oder eingefallene Nasen, sogenannte
Sattelnasen, hat man schon früh angefangen, durch Rhinoplastik
zu ersetzen. Doch sind erst in den letzten Jahren schönere
Ergebnisse erzielt worden, namentlich seitdem man angefangen
hat, eine Stütze für die neue Nase zu gewinnen, durch Ablösung

oberflächlicher Knochenplatten vom Stirnbein (KÖNIG, ISRAEL, JUL. WOLFF, v. HACKER, SCHIMMELBUSCH, DJAKONOW), von den Nasenbeinen und den seitlichen Knorpeln (CZERNY, TRENDELENBURG), oder das Periost der Nasenfortsätze des Oberkiefers mit dem entsprechenden Hautlappen medianwärts zu verlagern (MIKULICZ-KOWALLEK); MIKULICZ will dadurch die doch recht hässlichen Narben auf der Stirne vermeiden. Die früheren chirurgisch gebildeten Nasen konnten nach Ablauf einer gewissen Zeit nicht im Entferntesten mehr den Anspruch auf das Beiwort „schön" erheben. In einem Berichte über eine von ISRAEL nach KÖNIG's Methode operirte Nase dagegen heisst es, dass wohl Keiner sie für ein Produkt der Rhinoplastik halten würde. Ich kannte einen Kranken, der eine künstliche, von einem Zahnarzte verfertigte Nase an seiner Brille befestigt trug, man sah ihm von Weitem sehr wenig an; ein von SMYTH operirter und in der Lancet abgebildeter Mann mit einer künstlichen Nase und Schnurrbart an der Brille, Letzteren zur Verdeckung der hässlichen Narben auf der Wange, sieht sogar recht hübsch aus — im Bilde!

Eine entgegengesetzte Art der Verunstaltung der äusseren Nase, die ich hier mit besprechen möchte, sind die Höckernasen, die durch eine Art Exostosenbildung am unteren Ende der Nasenbeine entstehen. Sie entstellen bei höheren Graden nicht nur das Gesicht, sondern sie machen, wie in einem von ROE beschriebenen Falle, durch die Spannung der äusseren Haut auch recht heftige Schmerzen. ROE hat mehrere Kranke mit viel Glück operirt, indem er von innen am unteren Rande der Nasenbeine entlang einen Querschnitt bis unter die äussere Haut führte, ihn nach hinten bis zum Rande der knöchernen Nasenöffnung verlängerte, dann mittelst eines Elevatoriums durch den Schnitt hindurch die Haut von dem Knochen vorsichtig loslöste und danach die Knochenauswüchse mit der Knochenzange abtrug. Die Photographien vor und nach der Operation zeigen ein vorzügliches Ergebniss.

Ein angeborener Verschluss der beiden oder einer Choane ist jetzt in etwa fünfzig Fällen beschrieben und ist in diesem Jahr von PLUDER und CRULL je ein weiterer Fall veröffentlicht worden. Der PLUDER'sche, der einseitig war, zeigte sehr deutlich das Zurückbleiben der betreffenden Gesichtshälfte im Wachsthum. Einer der ersten Fälle, welcher aber in den meisten Aufzählungen fehlt, stammt von METTENHEIMER hier in Frankfurt. Diese Verschlüsse sind knöchern oder häutig, bei den knöchernen handelt es sich meist um eine Fortsetzung der senkrechten Platte des Gaumenbeins. Ich habe in meiner Praxis leider nie einen Fall davon gesehen und nur einen in derjenigen eines meiner früheren Assistenten zu beobachten Gelegenheit gehabt.

Die Folgen von solchen theilweisen oder gänzlichen Verwachsungen fallen mit den unter den Verengerungen, in den

Abschnitten über den chronischen Katarrh, die Rachenmandel und die Fernwirkungen beschriebenen zusammen. Bei dem vollständigen Verschluss kann natürlich nicht durch die Nase geathmet, die Nase auch nicht geschneuzt werden, ebenso fehlt das Riechen und der durch dasselbe bedingte Theil des Schmeckens.

Bei angeborenen Verschlüssen an den Choanen muss zunächst der untersuchende Finger feststellen, ob sie knöchern oder häutig sind. Die ersteren wird man mit dem Drillbohrer und zwar mehrmals über einander durchbohren und das Loch noch eine Zeit lang durch Einlegen von Drainröhren offenhalten müssen. Es dürfte auch genügen, statt der Röhren eine antiseptische Gaze einzuführen und alle zwei Tage zu wechseln. Man kann das Loch, um ganz sicher zu gehen, auch nach unten zu mit Säge, Meissel oder Knochenzange erweitern. Die membranösen Verwachsungen sind meistentheils mit dem Messer oder dem Kauter durchstossen worden. Ich würde in einem eventuellen Falle den Letzteren vorziehen, da er, vorsichtig angewendet, eher vor Blutungen schützt. In einzelnen Fällen musste man sich den Zugang von vorn erst durch die Behandlung der hypertrophischen unteren Muschel bereiten.

Im Innern der Nase kommen Verwachsungen, Synechien, zwischen Muscheln und Septum zwar auch angeboren vor, wie Zuckerkandl nachgewiesen hat, am meisten sieht man sie aber jetzt nach galvanokaustischen Eingriffen in der Nase, welche nicht genügend nachbehandelt worden sind.

Die Synechien der inneren Nase zeichnen sich durch eine grosse Neigung zum Wiederverkleben aus. Ich durchtrennte sie bisher mit einem scharfen, dünnen Messer, weil man eine glattere, leichter heilende Wunde bekommt. Sind sie etwas ausgedehnter, so schneide ich sie jetzt lieber mit der elektrischen Säge oder der Trephine mit beiden Ansatzpunkten heraus, was man auch mit der Scheere oder dem Meissel ausführen könnte. Es kommt nur darauf an, einen 3—4 mm weiten Zwischenraum zu gewinnen, weil sich das Wiederverwachsen dann unschwer verhüten lässt. Die Nachbehandlung ist in den ersten Tagen dieselbe, wie bei der im vorigen Abschnitt beschriebenen Operation an der Nasenscheidewand. Vom dritten oder vierten Tage ab kann man eine Hartgummi- oder Elfenbeinplatte, oder am Einfachsten ein Stückchen mit Sublimat getränkten Kartenpapiers, Fig. 144, einlegen.

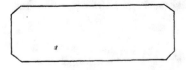

Fig. 144.

Recht geeignet zur Nachbehandlung sind die Röhren von
SONNENKALB, Fig. 145, um welche tamponnirt wird und die das

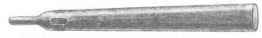

Fig. 145.

Nasenathmen ermöglichen. Nach acht Tagen lässt man die Einlage einen Tag weg und träufelt am nächsten Tage starke Kokainlösung von oben auf die Stelle; weichen die Theile dadurch völlig
auseinander, so muss man am dritten Tage nochmals Kokain einträufeln, erhält sich die Trennung weitere zwei Tage, so kann
man annehmen, dass sie gesichert ist. Kleben die wunden Flächen
wieder zusammen, so muss man für einige Tage von Neuem eine
Platte einlegen. Nach der Wegnahme der Einlage lässt man einen
stärkeren Borkokainspray anwenden, um die Theile an der Wieder-
vereinigung zu verhindern. Es gehört aber manchmal eine grosse
Geduld von Seiten des Arztes und des Kranken dazu, um an
das Ziel zu gelangen, wenn man nicht einen grösseren Zwischenraum auf die oben angeführte Weise hergestellt hat.

　　In dem Nasenrachenraum kommen die Verwachsungen
wohl nur als Folge syphilitischer Geschwüre und des Sklerom
vor. Es können dadurch die Choanen theilweise verschlossen sein
oder es bilden sich diaphragmaartige Membranen, welche in der
Mitte meist noch eine Öffnung haben; sie liegen vor oder hinter
der Tubenöffnung. Eine Verwachsung der beiden Tubenwülste
aus der gleichen Ursache habe ich einmal gesehen. Es kann
durch Narben auch zum Verschluss der Tubenmündung kommen.
Am unteren Ende des Nasenrachenraums, an der Grenze des
Velum und an den Gaumenbogen sind Verwachsungen sehr häufig
und zwar durch syphilitische oder lupöse Erkrankungen oder
durch Chromsäuregeschwüre, Scharlach, Diphtherie. Die Folgen
sind die Unmöglichkeit der Athmung durch die Nase, die Beeinträchtigung des Wohllautes der Sprache u. s. w. Nach Ablauf des
ursächlichen Processes kann man den Versuch der Trennung der
Gaumenbogen von der hinteren Pharynxwand machen.

　　Nach HAJEK operirt man diese Verwachsungen am Besten so,
dass man zuerst von unten und oben kokainisirt, dann von oben
möglichst weit nach hinten zu eine Sonde einführt und auf den
Knopf der Sonde, an der tiefsten Stelle mittelst eines winklig
umgebogenen Messers, Fig. 146, einschneidet, so dass die Wunde

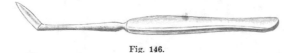

Fig. 146.

mehr in der hinteren Wand liegt. Dann wird die Wunde mittelst des VOLTOLINI'schen Gaumenhakens gedehnt und etwa vorspringende Narbenstränge mittelst des Fig. 147 abgebildeten Messers eingekerbt, bis man das Fig. 148 abgebildete Erweiterungsinstrument

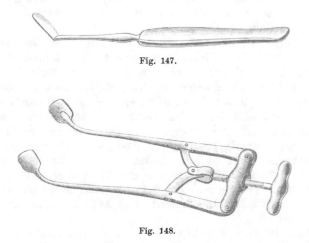

Fig. 147.

Fig. 148.

einführen kann. Dasselbe wird dann vom zweiten Tage an täglich eingeführt und anfangs mässig, später stärker aufgedreht. Im Anfange vertragen es die Kranken kaum eine, sehr bald aber bis zu dreissig und sechzig Minuten. Ich habe nach dieser Methode eine Kranke operirt, die ich zwei Jahre vorher von einem *Lupus pharyngis* geheilt hatte; es war eine vollständige Verwachsung eingetreten. Schon nach dem zweiten Tage konnte sie mit geschlossenem Munde leicht Athem holen. Sie hat sich das Instrument drei Monate täglich, dann immer seltener, im Ganzen sechs Monate lang eingeführt. Ausserdem war bei ihr nach der Heilung des Lupus auch eine erhebliche Stenose des Kehlkopfeingangs zurückgeblieben, deren Beseitigung ich zwei Tage nach der ersten Operation in Angriff nahm, indem ich zuerst die verengerte Stelle mit dem Galvanokauter einkerbte und dann mit SCHRÖTTER'schen Röhren erweiterte. Die Kranke ist jetzt gänzlich geheilt und die ursprüngliche Krankheit hat sich an den Operationsstellen nicht wieder gezeigt, trotzdem sie an den Lippen noch nicht geheilt ist.

Verwachsungen der Gaumenbogen untereinander kommen wohl kaum vor. Dagegen findet sich bei Syphilitischen verhältnissmässig nicht so ganz selten eine Membran dicht über der Epiglottis von dem Zungengrunde nach hinten wagrecht ausgespannt, mit einer oft unglaublich kleinen Öffnung, durch welche der Mensch Luft und Nahrung zu sich nehmen muss. Durch das Loch hindurch sieht man die Epiglottis oder deren Reste und mitunter auch die Stimmlippen. Diese diaphragmaartigen Mem

branen sind gewöhnlich Folge sehr grosser, die ganze hintere
Schlundwand einnehmender Geschwüre. Diese dürften eigentlich
nicht mehr so gross werden, wenn der Kranke überhaupt rechtzeitig einen Arzt gefragt hat. Merkwürdigerweise gehen diese
Geschwüre nicht auf den Kehlkopf über, höchstens auf den Kehldeckel. Ich habe vier derartige Membranen gesehen, sie sassen
alle an derselben Stelle.

Die Narbe ist so fest, dass man mit einer Dehnung allein
nicht auskommt, man muss mit dem Galvanokauter Einschnitte
in den Rand der Öffnung machen und zwar empfiehlt es sich, eine
grössere. Zahl oberflächlicher anzulegen, da man bei den tiefergehenden wegen der unbestimmbaren Verschiebungen der Theile
durch die Narbenbildung leicht Gefässe in den Schnitt bekommen
kann. HEINZE ist dies einmal geschehen, er musste die Unterbindung der Karotis nachfolgen lassen. Nachdem man einige
kleine Schnitte gemacht hat, dehnt man die Öffnung mit einer
Zange oder einem hohlen Bougie und wiederholt das Verfahren,
so oft es nöthig erscheint. Bei dem nächsten Falle werde ich mir
ein dem HAJEK'schen Instrument, Fig. 147, ähnliches hierfür anfertigen lassen.

JURASZ hat die Membran durch Galvanokaustik in einzelne
Sektoren zerlegt und dann die dazwischen liegenden Stücke zer-
stört. Dabei bleibt aber immer die Gefahr der Blutung bestehen.
Erfahrungen über die Beseitigung dieser Narbengebilde durch
Elektrolyse stehen mir nicht zu Gebote.

Erhebliche Verengerung ganz anderer Art im Schlund ist
bisweilen die Folge von Lordose der Halswirbel, sie kann
den Einblick und operative Eingriffe in den Kehlkopf recht erschweren, wie ich in einem Fall erlebt habe. Verwechseln könnte
man sie höchstens mit Retropharyngealabscessen, die aber weich
sind, und anderen meist auch weichen Geschwülsten und entzündlichen Vorgängen in den Halswirbeln, Gummi etc.

KOSCHIER hat einen auf der STÖRK'schen Klinik beobachteten
Fall beschrieben, bei dem STÖRK annahm, dass die ziemlich umfangreiche Nekrose der Platte des Ringknorpels durch den Druck
der lordotischen Halswirbel bedingt war; P. HEYMANN hat einen
zweiten ebendaher stammenden Fall veröffentlicht, dessen Schluckbeschwerden durch das Umlegen einer steifen Kravatte jedesmal
gehoben wurden.

Die zu kurzen Zungenbändchen sind meistens angeboren und
entstehen selten durch Narben.

Der Kehldeckel wird durch Narbenbildungen in Folge
von Geschwüren, Entzündungen oder Perichondritis nicht selten
recht erheblich in seiner Form verändert, oft auch durch die
Narbenkontraktion nach der Seite hin verzogen oder eingerollt
oder so nach unten fixirt, dass er ein Athemhinderniss abgeben
kann. Ein gänzlicher Verlust der Epiglottis in Folge von Ge-

schwüren oder Entzündungen ist sehr selten, meist bleibt das untere Drittel mit dem Petiolus erhalten. Das Schlucken ist nach vollendeter Vernarbung in der Regel gar nicht gestört. Die narbigen Verwachsungen sind an dem Eingang des Kehlkopfs nicht ·so häufig, wie tiefer unten an den Stimm- oder Taschenlippen.

In dem Kehlkopf kommen narbige Verengerungen hauptsächlich als Folge luischer Geschwüre vor. Da tuberkulöse seltener heilen, so geben sie auch seltener Anlass zu Narbenbildung. Ich habe indessen doch mehrmals auch bei Tuberkulose von vorn ausgehende Verwachsungen der Stimmlippen beobachten können und öfter narbige Vorsprünge unter dem hinteren Ende derselben gesehen, die sich als einseitige und doppelseitige Leisten bogenförmig nach der Hinterwand hinüberspannten. Sie bildeten gewöhnlich nicht selbst ein Athemhinderniss, sondern erschwerten die Athmung, indem sie die Bewegung der Stimmlippen nach aussen behinderten. Die Membranen zwischen den Stimmlippen sind, wie erwähnt, fast immer Folge von Syphilis, selten von Sklerom. Die Verwachsung beginnt vorn am Glottiswinkel und schiebt sich durch die fortschreitende Vernarbung allmählich immer weiter nach hinten, so dass sie schliesslich bis zu den *Processus vocales* reicht; weiter geht sie dann nicht, ein vollständiger Verschluss entsteht auf diese Weise, wie es scheint, nie. Ganz ähnliche Membranen kommen indessen auch angeboren vor. P. BRUNS hat zwölf Fälle in der Literatur gesammelt und ROSENBERG vor zwei Jahren einen weiteren Fall veröffentlicht. Das Zustandekommen derselben wird, wie er anführt, nach ROTH dadurch zu erklären sein, dass der Anfangtheil der Luftröhre beim Fötus, ähnlich wie der Naseneingang, durch eine epitheliale Verklebungsmasse verlegt ist. In derselben bildet sich eine schon veranlagte Lücke von hinten her zur Stimmritze aus. Diese angebornen Membranen sind zum Unterschied von den narbigen in der Regel nicht sehr dick. In dem Falle von SEIFERT-HOFFA war dieselbe allerdings so dick und hart, dass die Kollegen nach vergeblichen Versuchen, die Stenose durch Bougies und Galvanokaustik zu heilen, sich schliesslich genöthigt sahen, den Kehlkopf zu spalten und die ganze Masse herauszunehmen. Die Verwachsungen reichen verschieden weit nach hinten. Sind die Stimmlippen bis an den *Processus vocalis* verwachsen, so kann natürlich eine Stimme nicht hervorgebracht werden. Ist der Zustand angeboren, so sind die Kinder von Geburt an heiser, was sonst nur noch bei den angeborenen Papillomen beobachtet wird.

Verengerungen des Kehlkopfs durch Narben finden sich ausser nach Geschwüren auch in Folge von chirurgischen Eingriffen z. B. nach der partiellen Exstirpation oder auch bei Selbstmordversuchen. Bisweilen entstehen danach so günstig verlaufende Narbenstränge, dass sie die fehlende Stimmlippe funktionell ganz gut ersetzen können, in anderen Fällen ist aber die Narbenschrumpfung

so stark, dass man sich gar nicht mehr orientiren kann, welche
Theile des Kehlkopfs man vor sich hat. Die in Folge von Geschwülsten oder Entzündungen entstandenen Verengerungen sind
in den betreffenden Abschnitten besprochen worden. Narben unterscheiden sich von den zuletzt erwähnten Verengerungen durch
ihre weisse Farbe und ihre Härte.

Die Diagnose ist mit dem Spiegel leicht zu stellen. Eine
Eigenthümlichkeit der Kehlkopfstenosen ist es, dass sich der
Kehlkopf bei dem Einathmen nach unten bewegt, während er bei
den Luftröhrenverengerungen still stehen bleibt.

Bei Kehlkopfverengerungen wird man, wenn die weiter
unten anzugebenden Verfahren ohne Erfolg geblieben sind, zur
Tracheotomie schreiten müssen, sobald das Leben durch die
Verengerung bedroht oder eine dauernde wesentliche Behinderung
der Sauerstoffaufnahme vorhanden ist.

Die Behandlung behufs Erweiterung der verengten
Stellen darf, wenn keine *Indicatio vitalis* vorliegt, immer erst dann
begonnen werden, wenn die entzündlichen Erscheinungen des ursächlichen Processes vollständig geschwunden sind; fängt man zu
früh an, so tritt sehr leicht ein Wiederaufflammen des kaum zur
Ruhe gekommenen Processes ein. Geheilte tuberkulöse Geschwüre
soll man überhaupt lieber in Ruhe lassen, denn aus den Untersuchungen von HERYNG wissen wir, dass in den Narben noch
eingekapselte Herde liegen bleiben, welche durch den Reiz wieder
in Thätigkeit treten können. Jedenfalls warte man mindestens
ein Jahr damit. Anders verhält es sich bei syphilitischen Narben,
da man hier eher bestimmen kann, wann die Krankheit örtlich
erloschen ist; aber auch bei diesen empfiehlt es sich, entweder erst
noch einmal eine Kur durchmachen zu lassen oder auch während
des Erweiterungsverfahrens noch antisyphilitische Mittel zu geben.

Die Art, wie die Erweiterung herbeigeführt werden kann,
ist verschieden, je nachdem die Tracheotomie schon gemacht war
oder nicht. In dem letzteren Fall verwendet man die SCHRÖTTER'-
schen, Fig. 149, oder O'DWYER'schen Hohlröhren, Fig. 137 Seite 494,

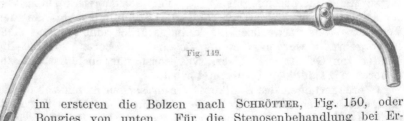

Fig. 149.

im ersteren die Bolzen nach SCHRÖTTER, Fig. 150, oder
Bougies von unten. Für die Stenosenbehandlung bei Erwachsenen hat LEFFERTS nach den von O'DWYER für die
akuten Stenosen bei Diphtherie angegebenen Tuben grössere anfertigen lassen.

Die Einführung der SCHRÖTTER'schen und O'DWYER'schen Röhren wird man die ersten Male immer nach vorheriger Kokainisirung machen müssen und trotzdem hält der Kranke gewöhnlich noch recht schlecht, gerade wie bei der Sondeneinführung in den Magen; man muss sich aber dadurch nicht abschrecken lassen und kann schon froh sein, wenn der Kranke die Röhren das erste Mal drei Minuten ertragen kann; später lernt er sie dann immer länger zu behalten, bis zu einer halben Stunde, über die man meistens nicht hinauszugehen braucht. Ist die eine Sondennummer mehrere Male gut vertragen worden, so kann man zur folgenden übergehen; man übereile das Steigen aber nicht. Die stärksten Nummern, die der Kranke überhaupt

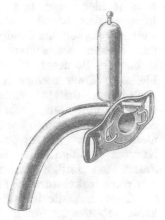

Fig 150.

verträgt, müssen jedenfalls noch lang täglich eingeführt werden, dann alle zwei Tage, und so fort, meistens noch viele Monate lang.

Das Einführen der SCHRÖTTER'schen Bougies geschieht unter Leitung des Spiegels oder des Zeigefingers. Man sucht mit dem Finger den Kehldeckel auf und drückt ihn nach vorn gegen die Zungenwurzel. Ist man mit der Spitze des Instruments an den Eingang des Kehlkopfs gelangt, so muss man eine kleine Bewegung nach vorn machen, um nicht in den Oesophagus zu gerathen. Es ist dies mit das Schwierigste, da in diesem Augenblick die Kranken zu würgen pflegen. Ist die Röhre in die Höhe der *Cart. corniculata* gelangt, so muss man die Spitze derselben, um in den Kehlkopf einzudringen, immer noch mehr nach vorn gerichtet halten. Die Einführung darf nur mittelst eines sich allmählich steigernden, sanften Drucks geschehen. Gewalt darf nie angewendet werden, da sich mittelst des sanften Vordringens mehr erreichen lässt. Ist die Stimmritze überschritten, so darf man schon etwas dreister drücken. Bei den hohlen Instrumenten ist es an dem Durchstreichen der Luft ohnehin leicht zu erkennen, ob man auf dem richtigen Wege ist. Die Einführung der O'DWYER'schen Röhren habe ich bei der Diphtherie schon näher beschrieben, für sie gelten sonst hier dieselben Regeln wie für die SCHRÖTTER'schen Bougies. Das Einführen gelingt bei den meisten Kehlköpfen sehr bald auch ohne Kokain. Viele Kranke lernen es schliesslich ganz gut, sich die Röhren selbst einzuführen, was im Interesse einer möglichst lange fortzusetzenden Kur auch recht erwünscht ist.

Ich erwähne noch, dass man immer gut thun wird, die O'DWYER'sche Tube mittelst eines daran befestigten Fadens wieder herauszunehmen, weil dies entschieden viel leichter ist, als das Herausnehmen mittelst des dafür angegebenen Instrumentes, Fig. 139 Seite 495. Die Gefahr des unvermutheten Herausreissens besteht hier nicht in dem Maasse, wie bei Kindern. Auch bei Erwachsenen ist es besser, nicht zu rasch mit der Einführung weiterer Tuben zu steigen und immer auf die Beschaffenheit des Herzens zu achten. Jedenfalls sollte bei schon lang bestehenden Stenosen die Tube die ersten Male nur kurz liegen bleiben. Einer meiner Kranken starb plötzlich, mehrere Stunden nach dem dritten Einlegen der Röhre, nachdem diese eine halbe Stunde lang sehr gut vertragen worden war. Da die Sektion nicht gestattet wurde, so kann ich über die Todesursache nichts weiter sagen; einen gleichen Fall hat Thorner vor Kurzem veröffentlicht. Es wäre möglich, dass es sich in beiden Fällen um fettige Entartung der sehr dünnen rechten Herzventrikelmuskulatur bei besonders dickwandigem linken Ventrikel gehandelt hat, die ich öfter bei plötzlichen Todesfällen gefunden habe. Es genügt dann bisweilen ein ganz geringer Anlass, um das Ende herbeizuführen, eine beliebige Krankheit, Typhlitis u. s. w. In mehreren Fällen des so traurigen plötzlichen Todes während gut verlaufenden Wochenbetten, konnte ich durch die Sektion ebenfalls diesen Befund nachweisen. Der Zustand macht sich in der Regel weder durch subjektive noch ·durch objektive Erscheinungen vorher bemerkbar.

Ist die Tracheotomie schon gemacht gewesen, so wird man die Behandlung auch mittelst der Schrötter'schen Zinnbolzen ganz gut vornehmen, Fig. 150, da sie länger liegen bleiben können. Die Einführung derselben geschieht auf die gleiche Weise, wie die der Hohlröhren unter Leitung des Spiegels oder des Fingers, Fig. 136. Man schiebt die Bolzen so weit vor, bis der Knopf in dem oberen Loche der Trachealkanüle erscheint, führt dann die innere mit einem Schlitz versehene Kanüle so ein, dass der Schlitz den Hals des Knopfes umfasst, befestigt aber auch an seinem oberen Ende immer einen Faden, um ihn leichter herausnehmen zu können. Man steigt mit diesen Bolzen ebenfalls, wenn die vorhergehende Nummer einige Male gut vertragen wurde. Die Einführung gelingt nach de Rossi oft überraschend leicht, wenn man von unten mittelst eines Bellocq oder eines Katheters einen Faden in den Mund führt, diesen an den unteren Knopf des Bolzens anbindet und ihn damit in die verengerte Stelle leitet.

Paul Bruns hat in einem Falle, der schon tracheotomirt war, von unten aus eine Fischbeinsonde durchgeführt und dann von oben her ein hohles Bougie darüber geschoben, wodurch er sich die Einführung natürlich sehr erleichterte. Er meint, dass weichere Bougies noch besser vertragen werden, als die Hartkautschukinstrumente.

Geben die Verwachsungen nach kurzer Behandlung nicht nach, so muss man sie mit dem Messer oder dem Galvanokauter spalten und dann bald wieder die Behandlung aufnehmen.

Treten bei diesen verschiedenen Verfahren neue Schmerzen oder Entzündungserscheinungen auf, so ist es räthlich, eine Pause zu machen und danach das Verfahren nochmals langsamer steigend wieder aufzunehmen; man war dann in der Regel zu rasch vorangegangen. Wiederholt sich die Entzündung, so empfiehlt es sich, mit der Behandlung nicht fortzufahren, sondern sich erst zu überzeugen, sei es auch durch eine Spaltung des Kehlkopfs, ob nicht ein tieferer Grund für die entzündliche Reizung vorhanden ist, vielleicht nekrotische Knorpelstücke oder dergleichen. Ich möchte hier auf den unter Krebs berichteten Fall verweisen.

Liegt die Verengerung in dem tiefsten Theile des Kehlkopfs, so kann man nach der Tracheotomie eine Dupuis'sche Schornsteinkanüle, Fig. 140 Seite 502, einlegen. In der neuesten Auflage seines Buches erwähnt Gottstein ein neues von Mikulicz angegebenes Verfahren; derselbe erweitert die Stenosen durch gläserne Röhren, die er nach einer mit mässig grosser Öffnung angelegten Tracheotomie einführt. Ich habe noch keinen derartig behandelten Fall gesehen; Mikulicz theilte mir vor Kurzem mündlich mit, dass sich das Verfahren bewährt habe.

Alle diese verschiedenen Instrumente wirken nicht nur mechanisch erweiternd, sondern auch aufsaugend auf die entzündlichen Produkte durch den Druck, den sie auf ihre Umgebung ausüben. Allerdings kann derselbe bisweilen an den engen Stellen so stark sein, dass sogenannte Druckgeschwüre entstehen, die eine Unterbrechung der Kur nöthig machen.

Zu diesen Behandlungsarten gehört von Seiten des Kranken und des Arztes immer eine gute Portion Geduld, es giebt gar viele Fälle, die man Jahre lang behandeln muss.

Nach gemachter Tracheotomie kann man manchmal auch versuchen, die enge Stelle von unten zu erweitern. Lubliner führt besonders gebogene, unten hohle Zinnbougies ein und lässt sie so lange liegen, wie es der Kranke verträgt. Ich habe schon im Jahre 1865 eine nach Typhusperichondritis entstandene Verengerung mit von unten eingeführten Hartgummibougies geheilt.

Man hat auch verschiedene dreitheilige durch Schrauben oder sonstige Vorrichtungen stellbare Erweiterungsinstrumente angegeben, mit denen man schneller zum Ziele gelangen soll; sie haben sich aber nicht eingebürgert.

In der Luftröhre sind narbige Verengerungen auch meistens Folge von Lues oder sie bleiben hie und da nach Tracheotomien zurück. Seltener, wenigstens in unserer Gegend, sind die durch Strumen hervorgebrachten. Man kann die enge Stelle, wenn sie nicht zu tief in der Trachea liegt, in der Regel mit dem Spiegel sehen und findet bei narbigen Stenosen inmitten des Tracheallumens oder seitlich ein mit einem weissen Rande umgebenes, dunkles Loch. Die Narben unterscheiden sich durch ihren scharfen, weissen Rand von den mehr rund und gewölbt aussehenden Her-

vorragungen in das Lumen, die durch den Druck von ausserhalb
gelegenen Tumoren hervorgerufen werden. Ein gutes differential-
diagnostisches Zeichen einer jeden Trachealverengerung ist, wie
oben schon erwähnt, dass der Kehlkopf bei dem Einathmen nicht
nach unten bewegt wird, während er bei Verengerungen in seinem
Bereiche bei jedem Athemzuge eine Bewegung nach unten macht.
Eine Ausnahme davon besteht nur bei Strumen, welche an der
Luftröhre angewachsen sind und bei dem Einathmen in die obere
Thoraxöffnung angesogen werden, bei der *Goître plongeant* der
Franzosen, dem Tauchkropf; bei diesem wird der Kehlkopf natür-
lich mit nach unten verschoben.

Um die Trachea ganz zu überblicken, sind die KILLIAN'sche
Stellung und die KIRSTEIN'sche Methode für die Untersuchung zu
empfehlen.

Die durch Schwellungen ausserhalb der Luftröhre hervorgerufenen Stenosen eignen sich natürlich nur selten für ein er-
weiterndes Verfahren.

Sitzt eine narbige Verengerung in der Luftröhre nicht zu
tief, so kann man sie auch mit den SCHRÖTTER'schen Bougies behandeln; man muss dieselben nur erst in warmem Wasser erwärmen
und etwas mehr strecken. Nach dem Gebrauch lassen sie sich
auf dieselbe Weise wieder in die alte Krümmung bringen. Bei
noch tiefer in der Luftröhre sitzenden Stenosen wird man besser
thun, die Intubation zu machen oder zur Tracheotomie zu schreiten,
um zu versuchen, der engen Stelle von da aus beizukommen und
sie entweder durch Einschnitte oder durch Einführen von Bougies
oder durch Ausschneiden zu heilen. Ich möchte hier noch auf die
KILLIAN'sche Intubation, Seite 502, verweisen, mit der man Erwachsene gewiss ebenso gut behandeln könnte.

In schwierigen Fällen haben SCHRÖTTER und KÜSTER die
Zerstörung der Narben und die nachherige Sondirung, resp. das
Einlegen der DUPUIS'schen Kanüle, von der Tracheotomienwunde
aus empfohlen. KÜSTER hat das verengte Stück der Luftröhre
in einem Falle ganz herausgenommen und die Luftröhre mittelst
der Naht des bajonnetförmig angelegten Schnittes wieder vereinigt.

Ich habe Seite 187 schon erwähnt, dass es LANDGRAF gelungen
ist, eine Stenose des Bronchus durch das Einführen eines seitlich
abgekrümmten Bougies wenigstens für eine Zeit lang zu erweitern.
Neuerdings hat SEIFERT einen Fall sehr schön mittelst der Sondirung geheilt. Er konnte in dem Falle zu grossen Kokaindosen
steigen, längere Zeit bis 0,3 jeden Tag ohne weiteren Nachtheil,
als dass der Puls während des Liegens der Sonde auf 130 Schläge
stieg; 15 bis 30 Minuten Ruhe nach der Herausnahme der Sonde
beseitigten jedesmal diese geringe Störung.

Die nachtheiligen Folgen aller dieser Verengerungen in den
oberen Luftwegen, auch derer im Kehlkopf und der Luftröhre,
sind, wie ich hier nochmals hervorheben möchte, zunächst bedingt

durch die bei jedem Athemzug eintretende Verdünnung der Luft
in dem Athemrohr, die sich von der engen Stelle bis in die
Alveolen der Lunge geltend macht. Über den Einfluss künstlich
erzeugter Trachealstenosen durch umgelegte Bleidrähte hat
FRANKENBERGER Versuche angestellt. Er fand, dass sich die
Athmung schliesslich auf eine verminderte Frequenz einstellt, und
dass die hierdurch verringerte Sauerstoffzufuhr durch tiefere Athemzüge lange Zeit hindurch ersetzt wird, deren Zahl sich bei der
geringsten Erregung indessen wieder steigert. Veränderungen am
Herzen hat er bei den Versuchshunden nicht gefunden. WEIGERT
hat uns hingegen den Einfluss der behinderten Athmung auf die
Verfettung der Herzmuskelfasern in seinen Demonstrationskursen
oft gezeigt. Die über dem *Constrictor pharyngis superior* gelegenen
Verengerungen sind deswegen weniger gefährlich, weil ihr nachtheiliger Einfluss durch das Öffnen des Mundes ausgeglichen wird,
was bei denen im Kehlkopf und der Luftröhre nicht möglich ist.

Die Verengerungen der Speiseröhre werde ich im letzten Abschnitt meines Buches besprechen.

d) Die Fremdkörper.

In den oberen Luftwegen kommen die mannigfaltigsten
Fremdkörper vor und zwar nicht nur bei Kindern und geistig
Gestörten, sondern auch bei ganz vernünftigen Erwachsenen, die
oft eine ganz unglaubliche Toleranz gegen fremde Körper an den
Tag legen. Kinder und Geistesschwache stecken sich solche selbst
in die Nase, bei Erwachsenen gerathen sie bisweilen durch Zufall
hinein. Ich behandelte einst einen Förster, der bei einer Jagd
auf einer Schneefläche ausgeglitten und in eine Dornenhecke gefallen war. Bald nach der Verletzung wurde ihm von ROSER ein
Dorn aus der Nase gezogen. Er behielt aber trotzdem eine übelriechende eitrige Absonderung aus derselben zurück, die er mit
unglaublicher Geduld neunzehn! Jahre lang ertrug. Nachdem ich
den Eiter weggewischt hatte, erkannte ich einen festgekeilten,
schwarzen, harten Gegenstand, der nur durch grosse Anstrengung mittelst einer Zange zu entfernen war. Er stellte sich
als ein etwa 6 cm! langer Dorn von *Prunus spinosa* dar, welcher
die Scheidewand durchbohrt hatte. Ich musste die Nase wegen
der Blutung tamponniren, konnte am Nachmittag aber noch ein
anderes, 3 cm langes Stück, herausholen. Bei einem 63 Jahre
alten Herrn, der schon seit 30 Jahren über Verstopfung und Absonderung aus der Nase klagte, fand ich einen grossen Nasenstein,
in welchem sich ein Kirschkern vorfand; er meinte, dass er sich
doch sicher nach seinem zehnten Jahre keinen solchen mehr in
die Nase gesteckt hätte; danach hätte der Kern mindestens 53 Jahre
in derselben verweilt. Möglich wäre allerdings, dass derselbe

später einmal unbemerkt durch Erbrechen an die Stelle gelangt ist.
Interessant war, dass bei dem Herrn ein viele Jahre bestehendes
Magenleiden nach dem Aufhören der Naseneiterung fast gänzlich
verschwand. YERWANT berichtet über einen Laminariastift, der
sechs Jahre lang eine Eiterung in der Nase unterhielt.

   In der Nase machen sich die Fremdkörper durch eine übelriechende, meist einseitige Absonderung bemerkbar. Bei einseitiger Eiterung, die bei einem Kinde unter sieben Jahren schon
länger als vierzehn Tage oder vielleicht gar schon Jahre lang
bestanden hat, kann man fast mit absoluter Gewissheit darauf
rechnen, bei der Untersuchung einen Fremdkörper in der Nase zu
finden. Während dieselben in der Nase lagern, setzt sich Kalk auf
ihnen ab, sie stellen dann sogenannte Rhinolithen dar. Der Kern
eines solchen ist fast immer ein Fremdkörper, mitunter auch eine
feste, schleimige Grundsubstanz oder ein Blutgerinnsel, die wieder
aufgesogen sein können, so dass man einen ohne Kern entstandenen
Stein vor sich zu haben glaubt. Die Nasensteine können eine
ganz bedeutende Grösse erreichen, sie liegen dann gewöhnlich
durch ihre Fortsätze in die verschiedenen Buchten der Nase ziemlich fest, während kleinere Fremdkörper oder Steine auffallend lose
erscheinen, so dass man sich wundern muss, dass sie beim Nasenputzen nicht herausbefördert werden. Von sonstigen Fremdkörpern
finden sich in der Nase besonders häufig Schuhknöpfe, Bohnen, Erbsen,
Steinchen u. s. w.; es können aber auch weiche Gegenstände sein.
B. FRÄNKEL hat Radirgummi, Weidenkätzchen, Klumpen Erde und
Wattetampons in der Nase gefunden. Letztere sind in Folge der
häufigen Operationen gar nicht mehr so selten. Ich untersuchte
einst ein Kind mit einem einseitigen eitrigen Ausfluss, bei dem
ich sicher zu sein glaubte, dass es sich um einen Fremdkörper
handeln müsse. Zu meinem grössten Erstaunen ergab die Sonde
aber keinen harten Gegenstand, ich kam überall auf weiche Masse,
auf verdickte Schleimhaut, wie es schien. Nachdem ich die Nase
von Eiter gereinigt hatte, erschien mir die Schwellung doch etwas
zu grauröthlich und da ich wegen der einseitigen Erkrankung
immer wieder an Fremdkörper denken musste, so versuchte ich,
die Masse mit der Zange zu fassen und herauszubringen. Das
gelang auch, ich hatte ein Stückchen Badeschwamm in der Zange.
Diese weichen Gegenstände geben natürlich nicht das Gefühl eines
harten Körpers, lassen sich aber oft durch ihre Farbe erkennen.

   Nicht nur Rhinolithen erreichen eine bedeutende Grösse, auch
Hülsenfrüchte können so aufquellen, dass ihre Entfernung nicht
ohne Zerkleinerung möglich ist.

   Fremdkörper als Gewerbekrankheit finden sich in der Nase
hauptsächlich im mittleren und oberen Nasengang, da durch diese
der Hauptstrom beim Athmen geht; BETZ hat von da aus Cement
bestehende Abdrücke der mittleren Muschel entfernt, FLATON eine
aus verfilzten Tuchfasern bestehende Masse.

Die Diagnose ist nach dem Gesagten sehr leicht zu stellen, mit der Sonde kann man den harten Körper immer fühlen; schon HIPPOKRATES soll nach BALDEWEIN dieses Kennzeichen angeben; namentlich bei Kindern kann ein Irrthum kaum stattfinden, denn nekrotische Knochen kommen in deren Nasen fast nie vor. Die eitrige Absonderung der allenfalls mit in Frage kommenden erkrankten Nebenhöhlen ist fast nie so stark. Bei Erwachsenen, ebenso bei weichen oder den doppelseitigen Fremdkörpern ist die Diagnose etwas schwieriger, da die Nebenhöhleneiterungen der ersteren sehr ähnliche einseitige Ausflüsse bewirken können und bei den weichen Fremdkörpern die Sonde im Stiche lässt; doppelseitige Eiterungen durch Fremdkörper kommen in der Nase so selten vor, dass man diese bei der Stellung der Diagnose für gewöhnlich nicht mit in Betracht zu ziehen braucht. Man verwechsele die verkalkten Fremdkörper nicht mit der von VIRCHOW und B. FRÄNKEL beschriebenen Verkalkung der Schleimhaut bei alten Leuten, die aber ein sehr seltenes Vorkommniss ist. Ich habe noch keinen Fall gesehen.

Was die Behandlung anlangt, so wird man bei ganz frisch in die Nase gerathenen Körpern wohl am einfachsten auf der gesunden Seite das POLITZER'sche Verfahren des Einblasens von Luft anwenden. Ausspritzen mit Wasser ist zu widerrathen, da bei Verstopfung der einen Nase die Gefahr, dass das Wasser in das Ohr gelangt, sehr gross ist. Sitzen die Fremdkörper schon etwas fester, so gehe ich gewöhnlich mit der Hakensonde oder der nach der hohlen Seite hin kurz abgebogenen Löffelsonde, Fig. 118 Seite 304, oder dem GRÜNWALD'schen Löffel, Fig. 126 d Seite 329, hinter den fremden Körper und dränge ihn nach vorn heraus. Natürlich muss der Kopf bei Kindern festgehalten werden; eventuell operire ich in Bromäthernarkose. Der Versuch, den Gegenstand mit einer Zange von vorn zu fassen, wird bei harten Gegenständen meistens missglücken, man drängt dieselben nur nach hinten, von wo sie leicht in den Kehlkopf oder die Luftröhre aspirirt werden können. Ich erlebte diesen unangenehmen Zufall bei dem Eingangs erwähnten älteren Herrn; zum Glück hustete er den Stein wieder aus, nachdem ich ihn umgedreht und tüchtig geschüttelt hatte. Ich möchte rathen, in einem ähnlichen Falle den Zeigefinger der linken Hand zur Kontrolle in das Cavum einzuführen. Grössere oder gequollene Fremdkörper muss man vorher verkleinern, wozu man nicht unpraktisch Zangen oder die galvanokaustischen Schlingen gebrauchen kann. Vorsicht ist auch dabei wegen der möglichen Aspiration nach hinten immer nöthig; das nicht mit dem Finger kontrollirte Hinabstossen in den Rachen ist zu vermeiden.

Ist der Eindringling entfernt, so heilt die Eiterung auffallend schnell ohne weitere Behandlung. Dauert sie nach zwei bis drei Tagen noch stark an, so kann man vermuthen, dass noch ein Stück zurückgeblieben ist.

Über die in den Nebenhöhlen der Nase vorkommenden Fremdkörper habe ich bei diesen schon berichtet.

In dem Nasenrachenraum kommen Fremdkörper kaum vor; bisweilen gelangen sie durch Erbrechen dahin oder es sind aus der Nase stammende nekrotische Knochenstücke. Ich habe nur einmal einen solchen Fall gesehen. Man wird sie nach Anlegung des Gaumenhakens leicht entfernen können.

In den Ausführungsgängen der Speicheldrüsen, dem *Ductus submaxillaris* oder *Whartonianus* aus der Submaxillardrüse und dem *Ductus sublingualis* oder *Bartholinianus* aus der gleichnamigen Drüse, seltener in dem Ausführungsgang der Ohrspeicheldrüse, dem *Ductus Stenonianus* findet man sogenannte Speichelsteine, aus Kalk bestehende feste Massen, die mitunter die Grösse einer Haselnuss erreichen. Man kann ihr Vorhandensein vermuthen, wenn der Kranke angiebt, in der Gegend der betreffenden Drüse nur bei dem Kauen Schmerzen zu verspüren. Der sich hinter dem Steine ansammelnde Speichel dehnt den Gang aus und ruft dadurch die Schmerzen hervor. HULKE berichtet über drei Fälle von sehr grossen Speichelsteinen im Zungengrund, die den Verdacht auf Krebs erweckten, und LINDEMANN hat einen ganz gleichen Fall beschrieben, in dem der Stein 3 cm lang und 1 cm dick war. Ich meine, solche Steine müssten sich erheblich härter als Krebs anfühlen. Die Diagnose der Speichelsteine ist gewöhnlich ganz leicht mit dem Finger zu machen; dieselben sind unter der Zunge auch oft als weisslich durchscheinende Körper zu sehen. Man schneidet den Gang auf und löst die Steine aus ihrer Lage, wo sie bisweisen recht fest haften. Bei einem Kranken, der über eine ihn Nachts sehr belästigende schleimeitrige Absonderung aus dem Munde klagte, fand ich ein sackartiges Divertikel des *Ductus Stenonianus* mit ausserordentlich feiner Öffnung in der Schleimhaut der Wange. Es gelang mir schliesslich, diese Öffnung zu erweitern, den Sack zu spalten und den Kranken zu heilen. Ich erkläre mir die Entstehung dieses schwer zu beurtheilen gewesenen Falls durch das Steckenbleiben eines Steins in der Mündung des Ganges, dadurch hervorgerufene Geschwürbildung und narbige Verengerung nach Ausstossung des ursächlichen Fremdkörpers.

In dem Schlunde bleiben kleinere spitze Gegenstände meist in den Mandeln, im Zungengrunde, seltener am Kehldeckel stecken; sie durchbohren gelegentlich auch das *Ligamentum glossoepiglotticum medium* oder den Kehldeckel; Gräten sind manchmal ganz in der Substanz der Mandel verborgen. Grössere Fremdkörper, wie Zahnplatten, Knochenstücke, Fischbeinstäbe, Knopfnadeln, Fleischklumpen bleiben eher tiefer unten im *Sinus piriformis* hängen. Längere Knochen, von Hühnern z. B., findet man mitunter quer über dem Eingang des Kehlkopfs gelagert.

Die Kranken klagen bei den in dem Schlunde sitzenden fremden Körpern über Schluckschmerzen und je nach der Lage der selben auch über Athemnoth; die kleineren machen häufig nur Druckerscheinungen. Wenn der Fremdkörper wieder entfernt ist, bleibt oft ein lebhaftes Gefühl zurück, als ob derselbe noch vorhanden wäre. Dieses wird wohl durch die kleine Wunde verursacht, die an dem Ort entstanden ist, denn das Gefühl verschwindet in der Regel nach einigen Tagen. Die Kranken sind aber meist schwer zu überzeugen, dass der fremde Körper nicht mehr vorhanden sei. Es kann freilich auch vorkommen, dass zwei Fremdkörper zugegen sind; MACKENZIE berichtet über einen Fall mit zwei Fischgräten, die zweite wurde erst nach einigen Tagen entdeckt, als die Beschwerden nicht aufhörten.

Grössere Beschwerden als die Fremdkörper machen meist die von Laien unternommenen Versuche, sie zu entfernen. Ich behandelte einst eine Frau, die sich wegen eines angeblich stecken gebliebenen Stückchens harten Brotes mittelst eines Gänsefederbartes den ganzen Schlund so verkratzt hatte, dass sie mehrere Tage die lebhaftesten Schluckschmerzen auszuhalten hatte.

Bleiben die Fremdkörper länger sitzen, so verursachen sie Entzündung. Kleinere, in der Mandel steckende können auf diese Art unter dem Bilde einer *Angina phlegmonosa* oder einer tiefer gehenden Phlegmone wieder herauseitern. Ein Landmann, dem eine Ähre zwischen Mandel und Zunge eingedrungen war, kam zu mir mit einer stark entzündlichen Schwellung in der submentalen Gegend, einer *Angina Ludovici*. Als der Abscess von aussen gespalten wurde, kam die Ursache zum Vorschein.

Die Diagnose ist mittelst der Inspektion, der Sonde oder dem Finger fast immer leicht zu stellen. Doch sind Täuschungen nicht ausgeschlossen. Selbst NELATON soll nach ATLEE's Angabe das in der Schlundwand sichtbare grosse Horn des Zungenbeins für einen Fremdkörper gehalten haben. SCHRÖTTER führt in seinem Buche an, dass ein Kranker über einen bei dem Essen ganz akut entstandenen Schmerz klagte. Die ganze linke Halsseite in der Höhe des Kehlkopfeingangs war geschwollen, mit eitriger Flüssigkeit im Sinus. Es gelang SCHRÖTTER mittelst des Schlundhakens einen Fleischklumpen zu entfernen, der sich indessen bei genauerer Untersuchung als Theil eines Karcinoms erwies. Die kleineren, in der Mandel oder zwischen ihr und der Zunge steckenden Fremdkörper, die wie die Gräten mehr oder weniger durchsichtig sind und daher die Farbe der Umgebung zeigen, sind mitunter recht schwer zu finden. Schleimfäden sehen den Fischgräten oft sehr ähnlich und können bei dem ersten Blick leicht für den fraglichen Fremdkörper gehalten werden. Ragen die Gräten über die Oberfläche heraus, so ist die Diagnose einfach. Klagt der Kranke über einen Schmerz an einer bestimmten Stelle und hat man bei der Untersuchung nichts gefunden, so versäume man nie, auch noch mit dem Finger nachzufühlen. Es ist mir auf diese Art wiederholt gelungen, ganz in der Mandel verborgene

Gräten zu entdecken. Die meisten Menschen lokalisiren nicht immer sehr genau im Schlunde; Gefühle, die in dem unteren Theil des Cavum ihren Ursprung nehmen, werden öfter als im Kehlkopf sitzende angegeben. Ich kann diese Beobachtung Schmiegelow's und Schrötter's nur bestätigen. Semon fühlte einen in seinem Cavum sitzenden Fremdkörper, als ob derselbe im *Sinus piriformis* sich befände. Die tief im Schlunde steckenden grösseren Gegenstände sind schon wegen der Schleimansammlung im *Sinus piriformis* oft nicht zu sehen; man erkennt sie am Besten mit der Sonde oder dem Finger, muss aber bei der letzteren Art der Untersuchung möglichst tief eingehen. Schrötter führt zwei Fälle an, in denen es ihm gelang, einen Fremdkörper hinter der hinteren Kehlkopfwand im Anfangstheil des Oesophagus zu fühlen. Es sind auch Fälle beschrieben, dass Menschen grosse Bissen, Fleischklumpen, Fische u. s. w. verschluckten, so dass der Schlund ganz damit ausgefüllt war und sie erstickten.

Ist die Diagnose einmal festgestellt, so muss man den Fremdkörper möglichst bald entfernen, denn es könnte sich ein akutes Oedem dazu gesellen. Zur Entfernung von Gräten habe ich mir einen der Cilienpincette nachgebildeten Ansatz an meine Kehlkopfzange machen lassen mit glatten, genau schliessenden Rändern, ähnlich demjenigen Fig. 91 *b* Seite 180. Man kann solche dünne Gegenstände auch mit jeder guten Zange fassen, eventuell auch mit einer schneidenden, wenn man etwas vorsichtig zufasst. Die grösseren in dem Sinus sitzenden Gegenstände kann man häufig schon bei der Untersuchung mit dem Finger oder mit dem Münzenfänger, Fig. 151, aus ihrer Lage bringen, wonach sie in

Fig. 151.

der Regel sofort ausgewürgt werden. Grössere Schwierigkeiten machen Nähnadeln, wenn sie mit beiden Enden in der Schleimhaut stecken. Man wird in solchen Fällen immer gut thun, die Gegend zunächst zu kokainisiren. Dann muss man die Nadel mit einer festen Zange fassen und sie erst etwas nach der einen Seite verschieben, wonach die Herausnahme fast immer leicht ist. Gegen das nachbleibende Fremdkörpergefühl empfehle ich gewöhnlich eine reizlose kühle Nahrung, Pulver von *Bism. salic.* oder *nitr.* 0,1 mit 0,002 oder 0,003 Morphium, alle drei bis vier Stunden ein Pulver trocken zu nehmen, Kaupastillen oder Gurgeln mit Salol. Sollte man einmal zeitig genug zu einem Kranken gerufen werden, der anscheinend plötzlich erstickt ist, so muss man immer an die Möglichkeit eines grossen Fremdkörpers denken und sofort mit dem Finger in den Schlund fühlen. Die Fälle

derartigen schnellen Todes sind nicht so selten; freilich wird man
in der Regel zu spät kommen. Vor ganz Kurzem ging durch die
Zeitungen der Bericht, dass die Gemahlin unseres deutschen Ge-
sandtschaftssekretärs in Kopenhagen den Vertreter Österreichs auf
diese Weise vom Erstickungstode errettet hat.

Sehr viel häufiger sind die Fremdkörper in dem Kehlkopf.

Die Erscheinungen, die dieselben hervorrufen, sind fast
immer sehr deutlich ausgesprochene; sie bestehen in Heiserkeit
und Athemnoth, je nach dem Sitz und der Grösse des Gegenstandes. Es sind besonders Knochenstückchen, Gräten, Münzen,
Steinchen, Nadeln, die da in Betracht kommen.

In der Regel geben die Kranken gleich an, dass ihnen etwas
in die falsche Kehle gerathen sei und zugleich, welcher Art der
Gegenstand sein könne. Das erleichtert die Diagnose sehr, da
man weiss, auf was man zu achten hat; manchmal aber fehlt
dieser Anhalt. Bei einem Kinde, das wegen Erstickungsnoth
zu mir gebracht wurde, sah ich mit dem Spiegel einen messing-
farbigen, ganz dünnen Draht sagittal in dem Kehlkopf stecken;
nach der Herausnahme stellte er sich als pfenniggrosse Messing-
scheibe von einer Kindertrompete heraus. Kleinere und grössere
Fremdkörper gerathen auch hie und da in den Kehlkopfventrikel,
wo sie der richtigen Diagnose recht erhebliche Schwierigkeiten
bereiten können. Ein Kind, das fast fünf Monate lang an
Keuchhusten behandelt wurde, warf schliesslich einen 13 mm
langen und 8 mm dicken Kieselstein aus (DE PRADEL). Die Erscheinungen, welche unentdeckte Fremdkörper hervorrufen, werden
öfter für Keuchhusten oder Kroup gehalten. Selbst bei Säuglingen muss man auf das Vorhandensein von Fremdkörpern gefasst
sein. Ich wurde von einem Kollegen einmal zu einem acht-
monatlichen Kinde gerufen, dem seine zweijährige Schwester, um
ihm etwas Gutes zu erweisen, ein Hühnerbeinchen zu essen geben
wollte. Unglücklicherweise war es aber das eines Hahnes aus
einem Hühnerhof zum Spielen, dessen Beinchen aus zwei etwa
einen Centimeter langen um einander gewundenen Drähten bestanden. Das Kind bekam bald darauf Erstickungsanfälle. Ich
konnte die schwarzen Drähte ganz gut mit dem Spiegel im Eingang des Kehlkopfs entdecken. Da ich dieselben von oben nicht
entfernen konnte, musste ich die Tracheotomie machen und entwickelte danach von der Wunde aus den einen Draht recht
schwierig, dann den anderen leicht. Das Kind, das nebenbei
gesagt, das jüngste war, an dem ich Tracheotomie gemacht habe,
genas. WIESMANN fand einen 18 mm langen Schuhnagel bei
einem zehnmonatlichen Kind im Kehlkopf, er hatte 13 Wochen
dort gesteckt.

Eine Schwierigkeit in Bezug auf die Diagnose der im Kehlkopf
befindlichen Körper besteht darin, dass die Kranken sehr ängstlich
und dadurch schwerer zu untersuchen sind, was sich aber heut

zu Tage durch Kokain leichter überwinden lässt. Eine weitere
Schwierigkeit in der Diagnose bildet der gewöhnlich reichlich
abgesonderte Schleim, der den fremden Körper ganz verdecken
kann. Anfangs oft gar nicht zu erkennen sind die durchsichtigen Fremdkörper: dünne Knochen oder Glasstückchen. RANSOM
berichtet von einem Fall, indem ein solches 21 Monate im Kehlkopf stecken geblieben war. Meistens wird indessen die Stelle,
wo es sitzt, sehr geröthet und geschwollen aussehen und dadurch
der Verdacht eines fremden Körpers erweckt werden, zumal wenn
sonstige Erkrankungsursachen fehlen.

Bei den in dem Kehlkopf sitzenden Fremdkörpern soll man,
wenn der Kranke nicht zu grosse Athemnoth hat, immer erst
versuchen, sie von oben zu fassen. Gelingt es nicht mit einer
Zange, so kann man sich eine Sonde oder auch einen stumpfen
Draht unten spitzwinklig umbiegen, damit unter den Fremdkörper
gehen und ihn so lockern. Mit zerbrechlichen Gegenständen sei
man sehr vorsichtig; es können Stücke abbrechen und in die
kleineren Bronchien eingeathmet werden. Bei sehr schlecht
haltenden Kranken kann man auch die Extraktion in der Chloroformnarkose versuchen, die Bromäthernarkose würde eine für
die meisten Fälle zu rasch vorübergehende sein. Es dürfte sich
bei Kindern jetzt empfehlen, dabei die KIRSTEIN'sche direkte
Laryngoskopie anzuwenden oder einen Mundsperrer von O'DWYER
oder WHITEHEAD einzulegen und die Zunge mit einer breiten
Zange festhalten zu lassen.

In einem Falle von LICHTWITZ war die Stimmlippe durch
einen scharfen Fremdkörper der Länge nach eingeschnitten, er
musste dieses frei hängende Bändchen mittelst Spaltung des
Schildknorpels wegnehmen.

Die in der Luftröhre und den Bronchien liegenden Fremdkörper können, wenn sie festgekeilt sind, Anfangs ganz symptomlos bleiben. In der Luftröhre wie im Kehlkopf findet man
nämlich bei vielen Menschen eine ebenso erstaunliche Toleranz
gegen Fremdkörper, wie in der Nase. SCHRÖTTER führt davon
eine ganze Anzahl Beispiele an. Vor vielen Jahren konsultirte
mich ein Mann, der angab, dass er 19 Monate vorher einen
Knochen verschluckt habe, sich aber sonst so wohl fühle, dass
er die ganze Zeit über ein thätiges Mitglied eines Gesangvereins
gewesen sei. Er kam nur, weil der Athem zum Singen nicht
mehr ganz ausreichte. Ich fand bei ihm einen in sagittaler
Richtung etwa in der Mitte der Trachea festsitzenden Knochen,
an seinem vorderen und hinteren Ende auf der Schleimhaut
reichliche Granulationen, die, wie es schien, so spät erst das
Lumen der Luftröhre verengt hatten.

Ein junges Mädchen, welches in Folge eines Selbstmord-
versuchs einen vollständigen Abschluss der Luftröhre nach oben
hatte und eine Kanüle trug, kam eines Tages zu mir mit der

Behauptung, dass ihr ein grosses Stück Fischbein, womit sie die Wunde gereinigt habe, entwischt und in die Trachea gefallen sei. Ich schenkte ihr zuerst keinen Glauben, da sie ohne allen Hustenreiz war, doch verhielt es sich in der That so, denn als ich die Kanüle entfernte, entstand sofort ein heftiger Husten, bei welchem das Fischbein nach oben geschleudert wurde. Es war leicht zu fassen und herauszuziehen. Die Länge desselben betrug 12 cm. Durch die Kanüle war es an die vordere Wand festgedrückt worden und hatte deshalb nicht gereizt.

Zeitweise auftretende Erstickungsanfälle weisen deutlicher auf die Anwesenheit eines Fremdkörpers in der Luftröhre hin. Zu einem hiesigen Kollegen wurde ein Knabe mit der Angabe gebracht, dass derselbe an öfter wiederkehrenden Erstickungsanfällen leide, in Folge eines in die Luftröhre gerathenen Knochenstückchens, man höre es deutlich von Zeit zu Zeit heraufkommen und mit einem klappenden Geräusch an die Stimmlippen anschlagen. Der Knabe athmete ganz frei, es war auch bei der Auskultation kein Unterschied auf beiden Seiten der Brust zu hören, so dass der Kollege glaubte, der Knochen sei wohl bei dem letzten Anfall unbemerkt ausgehustet und verschluckt worden. In der darauf folgenden Nacht bekam der Knabe wieder einen Erstickungsanfall, dem er erlag, ehe der Kollege herbeigerufen werden konnte. Bei der Sektion fand sich das Stückchen Knochen quer unter den Stimmlippen eingekeilt.

Kleine Fremdkörper, wie Hemdenknöpfchen, Stecknadeln, Zitherschlagringe u. a., gerathen leicht in die Luftröhre, wenn die Menschen die Gegenstände mit den Zähnen oder im Munde halten und nun bei dem Sprechen oder Lachen eine rasche Einathmung machen. Wiederholt sind ferner Fälle beschrieben worden, in denen lange getragene Tracheotomieröhren abbrachen und in die Trachea fielen. Bleibt ein nicht löslicher Fremdkörper in den Bronchien liegen, so macht er eine eitrige Bronchitis, der Kranke bekommt heftige Hustenanfälle, wirft nach und nach immer mehr Schleim aus, fiebert und magert ab, wodurch ganz das Bild der Lungenphthise erzeugt wird. Vor der Entdeckung der Tuberkelbacillen waren Fälle, in denen eine deutliche Anamnese nicht vorlag, auch gar nicht von Phthise zu unterscheiden. Einer solchen noch ähnlicher sind die Fälle, in welchen der Fremdkörper ein Lungenstein, ein sogenannter verkalkter Tuberkel oder Bronchialring ist. Da solche Kranke meist vorher phthisisch waren und entsprechende Veränderungen in den Lungenspitzen zeigen, so sind Verwechslungen gewiss oft vorgekommen. Ich möchte fast glauben, dass ein Theil der Fälle von anscheinender Phthise ohne Bacillenbefund hierher gehört; ich habe deren mehrere beobachtet. Sie zeichneten sich durch einen von Anfang an heftigen Hustenreiz und durch lange Zeit anhaltendes Blutspucken aus. Der erste Fall, den ich sah, betraf einen Kollegen,

der in dieser Weise erkrankt war und allgemein für phthisisch
gehalten wurde, bis er einen etwa einen Centimeter im Durchmesser haltenden verkalkten Bronchialring mit einer Furche auf
der Innenseite auswarf. Er heilte darauf rasch nach dem jahre-
langen Kranksein und lebte noch 25 Jahre in voller Gesundheit.
Ich konnte damals bei ihm nur in dem unteren Lappen der einen
Seite an einer umschriebenen Stelle Rasselgeräusche nachweisen.
Der zweite Fall, der sehr bezeichnend war, betraf einen 35 Jahre
alten Mann, dessen einzige Klage ein ausserordentlich heftiger
Husten war. Nach einiger Zeit gesellte sich Blutspeien dazu, das
Monate lang in verschiedener Stärke anhielt. Ich fand bei ihm,
der vor Jahren schon einmal länger gehustet hatte, eine geringe
Dämpfung in der rechten Lungenspitze, aber keine Rhonchi; ich
hatte, veranlasst durch das anhaltende Blutspeien, gleich den
Verdacht geäussert, dass es sich um einen ähnlichen Fall handeln
könne, denn ein Tuberkulöser spuckt sonst nur sehr selten Monate
lang Blut. Nachdem er verschiedene Kurorte besucht hatte und
sehr heruntergekommen war, hustete er eines Tages ein grösseres
Kalkkonkrement aus, später dann noch öfter kleinere. Leider
erholte er sich danach nicht mehr völlig, weil wahrscheinlich die
eingekapselten Bacillen frei geworden waren und ein neues Auf-
flackern der alten Krankheit bewirkt hatten. Ich habe später
noch einen dritten charakteristischen Fall erlebt. Ein Mann in
den Vierzigern, der vor zwölf Jahren eine umschriebene Phthise
der linken Lungenspitze gehabt hatte und seit der ganzen Zeit
gesund gewesen war, bekam im Februar 1895 heftigen Husten
und Blutspeien, das mit mehreren zwei- bis dreiwöchentlichen
Pausen bis in den Juli! andauerte, im Oktober warf er einen
Lungenstein aus.

Die Diagnose der in die Luftröhre und Bronchien gelangten
Fremdkörper hat oft recht grosse Schwierigkeiten. Man kann
indessen nach Kocher als diagnostische Merkmale den primären
Erstickungsanfall und die Atelektase des Lungenbezirks, der zu
dem verstopften Bronchialast gehört, benutzen. Der Fremdkörper
geräth gewöhnlich in den weiteren und gestreckter zur Körperaxe
verlaufenden rechten Bronchus. Findet man bei unbestimmter
Anamnese ein abgeschwächtes Athemgeräusch auf der rechten
Brustseite, so muss man, wenn überhaupt ein Fremdkörper in
Frage kommen kann, eher an einen solchen denken, als bei der
linken Seite. Doch kommen auch da merkwürdige Fälle vor,
bei denen ein Irrthum gar nicht zu vermeiden ist. Sprengel
berichtet über einen diagnostisch sehr interessanten Fall, in dem
eine hohle Perle derart in dem rechten Bronchus steckte, dass
der Zugang zu dem linken Bronchus verlegt, dagegen das Athmen
auf der rechten Seite frei war. Rose hatte grosse diagnostische
Schwierigkeiten mit einem Kranken, bei dem eine Gänsetrachea
im Kehlkopf eingekeilt war; laryngoskopisch war nichts zu sehen

und die Sonde war natürlich frei durchzuführen; erst bei der Laryngofissur wurde die Ursache entdeckt. Bei eisernen Fremdkörpern könnte man vielleicht den Sitz mittelst einer Magnetnadel feststellen.

Leicht ist die Diagnose nur, wenn die Körper lose in der Trachea liegen und bei dem Husten mit einem nicht zu verkennenden Geräusch wider die Stimmlippen geschleudert werden. In einzelnen Fällen kann man den Körper mit dem Spiegel in der Luftröhre sehen, wenigstens vermittelst der KILLIAN'schen Methode; es ist nur nicht immer leicht, ein Urtheil über die Grösse und Gestalt des fremden Körpers zu gewinnen und ausserdem erschwert die oft vorhandene Dyspnoe die Untersuchung mit dem Spiegel. Der oben erwähnte Knochen in der Luftröhre, der nur so dick wie eine Stricknadel erschien, entpuppte sich nach der Herausnahme als ein platter Knochen von 1,5 Centimeter im Quadrat. SCHRÖTTER beschreibt einen Fall, den ich hier anführen möchte, weil er so recht deutlich die grossen Schwierigkeiten veranschaulicht, denen man bisweilen begegnen kann. Ein 32jähriger Ingenieur bemerkte Morgens, als er sich zum Frühstück setzen wollte, dass ihm sein künstliches Gebiss fehlte. Erst während er danach suchte, fühlte er eine gewisse Behinderung im Athmen. Die Untersuchung mit dem Spiegel bot wegen der Enge der Theile und der grossen Empfindlichkeit besondere Schwierigkeiten. Im Kehlkopf fand SCHRÖTTER bei der ersten oberflächlichen Untersuchung nichts. Mit der Schlundsonde fühlte er einen deutlichen Widerstand in dem oberen Drittel der Speiseröhre, brachte aber zu seinem Erstaunen den Schlundhaken immer wieder leer herauf. Bei einer zweiten Untersuchung des Kehlkopfs entdeckte er dann etwas Fremdartiges unter den Stimmlippen, das er als die Vulkanitplatte mit Zähnen beschreiben konnte, was mit dem vermissten Stück stimmte. Er wollte den Versuch machen, den Körper von oben zu entfernen; während er den Hausarzt benachrichtigte, stieg aber die Dyspnoe des Kranken so rasch, dass die Tracheotomie gemacht werden musste, wobei die Platte nach oben geschoben und entfernt werden konnte. Nachher war ausserdem die Anwesenheit eines weiteren Hindernisses in der Speiseröhre festzustellen; welcher Art es indessen gewesen, vermochte SCHRÖTTER nicht herauszufinden. Gleichzeitige andere Erkrankungen erschweren ebenfalls die Diagnose, wie in dem Fall von ROSE, in welchem ein Fremdkörper in der Speiseröhre gleichzeitig mit einer Diphtherie der Mandeln vorhanden war.

Die spitzen Fremdkörper wandern mitunter an andere Stellen; bei Nähnadeln ist das nichts Verwunderliches. ZIELEWICZ berichtet, dass er eine verschluckte Nadel in der Schilddrüse fand. Sie gerathen ferner durch die Luftröhrenwände in die Lungen, Getreideähren sind schon öfter zwischen den Rippen herausgeeitert.

Bekannt ist der Fall von Fauvel, in welchem eine unter dem
Auge eingedrungene Flintenkugel nach zehn Jahren im Larynx
entdeckt wurde. Bei den Versuchen, sie zu entfernen, wurde sie
gelockert und ausgehustet.

Wenn auch die Toleranz der Luftröhre recht gross sein kann,
so wird es doch wesentlich von der Grösse des Fremdkörpers im
Verhältniss zu der Weite der Luftröhre und von seinem Sitz abhängen, ob er stärkere Beschwerden macht.

Die Prognose ist also immer eine etwas zweifelhafte.

Die Behandlung der in der Luftröhre befindlichen glatten
Fremdkörper kann zunächst darin bestehen, dass man den Kranken
in der Knieellenbogenlage oder mit dem Kopf nach unten, schüttelt
und den Rücken klopft, um den Gegenstand in Bewegung zu
bringen. Im Ganzen empfiehlt es sich in frischen Fällen, bei den
in der Luftröhre und den Bronchien sitzenden Körpern die Tracheotomie zu machen, auch wenn es scheint, wie in dem oben erwähnten Fall des Knaben, als ob der Fremdkörper bei dem letzten
Erstickungsanfall wieder ausgeworfen worden sei. Man darf die
Operation nur dann aufschieben, wenn ein im Operiren geübter
Kollege nicht vom Bette des Kranken weicht. Festsitzende Fremdkörper sind nach gemachter Eröffnung der Luftröhre gewöhnlich
nicht schwer mittelst einer Zange zu fassen oder mittelst einer spitzwinklig gebogenen Sonde zu lockern oder anzuhaken, auf welche
Weise man abgebrochene Tracheotomieröhren z. B. schon öfter
glücklich herausgebracht hat. Glatte Körper werden durch die
während der Operation ausgelösten Hustenstösse meist beweglich
und heraufgeschleudert. Man wird gut thun, sie dann gleich
festzuhalten, auch wenn die Öffnung noch nicht gross genug ist,
doch hüte man sich, weiche Gegenstände zu zerbrechen. Ich
assistirte einmal einem Kollegen bei der Operation einer in die
Luftröhre gerathenen Bohne, hatte aber, da sie sehr beweglich
war, das Unglück, dieselbe zu zerstückeln. Während der grösste
Theil nachher herauskam, wurde ein ganz kleines Stück derselben in feinere Bronchien aspirirt und das Kind starb an der
dadurch erzeugten Pneumonie. Gelingt es nicht, den Fremdkörper nach der Tracheotomie loszubekommen, so lege man den
Kranken mit einem Dilatator zum Offenhalten der Wunde ins
Bett. Ich habe in Göttingen erlebt, dass eine Stunde nach der
vom alten Baum ausgeführten Tracheotomie die Bohne bei einem
Hustenstosse in weitem Bogen herausflog. Baum hatte die Trachealwunde mittelst Suturen, die hinten gebunden waren, offen
gehalten. In solchen Fällen dürfte man auch ein Brechmittel
anwenden, das sonst nicht anzurathen ist, da bei geschlossener
Luftröhre durch die heftigen Athembewegungen der Fremdkörper
ebenso gut auch weiter nach unten aspirirt werden könnte. Brechmittel sollte man jedenfalls nicht anwenden, ohne das Tracheotomie-
besteck zur Hand zu haben.

Die Versuche, bei Lebenden den unteren Theil der Luftröhre innerhalb des Thorax von vorn (RUSHMORE) oder von hinten zu eröffnen (WEIS), sind bis jetzt noch nicht geglückt.

Sind die Fremdkörper durch die *Sinus piriformes* in die Speiseröhre gerathen, so kann man, wenn sie hart sind, ihre Anwesenheit am besten durch eine mit einem Metallknopf versehene Sonde erkennen, Fig. 152. HOLMES empfiehlt, den Knopf mit Wachs zu

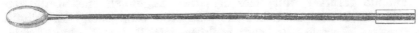

Fig. 152.

überziehen, er hat in einem Falle ein Knochenstück damit nachweisen können. Je nach der Grösse und dem Sitz wird sich dann die Behandlung zu richten haben. Sitzt der Fremdkörper in dem oberen Theil der Speiseröhre und ist er nicht zu gross, so ist der GRÄFE'sche Münzenfänger, Fig. 151, ein zu ihrer Entfernung sehr geeignetes Instrument. Kleinere, namentlich Gräten, holt man mit dem Sonnenschirmprobang, Fig. 153, welchen man an dem

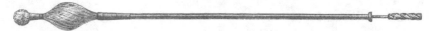

Fig. 153.

Fremdkörper vorbeiführt, unten aufspannt und so herauszieht. Sitzen die Fremdkörper weiter unten, so wird man versuchen müssen, sie mit einer Schwammsonde in den Magen zu stossen, aus welchem selbst sehr grosse und zackige Körper unter Zuhülfenahme einer zwei bis drei Tage dauernden ausschliesslichen Kartoffelnahrung, sogenannte Kartoffelkur, in der Regel *per anum* abgehen. Schon 1363 empfiehlt GUY DE CHAULIAC das Hinabstossen mit Bleisonden oder das Verschluckenlassen eines an einem starken Faden befestigten Schwamms, den man dann rasch zurückziehen soll. Natürlich muss jegliche Gewalt bei diesen Versuchen vermieden werden, denn es finden sich unter den Folgen öfter Verletzungen der Oesophaguswände mit nachfolgender Mediastinitis angeführt. Es ist neuerdings von SOLIS COHEN, SALZER und BILLROTH der Vorschlag gemacht worden, auch zackige Fremdkörper im Oesophagus mittelst der Kartoffelkur zu behandeln; sie haben mit dem Verfahren Erfolge erzielt. Weiche Fremdkörper im oberen Theil der Speiseröhre haben HECHT und POLLKIER durch Kneten nach oben gedrückt und entfernt. Gelingt es durch die angegebenen Mittel nicht, den Fremdkörper zu entfernen, so wird man zur Oesophagotomie schreiten müssen, da es leichter ist, von der Wunde aus an den Sitz mit passenden Instrumenten hinzugelangen. Heutzutage wird man sich zu dieser Operation eher entschliessen, da sich die Gefahren derselben wesentlich verringert haben. SCHRAMM hat z. B. auf diese Weise einen Porzellanknopf selbst bei einem einjährigen Kinde glücklich herausgeholt.

Handelt es sich um Kinder und sind mehrere zusammen gewesen, so können Täuschungen in Bezug darauf vorkommen, welches Kind eigentlich dasjenige mit dem Fremdkörper ist. Ein hiesiger Kollege wurde in eine mit zahlreichen Kindern gesegnete Familie gerufen, weil eines derselben angeblich eine Kette verschluckt habe. Er behandelte dasselbe sehr energisch mittelst strenger Kartoffelkur und nachher mit Ricinusöl ohne Erfolg. Nach drei Tagen entleerte das nicht behandelte Brüderchen die Kette ohne Schwierigkeit.

18. Die Neubildungen in den oberen Luftwegen.

Um zuvörderst einen Begriff über die Häufigkeit der Neubildungen in den oberen Luftwegen zu geben, will ich eine Zusammenstellung der von mir in den letzten dreizehn Jahren beobachteten 2088 Neubildungen folgen lassen. Sie fanden sich unter einer Gesammtzahl von 42 635 Kranken, also in ca. 5,1 Procent. In den drei Jahren 1893—95 habe ich bei 5861 Männern 367 Neubildungen angetroffen, also in 6,2 Procent und bei 3777 Frauen 212, also in 5,5 Procent. Ich beobachtete:

1. In der Nase:
    a) Schleimpolypen 1012 (618 Männer, 394 Frauen);
    b) Fibrome 4 (4 Männer);
    c) Papillome 7 (4 Männer, 3 Frauen);
    d) Lymphome 2 (1 Mann, 1 Frau);
    e) Lymphosarkome 5 (5 Männer);
    f) Cysten 4 (1 Mann, 3 Frauen);
    g) Sarkome 6 (1 Mann, 5 Frauen);
    h) Karcinome 9 (6 Männer, 3 Frauen);
    i) Angiome 1 (1 Mann).

2. Im Nasenrachenraum:
    a) Fibrome 20 (12 Männer, 8 Frauen);
    b) Cysten 159 (94 Männer, 65 Frauen);
    c) Angiosarkome 1 (1 Mann);
    d) Lymphosarkome 1 (1 Mann);
    e) Sarkome 1 (1 Mann);
    f) Karcinome 1 (1 Mann).

3. Im Schlund:
    a) Fibrome 6 (3 Männer, 3 Frauen);
    b) Papillome 48 (35 Männer, 13 Frauen). In Wirklichkeit ist die Zahl derselben viel höher, da ich bei der geringen praktischen Wichtigkeit dieser Geschwülste genaue Notizen nicht machen liess.
    c) Cysten 2 (2 Männer);
    d) Lymphangiom 1 (1 Frau);
    e) Mandelpolypen 6 (4 Männer, 2 Frauen);
    f) Sarkome 4 (3 Männer, 1 Frau);
    g) Karcinome 31 (26 Männer, 5 Frauen);
    h) Adenome 2 (1 Mann, 1 Frau);
    i) Exostose 1 (1 Frau).

4. Im Kehlkopf:
   a) Fibrome, gewöhnliche Polypen und Myxome 323
      (234 Männer, 89 Frauen);
   b) Papillome 64 (40 Männer, 24 Frauen);
   c) Sängerknötchen 164 (82 Männer, 82 Frauen);
   d) Granulome 2 (1 Mann, 1 Frau);
   e) Lipome 2 (2 Männer):
   f) Tum. tuberc. 76 (36 Männer, 40 Frauen);
   g) Cysten 13 (7 Männer, 6 Frauen);
   h) Sarkome 5 (5 Männer);
   i) Karcinome 99 (84 Männer, 15 Frauen).

5. In der Trachea:
   a) Karcinome 2 (1 Mann, 1 Frau).
   b) Enchondrome 1 (1 Mann).

a) Die gutartigen Neubildungen.

Unter den gutartigen Neubildungen sind die Schleimpolypen bei Weitem die häufigsten. Es ist aber noch zweifelhaft, ob man sie so ohne Weiteres zu den Neubildungen rechnen
darf. Für die der Nase wenigstens hat ZUCKERKANDL als sehr
wahrscheinlich nachgewiesen, dass sie zum grössten Theil oedematöse Hypertrophien, also entzündlicher Natur sind. Diese Angabe des so genauen Beobachters hat mich sehr erfreut, denn
ich habe schon lange die Ansicht gehabt, dass die Polypen als
durch Lymphstauung bedingte oedematöse Hypertrophien zu betrachten sind. Man trifft sehr häufig solche in der Nase, die in
ihrem oberen Theile aus festerer Masse bestehen, während der
untere Theil einen durchsichtigen Schleimpolypen darstellt. Es
erklärt sich auf diese Weise das von allen Autoren angegebene
seltene Vorkommen der Schleimdrüsen, da sie sich in der grösseren
Masse auf einen grösseren Raum vertheilen, sowie dass Nerven
in ihnen gefunden werden. Hie und da können sich einzelne
der Drüsen zu Cysten erweitern. Man findet sie nicht selten in
Polypen, wenn man diese, nachdem sie gekocht sind, aufschneidet,
oder man erkennt ihre Anwesenheit bei der Operation an einem
plötzlichen Ausfluss von Flüssigkeit. In einer solchen Cyste habe
ich einmal ein rundes loses Kalkkonkrement gefunden in der Grösse
eines Kokkelkorns. Wie es da entstanden, ist mir unklar, vielleicht
analog den später zu erwähnenden Osteomen in den Nebenhöhlen.

Ein anderer Theil der Nasenpolypen ist als vergrösserte Granulation zu betrachten, so die in der Umgebung oder im *Hiatus
semilunaris* bei Eiterungen der Nebenhöhlen und die in der Umgebung kariöser Herde an der Scheidewand oder an den Muscheln
und die um Fremdkörper vorkommenden. Diese Granulationspolypen sind, gemäss der Art ihrer Entstehung, fast immer einseitig.

Auf welche Weise die an anderen Stellen der oberen Luftwege vorkommenden Schleimpolypen entstehen, müssen erst weitere Untersuchungen zeigen. Einstweilen dürfte es jedenfalls praktisch sein, alle Schleimpolypen unter den Neubildungen zu besprechen.

In der Nase kommen sie entschieden am häufigsten vor. Es wäre möglich, dass in einigen Fällen das heftige Schneuzen zu ihrem Wachsthum beitrüge, sicher bewirkt die dabei hervorgerufene Schleuderbewegung, dass sie sich stielen. Im hintersten Theil der Nase tritt die Stielung durch das Nachhintenräuspern ein und besonders durch Schluckbewegungen, wenn die Polypen einmal die Grösse erreicht haben, dass sie bei diesen in Mitleidenschaft gezogen werden; die Choanalschleimpolypen sind daher in der Regel dünn gestielt. Die Schleimpolypen sitzen in der Nase meistens an der mittleren Muschel und an der Aussenwand des mittleren Nasengangs in der Umgebung des Eingangs des *Sinus maxillaris* auf dem *Processus uncinatus* und an der *Bulla ethmoidalis.* Findet man sie an der Scheidewand, so ist immer der Verdacht einer Erkrankung des Knochens oder des Knorpels in das Auge zu fassen. Granulationspolypen können sich auch um einen Fremdkörper entwickeln und denselben ganz verdecken; sie werden sich bei dieser Ursache in der Regel nur im unteren Nasengang zeigen. Wie unter Anderen ZUCKERKANDL und HEYMANN gezeigt haben, entstehen die Polypen nicht selten auch in den Nebenhöhlen, durchbrechen zuweilen die Wand und erscheinen in der Nase.

Sie sind in der Nase selten solitär, meistens findet man sie in grösserer Zahl bis zu fünfzig und mehr. Wie viele vorhanden sind, kann man in der ersten Sitzung nicht sagen, da der Vordermann seine Hintermänner deckt; man erkennt die Zahl erst im Laufe der Operation, wenn immer wieder einer zum Vorschein kommt. Mitunter sind sie durch die anderen so weit nach oben gedrückt, dass man sie erst am nächsten Tage sehen kann, wenn sie herabgestiegen sind. Sehr grosse, an dem Eingang der Nase sitzende Schleimpolypen erleiden durch die Insulte, denen sie ausgesetzt sind, öfter eine Umwandlung des sie normaler Weise bedeckenden Flimmerepithels in Plattenepithel; sie sehen dann nicht grau, sondern roth aus, wenigstens an der dem Eingang zugekehrten Stelle.

Eine besondere Form findet sich manchmal an der mittleren Muschel und gerade diese Form hat mir zuerst die Idee gegeben, dass es sich um Lymphstauungen handeln müsse. Die mittlere Muschel ist dabei ganz in eine sulzige Masse umgewandelt, welche an der Oberfläche aus Polypen besteht, die ganz wie gewöhnliche Polypen aussehen. Trägt man dieselben ab, so schwillt die Schleimhaut unmittelbar wieder an, so dass man meinen könnte, man habe noch gar nichts weggenommen; man kommt gar nicht dazu, einmal die Fläche der Muschel klar vor sich zu sehen; es

ist, als ob die Schleimhaut immer fortzeugend Böses gebären
müsse. Man erkennt diese Form erst während der Operation.
Sie ist nicht mit der Seite 324 erwähnten Ethmoiditis zu verwechseln, bei der ebenfalls bisweilen eine reichliche Bildung von
Schleimpolypen an der mittleren Muschel beobachtet wird.

Die Schleimpolypen kommen in der Nase auch an der Scheidewand vor und zwar, wie erwähnt, fast nur in Folge von entzündlichen Processen am Knochen, hie und da entwickeln sie sich
auch an Vorsprüngen oder Leisten aus hypertrophischen Stellen
der Schleimhaut.

Wenn bei der Operation der Polypen sich eine plötzliche
Eiterausscheidung zeigt, so kann mit grosser Wahrscheinlichkeit
eine Nebenhöhleneiterung als Ursache angenommen werden.

GRÜNWALD hat die Ansicht aufgestellt, dass die Polypen
immer eine vorher vorhanden gewesene Naseneiterung begleiten,
sei es eine oberflächliche, sei es eine der Nebenhöhlen, sei es
eine durch Karies der Knochen verursachte. Ich habe Seite 321
die Gründe angegeben, warum ich mich seiner Ansicht nicht
anschliessen kann; die Mehrzahl der Specialkollegen hat dieselbe
ebenfalls nicht angenommen.

In dem Nasenrachenraum kommen die Schleimpolypen nur
als sogenannte Choanalpolypen vor, welche ihren Ursprung eigentlich in der Nase haben und nur in das Cavum wachsen, weil da
mehr Platz ist. Ich kenne sonst keinen Fall von Schleimpolyp
in dem Cavum, doch könnten sie nach der Beschaffenheit der
Schleimhaut ganz gut auch einmal da vorkommen.

Die Nasenrachenfibrome haben, wenn sie etwas oedematös
sind, eine grosse Ähnlichkeit mit Schleimpolypen, in der Regel
sind sie aber härter und kommen zu einer Zeit des Lebens vor,
in welcher gerade die Schleimpolypen noch nicht sehr häufig sind,
in dem der Pubertät.

Von LOWE ist ein Schleimpolyp beschrieben worden, welcher
seinen Ausgangspunkt in der Seitenwand der *Pars oralis* des
Schlundes und die Grösse von 3 Zoll Länge und $\frac{3}{4}$ Zoll Dicke
erreicht hatte; er lag wie eine zweite Zunge über der anderen.

In dem Kehlkopf habe ich nur einmal vor 28 Jahren einen
Schleimpolypen an dem vorderen Ende der Taschenlippe sitzen
sehen, welcher nach der Herausnahme ganz das Aussehen und
die Konsistenz eines Nasenpolypen hatte. Leider war die mikroskopische Untersuchung nicht möglich, da er in Alkohol am
nächsten Tage schon so krümlich geworden war, dass fast nichts
davon übrig blieb. Dies Verhalten sprach meiner Ansicht nach
auch dafür, dass es ein Schleimpolyp gewesen war.

Die in der Trachea beobachteten Polypen scheinen alle mehr
zu den Granulomen, Papillomen oder Fibromen gehört zu haben.

Über das Vorkommen der Leyden-Charcot'schen Krystalle
und der eosinophilen Zellen in den Nasenpolypen und ihren

Zusammenhang mit Asthma und den Asthmakrystallen sind die Akten noch nicht geschlossen. Nach SEIFERT finden sich die ersteren in jedem hyperplastischen Gewebe. Siehe darüber den Abschnitt Fernwirkungen.

Die Schleimpolypen kommen in jedem Alter, sogar angeboren vor (LE ROY.) KRAKAUER sah einen bei einem vier Wochen alten Kinde, CARDONE einen bei einem solchen von zwei Tagen. Ich selbst operirte ein Mädchen von einem halben Jahr, welches von Geburt an einen Schleimpolypen auf der rechten Seite hatte. Unter 16 Jahren alt waren unter 1012 in den letzten 13 Jahren von mir beobachteten Fällen 27, also 2,6 Procent; GOLDSTEIN fand sie in 6,8 Procent, HOPMANN in 4, JURASZ in 6, SCHÄFFER, der den Begriff gutartiger Polyp weiter fasst, in über 10 Procent.

Die Nasenpolypen erreichen mitunter auch eine ganz enorme Grösse. Ich entfernte einem Kollegen, der vor 28 Jahren zuerst operirt worden war, seitdem aber eine verstopfte Nase behalten hatte, einen Schleimpolypen, der 8 cm lang, 4 cm dick und 2 cm breit war! Er war nicht solitär, wie es sonst bei so grossen Polypen häufig der Fall ist, hatte die Scheidewand nach der anderen Seite verbogen, war aber merkwürdiger Weise hinten nicht nach dem Munde zu gewachsen; dort hätte er wahrscheinlich so viele Beschwerden verursacht, dass der Kollege ihn wohl kaum so lange ertragen haben würde.

Die Beschwerden, welche die Schleimpolypen machen, sind im Allgemeinen die der Behinderung der Nasenathmung, wie ich sie in früheren Abschnitten schon geschildert habe. In der Regel findet man ausserdem einen schleimigen, modrig riechenden Ausfluss aus der Nase, welcher aber nur dann einen wirklich üblen Geruch hat, wenn die denselben veranlassende Ursache auch der Polypenbildung zu Grunde liegt. Ausserdem können gelegentlich Polypen, welche am vorderen Ende der unteren Muschel sitzen, Thränenträufeln bewirken und solche, welche auf die Tubenöffnung zu liegen kommen, Schwerhörigkeit zur Folge haben. Grössere Choanalpolypen können gleich einer Klappe das Einathmen durch die Nase gestatten, dagegen das Ausathmen verhindern. Steigen sie noch weiter herunter in die *Pars oralis*, so machen sie auch Schluckbeschwerden und Athemstörungen. Es sind solche beobachtet, welche bis auf das *Vestibulum laryngis* reichten.

Die Diagnose der Schleimpolypen ist immer leicht zu stellen. Man erkennt sie an der grauen Farbe, an der weichen Beschaffenheit und an der Beweglichkeit bei der Untersuchung mit der Sonde. In den Fällen von Umwandlung des Epithels in Plattenepithel ist die rothe Farbe nur auf einen kleinen Theil des Polypen beschränkt, sowie man ihn mit der Sonde zur Seite drückt oder aufhebt, so erscheint die graue Farbe. Ganz rothe Geschwülste sind immer etwas anderes; entweder es sind Schwellungen der Muscheln, Vorsprünge der Scheidewand, vom Nasengerüste aus-

gehende, noch mit Schleimhaut bedeckte Geschwülste oder Hirnbrüche. Kollegen, welche noch nicht viel in die Nase gesehen
haben, halten die vorderen Enden der unteren Muscheln häufig
für Polypen. Man bekommt, wie früher schon erwähnt, oft solche
Kranke zugeschickt mit der Diagnose Polyp und der Bitte, dieselben operiren zu wollen. Es ist dann immer eine verlegentliche
Sache, weil man doch nicht gern den Kollegen blosstellen will.
Eine Verwechslung der Schleimpolypen könnte höchstens einmal
mit Melanosarkomen stattfinden, aber auch dann nur, wenn in
erstere zufällig gerade eine starke Blutung stattgefunden hätte
und sie dadurch schwarzroth aussehen, was indessen ein sehr
seltenes Ereigniss ist. GUBER hat in einem gutartigen Schleimpolypen auch zahlreiche Pigmentzellen gefunden, die sonst das
Kennzeichen der Melanosarkome sind.

Die Prognose ist zwar zunächst von den Ursachen abhängig,
im Allgemeinen indessen günstig, wenn die ursächlichen Zustände
zu beseitigen sind, da es besonders in nicht zu veralteten Fällen
bei einiger Ausdauer von Seiten des Arztes und des Kranken
fast immer gelingt, die Polypen schliesslich ganz auszurotten oder
wenigstens ihr Wachsthum sehr im Zaum zu halten. Sobald die
Nasenathmung wieder hergestellt ist, hat der Kranke fast nie
mehr Beschwerden von seinen Polypen.

Die Behandlung der Polypen kann nur eine operative sein;
man kann nicht einmal das Wiederwachsen durch allerhand Einspritzungen oder sonstige Maassregeln verhindern. Es ist mir sowohl, wie Anderen, nie ein deutlicher Nutzen von den arzneilichen
Mitteln vorgekommen.

Vor der Operation von Polypen muss man sich erst über den
Sitz derselben, ob an mittlerer Muschel oder Scheidewand, klar
geworden sein.

Die Operation soll in der Regel nur mit der Schlinge gemacht
werden und zwar ziehe ich die heisse, galvanokaustische der kalten
vor, da sie auch nach der Ansatzstelle zu ätzt. Ich habe drei
Jahre lang nur mit der kalten Schlinge operirt, bin aber jetzt
schon seit vielen Jahren zu der heissen zurückgekehrt, da mir die
Wirkung eine dauernde zu sein scheint. Die kalte Schlinge hat
für den praktischen Arzt den Vortheil, dass er die Batterie dabei
entbehren kann. Als Schlingendraht benutze ich ausschliesslich
den Klaviersaitendraht No. 6. Er hat eine genügende Stärke und
bietet einen gewissen elastischen Widerstand, der das Einführen
der Schlinge erleichtert und kostet so gut wie nichts. Heutzutage
wird man die Operation wohl immer unter der Kokainanästhesie
machen. Es genügt in der Regel, die Theile zweimal mit einer
10procentigen Lösung zu pinseln, bei sehr empfindlichen Kranken
benutze ich auch die 20procentige. Man muss aber, wenn der
Kranke wirklich Nutzen davon haben soll, mit ziemlich dünnen
oder flachen Wattepinseln hoch hinaufgehen, zwischen die Polypen

und Scheidewand und in den mittleren Nasengang. Da es indessen
bei der Anwesenheit von sehr vielen Polypen schwer ist, alle in
Frage kommenden Stellen vor der Operation genügend unempfindlich zu machen, so muss man oft im Laufe derselben nochmals
kokainisiren. Das Einführen der Schlinge geschieht zwischen
Scheidewand und Polyp, dann geht man mit der Schlinge möglichst weit nach dem Boden der Nase herunter und umgeht den
unteren Rand des Poiypen. Dies ist der Punkt, an welchem die
meisten Anfänger scheitern, indem sie nicht so weit nach unten
gehen, um die Schlinge um den unteren Rand führen zu können.
Dieselbe drückt dann den Polypen nach aussen, wodurch man
entweder gar nichts oder doch nur kleine Stücke zu fassen bekommt. Hat man mit der einen Seite der Schlinge den Polypen
umgangen, so schiebt man dieselbe in schräger Richtung unter
leicht sägenden Bewegungen nach oben, soweit es eben geht,
schnürt die Schlinge zu und lässt dann erst den Strom hindurchgehen. Bei breit aufsitzenden Polypen dagegen schnürt man zu,
während der Draht erglüht. Man zieht beide Male die Schlinge
sachte nach vorn an, so dass der abgeschnittene Polyp mit derselben herausbefördert wird; eventuell holt man ihn mit der Zange.
Auf diese Weise wird man in den meisten Fällen zum Ziele gelangen. Mitunter ist es aber vortheilhafter, von der Aussenseite
zu kommen und die Schlinge zwischen Polyp und Aussenwand
der Nase, lateralwärts vom Polypen, einzuführen und dann der
Schlinge die Wendung nach innen, nach der Scheidewand zu, zu
geben. Je weiter man bei der Operation nach hinten kommt,
desto schwieriger wird das Fassen. Wenn der Polyp nämlich gross
ist, so gelingt es oft nicht, ihn am Stiel, sondern nur an einem
kleinen Ende zu erwischen, was man daran erkennt, dass die
schon zugezogene Schlinge noch vor- und rückwärts zu bewegen
ist; ist der Polyp an der Basis gefasst, so theilt sich die Bewegung
dem ganzen Kopfe mit und man fühlt, dass die Schlinge festsitzt.
Hat man dieses Gefühl, so kann man direkt abschnüren, ist der
Polyp aber nur an einem kleinen Theile gefasst, so thut man
besser, besonders wenn er sehr gross ist, denselben durch sachtes
Ziehen abzureissen, was um so eher zu versuchen ist, da diese
grossen Choanalpolypen ausnahmslos dünne Stiele haben und nie
Anlass zu einer heftigeren Blutung geben. Grössere Choanalpolypen
operirt man auch sehr zweckmässig mittelst des LANGE'schen Hakens,
Fig. 154. Da dieselben an dem hinteren Ende der mittleren

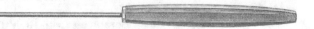

Fig. 154.

Muschel sitzen, so geht man mit dem Haken zwischen Scheidewand
und Polypenstiel, also ziemlich weit oben, bis in das Cavum durch,

dreht die Spitze des Hakens nach aussen und zieht vorsichtig an. Durch langsames Ziehen befördert man den Polypen, nachdem man seinen dünnen Stiel durchgerissen hat, heraus. Die Blutung ist dabei in der Regel ebenfalls sehr gering. Man kann diese Choanalpolypen auch von hinten nach Anlegung des Gaumenhakens operiren, doch muss man dann der Schlinge in einem ziemlich stark gebogenen Leitungsrohre die Krümmung geben, wie in Fig. 57, Seite 161. Das vordere Ende der nach oben gerichteten Schlinge wird zwischen Gaumensegel und Polyp eingeführt; kann man nicht bis an den Stiel gelangen, so empfiehlt sich auch hier das behutsame Abreissen. Ich halte dafür, dass diese drei Arten, die Operation zu machen, besser und weniger lästig für die Kranken sind, als wenn die Schlinge von vorn durch die Nase eingeführt, dann mittelst des Fingers im Cavum entfaltet und umgelegt wird.

Nach der Operation lasse ich gewöhnlich einen Spray von Borsäure mit Kokain gebrauchen; wenn ich auch, wie erwähnt, nicht glaube, dass er einen wesentlichen Einfluss auf die Verhinderung von Rückfällen hat, so halte ich doch eine mehrmals täglich wiederholte Reinigung der operirten Nase für zweckmässig, und sie ist auf diese Art weniger eingreifend und weniger schädlich, als die mit der Spritze.

Es ist zweckmässig, wenigstens eine Nasenhöhle in der ersten Sitzung so frei zu machen, dass der Kranke den Nutzen von der Operation verspürt. Durch den Genuss der freien Athmung wird er sich eher zur Fortsetzung der Kur entschliessen. Wenn nur die eine Seite operirt worden war, so bestelle man sich den Kranken nach 14 Tagen oder auch früher wieder und reinige in der zweiten Sitzung die Nase möglichst vollständig von den Neubildungen. Nach sechs Wochen und ausserdem später noch ein paar Mal muss nachgesehen werden, ob nicht wieder kleine Polypchen im Entstehen sind. Es ist gut, den Kranken gleich im Beginn darauf aufmerksam zu machen, dass er sich wiederholten Untersuchungen und Operationen unterwerfen müsse, wenn er wünsche, ganz befreit zu werden. Nur so kann man dazu gelangen, einen Menschen, welcher an multiplen Polypen leidet, wirklich dauernd zu heilen.

Ein vollständig entfernter Polyp kommt nicht wieder; Rückfälle, wenn es sich nicht um zurückgelassene Stücke, die nachher wieder auswachsen, handelt, entstehen nur durch die Vergrösserung anderer schon vorhanden gewesener oder neugebildeter, kleinster Polypchen.

Es ist wichtig, diese Letzteren gründlich durch Galvanokaustik, Trichloressigsäure oder Kürette zu zerstören; besonders beachte man dabei das Dach und die äussere Wand des mittleren Nasengangs.

Selbstverständlich muss man die Eiterungen aus den Nebenhöhlen und die sonstigen Ursachen der Polypen behandeln.

In manchen Fällen von bedeutenden Wucherungen von Polypen wird es sich empfehlen, schliesslich die mittlere Muschel ganz zu entfernen. Man macht dies am Besten mit der PANZER'schen, Fig. 107 Seite 247, oder der gewöhnlichen COOPER'schen Scheere, oder dem HARTMANN'schen Conchotom, Fig. 106. Die Anfangs ziemlich starke Blutung wird mittelst des Tamponnements meistens leicht zu stillen sein. Später muss man noch die Aussenwand des mittleren Nasenganges nachsehen und etwa da noch vorhandene Wucherungen mit dem Kauter zerstören. In einem von mir beobachteten Falle sehr ausgedehnter Polypenbildung hatte v. VOLKMANN acht Jahre vorher die ganze Nase: alle Muscheln und die Scheidewand ausgeräumt; trotzdem bildeten sich die Geschwülste doch wieder. Die achtzigjährige Dame war durch die angreifende Operation so entsetzt, dass sie förmlich zitterte und bebte in dem Gedanken, die Polypen könnten noch einmal wachsen. Als es nun doch geschah, verheimlichte ich es ihr und sprach nur von Schleimhautwucherungen, bis diese durch ihre Grösse die Kranke im Schlafe so wesentlich störten, dass an Abhilfe gedacht werden musste. Eine Operation konnte ich bei der Ängstlichkeit der Kranken nicht vorschlagen, da ich dann das Schlimmste riskirt hätte. Ich entschloss mich daher, ein Verfahren anzuwenden, von welchem ich früher einmal gelesen hatte, nämlich Einspritzungen von Karbollösung in die Polypen. Das gelang vortrefflich. Ich spritzte jedesmal in zwei bis drei Polypen eine halbe Spritze 5procentiger Karbollösung ein, worauf dieselben sehr klein wurden und die Kranke nicht mehr belästigten. Es gelang so, die Nase bis zum Tode der Dame für die Athmung frei zu erhalten. Ich habe dasselbe Verfahren nachher noch mehrere Male angewendet und war immer mit dem palliativen Erfolge zufrieden.

Die Operation mit der Zange ist jetzt mit Recht ganz verlassen. Es ist ein rohes Verfahren, das sogar direkt schädlich zu sein scheint, weil sich aus den dabei zurückbleibenden Fetzen immer neue Polypen entwickeln. Ich glaube auch, dass ein nur einigermaassen geübter Arzt mit der Schlinge oder dem LANGE'schen Haken besser fertig werden wird. HIPPOKRATES hat angegeben, dass man die Polypen mit an Fäden befestigten Schwämmen wegwischen könne.

Üble Zufälle, ausser gelegentlichen Ohnmachten, habe ich bei Operationen von Schleimpolypen nie beobachtet. Die Blutung ist meist sehr gering, wenn man einmal eingeübt ist und der Strom nicht zu stark genommen wird. Mitunter, wenn die Nase sehr verstopft ist, tritt trotz aller Vorsicht eine stärkere Blutung ein; man sieht sogar eine Pulsation des ganzen Naseninhalts, bis die Luft wieder frei durchstreichen kann, dann hört die Blutung mit einem Male auf. Man versuche daher auch deswegen immer möglichst rasch, wenigstens die eine Seite frei zu machen. Blutet es einmal zu stark, so dass man nichts mehr unterscheiden kann, so beachte man, ob enge Kragen getragen werden, wenn nicht, tamponnire man kurze Zeit mit Jodoformgaze.

Eine weitere Form von entzündlichen Hypertrophien habe ich schon bei dem chronischen Katarrh erwähnt. Es sind dies die himbeerförmigen Hypertrophien an den unteren und den mittleren Muscheln. Sie sehen manchmal auch wie Polypen aus, besonders die des vorderen Endes, welches so angeschwollen sein kann, dass es aus der Nasenöffnung heraushängt. Die Hypertrophien unterscheiden sich aber dadurch von Polypen, dass sie sich schon bei der Berührung mit der Sonde oder auf Kokain bis zum Verschwinden zusammenziehen. Ihre Operation ist Seite 244 beschrieben.

Die Fibrome bestehen aus Bindegewebe und aus elastischen Fasern mit mehr oder weniger Gefässen. In der Regel sind denselben in dem Nasenrachenraum auch Rundzellen beigemischt, und man spricht dann von Fibrosarkomen, welche aber nichts von der Bösartigkeit der Sarkome haben. Im Kehlkopf sind die Fibrome meistens ziemlich ödematös mit serösen kleinen Höhlen, wie O. CHIARI beschrieben hat. Ich kann dies nach den Untersuchungen, welche Professor WEIGERT an den von mir exstirpirten Fibromen gemacht hat, vollauf bestätigen. In den Polypen finden sich immer ödematöse Stellen, wodurch dann der Übergang zu den Myxomen gegeben ist, die man nach WEIGERT eigentlich als ödematöse Fibrome ansehen kann.

EPPINGER und O. CHIARI betrachten die sogenannten Stimmlippenfibrome als umschriebene entzündliche Hypertrophien, da alle Gewebetheile hyperplastisch sind, wenn auch vorwiegend das Bindegewebe; CHIARI schlägt deshalb vor, sie einfache Polypen zu nennen. Sie haben demnach eine ähnliche Entstehung, wie die Schleimpolypen. Diese Ansicht würde das häufige Vorkommen dieser gewöhnlichen Polypen bei Leuten, die ihre Stimme viel anstrengen, gut erklären.

In der Nase kommen gefässreiche Fibrome vorn an der Scheidewand als sog. „blutender Polyp" vor; SCHEIER hat sie genauer bearbeitet. B. FRÄNKEL hält sie für eine Folge des Kratzens mit dem Fingernagel, weswegen er sie zu den gefässreichen Granulomen rechnet; er behauptet, dass sie häufiger links beobachtet würden, da rechts mehr mit der Pulpa der Finger gearbeitet würde. RÉTHI hält sie für einfache Hypertrophien, wie die anderen Polypen. Der eine Fall von SCHEIER war übrigens ein *Lymphangioma teleangiectaticum*. Der Name blutender Polyp sagt schon, dass sie leicht zu Blutungen Anlass geben.

RÉTHI hat ein nierenförmiges, langgestieltes Fibrom beobachtet, das anscheinend vorn an der Muschel entsprang.

Im Pubertätsalter findet man die Fibrome mehr an dem hinteren Ende des Vomer, sowie an dem der vier unteren Muscheln und an der senkrechten Platte des Gaumenbeins, wie es B. FRÄNKEL hervorgehoben hat; ferner am hinteren Tubenwulst, von welcher Stelle von HAUG eines entfernt wurde, das Taubheit und Ohrenschmerzen verursacht hatte und am Rachendach. An letzterer Stelle entspringen sie nach meiner Erfahrung ziemlich selten.

Die Rachenfibrome erreichen oft eine bedeutende Grösse und senden, wenn sie im Cavum keinen Platz mehr haben, Fortsätze in die Nase und die Nebenhöhlen oder auch durch die Knochen in die Orbita, die Schädelhöhle und nach aussen nach der Schläfengrube hin. Wegen dieser „Fangarme" ist ihnen der Name Polypen schon von Alters her gegeben worden und in der That hat ihre Gestalt eine grosse Ähnlichkeit mit denselben. Sie verschwären recht oft an ihrer Oberfläche, vielleicht gerade, weil sie sehr wenig Kapillaren haben und ihr Blut mehr aus kleinen Arterien empfangen. Die geschwürigen Flächen verwachsen dann mit der anliegenden Umgebung und erschweren dadurch noch die ohnehin schon so schwierige Operation. Besonders finden sich diese Verwachsungen an den Stellen, wo die Geschwulst mit dem Knochen in Konflikt kommt; in der vorderen Hälfte der Nase habe ich Synechien nicht so häufig gefunden; da liegt oft ein fingerdicker Fortsatz in dem unteren Nasengang ohne alle Verwachsungen. Es ist dies wegen der Operation wichtig, da man diesen Fortsatz leicht mit einer von vorn darüber geschobenen Schlinge stückweise herausnehmen kann. Die schlimmsten Fibrome sind die an dem Rachendach sitzenden, da sie sowohl das stärkste Wachsthum zeigen, als auch noch häufiger zu Blutungen Anlass geben. Der Fortsatz in die Orbita ist der unangenehmste, erstens verdrängt er das Auge und zweitens theilt er sich da oft in zwei Arme, deren einer durch die *Fissura orbitalis inferior* oder *superior* in die Schädelhöhle wächst, in welche die Fortsätze ausserdem noch durch das *Foramen lacerum* gelangen können. Sie treffen dort auf die grossen Gefässe, welche das Gehirn versorgen und sperren die Blutzufuhr ab.

Die fibrösen Nasenrachenpolypen findet man fast ausschliesslich in dem Pubertätsalter und zwar in weit überwiegender Zahl bei dem männlichen Geschlecht. Nach dem 25. Jahre, in welchem das Schädelwachsthum vollendet ist, sind sie sehr selten. BENSCH sucht die Entstehung so zu erklären, dass „das Periost der vorderen Fläche der Cerebralwirbel, aus unbekannten Ursachen an einer umschriebenen Stelle unfähig Knochengewebe zu entwickeln, durch das physiologische Plus von Ernährungsmaterial in einen hypertrophischen Zustand versetzt wird". Er folgert dies daraus, dass die Polypen, wenn sie auch noch in dem Alter von 23 Jahren entstehen oder wenn sie nach Operationen immer wieder Recidive machen, doch im Alter von 25 Jahren von selbst schwinden, wofür eine Anzahl von Beispielen in der Literatur bekannt sind. Entweder sie schwinden nach und nach im Pubertätsalter (Fälle von GOSSELIN, POISSON, ROTTER, BOUCHAUD etc.) oder sie stossen

sich gelegentlich in toto ab, wie dies LAFONT und MIDDELDORPF
beobachtet haben.

KARL HIRSCHBERG dagegen sieht diese Fibrome als Reste der
Chorda an. Er hat zwei derselben beschrieben, deren eines, von
der *Fossa sphenopalatina* ausgehend, nach aussen durchgebrochen
war und fast die ganze Kopfhälfte eingenommen hatte, während
das andere am Keilbein sass. Nach seinen mikroskopischen Untersuchungen spricht er sich dafür aus, dass sie eben Reste der Chorda
darstellten, die einmal mehr als Sarkom, das andere Mal mehr als
Fibrom oder als Fibrosarkom anzusprechen seien. Er hält sie für
verhältnissmässig gutartig, da sie nicht in die Gewebe eindringen
und dieselben höchstens durch Usur vernichten. BENSCH äussert
sich über ihre Gefährlichkeit sehr treffend, indem er ihnen nur
eine „klinische und keine anatomische Malignität" zugesteht.

Die Erscheinungen, die diese Nasenrachenfibrome machen,
bestehen in der Behinderung der Nasenathmung, in der nasalen
Sprache und in Blutungen. Sie verrathen ihre Anwesenheit schon
sehr früh durch die Veränderung der Sprache, die auch durch
kleinere Fibrome in höherem Grade leidet, als durch Schleimpolypen. Ist die Nase hinten durch eine solche Geschwulst ganz
geschlossen, so können die Absonderungen aus derselben nicht
entleert werden und fliessen vorn heraus. Wenn man einen
Menschen im Pubertätsalter mit todter Sprache und absoluter Unmöglichkeit, durch die Nase zu athmen, zu sehen bekommt, so
ist fast immer ein solches Fibrom die Ursache. Rachenmandeln
bringen nie eine so vollständige Verstopfung der Nase hervor und
Schleimpolypen sind in dem Alter seltener als die Fibrome.
Letztere haben mit dem Spiegel gesehen eine weissliche, weissgelbliche oder, wenn der Schleimhautüberzug entzündet ist, eine
rothe Farbe. Sie unterscheiden sich dadurch von den mehr grau
aussehenden Choanalschleimpolypen; ausserdem sind sie härter
beim Anfühlen.

Spontane Blutungen habe ich nicht so häufig eintreten sehen
wie andere Autoren. Bei der geringen Entwicklung des Kapillar-
netzes in den Fibromen müssen die Blutungen aus den kleinen
Arterien stammen und sind deshalb in der Regel auch heftiger.

Wenn die Fibrome an sich auch eine gutartige Geschwulst
darstellen, so können die im Nasenrachenraum entstandenen durch
starkes Wachsthum, durch die Ausbreitung in die Nachbarhöhlen
und durch die Neigung zu Blutungen das Leben direkt bedrohen.

Ist das Vorhandensein eines Nasenrachenfibroms einmal festgestellt, so soll man mit der Behandlung nicht säumen, da dieselbe bei kleinen Geschwülsten nicht gefährlich ist. Die am meisten
geeignete Behandlung ist die Elektrolyse, da sie an Ungefährlichkeit und Schonung alle anderen übertrifft. Die Anwendung derselben habe ich in dem Abschnitte: örtliche Behandlung beschrieben.
Ich möchte hier nur bemerken, dass man bei den Fibromen in

der Regel stärkere Ströme anwenden kann, bis zu 30 und 40 MA,
10—20 Minuten lang. Selbst dann gehören fast immer 10—20,
ausnahmsweise sogar gegen 100 Sitzungen zu deren vollständiger
Beseitigung; ich selbst war indessen nie genöthigt, so weit zu
gehen. Mitunter gelingt es, schon in wenigen Sitzungen zum
Ziel zu gelangen. Ich behandelte vor Kurzem den Sohn eines
Kollegen, bei welchem ich in der zwölften Sitzung wohl das
Hauptgefäss getroffen haben muss, am nächsten Tage war der
ganze Tumor in eine graue Masse verwandelt und schmolz in
wenig Tagen weg. Sind diese Geschwülste klein oder durch
Elektrolyse klein geworden, so kann man sie oft auch leicht mit
der Schlinge fassen. KAARSBERG empfiehlt bei dem narkotisirten
Kranken, am hängenden Kopf zu operiren, die eine mit Wachs
bestrichene Elektrode durch die Nase in die Geschwulst zu stechen,
die andere vom Cavum aus und dann bis zu 340 M.A. zu steigen;
es genügten dann wenige Sitzungen. Ich möchte es doch für
bedenklich halten, so starke Ströme in der Nähe des Gehirns zu
verwenden.

Sitzen die Fibrome an dem hinteren Eingang der Nase und
haben sie keine Fortsätze in dieselbe, welche das Umlegen einer
Schlinge verhindern, so kann man entweder eine von vorn eingeführte Schlinge mittelst des Fingers im Cavum ausbreiten und
möglichst um den Stil legen oder geht noch besser mit der
Fig. 57, Seite 161 abgebildeten Schlinge nach Einlegung des
Gaumenhakens zwischen Gaumensegel und Fibrom ein und schnürt
es bei schwachem Strom ab. Dies Verfahren empfiehlt sich besonders bei den an den Choanen sitzenden. Die am Rachendach
entspringenden sind besser mit der von vorn eingeführten Schlinge
zu operiren, die man mit dem Finger herumlegt. Bei dem Ab-
trennen dieser letzteren muss man recht langsam vorgehen, da
sie blutreicher sind. Mitunter können sie nur stückweise entfernt
werden. Es ist auch empfohlen worden, den Stiel oder den Polypen
selbst durch Einbrennen von Furchen mittelst des galvanokaustischen Brenners zur Atrophie zu bringen. THUDICHUM hat vor
mehreren Jahren einen gabelförmigen und einen spitzen Kauter zu
dem Zwecke angegeben. Er räth, vor Operationen vorsichtige
Einspritzungen mit *Liq. ferri* in die Geschwulst zu machen, um
die Neigung zur Blutung zu vermindern. Meiner Erfahrung nach,
die mit der vieler Anderen übereinstimmt, soll man wegen der guten
Wirkung, der Ungefährlichkeit und der Vermeidung äusserer Ent-
stellung immer erst einen gründlichen Versuch mit der elektroly-
tischen Methode machen, ehe man zu den eingreifenderen Operationen übergeht. Sind freilich die Erscheinungen schon bedrohliche
geworden, so darf man keine Zeit verlieren, weil mit der Ausbreitung
der Geschwulst nach der Nachbarschaft die Gefährlichkeit der
blutigen Operationen wächst. Als mildeste Methode kommt die
einfache Spaltung des weichen Gaumens in Frage, die bei nicht

zu grossen Geschwülsten einen ganz guten Zugang eröffnet.
Dieser von NELATON zuerst angegebenen Schnittführung kann man
noch eine dreieckige Ausschneidung des hinteren Theils des harten
Gaumens hinzufügen. Sind aber viele Fortsätze vorhanden und
drohen gefährliche Blutungen, so verdient die temporäre Resektion
des Oberkiefers nach v. LANGENBECK den Vorzug, da man durch
sie einen sehr freien Raum zum Operiren gewinnt und die Blutung
eher beherrschen kann. Diese ist in den allermeisten Fällen
äusserst heftig und steht erst, wenn die Geschwulst ganz entfernt
ist. GUSSENBAUER und GOODWILLIE lösen die Weichtheile des harten
Gaumens, nehmen die horizontale Platte desselben weg und gewinnen so einen guten Zugang. P. BRUNS empfiehlt bei den in die
Orbita und die Schläfengruben gewachsenen Rachenfibrome, den
betreffenden Theil der Geschwulst mittelst temporärer Resektion
des Jochbeins, den Rest durch die natürlichen Wege zu operiren
und im Falle eines Durchbruchs in den *Sinus maxillaris* zuletzt
noch durch die *Fossa canina* einzugehen. Er hat zwei Fälle in
dieser Weise mit sehr gutem Erfolg operirt. Wegen der starken
Blutungen wird man vor der Operation immer erwägen müssen,
ob der Kranke noch Kräfte genug hat, um ihn einer solchen
Schwächung aussetzen zu dürfen. Mit der zunehmenden Übung
der Kollegen in der rhinoskopischen Untersuchung werden hoffentlich diese schweren Fälle immer seltener werden.

Weiter unten im Rachen, im Munde, in der Zunge und dem
harten Gaumen sind die Fibrome weit seltener, doch erreichen
sie auch da manchmal eine enorme Grösse. Es sind Fälle von
solchen an der Zungenwurzel beschrieben, die die Grösse von
Welschnüssen, ja von Billardkugeln erlangt hatten. In den
Mandeln hat HAJEK vier Fälle von cylindrischen, halbkreisförmig
eingerollten, aus Bindegeweben bestehenden Geschwülsten gesehen,
über deren Zugehörigkeit zu den Fibromen er indessen Zweifel
äussert. KÖNIG und PEISER erwähnen jeder ein Fibrom, das von
den Mandeln, VOLTOLINI eines, das von der hinteren Schlundwand ausging. Ich selbst habe bei einem halbjährigen Kinde
einen aus Bindegewebe bestehenden Polypen gesehen, der wahrscheinlich seinen Ursprung im Oesophagus hatte. Er war gewöhnlich verborgen, nur wenn das Kind, das an Schluckbeschwerden
litt, zu schreien oder zu würgen anfing, kam der Polyp in den
Schlund herauf. Er hatte einen langen Stil, den ich, nachdem
ich ihn torquirt hatte, mit der Scheere durchschnitt.

In der Zunge sind die Fibrome deshalb von Wichtigkeit,
weil sie öfter mit Krebsen verwechselt werden. Sie entstehen in
der Masse der Zungenmuskeln als verhältnissmässig weiche Tumoren,
über welchen die Schleimhaut verschiebbar ist, nicht festhaftend
wie bei Krebs. Wachsen sie weiter, so ragen sie über die Oberfläche der Zunge hervor und werden gestielt. Sie ähneln da sehr
den Lipomen, nur sind diese gelber durchscheinend.

Die Diagnose der Fibrome in dem Schlund und Mund ist in der Regel leicht, sie zeichnen sich durch die weissgelbe Farbe aus, sowie dadurch, dass sie meist weich sind, während Krebse sich durch die Härte der Geschwulst und die der Umgebung schon gleich im Beginn kenntlich machen. Sind die Fibrome indessen an der Oberfläche geschwürig zerfallen, so wird die Diagnose viel schwieriger. Der Verlauf und die Entnahme eines Stückchens zur mikroskopischen Untersuchung werden auch da eine sichere Diagnose erlauben.

Die Prognose richtet sich nach dem Sitz, der Grösse und der Möglichkeit, die Operation vorzunehmen.

Die Behandlung wird an den genannten Stellen in der chirurgischen Entfernung oder auch in Elektrolyse bestehen können.

Im Kehlkopf treten die Fibrome öfter auf; ich möchte sagen, dass sie an den Stimmlippen die häufigsten Geschwülste sind, wenn man die entzündlichen Polypen CHIARI's mit hierher rechnet. Aber auch an den Taschenlippen, an den aryepiglottischen Falten und an dem Kehldeckel habe ich sie gesehen. RÉTHI beschrieb ein von der Hinterwand ausgehendes, oedematöses, gelapptes Fibrom, das 2 cm gross war. Er macht dabei die richtige Bemerkung, dass gutartige Geschwülste an der Hinterwand des Kehlkopfs sehr selten seien. Im Kehlkopf sind die Fibrome in der Regel sehr klein, von Linsen- bis höchstens Erbsengrösse. In unserer Gegend, die mit Laryngologen gut besetzt ist, kommen grössere jetzt nur als aus weiter Ferne zugewanderte Strichvögel vor. An den Stimmlippen stellen sie sich als mehr oder weniger rothe, meist am Rande der Stimmlippe aufsitzende Geschwülstchen dar; selten sieht man sie auf der Stimmlippe und unter dem Rande derselben, noch seltener wachsen sie aus dem Ventrikel hervor. An der Taschenlippe und weiter oben erlangen sie eher eine runde Gestalt in der Grösse von Traubenbeeren oder noch grösser; es sind solche von der Grösse von Pflaumen beschrieben.

Ich möchte hier noch anführen, dass viele der sogenannten Kinder- oder Sängerknötchen als entzündlich entstandene kleine Fibrome anzusehen sind, andere entschieden als Retentionsgeschwülste in den Ausführungsgängen der Schleimdrüsen, wie dies vor Kurzem von CHIARI mikroskopisch nachgewiesen wurde; ich habe selbst einmal ein gelblich durchscheinendes Knötchen bei einer Sängerin angestochen, aus welchem sich ein leider nicht aufzufangender grützartiger Brei entleerte; noch andere sind kleine Cysten. Wie uns die Untersuchungen von KANTHACK und SABRAZES, FRÈCHE und CHIARI gezeigt haben, ist bei einigen das verdickte, theilweise verhornte Epithel der Hauptbestandtheil; mit den genannten Forschern stimmt WEIGERT nach dem mikroskopischen Befunde der von mir operirten Knötchen überein. Diese letzte Art würde man also mehr zur Pachydermie der

Stimmlippen zu rechnen haben. Sie wurde früher als *Laryngitis granulosa* oder Trachom der Stimmlippen beschrieben und verschwindet nach GOTTSTEIN's Angabe im Pubertätsalter gewöhnlich von selbst, was ich bestätigen kann.

Über die Ursachen der Kehlkopffibrome wissen wir sehr wenig. Man könnte höchstens anführen, dass sie bei Menschen, welche ihre Stimme sehr anstrengen müssen, öfter vorkommen. Meine Erfahrung stimmt darin ganz mit der anderer Kollegen überein. Andere Kranke versichern aber wieder, dass sie bestimmt ihre Stimme nie angestrengt hätten. Ich habe ebenfalls bei Sängern eine auffallend grosse Anzahl gesehen und operirt. GERHARDT führt zwei Fälle an, in denen eine Erkältung die Gelegenheitsursache zu der Entwicklung von Stimmlippengeschwülsten gewesen war. Derselbe pflichtet auch der Angabe von SOLIS COHEN bei, dass Tuberkulose und Syphilis eine nicht ganz untergeordnete Rolle bei der Entstehung von Geschwülsten spielen. Der Sitz der Fibrome an den Stimmlippen ist so regelmässig etwas vor der Mitte, dass dort eine ursächliche Bedingung vorhanden sein muss, die wir aber bis jetzt noch nicht kennen.

Fibrome kommen auch in der Luftröhre vor, wo sie TÜRCK und STÖRK gesehen haben. WILLIAMS erwähnt einen in der Trachea beobachteten und durch Tracheotomie geheilten Fall. BOCKENHEIMER hat nach mündlicher Mittheilung ein Lymphofibrom in der Trachea gesehen und von aussen mit gutem Erfolg operirt. BIDWELL berichtet über einen Kranken, der zu spät operirt wurde und zwei Tage nach der Operation starb.

Die Diagnose der Kehlkopffibrome ist mit dem Spiegel leicht zu machen. Es sind röthliche bis rothe, meist etwas flache Geschwülstchen, welche sich fast immer mit einer breiten Basis in der Schleimhaut der Stimmlippe ansetzen; sie sind in Folge dessen verschiebbar. Da sie leicht zwischen den Stimmlippen gequetscht werden, so erfolgen sehr häufig Blutungen in ihre Masse hinein, wodurch ihre Farbe wesentlich verändert werden kann, dunkelroth bis braunroth. Ich habe schon erwähnt, dass die an den Taschenlippen und in den aryepiglottischen Falten vorkommenden mehr rundlich zu sein pflegen. Verwechslungen können eigentlich nur mit tuberkulösen Tumoren stattfinden, welche öfter so genau wie Fibrome aussehen, dass erst die mikroskopische Untersuchung entscheidet. Die Ähnlichkeit ist um so grösser, da gerade diese Form der Tuberkulose, wie früher erwähnt, nicht selten primär auftritt. Man mache es sich zur Regel, alle Geschwülste nach der Operation zu untersuchen, dann wird man unangenehme Überraschungen vermeiden. Papillome sehen zerklüfteter aus, Karcinome kommen nie ohne einen infiltrirten Grund vor und wurzeln in der Substanz der Stimmlippe, nicht in der Schleimhaut.

Die Prognose ist bei den Kehlkopffibromen entschieden

günstig. Wenn man sie vollständig entfernt hat, so kommen
Rückfälle höchst selten zur Beobachtung, was eigentlich merkwürdig ist, wenn man nicht annehmen will, dass die Stimmlippen
mit der Bildung dieses einen Fibroms die Fähigkeit, andere zu
erzeugen, verloren haben, denn die Bedingungen dafür dauern
z. B. bei Sängern doch an, wie beim ersten Male. Ich habe unter
vielleicht 400 operirten Stimmlippenfibromen nur drei Rückfälle
gesehen und zwar zwei Mal bei solchen Kranken, bei welchen
es nicht gelingen wollte, den kleinen stehengebliebenen Rest zu
entfernen und die nicht die Geduld hatten, sich noch weiteren
Operationsversuchen zu unterziehen. Einen sehr hartnäckigen Fall
habe ich erlebt, in welchem ich in den letzten drei Jahren schon
zehn Mal einen Polyp an derselben Stelle wegnahm; nach WEIGERT's
Diagnose waren es immer einfache Polypen; ob sich Patient nachher zu wenig schonte, oder ob eine andere Neubildung als Ursache der Rückfälle in der Tiefe sitzt, wird die Zukunft lehren.

In den seltenen Fällen, in denen der gestielte Ansatz immer
dünner wird, werden die Fibrome bisweilen ausgehustet. B. FRÄKEL
erwähnt einen Fall, ich habe deren vier erlebt. Auf eine spontane Abstossung kann man indessen den Kranken nicht vertrösten,
wenn er solche Beschwerden hat, dass eine Hülfe überhaupt angezeigt ist. Seit 1894 habe ich, nach dem Rathe von MASSEI angefangen, die mit Kinder- und Sängerknötchen behafteten Kranken
drei Mal täglich eine einprocentige Milchsäurelösung etwa drei bis
fünf Minuten mittelst eines Dampfzerstäubers einathmen zu lassen
und muss sagen, dass ich in vielen Fällen einen guten Erfolg
damit erzielt habe. Vergehen sie damit nicht, so wird man sie
bei Kindern am Besten unoperirt lassen, da sie sich, wie erwähnt,
in den meisten Fällen in dem Pubertätsalter verlieren und Kinder
in der Regel auch nicht so halten, dass man eine so feine Operation,
wie die eines Kinderknötchens, ohne Gefahr der Schädigung
machen könnte.

Die Behandlung der eigentlichen Fibrome kann nur in der
Entfernung der Geschwülste bestehen, die ich im allgemeinen
Theil, Seite 141 ff. beschrieben habe.

Als wichtig für die Nachbehandlung sehe ich das völlige
Stillschweigen an, bis zu dem Nachlassen der doch immer nach
der Operation eintretenden Röthung der operirten Stimmlippe, bei
Sängern bis zu dem Verschwinden derselben. Es empfiehlt sich,
den Kranken in den ersten Tagen täglich Nosophen oder ein
ähnliches Pulver einzublasen, sie folgen dann besser in der Hauptsache, dem Stillschweigen, auf dessen Wichtigkeit auch POYET
aufmerksam gemacht hat.

Papillome kommen in der ganzen Ausdehnung der oberen
Luftwege recht häufig vor, mit Ausnahme der Nasenhöhle, in
welcher die eigentlichen Papillome, die Warzen, selten sind. Ich
habe sie an der Scheidewand, ziemlich in der Mitte des unteren

Randes und dicht hinter dem Eingang der Nase gesehen, ZAR-
NICKO eines ganz vorn an derselben Stelle sitzendes und GUBER
eines an der mittleren Muschel. Sie stellen sich da als zerklüftete,
umschriebene, wie Hautwarzen aussehende Hervorragungen dar,
welche sich bei der Berührung mit der Sonde hart anfühlen und
leicht bluten. Sehr häufig finden sich die Papillome in der *Pars
oralis* des Schlundes, besonders an den Gaumenbogen und der
Uvula, selten an der Zunge und der inneren Wange. Verhältnissmässig häufig sind sie im Kehlkopf, wo sie namentlich bei
Kindern beobachtet werden und nicht selten angeboren sind.
Ich habe eine grössere Anzahl derartiger Fälle gesehen. Meist
berichten die Eltern, dass das Kind vom ersten Tage an heiser
gewesen oder dass die Heiserkeit bald nach der Geburt oder auch
erst im ersten oder zweiten Jahre aufgetreten sei. Ob diese
letzteren Fälle zu den angeborenen zu rechnen sind, mag dahingestellt bleiben, sicher ist es, dass sich schon in der ersten Jugend
öfter Papillome im Kehlkopf finden. Sie sitzen oft nur an den
Stimmlippen oder aber auch im ganzen Innern des Kehlkopfs, an
den Taschenlippen, an der Hinterwand u. s. w. Sie sind hier, wie
an dem weichen Gaumen immer weich, werden indessen nicht
selten so massig, dass sie zur Erstickung führen und mancher
Fall von chronischem Kroup, wie man diese Fälle früher oft genannt hat, würde wohl heute hierher gerechnet werden müssen.

Auf den Stimmlippen findet man mehr oder weniger ausgedehnte, weiss aussehende Papillome, die man früher als *Pachydermia verrucosa* angesehen, deren Zugehörigkeit zu den Papillomen
B. FRÄNKEL aber sehr richtig betont hat. Sie sind schon 1860
von VIRCHOW beschrieben worden. Bei ihnen ist das Epithel und
das Bindegewebe verändert, das erstere nicht selten verhornt
und dann kreideweiss.

Ich habe drei Fälle von solchen Papillomen mit verhorntem
Epithel auf den Stimmlippen gesehen. Der eine Kranke hatte vorn
auf beiden Stimmlippen weissliche Wucherungen und war sonst
ganz gesund. Eine richtige Diagnose war von verschiedenen
Fachgenossen, auch von mir, nicht gestellt worden. Es wurde
von TRENDELENBURG die Laryngofissur gemacht und der Kranke
dadurch geheilt. Leider blieb eine Narbenstenose zurück, welche
aber wohl durch Intubation zu beseitigen sein dürfte. Die Untersuchung der herausgenommenen Geschwülstchen durch KÖSTER in
Bonn ergab Pachydermie. Den zweiten Fall sah ich in dem
pathologisch-anatomischen Demonstrationskurs bei WEIGERT. Er
betraf einen Siebziger aus dem Versorgungshaus, welcher ausser
einer heiseren Stimme keine Beschwerden gehabt hatte, aber leider
nie mit dem Spiegel untersucht worden war. Die Geschwulst
stellte sich als eine ziemlich harte papillomatöse, weissliche Masse
auf der ganzen linken Stimmlippe dar, mit sehr verdicktem Epithel.
Die durch WEIGERT vorgenommene Untersuchung ergab ebenfalls

Pachydermie. Den dritten Fall sah ich bei der Naturforscher-versammlung in Heidelberg; er wurde uns von JURASZ als ver-horntes Carcinom vorgestellt. Da er ganz genau dasselbe Bild gab, wie der zweite Fall, so stehe ich nicht an, ihn hierher zu rechnen.

Bei Erwachsenen kommen die einfachen Papillome ebenfalls im Kehlkopf vor, doch je älter der Mensch ist, desto seltener ohne Komplikation. Wenn es sich nicht um einen Fremdkörper handelt, um welchen sich papillomähnliche Granulationen gebildet haben, so ist ein im mittleren Lebensalter oder später auftretendes Papillom als eine verdächtige Erscheinung anzusehen und in recht vielen Fällen das Zeichen eines in der Tiefe sitzenden Karcinom, welches freilich sehr lang, Jahre lang, bestehen kann, ohne weitere Erscheinungen zu machen. Auch an der Zunge sind die Papillome oft schon vor dem deutlichen Auftreten eines Krebses ein Vorzeichen desselben. Ich werde bei den Krebsen noch da-von reden müssen.

Bei grösseren Papillomen, die aber fast nur bei Erwachsenen vorkommen, sind namentlich die einzelnen Läppchen vergrössert und dann stellt sich das Ganze als traubenförmiger oder Maul-beerpolyp dar und diese Art kommt nicht so selten gestielt aus dem *Ventriculus laryngis* hervor. Durch den langen Stiel sind sie sehr beweglich; sie werden gewöhnlich bei der Einathmung unter die Stimmlippen gesogen und bei der Phonation oder der Aus-athmung wieder über die Glottisspalte heraufgebracht. Kleinere können im Augenblicke der Einathmung fast ganz verschwinden und sind schwer zu sehen, wenn sie bei der Phonation unten liegen bleiben. Papillome sitzen oft etwas unter den Stimmlippen und werden bei dem Phonationsversuch in die Glottis eingeklemmt, wodurch eine Aphonie entsteht. Ich habe ganz im Beginn meiner Praxis einen Lehrer operirt, welcher 25 Jahre nicht laut hatte sprechen können, weil sich der Polyp zwischen die Stimmlippen legte. In unserer Gegend sind die Maulbeerpolypen beinahe gänzlich ausgestorben, da die Papillome jetzt immer früh operirt werden und ihre alte Grösse nicht mehr erreichen.

In der Luftröhre sind Papillome auch mehrmals gesehen worden. In meiner Praxis erinnere ich mich keines solchen Falles.

Papillome sehen im Spiegel wie spitze Condylome aus oder, wenn sie massiger vorhanden sind, wie Blumenkohl; grössere er-innern an Maulbeeren.

Die Farbe der Papillome ist, je nach der Dicke der Epithel-decke und nach dem Blutreichthum, weiss oder roth, auch dunkel-blauroth oder durch frühere zu Pigment entartete Blutergüsse braunroth.

Die Erscheinungen, welche die Papillome hervorrufen, sind in der Nase höchst unbedeutende, da sie nicht die Grösse er-reichen, um die Athmung zu hindern; sie machen höchstens

Blutungen. Ebenso sind die am weichen Gaumen vorkommenden Papillome meist nicht mit Beschwerden verbunden, der Kranke hat in der Regel keine Ahnung von ihrer Anwesenheit, höchstens geben sie dann und wann Anlass zur Auslösung von Fernwirkungen, Husten u. s. w. An der Spitze der Uvula bedingen sie mitunter ein stärkeres Wachsthum derselben. Dieselbe kann sich dann so verlängern, dass die Spitze mit dem Papillom in den Kehlkopf hineinhängt und dort Hustenreiz macht. An der Zunge verursachen sie keine Beschwerden. Im Kehlkopf rufen die Papillome vor Allem Heiserkeit und Stenose bis zur Erstickung hervor. Eine dauernde Heiserkeit bei kleinen Kindern ist entweder durch Papillome oder durch die sogenannten Kinderknötchen bedingt, sehr selten durch angeborene Membranen.

Die Diagnose der Papillome ist meist eine sehr leichte, mit Ausnahme der im Kehlkopf ganz kleiner Kinder vorkommenden. Aber selbst bei diesen kann man mittelst des MOUNT-BLEYER'schen Hakens fast immer das Vorhandensein der Neubildungen feststellen, wenn es nicht ohne denselben gelungen sein sollte. Freilich gehört einige Übung im Schnellsehen dazu, denn in der Regel hat man nur einen Blick frei in den Kehlkopf. Sieht man die Stimmlippen nicht weiss vor sich, so ist etwas nicht in Ordnung, sieht man die eine nur halb oder kürzer, so ist es wahrscheinlich, dass eine Geschwulst vorhanden ist, die in diesem Alter in der Regel ein Papillom sein dürfte.

Die Prognose der Papillome ist im Allgemeinen als gut zu bezeichnen, wenn die richtige Hülfe geleistet wird; um Lebensgefahr kann es sich höchstens bei denen des Kehlkopfs handeln. Eine andere Frage ist die der möglichen vollständigen *Restitutio ad integrum*. Dieselbe ist in vielen Fällen ausgedehnter Papillombildung im Kehlkopf bei Kindern wohl nicht immer möglich, da man bei den Operationen nicht weiss, wie weit man zu gehen haben wird. Nach Tracheotomie hat GAREL die Stimmlippenpapillome von selbst verschwinden sehen; nach THOST soll zur Zeit der Pubertät in Folge der veränderten Wachsthumsbedingungen eine spontane Rückbildung eintreten. Diese habe ich zwar nie direkt beobachtet, kann aber bestätigen, dass die Papillome von diesem Alter an recht selten sind. Die Operation von oben ist in den meisten Fällen möglich, freilich gehört grosse Geduld dazu, von der uns unser erster Meister v. BRUNS schon so ausgezeichnete Proben gegeben hat in dem von ihm operirten Falle eines fünfjährigen Knaben. Es gehört auch ausserdem ein gewisses Geschick dazu, mit Kindern umzugehen, welches sich nicht Jeder geben kann. Ich werde bei der Besprechung der Operation noch darauf zurückkommen, in welcher Weise es nach meiner Erfahrung wohl oft möglich sein dürfte, die Recidive zu verhindern.

Die Prognose der bei Erwachsenen in der Zunge und im Kehlkopf auftretenden Papillome ist weniger gut, weil sie so oft der Ausdruck eines tiefer sitzenden Leidens sind. Die in der Luftröhre sitzenden können durch Beeinträchtigung der Athmung gefährlich werden.

Die Behandlung kann nur in der instrumentellen Entfernung bestehen.

In der Nase sitzen die Papillome meistens so, dass man sie mit einer Schlinge oder Zange nicht fassen kann, man zerstört sie da besser mit dem nicht zu stark glühenden Kauter.

In der *Pars oralis* sind sie fast immer gestielt. Man fasst sie mit einer Pincette und schneidet sie mit der COOPER'schen oder der Fig. 110, Seite 253 abgebildeten Scheere ab. Ist die Uvula sehr lang, so nimmt man ein Stück derselben mit weg. An der Zunge schneidet man die gestielten mit der Scheere ab und ätzt die anderen mit Galvanokaustik oder Trichloressigsäure. Verdächtige Papillome in harter Umgebung wird man besser mit ihrer Ursprungsstelle entfernen.

Bei den Papillomen in dem Kehlkopf ist, wenn die Athemnoth irgend bedeutend ist, vor Allem mit der Tracheotomie nicht zu zögern. Ich wurde einmal zu dem Töchterchen eines auswärtigen Kollegen gerufen, welches an Papillomen litt und bei welchem, trotz meines schriftlichen Rathes, mit dem Luftröhrenschnitt zu lange gewartet worden war. Ehe ich zu der Konsultation hinreisen konnte, erhielt ich die Todesnachricht, das Kind war erstickt. Das wäre nicht nöthig gewesen. Ist die Athemnoth nicht zu gross, so kann man gleich den Versuch machen, die Papillome von oben zu entfernen. Man gewöhnt das Kind erst spielend an die Handhabung der Instrumente und pflückt dann die einzelnen Polypchen heraus, wobei es aber nicht nöthig ist, dass das Kind so ruhig hält wie ein Erwachsener; man geht nach Kokainisirung mit der Zange unter Leitung des Spiegels an die Stelle, welche man als Sitz der Neubildungen erkannt hat und fasst zu. Hat man nur Papillome in der Zange, so sind sie ohne alle Anstrengung loszureissen, giebt das Gefasste nicht leicht nach, so lasse man es los, weil man dann Schleimhaut gepackt hat. Je gefüllter der Kehlkopf ist, desto leichter fasst man die Papillome und unterdessen lernt das Kind für die späteren feineren Operationen ruhiger halten. So kann man nach und nach den ganzen Kehlkopf reinigen und zuletzt noch die ganze Fläche mit reiner Milchsäure ätzen. Ich war von selbst schon auf dieses auch von SCHÄFFER empfohlene Mittel gekommen und kann die guten Erfahrungen desselben nur bestätigen. In vier Fällen, in welchen es immer zu Recidiven gekommen war, habe ich nach dieser Ätzung lang dauernde Heilungen eintreten sehen; bei zweien kam es, so weit mir bekannt, später zwar trotzdem zu unbedeutenden Rückfällen; bei dem einen Kinde blieb das Recidiv unverändert, das andere steht wegen immer wieder auftretenden Papillomchen noch in Behandlung. Selbst ganz kleine Kinder

können auf diese Art operirt werden, man muss sich nur dann
die Zunge halten lassen und noch mehr Geduld anwenden. In
den meisten Fällen werden so kleine Kinder bereits tracheotomirt
sein, ehe man an die Entfernung der Neubildung geht. Dann
wird die Frage zur Entscheidung kommen, ob man von oben
operiren oder die Thyreotomie machen soll. In solchen Fällen ist
nichts verloren, wenn man zunächst noch einen ernstlichen Versuch macht, die Papillome von oben zu entfernen; man kann ja
nachher immer noch von vorn operiren. Die Thyreotomie giebt
ganz gute Resultate, wenn man mit der Ernährung in den ersten
Tagen vorsichtig ist. Es empfiehlt sich aber auch bei dieser Art
der Entfernung, nach der Reinigung der Schleimhaut von Neubildungen direkt mit reiner Milchsäure zu ätzen. Von GLUCK's
zwölf operirten Kindern haben vier den Eingriff länger überlebt.

Erwachsene wird man heut zu Tage immer von oben operiren
und ebenfalls versuchen, die Ursprungsstelle mit reiner Milchsäure
zu ätzen. Man versäume ja nicht, die exstirpirten Stücke einer
genauen mikroskopischen Untersuchung zu unterwerfen. Über
einige weitere hier in Frage kommenden Gesichtspunkte vergleiche
man den Abschnitt über den Krebs.

Für die Papillome hauptsächlich hat VOLTOLINI seine Schwamm-
methode angegeben. Dieselbe besteht darin, dass man einen gestielten trocknen Schwamm von der entsprechenden Grösse hinter
den Kehldeckel bringt und damit in das Innere des Kehlkopfs
einzudringen sucht, was gewöhnlich leicht gelingt, sobald der
Kranke einen Versuch macht, einzuathmen. Dann soll man ein
paar Mal rasch den Schwamm auf- und abwärts führen und dies
alle paar Tage wiederholen. VOLTOLINI hat auch Fibrome damit
operirt. Ich kann mich den Empfehlungen des um unsere Wissenschaft so sehr verdienten Forschers bezüglich dieser Methode nicht
anschliessen, da ich nie einen Polypen, höchstens einige Fetzchen
von Papillomen damit herausgebracht und mir gewöhnlich den
Kranken für folgende Operationen nach der alten Methode mit
der Zange gründlichst verdorben hatte. Die ganz grossen Maulbeerpolypen soll man, wo möglich, mit der Schlinge fassen oder
mit einer grösseren Zange; der Stiel reisst leicht ab. Hat man
sie auch nur an einer kleinen Stelle gefasst, so ziehe man vorsichtig an der Schlinge, sie folgen dann so leicht, wie in der
Regel die Choanalpolypen. Selbstverständlich wird man auch
dabei eine grössere Gewalt nicht anwenden dürfen. Folgen sie
nicht willig, so schnürt man das Gefasste mit der Schlinge ab.
Hat man mit der Zange operirt, so muss man das gepackte Stück
des Polypen wieder loslassen und an einer anderen Stelle zufassen
oder eine schneidende Zange oder die Kürette nehmen und damit
die Neubildung stückweise entfernen.

Die Papillome der Trachea sind verschiedene Male von oben
operirt worden. Man muss dazu etwas gestrecktere Zangen oder

Kauter verwenden. Ganz tief sitzende Geschwülste wird man leichter von aussen operiren. Heute würde ich versuchen, die Operation mit dem KIRSTEIN'schen Laryngoskop, eventuell in der Narkose auszuführen; die Methode scheint sich mir für die Operationen im Kehlkopf in Narkose unter Beihülfe von Kokain besonders zu eignen.

Die Cysten kommen in den oberen Luftwegen recht häufig vor. Sie sind meistens als Retentionscysten aus acinösen Drüsen aufzufassen, seltener handelt es sich, wie bei der Ranula, um präformirte Anlagen.

In der Nase haben DUMA, HAMILTON und ich selbst kirschkerngrosse Cysten dicht hinter dem Eingang unter dem vorderen Ende der unteren Muschel beobachtet. Sie finden sich ausserdem als Bestandtheile der Schleimpolypen oder im unteren Theil der Scheidewand, wo sie sich wohl meistens aus Haematomen entwickeln oder sie entstehen in den Nebenhöhlen. Die in den Polypen vorhandenen habe ich bei diesen schon erwähnt; SOLIS COHEN hat verschiedene Cysten an der Scheidewand mit colloidem Inhalt gesehen, ZUCKERKANDL und P. HEYMANN haben sie nicht selten in den Nebenhöhlen gefunden. Sie wachsen dort bisweilen zu bedeutender Grösse heran und führen zur Auftreibung der Knochenhöhle, wie ich schon bei den Erkrankungen der Nebenhöhlen berichtet habe. Die häufigste Cyste in der Nase ist die an dem vorderen Ende der mittleren Muschel, wo wir dieselbe aber nicht als Retentionscyste, sondern als eine Siebbeinzelle ansehen müssen.

Die Behandlung der in den Nebenhöhlen der Nase enthaltenen Cysten fällt mit der der Empyeme zusammen. Vergleiche darüber Seite 333 ff.

Recht häufig sind die Cysten an dem Rachendach, wo sie entweder durch Verklebung der Ränder eines Recessus, in der Regel des *Recessus medius,* oder aus vereiterten Follikeln entstehen oder Retentionscysten aus acinösen Drüsen sind. Die ersten beiden Arten haben immer einen eitrigen, die letzteren meist einen kolloiden Inhalt. Ich habe sie Seite 228 und 249 schon erwähnt.

Cysten im weichen Gaumen und an der Uvula hat EISENMENGER beschrieben und ANSELMIER dreimal gesehen. An dem Zäpfchen sind Blutcysten von SPENGLER (*Apoplexia uvulae*) und MARTIN (*Staphylhaematom*) beobachtet worden, letzterer vergleicht sie mit dem Othaematom. VOLZ sah eine Blutcyste am harten Gaumen.

An den Mandeln und besonders auch am hinteren Gaumenbogen sieht man öfters weissliche Einlagerungen, welche von Laien leicht für Diphtherie gehalten werden und deswegen einige Wichtigkeit haben. In einer entzündeten Mandel könnten sie auch von Ärzten gelegentlich einmal damit verwechselt werden. Sie sind, wie früher bei den Mandeln erwähnt, mit glatter Schleimhaut überzogene Retentionscysten mit breiigem Inhalt, den man durch einen Einschnitt leicht entleeren kann.

In der Zunge selbst sind Cysten selten; sie entstehen da entweder aus Schleimdrüsenerkrankungen oder es sind Ecchinokokken. Am *Foramen coecum* kommen sie als Überbleibsel des *Ductus thyreoglossus* vor, resp. von dessen oberer Hälfte, dem *Ductus hyoglossus*. Unter der Zunge sind Geschwülste cystösen Ursprungs nicht so selten. Es sind da Atherome beobachtet worden, so eines von BRYCK, das die Grösse einer Mannesfaust erreichte und den Mund ganz ausfüllte; häufiger sind auch hier die aus Schleimbeuteln und -drüsen hervorgegangenen Cysten.

Die an dem hinteren Theil der Zunge vorkommenden Cysten entstehen fast immer aus den in dem Fettgewebe vor dem *Ligamentum hyothyreoideum* liegenden Schleimbeuteln.

Eine besondere Erwähnung verdient noch die Ranula, die wohl aus verschiedenen Ursachen entsteht. Die Entwicklung derselben scheint sich zum Theil durch Verstopfung des WHARTON'schen Ganges zu erklären, zum Theil verdanken sie ihren Ursprung einem Schleimbeutel des *Musc. genioglossus,* oder es sind Überreste der Kiemenfurchen, wie das besonders bei den durch den *Musc. mylohyoideus* in sanduhrförmiger Weise getheilten der Fall sein wird.

Die Ranula erscheint als graue Blase unter der Zunge, drückt diese in die Höhe, so dass das Sprechen, Schlucken und Kauen erschwert sein kann, namentlich wird die Sprache schon früh lallend. Ich habe sie nur einseitig gesehen. SCHECH führt an, dass sie auch doppelseitig vorkomme; diese Cysten kann man von den übrigen Geschwülsten leicht an dem Licht durchlassenden Inhalt unterscheiden.

Die Ranula habe ich immer so behandelt, dass ich aus der vorderen Wand ein grösseres Stück ausschnitt, dann die Höhle mit Jodoformgaze ausstopfte und zwar täglich längere Zeit hindurch, bis dieselbe sich von Grund aus mit Granulationen gefüllt hatte. Bei dem Einstopfen der Gaze muss man sich die Cystenwand mit einer Pincette festhalten, damit man in die Cyste und nicht in die sie umgebenden Weichtheile hinein stopft. Die gewöhnliche Form wird vielfach auch so operirt, dass man eine breite Öffnung anlegt und die Cystenwand mit der Schleimhaut der Mundhöhle vernäht. Am Gründlichsten hilft das Herausschälen, welches man von der Mundhöhle aus oder von aussen machen kann. Die Herausnahme wird nach FÉLIZET sehr erleichtert, wenn man die Cyste mit Schwämmchen oder Gaze ausstopft. Bei der sanduhrförmigen Ranula scheint mir der Einschnitt von aussen die sicherste Methode.

Die Cysten hinten in der Zunge heilt man am Besten durch einen breiten Einschnitt und nachherige Auswaschung der Höhle mit Jodtinktur oder einem ähnlichen desinficirenden Ätzmittel; nachher verordnet man ein Salolgurgelwasser oder Kaupastillen.

Im Kehlkopf finden sich die Cysten in den verschiedensten Grössen. Ich habe kirschgrosse an den aryepiglottischen Falten gesehen und kaum erkennbare an den Stimmlippen. Nach den Untersuchungen von CHIARI und Anderen bilden sich in den gewöhnlichen fibrösen Polypen seröse Hohlräume, aus welchen CHIARI die Entstehung mancher Cysten erklären will. Auch KANTHACK beschreibt eine solche Kehlkopfcyste, welche kein Epithel an der Innenseite trug und sich wohl auf dieselbe Weise entwickelt haben dürfte. Es ist jedenfalls ein sicheres Kriterium der Entstehungsweise, ob Epithel die Wand der Cyste bekleidet oder nicht. Am Rande der Stimmlippen sind von SOMMERBRODT ganz minimale Cystchen beschrieben worden, welche ich auch gesehen habe, doch muss ich gestehen, dass man nach dem Aussehen allein eine Diagnose nicht immer stellen kann. Ich habe einmal ein solches Cystchen mit der Zange exstirpirt und in derselben ein miliumgrosses Fibromchen mit herausbefördert, um welches sich also eine seröse Ergiessung gebildet hatte durch die kleinen Insulte, welche es an diesem Sitze beim Phoniren treffen mussten. In der Regel findet man die Kehlkopfcysten an der oberen Fläche des Kehldeckels, an dessen Rande, in den aryepiglottischen Falten oder aus dem *Ventriculus laryngis* hervorragend, an welcher Stelle sie eine gewisse Grösse erreichen können und ferner an dem Rande der Stimmlippen, immer wieder an der bekannten Stelle vor der Mitte derselben. Das Vorhandensein von Drüsen würde die Lokalisation an dieser Stelle erklären. Die von mir im Bereiche des Kehlkopfs operirten Cysten hatten alle einen serösen, kolloiden oder vereiterten Inhalt. GIBB sah eine Cyste an der hinteren Wand der Luftröhre. Sie machte Athembeschwerden und platzte nachher von selbst.

An der Epiglottis machen die Cysten, wenn sie nicht sehr gross werden, wenig Beschwerden. Im Kehlkopf können die grösseren zu Athembeschwerden Anlass geben. Die ganz kleinen habe ich in zwei Fällen auch wieder verschwinden sehen; nach Verlauf von einigen Jahren war nichts mehr davon zu bemerken.

Die Cysten im Kehlkopf sind leicht an dem Durchscheinen und der meist rundlichen Gestalt zu erkennen. Eine von mir in der aryepiglottischen Falte beobachtete, mit kolloidem Inhalt gefüllte Cyste war ausnahmsweise mit normaler, gerötheter Schleimhaut überzogen; man hätte sie eher für einen submukösen Abscess halten können, wenn nicht der kolloide Inhalt gewesen wäre.

Die Behandlung ist, wie an den anderen Stellen, die, dass man ein möglichst grosses Stück aus der Wandung auszuschneiden sucht und dann die Innenfläche mit Jod einreibt. Die schon vorhin erwähnte Cyste in der Aryepiglottisfalte musste ich zweimal aufschneiden, das letzte Mal pinselte ich die Innenfläche mit Jod und erzielte damit die Heilung. Die kleinen Cysten an der Stimmlippe nimmt man besser mit der schneidenden Zange *in toto* heraus.

Unter den in den oberen Luftwegen vorkommenden cystösen
Geschwülsten wären noch die Ecchinokokken zu erwähnen,
welche in den dazu disponirten Ländern in der Nase und in der
Zunge öfter beobachtet worden sind. Ausgehustete Ecchino-
kokkusblasen können auch aus den tieferen Luftwegen oder aus
der Leber nach Durchbruch in einen Bronchus herstammen.

Von sonstigen Geschwülsten kommen in der Nase vor: wirkliche kavernöse Angiome und Teleangiektasien, dunkelrothe, weiche, meistens nur bis Erbsengrösse wachsende Tumoren,
welche spontan oder bei Berührung die Ursache von lange andauernden Blutungen abgeben. Sie kommen auch in dem hinteren
Theil der Nase vor und geben da Veranlassung zu den heftigsten
Blutungen, während derer sie freilich nicht zu diagnosticiren sind;
sie sind an der Stelle auch ohne Blutung nicht immer zu sehen.
Manchmal gelingt es durch Zurseitedrängung der unteren Muschel
mit einer breiten Sonde, sie zu Gesicht zu bekommen. Man soll
aber bei der Untersuchung kein Kokain anwenden, da die Teleangiektasien durch die Zusammenziehung der Gefässe dadurch
vorübergehend verschwinden können. Im Cavum habe ich sie nicht
gesehen, öfter dagegen an der Seite der Zunge, namentlich an
dem Punkt, wo der *Arcus glossopalatinus* sich an die Zunge ansetzt;
sie erreichen da bisweilen die Grösse einer kleinen Himbeere.
CROCKER berichtet sogar von einer Gefässgeschwulst, die hinter
dem Gaumenbogen in die Höhe gehend, die Choane verdeckte.
B. FRÄNKEL führt eine bei einem älteren Manne beobachtete,
wallnussgrosse, kavernöse Geschwulst des Pharynx an; LOOMIS
beschreibt ein citronengrosses Angiom des Rachens; in einem Fall
von LICHTWITZ reichte die Geschwulst bis an die Tube. Einen
Naevus vasculosus palati mollis, schwarze Flecken mit zahlreichen,
erweiterten und verästelten Gefässen, hat PANZER beobachtet.
Auch in den tieferen Theilen des Schlundes und im Kehlkopf
sind Angiome beobachtet worden; FERRARI hat ein unter dem
Stimmlippenrande sitzendes beschrieben, welches nach der Operation Anlass zu einer tödtlichen Blutung gab. Hierher gehört
wohl auch ein Fall mit sehr verdicktem Epithel, den MOURE und
SABRAZES als Angiokeratom beschrieben haben.

Auf den Stimmlippen bemerkt man hie und da, mehr zufällig,
ganz kleine, dunkelrothe, etwas über die Oberfläche hervorragende
Geschwülstchen, die wohl Angiome sind, sich aber nicht verändern.
Ich kenne ein solches bei einer sehr bekannten Sängerin, das sich
seit sechs Jahren nicht verändert hat. Da sie keine Beschwerden
machen, habe ich sie immer unberührt gelassen, kann also über
ihre histologische Zusammensetzung nichts sagen.

Den Angiomen nahe verwandt sind die Varicen. Man kann
eigentlich schon gewisse Formen von erweiterten Venen, welche
sich bei chronischen Verdauungsstörungen oder Herzfehlern nicht
selten finden, manchmal dem Aussehen nach fast mehr unter die

Varicen rechnen. Sie sind häufig an der Zungenwurzel und fast immer durch die früher erwähnten allgemeinen Zustände bedingt und geben hie und da Anlass zu Blutungen, machen indessen im Ganzen wenig Beschwerden. Über ihre pathologische Wichtigkeit hat sich vor Kurzem in England ein lebhafter Streit entwickelt. LENNOX BROWNE, der überhaupt in seinen Behauptungen wenig Glück hat, ätzt sie recht häufig, während die meisten der englischen Kollegen dies nicht für richtig halten. Ganz ähnliche Erweiterungen sieht man an den Gefässen des Kehldeckels und des Kehlkopfs, namentlich auch bei älteren Leuten. Am Öftesten werden wirkliche Varicen an den Lippen oder vorn an der Spitze oder an dem Seitenrande der Zunge beobachtet. Einmal sah ich einen grossen Varix auf der Mandel; er zog sich wie ein blau durchscheinendes Ordensband quer über die Mandel. B. FRÄNKEL erwähnt, dass die Varicen bisweilen die ganze Seitenwand des Schlundes und den Zungengrund einnehmen.

Diese Gefässgeschwülste wird man am Besten mittelst Trichloressig- oder Chromsäure oder durch Ätzung mit einem nur rothglühenden Kauter wegbringen. Der Varix an der Mandel verschwand auf drei Ätzungen mit Trichloressigsäure.

Lymphangiome sind an der Zunge und auch sonst in der Mundhöhle und an den Lippen beschrieben worden. SAMTER zählt sieben Fälle auf. Sie ragen als warzen- oder knotenförmige Geschwülste über die Oberfläche vor und sind in der Regel leicht an den meist durchsichtigen Lymphbläschen zu erkennen. Ich habe einen Fall bei einem fünfjährigen Mädchen im weichen Gaumen gesehen; der flache Tumor ragte etwa 2 mm über die Schleimhaut vor und zeigte die so charakteristischen hirsekorngrossen, theils ganz durchsichtigen, theils mit Blut gefüllten Bläschen. Ich habe ihn im Laufe von zwei Jahren in der Narkose tief mit dem Galvanokauter gestichelt, trotzdem kam der flache Tumor immer wieder; zuletzt fügte ich, an die Kaustik anschliessend, noch Trichloressigsäure hinzu; da erst zwei Monate seitdem vergangen sind, kann ich über den Erfolg noch nichts sagen. In London waren bei Gelegenheit der Versammlung der *British Medical Association* sehr schöne Abbildungen von Lymphangiomen der Zunge ausgestellt, die alle die charakteristischen Bläschen zeigten. Wenn man das Bild einmal gesehen hat, vergisst man es nicht wieder. Eine andere Form der Lymphgeschwülste ist die Makroglossie, bei welcher die Muskelsubstanz durch die Lymphgefässe auseinandergedrängt ist; auch sie zeigt die durchsichtigen Bläschen an der Oberfläche. In einem Falle war die Makroglossie durch eine cystische Lymphektasie bedingt, ähnlich wie bei den von RANKE beschriebenen serösen Wangencysten.

Adenome sind in der Nase gesehen worden; nach SCHECH kommen sie öfter an dem weichen Gaumen vor und sitzen da

immer neben der Mittellinie der Vorderfläche; ich habe deren
keines gesehen. Sie entwickeln sich aus den submukösen Drüsen
und gehen mit den benachbarten Geweben keine Verwachsungen
ein. Ihre Oberfläche ist glatt oder leicht höckrig, sie sind derb
elastisch und ihre Grösse schwankt zwischen der einer Haselnuss
und der eines Hühnereies. Sie stecken in einer fibrösen Kapsel,
welche ihre Ausschälung sehr erleichtert. v. VOLKMANN bemerkt
zu diesen Geschwülsten, dass sie sich ihrer Kapsel wegen so leicht
aus dem weichen Gaumen herausnehmen liessen, wie ein Geldstück
aus dem Portemonnaie, wenn nämlich eines darin war. Etwas
häufiger sind die Adenome an der Zunge oder den Lippen; BUTLIN
fand sie zwei Mal am Zungengrund vor dem Kehldeckel. Im
Kehlkopf sind sie sehr selten gesehen worden. SCHEUER berichtet
in seiner Dissertation über ein Adenom der Luftröhre, das ANGERER
durch Spaltung derselben heilte.

Lymphadenome der Mandel unterscheiden sich nach
CARTAZ dadurch von den Lymphosarkomen, dass sie immer auf
beiden Seiten zugleich vorkommen; seine Kranken litten an
Schlaflosigkeit, ebenso wie mein weiter unten beschriebener Fall
von Lymphosarkom.

Die Lipome sind nicht so selten, wie bisher angenommen
worden ist. KÜNNE hat 49 Fälle zusammengetragen, von denen
drei in der Nase, 36 im Mund, drei im Schlund und sieben im
Kehlkopf sassen; sie kommen hauptsächlich bei älteren Leuten und
mehr bei Männern vor. Seit der Arbeit von KÜNNE hat DÜRBECK
eines in der Zunge veröffentlicht und VERGELY multiple Lipome
der Zunge beschrieben, die oft symmetrisch waren und sich sehr
unbemerkt entwickelt hatten.

v. BRUNS hat ein sehr grosses Lipom im Kehlkopf gesehen;
ich eines im Pharynx an der oberen Grenze der *Pars oralis* und
eines an der Aussenseite der *Plica aryepiglottica*. APLAVIN beschreibt ein hühnereigrosses, an der hinteren Fläche des Ringknorpels sitzendes Lipom, von welcher Stelle sie nach seiner
Erfahrung überhaupt öfter ausgehen sollen. Die in der Zunge
beobachteten verbinden sich gern mit reichlicherem Bindegewebe
und stellen dann die Fibrolipome dar. Sie scheinen auffallend
gelblich durch die Schleimhaut durch und schälen sich ebenfalls
leicht aus ihrer Kapsel.

Sehr selten sind die Neurome. Ein in fünf Lappen getheiltes
wurde nach SOLIS COHEN von GRECO in der Nase beobachtet.
Nach dem dritten Versuche, die Geschwulst, welche ganz wie ein
Polyp aussah, zu entfernen, entstand eine Meningitis; die genauere
Diagnose wurde erst nach dem Tode gestellt.

Granulome kommen in allen Theilen der oberen Luftwege
vor. Ich habe schon erwähnt, dass sie sich in der Nase unter
dem Bilde von Schleimpolypen, besonders häufig am Eingang des
Sinus maxillaris vorfinden. Vorn an der Scheidewand geben sie

nach B. Fränkel Anlass zur Entstehung der blutenden Polypen. Sitzen sie weiter hinten in der Nase, so muss man, wie erwähnt, stets Verdacht auf eine kranke Stelle am Knochen oder Knorpel haben. Am häufigsten sieht man sie im Kehlkopf an dem Rande von Geschwüren oder von Narben verschiedenen Ursprungs; in der Luftröhre oft an Tracheotomiewunden oder an deren Narben.

Wagner und Ellermann haben ein kleinerbsengrosses *Myoma striocellulare* auf der hinteren Fläche des weichen Gaumens beobachtet.

Von Myxomen sind mehrere Fälle veröffentlicht worden, das erste hat v. Bruns beschrieben. Ich habe einen Fall gesehen, in dem dasselbe den Kehlkopf so ausfüllte, dass es zum Verwundern war, wie der Mensch überhaupt noch dabei athmen konnte. Es bewährte sich auch hier wieder die Erfahrung, dass langsam eintretende Verengerungen viel besser ertragen werden als rasch entstandene. Ich habe ausserdem noch eine ganze Anzahl kleinerer Myxome beobachtet. Neuerdings ist die Existenzberechtigung dieser Geschwülste als eigne Species bestritten worden und wie mir nach den Untersuchungen Weigert's scheint, mit Recht, denn die Übergänge von einfachen serösen Durchtränkungen der fibrösen Polypen bis zu den entwickelteren Formen der Myxome sind sehr allmähliche. Immerhin bieten diese grösseren Myxome im klinischen Bilde etwas Besonderes dar, sie sehen gallertig fleischig aus, die Oberfläche ist mit Buckeln versehen, zwischen denen man serös durchtränkte Stellen bemerkt. In meinem Falle waren es zwei Geschwülste, welche an derselben Stelle der Stimmlippe entsprangen, in der Regel sind sie solitär. Ich habe neulich einen ganz ebenso gebauten, grossen, von dem Rachendach ausgehenden Polypen operirt, den Professor Weigert auch als einen bezeichnete, den man früher jedenfalls zu den Myxomen gerechnet hätte.

Die Enchondrome und Ecchondrome sind in den oberen Luftwegen sehr seltene Vorkommnisse. Enchondrome nennt Virchow die heterologen Geschwülste mit knorpligem Bau, welche an Stellen vorkommen, wo kein präformirter Knorpel vorhanden ist; die an vorhandenem Knorpel entstandenen nennt er Ecchondrome. Sie sind in der Nase, besonders am Septum beobachtet worden. Mackenzie erwähnt einen Fall, in dem der Tumor so gross war, dass er ihn, nachdem er mit vieler Mühe eine Schlinge um denselben geführt und ihn so losgetrennt hatte, nicht aus der vorderen Öffnung der Nase herausbekommen konnte, bis er ihn noch einmal mit der Schlinge in zwei Stücke zerschnitten hatte. Im Pharynx, an der Zunge, auf der unteren Fläche des Kehldeckels und im Kehlkopf kommen die Knorpelgeschwülste zuweilen vor. Sie wachsen in letzterem öfter nach innen, seltener nach aussen. Böckel und Spisharny beschreiben Chondrome, welche von der Schleimhaut locker überzogen, vom grossen Horn des Zungenbeins ausgehend in die Schlundhöhle vorsprangen. Mackenzie erwähnt

einen von ihm gesehenen Fall, in welchem ein vom Ringknorpel
ausgehendes knorpliges Neugebilde hühnereigross vor der Trachea
lag; in dem Falle von PUTELLI war das Chondrom von der Platte
des Ringknorpels ausgehend vorwiegend nach dem Innern des
Kehlkopfs zu gewachsen. Die Knorpelgeschwülste sind oft schwer
von den Osteomen zu unterscheiden; besonders wenn sie von
Schleimhaut überzogen sind; beim Einstechen sind sie indessen
nicht so hart. SOLIS COHEN fand in einem Fall zahlreiche miliumartige Ecchondromchen an den Ringen der Trachea, die sehr
den Eindruck von käsig degenerirten Tuberkeln machten. BERG
beschrieb ein Chondrom der Luftröhre mit myxomatöser Entartung
und Kalkablagerungen. Am häufigsten wird man den Ecchon-
dromen an der Scheidewand der Nase begegnen.

Osteome sind entweder spongiöse oder elfenbeinerne; die
letzteren gehen gewöhnlich von der Stirnbeinhöhlenschleimhaut
aus und sind von derselben bedeckt; selten liegen sie, von der
Schleimhaut entblösst, als sogenannte tote Osteome in der Nase.
Sie kommen daselbst fast nur etwas vor dem *Foramen ethmoidale*
an der Grenze zwischen Siebbein und Stirnbein nach aussen zum
Vorschein und führen daher schon frühzeitig zu Störungen im
Bereiche des *Nervus ethmoidalis;* sie verdrängen, wenn sie grösser
werden, das Auge nach aussen und unten. Ihre Entstehung habe
ich S. 316 geschildert. Die spongiösen kann man mit der Zange
verdrücken oder sonst *per vias naturales* operiren, die elfenbeiner-
nen erfordern meistens das Eingreifen mittelst einer grösseren
Operation von aussen.

Es sind noch andere Formen von Osteomen aus der Nase und
der Trachea beschrieben worden und zwar als kleine Plättchen
oder Höckerchen in der Schleimhaut oder als grössere Knochenplatten, welche aber alle in der Schleimhaut lagen; ORTH führt
achtzehn solcher Fälle an. Ich habe im vergangenen Jahre einen
Fall mit dem Spiegel gesehen, in welchem sich etwa sieben spitzige,
anscheinend knöcherne Auswüchschen am dritten bis fünften
Trachealring fanden.

Odontome sind wiederholt gesehen worden. ZUCKERKANDL
bildet ein in der Kieferhöhle gewachsenes ab, DE ROALDES beschreibt ein zweites, das er an derselben Stelle gefunden hat.
Sie bilden sich vor der Beendigung der Zahnentwicklung und
bestehen aus Knochen mit zahlreichen Emaillschüppchen, die in
dem Fall von ROALDES die Gestalt von Zähnchen hatten.

Verirrte Zähne sind wiederholt in der Nase und den
Nebenhöhlen angetroffen worden, ich habe einen am Boden der
Nase gewachsenen gesehen. ZUCKERKANDL bildet zwei Fälle ab.

Die Exostosen sind in dem Abschnitt über die Erkrankungen
der Nasenscheidewand erwähnt worden.

Von Manchen werden die Höckernasen, Seite 562, und der
Torus palatinus, S. 57, zu den Exostosen gerechnet. Ich habe

oben besprochen, warum ich die letzteren nicht dazu zählen möchte. SCHEFF hat vor Kurzem eine von dem *Epistropheus* ausgehende in die *Pars oralis pharyngis* vorspringende Exostose beschrieben.

Cholesteatome werden in der Nase und ihren Nebenhöhlen nicht so ganz selten beobachtet.

HAJEK hat einen Fall von accessorischer Zungenbildung gesehen, der vor den *Papillae vallatae* 2 cm lang und 8 mm breit auflag; er sprach die Geschwulst als Neubildung an.

BUROW beschreibt einen Fall von amyloiden Geschwülsten am Kehlkopf, die ein weisslichgelbes, durchscheinendes Aussehen hatten und in der Zahl von drei Höckern auf jeder Seite ziemlich symmetrisch sassen. ZIEGLER hat einen Fall von Fibrom in der Zunge veröffentlicht, das sieben Jahre nach der Operation rückfällig wurde, bei der Sektion erwies sich die Geschwulst als amyloid entartet. Es handelt sich in den oberen Luftwegen wohl immer um nachträglich amyloid gewordene andere Geschwülste.

Die verschiedenen Geschwulstformen kommen nicht immer rein vor, sondern sie gehen auch Verbindungen ein und es finden sich dann die Mischformen, wie Fibromyxome, fibrocartilaginöse, fibrolipomatöse Tumoren u. s. w., deren Diagnose indessen meist erst nach der Herausnahme zu machen ist.

Alle diese zuletzt erwähnten Geschwülste sind wegen ihrer Seltenheit von geringerem praktischen Interesse; man muss indessen wissen, dass sie vorkommen, um im einzelnen Falle sein Handeln danach einrichten zu können.

Praktisch wichtiger sind die in dem Schlund, an der Zunge und in dem Kehlkopf vorkommenden versprengten Nebenschilddrüsen. SSALISTSCHEW unterscheidet alliirte, mit der eigentlichen Schilddrüse zusammenhängende und ganz getrennte Nebenschilddrüsen. Besonders muss man an sie denken bei Geschwülsten, welche hinter der hinteren Pharynxwand sitzen oder an der Seite des Schlunds oder subglottisch im Kehlkopf und in der Luftröhre. Ich meine damit nicht die die Luftröhre von aussen zusammendrückenden Strumen. Es sind in der ersten Anlage der Schilddrüse abgeschnürte Knötchen, die, wie ich Seite 55 erwähnt habe, wahrscheinlich von dem mittleren Lappen der Schilddrüse abstammen, wenn der *Ductus thyreoglossus* etwas lange offen geblieben war. Diese Nebenschilddrüsen können sich unter Umständen vergrössern und dadurch schwere Erscheinungen hervorrufen, ausserdem aber zu sehr unangenehmen Blutungen Veranlassung geben, wenn man sie ansticht, in der Meinung, man habe einen Abscess vor sich, was namentlich an der Hinterwand des Schlundes leicht einmal vorkommen kann.

Im Kehlkopf wurde der erste Fall einer accessorischen Schilddrüse von v. ZIEMSSEN beschrieben, später wurden sie öfter

beobachtet, von v. Bruns, Roth und Schrötter; neuerdings hat
Heise drei und Paltauf einen Fall bekannt gemacht. Es handelt
sich meist um hochrothe, bohnengrosse, subglottische Tumoren,
die in der Regel erst durch das Mikroskop richtig bestimmt
werden.

Scheuer hat in der Literatur fünf in der Trachea beobachtete Fälle gefunden, sie hatten eine walzenförmige Gestalt und
sassen, wie fast alle Neubildungen in der Luftröhre an der hinteren Wand.

Dermoide kommen in der Nase vor in der Gegend der
Stirnhöhle und vorn im Innern der Nase. Sie wachsen meist nicht,
können aber platzen und dadurch Anlass zu Fisteln geben; in
einer solchen wurden von v. Bramann Haare gefunden.

Wichtiger sind die dermoiden Geschwülste, die überall im
Pharynx vorkommen, besonders auch an dem Zungengrunde und
deren Entstehung theils aus dem *Ductus thyreoglossus*, theils aus
den Kiemenfurchen zu erklären wäre. Es ist begreiflich, dass in
ihnen auch die Erzeugnisse eines Dermoids gefunden werden. So
erwähnt Rosenberg einen ihm von Saatz geschenkten, an einem
Bändchen hängenden Zahn von der Zungenbasis, dem er mit
Recht eine dermoide Entstehung zuschreibt.

Eine besondere Art der Dermoiden sind die branchiogenen
Geschwülste in der Gegend der Gefässscheiden am Halse, die
leicht für Strumen gehalten werden und wegen der durch sie
hervorgerufenen· Trachealstenosen wichtig werden können. Ich
sah einmal eine solche Pseudostruma krebsig degeneriren, wozu
dieselben als epidermoidale Abkömmlinge geneigt sind.

Seltene Vorkommnisse sind die behaarten Polypen des Rachens,
welche man als Teratome aufzufassen haben wird. Vor Kurzem
haben Conitzer, Avellis und Kafemann je einen Fall genauer
beschrieben und Ersterer in seinem Aufsatz zehn Fälle aus der
Literatur gesammelt. Sie sind der äusseren Haut analog, enthalten Talg- und Schweissdrüsen, glatte Muskelfasern, Fett,
Knorpel, Gefässe und Nerven.

Hierher gehören wohl auch die von Eisenmenger beschriebenen
Adenome des Gaumens, die nach der Untersuchung von
Paltauf aus endo- und perithelialen Zellwucherungen bestanden
und Knorpel, Schleimgewebe und fibröse Bestandtheile enthielten.
Eisenmenger stellt sie zu den Mischgeschwülsten des Parotis und
beschreibt sie als plexiforme Sarkome.

Bei grösseren Geschwülsten in der Nase muss man immer
die Möglichkeit des Vorkommens von Hirnbrüchen berücksichtigen. Wenn die Verbindung derselben mit der Schädelhöhle
hinreichend weit offen ist, so wird der Tumor Pulsation zeigen,
im anderen Falle werden in der Regel durch Druck auf denselben
Hirnerscheinungen, heftiges Kopfweh und Schwindel auftreten.
Oker-Blom hat einen solchen bei einem zweijährigen rhachitischen

Kind gesehen, der auf dem Nasenrücken zwischen Knochen und Knorpel lag und mit einer so feinen Haut bedeckt erschien, dass die Gefässe sichtbar waren. Er konnte Fluktuation zwischen Geschwulst und Fontanelle fühlen.

Die tuberkulösen und syphilitischen Tumoren, welche zuweilen recht gross werden, habe ich in den betreffenden Abschnitten schon erwähnt.

Die Diagnose dieser verschiedenen Geschwülste wird in vielen Fällen, vielleicht in den meisten, erst nach deren Herausnahme gemacht werden können, da für ihre makroskopische Unterscheidung, wenn diese überhaupt möglich, jedenfalls eine grosse Erfahrung nöthig ist. Einzelne Fingerzeige zu ihrer Unterscheidung habe ich in dem Vorstehenden gegeben und es erübrigt mir noch auf etwaige Fehlerquellen aufmerksam zu machen.

In dem Nasenrachenraum kann das *Tuberculum atlantis* so vorragen und auch noch, wie ZUCKERKANDL beschrieben hat, seitlich durch fibröse Stränge mit dem Epistropheus so verbunden sein, dass ganz das Aussehen eines Tumors hervorgebracht wird. Besonders ist eine Verwechslung möglich, wenn das Tuberkulum nicht ganz in der Mitte sitzt. Ferner können Skoliosen und sonstige Verbiegungen der Wirbelsäule Tumoren vortäuschen, ja es springt bei schiefer Kopfhaltung oder Drehung die eine Seite des *Pharynx oralis* mitunter so weit vor, dass man eine Geschwulst vor sich zu haben glaubt. Tumoren, welche ausserhalb des Schlundes liegen, können ebenfalls so umschriebene Hervorragungen nach innen bilden, dass eine falsche Diagnose zu Stande kommt. In der Höhe der Epiglottis habe ich in zwei, Seite 22, schon erwähnten Fällen einen beiderseitigen dreieckigen, mit Schleimhaut überzogenen, einen Centimeter vorspringenden Tumor gesehen, den ich mir Anfangs gar nicht erklären konnte; derselbe ragte wie ein Haken auf der einen Seite herein. Die nähere Untersuchung ergab, dass es sich um eine Umbiegung des hinteren Endes des grossen Zungenbeinhorns handelte, die aber nicht traumatisch war. In dem zweiten Fall war dasselbe Bild, aber in viel geringerem Maasse zu sehen. Man konnte auch hier deutlich die Umbiegung von aussen fühlen und durch Druck auf das grosse Horn den Tumor im Schlunde weiter vorspringen machen. JOUSLAIN und HARRIS haben vor Kurzem der Beschreibung nach ganz identische Fälle veröffentlicht, deren Entstehung anscheinend auf eine spontane Fraktur bei einer Anstrengung zurückzuführen war.

Zu verwechseln wären Geschwülste allenfalls noch mit Aneurysmen. Man hat in der Zunge solche der *Art. lingualis* gesehen, in dem harten Gaumen Erweiterungen der *Art. palatina*. B. FRÄNKEL beschreibt einen Fall, in welchem ein Aneurysma, vermuthlich der Karotis, die Mandel so hervorgetrieben hatte.

dass man sie für einfach hypertrophisch hätte halten können, nur dass sie pulsirte und zusammenzudrücken war. Diese Aneurysmen sind wiederholt für Abscesse gehalten und aufgeschnitten worden; die Palpation würde vor dem Irrthum geschützt haben.

Man wird bei der Stellung der Diagnose alle Hülfsmittel herbeiziehen müssen, wozu ich auch einen im Palpiren geübten Finger rechne. Gerade im Schlunde und Cavum ist in manchen Fällen die Palpation nicht zu umgehen. Die Inspektion wird ergeben, ob es sich nebenbei um entzündliche Vorgänge handelt, die mit Tumoren verbunden sein und sie vortäuschen können. Im Schlunde geben z. B. die Retropharyngealabscesse bisweilen Anlass zu Irrthümern. Schmerzen sind bei Entzündungen oft nicht vorhanden, wohl aber können sie bei Tumoren, allerdings mehr bei bösartigen, ein quälendes Symptom abgeben.

An Neubildungen in der Luftröhre muss man bei Schwellungen in derselben immer denken, denn sie sind nicht nur ausnahmsweis vorkommende; SCHEUER hat 81 Fälle in der Literatur gefunden: 22 Fibrome, 11 Papillome, 18 Krebse, 8 Sarkome, 7 Osteome, 5 Mal *Struma intratrachealis,* 3 Enochondrome, 3 Adenome, 1 Lipom und 3 Unbestimmte.

In der Luftröhre besteht bei der Spiegeluntersuchung nur die Schwierigkeit, zu beurtheilen, wie tief der Tumor in derselben sitzt. Sind die Ringe deutlich zu sehen, so ist die Schätzung leicht, wenn dies aber nicht der Fall ist, so täuscht man sich in der Regel darin, dass man die Tiefe überschätzt. Kranke mit Trachealgeschwülsten soll man immer auch im Stehen nach KILLIAN untersuchen, weil man so einen besseren Überblick hat. In der Trachea kommen ferner die Geschwülste in Betracht, welche dieselbe von aussen zusammendrücken und die dadurch eigentliche Trachealtumoren vortäuschen können; fast immer handelt es sich dabei um Strumen oder Aneurysmen.

Die Behandlung kann nur in der Entfernung der Geschwülste bestehen, wenn dieselben Beschwerden verursachen und die Entfernung ohne eine verhältnissmässige Gefahr möglich ist. In der Regel kommen dabei die allgemeinen chirurgischen Vorschriften zur Anwendung. Bei einzelnen der angeführten Neubildungen habe ich die Art der Behandlung gleich mit erwähnt.

b) Die bösartigen Neubildungen.

Die bösartigen Neubildungen treten in den oberen Luftwegen als Sarkome und als Karcinome auf.

Wegen der Ursachen der Sarkome verweise ich auf das Seite 422 Gesagte, welches natürlich nicht eine Erklärung für alle Fälle sein soll, uns aber veranlassen kann, einer syphilitischen

Aetiologie nachzugehen und eventuell unser Handeln danach einzurichten. Sicher giebt es auch nichtluische Sarkome und diese sind sogar jedenfalls die grössere Mehrzahl. Über die sonstigen Ursachen sind wir ganz im Unklaren; BERGEAT hat sie bei Menschen, die sich mit Pferden beschäftigen, häufiger gefunden. Es erkranken mehr Männer: BERGEAT zählte 48 gegen 18 an Sarkomen erkrankte Weiber. Wenn sie auch schon bei Kindern von sieben Jahren im Kehlkopf gesehen worden sind, so ist doch sicher das Alter von über vierzig Jahren im Ganzen mehr zu Sarkombildung im Halse geneigt.

Die Sarkome treten auch in den oberen Luftwegen in den bekannten, verschiedenen Formen auf: als Rundzellen-, Spindelzellen- als gemischt-zellige, Riesenzellen-, oder, wenn mehr Bindegewebe darin entwickelt ist, als Fibrosarkome. Die Chondro-, Angio- und Lymphosarkome sind seltene Formen. Die Spindelzellensarkome sind die an dem Kehldeckel und an den Stimm lippen am Häufigsten beobachteten Formen.

Noch seltener sind die den Sarkomen sehr nahe stehenden Cylindrome; STÖRK hat ein aus der Kieferhöhle stammendes abgebildet.

Die pigmentirten Formen des Melanosarkom kommen in den oberen Luftwegen nur hie und da einmal vor. Täuschungen können, wie schon erwähnt, durch Blutungen in Nasenpolypen hervorgerufen werden, indem diese dadurch ganz das Aussehen von Melanosarkomen annehmen.

In der kleinzelligen Form kommen Sarkome, auch nach den Erfahrungen von GOUGUENHEIM und HELARY, hauptsächlich an der Nasenscheidewand vor. Direkt hinter dem Eingang habe ich eine Anzahl Fälle gesehen, welche eine Hervorragung nach beiden Seiten machten, nicht geschwürig zerfallen waren und ganz wie tuberkulöse Tumoren aussahen, welche man ja an dieser Stelle auch öfter zu sehen bekommt. Höher oben in der Nase kommen die Sarkome ebenfalls vor und ähneln dort sehr den gewöhnlichen Schleimpolypen, nur dass sie in der Regel schneller wachsen und bisweilen zu dem Auseinanderweichen der Gesichtsknochen Anlass geben, besonders dann, wenn sie in den Nebenhöhlen entstanden oder in dieselben hineingewachsen sind.

Im Nasopharynx gehen die Sarkome oft von der retropharyngealen Gegend aus; sie durchbrechen mitunter die Schädelbasis oder sie wuchern vom Rachen aus in die Nase und ihre Umgebung.

Die Gegend der Mandeln scheint mir von den Sarkomen bevorzugt zu werden. Der Bericht von MAC COY über 10000 Fälle bösartiger Geschwülste aus vier Londoner Hospitälern führt zwar nur neun Geschwülste an der Mandel und darunter nur ein Sarkom auf, man findet aber in der Literatur immer viele Fälle beschrieben, so in der letzten Zeit von LANDGRAF, SCHÖTZ u. s. w,

In einem Falle von HAJEK war das in der Mitte des Velum sitzende Sarkom so erweicht, dass es für einen peritonsillären Abscess gehalten wurde. Ich habe eine Frau in der Praxis von LUDWIG WOLFF gesehen, bei welcher beide Mandeln in einer eigenthümlichen Weise ergriffen waren. Es zeigten sich ganz symmetrisch auf jeder Seite drei über einander gelagerte Geschwülste von weisslichrother Farbe, welche sehr an die Abbildung der amyloiden Geschwülste im Kehlkopf erinnerten, welche BUROW in seinem Atlas gegeben hat, die aber nach der mikroskopischen Untersuchung einfache Sarkome waren. An der Seitenwand des Schlundes hinter den Gaumenbogen habe ich die Sarkombildung öfter gesehen, ebenso wie an dem Periost des *Processus alveolaris*. An diesem entwickelt sich die Neubildung in der grosszelligen Form als sogenannte Epulis, unter welchem Namen auch noch andere Geschwülste, wie Fibrome, Granulome und Karcinome einbegriffen werden. In der Zunge sind die Sarkome selten beobachtet worden, ebenso wie an dem Kehldeckel, etwas häufiger kommen sie in dem Inneren des Kehlkopfs vor. Sie stellen sich daselbst bald als mehr rundliche, bald als zottige Geschwülste dar, welche verhältnissmässig rasch wachsen und leichter bluten, als die gutartigen Neubildungen. Sie ähneln bisweilen Papillomen, sind aber mehr roth oder gelblich von Farbe. MACKENZIE hat nur fünf Fälle gesehen, unter welchen ein Rundzellen- und vier Spindelzellensarkome waren; SCHEINMANN beschrieb ein subglottisch gelegenes. Sarkome können auch von Nachbarorganen sekundär auf die oberen Luftwege übergreifen, so von den Drüsen der Maxillar- und der vorderen Halsgegend. Die Drüsensarkome werden bekanntlich mitunter ausserordentlich gross; ich habe vier gesehen, welche die Grösse von kleinen Mannsköpfen erreicht hatten. Sie dringen bei dem Wachsen in der Regel auch nach innen, nach der Schlundhöhle vor, indem sie entweder die ganze Wand vortreiben oder einzelne Durchbrüche in das Innere machen. Auch von sarkomatösen Schilddrüsen aus z. B. kann der Kehlkopf ergriffen werden.

Sarkome sind wiederholt in der Trachea beobachtet worden; BERGEAT hat 17 Fälle in der Literatur gefunden. Ich erinnere noch an den Fall des Studenten, den HUBER beschrieben hat, in welchem der Kranke fingerlange Stücke eines in dem Thorax entwickelten Sarkom aushustete. SCHRÖTTER hat zwei oft angeführte Fälle gesehen und einen derselben durch Einspritzungen von Eisenchlorid vorübergehend geheilt. Solche Einspritzungen sind aber vielleicht nicht ohne Gefahren.

Die Diagnose der Sarkome ist nach meiner Erfahrung aus dem raschen Wachsthum und aus dem Alter der Kranken zu machen; doch vergesse man nicht, dass sie auch bei Kindern schon beobachtet werden. SCHRÖTTER schreibt darüber: Die Diagnose ist auf den ersten Anblick eine von den schwierigsten, sie ist kaum mit Sicherheit zu stellen und BERGEAT fügt hinzu, dass er bei seinen Zusammenstellungen, abgesehen von der gelben Farbe, kein direktes Kennzeichen, dem ein steckbrieflicher Werth zukäme, herauszufinden vermocht hätte. Er führt aber dann doch weiter an, dass das Sarkom durchschnittlich von breiterer Basis, von hellerer Farbe und von rascherem Wachsthum als das Fibrom sei, dass es häufiger in späteren Jahren auftrete, an den Stimmlippen immer derb sei; dass gegenüber dem Karcinom die längere Dauer, der spätere und seltenere geschwürige Zerfall des Sarkom, die weniger oft beobachtete Drüsenschwellung in Anschlag kommen, sowie die Geringfügigkeit der Injektion der Umgebung und das Fehlen ausser Verhältniss stehender Muskelstörungen. Auch er giebt an, dass es meistens runde, grossangelegte Formen habe.

Kann man ein Stückchen zur mikroskopischen Untersuchung gewinnen, so ist die Diagnose natürlich leicht zu machen. Bei den tiefer in den Luftwegen sitzenden Sarkomen gehen nach BETSCHART grössere Stückchen in den Auswurf über, als bei den Karcinomen, bei denen sie nur millimetergross sind. Die Neigung zum Bluten habe ich in den von mir gesehenen Fällen nicht so gross gefunden; eine solche spricht nach meiner Erfahrung mehr für Karcinom. Die Sarkome unterscheiden sich, meiner Erfahrung nach, von den Karcinomen dadurch, dass sie mehr glatte, nicht so knotige oder bucklige Geschwülste darstellen und auch weicher als Krebse sind. Durch die glatte Schwellung aber ähneln sie im Aussehen wieder sehr perichondritischen Erkrankungen. Ein unter der Stimmlippe entstehendes Sarkom dürfte von einer perichondritischen Schwellung schwer zu unterscheiden sein, wenn man nicht aus dem Verlauf ein Urtheil gewinnen kann.

Die Prognose ist bei dem Sarkom ohne Operation ganz ungünstig, mit derselben günstiger als bei dem Karcinom, aber viel ungünstiger als bei den gutartigen Geschwülsten. WOLSON operirte indessen einen Fall mit subparotischem und retropharyngealem Sarkom mit so günstigem Erfolge, dass der Kranke noch nach 14 Monaten keinen Rückfall hatte, BUROW ein an der Epiglottis sitzendes, das nach 18 Monaten und SCHREIBER sogar ein Melanosarkom am harten Gaumen, welches nach sechs Jahren noch nicht wiedergekehrt war. In dem Falle BOTTINI's betrug die Dauer der Heilung 15 Jahre. Nach der Zusammenstellung von BERGEAT ist nicht ganz die Hälfte der Kranken durch die Operation gerettet worden; die Spindelzellenformen geben noch die beste Prognose. Die endolaryngealen Operationen hält BERGEAT für nicht genügend und ich schliesse mich ihm da vollständig an.

Behandlung. Bei der im Ganzen doch ungünstigen Prognose darf man versuchen, nicht mehr operirbare Fälle innerlich mit Arsenik zu behandeln. Die Arsenikkur lasse ich so gebrauchen, dass ich von den Pillen oder den Granulis zu ein Milligramm *Acid. arsenicosum* mit einem Stück nach der Mittagsmahlzeit be-

ginnen und jeden vierten Tag eins mehr nehmen lasse, zunächst
ein zweites nach der Abendmahlzeit, dann ein weiteres nach dem
Frühstück, dann zwei Stück nach dem Mittagessen und so fort
bis zu neun oder in hartnäckigen Fällen bis zu fünfzehn am Tage
steigend und danach in derselben Weise wieder abnehmend. Es
empfiehlt sich, dem Kranken ein Schema darüber aufzuschreiben,
zum Beispiel:

	Frühstück	Mittagessen	Abendessen
15.—17./4.	—	1	—
18.—20./4.	—	1	1
21.—23./4.	1	1	1
24.—26./4.	1	2	1 u. s. w.

Die Kur ist je nachdem ein- oder mehrmals zu wiederholen.

v. ZIEMSSEN hat vor Kurzem subkutane Einspritzungen einer
einprocentigen Lösung von *Natrium arsenicosum* empfohlen, zuerst
zwei Decigramm der Lösung, allmählich steigend bis zu zwei
Spritzen voll, also 0,02 täglich. BOLZ in Hamburg heilte damit
einen Fall in sechs Wochen. Die Wasser von Levico und Ron-
cegno sind als schwache Arsenikkuren in der reicheren Praxis
ganz geeignet, genügen aber für die Sarkombehandlung nicht.

In der Nase habe ich die Sarkome an dem vorderen Eingang
durch gründliche Exstirpation mit dem scharfen Löffel und dem
Kauter alle heilen können. Gewöhnlich kratze ich mit dem
ersteren alles Krankhafte möglichst weg und ätze danach mit
dem Kauter gleich oder später, wenn sich noch kleine Reste oder
Rückfälle zeigen. Da die Neubildung immer durch die Scheidewand durchgeht, so darf muss man diese nicht schonen wollen.
In das durch die Operation entstandene Loch setzen sich freilich
immer leicht Krusten von vertrocknetem Schleim an, bis die
Ränder geheilt sind, was gewöhnlich sehr lange Zeit erfordert.
Man muss deshalb diesen Krusten mit Sorgfalt nachgehen und sie
durch eingeführte Wattebäusche, die man mit Europhenöl tränkt,
täglich ein- bis zweimal entfernen. Der Kranke lernt dies leicht
selbst machen, besonders mittelst der · GOTTSTEIN'schen Watte-
tamponschraube.

Ein höher oben an der Scheidewand gelegenes Sarkom habe
ich mittelst der Elektrolyse geheilt und bis jetzt ist nach drei
Jahren noch kein Recidiv eingetreten. SCHEINMANN hat ein sub-
glottisches Sarkom, das er als solches ansprach, weil es den
Rand der Stimmlippe nicht erreichte und nach seiner Anschauung
deswegen weder Pachydermie noch Karcinom sein konnte, mit
seiner seitlich fassenden Zange entfernt und nachher mit Pyoktannin behandelt und seit 18 Monaten keinen Rückfall bemerken
können.

Sonst wird die Entfernung der Sarkome in der Regel nur
mittelst eingreifenderer Operationen möglich sein. An Zunge, Zahnfleisch und Kehlkopf hat man dauernde Heilungen durch gründ-

liche Herausnahme erzielt. Im Schlunde ist die Prognose dieser Operationen viel ungünstiger, da es so schwer gelingt, alles Krankhafte wegzunehmen.

Die Sarkome an den Mandeln sind wiederholt mit vorübergehendem gutem Erfolge durch Elektrolyse behandelt worden: ob man damit auch dauernde Heilungen erzielen kann, ist mir indessen fraglich; jedenfalls wäre das Mittel zu versuchen. Man hat empfohlen, nicht zu operirende Fälle von Schlundsarkom mit Einspritzungen von Pyoktannin oder Methylenblau oder einer zweiprocentigen Lösung von Sublimat in Öl zu behandeln, ich selbst habe zeitweilige Besserungen danach gesehen. In verzweifelten Fällen, namentlich bei den grossen Lymphosarkomen aussen am Halse, halte ich das Einimpfen von Erysipelkokken zur Erzielung einer Besserung für erlaubt, wenn die Behandlung mit Arsenik fehlgeschlagen hat. Es ist eine grössere Anzahl von Fällen veröffentlicht worden, in denen Besserungen oder auch länger dauernde Heilungen nach einem zufällig entstandenen oder eingeimpften Erysipel beobachtet wurden; BRUNS hat neuerdings drei derartige Fälle veröffentlicht und ich selbst habe auch zwei eine Zeit lang dadurch günstig beeinflusste Kranke gesehen.

COLEY hat daraus Veranlassung genommen, bösartige Neubildungen mit einer Mischung von Toxinen des *Streptococcus erysipelatos* und des *Bacillus prodigiosus* zu impfen und will einige Heilungen bei Sarkomen, sowie Besserungen bei Karcinomen erzielt haben, auch JOHNSON berichtet von günstigem Erfolg bei einem sehr ausgedehnten Sarkom in Schlund und Mund; die seitdem von Anderen veröffentlichten Berichte lauten nicht so günstig und die Versuche mit dem Serum von EMMERICH und SCHOLZ scheinen auch nicht geglückt zu sein.

Vom praktischen Standpunkt aus halte ich die von STÖRK neuerdings ausführlich beschriebenen Lymphosarkome einer besonderen Erwähnung werth. STÖRK hat darauf aufmerksam gemacht, dass dieselben sich, soweit bis jetzt bekannt ist, in der Regel vom Rachendach aus entwickeln. In dem einen von ihm erwähnten Fall, den ich auch zu sehen Gelegenheit hatte, fand ich eine beetartige Erhabenheit von Thalerdicke am Rachendach bis zur Grenze der *Pars oralis* herabreichend; bei einem anderen von mir hier gesehenen Kranken begann die allerdings mehr rundliche Tumorbildung ebenfalls am Rachendach. Diese Erkrankung wird im Anfang gewöhnlich für Syphilis gehalten, später, wenn die Geschwulst geschwürig zerfallen ist, für Krebs und ich habe diese Diagnose gewiss früher auch gestellt. Wenn das Lymphosarkom nämlich bis in die *Pars oralis* vorgedrungen ist, so treten nach STÖRK oft Geschwüre auf demselben auf. In dem zuletzt von mir beobachteten Fall zerfiel die Geschwulst nicht geschwürig, sondern wuchs ziemlich rasch, so dass sowohl der Einblick in den Nasopharynx, wie der in den Larynx kaum mehr möglich war.

Dabei waren auch die Drüsen unter dem Sternokleidomastoideus
bedeutend geschwollen. Ich versuchte in diesem Stadium die
Elektrolyse und hatte damit den Erfolg, dass sich die Geschwulst
zeitweise zurückbildete und eine so tiefe Längsrinne in derselben
entstand, dass man bequem einen Finger hätte hineinlegen können.
Der Kranke bekam nun Doppelsehen und litt, wie die oben erwähnten Patienten von CARTAZ, sehr an Schlaflosigkeit. Ut aliquid
fiat, verordnete ich ihm dann *Acid. arsenicos.* in Granulis zu 1 Mgm.
und hatte die gänzlich unerwartete Freude, ihn sich allmählich
bessern zu sehen, so dass nach etwa sechs Monaten kaum eine
Spur der Schwellung noch zu bemerken war, selbst die Drüsen
aussen am Halse hatten sich auf ein Drittel verkleinert! Nach
Ablauf von 15 Monaten war der Kranke noch geheilt, ist aber
seitdem, vermuthlich an Metastasen auf innere Organe, gestorben.
In Wien sah ich bei STÖRK noch zwei weitere Fälle, den einen
von ihm in seinem letzten Werke abgebildeten an den Mandeln,
der mich sehr an die oben Seite 622 erwähnte Kranke von
L. WOLFF erinnerte, und einen, bei welchem der Tumor primär
an der *Cart. corniculata* entsprang. Die Diagnose scheint mir erstens
nach dem Auftreten an dem Rachendach, von wo die Neubildung
in den allermeisten Fällen ausgegangen war und zweitens aus
der Farbe möglich. Ich fand in all den Fällen die Geschwülste
von eigenthümlich durchscheinender, rosarother Farbe, ähnlich wie
rothe Grütze und glaube, dass man, wenn man einmal ein paar
Fälle gesehen hat, die Diagnose sofort nach dem Aussehen
stellen kann; es sind doch eigenthümlich beschaffene Geschwülste.
Ich möchte sehr dringend empfehlen, weitere Fälle nach der
v. ZIEMSSEN'schen Methode mit Arsenik zu behandeln.

Die wichtigste bösartige Neubildung ist der Krebs. Über
die Entstehung und Ursachen desselben wissen wir leider noch
sehr wenig, denn die in den letzten Jahren aufgetauchten Erklärungen durch Entdeckung verschiedener Mikroorganismen haben
keine Bestätigung gefunden, man hört nichts mehr darüber. Wie
es scheint, neigen sich einige Forscher, z. B. FOA, jetzt mehr zu
der Ansicht, dass ein amoeboides Protozoon die Ursache sei.
TILLMANNS hält die parasitäre Theorie zwar für nicht bewiesen, er
will sie aber wenigstens für einen Theil der Krebse gelten lassen.

Was die Aetiologie des Krebses im Übrigen anlangt, so
wurde der Erblichkeit immer eine grosse Rolle zugeschrieben.
Man hat als Grund gegen diese Annahme angeführt, dass der
Krebs überhaupt eine nicht so seltene Erkrankung sei, und deshalb in derselben Familie leicht zwei oder drei Fälle vorkommen
könnten, ohne dass man nöthig habe, aus denselben einen Schluss
auf einen erblichen Zusammenhang zu machen. Für die aetiologische Bedeutung der Erblichkeit sprechen indessen die Ergebnisse der Statistik. BUTLIN fand bei seiner Sammelforschung
unter 210 Fällen 68 Mal Krebs bei Blutsverwandten. Ich selbst

habe, ohne diesen einzelnen Fall als beweisend ansehen zu
wollen, bei Mutter und Tochter Kehlkopfkrebs beobachtet; ein
Sohn der Mutter starb in diesem Sommer an Mastdarmkrebs.
BROCA erwähnt den Fall einer Frau mit Mammakarcinom, von
deren 39 Nachkommen zehn an derselben Krankheit und fünf an
anderen Krebsen starben.

Vielleicht vererbt sich, ähnlich wie bei der Tuberkulose, auch
nur eine verminderte Widerstandskraft gegen die Krebsinfektion.
Jedenfalls kommen mit grösserem Rechte unter den Ursachen die
chronischen örtlichen Reizungen in Frage. Es ist zweifellos, dass
sich Krebse an Stellen entwickeln, an welchen eine Zeit lang ein
gewisser Reiz stattfindet. Am bekanntesten sind die bei Pfeifen-
rauchern vorkommenden Lippenkrebse, die durch Gallensteine
oder Schnürfurchen hervorgerufenen Gallenblasenkrebse, ferner
die durch scharfe Zahnreste veranlassten Krebse in der Zunge.
BUTLIN erzählt einen Fall, in welchem ein Unterlippenkrebs sich
bei einem Kranken entwickelte, der beim Netzstricken anhaltend
einen Theerfaden durch den Mund zog, und so giebt es ja noch
viele ähnlich entstandene Krebse. Es ist ferner bekannt, dass die
bösartigen Geschwülste sich oft auf vorher schon geschwürigen
Stellen entwickeln, so auf runden Magen- oder auf Zungen-
geschwüren, ferner auf Narben von Verbrennungen u. s. w.
(DITTEL's Fall in der von einer Verbrennung durch eine Cigarre
herrührenden Narbe.) Auch einmalige Traumen können vielleicht
Ursache sein, wenigstens führen viele Frauen mit Mammakrebs
den Beginn auf ein einzelnes Trauma zurück. Eine von ANDREWS
in Chicago gemachte Statistik von 8000 Fällen ergab, dass die
am meisten den Traumen ausgesetzten Körperstellen am häufigsten erkranken, ein Ergebniss, das ZIEGLER nach seiner fleissigen
Zusammenstellung bestätigen konnte; er fand, dass Mamma-
karcinome in der bei Weitem grösseren Zahl im äusseren, oberen
Quadranten entstehen.

Man muss auch daran denken, dass Krebse sich gern in
syphilitischen, sowie auch in tuberkulösen und lupösen Narben
entwickeln. Ich habe erst vor Kurzem ein Beispiel der ersteren
Art erlebt; der Tumor war natürlich zunächst energisch mit Quecksilber behandelt worden, bis dann der mangelnde Erfolg und die
Blutungen zur richtigen Diagnose führten.

Sehr eigenthümliche aetiologische Angaben sind durch SWAN,
SONNENSCHEIN, WEBB und PFEIFFER bekannt gemacht worden:
dass es nämlich Krebsgegenden, Krebshäuser oder Häusergruppen
gebe, und zwar mit gemeinsamen Wasserversorgungen. HAVILLAND
hat diese Angaben zusammengestellt und führt eine ganze Anzahl
von Häusern auf, in welchen die dieselben nach einander be-
ziehenden, nicht verwandten Bewohner in auffallend gehäufter
Zahl an Krebs mit den verschiedensten Lokalisationen starben.
In zwei unter einem Dach befindlichen Häusern mit derselben

Wasserversorgung starben z. B. sechs Bewohner aus vier verschiedenen Familien, welche die Häuser nach einander bewohnten, an Krebs. PFEIFFER veröffentlicht die Ergebnisse einer Sammelforschung in Thüringen, nach denen ebenfalls das Vorkommen von sogenannten Krebshäusern sehr wahrscheinlich ist. Aus dieser Sammelforschung, die 4233 Fälle umfasst, ergab sich ferner, dass acht Ortschaften eine ganz auffällige Häufung von Krebsfällen aufwiesen.

Verschiedene Autoren betonen die Zunahme der Sterblichkeit an Krebs in den letzten Jahrzehnten, die vielleicht Folge des zunehmenden Wohllebens in allen Ständen sei, da diese Krankheit entschieden häufiger in den wohlhabenden Klassen vorkäme. Nach R. WILLIAMS starben in England 1838: 160 auf die Million Einwohner; 1890: 676! Nach VAN DEN CORPUT starben in London 1849: 2,5 pro mille an Krebs und 1859: 3,8. BARKER will auch in New York eine auffallende Zunahme in den letzten zehn Jahren beobachtet haben.

Impfungen sind bisher immer nur bei der gleichen Thierspecies und auch von Mensch zu Mensch gelungen, theils durch künstliche Übertragung, theils durch Überimpfung, Autoinokulation. SEMON hat mit SHATTOCK einen Fall gesehen, in dem sich die Neubildung von der einen Stimmlippe der entsprechenden Stelle der anderen mittheilte; NEUMANN konnte eine solche Überimpfung von der einen Taschenlippe auf die andere beobachten.

Ferner sollen Epithelverdickungen, wie z. B. die *Leukoplakia linguae,* disponirend wirken und auch die *Pachydermia laryngis.* Das mag in Bezug auf die erstere vielleicht seine Richtigkeit haben; es ist aber sicher, dass es sehr viele Fälle von Leukoplakie giebt, in welchen es zum Glück nicht zur Entwicklung von Krebs kommt, und es ist ferner gewiss, dass der Krebs im Kehlkopf sich so gut wie nie an der Stelle bildet, wo die Pachydermie am häufigsten gefunden wird, am *Processus vocalis.*

Von vielen Beobachtern wird dem Tabakrauchen ein grosser Antheil bei der Entstehung von Krebsen zugeschrieben und in der That findet man auch den Zungenkrebs besonders oft bei Männern, welche starke Raucher waren und selten bei Frauen. WHITEHEAD fand ihn bei Männern bei Weitem häufiger auf der Seite, auf welcher gewöhnlich die Pfeife getragen wurde und unter siebzehn Frauen zweimal bei solchen, die ebenfalls stark rauchten. SEMON kann dem Rauchen eine so grosse Bedeutung nicht beimessen, dagegen spricht sich TILLMANNS ebenfalls dafür aus, dass der Tabak, aber auch der Branntwein von grosser aetiologischer Wichtigkeit sind. Er meint, die Ursache liege mehr in der Tabaksbeize, die bei der Fabrikation verwendet wird, denn in dem Orient, wo der Tabak mehr im Naturzustand geraucht werde, seien Krebse selten.

Sicher ist ferner, dass diese Ursachen allein nicht hinreichen, einen Krebs zu erzeugen, dass sie aber im Stande sind, eine vorhandene Anlage zu entwickeln oder wenn man der parasitären Theorie huldigt, dass sie die Ansiedlung der Parasiten begünstigen.

Ich möchte hier aber nochmals an die Ansicht von Professor v. ESMARCH erinnern, dass Syphilis der Vorfahren in einem gewissen Verhältniss zu der Entwicklung von Krebsen steht. Es giebt wenigstens Formen von Syphilis, welche so ausserordentlich den Krebsen gleichen, noch mehr freilich den bösartigen Sarkomen, dass selbst sehr hervorragende Kollegen sie verwechselt haben.

Es ist bekannt, dass das Alter nach dem 40. Jahre zu bösartigen Neubildungen mehr disponirt ist; doch kommen sie auch in jedem Alter vor. MACKENZIE hat sieben Fälle von Halskrebs unter 40 Jahren gesehen, darunter einen unter 20; DUFOUR erwähnt das Vorkommen von Krebs bei vier Kindern unter einem Jahr; in den oberen Luftwegen sind sie bei so jungen Kranken nicht beobachtet worden. Ich habe einen Knaben von 14 Jahren mit Rachenkrebs gesehen; Zungenkrebse kommen öfter in den zwanziger Jahren vor, HAWARD sah einen, der sich bei einer 23jährigen Frau und ich einen, der sich bei einer 29 Jahre alten Jungfrau entwickelt hatte; zwei der 99 Fälle von Kehlkopfkarcinom in meiner Praxis waren unter 40 Jahre alt.

Eine Frage, welche in der letzten Zeit öfter besprochen wurde, ist die: ob es möglich sei, dass sich gutartige Geschwülste in bösartige umwandeln, in welchem Falle dann wohl die primäre Geschwulst als Disposition zu der bösartigen anzusehen wäre. Es ist ganz unzweifelhaft, dass man an der Stelle, an welcher man eine gutartige Geschwulst gesehen hat, später eine bösartige finden kann. Damit ist indessen noch nicht jedesmal bewiesen, dass sich die erstere umgewandelt hat. Es geht allerdings aus der von SEMON veranstalteten Sammelforschung hervor, dass die Möglichkeit der sogenannten Umwandlung nicht ausgeschlossen, aber jedenfalls sehr selten ist; SEMON führt nämlich nur fünf ganz oder fast ganz sichere Fälle unter 10747 an. Irrthümer können hauptsächlich dadurch veranlasst sein, dass von Anfang an Mischformen vorgelegen haben, bei welchen die Untersuchung der ersten Geschwulst nicht oder nicht genügend gemacht worden war. So waren die vor Kurzem veröffentlichten Fälle von ROSENBERG und von SOKOLOWSKI zuerst nicht genau genug untersucht worden; als sich nämlich Recidive einstellten, wurden die vorhandenen ersten Geschwülste noch einmal untersucht und darin an damals nicht beachteten Stellen Karcinom gefunden. Dasselbe Ergebniss würde eine nachträgliche Untersuchung gewiss in gar vielen Fällen sogenannter Umwandlung gehabt haben, wenn die ursprüngliche Geschwulst aufgehoben worden wäre. Einen Fall, den ich auch

für einen von nur scheinbarer Umwandlung halten möchte, hat
FINK beschrieben, eine ursprünglich angeblich gutartige Polypen-
bildung im *Sinus maxillaris,* die sich nachträglich als Krebs erwies; ich glaube, dass es von Anfang an ein freilich nicht zu
diagnosticirender Krebs im Sinus gewesen ist. Später werde ich
noch darauf zurückkommen, dass einfache Papillome durch ein
in der Tiefe vorhandenes Karcinom veranlasst sein können. Ich
selbst habe bei einer Frau, welcher ich durch mehrere Jahre oft
Nasenpolypen herausgenommen hatte, später an der ursprünglichen Stelle, dem vorderen Ende der mittleren Muschel, einen
neuen Polypen gefunden, der sich durch etwas derbere Konsistenz
und dadurch von den vorigen unterschied, dass er bei der Berührung sofort blutete. Die mikroskopische Untersuchung ergab
nun ein Karcinom. Die früheren Polypen waren wegen ihres
durchaus unverdächtigen Aussehens nicht genauer untersucht
worden. Ich bemerke noch, dass es sich in dem Falle nicht um
ein Karcinom im Antrum handelte, welches vielleicht durch die
jahrelange Reizung in der Nachbarschaft Polypen erzeugt hätte.
Ganz ähnliche Beobachtungen sind in der Nase schon früher von
BAYER und SCHECH gemacht worden.

Die SEMON'sche Sammelforschung hat ferner unwiderleglich
ergeben, dass die operativen Eingriffe nicht dazu beitragen, diese Umwandlung herbeizuführen. Es fand sich nämlich
unter den 10 747 Fällen von Neubildungen, welche der Sammelforschung zu Grunde liegen, eine anscheinende Umwandlung
überhaupt nur in 45, und in 40 von diesen war die Möglichkeit
vorhanden, dass es sich von Anfang an um eine Mischform gehandelt hatte. Von den 45 Fällen waren 12 spontane Umwand-
lungen, d. h. solche, die vorher nicht operirt worden waren und
33 vorher operirte. Das Verhältniss der sogenannten Umwand-
lungen betrug bei den Operirten 1 auf 249 und bei den nicht
Operirten 1 auf 211, sogar wenn man nur die ganz sicheren Fälle
zählen will, 1 auf 1643 Operirte. Es ist danach irgend ein ungünstiger Einfluss der Operationen auf die sogenannte Umwandlung
ganz ausgeschlossen.

Durch diese auf der umfangreichsten Basis und mit schärfster,
eingehendster Kritik durchgeführte Sammelforschung hat sich
SEMON ein grosses Verdienst erworben. Es war zu hoffen, dass
die Frage dadurch wohl ein für alle Mal klargestellt sei. Diese
Hoffnung ist aber nicht erfüllt worden, Herr LENNOX BROWNE hat
trotzdem seine als falsch nachgewiesene Behauptung wiederholt
und sich nicht gescheut, zur Stütze derselben in Krankengeschichten von SEMON und NEWMANN Ausdrücke zu ändern, so
dass er sie dann zu seinen Gunsten deuten konnte. Sapienti sat!

Das Karcinom tritt in den oberen Luftwegen meistens in der
Form des Epitheliom auf, seltener als weiches Medullarkarcinom
und noch seltener als harter Scirrhus.

Von der Nasenspitze habe ich einmal einen Markschwamm ausgehen sehen, welcher sich nach und nach über die Lippen, den Ober- und Unterkiefer, die Zunge, den harten und weichen Gaumen bis in den Schlund ausbreitete und fast den ganzen Gesichtsschädel wegfrass.

In dem vorderen Theil der Nase kommt der Krebs, nach meiner Erfahrung, nur als sogenannte Umwandlung von weichen Nasenpolypen oder als Ausläufer eines in den Nebenhöhlen entspringenden Tumor vor. An dem hinteren Ende des Vomer habe ich in drei Fällen Krebs sich entwickeln sehen. Die Geschwulst, welche im Übrigen einem Nasenrachenfibrom sehr ähnlich sah, unterschied sich von demselben gleich dadurch, dass sie bei der Berührung und später auch spontan leicht blutete und dass die Kranken mit 38 resp. 48 Jahren in einem Alter standen, in welchem das Nasenrachenfibrom nicht mehr vorkommt.

Das Karcinom entsteht ferner gar nicht so ganz selten in dem *Antrum Highmori*. Es erscheint bisweilen als Tumor in der Nase, noch ehe es eine Auftreibung des Oberkiefers hervorgerufen hat, da natürlich die dünne mediale Wand der Kieferhöhle leichter nachgiebt. Diese fast immer im *Hiatus semilunaris* erscheinenden Geschwülste bluten bei der geringsten Berührung ebenfalls sehr leicht.

Ein primär in dem Nasenrachenraum entstandenes Karcinom habe ich nicht gesehen, es wäre aber nicht undenkbar, dass es auch einmal von den Resten der Rachenmandel ausgehen könnte. KATZENSTEIN hat einen primären Krebs der Uvula beschrieben. Das Karcinom entwickelt sich hingegen nicht selten in dem Seitenstrang resp. in der hinteren Ecke des Schlundes, an den Mandeln oder auch tiefer unten. Es tritt hier meistens im Anfang gleich in der Form eines Tumor auf, selten in der eines rasch zerfallenden Geschwürs. Bei einem Geistlichen fanden sich, von der hinteren rechten Ecke des Schlundes ausgehend, vier etwa nussgrosse Krebsknoten einer über dem anderen, die den Einblick in den Kehlkopf vollständig verdeckten. Trotzdem hatte der Kranke fast keine Beschwerden, da zwischen dem unteren Ende des Tumor und den Aryknorpeln noch genügend Raum zum Athmen vorhanden war; die Knoten waren noch nicht zerfallen, weshalb auch noch keine Schluckschmerzen und noch kein Foetor aufgetreten waren.

Die Diagnose der Krebse in Nase und Schlund ergiebt sich aus dem Aussehen, der Neigung zu Blutungen, dem Alter der Kranken, den öfter vorhandenen submentalen und submaxillaren Drüsenschwellungen, sowie bei der Untersuchung mit dem Finger aus der Härte der Geschwulst und deren Umgebung. Als recht bezeichnend halte ich den nach Art einer Seeanemone umgeschlagenen Rand der geschwürig gewordenen Krebswucherungen im Schlund und auch an der Zunge.

Die Behandlung kann in der Operation bestehen, wenn
diese überhaupt noch möglich oder bei dem Kräftezustand des
Kranken räthlich ist. Die aus der Kieferhöhle entspringenden
Karcinome erfordern eine osteoplastische Resektion des Oberkiefers
die in der Nase die Spaltung oder Ablösung der Nase. Diese
Operationen geben eine leidliche Prognose, wenn man alles Krankhafte entfernt, diejenige der Rachenkrebse ist dagegen recht ungünstig, weil der erwähnten Forderung meist nicht genügt werden
kann. Von LAQUER ist allerdings ein Fall bekannt gemacht
worden, der neun Monate nach der Operation an einer anderen
Krankheit starb und zwar ohne Krebsrecidiv. JULIUS WOLFF hat
vor Kurzem über einen von ihm operirten Kranken mit Tonsillarkarcinom berichtet, der 15 Monate nach der sehr ausgedehnten
Operation noch ohne Rückfall lebte; auch KRÖNLEIN hat einen
seit sieben Jahren geheilten Fall veröffentlicht. Ich möchte mich
aber nach dem, was ich erlebt habe, trotzdem in Übereinstlmmung
mit SCHEINMANN dahin aussprechen, dass man solche Kranke nicht
operiren sollte, wenn die Krankheit schon eine ausgedehntere ist
und schon Drüsenschwellungen aussen am Halse vorhanden sind.
Die eben angeführten, günstig verlaufenen Fälle zeigen indessen,
dass die mangelhaften Erfolge vielleicht der bisherigen Methode
zuzuschreiben sind.

Inoperable Fälle wird man schon aus rein menschlichen
Rücksichten nicht ganz ohne Behandlung lassen können. Es empfehlen sich da die bei dem Sarkom angeführten parenchymatösen
Einspritzungen. Ich habe einen Kranken mit Tonsillarkarcinom,
das auch die Zunge ergriffen hatte, mittelst Einspritzungen von
Methylenblau behandelt und es trat bei demselben vorübergehend
eine entschiedene Abschwellung mit Besserung der Beschwerden
ein; er starb indessen sechs Monate später an rasch zunehmender
Wucherung. Im Augenblick behandle ich ein Tonsillarkarcinom
bei einem Sechziger mit subkutanen Einspritzungen von *Natr.
arsenicosum*; der Tumor, der bis zur Uvula reichte, überragt kaum
mehr den Gaumenbogen. Dauernd wird wohl der Erfolg auch
nicht sein.

An den Lippen werden die Krebse jetzt, wie es scheint,
weniger beobachtet, vielleicht weil weniger Pfeifen geraucht
werden. Sie galten schon von jeher für sehr geeignet zur Operation mittelst Herausschneiden eines keilförmigen Stücks.

Ich werde in dem Folgenden den Krebs der Zunge und des
Kehlkopfs etwas ausführlicher besprechen, weil es uns oft möglich
ist, an beiden Stellen schon bei Zeiten eine richtige Diagnose zu
stellen und dann auch die bei dem Krebs so wichtige frühzeitige
Hülfe zu gewähren. Die Beschwerden nämlich, welche die Kranken
an der Zunge durch Schmerzen und im Kehlkopf durch Heiserkeit empfinden, sind schon gleich im Beginn der Krankheit so
viel deutlicher ausgesprochen, als bei den an anderen Stellen des

Körpers sich entwickelnden Krebsen, dass die Kranken deshalb verhältnissmässig früh zum Arzte kommen. In der Nase und im Schlunde macht der Krebs Anfangs meistens so wenig Beschwerden, dass man da fast nur die schon entwickelteren Formen zu Gesichte bekommt. Wer würde wohl aus einer kleinen Anschwellung in der Nase, wie sie Tafel III, Fig. 3 in der Simmlippe abgebildet ist, schon einen Krebs diagnosticiren wollen?

Das primäre Karcinom kann in der Zunge in der verschiedensten Gestalt auftreten, als Bläschen, Geschwür, Fissur, als winziges Knötchen, als Warze oder warzenähnliches Gewächs oder als ein Knoten in der Substanz. Alle diese Krankheitsformen müssen nach BUTLIN nicht gleich im Anfange krebsig sein, z. B. sind es sicher nicht die Exkoriationen, welche von schlechten Zähnen oder von Verbrennungen herrühren; sie können aber karcinomatös werden. Schwierig ist nur, den Augenblick zu bestimmen, in welchem sie es werden. Tritt der Krebs in einer wunden Stelle auf, so kann man den Beginn der Bösartigkeit dann annehmen, wenn die Basis hart wird oder härter, wenn sie vorher schon durch Entzündung etwas hart gewesen ist. BUTLIN räth deshalb, alle Zungengeschwüre, welche auf eine geeignete Behandlung nicht innerhalb weniger Wochen heilen wollen, zu exstirpiren, weil sie entarten könnten. Auch bei den warzigen Auswüchsen verkündet eine zunehmende Härte des Grundes die herannahende Gefahr. Das Entstehen des Krebses als Knoten in der Substanz der Zunge dicht unter der Oberfläche gehört zu den selteneren Vorkommnissen. Solche, meist rundliche Infiltrationen, sind indessen wohl vom Beginn an krebsig. Der Knoten wächst langsamer oder schneller weiter, ragt zuerst nur etwas über die Oberfläche hervor, bricht dann auf und zeigt sich entweder als ein unreines Geschwür oder als eine stärker granulirende Fläche; später werden die Ränder des Geschwürs knotig und wenden sich wie der Mund von Seeanemonen nach aussen um. Es kann an der Zunge auch vorkommen, dass sich unter einer warzigen Geschwulst durch die Einwanderung der Epithelien in die Gewebe ein Knoten in der Tiefe bildet. In jedem Stadium kann zwar der Krebs Halt machen und lange Zeit unverändert bleiben, gewöhnlich aber geht er seinen Gang unverrückt weiter. Ist erst einmal ein Geschwür vorhanden, dann entsteht allemal auch ein arger Gestank aus dem Munde, der indessen auch bei anderen geschwürigen Processen vorhanden sein kann, an sich also für Krebs wenig charakteristisch ist. Früh schon schwellen einzelne Drüsen in der Submaxillargegend an. Anfangs sind der Zungen- und Kehlkopfkrebs sicher nur lokale Krankheiten und haben, wie BUTLIN ganz richtig bemerkt, auch keine grosse Neigung, weiter als bis in die nächsten Drüsen zu gehen.

Ähnliche Erscheinungen macht das primäre syphilitische Geschwür an der Zunge, welches aber mehr bei jungen Individuen

vorkommt. Bei ihm sind auch die Drüsen schon sehr bald nach
dem Beginn geschwollen und es treten, noch ehe die Frage
einer Operation auftauchen kann, die sekundären Erscheinungen
zu Tage.

Unaufgebrochene Gummi haben in der Zunge eine so grosse
Ähnlichkeit mit Krebs, dass es Anfangs oft unmöglich ist, eine
Diagnose zu machen. Sind mehrere Knoten vorhanden, so spricht
das entschieden für Syphilis. Bei dieser ist die Zungenoberfläche
meistens ganz glatt, während sie bei dem Krebs sich öfter krankhaft verändert findet. Man muss aber nicht vergessen, dass sich
erstens bei Syphilis ebenfalls nicht selten Reste früherer Schleimhauterkrankungen vorfinden und dass zweitens der Krebs sich gern
in früher syphilitisch gewesenen Stellen entwickelt. Eine genaue
Untersuchung des Körpers lässt fast immer sonstige Zeichen aktiver
oder erloschener Syphilis finden, die der Diagnose Sicherheit geben
und endlich kann man aus der Wirkung des Jodkali in grösseren
Dosen gewöhnlich bald einen Schluss machen. Gummöse Geschwüre
sind leichter von Krebs zu unterscheiden, weil sie selten so hart
werden, selten die submaxillaren Drüsen schwellen machen, oft zu
mehreren vorhanden sind, meist in der Mitte der Zunge liegen,
gern die Gestalt von Längsfurchen annehmen und eher unter-
minirte, nicht knotige, umgewulstete Ränder haben; meistens sind
die tertiär syphilitischen Geschwüre auch flacher als die krebsigen.
In solchen zweifelhaften Fällen tritt dann die mikroskopische
Untersuchung in ihre Rechte; sie sollte immer noch vor einer
antisyphilitischen Kur vorgenommen werden. In dem Abschabsel
der krebsigen Geschwüre findet man nach BUTLIN zahlreichere
und veränderte Epithelzellen, in dem von syphilitischen sind die
Zellen normal und nicht so zahlreich; untrüglich ist dieser Befund
indessen nicht. Das Herausnehmen eines Stückchens behufs mikroskopischer Untersuchung, zu welchem Zweck ich an der Zunge
und im Kehlkopf gewöhnlich die senkrecht fassende LANDGRAF-
KRAUSE'sche Doppelkürette benutze, ist durch das Kokain so erleichtert, dass es in zweifelhaften Fällen nie unterlassen werden
sollte. Mit primären tuberkulösen Geschwüren wird der Krebs
in der Zunge ebenfalls bisweilen verwechselt. BUTLIN meint, der
Schaden sei in diesem Falle nicht sehr gross, da auch bei ihnen
eine Operation die beste Behandlung wäre. Bei den sekundären
Formen der Tuberkulose wird man mit der Diagnose nicht so
leicht in Verlegenheit kommen; die Untersuchung des Abschabsels
ist aber nur dann maassgebend, wenn sich Tuberkelbacillen finden,
ein negativer Befund beweist bekanntlich nichts.

Papillome mit weichem Untergrund sind noch kein Krebs, sie
können aber Vorläufer desselben sein, an der Zunge sowohl wie
im Kehlkopf. BUTLIN nimmt nach seiner grossen Erfahrung die
Möglichkeit einer Umwandlung der Zungenpapillome in Krebs an.
Dieselbe ist ja, wie erwähnt, nach den Ergebnissen der SEMON'-

schen Sammelforschung auch für den Kehlkopf nicht ganz ausgeschlossen. Nimmt schliesslich die Härte in der Umgebung der
Warzen zu und verwachsen sie, so zu sagen, mehr mit der Oberfläche der Zunge, so ist zu fürchten, dass die Umwandlung schon
begonnen hat. Ich möchte mit B. FRÄNKEL und WEIGERT glauben,
dass die Papillome in solchen Fällen wie bei dem tiefsitzenden
Kehlkopfkrebs der Ausdruck eines in der Tiefe schon vorhandenen Unheilbringers sind. Es ist ferner oft schwer, ein einfaches,
durch schlechte Zähne verursachtes Geschwür an der Zunge von
Krebs zu unterscheiden, wenn die Umgebung sich hart anfühlt,
denn der Eintritt einer Drüsenschwellung zur Sicherung der
Diagnose soll wo möglich nicht abgewartet werden. Auch hier
wird die Untersuchung eines Probestückchens anzurathen sein.

Durch das weitere Umsichgreifen des Krebsgeschwürs wird
die Zunge mehr oder weniger zerstört. Sekundär wird sie in
ihrem vorderen Theil selten ergriffen, häufiger dagegen an der
Zungenwurzel, von der Mandel, dem Schlunde oder dem Kehlkopf aus; doch gehört auch das primäre Karcinom der Zungenwurzel nicht zu den seltenen Ausnahmen.

Die Beschwerden, welche der Krebs an der Zunge verursacht,
sind Anfangs mehr psychische. Fast alle Kranke, welche auch
nur eine Kleinigkeit an der Zunge haben, träumen ja von Krebs,
wie viel mehr die, bei denen es mit der Zungenerkrankung nicht
besser werden will. Schmerzen kommen bei den geschlossenen
Formen fast nie vor, sie zeigen sich erst, wenn die Geschwulst
aufgebrochen ist. Die aus Exkoriationen sich entwickelnden Krebsknoten erwecken dagegen gerade durch das Schmerzhaftwerden den
Verdacht, dass eine Umwandlung in ihnen begonnen haben könnte.
Der üble Geruch richtet sich nach der Geschwürbildung, die
Schluckbeschwerden nach dem Grade, in welchem die Muskeln
ergriffen und Nerven blossgelegt sind. Die Krebse der Zungenwurzel machen früher und mehr Schluckbeschwerden, als die im
vorderen Theil der Zunge, besonders ist es in weiter vorgeschrittenen Fällen das leidige Verschlucken, das Eindringen von
Speisen oder namentlich von Getränken in den Kehlkopf und der
dadurch hervorgerufene Husten, welcher das ohnehin grosse Leiden
des armen Kranken noch mehr steigert.

Die Prognose der Zungenkrebse ist schlecht; ihre Heilung
ist nur auf dem Wege der Operation möglich. CURTIS hat
473 Fälle zusammengestellt mit 11,4 Procent Mortalität, als direkte
Folge der Operation, von 186 Geheilten hatten 111 Rückfälle,
39 innerhalb sechs Monaten, 26 vom sechsten bis zwölften Monat,
16 im zweiten Jahre, 30 nach drei und mehr Jahren; von den
ohne Rückfall Gebliebenen wurden 51 weniger als drei Jahre
beobachtet, 8 drei Jahre lang, 16 vier Jahre und länger, KOCHER
hat Rückfälle noch nach 10 und 12 Jahren gesehen.

Die Behandlung des Zungenkrebses sollte, wo es irgend

angeht, in der Verhütung bestehen. Dazu gehört, dass man jede
Warze an der Zunge oder jede wunde Stelle derselben, besonders
bei Menschen über 25 Jahren, sehr sorgfältig beachtet. Man lasse
den Kranken vor allem jede Reizung durch Speisen und starke
Getränke vermeiden, verbiete das Rauchen absolut; nur keine
halbe Maassregeln. Man entferne schadhafte oder auch allein-
stehende Zähne, welche Eindrücke in die Zunge machen und vermeide alle Kaustika, wenn nicht Aussicht vorhanden ist, die ganze
kranke Stelle damit entfernen zu können; namentlich ist der Lapis
in Substanz zu verbannen. Glaubt man die ganze Stelle mit
Kaustik zerstören zu können, so ist jedenfalls die Galvanokaustik
oder der Paquelin oder das *Causticum actuale* vorzuziehen. Wird
die Stelle nicht ganz zerstört, so wird sie nur gereizt. Jede
Warze oder wunde Stelle, welche nicht 14 Tage nach der Entfernung des ursächlichen örtlichen Reizes geheilt ist, sollte operativ
beseitigt werden, da diese Zeit genügt, um eine nur gereizte Stelle
zur Heilung zu bringen. Man bestreiche sie nach der Entfernung
des Reizes mit einer $1/2$ procentigen Chromsäurelösung oder lasse
mit Borax, Thymol, Borsäure in schwachen Lösungen den Mund
ausspülen.

Die totale oder partielle Ausschneidung muss gründlich geschehen oder gar nicht. Alles erkennbar Kranke muss mit der
nächsten gesunden Umgebung herausgenommen werden.

Das funktionelle Ergebniss nach der Zungenausschneidung
hängt zum Theil von der Grösse und der Lage des herausge-
schnittenen Stücks ab. Nach Rosenberg's Angabe berichten
Malcolm und Churchill, dass im Orient Menschen, denen zur
Strafe der vordere Theil der Zunge abgeschnitten wurde, sich den
Rest bis zur Basis abschneiden liessen um dadurch eine bessere
Sprache zu bekommen; was daran wahr ist?

An dem Kehldeckel kommt der Krebs oft in Blumenkohl-
form vor, meistens sieht man ihn schon im Zustande der Erweichung und Geschwürsbildung. Ich erinnere mich nicht, die Entstehung eines Krebses dort beobachtet zu haben. Der Kehldeckel
scheint überhaupt gewöhnlich nur sekundär zu erkranken und
zwar vom Schlund aus, seltener wird er vom Kehlkopf aus ergriffen; man kann den Kehldeckel bei Exstirpationen des Kehlkopfs fast immer schonen. Krebse des Kehldeckels sind am Besten
mittelst der *Pharyngotomia sub-* oder *suprahyoidea* zu erreichen.

Wie oben schon erwähnt, findet man den Krebs in dem Kehlkopf fast nur primär, der sekundäre ist sehr selten. Ich habe
einen solchen bei Mammakarcinom gesehen, Landgraf einen bei
Oesophaguskrebs. Der primäre Krebs erscheint in verschiedenen
Formen, welche B. Fränkel vortrefflich geschildert hat. Er unterscheidet, und ich schliesse mich dem an, erstens die polypoide
Form an der Stimmlippe, zweitens die diffuse an der Stimmlippe,
drittens beide Arten zusammen oder jede für sich an anderen

Stellen des Kehlkopfs, viertens die ventrikuläre Form, und ich möchte als fünfte Form noch die in der Tiefe sich entwickelnde hinzufügen.

Die erste Form kann breit aufsitzen, ähnlich einem Fibrom vorragen oder gestielt sein oder in die zweite Form übergehen, indem sie sich mehr nach der Fläche zu ausbreitet, immer aber dringt sie in die Substanz der Stimmlippe ein, sie ist mit ihr verwachsen, wie ich es eben an der Zunge geschildert habe. Man erkennt dies daran, dass sich die Schwellung bei dem Phoniren nicht gegen die Stimmlippe verschiebt, wie es oft bei Fibromen der Fall ist, welche in der Schleimhaut wurzeln. Fasst man ein Fibrom mit der Zange und zieht daran, so folgt es dem Zuge mit einem Theil der Schleimhaut, welche sich zeltförmig abheben lässt; bei dem Krebse würde das nicht möglich sein, weil der krebsige Tumor in die Stimmlippe infiltrirt ist. Dies Eindringen in die Substanz der Stimmlippe ist ungemein charakteristisch und unterscheidet den Krebs von allen anderen Tumoren, das Sarkom vielleicht ausgenommen. Es ist dies ganz schön in der Abbildung, Tafel III Fig. 3, zu sehen. Man erkennt da ganz deutlich, dass es sich nicht um einen der Stimmlippe anhängenden Tumor handelt, sondern dass die Stimmlippe in ihrer vorderen Hälfte von einer weissgelblichen, markigen Masse eingenommen wird, die von erweiterten Gefässen überkreuzt ist; die Schwellung ist keine entzündliche, die übrige Stimmlippe ist nicht roth; Entzündung kann sich übrigens auch zu gutartigen Geschwülsten gesellen. Im Anfang ist der Kehlkopfkrebs fast immer solitär, doch sind auch symmetrisch auf beiden Stimmlippen sitzende beschrieben, was die ohnehin schon schwere Diagnose natürlich noch schwerer macht. B. Fränkel erwähnt dagegen in seiner Arbeit über den Kehlkopfkrebs, dass er noch nie eine Geschwulst operirt habe, welche auf ihn den Eindruck eines Fibrom gemacht und die sich nachher bei der mikroskopischen Untersuchung als Karcinom erwiesen habe, eine Erfahrung, die ich nur bestätigen kann. Auf die eher mögliche Verwechslung mit Gummigeschwülsten komme ich später noch zurück.

Die polypoide Form verursacht Anfangs nur Heiserkeit; ich sah bei derselben, namentlich wenn sie sich, wie in der Regel, im vorderen Theile der Stimmlippe entwickelt hatte, nie eine Bewegungsstörung. Semon sieht in einer gewissen Trägheit der Bewegungen der Stimmlippe, wenn sie stetig zunimmt, ebenso wie in der Röthung in der Umgebung der Geschwulst das wichtigste Moment der Differentialdiagnose zwischen einer bösartigen und einer gutartigen, namentlich einer pachydermischen Kehlkopfneubildung. Dass es davon Ausnahmen giebt, zeigt der abgebildete Fall, denn in demselben war, ausser Heiserkeit, nicht die geringste Störung, auch nicht der Bewegungen vorhanden, trotzdem die Untersuchung eines herausgenommenen Stückchens nachher

unzweifelhaft Krebs ergab, ebenso wie ein weiterer, 1894 beobachteter, ebenfalls mikroskopisch festgestellter Fall. B. FRÄNKEL
will den Ausspruch SEMON's auch nur für die in dem hinteren
Drittel der Stimmlippe sitzenden Tumoren gelten lassen. Ich
stimme ganz damit überein, besonders in Bezug auf die anderen
Formen des Krebses, die ich gleich noch erwähnen werde.

Die zweite, die diffuse Form in der Stimmlippe, Tafel III
Fig. 3, breitet sich mehr nach der Fläche aus. Die Schleimhaut
der Oberfläche der Stimmlippe ist verdickt, knotig, bucklig.
Diese Buckel können röthlich oder gelblich aussehen. Das Fortschreiten erfolgt meistens in der Richtung des vorhandenen
Pflasterepithels, entlang der Stimmlippe. Wenn der diffuse Stimm-
lippenkrebs auf die andere Seite übergeht, so erfolgt dies am
Glottiswinkel oder über die Hinterwand. Die Schwellung endet
bisweilen eine Zeit lang in einem Knötchen, bis sie über dasselbe
hinauswuchert.

Wenn die Schwellung sich Anfangs nur nach der Fläche ausbreitet, so hat sie eine grosse Ähnlichkeit mit pachydermischen
Verdickungen, mit Tuberkulose oder Syphilis. Die diffuse Form
kommt Anfangs nur einseitig vor, wie auch die genannten Krankheiten. Sitzt sie mehr nach hinten zu, so zeigt sich bei ihr schon
sehr früh die erwähnte Bewegungsstörung, die sich nach SEMON
Anfangs nur als eine zögernde Bewegung kundgiebt. In einem
Falle konnte B. FRÄNKEL weiter nichts sehen, als eine doppelseitige Posticuslähmung, welche, wie sich bei der Sektion ergab,
durch krebsige Infiltration mehrerer Drüsen im Verlaufe des Nerven
verursacht war. Der subglottische Tumor war wegen der engen
Glottis nicht zu sehen. Diese Bewegungsstörungen können aber
auch durch andere Geschwülste, die den Rekurrens in Mitleidenschaft ziehen, wie z. B. durch tuberkulöse Lymphdrüsen, veranlasst
werden; sie sind also ohne Weiteres nicht charakteristisch für
Krebs, sie treten nur bei ihm in der Regel verhältnissmässig früh
und öfter doppelseitig auf, wenn der Krebs schon in die Lymphdrüsen gewandert ist. Entwickelt sich der Tumor, einerlei ob
krebsiger oder anderer Natur, vorn mehr nach der Seite zu, so
kann der Aryknorpel unter Umständen sich ganz gut bewegen;
der vordere Theil der Stimmlippe folgt aber den Bewegungen
nicht; die Stimmlippe erscheint medianwärts geknickt. Wenn die
beiden genannten Formen weiter wachsen, so tritt, wie an der
Zunge, frühzeitig eine Schwellung der ganzen Umgebung ein;
die Schwellung sieht dann roth aus und gleicht mehr einer entzündlichen. Solche halbseitige Schwellungen des Kehlkopfs sind
bei sonst gesunden Leuten im mittleren oder höheren Alter sehr
verdächtig.

Die FRÄNKEL'sche dritte Form, die polypoide und diffuse,
nicht an der Stimmlippe, sondern an anderen Theilen des Kehlkopfs sitzende, ist selten. Sie nimmt da gern den Charakter des

Blumenkohlgewächses an, z. B. an den Taschenlippen oder dem Kehldeckel. An der Hinterwand kommt die diffuse Form zwar wieder häufiger vor, im Ganzen sind aber die Ansiedelungen an allen diesen Stellen doch seltener als an den Stimmlippen. Dagegen habe ich in Übereinstimmung mit meinem Freunde B. FRÄNKEL, nie ein Karcinom sich an der Stelle entwickeln sehen, welche als Lieblingssitz der Pachydermie gilt, an dem *Processus vocalis*. Die vierte Form des Karcinom, welche im Ventrikel entspringt, ist natürlich auch lange nicht zu sehen. Man kann nur bei älteren Menschen Verdacht darauf schöpfen, aus der verdächtigen Schwellung der Taschenlippe, die aber gerade so gut durch eine Perichondritis an der Innenseite des Schildknorpels veranlasst sein kann; freilich ist eine solche wieder sehr selten eine primäre und idiopathische.

Eine besondere Beschreibung verdient, meiner Meinung nach, die fünfte Form, das sich in der Tiefe entwickelnde Karcinom. Es kann dort ziemlich lange unerkannt sein Dasein fristen und verräth sich nur durch die Bildung von Papillomen, von spitzen Kondylomen, an der Oberfläche der Schleimhaut, die durch den Reiz entstehen, den der Krebs als fremder Körper in der Tiefe hervorbringt. Es sind das wirkliche, einfache Papillome, wenigstens habe ich in vielen Fällen die herausgenommenen Stücke von gewiegten Mikroskopikern so bestimmen sehen. Diese mit Papillomentwicklung verlaufenden Formen neigen schon ihres Sitzes halber zu frühzeitiger Betheiligung des Perichondriums und behalten diese Neigung auch in ihrem ganzen Verlaufe bei, wie wir dies ja in einem bekannten Falle gesehen haben; sie enden dadurch nicht selten mit den grössten Zerstörungen des Kehlkopfs. Gewöhnlich erscheint bei dieser tiefsitzenden Form zwischen den papillären Exkrescenzen auf einmal ein weissgelbes, stecknadelkopfgrosses Knötchen; das ist dann das Karcinom. Es ist Zufall, wenn man gerade den Augenblick seines Erscheinens zwischen den Papillomen zu sehen bekommt, denn es breitet sich rasch aus unter Bildung von Knoten, deren Wachsthum meist ein sehr schnelles ist; es handelt sich da nur um Tage. Ich habe in einem solchen Fall, welchen ich schon ein Jahr lang wegen der Papillome behandelte, bei welchem ich aber wegen des Alters des Kranken (55 Jahre) und wegen der Infiltration der ganzen linken Kehlkopfhälfte ein Karcinom diagnosticirt hatte, vom ersten Erscheinen des weissen Knöpfchens bis zu der Entwicklung von drei bohnengrossen Tumoren nur vierzehn Tage vergehen sehen.

Diese Form kann sehr lange in der Tiefe schlummern. Ich habe Kranke gesehen, welche sieben Jahre lang heiser waren und Papillome zeigten, bei denen dann der Krebs ziemlich plötzlich zu rascherer Entwicklung kam. Das Zusammentreffen der anfänglichen Papillombildung mit der Neigung zu Perichondritis habe ich noch nirgends erwähnt gefunden. Ich habe es achtmal beobachtet und möchte die Kollegen bitten, darauf zu achten, ob es sich in einer grösseren Reihe von Fällen findet.

In den perichondritischen Epochen tritt gewöhnlich unter dem Bilde einer oedematösen oder entzündlichen Durchtränkung plötzlich eine starke Anschwellung ein. Diese kann sich durch die Entleerung des Eiters oder durch Aufsaugung wieder vermindern bis zum völligen Verschwinden. Man muss sich aber dadurch in der Diagnose nicht irre machen lassen. Dergleichen vorübergehende Besserungen kommen spontan oder auch gelegentlich nach Medikamenten, z. B. nicht so ganz selten nach Jodkali vor, selbst in Fällen von reinem Krebs.

Ja der Krebs kann auch eine Zeit lang ganz unter dem Bilde der Perichondritis verlaufen, wie es in dem Falle gewesen ist, welchen ich früher schon veröffentlicht habe. Bei der Frau fand sich aussen eine kissenartige Schwellung über dem ganzen Schildknorpel und zwar eine auf diesen beschränkte und auch innen war sie entsprechend vorhanden. Der perichondritische Abscess wurde gespalten, worauf die Wunde nach kurzer Zeit glatt heilte. Erst nachdem die Behandlung der innen gebliebenen Schwellung mittelst der SCHRÖTTER'schen Bougies erfolglos geblieben war, wurde, um die vermuthlich vorhandenen, nekrotischen Reste des Knorpels zu entfernen, eine zweite Spaltung vorgenommen, bei welcher sich aber herausstellte, dass doch zu viel vom Knorpel schon zerstört war. Es wurde deshalb der ganze Kehlkopf entfernt, um der Kranken durch den damals erst kürzlich aufgekommenen künstlichen Kehlkopf eine bessere Sprache zu ermöglichen. Der Fall heilte auch sehr gut, trotzdem sich bei der Untersuchung des herausgenommenen Kehlkopfs Krebs ergeben hatte. Die Kranke lebte dann noch 18 Monate gesund und starb an einem Recidiv in der Schlundwand. SEMON hat das Präparat eines sehr ähnlichen Falls in der Londoner Laryngological Society 1893 vorgezeigt.

In der Regel kommt es bei Krebs zur Bildung von Knollen, die im Kehlkopf indessen selten eine bedeutende Grösse erreichen, da sie meist vorher schon zerfallen. Ein von der Stimmlippe ausgehender Krebs kann zwar sehr lange auf dieselbe beschränkt bleiben, greift aber in der Regel bald auf die Nachbarschaft über, was sich durch Schwellung derselben oder schon durch die Schwerbeweglichkeit der Stimmlippe verräth. Die im Innern des Kehlkopfs entstehenden Krebse haben wenig Neigung, sich auf die Drüsen zu verbreiten und geben dadurch eine bessere Prognose, als die theilweise oder ganz ausserhalb desselben sitzenden, die frühe Drüsenschwellungen machen.

Sind die Krebse geschwürig zerfallen, so haben sie eine grosse Ähnlichkeit mit den geschwürig gewordenen Gummigeschwülsten, da auch diese ein tumorhaftes Aussehen haben und den gleichen Zerfall zeigen können. Ist einmal eine Verschwärung des Tumors

eingetreten, so bemerkt man auch den üblen Geruch aus dem
Munde, der von Vielen als sehr charakteristisch für Kehlkopfkrebs
angesehen wird, sich aber ebenso bei ulcerirten syphilitischen
Processen findet und den Kranken sowie den Pflegenden recht
lästig werden kann.

Auch ohne Perichondritis gehen schliesslich die Knorpel, wie
die anderen Bestandtheile des Kehlkopfs in der Krebsmasse auf.
Der Krebs verbreitet sich zuletzt meistens auch auf den Schlund;
das Ganze ist eine mit Fetzen bedeckte, leichtblutende, geschwürige, stinkende Fläche. In manchen Fällen bleibt der Process
nicht an der Luftröhre stehen, die obersten Ringe derselben
werden mit in den Zerstörungsprocess hineingezogen. Oft findet
bei dem Verschlucken und den heftigen Hustenstössen eine
Aspiration von Speisetheilchen oder Geschwulsttheilchen in die
Lunge statt und der Kranke stirbt an der Fremdkörperpneumonie,
wenn nicht eine sekundäre Entwicklung des Krebses in der
Lunge stattfindet.

Reine Trachealkrebse sind von LANGHANS, KLEBS, KOCH,
M. MACKENZIE, SCHRÖTTER, GIBB und ein sehr genau beobachteter
Fall von GERHARDT beschrieben worden. Letzterer konnte den
Tumor in dem Jugulum fühlen; die Kranke klagte hauptsächlich
über Dyspnoe. Der Krebs in den Bronchien führt rasch zu einer
Einziehung der betreffenden Thoraxhälfte. Ist er schon erweicht
und geschwürig, so findet man recht oft ganz kleine Krebs-
bestandtheile in dem Auswurf, womit allerdings der tracheale
Ursprung nicht bewiesen ist, da sie ebenfalls aus der Lunge
stammen können.

Ich habe einen sehr merkwürdigen Fall beobachtet: eine
Dame in den Fünfzigern, welche eine bedeutende Trachealstenose
hatte, hustete eine haselnussgrosse Geschwulst aus, natürlich zur
grossen Erleichterung ihrer Athemnoth. Die durch WEIGERT vorgenommene mikroskopische Untersuchung ergab, dass es ein
Krebs war. Dies ist schon öfter vorgekommen, dass aber die
Kranke sich nachher noch über zwei Jahre wohl befand, ist
sicher einzig in seiner Art; ich habe nachher nichts mehr über
sie in Erfahrung bringen können.

Hie und da sucht sich der Krebs auch einen Weg nach der
äusseren Haut, indem er die Knorpel und die Haut von innen her
durchbricht oder längs einer durch die Tracheotomie präformirten
Wunde herauswuchert.

Manchmal greift ein an der Seitenwand des Schlundes oder
in der Schilddrüse entstandener Krebs sekundär auf den Kehlkopf
über; gewöhnlich aber führt die krebsig entartete Schilddrüse
schon vorher eine so bedeutende Verengerung der Luftröhre herbei, dass der Kranke erstickt; der Luftröhrenschnitt ist in solchen
Fällen wegen der Verlagerung der Theile oft nicht auszuführen.

Lymphdrüsenschwellungen treten bei den auf das Innere be-

schränkten Kehlkopfkrebsen mitunter erst ganz spät auf, so dass
man aus ihrer Abwesenheit einen Schluss auf die Gutartigkeit der
Geschwulst nicht ziehen darf. Bei den Krebsen der Nase, des
Schlundes und den ausserhalb des Kehlkopfs gelegenen finden
sich die Drüsenschwellungen als charakteristisches Zeichen schon
recht früh. VON BRUNS, B. FRÄNKEL, LUBLINSKI berichten Fälle,
in welchen die Drüsenschwellungen lange Zeit die hervorragendste
krankhafte Erscheinung waren. Die Lymphdrüsen erreichen mitunter eine sehr bedeutende Grösse, wie ich schon beim Sarkom
erwähnt habe. Der Unterschied in dem Auftreten von Schwellungen der Lymphdrüsen bei den innerhalb und ausserhalb des
Kehlkopfs gelegenen Krebsen ist wichtig in Hinsicht auf die
Prognose überhaupt und namentlich in Bezug auf die Indikation
zu der Exstirpation.

Die Lymphdrüsen können bei vereiternden Krebsen auch rein
entzündlich geschwollen sein, an- und abschwellen, je nach dem
Verlauf der entzündlichen Komplikation. Diese letztere, sowie die
Perichondritis und die Aspirationspneumonie sind in der Regel
Schuld daran, wenn Krebskranke fiebern.

Im Ganzen hat auch der Kehlkopfkrebs wenig Neigung, allgemeine Krebserkrankungen des Körpers und Kachexie hervorzurufen. Er tödtet meistens durch örtliche Schädigung und deren
Folgen, namentlich auch vermittelst der Aspiration von Krebs-
theilchen und der danach entstandenen Pneumonie, weniger
häufig durch direkte Erschöpfung in Folge der Ausdehnung der
Krankheit.

Die Symptome, welche der Kehlkopfkrebs hervorruft, bestehen gewöhnlich gleich anfangs in Heiserkeit, die sich sehr
selten bis zur völligen Aphonie steigert, es kommt bis zuletzt
immer noch ein heiseres Krächzen zum Vorschein. Eine Heiserkeit, die sich bei Menschen im mittleren und höheren Alter ohne
Husten entwickelt, ist nach GERHARDT immer eine sehr verdächtige.
Sie kann ausser auf der Schwellung der Theile auch auf Lähmungen beruhen, wie der vorhin erwähnte Fall von B. FRÄNKEL
beweist. Später gesellt sich zu der Heiserkeit auch Schmerz im
Schlucken, welcher besonders nach dem Ohr ausstrahlt, doch
kann er auch fehlen und ebenso bei anderen geschwürigen Processen im Halse vorhanden sein, je nach dem Sitz derselben.
Die Schluckbeschwerden können entweder durch die Raum-
beschränkung oder durch die Geschwürbildung hervorgerufen
sein und steigern sich in der Regel mit der Zunahme der Neubildung. Das Fehlschlucken und der dadurch veranlasste Husten
tragen sehr viel dazu bei, die Leiden der Kranken zu vermehren.
Je nach dem Sitz der Neubildung entstehen bei dem Kehlkopfkrebs früher oder später sicher Stenosenerscheinungen im Athmen.

In den meisten Fällen fehlen die Blutungen nicht und treten
bisweilen schon sehr früh auf. Das Blut wird entweder gleich

durch den Mund entleert oder es fliesst erst nach unten in die
Luftröhre und wird dann entweder nach oben oder nach der
Tracheotomie durch die Kanüle ausgehustet. Letzteres kann zu
Irrthümern in Bezug auf die Quelle der Blutungen Anlass geben,
weil diese ebenfalls durch eine schlecht sitzende Kanüle, welche
die Trachea erodirt, verursacht sein können. Das bei den sonstigen
Tracheotomirten entscheidende Symptom, die Schwarzfärbung des
unteren Endes der silbernen Kanüle, kann bei dem Krebs nur dann
herangezogen werden, wenn sich die Färbung auf den untersten
vorderen Theil der Kanüle beschränkt. Die Zerfallprodukte des
Krebses enthalten sonst noch Stoffe, durch welche die ganze Kanüle schwarz wird.

In Bezug auf das Aussehen des Krebses im Spiegelbild möchte
ich dem schon Erwähnten nur noch hinzufügen: erstens, dass
die Farbe der noch nicht zerfallenen Krebsgeschwülste, meiner
Erfahrung nach, fast immer eine weissgelbliche ist, bei der polypoiden Form mitunter auch eine rothe, wie die eines Fibrom; nur
in der nächsten Umgebung sieht man mehr oder weniger Röthung
und Schwellung, und zweitens, dass die Ausdehnung der Erkrankung auch meist eine viel grössere ist, als man nach dem
Spiegelbefunde glauben sollte.

Der Verlauf des Kehlkopfkrebses ist im Allgemeinen ein sehr
langsamer, lässt sich aber in dem einzelnen Falle schwer berechnen,
wegen der möglichen Zwischenfälle, Blutungen, Perichondritis,
Aspirations- und Verschluckpneumonie u. s. w. Es kommt auch
wie bei anderen Krebsen ein Stillstand, ja eine zeitweise Rückbildung vor. Ein älterer Herr, bei dem ich ein noch nicht lange
bestehendes Karcinom des vorderen Endes der Stimmlippe gefunden, hatte nach der Aussage des Kollegen, der ihn behandelte,
drei Jahre vorher einen nicht untersuchten Tumor am *Processus
vocalis* derselben Seite, der sich von selbst abgestossen hatte.
Auf solche Pausen folgen wieder Zeiten, in denen das Leiden
raschere Fortschritte macht. Im Ganzen ist der Verlauf häufig
schubweise, wie FRÄNKEL sehr richtig bemerkt, was namentlich auch
auf die mit Perichondritis verlaufenden Fälle Anwendung findet.

Die Prognose ist im Ganzen schlecht, obwohl eine Anzahl
dauernder Heilungen besonders nach partiellen Exstirpationen beobachtet worden sind. Ein von HAHN operirter Kranker lebte über
zehn Jahre ohne Rückfall; ich selbst habe eine Kranke (Frau L.)
gesehen, die sieben Jahre lang ohne Rückfall geblieben war,
schliesslich an einem nicht örtlichen Rückfall starb. Der Fall,
von dem die Abbildung stammt, wurde im Juni 1892 halbseitig
operirt und lebt noch ganz gesund. Heilungen, welche drei und
mehr Jahre gedauert haben, sind in grösserer Zahl veröffentlicht
worden. Die veröffentlichten Statistiken werden in ihrem Werth
durch die Fälle beeinträchtigt, welche zu bald nach der Operation bekannt gemacht wurden, ein Fehler, der ja z. B. von

WASSERMANN in fleissigster Weise zu verbessern gesucht worden ist. Sie ergeben ferner auch deswegen kein ganz richtiges Bild, weil die Methode der Operation immer weiter verbessert wird und man streng genommen nur die nach einer Methode operirten Fälle vergleichen dürfte. Nach der WASSERMANN'schen Statistik aus dem Jahre 1889 blieben bei totaler Herausnahme des Kehlkopfs von den nach besseren Methoden seit dem Jahre 1881 operirten Kranken etwa sechs Procent länger als drei Jahre ohne Recidiv. Bei der theilweisen Resektion des Kehlkopfs ist die Zahl der unmittelbar nach der Operation Gestorbenen etwas geringer und das Endergebniss nicht schlechter, eher besser.

Nach einer Zusammenstellung von POWERS und WHITE starben von den Totaloperationen 35 und von den theilweisen 27 Procent an den Folgen der Operation. Von den Geheilten bekamen etwa die Hälfte Rückfälle während des ersten Jahres, und nur 10 Procent waren nach drei Jahren noch geheilt. Noch besser sind die Seite 650 erwähnten Erfolge SEMON's. Nach meiner Erfahrung ist die Operation bei Alkoholikern besonders gefährlich.

Die Diagnose ist in den ausgebildeten wie auch in den beginnenden Fällen nach dem Gesagten in der Regel nicht so schwer. Ich kann mich da auf das beziehen, was ich bei der Beschreibung der einzelnen Formen des Kehlkopfkrebses und über die Diagnose des Zungenkrebses gesagt habe, nur muss ich beifügen, dass uns im Kehlkopf ein wichtiges Hülfsmittel fehlt: das Gefühl, ob eine Härte vorhanden ist oder zunimmt, denn die Sonde giebt doch nicht so zuverlässige Anhaltspunkte, wie der geübte Finger. Im Ganzen hat für mich das Kehlkopfkarcinom im Aussehen immer etwas Tumorhaftes gehabt, besonders ehe das Geschwürstadium begonnen hat und selbst auch nachher noch. Freilich muss man dabei bedenken, dass sowohl die Syphilis, als auch die Tuberkulose zur Tumorbildung Anlass geben können, letztere namentlich, wenn sie primär im Kehlkopf auftritt. Fälle einfacher, nicht ulcerirter Tumoren im mittleren und höheren Alter lassen indessen eher die Vermuthung Karcinom aufkommen, als eine andere.

Das Wichtigste zur Feststellung der Diagnose ist neben dem Spiegelbild die Berücksichtigung des Allgemeinzustandes. Man muss eben den ganzen Körper nach Zeichen von Tuberkulose oder von Syphilis untersuchen und auch die Anamnese zu Hülfe nehmen. Bei dieser Untersuchung des Körpers muss man die möglichen Fehlerquellen im Auge behalten. So kann eine Tuberkulose der Lunge durch eine syphilitische Erkrankung vorgetäuscht werden, welche bekanntlich auch mit Fieber einhergehen kann. Die Syphilis der Lunge ist jedenfalls ungemein selten und sitzt oft nicht in der Spitze, was bei der Tuberkulose fast immer der Fall ist. Der Nachweis von Tuberkelbacillen wird manchen Fall aufklären können, das Fehlen derselben aber an sich nicht für Syphilis oder Krebs sprechen. Der positive Befund, der bei Phthise bekannt-

lich selten im Stich lässt, ist allein entscheidend. Der Nachweis
früherer Syphilis darf nicht von der Anamnese abhängig gemacht
werden; siehe darüber den Abschnitt „Syphilis". Man findet bei
latenter Lues oft noch Narben im Halse oder am Körper oder
Veränderungen in den Eingeweiden. Dabei möchte ich unter
Anderem auf den tumorartigen über den Leberrand hervorragenden, dicken Zapfen aufmerksam machen, welcher mir in
einigen Fällen zur Diagnose verholfen hat, abgesehen von dem
Nachweis von Narben an der Glans. Bei Weibern ist der Nachweis von Narben in den Geschlechtstheilen fast nie möglich.
Sehr selten dürfte der Fall eintreten, dass man einen direkten
Anhaltspunkt für Krebs aus der Untersuchung des übrigen
Körpers gewinnen kann, wenn man ihn nämlich noch an anderen
Stellen desselben gefunden hat. Wie schon erwähnt, habe ich
den Krebs im Kehlkopf in einem Falle sekundär nach Mamma-
karcinom auftreten sehen.

Das Alter allein giebt nicht viel Anhaltspunkte. Alle drei
Krankheiten können in jedem Lebensalter vorkommen; unter
vierzig Jahren ist das Karcinom am seltensten, während gerade
Syphilis und Tuberkulose in der grössten Mehrzahl jüngere Individuen befallen. Die Syphilis kommt bisweilen nach längerer
Latenz, also dann gerade in dem sonst für Karcinom am meisten
disponirten Alter zum Ausbruch. Es handelt sich da immer um
tertiäre Formen; die sekundären können nicht mit Krebs verwechselt werden, eher noch das primäre Syphilom, bei welchem
sich aber, wie früher erwähnt, schon sehr bald die Lymphdrüsenschwellungen und die folgenden sekundären Erscheinungen zeigen.
Auch die Tuberkulose kommt gar nicht so selten erst im vor-
gerückten Alter zum Ausbruch und dann gerade im Kehlkopf
häufig anscheinend oder wirklich primär. Bei genauer Untersuchung des Körpers findet man gewöhnlich auch in diesen
Fällen, wenn nicht Zeichen aktiver Phthise, doch Reste früherer
Erkrankung. Es ist freilich auch auf diese Zeichen kein vollständiger Verlass, da ja ein früher phthisisch gewesener Kranker
von Krebs ergriffen werden kann, wie der Fall von ZENCKER
und der schon früher erzählte von ROTH und mir beobachtete
beweisen.

Die Farbe der Schleimhaut ist nur mit Vorsicht bei der
Diagnose zu verwerthen, denn wenn sie blass aussieht, so liegt
der Grund darin, dass der Kranke anaemisch ist, was ebenso-
wohl Folge von Krebs, Tuberkulose und Syphilis, als auch von
gar manchen anderen Krankheiten sein kann. Bedingt die Krankheit durch ihren Sitz Schluckbeschwerden und dadurch eine
Herabsetzung der Ernährung, so wird natürlich die blasse Farbe
früher auftreten, im anderen Falle kann die Schleimhaut auch
noch in verhältnissmässig späten Stadien eine fast normale Farbe
zeigen. Ich erinnere mich, einen 63jährigen Mann behandelt zu

haben, welcher sehr herabgekommen, anaemisch aussah und bei dem die Schleimhaut in der Umgebung der Geschwüre im Halse sehr blass war; nur der negative Befund an der Lunge veranlasste mich, Jodkali zu geben, trotzdem er auf das Entschiedenste eine frühere syphilitische Erkrankung leugnete. Der Fall wurde vor der Entdeckung der Tuberkelbacillen beobachtet. Nach drei Wochen war der Mann geheilt; er starb später, von einem anderen Arzte behandelt, an Lungenschwindsucht!? Er schämte sich wohl, weil ich ihm damals vorgehalten, dass er mich mit der Anamnese betrogen habe und kam nicht wieder zu mir. Der Kranke gehörte wahrscheinlich zu denen, welche, wie ich jetzt glaube, keine Ahnung von der Natur ihrer früheren Erkrankung haben, vielleicht auch zu den noch etwas zweifelhaften Fällen von *Syphilis tardissima*. Möglicherweise ist bei ihm doch eine tuberkulöse Erkrankung dazu gekommen, wie ich es in einem anderen Fall erlebt habe, den ich Jahre vorher an Lungen- und Larynxsyphilis geheilt hatte und der später auswärts unter denselben Erscheinungen wieder erkrankte. Sein Hausarzt hielt die Krankheit für Tuberkulose; es war ihm der Gedanke an Syphilis gar nicht gekommen. Grössere Dosen Jodkali besserten den Zustand auch wieder auf einige Zeit, aber bald ging es rückwärts und der Kranke starb unter allen Erscheinungen der Lungenphthise. Dieser Fall ereignete sich auch vor 1882.

Sekundär tuberkulöse Erkrankungen finden sich allerdings häufig in einer blassen Schleimhaut, syphilitische und krebsige Geschwüre des Kehlkopfs dagegen liegen öfter in einer rothen Umgebung, ganz beweisend ist Beides aber weder nach der einen noch nach der anderen Seite.

Wenn bei nicht ulcerirten Tumoren die Untersuchung des Körpers auch keine Anhaltspunkte für Syphilis ergeben hat, so darf man bei irgend zweifelhafter Diagnose doch unbedenklich kurze Zeit einen Versuch mit Jodkali machen. Bei einer Dosis von zwei bis fünf Gramm wird sich in längstens vierzehn Tagen eine Diagnose auf Syphilis stellen lassen, einige ganz wenige Fälle ausgenommen, wie ich einen unter „Syphilis" erwähnt habe. In solchen sprechen in der Regel doch sonstige Gründe so entschieden für Syphilis, dass man den Versuch sogar in Verbindung mit der Verabreichung von Quecksilber noch fortsetzen darf. Bei Krebs, besonders mit vorhandener oder nach gerade abgelaufener Perichondritis, kann Jodkali vorübergehend zwar auch eine erhebliche Besserung hervorrufen, doch tritt bald ein Stillstand in derselben ein und dann geht es verdächtig rückwärts, ganz wie in den Fällen einer Kombination von Syphilis mit Tuberkulose.

In den Fällen mit Geschwürsbildung wird man ebenfalls Jod anwenden müssen.

Auch bei den geschwürigen Formen bleibt doch dem Krebs

in der Regel das tumorhafte Aussehen. Ich behandelte einmal einen Kranken, bei welchem ein anderer erfahrener Kollege die Diagnose Krebs gestellt und die totale Exstirpation des Kehlkopfs empfohlen hatte. Der Hausarzt brachte ihn noch zu mir, um bei der Schwere des Eingriffes auch meine Ansicht zu hören. Der Kranke war 53 Jahre alt, immer gesund gewesen. Ich fand ein tiefes, die ganze rechte Stimmlippe einnehmendes Geschwür, welches die Stimmlippe wie weggefressen hatte und nicht auf einer Hervorragung sass. Es war ein starker *Foetor ex ore* vorhanden, der nach Angabe des Hausarztes den Kollegen ganz besonders veranlasst hatte, seine Diagnose zu stellen. Der Mangel eines Tumorrestes liess mich, so sehr alles Andere für Krebs sprach, zu einem Versuch mit Jodkali rathen; nach drei Wochen war der Kranke geheilt und gestand später ein, dass er vor 35 Jahren sekundär syphilitisch gewesen sei, was er vorher geleugnet hatte; in der Zwischenzeit habe er aber nie wieder Symptome gehabt und auch jetzt gesunde Kinder und Enkel. Es ergiebt sich daraus, dass der üble Geruch nicht massgebend für Karcinom ist.

Von verschiedenen Autoren wird angegeben, dass die bösartigen Geschwülste mehr in dem vorderen Theil des Kehlkopfs anzutreffen seien, namentlich SEMON legt Werth auf diesen Sitz und hat auch Recht damit. Wenn bei Erwachsenen die ganze Stimmlippe mit papillomatösen Excrescenzen bedeckt zu sein scheint, so sieht SEMON darin ein Zeichen, das auf eine maligne Geschwulst im Ventrikel hinweist; ferner hält er schneeweisse, grasartige Papillome für sehr verdächtig.

Kann man auf anderem Wege nicht zu einer Diagnose gelangen, so muss man ein Stückchen der Geschwulst für die mikroskopische Untersuchung zu exstirpiren suchen und zwar am Besten mit einer tief fassenden Zange wie die FRÄNKEL'sche, Fig. 93, Seite 182 oder die SCHEINMANN'sche, Fig. 95, welche letztere für subglottische Tumoren besonders geeignet ist, oder wenn es irgend geht, mit der LANDGRAF-KRAUSE'schen Doppelkürette, Fig. 96, weil man mittelst dieser grössere Stücke gewinnen kann. Bei der mikroskopischen Untersuchung gilt, wie bei der Tuberkulose, der Satz, dass nur der positive Befund beweisend ist; der negative kann nach dem, was ich über das Auftreten und die Entwickelung des Krebses gesagt habe, nichts beweisen, da man ja leicht eine zufällig nicht krebsige Stelle gefasst und dicht daneben eine ganz charakteristische Stelle zurückgelassen haben könnte. Besonders gilt dies für die fünfte, die in der Tiefe entstehende Form.

Hat die mikroskopische Untersuchung nur Papillom ergeben, so sollte man sich, wenn man sonstige Gründe für die Diagnose Krebs zu haben glaubt, dadurch nicht von seiner Ansicht abbringen lassen. Es wird sich dann empfehlen, noch ein zweites oder drittes Stückchen zur Untersuchung herauszuholen, wie es

FRÄNKEL bei einem Kranken gethan hat, bei dem er erst bei der zweiten mikroskopischen Untersuchung Krebs fand.

Diese Untersuchung ergiebt ja auch positive Befunde für die anderen Krankheiten: bei Tuberkulose genügt der Nachweis von Riesenzellen in der Regel und der von Bacillen immer für die Diagnose. Schwieriger sind schon die Befunde bei Syphilis zu deuten, sie gleichen so entzündlichen Infiltrationen, dass die mikroskopische Unterscheidung recht schwer sein kann.

Sehr richtig sagt SEMON über die mikroskopische Untersuchung: „Sie ist eine werthvolle, aber nicht unfehlbare Hilfsmethode der klinischen Untersuchung. Sie sollte in allen Fällen vorgenommen werden, in welchen sie überhaupt möglich ist. Ist die Entfernung solcher Fragmente überhaupt statthaft, so vergesse man nie: erstens, dass die Untersuchung nicht nothwendigerweise für irgend eine Geschwulstform überhaupt charakteristische Ergebnisse liefert, und dass zweitens, selbst wenn die Untersuchung anscheinend charakteristische Resultate liefert, die Möglichkeit einer Mischgeschwulst im Auge behalten werden muss. Dies gilt besonders in solchen Fällen, in welchen die Neubildung klinisch verdächtig ist und das Mikroskop anscheinend Beweise für ihre Gutartigkeit liefert; aber auch das Umgekehrte ist möglich."

Nicht selten beobachtet man nach dem Herausnehmen eines Probestückchens oder' überhaupt nach Eingriffen ein rascheres Wachsen der Neubildungen. Wenn dies gelegentlich auch bei gutartigen Geschwülsten vorkommen kann, so spricht es meiner Erfahrung nach doch eher für bösartige.

Wie schwer die Diagnose sein kann, zeigt auch recht ein Fall von BESCHORNER: Papillomatöse Auswüchse im Kehlkopf, welche nach der mikroskopischen Untersuchung für Karcinome erklärt worden waren, Tracheotomie, worauf das Wachsthum der Geschwulst sistirte, Tod durch Herzparalyse. Die Untersuchung *post mortem* ergab, dass es kein Karcinom gewesen war.

Ferner verweise ich auch hier auf das beim Zungenkarcinom über die Entwickelung von Krebs in syphilitischen Produkten Gesagte.

Fälle von Verwechselungen von Tuberkulose mit Krebs führen GOTTSTEIN und GUSSENBAUER an.

Nach genauer Berücksigtigung alles dessen, was uns die Wissenschaft zur Feststellung der Diagnose an die Hand giebt, sollte man in zweifelhaft bleibenden Fällen immer eine Jodkalikur verordnen. Solchen Kollegen, denen noch keine grosse Erfahrung zur Seite steht, rathe ich mit Anderen, das Mittel auch in anscheinend unzweifelhaften Fällen zu geben. Wir Alle, auch die Erfahrenen unter uns, haben uns schon in der Diagnose geirrt. Wie vorhin erwähnt, genügen in der Regel vierzehn Tage zur Feststellung der Diagnose Syphilis, und so lange

kann man verantworten, mit einer Operation zu warten, wenn
man dadurch auch nur einem Kranken von hundert die lebensgefährliche Operation ersparen kann.

M. MACKENZIE sagt: „Nichtsdestoweniger sollte kein Patient
zu der grausamen Diagnose „Kehlkopfkrebs" (ich möchte das
auch für andere Stellen der oberen Luftwege gelten lassen, Verf.)
verurtheilt werden, ehe nicht jeder Zweifel durch den Misserfolg
einer versuchten antisyphilitischen Behandlung gehoben ist."

Je mehr ein Arzt Erfahrung gesammelt hat, desto seltener
wird er zur Festigung seiner Diagnose zu diesem Mittel greifen
müssen. Ganz zu vermeiden ist dieses Hilfsmittel nur dann,
wenn man das Spiegelbild in jedem Falle für so charakteristisch
hält, dass man, auf dasselbe allein gestützt, es verantworten kann,
einen Menschen zum Tode zu verurtheilen.

Die Behandlung des Krebses wird in den seltensten Fällen
eine endolaryngeale sein können. Man sollte diese Methode nur
dann wählen, wenn man überzeugt ist, dass alles Krankhafte
wirklich damit entfernt werden kann, und sollte dabei nicht vergessen, dass der krankhafte Process im Kehlkopf, wie ich weiter
oben schon erwähnt habe, meistens viel ausgedehnter ist, als man
nach dem Spiegelbefunde glaubt. B. FRÄNKEL hat zuerst einen
auf diese Weise geheilten Fall veröffentlicht, dann folgten SEMON
und SCHNITZLER mit je einem. Ich habe auch vor zwölf Jahren
einen Kranken endolaryngeal geheilt. Es handelte sich um einen
warzenähnlichen, polypoiden Krebs im vorderen Theile der linken
Stimmlippe. Nach der ersten Entfernung mit der Zange zeigte
sich rasch ein Rückfall. Die von meinem damaligen, im Mikro-
skopiren sehr gewandten Assistenten LACHMANN gestellte Diagnose
lautete auf Krebs. Da die Basis der Geschwulst höchstens ein
Drittel der Breite der Stimmlippe einnahm, machte ich, ehe ich
zur theilweisen Exstirpation des Kehlkopfs schreiten wollte, den
Versuch, diese Stelle der Stimmlippe bis tief in die Substanz
hinein mit dem spitzen Kauter zu zerstören. Ich hatte mir vorgenommen, im Falle der geringsten Ausbreitung über die Grenze
der Stimmlippe hinaus, sofort die Exstirpation folgen zu lassen
und hatte mir auch die Einwilligung des Kranken dazu erbeten.
Die Heilung erfolgte ganz glatt. Der Kranke kommt hie und da
zur Untersuchung, es hat sich bisher keine Spur eines Rückfalls
gezeigt, ich habe ihn erst vor einigen Tagen wieder gesehen; ein
Anderer würde jetzt die Stelle, wo der Krebs gesessen hat, gar nicht
erkennen können. Ich habe noch einen zweiten Fall mit Kollegen
CAPART zusammen in derselben Weise operirt, doch ist bei ihm
die Diagnose nicht mikroskopisch festgestellt, wir waren aber
Beide darüber einig, dass es sich um ein Karcinom handele.
Nach den vor Kurzem erhaltenen Nachrichten ist bis jetzt auch
kein Rückfall eingetreten.

In geeigneten Fällen wird man, wo es angeht, die hervorstehenden Theile der Geschwulst mit der Doppelkürette oder mit der schneidenden Zange wegnehmen und dann die galvano-kaustische tiefe Ätzung folgen lassen.

Ist diese Methode nicht mehr anwendbar, so kann es sich um zwei Fragen handeln: Operation oder Gehenlassen, wie es Gott gefällt, das heisst zum Tode nach kürzerer oder längerer Zeit.

Nachdem die Statistik der partiellen Exstirpationen ergeben hat, dass sie bei richtiger Nachbehandlung etwa 27, nach Semon sogar 66 Procent von länger als ein Jahr dauernden Heilungen erwarten lassen, so habe ich jetzt die Regel angenommen, dass ich einem kräftigen Menschen unter 60 Jahren, indem ich ihm schonend die Möglichkeit einer bösartigen Entwicklung der Geschwulst andeute, zur partiellen Operation rathe, ohne ihm zu verhehlen, dass dieselbe mit einiger Gefahr für das Leben verbunden ist; Kranken über 60 Jahren rathe ich nicht gerade zu. Ist die Neubildung aber noch so beschränkt, dass eine gründliche Entfernung durch eine theilweise Wegnahme des Kehlkopfs möglich ist, so sollte man kräftig erscheinenden Kranken, die nicht Alkoholiker sind, auch in höherem Alter die Entscheidung überlassen, ob sie operirt sein wollen oder nicht.

Butlin ging in seinem Vortrage in der Sitzung der British medical Association im Jahre 1895 sogar so weit, dass er nicht nur jeden inneren Krebs im Kehlkopf radical entfernt wissen will, wenn keine Kontraindikation vorliegt, sondern auch bei jedem Tumor, der verdächtig ist, bösartig zu sein, eine Probespaltung empfiehlt, wenn der Kranke sonst für einen solchen Eingriff noch geeignet ist und die Lymphdrüsen anscheinend noch frei sind.

Die totale Ausschneidung ergiebt bis jetzt noch recht mässige unmittelbare und Dauerresultate. Meine eine von L. Rehn operirte Kranke lebte 18 Monate ohne Recidiv, worauf eines in der Seitenwand des Schlundes auftrat. Ist die Krankheit schon auf beiden Seiten des Kehlkopfs zu bemerken, so dass nur mit einer totalen Excision desselben zu helfen wäre, so muss meiner Meinung nach der Kranke, nachdem ihm die verschiedenen Aussichten schonend auseinandergesetzt sind, ebenfalls selbst entscheiden, wobei nicht ausgeschlossen ist, dass der Arzt je nach dem Falle nach der einen, wie der anderen Richtung hin zuredet. Es wird dabei natürlich der Gesammtzustand des Kranken in Betracht gezogen werden müssen, namentlich auch der Zustand des Herzens. Kräftiger Puls ohne atheromatöse Entartung der Gefässe wird selbst bei älteren Kranken die Operation eher günstiger anschauen lassen.

Jeder Fall wird eben nach dem Naturell und den sonstigen äusseren Umständen anders beurtheilt werden müssen. Der eine Kranke denkt: lieber sterben, wie einem Leben voll Schmerzen entgegengehen, ein Anderer sieht die Operation wie eine erlaubte

Art von Selbstmord an, der Dritte will lieber oder muss manchmal eher Alles erdulden, um nur länger zu leben.

Man wird aber um so weniger zu der totalen oder zu der partiellen Exstirpation zurathen können, wenn der Kehlkopfkrebs schon auf die Nachbarschaft übergegriffen hat oder [gar schon Lymphdrüsen geschwollen sein sollten.

Die Art der Ausführung dieser Operationen gehört in das Gebiet der grossen Chirurgie. Ich möchte hier nur auf ein paar wichtige Punkte aufmerksam machen. Natürlich muss während der Operation dafür gesorgt werden, dass keine Aspiration von Geschwulsttheilchen oder Blut stattfinden kann. Es geschieht dies am Besten durch die Tamponkanülen, besonders die HAHN'schen. Sehr zu empfehlen ist der Rath SEMON's, nach der Spaltung des Schildknorpels die Operationsstelle mit Kokainlösung zu pinseln; dieses verhindert die Reflexe und mindert die so sehr störenden Schleimhautblutungen. JULIUS WOLFF hat in einem Falle von totaler Exstirpation ein brillantes Ergebniss erzielt, wie er glaubt dadurch, dass er die Operation am hängenden Kopf unter peinlichster Blutersparniss durch die methodische Kompression ausführte und den Kranken nach der Operation zur Verhütung der Schluckpneumonie noch BARDENHEUER mit dem Kopfe tief lagerte. Sehr günstige Erfolge in Bezug auf die Operation des Kehlkopfkrebses hat SEMON im Jahre 1894 bekannt gegeben. Es handelte sich hauptsächlich um Fälle aus der Privatpraxis, die er frühe zu Gesicht bekam und von denen er nur die inneren operirte. Von seinen 103 Fällen, unter denen sich drei unter 40 Jahre alte befanden, wurden zwölf operirt und zwar die Meisten von ihm mit BUTLIN zusammen. Von den Operirten genasen acht, nur einer bekam einen Rückfall, die andern blieben sechs $^{3}/_{4}$ bis $2^{1}/_{2}$ Jahre ganz gesund. Nach den bei diesen Operationen gemachten Erfahrungen spricht sich SEMON sehr dafür aus, die Kranken nach der Operation ganz flach in die Seitenlage zu lagern und keinen Tampon einzulegen, da dieser die Kranken sehr belästige und ganz unnöthig sei. Gleich am ersten Tage lässt er die Operirten einen Schluck Wasser nehmen, in der Weise, dass sie sich dabei ganz über den Bettrand hinausbeugen; gelingt das Schlucken auf diese Art, so erlaubt er den Kranken gleich flüssige Nahrung. Die Wunde bleibt im Anfang ganz offen und wird nur mit einer Mischung von Jodoform und Borsäure öfter am Tage eingestäubt. Nach kurzer Zeit wird der Schildknorpel durch einen Heftpflasterstreifen zusammengezogen, um die Vereinigung der beiden Kehlkopfhälften zu befördern.

Nach der Heilung einer theilweisen Herausnahme des Kehlkopfs bleibt oft eine ganz leidliche Sprache, mitunter sogar eine recht gute, wenn die Narbenbildung sich so gestaltet hat, dass eine Art Stimmlippe erzeugt wird. Eine für den gewöhnlichen Verkehr genügende Flüstersprache kann man dem Kranken jeden-

falls in Aussicht stellen. Nach meiner Erfahrung ziehen die
meisten Kranken schliesslich das Sprechen in der Flüstersprache
ohne besonderen Apparat vor, da der künstliche Kehlkopf zu viel
Anblasestrom und damit zu viel Anstrengung verlangt.

Bei der Totalexstirpation wird man gut thun, nach GLUCK
die Luftröhre an die äussere Haut anzunähen, um das Zurücksinken derselben zu verhüten und danach, wie es ROTTER empfohlen hat, die Pharynxwunde durch Vernähung der Schleimhaut
und der Muskulatur zu schliessen. Man darf dies um so mehr
thun, da sich herausgestellt hat, dass solche Kranke ohne künstlichen Kehlkopf eine ganz leidliche Sprache erlernen; sie haben
sogar eine gewisse Modulation in der Stimme, was nach dem
darüber in dem Abschnitt Physiologie, Seite 69 und 75, Gesagten
nicht erstaunlich ist. Ich habe den von SOLIS COHEN operirten
Kranken in London sprechen hören, seine Sprache war zwar sehr
rauh, aber man konnte ihn in dem mittelgrossen Zimmer ganz
gut verstehen.

Später, wenn sich eine genügende Sprache nicht von selbst
wieder einstellt, kann man eine Verbindung zwischen Luftröhre
und Schlund leicht herstellen und einen künstlichen Kehlkopf
einlegen. Am weitesten im Ersatz ist PÉAN gegangen, der einem
Kranken den Kehlkopf, das Zungenbein, einen Theil des Schlundes
und der Speiseröhre weggenommen hat. Er liess ihm eine von
MICHAËLS sehr geschickt erfundene Prothese machen mit einer
doppelten Röhre, einer zum Schlucken und einer zum Athmen,
und mit einem Ansatz zum Sprechen. Ob der Kranke den Apparat
noch benutzt?

Die Behandlung der nicht zu operirenden Fälle muss sich
auf die symptomatische beschränken. Von verschiedenen Seiten
sind auch hier parenchymatöse Einspritzungen einer zweiprocentigen Lösung von Sublimat in Öl oder von Methylenblau in Wasser
empfohlen worden. Sie wirken aber nicht einmal palliativ und
ich bin nicht dafür, sie anzuwenden, weil meiner Erfahrung nach
Alles, was einen Reiz hervorbringen kann, vermieden werden sollte,
selbst Einblasungen in den Kehlkopf. Da aber der Kranke doch
eine örtliche Behandlung verlangt, so wird man ihn durch äussere
Einreibungen von Salben u. s. w. und innere Mittel hinzuhalten
suchen müssen. Die Auswahl derselben ist, bei ihrer gänzlichen
Nutzlosigkeit in Bezug auf das eigentliche Leiden, je nach den
augenblicklichen Bedürfnissen zu treffen. Nach und nach wird
dem Kranken dann schon die Wahrheit über seinen Zustand auf-
dämmern, über welchen man ihn so lange wie möglich weg-
zutäuschen suchen sollte, was ich in diesem Falle wirklich nicht
für ein Unrecht halte. Das zu frühe Eingeständniss der Wahrheit
hat in der Regel nur den Erfolg, dass sich die Familie auf alle
möglichen und unmöglichen Heilungsversuche einlässt, was gewöhnlich nicht zum Nutzen des Kranken ausfällt. Jede gute

Base weiss ein anderes Mittel und meist sind es die gerade in der Tagespresse verhandelten Methoden, die den zweifelhaften Sieg davontragen. Zu empfehlen ist es aber, einem möglichst vernünftigen Gliede der Familie die volle Wahrheit zu sagen.

Das Einzige, was bei der Zunahme der Stenose in Frage kommen kann, ist die Tracheotomie. Man zögere nicht zu lange damit, trotzdem durch die eingehenden Besprechungen, die die Krankheit vor mehreren Jahren leider in der Presse gefunden, der Kranke damit die ganze Schwere seines Zustandes früh erfahren wird. Alle Kollegen dürften darüber mit mir einig sein, dass seit dieser Zeit die Behandlung der Krebskranken sehr erschwert worden ist. In der Regel folgt auf die Tracheotomie eine kürzere oder längere Zeit der Besserung, die sich auch objektiv kundgiebt. Die durchschnittliche Lebensdauer nach der Tracheotomie soll 17 Monate sein. Ein Haupterforderniss scheint mir, dass man nach dieser Operation möglichst wenig an die äussere Kanüle rührt, selbst unter Verzicht auf die peinlichste Reinhaltung derselben. Ich habe in einem Falle dieselbe sechs Wochen unberührt liegen lassen und mich auf Reinhaltung der äusseren Haut in der Umgebung beschränkt. Ausnahmen gebe ich nur dann zu, wenn sich an der äusseren Haut Entzündungen zeigen, welche eine gründlichere Reinigung bedingen, oder im Falle von Blutungen, weil es doch immer möglich sein könnte, dass diese durch das Reiben der Kanüle an der Trachealwand verursacht würden und man in diesem Falle eine andere, meistens eine kürzere Röhre wählen müsste, siehe darüber Seite 500. Wie oben erwähnt, kommen aber die Blutungen gewöhnlich aus dem Krebs selbst.

Grosse Schwierigkeiten entstehen in der Regel, wenn der Krebs aus der Tracheotomiewunde herauswächst, weil in dem Falle rasch die Kanüle zu kurz wird und man eine neue einlegen muss, die sehr bald dasselbe Schicksal theilt; dann wird gewöhnlich eine speciell für den Fall bestimmte angefertigt, doch auch die passt nur ganz kurze Zeit. Die biegsamen König'schen Kanülen müssen, weil sie nicht doppelt sind, öfter gereinigt und dazu herausgenommen werden und so fort. Am Besten geht es in dem Falle oft mit den weichen Kanülen von rothem Gummi oder mit eingelegten Schlundröhren aus demselben Stoffe, durch welche man seitlich einen Faden durchzieht, mit dem man sie um den Hals befestigen kann. Um diese unliebsamen Vorkommnisse möglichst lange hinauszuschieben, hat man mit Recht empfohlen, die Tracheotomiewunde möglichst weit nach unten anzulegen.

Die Schluckschmerzen trotzen meistens aller Behandlung; das Kokain werden die Kranken sehr bald überdrüssig, und das Morphium hält auch nicht sehr lang vor. Am Besten lässt man Anfangs Morphium in trocknem Zustande nehmen, wenn man

den Kranken nicht in einer Klinik hat, in welcher er eingespritzt
oder eingepinselt werden kann, oder die Anginapastillen von
AVELLIS. Man könnte statt dessen auch die von NEUMANN
angegebenen 30—50 procentigen Antipyrinlösungen schlucken
lassen. Später wirken eine halbe Stunde vor den Mahlzeiten
gemachte subkutane Einspritzungen von Morphium am Halse am
dauerndsten.

So grausam die Ernährung durch den Mastdarm ist, weil
man die Leiden des Kranken dadurch nur verlängert, so verlangen doch die heutigen humanen Anschauungen, in dem
geeigneten Falle auch diese anzuwenden. Gegen den appetit-
störenden üblen Geschmack bei Krebs hat KLEMPERER in einem
Falle mit gutem Erfolg Gurgelungen mit einem Infus von *Gymnema sylvestris* angewendet. Der Kranke konnte, sich danach
wieder besser ernähren, da der ihn sehr plagende bittere Geschmack aufgehoben war.

Die Behandlung eines Kranken mit Kehlkopfkrebs in den
letzten Stadien der Krankheit gehört gewiss zu den schwersten
und traurigsten Aufgaben des Arztes.

19. Die Erkrankungen der Nerven

in den

oberen Luftwegen.

Zum näheren Verständniss der hier in Betracht kommenden Erkrankungen möchte ich einige allgemeine Betrachtungen, die sich auf alle die verschiedenen Formen zusammen beziehen, vorausschicken.

Allen den verschiedenen Nerven ist eine gewisse physiologische Breite des Funktionsumfanges gemeinsam. Sie wird bedingt durch den Endapparat, durch die Leitung und durch die psychische Thätigkeit. Eine verminderte Vollkommenheit des einen Faktors kann durch die angeborene oder angelernte Ausbildung des anderen zum Theil oder ganz ausgeglichen werden. Ein hochgradig Kurzsichtiger kann doch auf verhältnissmässig grosse Entfernungen Menschen erkennen, aber nur daran, dass er z. B. Entgegenkommende, die ihm nur mit grossen Zerstreuungskreisen erscheinen, nach charakteristischen Bewegungen und anderen Merkmalen beurtheilt, so lange er das Gesicht im Einzelnen noch nicht unterscheiden kann. Auch das scharfsichtigste Auge muss erst sehen lernen, wenn es sich darum handelt, Unterschiede zu erkennen, auf welche es bis dahin nicht eingeübt war. Ich erinnere nur daran, dass man im Mikroskop anfangs oft Mühe hat, Dinge zu sehen, deren Wahrnehmung nachher als ganz selbstverständlich erscheint, dass auch mit guten Augen begabte Jäger anfangs das Wild im Walde gar nicht entdecken können, während ihnen später kein Stück entgeht. Im Ohr müssen in der Schnecke allerdings die Anzahl Nervenendigungen, welche den Intervallen der Töne entsprechen, vorhanden sein, allein auch das Ohr muss, um sie richtig unterscheiden zu können, doch erst eingeübt werden, geradeso wie es im Beginn des Klavierspielens die Finger zunächst lernen müssen, sich unabhängig von einander zu bewegen. Eine allzufeine Ausbildung der Funktion einzelner Sinne kann ja auch Nachtheile haben: ein Feinschmecker wird z. B. durch die mangelhaftere Zubereitung der Speisen gerade so beleidigt, wie ein musikalisch ausgebildetes Ohr durch falsche Töne, welche einem minder ausgebildeten Menschen gar keine

unangenehmen Empfindungen verursachen, ebenso wie der weniger
feinschmeckende Mensch sich doch auch an mässig guten Speisen
doch mit Lust sättigen kann.

Während die angeführten Beispiele durch die Thätigkeit der
Psyche erklärt werden, können Krankheiten oder angeborene geringere Ausbildung des Endapparats die physiologische Breite der
Sinneswahrnehmung ebenfalls beeinträchtigen. Die Zunge kann
durch krankhafte Processe an der Aufnahme der Geschmacks-
empfindungen gehindert, das Eindringen der Gerüche in die Riechsphäre durch Polypen und Verbiegungen oder entzündliche Vorgänge in der Nase erschwert sein u. s. w. Die Veränderungen
der Nervenleitung kommen dabei seltener in Betracht.

Ähnlich wie die Sinnesnervenfunktionen verhalten sich in
Bezug auf physiologische Breite auch andere Funktionen der
oberen Luftwege. Eine angeborene oder erworbene Schwäche
der Kehlkopfmuskeln kann den Umfang der Stimme sehr erheblich herabsetzen, eine einseitige Lähmung des Posticus die Athmung
nur bei ruhigem Athmen genügend erscheinen lassen, während sie
bei der Bewegung insufficient wird u. s. w. Eine sehr allmählich
auftretende Verengerung der oberen Luftwege macht weniger
grosse Athmungsbeschwerden als eine akute, weil der Mensch sich
in der Zeit des langsamen Entstehens gewöhnt hat, mit etwas
verminderter Luftmenge auszukommen oder die Athmungsmuskeln
in erhöhte Thätigkeit zu setzen.

Durch Nichtgebrauch atrophiren die Nerven und Muskeln;
letztere z. B. an einem längere Zeit im Verband liegenden Bein,
ja schon durch das Liegen während einer sonst nicht schwächen-
den Krankheit oder auch bei Stubenhockern, weil dieselben ihre
Muskeln nicht üben. WEIGERT zeigte uns vor Kurzem ein Auge
mit einer leukaemischen Cornea, dessen Sehnerv atrophisch war.
Die Sehkraft eines stark schielenden Auges ist immer herabgesetzt.

Eine einmal verlorene oder geschwächte Funktion kann durch
Beseitigung der Ursachen oder durch Übung gebessert oder wieder
hergestellt werden. Die Parese der Stimmlippen mit Abnahme
des Umfangs der Stimme ist durch Singübungen zu beseitigen,
ein durch Nichtgebrach amblyopisches Auge wird durch Übung
die geschwächte Sehkraft zum Theil wieder erlangen, ja selbst
die Ohrnerven der Taubstummen hat URBANTSCHITSCH durch fortgesetzte Hörübungen von Neuem zur Thätigkeit gebracht.

Nerveneindrücke, auch die der Sinnesnerven, werden erst
dann empfunden, wenn sie bis in das betreffende Centrum des
Gehirns hingelangen, umgekehrt kann aber auch eine anders-
artige Erregung des Centrum, z. B. bei Hallucinationen, die betreffende Sinneswahrnehmung hervorrufen. Schmerzen können
ihre Ursache im Gehirn haben und peripher projicirt werden;
EDINGER hat jetzt zwei derartige Fälle gesehen, in denen heftige,
länger anhaltende, periphere Schmerzen durch eine Erkrankung

im caudalsten Ende der inneren Kapsel hervorgerufen waren und nach einer Mittheilung von ihm sind noch zwei weitere, durch Sektion bestätigte Fälle bekannt, in deren einem dieselbe Stelle erkrankt war, während die Ursache bei dem vierten Falle in der Medulla gelegen war. GRÜTZNER führt an, dass bei eingeschlafenem Bein das Aufsetzen des Fusses in der Sohle Schmerzen hervorruft an einer Stelle, die sonst nicht schmerzhaft ist, entweder weil der Nerv durch den Druck so verändert ist, dass er einen sonst harmlosen Reiz als Schmerz empfindet, oder dass die von RICHET und v. FREY angenommenen besonderen Schmerznerven nunmehr leitungsfähig geworden sind. Ähnliche Veränderungen in dem Nervensystem erklären vielleicht die so veränderliche nervöse Disposition zu manchen Krankheiten: zu Asthmaanfällen u. s. w.

In dem einzelnen Falle ist es nicht immer möglich, den Antheil der verschiedenen Komponenten an der verminderten oder erhöhten Funktion zu bestimmen. Man wird sich in praxi oft an die Thatsache halten müssen. Es ist z. B. gar nicht leicht anzugeben, ob die grosse Sehschärfe der Indianer eine angeborene oder durch Ausbildung erworbene ist. Durch die Untersuchung der in den letzten Jahren in Deutschland öfter gezeigten Völkerschaften hat man gefunden, dass die meisten unter ihnen Schriftzeichen, welche ein normales europäisches Auge auf 20 Fuss erkennt, noch auf 80 unterscheiden. Es wirken hier wahrscheinlich Anlage und Ausbildung zusammen. Wenn das Leben des Indianers davon abhängig ist, dass er die Spur des Feindes im Grase erkennt, so wird er sich natürlich bemühen müssen, sein Sehvermögen besser auszubilden, als wir, die eine derartige Fürsorge der staatlich damit beauftragten Schutzmannschaft überlassen; das Auge des Gesetzes ist bekanntlich aber ebenfalls nicht immer ein allen Anforderungen entsprechendes. Der Weinhändler kann auch nur dann sein Geschäft mit Erfolg führen, wenn er es gelernt hat, mit seiner Zunge den Jahrgang, die Herkunft und die Güte des Weines zu erkennen. Es gehört hierfür eine gewisse anatomische Ausbildung der Schmeckbecher neben einer guten dazu führenden Nervenleitung, indessen zugleich auch die psychische Thätigkeit, die durch Übung geschärft ist.

Man muss sich diese Verhältnisse bei den Neurosen immer vor Augen halten, wenn man sowohl den einzelnen Fall richtig pathologisch beurtheilen, als auch über die Nothwendigkeit eines therapeutischen Einschreitens richtig entscheiden will.

Als krankhaft gesteigert können wir eine Funktion nur dann ansehen, wenn sie ihrem Träger lästig wird, als krankhaft vermindert dann, wenn sie für den gewöhnlichen, den früheren oder den gewünschten Gebrauch nicht hinreicht. Ein Arzt, der taub wird, kann vielleicht am gewöhnlichen Leben noch ganz gut theilnehmen, während seine Hörschärfe zur Ausübung seines Berufes nicht mehr genügt; ein Anderer, der nicht mehr gut sieht, bei hustenden Masernkranken einfache Bronchitis diagnosticiren und ein Dritter mit Hyposmie gar manche Ozaena für *Rhinitis atrophicans sicca* halten. Eine schwache Stimme kann im gewöhnlichen Leben noch gut ausreichen, während derselbe Grad von Stimmschwäche für einen Redner oder Sänger das Aufgeben seiner Thätigkeit zur Folge haben wird.

Eine obere Grenze für das Riechen und Schmecken besteht nicht. Es giebt vielleicht auch Gerüche, Schwingungen von bestimmter Wellenlänge, die vergleichbar den dunklen Strahlen im Spektrum oder den Röntgenstrahlen nur chemisch wirken und nur von Thieren oder einzelnen Menschen wahrgenommen werden. Ich kannte einen Weidmann, der seine Gattin mit auf die Feldhühnerjagd nahm, da sie die Witterung dieser Thiere auf grosse Entfernungen hin empfand. Beschwerden hatte sie von ihrer Riechschärfe nicht.

Das Auge empfindet nur Strahlen von 395 Billionen als rothes, bis 756 Billionen Schwingungen als blaues Licht, die darüber und darunter gelegenen nicht, das Ohr, nach HELMHOLTZ, nur solche von 28 (das Subcontra A) bis 16896 (das siebengestrichene C) Schwingungen in der Sekunde als Töne. Für die Zunge und die Nase fehlen uns noch solche Grenzbestimmungen. Die untere Grenze liegt in der Aufhebung der Funktion, bis dahin aber giebt es eine Menge Abstufungen der Hypogeusie und Hyposmie.

Auch bei der Stimmbildung müssen Psyche, Nervenleitung und Muskelapparat des Kehlkopfs zur Bildung einer normalen Stimme zusammenwirken, bei hysterischer Aphonie sind die Muskeln und zuleitenden Nerven leistungsfähig, die Bewegungen der Stimmlippen mitunter ganz normale, und trotzdem kann der Kranke keinen Ton herausbringen, weil er denselben nicht „wollen" kann; der psychische Faktor, die Funktion der Hirnrinde, fehlt. Das, was man noch eine normale Stimme nennen soll, hängt von dem beabsichtigten Gebrauch derselben ab.

Ich möchte hier noch eine kurze praktische Bemerkung betreffs der Schmerzen anfügen. So unangenehm sie für den sind, der sie zu ertragen hat, so haben sie doch das Gute, dass sie Wächter über die Gesundheit sind; sie geben, wie POTAIN sehr richtig bemerkt, oft das Alarmsignal, wenn etwas im Körper nicht in Ordnung ist. Wäre der Beginn der Lungenphthise jedesmal mit Schmerzen verknüpft, so würden die Kranken eher Hülfe suchen und es würden ihrer mehr geheilt werden.

a) Die Erkrankungen der Sinnesnerven.

aa) Die Erkrankungen der Riechnerven.

α) Die Anosmie und Hyposmie.

Unter Anosmie versteht man die vollständige Aufhebung des Riechvermögens, unter Hyposmie die Schwächung desselben. Beide sind nur gradweise verschieden.

Die Anosmien werden unterschieden in:

1. Respiratorische Anosmien, bei welchen die Luft, der Träger der Riechpartikel, gar nicht oder nur schwer bis zur Riechsphäre der Nase gelangen kann, z. B. durch Veränderungen des Septum, durch Schwellungen der Schleimhaut, durch Geschwülste, durch Lähmung des *Nervus facialis,* bei welcher die Nasenlöcher zusammenklappen, durch höhere Grade des Ansaugens der Nasenflügel aus anderen Ursachen oder durch Verschluss der Choanen und durch vollständige Verwachsungen des Gaumensegels mit der hinteren Schlundwand.

2. Essentielle Anosmien, bei welchen die Riechzellen oder die Nerven erkrankt oder zerstört sind. In der Regel sind entzündliche Vorgänge in der Schleimhaut dabei im Spiel, durch welche die Riechhaare, oder, wenn die Entzündung tiefer greift, auch die Nervenfasern und Ganglien des Olfaktorius in der Schleimhaut zu Grunde gehen können, oder es handelt sich um entzündliche Processe, welche die Nerven selbst betreffen, z. B. Neuritis nach Diphtherie, Influenza oder nach anderen akuten Infektionskrankheiten. Ferner können Vergiftungen in Frage kommen: Kokain in die Riechsphäre gebracht, hebt das Riechen vorübergehend auf, ebenso wirken Nikotin, Morphium, Atropin oder Adstringentien; Strychnin steigert die Riechschärfe. Bei den durch die genannten Gifte verursachten allgemeinen Vergiftungen ist der Riechsinn ebenfalls häufig erloschen. Es sind auch intermittirende essentielle Anosmien beschrieben, so von Raymond ein Fall, der durch Chinin geheilt wurde. In dem Abschnitt über Physiologie habe ich schon berichtet, dass auch das Schwinden des Pigments in der Riechsphäre das Riechen aufhebt. Ausser dem von Opel beschriebenen Fall des Negerknaben, der in Folge von Albinismus Anosmie bekam, die verschwand, als seine Haut wieder Pigment ansetzte, führt Zwaardemaker noch einen englischen Staatsmann an, bei welchem aus der gleichen Ursache eine wesentliche Verminderung des Riechens eintrat. Trockenheit der Schleimhaut behindert und Feuchtigkeit erleichtert das Riechen. Die die Absonderung beherrschenden Gefässnerven treten durch das *Ganglion Gasseri* zu dem zweiten Ast des Trigeminus, nach

François Franck führt auch der *Nerv. ethmoidalis* des ersten Astes sympathische Fasern zu den Gefässen in dem vorderen Theil der Nase.

3. Centrale Anosmien. Verursacht werden diese durch Atrophie des Olfaktorius, an die man, nach Zwaardemaker, bei Menschen mit sehr schmaler Stirn denken darf, ferner durch Schädelverletzungen mit Betheiligung der *Lamina cribrosa*, durch intrakranielle Erkrankungen, Geschwülste verschiedener Art, Abscesse im Gehirn, welche den centralen Verlauf der Nerven stören u. s. w. Bis jetzt ist der Fall einer durch eine Rindenerkrankung im Ammonshorn verursachten Anosmie nicht bekannt geworden.

Als sonstige Ursache von centraler Anosmie ist die Tabes in einigen wenigen Fällen beschrieben worden, sowie die Hysterie und die traumatische Neurose; die Anosmie soll sich da meistens auf eine Nasenhälfte beschränken (Hemianosmie).

Es ist sehr wahrscheinlich, dass ausser diesen drei Formen von Anosmie noch eine vierte anzunehmen ist, bei welcher durch die längere Einwirkung eines starken Geruchs eine Herabsetzung oder Aufhebung des Riechvermögens nur für diesen allein oder auch noch für andere herbeigeführt wird. Bekannt ist, dass chirurgisch thätige Kollegen mit der Zeit den Jodoformgeruch z. B. gar nicht mehr empfinden. Es erklärt sich dies daraus, dass der Riechnerv schnell ermüdet.

Anosmien können manchmal lange bestehen, ohne dass der Kranke es bemerkt, sie werden oft ganz zufällig entdekt.

Die Diagnose kann man durch das Einathmen stärker riechender Stoffe, besonders *Aq. amygdal. amar.*, Benzoë, Juchten, Essig, Ammoniak u. s. w. machen. Genauer kann man den Grad der Abnahme durch Zwaardemaker's Olfaktometer bestimmen (siehe Seite 143).

Die Prognose richtet sich nach der Ursache. Am günstigsten werden noch die Fälle der respiratorischen Anosmien sein. Sind einmal die Riechhaare oder Nerven durch entzündliche Vorgänge zerstört, so ist wohl nicht auf eine Wiederherstellung zu rechnen. Bei der centralen Form wären allenfalls die nach Verletzungen eingetretenen und die durch syphilitische Geschwülste verursachten Anosmien prognostisch noch die günstigsten.

Behandlung. Bei der respiratorischen Form wird man suchen, den Zutritt der Luft zu der Riechsphäre wieder zu ermöglichen. Zu dem Zwecke wird man die Schleimhautschwellungen ätzen, Geschwülste entfernen, Verbiegungen oder Vorsprünge der Scheidewand operiren, bei Lähmung des *Nervus facialis* oder bei dem Ansaugen der Nasenflügel einen Nasenöffner einlegen, bei eingesunkenen Nasen chirurgische Hülfe eintreten lassen, bei Aufhebung der Verbindung zwischen Nase und Schlund die Verbindung herzustellen suchen u. s. w.

Auf .die Wiederherstellung der Funktion der erkrankt gewesenen Riechnerven können wir höchstens bei den peripheren neuritischen Processen einen Einfluss haben. Es sind von verschiedenen Seiten günstige Erfolge durch Anwendung des konstanten Stroms erzielt worden oder durch Strychnin, örtlich eingepinselt, subkutan oder innerlich. Ich habe in einigen Fällen Erfolg davon gesehen. Bei der intermittirenden Form wird man natürlich Chinin, *Tr. Eucalypti glob.* oder Arsenik mit oder ohne Eisen, je nach der Blutbeschaffenheit geben, bei Hysterie, Bromsalze, Valeriana, Chinin u. s. w. Liegt auch nur die entfernteste Möglichkeit einer syphilitischen Erkrankung vor, so kann man zunächst getrost einen Versuch mit Jodkali machen, da nur eine tertiäre Form Ursache sein kann.

β) **Die Hyperosmie.**

Unter Hyperosmie verstehen wir die Steigerung der Riechempfindung, wobei dieselbe aber qualitativ nicht verändert ist, nur quantitativ. Man wird sie dann als krankhaft anzusehen haben, wenn sie früher nicht in dem Grade vorhanden war und namentlich, wenn sie den Menschen belästigt. Die krankhafte Hyperosmie ist, wie auch VALENTIN annimmt, wohl meist centralen Ursprungs, mitunter beruht sie vielleicht auf einer Reizung der Nerven durch entzündliche Vorgänge in der Schleimhaut. Beide Arten entbehren bis jetzt der pathologisch-anatomischen Grundlage.

Es giebt eine Reihe von Beispielen angeborenen sehr feinen Riechsinns auch bei Europäern. Ob dies immer dunkelpigmentirte waren, ist nicht bekannt, es wäre aber interessant, in solchen Fällen auf die Pigmentirung der Haut zu achten. SCHECH führt einen Knaben an, der bei angeborenem Mangel aller übrigen Sinne Menschen und Gegenstände mit der Nase unterscheiden konnte.

Fälle von krankhaft gesteigertem Riechvermögen sind nicht so selten. Sie betreffen in der Regel Hysterische, Neurasthenische, Anaemische, oft auch Schwangere. Die geringsten Mengen Cigarrendampf oder sonstige Gerüche, Blumenduft u. s. w. werden in unangenehmer Weise empfunden.

Schon mehr zu den Fernwirkungen gehören die Fälle, in welchen durch die Geruchsempfindung Kopfweh, Erbrechen, Herzklopfen, Ohnmachten, Schnupfen oder auch asthmatische Anfälle hervorgerufen werden. Vor Kurzem habe ich einen Herrn behandelt, der eine solche Empfindlichkeit gegen Pferdegeruch hatte, dass es ihm sogar unmöglich war, auf der Trambahn zu fahren, da er sofort Asthma bekam. Ich habe ferner ein $2\frac{1}{4}$ Jahr altes Kind beobachtet, welches durch den Geruch der Küche oder von Hunden, ganz besonders aber von dem von angebrannter Milch, sofort ganz blass wurde und Erbrechen bekam. Auch die sekretorischen Nerven der Nase können durch Gerüche sehr angeregt

werden. Bei dem Abschnitt „Fernwirkungen" werde ich diese
Verhältnisse noch genauer besprechen.

Die Prognose der Hyperosmie ist im Ganzen nicht günstig,
wenn nicht eine Allgemeinerkrankung die Schuld trägt, welche
geheilt oder gebessert werden kann. So dürften die durch Hysterie,
Anaemie, oder Neurasthenie verursachten Fälle durch die richtig
geleitete Allgemeinbehandlung oder eine Arsenkur noch am
ehesten ein günstiges Ergebniss erwarten lassen. Bei den möglicherweise durch eine Schleimhautentzündung hervorgerufenen
Hyperosmien muss man eine örtliche Behandlung versuchen.
Symptomatisch gelingt es manchmal durch Kokain, die gesteigerte
Empfindlichkeit zu dämpfen, meist aber nur auf kurze Zeit.
Dieselbe Wirkung, vielleicht sogar dauernder, haben die Brommittel innerlich oder noch besser örtlich als Zerstäubung in ein-
bis zweiprocentiger Lösung angewendet oder auch Adstringentien,
die aber fast immer schlecht ertragen werden; man wird jedenfalls gut thun, die Letzteren nur in recht schwachen Lösungen
einhalb bis einprocentig mit dem Zerstäuber in den oberen Abschnitt der Nase einspritzen zu lassen.

Der Galvanokauter wird kaum in Frage kommen können,
da die Erkrankung zu hoch sitzt, um die ganze Fläche bestreichen
zu können. Mittelst des Zerstäubers gelangt man eher in die
Gegend.

γ) Die Parosmie.

Unter Parosmie versteht man den Zustand, in welchem
entweder Gerüche anders aufgefasst werden als von den meisten
Menschen oder es werden noch solche empfunden, welche wenigstens
für gewöhnliche Nasen nicht vorhanden sind. Diese letztere Art hat
ihren Ursprung wohl meistens in centralen Gebieten oder nur in der
Psyche. Manchmal entstehen Parosmien auch durch Erkrankungen
verborgener Stellen der Nase, durch faulig zersetzte Pfröpfe oder
Absonderungen in den drei oberen Mandeln, durch schlechte Zähne
oder aus dem Magen u. s. w. Diese sind keine durch Erkrankung
der Nerven bedingte und gehören eigentlich nicht hierher, aber
in der Praxis wird man manchen Fall einstweilen zur Parosmie
rechnen müssen, weil uns die Mittel, solche verborgene Erkrankungen richtig zu erkennen, nicht immer gleich zu Gebote stehen.
Ich erinnere hier an den früher mitgetheilten Fall eines Geistlichen, der durch einen fauligen Geruch in der Nase schwer hypochonder war. Manche Epileptiker empfinden vor dem Anfall ebenfalls einen bestimmten Geruch, als *Aura epileptica*, den wir nach
unseren heutigen Anschauungen als einen aus der Rinde entspringenden betrachten müssen; vielleicht entdeckt man später
einmal, dass in solchen Fällen eine besonders gelagerte Nebenhöhle,
vielleicht eine Siebbeinzelle, gefüllt ist und überläuft. Ich möchte

hier gleich erwähnen, dass bei den Epileptikern das Auftreten einer
Nasenaura insofern von Wichtigkeit ist, als man in solchen Fällen
immer versuchen sollte, durch örtliche Behandlung der Nase die
Epilepsie zu bessern, da einige Fälle von Jahre lang dauernder
Heilung bekannt gemacht worden sind. (Siehe darüber unter
„Fernwirkungen".)

Parosmien centralen Ursprungs finden sich ferner nicht selten
bei Geisteskranken, Hysterischen und Schwangeren. ZARNCKE
vergleicht sie sehr richtig mit den subjektiven Ohrgeräuschen
und den Phosphenen. In den meisten Fällen aber liegen diesen
Parosmien Erkrankungen der Nebenhöhlen zu Grunde, wie ich
das früher wiederholt betont habe. Solche Kranke riechen in
Allem einen bestimmten, meist unangenehmen Geruch, Koth,
faulende Stoffe, Knoblauch u. s. w. (Kakosmie).

Bei der Parosmie ist das Riechen also qualitiv verändert,
womit sich freilich auch eine quantitive Änderung verbinden kann.

Die Ursachen der Parosmie liegen theils in entzündlichen
Vorgängen der Schleimhaut, theils in Sekretanhäufungen oder in
centralen Erkrankungen. Das Vorhandensein eines gewissen Grads
von Neurasthenie scheint für das Zustandekommen einer rein nervösen Parosmie nöthig zu sein. Gehört der Kranke augenscheinlich
nicht zu der Klasse der Neurastheniker, so soll man noch genauer
nach einer örtlichen Erkrankung fahnden.

Ehe man die Diagnose Parosmie stellt, muss man sich also
überzeugen, dass nicht eine örtliche Ursache für die Entstehung
des Geruchs besteht. Wird derselbe auch von Anderen wahrgenommen, so ist sicher keine Parosmie vorhanden. Tritt ein
für Andere bemerkbarer Geruch beim Ausathmen durch den Mund
auf, so ist die Ursache unter dem Velum zu suchen. Der Kranke
empfindet dann den Geruch seiner eignen Ausathmungsluft. Durch
Betupfen der Mandeln oder der schlechten Zähne mit einem
kleinen Wattebäuschchen kann man die Entstehungsstelle dieses
üblen Geruchs leicht herausfinden.

Die Prognose ist wie die der anderen Formen von Störungen
im Bereich des Olfaktorius verschieden, je nachdem die Ursache
beseitigt werden kann oder nicht.

Die Behandlung der rein nervösen Parosmie wird dieselbe
sein müssen, wie bei der Hyperosmie.

bb) Die Erkrankungen der Schmecknerven.

α) Die Ageusie und Hypogeusie (von γενεῖν, schmecken).

Die Ageusie entspricht der Anosmie und bedeutet, dass das
Schmecken ganz erloschen ist, während die Hypogeusie die
Verminderung desselben ausdrückt. Sie kann centralen Ursprungs

sein, z. B. Folge von traumatischer Neurose oder Neurasthenie, von Geschwülsten im Schädel, welche den zweiten oder auch den dritten Ast des Trigeminus in Mitleidenschaft ziehen oder sie kann durch Hysterie und nicht so ganz selten peripher entstehen, z. B. durch Otitis verursacht sein, da die Chorda durch die Paukenhöhle verläuft. In allen diesen Fällen wird sich die Lähmung des Schmeckens aber nicht über die ganze Zunge erstrecken, sondern sich auf die vorderen Theile und die seitlichen beschränken. Von Schädlichkeiten, welche den Glossopharyngeus betreffen, sind bis jetzt nur periphere bekannt; sie werden sich nur in dem hinteren Theile der Zunge kund geben. Bei diesen Letzteren wird allemal auch die Sensibilität erloschen sein, da der Glossopharyngeus auch die sensiblen Fasern dahin führt, während die für den vorderen Theil der Zunge in dem Lingualis, also wenigstens eine Zeit lang getrennt von der Chorda verlaufen. Es ist sehr gut möglich, dass eine Ageusie in dem vorderen Theile der Zunge mit erhaltener Sensibilität vorkommt. Die von ERB beschriebenen Fälle von syphilitischen Hirntumoren in der mittleren Schädelgrube haben ja gerade bewiesen, dass die Chorda ihren Ursprung aus dem zweiten Aste des Trigeminus nimmt. Ich habe in der Anatomie erwähnt, dass GOWERS eine abweichende Ansicht geäussert hat; die genaue Beobachtung weiterer Fälle muss zur Aufklärung dieser Frage noch beitragen, wobei es namentlich darauf ankommen wird, ob die Sensibilität der vorderen Zungenhälfte erhalten ist oder nicht. Wenn entzündliche Vorgänge auf der Zunge oberflächlich verlaufen und eine Verdickung des Epithels zur Folge haben, so können sie das Schmecken stören, wie z. B. bei Magen- und Verdauungstörungen, bei gewohnheitgemässem zu heissem Essen und Trinken, sowie bei dem Gebrauch adstringirender Mittel. Ferner kann dasselbe dadurch leiden, dass die Entzündung eine Schädigung der Schmeckbecher zur Folge hat oder, wenn sie tiefer greift, auf die Nerven in ihrem peripheren Verlaufe nachtheilig einwirkt. Vollständige Ageusie wird aber wohl kaum auf diesem Wege zu Stande kommen.

Eine Hypogeusie entsteht auch bei Verstopfung der Nase, bei jedem heftigeren Schnupfen, weil zu der richtigen Empfindung gewisser Geschmäcke die Nase mitwirken muss.

β) Die Hypergeusie.

Die Steigerung der Schmeckempfindung kommt in der Regel auch durch die mehrfach erwähnten centralen Ursachen bedingt vor. Solche Kranke schmecken da noch Unterschiede, wo der gewöhnliche Mensch sie nicht mehr empfindet oder es schmeckt ihnen alles zu stark gesalzen u. s. w.

γ) **Die Parageusie.**

Bei dieser wird der Geschmack anders empfunden, wie gewöhnlich, oder es treten Schmeckempfindungen auf, welche durch Schmeckstoffe nicht erzeugt werden und meist sehr belästigen. Es wird in diesem Fall namentlich über faulige und bittere Empfindungen geklagt. Der Ausdruck Kakogeusie ist bisher dafür noch nicht üblich gewesen, er entspricht aber dem der Kakosmie.

Hierbei wird man sich wieder wie bei der Parosmie·erst überzeugen müssen, ob nicht wirkliche Ursachen für diese Empfindung vorhanden sind.

Die Diagnose macht man durch das Auftragen bitterer, salziger oder süsser Stoffe auf die zu untersuchenden Theile der Zunge resp. des Kehlkopfs. Da die Anode des konstanten Stroms einen säuerlichen Geschmack hervorruft, so kann man auch diese zu der Prüfung verwenden.

Die Prognose richtet sich nach den veranlassenden Zuständen. Über das Vorkommen lässt sich nur sagen, dass die rein nervösen Schmeckveränderungen ausser bei Neurasthenischen, Hysterischen und Schwangeren im Ganzen doch recht selten beobachtet werden.

Die Behandlung richtet sich nach der Ursache. Örtlich kann man versuchen, mit dem konstanten Strom, der nach SCHECH wirksamer sein soll, als der inducirte, das gestörte Schmecken wieder herzustellen, oder man kann innerlich und örtlich Strychnin anwenden.

Bei belästigenden Empfindungen für Bitter oder Süss wird man nach der Empfehlung von ZUNTZ von einem Infus des *Gymnema sylvestre* Gebrauch machen können, das die Empfindung für diese beiden Geschmäcke aufhebt.

b) Die Erkrankungen der sensiblen Nerven.

Die Erkrankungen der sensiblen Nerven äussern sich in Abnahme, Steigerung und Veränderung des normalen Gefühls. Wegen der physiologischen Breite des Normalen kann es in dem einzelnen Falle schwierig sein, zu sagen, ob schon eine krankhafte Veränderung vorliegt oder nicht. Es kommt auch darauf an, in wie weit ein Mensch solche Störungen, besonders wenn es sich um schmerzhafte handelt, ertragen gelernt hat. Bei anscheinend gleicher Erkrankung wird der Eine die lebhaftesten Klagen äussern, während der Andere kaum davon belästigt ist.

α) **Die Anaesthesie und Hypaesthesie.**

Dieselben sind nur gradweise verschieden, werden entweder durch centrale oder periphere Zustände verursacht und können einseitig oder doppelseitig sein. Die centralen, mit Ausnahme der hysterischen, sind wohl meistens doppelseitige, wie das nach dem Verlauf der Nerven im Gehirn und Rückenmark erklärlich ist. Bei den centralen treten fast immer nebenher noch Erscheinungen an anderen Körperstellen auf, welche auf eine um-. schriebene Hirngegend, z. B. auf die innere Kapsel oder tiefer gelegene Hirnstellen hinweisen.

Die Ursachen der hysterischen und der damit verwandten Störungen müssen wir in der Rinde suchen. Die hysterischen halten sich nicht immer an den Verlauf der Nerven, weshalb es leicht einmal geschehen kann, dass der Kehlkopf nicht halbseitig anaesthetisch erscheint. Ich habe vor Kurzem einen Mann mit einer hysterischen Anaesthesie der beiden Beine vom Fusse bis zu dem oberen Drittel des Oberschenkels gesehen, die dort mit einer scharfen horizontalen Linie rings herum abschnitt. Es ist ersichtlich, dass diese Verbreitung nicht mit dem Verlauf irgend eines Nerven stimmt. Der Hysterische fühlte in diesem Falle seine Anaesthesie, wie es EDINGER erklärte, nicht in den Nerven, sondern in dem Begriff „Bein". Vor drei Jahren hatte ich in meiner Sprechstunde Gelegenheit, bei einem Bauer nach einer deutlichen Erkältung eine einseitige Anaesthesie des Rachens und des Kehlkopfs zu beobachten, zugleich mit einer ausgedehnten halbseitigen Anaesthesie der äusseren Haut bis zum Bauch herunter. Man konnte auf der einen Seite das Innere des Kehlkopfs mit einer Sonde reiben, man konnte eine Elektrode einführen und einen ziemlich starken Strom durchlassen, der Kranke hatte nicht die geringste Empfindung davon, sobald man aber die Mittellinie des Kehlkopfs überschritt erfolgten deutliche Reaktionen. Der Fall, welcher zuerst als eine Erkrankung der inneren Kapsel imponirt hatte, entpuppte sich bei der Behandlung als männliche Hysterie. Hysterische Erkrankungen der Nerven wechseln auch häufig an In- und Extensität.

Unterhalb der Hirnrinde sind es meistens Tumoren, am häufigsten die Gummi, welche den Faserverlauf unterbrechen und die Ursache der Sensibilitätsstörungen abgeben oder die Tabes, die Bulbärparalyse und die Syringomyelie in der Medulla oder es sind die zu Atrophie der Nervenfasern führenden Krankheitsprocesse, wie die multiple Sklerose, die Pseudobulbärparalyse u. s. w. im Gehirn. Sind die Nerven peripher erkrankt, so kommen ausser den Erkältungen als besonders häufige Ursachen die Diphtherie, Influenza, Epilepsie, multiple Neuritis, Cholera, Pneumonie oder auch vielleicht einfache Anginen in Betracht.

Eine künstliche Anaesthesie kann durch Arzneimittel hervorgebracht werden, wovon wir ja therapeutisch einen ausgedehnten Gebrauch machen, so durch Kokain, Eukain, Menthol, Morphium, Chloral, Aethylchlorid, Brompräparate u. s. w.

Die Anaesthesie der Nasenschleimhaut ist eine ausserordentlich seltene Krankheit, die man vielleicht mehr finden würde, wenn man Kranke mit Apoplexien und Bulbärparalysen öfter daraufhin untersuchte. Die Kranken haben eben in der Regel gar keine oder wenig Beschwerden davon. Bei der Untersuchung wird man die eine oder beide Seiten gegen Berührung mit der Sonde oder auch gegen andere Reize unempfindlich finden. Häufiger ist schon die Anästhesie des Nasenrachenraums, des weichen Gaumens und Kehlkopfs; namentlich nach Diphtherie ist sie kein seltenes Vorkommniss an den genannten Stellen. Es sind Fälle bekannt, in welchen sich in Folge von Anaesthesie des Schlundes in den Kehlkopf grosse Bissen Fleisch oder Fisch verirrten, an denen die Kranken erstickten.

Bei der Anaesthesie der Zunge geräth dieselbe beim Kauen leicht zwischen die Zähne. Ähnlich wie die Finger bei der Syringomyelie weist sie dadurch mannigfache Verletzungen auf.

Bisweilen verbindet sich mit der Anästhesie eine erhöhte Schmerzempfindung, Fälle, welche Schnitzler als *Anaesthesia dolorosa laryngis* beschrieben hat.

Wenn die Erscheinungen nicht bis zu der Anaesthesie gelangt sind, so spricht man von Hypaesthesie. Die Ursachen sind dieselben.

Die beiden Erkrankungen kommen in allen Lebensaltern vor; bei Kindern namentlich nach Diphtherie, oft schon während des entzündlichen Zeitraums der Krankheit. Sie sind hier von grosser praktischer Wichtigkeit, weil die Anwesenheit von Speisen im Schlunde nicht mehr gefühlt wird und so die Möglichkeit des Verschluckens und der dadurch erzeugten Fremdkörperpneumonie nahe liegt, besonders wenn noch eine Schlundlähmung dazutritt. Diese letztere macht auch die Prognose ungünstig, es sterben eine Menge Kinder nach Ablauf der Diphtherie an der mit Lähmung verbunden Schlundanästhesie.

Die Behandlung der Anaesthesie fällt mit der der primären Ursachen zusammen, solange nicht bedrohliche Erscheinungen eine besondere örtliche Behandlung verlangen. Sehr zweckmässig erweisen sich dabei die subkutanen Einspritzungen von Strychnin, Seite 503. Innerlich giebt man statt ihrer die *Tr. sem. Strychni* drei Mal täglich 5—10 Tropfen. Man wird ferner den konstanten oder den inducirten Strom in Gebrauch ziehen können. Namentlich nach Diphtherie habe ich recht günstige Erfolge von der vereinten Behandlung mit Strychnin und Induktionselektricität gesehen. Natürlich wird es daneben auch sehr wichtig sein, die Ernährung nicht nothleiden zu lassen. Analeptica innerlich und subkutan wird man in schweren Fällen nicht entbehren können. Vor allem wichtig ist es, bei dem Verschlucken die Vermeidung der Fremd-körperpneumonie anzustreben, was auch fast in allen Fällen durch die Ernährung der Kranken mit der Schlundsonde gelingt. Es ist nicht nöthig, dass man dabei eine sehr dicke Sonde nehme und sie sehr tief einführe, wie das schon bei der Behandlung der Diphtherie, Seite 504, beschrieben wurde.

β) Die Hyperaesthesie und Hyperalgesie.

Die Hyperaesthesie und Hyperalgesie sind wieder nur gradweise verschiedene Zustände; die letztere kann sich bis zur Neuralgie steigern. Die physiologische Breite der Empfind-lichkeit ist hier eine besonders grosse. Die drei Grade der ge-steigerten Empfindlichkeit können konstant oder intermittirend sein, namentlich die Neuralgien beobachtet man öfter in der inter-mittirenden Form.

Ursachen der Steigerungen der Sensibilität sind die schon öfter erwähnten centralen und zwar solche, die durch anatomisch erkennbare Veränderungen im Gehirn veranlasst sind, oder solche, deren pathologisch-anatomische Grundlage wir noch nicht kennen, wozu z. B. die hysterischen gehören. Weitere Ursachen liegen in peripheren Schädigungen der Nerven, z. B. durch entzündliche Vorgänge in den Schleimhäuten oder in den Nerven selbst. Auch manche allgemeine Krankheiten sind mit einer erhöhten Reizbar-keit verbunden; es ist bekannt, dass Phthisiker im Allgemeinen sehr reizbar im Halse sind. Die Tracheotomie erhöht die Reizbar-keit noch mehr; nach der Operation sind Kranke, die vorher den Kehlkopfspiegel ganz gut vertragen haben, oft kaum mehr zu untersuchen.

Unter die Ursachen der erhöhten Reizbarkeit der Nasen-schleimhaut möchte ich auch die Verstopfung der Nase rechnen. Die Luft mit ihren tausend täglichen Reizen kann nicht über die Schleimhautoberfläche hinstreichen und dieselbe dadurch nicht gegen diese Eindrücke abstumpfen.

Die Erscheinungen, die der hyperaesthetische Zustand in der Nase hervorruft, bestehen in der Neigung zum Niesen, in schmerz-haften Empfindungen bei dem Einathmen und ebenso bei dem Baden in Folge des eindringenden Wassers. Die eingeathmete Luft wird zu kalt empfunden oder sie verursacht förmliche Schmerzen, so dass sich die Kranken die Nase zuhalten. Dieselben un-angenehmen Empfindungen rufen Staub, Tabakrauch, die un-bedeutendsten Gerüche von Blumen u. s. w. hervor. Mitunter sind es ganz bestimmte Stoffe, wie Naphthalin oder andere, welche die Gefühle bedingen. Ausser den genannten Hyperaesthesien findet man noch recht häufig solche, welche durch Erkrankungen anderer

Organe reflektorisch in der Nase hervorgerufen werden, wie durch schlechte Zahnwurzeln, durch Erkrankungen des Verdauungskanals, oder z. B. durch Eingeweidewürmer (Kinder, welche daran leiden, haben fast immer einen Kitzel in der Nasenspitze); auch bei Erkrankungen der Geschlechtsorgane werden Hyperaesthesien gar nicht so selten ausgelöst. Ich möchte indessen die Schmerzen, welche von krankhaften Veränderungen der Nebenhöhlen ausgehen, nicht zur reflektorischen Hyperaesthesie rechnen, solange sie am Orte ihrer Entstehung empfunden werden; reizen sie einen in der Nähe vorüberziehenden Nerven oder setzen sie auf andere Nervenbahnen über, so gehören sie mehr zu den Fernwirkungen und werden in dem betreffenden Abschnitte besprochen werden. Dort wird auch der Hyperaesthesie der Nase noch eine eingehendere Besprechung zu Theil werden, da sie in Verbindung mit allgemeiner Neurasthenie die Hauptursache für das Zustandekommen solcher Krankheitserscheinungen ist.

Der Nasenrachenraum ist schon physiologisch empfindlicher, als die Nase und die übrigen Theile des Halses, was Jeder bei der Untersuchung schon gefunden haben wird. Die Hyperaesthesie des Cavum beruht auf den gleichen Ursachen wie die der Nase. Ebenso verhält sich die *Pars oralis* des Schlundes. Hier und im Cavum wirken als Ursache ausserdem noch oft entzündliche Vorgänge in der Schleimhaut mit, so die durch Pfröpfe hervorgerufenen, leichten Entzündungen der Mandeln, die der Seitenstränge und überhaupt chronische Schlundkatarrhe.

Die Zunge ist ebenfalls häufig der Sitz einer Hyperaesthesie und gerade diese Lokalisation macht den Kranken viele Beschwerden, weil hier besonders oft die Angst vor dem Zungenkrebs dazu kommt. Die Hyperaesthesie der Zunge steigert sich recht oft auch zur Neuralgie. Diese tritt anfallsweise, spontan oder bei jedem Versuch zu sprechen auf. Eine charakteristische Bewegung der an Zungenneuralgie leidenden Kranken ist, dass sie beim Beginn des Sprechens immer mit der Hand an die Wange fahren. Sehr lästig ist besonders die bei Frauen im Climax vorkommende Hyperaesthesie der Zungenspitze oder der *Papillae vallatae*. Sie beginnt nach Semon mitunter schon vor dieser Zeit und vergeht nach mehrjähriger Dauer von selbst. Die an der Zungenspitze habe ich namentlich bei solchen Kranken beobachtet, welche falsche Zähne tragen. Es mag vielleicht sein, dass die Gewohnheit des Spielens mit der Zunge an den Gebissen oder in Zahnlücken Schuld daran ist. Mehrere Fälle habe ich gesehen, in denen eine ganz kleine entzündete Stelle in der Zungenspitze die Ursache der Hyperaesthesie war; sie erwies sich als solche jedesmal bei der Berührung mit der Sonde und durch den Erfolg einer umschriebenen Ätzung der Stelle, nach welcher alle Beschwerden verschwanden. Es sind von englischen Beobachtern in der letzten Zeit eine ganze Anzahl von Zungenhyperaesthesien

veröffentlicht worden, bei welchen sich Verdauungsbeschwerden
als Ursache herausstellten; ich selbst habe auch einige dadurch
verursachte gesehen. Die Zungenhyperaesthesie der Seitentheile
der Zunge ist meist auf Reizung durch Zahnwurzeln zurückzuführen, während die der *Papillae vallatae* in der Regel keine bestimmten Ursachen erkennen lässt. Es mag sein, dass die Kranken,
welche wegen irgendwelcher unangenehmer Gefühle ihren Hals betrachten und dabei die Entdeckung ihrer Papillen machen, diese
durch häufiges Zufühlen mit dem Finger reizen oder ihre Empfindung nachträglich in dieselben lokalisiren, weil sie sie für
krankhaft, für Krebsknoten halten.

Die Hyperaesthesie des Kehlkopfs wird ausser durch die
oben angeführten centralen Ursachen ganz besonders oft durch
Erkrankungen in dem Nasenrachenraum bedingt oder sie geht
auch reflektorisch von der Zunge, den Mandeln und der Nase
aus und gehört dann freilich auch mehr in das Gebiet der Fernwirkungen.

Die Erscheinungen, welche die Hyperaesthesie im Kehlkopf hervorruft, sind Hustenreiz, Kratzen, Empfindlichkeit gegen
Temperaturunterschiede, Rauch, Staub u. s. w.

Die allgemeine Diagnose kann man aus den Symptomen
stellen, die genauere, örtliche Lokalisation mit der Sonde heraus-
tasten, was an vielen Stellen sehr gut gelingt, so namentlich auch
an den *Papillae vallatae* oder an den Seitensträngen oder in dem
Nasenrachenraum.

Die Behandlung wird vor allem die allgemeinen Indikationen berücksichtigen müssen: Verdauungsstörungen müssen beseitigt werden durch nicht zu starke Abführmittel oder sonstige
Maassregeln, Massage etc., Kuren in Kissingen, Homburg, Marienbad, Schuls-Tarasp u. s. w. Karlsbad ist auch recht nützlich,
wenn es nicht so gebraucht wird, dass die Ernährung darunter
leidet. Bei den Ernährungsstörungen wird man die Diät zu bessern
suchen, eventuell eine WEIR-MITCHEL'sche Kur oder vernünftige
Kaltwasserkuren gebrauchen lassen, man wird Brompräparate,
Arsenikkuren verordnen u. s. w. Das Arsenik gebe ich gern in
der Form der Granula zu 0,001; wegen der genaueren Verordnung siehe Seite 623 f., oder als Levico- oder Roncegnowasser.
Bei Anaemischen wird man die Eisenbäder, Eisenmittel oder
Schwefel in Gebrauch ziehen oder auch Seebäder. Von ganz
besonderem Nutzen habe ich die nicht zu warmen Thermalquellen
in Form von Bädern gefunden, so die in Schlangenbad, Badenweiler, Gastein, Ragatz, Teplitz, Wildbad (hier die sogenannten
Renchbäder, welche etwas kühler sind). Ich habe Fälle von
jahrelanger Dauer durch eine einmalige oder zweimalige Kur in
Schlangenbad völlig heilen sehen. Bei den intermittirenden Formen
wird man Chinin oder *Tr. Eucalypti* (dreimal täglich 30 Tropfen)
oder die von NUSSBAUM angegebenen Pulver von *Ac. salicyl.* 0,2

und *Natr. salicyl.* 2,0 (ein bis zwei Pulver täglich mehrere Stunden vor dem Anfall) oder auch Arsenik geben und wo möglich eine Luftveränderung nach einem höher gelegenen, waldigen Platz oder dem Hochgebirge empfehlen.

Sehr zu warnen ist vor dem Gebrauch von subkutanen Morphiumeinspritzungen, desolate Fälle ausgenommen. Der Kranke lebt schliesslich viel glücklicher, wenn er es fertig gebracht hat, sich mit seinen Schmerzen abzufinden; das Mittel hat nur die Wirkung, dass er es ganz verlernt, auch den geringsten Schmerz zu ertragen. Noch schlimmer ist das Kokain subkutan. Örtlich wird man es zur vorübergehenden Anwendung in Form von Pinselungen oder Spray nicht mehr entbehren können, besonders nicht in der Nase. Ich füge da gern ein leichtes Adstringens zu, z. B. das Sozojodolzink in einprocentiger Lösung. Es wird sich indessen empfehlen, das Kokain nicht zu lange fortgebrauchen zu lassen, da es sehr bald seine Wirksamkeit einbüsst, wenn man nicht rasch zu ungesunden Dosen schreiten will; ich suche es dann ganz oder zeitweilig durch Eukain, Menthol oder Bromkali zu ersetzen. Die örtliche Anwendung der anaesthesirenden Mittel wird nur in frischen Fällen und selbst da nicht immer helfen; ist nach zwei Wochen keine Besserung eingetreten, so möchte ich empfehlen, zunächst eine örtliche Behandlung der hyperaesthetischen Stellen mittelst Adstringentien einzuleiten, in der Nase namentlich oberflächliche Ätzungen der Schleimhaut mit dem Galvanokauter oder mit Trichloressigsäure. Ich habe schon oben den günstigen Einfluss einer solchen galvanokaustischen Ätzung bei einer Erkrankung der Zungenspitze erwähnt, sie aber oft auch bei der Hyperaesthesie der *Papillae vallatae* sehr nützlich gefunden. An der Zungenspitze verwende ich gern das *Cuprum sulfuricum* in Krystallform, aber nur einmal wöchentlich, dazwischen gebe ich eine einprocentige Lösung von *Natr. biboracicum* oder *Kalium bromatum.* Hyperaesthesien im Kehlkopf kann man versuchen mit mehrmaliger Anwendung von Kokain zu heilen, oder man fügt auch hier ein Adstringens hinzu.

SEMON räth in den Fällen von rein klimakterischen Hyperaesthesien der Zunge nach vernünftiger Berücksichtigung der allgemeinen und örtlichen Indikationen, zu einer mehr psychischen Behandlung, namentlich soll man den Kranken die feste Versicherung geben, dass das ein bekanntes Symptom der Wechseljahre sei und dass es sich sicher nach Ablauf der Zeit verlieren würde. Er warnt mit Recht davor, die Ursache der Beschwerden in irgend einer unbedeutenden örtlichen Veränderung, einem Pharynxgranulum u. s. w. zu suchen, da er von der örtlichen Behandlung in diesen Fällen nie Nutzen, oft aber Schaden gesehen habe. Er ist ebenfalls der Ansicht, dass die örtlichen Anaesthetica sehr bald ihre Wirkung einbüssen und verwendet nur in sehr quälenden Fällen einen Mentholspray. Sehr nützlich hat auch er leicht eröffnende Kuren in Karlsbad, Marienbad u. s. w. gefunden.

Von der Sondenmassage habe ich, wie BRAUN und LAKER bei den Hyperaesthesien der Nase und der Zungenspitze, viel Nutzen gesehen; ich gebrauche jetzt immer die elektrisch bewegte Sonde mit einem Ausschlag von $^1/_2$ bis 1 mm. Im Beginn muss man sie freilich oft unter Kokainanaesthesie machen.

Über die Hypnose habe ich mich bei den allgemeinen Betrachtungen ausgesprochen.

γ) Die Paraesthesie.

Unter Paraesthesie, krankhafter Veränderung der Gefühle, in den oberen Luftwegen versteht man sowohl die rein nervösen, durch keine örtliche Erkrankung bedingten Veränderungen, als auch die durch leichte örtliche Erkrankungen verursachten, wenn sie anders oder stärker empfunden werden, als sie von den meisten Menschen gefühlt oder beschrieben werden.

Streng genommen, gehören die durch örtliche Ursachen bedingten Paraesthesien nicht hierher, sondern zu den betreffenden Krankheiten, doch ist es vom praktischen Standpunkte aus zweckmässig, beide Arten nicht zu trennen.

Es giebt z. B. bei Hysterischen sicher rein nervöse Paraesthesien. Früher glaubte ich, dass diese sehr viel häufiger vorkämen; seitdem ich aber zu der Erkenntniss gekommen bin, dass eine grosse Zahl der sogenannten nervösen Paraesthesien auf umschriebenen Erkrankungen der Schleimhäute beruht, musste ich die erstere Diagnose sehr einschränken. Ich glaube jetzt, dass die wirklich nervösen recht selten sind, gegenüber der grossen Menge der durch örtliche Erkrankungen bedingten. Selbst bei den sogenannten rein nervösen habe ich oft noch die Empfindung, dass es mir nur nicht gelingt, die örtliche Ursache zu finden. Die rein nervösen Paraesthesien können von fast allen Organen des Körpers ausgelöst werden, so namentlich von den Centralorganen bei Hysterie; ferner können sie in dem Hals im Beginn der Bulbärparalyse oder durch ein Nasenleiden als Fernwirkung hervorgerufen sein, bei chronischen Erkrankungen der Lunge vorkommen u. s. w. Gerade bei den Letzteren aber hat mich eine genauere Untersuchung gelehrt, dass es sich in den Fällen von angeblicher Paraesthesie bei Phthise sehr häufig um *Nasopharyngitis sicca* oder andere ähnliche Erkrankungen handelt. Eine Paraesthesie kann ferner von Anaemie, von Verdauungsstörungen, oder, und zwar ganz häufig, von Erkrankungen der Geschlechtsorgane herrühren, besonders beim weiblichen Geschlecht. Ich habe schon früher erwähnt, dass der sogenannte *Globus hystericus* in den meisten Fällen von einer Schwellung der Zungenmandel verursacht wird, er kommt aber sicher auch bei Krankheiten des

Uterus und der Ovarien als von diesen Organen ausgelöste Reflexerscheinung vor. Viele von diesen, wie auch von den gleich näher
zu besprechenden, durch örtliche Ursachen bedingten Paraesthesien
grenzen so nahe an die Fernwirkungen, dass es oft recht schwer
ist, anzugeben, wohin man den Fall rechnen soll, ob die Empfindung an dem Orte der Entstehung gefühlt wird, oder als eine
auf einen anderen Nerven übergeleitete. Letzteres gilt jedenfalls
von den durch Erkrankungen des Nasenrachenraums verursachten
Gefühlen tief unten im Halse, auf dem Schildknorpel oder hinter
dem Brustbein, u. s. w.

Zu den rein nervösen Paraesthesien möchte ich die Gefühle
von Trockenheit im Halse rechnen, welche man nach dem Gebrauch von Morphium und Atropin beobachtet, ohne dass man
einen entsprechenden örtlichen Befund feststellen kann. Es gelingt
bisweilen dadurch, einen heimlichen Morphinisten zu entlarven.

Die Ursachen der durch örtliche Erkrankungen bedingten
Paraesthesien können in allen möglichen Zuständen der oberen
Luftwege liegen, so in denen, welche eine Stagnation der Ab-
sonderungen in der Nase zur Folge haben, in Erkrankungen der
Nebenhöhlen, in Cysten des Rachendachs, in Entzündungen der
Rachenmandel oder des Seitenstrangs im Pharynx, in angetrock-
netem Schleim am Rachendach oder in dem Schlundraum, ganz
besonders aber in Pfröpfen der Mandeln oder in Schwellungen,
sei es der Rachen-, sei es der Zungenmandel oder der Uvula.
AVELLIS hat einen Fall beobachtet, in welchem ein lange dauerndes
Druck- und Schwellungsgefühl im Pharynx verschwand, nachdem
eine schlechte Zahnwurzel entfernt worden war. Bei einer Dame
entdeckte ich nach längerer vergeblicher Behandlung eines Druck-
gefühls im Halse und eines Hustenreizes, dass Beides durch ein
ganz kleines, nadelfeines Einrisschen vorn am Eingang der Nase
verursacht war. Vor der Entdeckung der Stelle hatte ich den
Fall als Paraesthesie betrachtet, nachher musste ich ihn zu den
Fernwirkungen stellen. Durch örtliche Erkrankungen im Kehlkopf entstehen die Paraesthesien nicht so leicht, höchstens durch
angetrockneten oder zähen Schleim an der Hinterwand oder auch
durch oberflächliche Erosionen. Zu den Fernwirkungen gehört
auch der bei so vielen Erkrankungen des Kehlkopfs in dem Ohr
empfundene Schmerz, welcher durch den *Ramus auricularis vagi*
vermittelt wird.

Die Empfindungen, welche die Paraesthesie bei den Kranken hervorruft, sind sehr verschiedener Natur und richten sich
in der Art, wie dieselben beschrieben werden, nach dem Bil-
dungsgrad und der Beschäftigung. Wie schon an anderer Stelle
erwähnt, wird eine Näherin das Gefühl als das eines in dem Halse
stecken gebliebenen Fadens oder einer Nadel, ein Anderer es als
das eines dort fest sitzenden Stücks der Nahrung, ein Thierlieb-
haber oder Fellhändler es als Haare im Halse bezeichnen u. s. w.

Die Klagen steigen von den leisesten Druckgefühlen bis zu heftigen Schmerzen, sie grenzen dann schon an die Hyperaesthesie und Neuralgie. In den meisten Fällen begegnet man Klagen über Stechen, Brennen, ausstrahlende Empfindungen nach den Ohren, nach dem Kehlkopf oder der Luftröhre, nach der Gegend am Sternum, nach dem Hinterkopf und Nacken. Man kann diese Gefühle in zwei Klassen theilen, solche mit der Empfindung spitzer Körper und solche, in welchen dieselbe mehr als eine rundliche, stumpfe beschrieben wird. Im Ganzen aber sind alle diese Gefühle ziemlich unbestimmte und geben gerade deshalb bei nervösen und hypochonderen Menschen Anlass zu lebhaften Beschwerden und Sorgen. Die Kranken glauben, an Halsschwindsucht, Krebs, an Syphilis, überhaupt an unheilbaren Krankheiten zu leiden, und werden in ihren Befürchtungen durch die so oft erfolglosen Kuren noch bestärkt. Sie besehen fast stündlich ihren Hals und entdecken eine Menge vorhandener oder auch nicht vorhandener Veränderungen; weisse Flecke in den Mandeln werden begreiflicherweise zu Diphtherie u. s. w. Ausser dem Betrachten wird der Hals auch noch von innen und aussen befühlt, kleine Hervorragungen werden als Tuberkel oder Krebse gedeutet. Ganz besonders ängstigt manche Kranke das Krachen, welches durch das Hin- und Herbewegen des Kehlkopfs entsteht, sie meinen, dass alle Knochen im Halse los wären u. s. w. Je nach den Zeitströmungen richten sich die Befürchtungen auch auf gerade viel besprochene Krankheiten. Wir wissen Alle, wie viele Kranke in der Zeit, in der unser armer Kaiser Friedrich so schwer zu leiden hatte, mit der Idee kamen, dass sie auch an Krebs litten und diese Angst dauert ja seitdem noch immer an, während früher die Furcht vor Schwindsucht häufiger war. Verstärkt werden diese Leiden durch das Lesen medicinischer Schriften und durch sonstige die Hypochondrie fördernde Umstände.

Ich möchte hier noch eine Form von Paraesthesie, die nach der Entfernung von Fremdkörpern zurückbleibende, erwähnen. Unter hundert Fällen von Klagen über Beschwerden nach dem Verschlucken von Fremdkörpern befindet sich derselbe in fünfzig nicht mehr an der Stelle im Schlunde, an welcher er sich festgesetzt hatte. Der Kranke hat aber noch ein so deutliches Gefühl desselben im Halse, dass er es gewöhnlich förmlich übel nimmt, wenn man ihm sagt, der Fremdkörper sei nicht mehr vorhanden. Allerdings muss natürlich die wirkliche Abwesenheit desselben vor einem solchen Ausspruch durch eine genaue Untersuchung festgestellt worden sein. Siehe darüber auch Seite 577.

Eine Form schmerzhafter Gefühle, die sehr oft für Paraesthesien gehalten werden, wird verursacht durch entzündliche Schwellungen der Schilddrüse oder anderer in dem Halse gelegener Organe, insbesondere auch leicht durch Rheumatismus der Halsmuskeln, z. B. des *Sternocleidomastoideus*, des *Hyoglossus*, des *Omohyoideus*

oder der *Scaleni,* der *Sternohyo-* und *thyreoidei.* Man kann den
Ausgangspunkt dieser Schmerzen durch Befühlen der einzelnen
Muskeln oder Organe ganz gut herausfinden. Die Kranken klagen
über Schluckweh, das von den Ärzten wegen nicht hinreichend
genauer Untersuchung fast immer einer Mandelentzündung zugeschrieben wird, um so mehr, da auf den eben beschriebenen
Rheumatismus bisher sehr wenig geachtet wurde. Schon recht
oft kamen Kranke zu mir, denen ihr Arzt wegen solcher Schluckschmerzen Alaungurgelungen empfohlen hatte. Die Diagnose ist
verhältnissmässig leicht, wenn man sich gewöhnt, bei lebhaften
Klagen der Kranken und negativem Befund im Halse, die Halsorgane einzeln zu befühlen. Die Schmerzen in den Muskeln
kommen auch nach grösseren Anstrengungen vor und sind den
in den Beinen bei dem ersten Reiten oder Schlittschuhlaufen ver-
spürten zu vergleichen.

Nicht selten ist auch die Karotis an der Theilungsstelle recht
empfindlich; ob es der auf ihr liegende *Nervus sympathicus* ist oder
die Gefässnerven, die den Schmerz vermitteln, kann ich nicht
sagen. In der Regel ist dann die Arterie an der Stelle auch
mehr oder weniger, mitunter fast aneurysmaartig, erweitert und
pulsirt heftig. Bei diesen Erweiterungen wirkt recht gut eine
Spritze voll einer 30procentigen Ergotinlösung, alle ein bis zwei
Tage subkutan verabreicht.

Die richtige Diagnose wird oft schon aus der Art, wie der
Kranke seine Leiden in beweglichem Tone vorträgt, vermuthet
werden können. Doch gehe man nicht von der Ansicht aus, dass
die Beschwerden eingebildete seien, denn damit hilft man dem
Kranken gar nicht. Zu der Unterscheidung der zwei Formen ist
die Sonde eines der wichtigsten diagnostischen Mittel; mit ihr
kann man fast immer den Entstehungsort der krankhaften Empfindung leicht entdecken, mitunter ist freilich die Auffindung
desselben auch eine recht mühsame. Die Untersuchung geschieht
so, dass man mit der Sonde oder besser mit der Hakensonde
die einzelnen Theile im Halse abtastet; gewöhnlich giebt der
Kranke dabei genau an, wenn man die richtige Stelle berührt.
Es ist zweckmässig, eine gewisse Reihenfolge bei der Untersuchung einzuhalten. Ich beginne gewöhnlich mit der Mandel,
namentlich mit dem obersten Theil derselben, da die dort sitzenden Mandelpfröpfe eine der häufigsten Ursachen von Paraesthesien
sind. Ist es die richtige Stelle nicht, so frage ich den Kranken,
ob er glaube, dass die kranke Stelle höher oder tiefer liege,
auch darüber erhalte ich in den meisten Fällen eine ganz bestimmte Antwort. Danach befühle ich die Gegend zwischen
Mandel und Zunge und dann die Zungenwurzel, die Seitenstränge und das Cavum. Manchmal gelingt es auch erst bei
wiederholten Versuchen und nachdem man andere Stellen durch
den Nichterfolg der Behandlung ausgeschaltet hat, den richtigen

Punkt zu entdecken. Man lasse sich aber nicht dadurch täuschen, dass der Kranke nur angiebt, die berührte Stelle sei schmerzhaft; hat man die richtige Stelle berührt, so sagt auch der minder intelligente Mensch gewöhnlich sofort: das ist die Stelle. Oft sieht man auch die Ursache der krankhaften Gefühle ohne Weiteres, zum Beispiel in einer *Pharyngitis sicca.*

Im Kehlkopf hilft die Sondenuntersuchung weniger, da sie dort selten ohne Kokain möglich ist, das Kokain aber die Empfindung aufhebt. Aus den Veränderungen, welche man daselbst sieht, kann man aber meist auch die Diagnose stellen, ob eine örtliche Ursache vorhanden oder ob es eine rein nervöse Erkrankung ist. Doch ist auch da die Entscheidung mitunter recht schwer. Ich behandelte einmal einen Kollegen lange Zeit an einem nervösen Husten; die Hinterwand erschien sehr wenig verdickt, als sie aber unter der Behandlung etwas mehr abgeschwollen war, fand ich ein ganz kleines Geschwürchen hinter dem *Processus vocalis,* das im Anfange gar nicht zu sehen war; die Untersuchung im Stehen war damals noch nicht bekannt. Eine Bestreichung mit Lapis genügte, um den Husten fast augenblicklich verschwinden zu machen und der Kollege gab mir sofort an, dass die Stelle, die ich geätzt hatte, die richtige gewesen sei. Es können auch ganz kleine, nicht sichtbare Fremdkörper Schuld an einem lange dauernden, anscheinend nervösen Husten sein, so kleine Insektenflügel, Erdbeersamen oder Knochensplitterchen. Eine ältere Dame hustete anderthalb Jahre in der heftigsten Weise; da sie angab, dass sie einen Knochen verschluckt habe, so untersuchte ich sie oft darauf, doch ohne Ergebniss. Zuletzt hustete sie ein ganz durchsichtiges, zwei Millimeter im Quadrat grosses Knochensplitterchen aus und damit hörte der Husten sofort auf.

Das Auffinden der Reizstelle wird dadurch noch erschwert, dass es manchmal mehrere Stellen sind, von welchen die Beschwerden ausgehen. Dann muss man eben die Stellen nacheinander aufsuchen und behandeln.

Die Paraesthesien kommen schon bei Kindern vor und sonst in allen Altern, in allen Ständen, unter Gebildeten und Ungebildeten. Es ist leicht zu begreifen, dass sie sich bei Menschen mit reizbareren Nerven, den Neurasthenikern eher bemerklich machen und diese in der That auch mehr belästigen.

Die Prognose richtet sich nach der Möglichkeit, eine Ursache der Beschwerden zu finden und dieselbe zu beseitigen. Die raschesten Erfolge hat man in der Regel bei den so häufigen, durch Mandelpfröpfe verursachten Erkrankungen. Bei den rein nervösen wird es mehr auf die Behandlung des allgemeinen Zustandes ankommen, was aber auch bei den anderen Formen von grosser Wichtigkeit ist, wie solches wohl aus dem Gesagten zu ersehen sein wird.

Bei der Behandlung des Allgemeinzustandes werden wieder

die roborirenden Kuren im Gebirge, Seeluft, Wasserkuren oder die lauen Thermalbäder in Frage kommen, je nach dem Grundleiden. Sonst wird man innerlich Brom geben in seinen verschiedenen Salzen, Arsenik, Chinin, Eisen u. s. w.

Die örtliche Behandlung muss sich vor Allem die Beseitigung der als Quelle der Beschwerden erkannten Erkrankungen nach den Regeln der Kunst angelegen sein lassen, wie sie in den betreffenden Abschnitten geschildert wurden. Man kann daneben auch örtlich beruhigende Mittel in Form von Pinselungen, Gurgelwassern, Nasenbädern anwenden, so Lösungen der Bromsalze, Kokain, Menthol u. s. w.

Bei der rein nervösen Form ist eine örtliche Behandlung ebenfalls hie und da angebracht. Abgesehen davon, dass manche nervöse Kranke nicht zufrieden sind, wenn die von ihnen so gefürchtete kranke Stelle nicht berücksichtigt wird, so wirken diese Massnahmen manchmal auch wirklich sehr beruhigend durch Suggestion. Ich behandele seit Jahren eine Frau mit schmerzhaften Beschwerden im Schlunde. Sie giebt jedesmal eine ganz bestimmte, aber wechselnde Stelle in der Gegend der rechten Mandel als Schmerzpunkt an, ohne dass man örtlich irgend etwas Krankhaftes sehen oder nachweisen könnte. Ich bestreiche ihr die angegebene Stelle dann ein wenig mit *Lapis mitigatus*, worauf sie in der Regel für eine ganze Zeit lang Ruhe hat.

Jedenfalls mache man mit den schmerzstillenden Mitteln, namentlich mit dem Kokain, nur kürzere Versuche. Ich habe zwar eine Anzahl Fälle von Reizhusten durch die örtliche Anwendung von Kokain oder Morphium im Kehlkopf geheilt, meist wird man aber besser thun, bald zu einer Bestreichung der Hinterwand mit *Lapis mitigatus* oder Ähnlichem überzugehen.

c) Die Erkrankungen der motorischen Nerven.

Die Ursache einer motorischen Störung in den oberen Luftwegen kann eine periphere oder eine centrale sein, letztere trifft entweder den Faserverlauf von der Medulla bis zu der Rinde oder diese allein. Die periphere Lähmung ist eine Erkrankung des ersten Neuron, die centrale eine solche der Leitung in den sekundären Neuronen; eine Erkrankung der Rinde lähmt die psychischen Impulse, die Erzeugung der willkürlichen Bewegungen. Die Krankheiten des peripheren Neuron unterscheiden sich dadurch von denen der centralen, dass jene immer zu einer Atrophie der Muskeln führen, während die der centralen Bahnen dies wohl nur dann anscheinend thun, wenn zugleich auch das erste Neuron erkrankt ist. Die Erkrankungen der zweiten, höher gelegenen Neurone schliessen, wenn die Nervenbahn durch dieselbe unter-

brochen ist, den Einfluss des Willens auf die Peripherie aus.[1])
Die Möglichkeit, die Glottis z. B. zu schliessen, besteht weiter,
aber sie wird nicht geschlossen, weil der Wille nicht hingelangen
kann. Die Stimme kommt aber auch schon deswegen nicht zu
Stande, weil nach Ausschluss der cerebralen, die bulbäre Innervation, in welcher die Erweiterung überwiegt, thätig bleibt, die
Stimmlippen stehen in der Erweiterung-, das heisst in der sogenannten Kadaverstellung.   Einzelne Bahnen für den Willen
sind in vielen Fällen doch noch erhalten. Eine hysterisch Aphonische kann einen lauten Ton bei dem Versuch zu sprechen nicht
hervorbringen, sie kann aber, wie GERHARDT in zwei Fällen beobachtet hat, das Gewollte singen oder sie kann in der Regel
wenigstens laut husten, was doch durch dieselbe Bewegung der
Glottisschliesser zu Stande kommt; sie kann bei der Untersuchung
laut „Hä" sagen, während sie vorher und nachher nicht den geringsten Ton hervorbringt; eine dritte aphonische Kranke von
GERHARDT träumte mit lauter Stimme.

Eine Thatsache, auf welche man ferner bei der Beurtheilung
der Lähmungszustände sein Augenmerk richten muss, sind die
bei den Lähmungen auftretenden sekundären Kontrakturen der
Antagonisten der gelähmten Muskeln; dieselben werden besonders
bei den Kehlkopflähmungen zur Sprache kommen.

a) Die Akinesen und Hypokinesen, Paralysen und Paresen, Lähmungen und Schwäche.

Da die Paralyse nur eine gesteigerte Parese ist und beide
Zustände vielfach in einander übergehen, so werde ich die Beiden
in dem Folgenden nicht trennen. Erwähnen möchte ich nur die
von JOLLY beschriebenen Fälle von Pseudoparalysen, die sich
durch eine grosse Ermüdbarkeit der Muskeln auszeichnen; in dem
einen Falle waren auch die Schlundmuskeln betheiligt, der Kranke
starb an einem steckengebliebenen Bissen.

Die vom Gehirn ausgehenden Lähmungen in den oberen Luftwegen, die der Zunge ausgenommen, sind nicht häufig. Sie werden
im Gehirn durch entzündliche und andere degenerative Vorgänge
oder durch Kontinuitätstrennungen hervorgerufen, wie durch
Apoplexien und Tumoren.

Wenn wir mit den Rindenstörungen beginnen, so kommen
aetiologisch die Hysterie, die mit ihr vielleicht identische traumatische Neurose und die Neurasthenie in Frage. Ein Fall einer
reinen Rindenläsion durch Entzündung oder Kontinuitätstrennung
mit Lähmungen in den oberen Luftwegen ist nicht bekannt; die
anderen genannten Ursachen finden sich aber recht häufig. Wir
kennen indessen bis jetzt keinen pathologisch-anatomischen Befund,

---

[1]) Ich bitte zu diesem Abschnitt Fig. 8, Seite 39 vergleichen zu wollen.

der sie erklärt. Sie rufen, den anatomischen Verhältnissen entsprechend, doppelseitige, oder gelegentlich, bei der Hysterie z. B., halbseitige Erkrankungen hervor. Ich selbst habe eine einseitige Lähmung des Lateralis bei einem hysterischen Sänger gesehen. Hysterische Lähmungen werden aber als Rindenstörung nie die Respiration befallen können, da diese von dem verlängerten Mark beherrscht wird, sondern nur die Phonation. Es ist bei den hysterischen Lähmungen freilich nicht zu beweisen, dass sie immer nur von der Rinde aus hervorgerufen werden. Der Nerv könnte vielleicht auch zeitweise in seinem Verlaufe erkranken durch ein umschriebenes Oedem, wie man das ähnlich bei Hysterischen auch sonst zu beobachten Gelegenheit hat.

Man muss indessen die hysterischen Fälle von denen unterscheiden, bei welchen das Centralorgan nur als Fernsprechamt dient, wie bei den sogenannten hysterischen Erkrankungen, welche von den Genital- und anderen Organen ausgelöst werden. Die Fälle sind klinisch oft nicht leicht zu trennen. Wenn aber eine hysterische Aphonie auf die gewöhnlichen Mittel nicht vergehen will, so ist meiner Erfahrung nach in der Regel wenigstens nicht die sekundäre Kontraktur der Antagonisten daran Schuld, wie Luc annimmt, sondern eine Erkrankung des Genitalapparats. Man wird dann fast immer eine Verengerung des Cervikalkanals finden oder eine Retroversio oder -flexio uteri. Nur in selteneren Fällen sind es Erkrankungen der Eierstöcke oder eine Metritis oder Endometritis, nach deren Heilung die Aphonie von selbst verschwindet oder auf die vorher unwirksam gewesene örtliche Behandlung nun günstig reagirt. Ich habe oft die Stimme wiederkommen sehen in dem Momente der Aufrichtung des Uterus oder auch direkt nach der Erweiterung des Cervikalkanals durch Bougies.

Dass diese Art hysterischer Erkrankungen mehr unter die Fernwirkungen gehört, darüber habe ich mich bei der allgemeinen Aetiologie schon ausgesprochen.

Die übrigen Gehirnerkrankungen, welche Lähmungen verursachen, finden wir in den unter der Rinde liegenden Theilen, in dem Faserverlauf durch den Stabkranz, die innere Kapsel, die Schenkel, zu den Pyramidenbahnen bis in den Pons und die Medulla. Erkrankungen im Pons, der Kreuzungsstelle der vom Gehirn kommenden Fasern können, auch wenn sie umschriebene sind, doppelseitige Lähmungen hervorrufen, während die in der Medulla in der Regel einseitige sein werden. Im Verlauf dieser Faserzüge kommen sehr häufig Unterbrechungen vor, besonders durch multiple Sklerose, durch Blutergüsse bei Apoplexien oder durch Tumoren, unter welchen die syphilitischen nicht gerade sehr selten sind. Pernewan hat unter 34 Kranken mit allgemeiner Paralyse sieben Mal Bewegungsstörungen im Kehlkopf gefunden. Die Lähmungen, die sie verursachen, treten unter dem Bilde der Pseudobulbärparalyse ohne Muskelatrophie auf. Je weiter nach der Rinde zu die Erkrankung sitzt, desto weniger werden wir eine Betheiligung anderer Gebiete finden, dagegen werden die in der inneren Kapsel befindlichen Erkrankungen wohl immer mit begleitenden Erscheinungen von Seiten anderer Nerven verbunden sein, weil an ersterer Stelle die Bahnen noch räumlich getrennt, in letzterer aber auf einen kleinen Raum zusammengedrängt sind.

Die centralen Lähmungen sind in der Regel halbseitige, nur im Kehlkopf hat man noch keinen unanfechtbar bewiesenen Fall halbseitiger centraler Lähmung gesehen, so wahrscheinlich deren Vorkommen an und für sich wäre. Ich habe die Frage schon in der Physiologie besprochen und werde auf dieselbe gleich zurückkommen.

Centrale Zungenlähmungen werden sehr oft bei Blutungen und Erweichungen im Gehirn beobachtet. Da das Hypoglossuscentrum dicht unter dem für den Facialis, hinter und über dem der Sprache liegt und da auch die Bahn des Nerven in der Gegend des vorderen Theiles des Linsenkerns sehr nahe bei der Sprachbahn verläuft, so begreift sich leicht, warum so oft Sprache und Zunge gleichzeitig gelähmt sind; die Bahn durchläuft zudem auch den Lieblingssitz der Apoplexien. Dass beide Bahnen nicht ganz zusammenfallen, beweisen die beobachteten kleinen Herde, welche nur Sprachstörung bei intakter Zungenbewegung hervorrufen. Die Hypoglossusbahn wird nicht so selten durch Tumoren in dem Pons getroffen, besonders sind es wieder Gummi oder auch sonstige Erkrankungen, wie Blutungen u. s. w., welche die Ursache abgeben. Alle diese Erkrankungen fasst man zusammen unter dem Namen Pseudobulbärparalyse. Diese unterscheidet sich, wie aus der Fig. 8 Seite 39 hervorgeht, von der wirklichen Bulbärparalyse durch den Mangel der Muskelatrophie. Nach H. Oppenheim sind die Zungenlähmungen oft auch durch multiple Sklerose bedingt.

Bekannter, weil häufiger vorkommend, sind die Erkrankungen der Medulla, welche Schuld an Lähmungen sind. Es kommen da vor allem in Betracht die Erkrankungen durch Tumoren, insbesondere durch Gummigeschwülste, ferner die multiple Sklerose, die amyotrophische Lateralsklerose und, wenn vorzugsweise die Hinterstränge ergriffen sind, die Tabes. Diese spielt unter den Ursachen der mannigfachsten nervösen Störungen in den oberen Luftwegen vielleicht die wichtigste Rolle. Es ist bekannt, dass sie auf einer Entartung der sensiblen Hinterstränge des Rückenmarks beruht und dass sie daneben die primären, meistens sensiblen und einige motorische Bahnen des Rückenmarks, der Oblongata und die Sinnesnerven befällt. Von vielen Autoren, namentlich von Fournier und Erb wird sie, wenn auch nicht zu den syphilitischen, so doch zu den metasyphilitischen Krankheiten gerechnet. Erb stützt sich dabei auf die statistisch von ihm festgestellte Thatsache, dass unter seinen 700 Tabeskranken 90,35 Procent luische

Anamnese aufwiesen, während unter 6000 von seinen sonstigen Kranken, die Schütz zusammengestellt hat, sich nur 22 Procent befanden, wobei freilich alle zweifelhaften Fälle, die z. B. nur Schanker ohne festgestellte Folgen hatten, mitgezählt sind. Es scheint, dass die Syphilis bei ihrer Heilung eine Disposition im Körper hinterlässt, durch welche die besonderen ursächlichen Schädlichkeiten der Tabes eher zur Wirkung kommen. Zu diesen besonderen Schädlichkeiten gehören vor Allem: Traumen, Erkältungen der Beine und Überanstrengungen, sowohl körperliche, als auch geschlechtliche. Eine von Storbeck angefertigte Statistik aus der v. Leyden'schen Klinik ergiebt unter 108 Kranken 30,6 Syphilitische gegen 69,4 Nichtsyphilitische. v. Leyden und seine Anhänger gestehen der Lues keinen grösseren Einfluss zu, als den anderen Schädlichkeiten; die Tabes nach Syphilis zeige keinen anderen Verlauf, als die typische, höchstens dass nach ihrer Ansicht früher Okulomotoriuslähmungen auftreten und die von Erb erzielten, günstigen Erfolge der antiluischen Behandlung seien den gleichzeitig angewendeten anderen Mitteln, *Argentum nitricum* und der Elektricität zuzuschreiben. Grimm hat in Japan, wo die Lues sehr verbreitet ist, nur drei Fälle von Tabes gesehen. Der Streit über diese Frage dauert noch an, ist aber wegen der Indikation einer antiluischen Behandlung doch von grossem Interesse.

Die Tabes kann sich im Beginn in den verschiedensten Nerven des Körpers zeigen; nicht ganz selten sind gerade die des Kehlkopfs zuerst erkrankt und bleiben es mitunter sehr lange als einziges Zeichen der Krankheit. Cherschewsky hat in 13 Fällen von beginnender Tabes neun Mal Lähmungen an dem Recurrens beoachtet; Semon berichtet über einen Fall, der 15 Jahre nur im Kehlkopf Symptome hatte. Die Tabes tritt in den oberen Luftwegen unter der Form von Lähmungen, besonders solchen des *Nervus recurrens* und der Larynxkrisen, *Crises laryngées,* auf. (Der Name ist ja nicht sehr passend gewählt, denn mit dem, was man sonst in der Medicin unter Krisis versteht, hat dieses Symptom gar nichts zu thun; er ist aber einmal angenommen und kann ohne Schaden auch beibehalten werden, wenn man den richtigen Begriff damit verbindet.) Bei den Krisen klagen die Kranken über ein Stechen oder Kitzeln im Kehlkopf, das sich zu Husten steigert, der, immer heftiger werdend, schliesslich zu einem Erstickungsanfall führt, bei dem sich einige krähende inspiratorische Töne hören lassen und häufig eine Bewusstlosigkeit eintritt. Mitunter beschränkt sich der Anfall auf einen heftigen Husten mit inspiratorischem Ton. Die Pausen zwischen den einzelnen Anfällen der Larynxkrisen sind verschieden lang, es können Jahre, Wochen und Tage dazwischen liegen. Über die Natur dieser Krisen hat man verschiedene Ansichten aufgestellt. Burger hat in seinem noch öfter zu erwähnenden trefflichen Buche: „Die laryngealen Störungen der *Tabes dorsualis*", meiner Ansicht nach mit sehr guten Gründen nachgewiesen, dass es sich dabei um einen Glottiskrampf handeln müsse. IRA VON GIESON und andere unterscheiden eine spasmodische und eine paretische Form. Ich komme später noch darauf zu sprechen, dass die Tabes von den Kernen der Medulla aus öfter eine halbseitige, nicht so ganz selten auch eine doppelseitige Lähmung des *Nerv. recurrens* bewirkt. Auf diese Erfahrung hin haben viele Kollegen geglaubt, annehmen zu müssen, dass es sich bei den Krisen um eine Lähmung der Erweiterer handele. Abgesehen von manchen anderen Gründen, die dagegen sprechen, finden sich bei den doppelseitigen Posticuslähmungen, denn nur um die könnte es sich wegen der starken Athemnoth handeln, ganz andere Symptome; bei den Krisen ist die Dyspnoe nämlich keine andauernde, sondern tritt in Anfällen auf, die als intermittirende Lähmung schwer zu erklären sein dürften, weil doch der Nerv schon für das Zustandekommen der Lähmung sicher bereits so entartet sein müsste, dass er nicht intermittirend wieder Jahre lang ganz funktionsfähig werden kann. Ferner treten die Krisen auch meistens nach Einwirkung von Reizen auf, sowohl äusserer als auch centraler, wie das Anfassen eines kalten Gegenstandes, heisses Essen und Trinken, Sprechen, Berührung der Nasenschleimhaut oder psychische Affekte. In dem Falle KRISHABER's sind die Anfälle so stark gewesen, dass die Tracheotomie gemacht werden musste. Dadurch, dass die Anfälle nach der Operation fortbestanden, bewies dieser Fall aber ferner, dass der Glottisschluss allein nicht die Ursache der Krisen zu sein braucht, sondern dass sich wahrscheinlich auch ein Krampf des Zwerchfells dazugesellt. OPPENHEIM giebt an, dass man fast in allen Fällen mit Larynxkrisen den charakteristischen Druckschmerz am Rande des Sternocleidomastoideus findet. Der *Laryngeus superior* darf natürlich nicht mit erkrankt sein, sonst können Reflexe nicht ausgelöst werden, da er bekanntlich der sensible Nerv für den Kehlkopf ist. Dass die Erhaltung der Sensibilität für das Zustandekommen der Kehlkopfkrisen nöthig ist, haben B. FRÄNKEL und KRAUSE indirekt dadurch bewiesen, dass sie durch eine örtliche, sedative Behandlung die Häufigkeit der Anfälle sehr vermindern konnten.

Von den Larynxkrisen muss man die Anfälle von Athemnoth unterscheiden, die eine Folge der doppelseitigen Posticuslähmungen sind. Bei diesen ist die Athemnoth eine beständige, macht sich höchstens in der Ruhe nicht so sehr bemerklich; die Stimmlippen liegen dicht an einander, während der Kehlkopf bei Tabes zwischen den eigentlichen Krisen bei gut beweglichen Stimmlippen normal aussehen kann. In Fällen von doppelseitiger Posticuslähmung ist die Stimmritze so eng, dass schon eine geringe Schwellung, z. B. bei einem Katarrh, hinreichen kann, einen ziemlich plötzlich auftretenden Erstickungsanfall hervorzurufen, der dann allerdings grosse Ähnlichkeit mit einer Krise hat.

Zu den beschriebenen Krisen gesellen sich noch solche in anderen Organen hinzu, die aber mitunter auch von Anfang an allein vorhanden sein können. Es sind das die Herzkrisen mit sehr beschleunigtem unregelmässigem Puls, die Magen- und Darmkrisen mit heftigen, in der Magengegend sitzenden Schmerzen und mit Erbrechen, die Nierenkrisen, die den Nierensteinkoliken sehr gleichen; ganz unmotivirte plötzliche Stuhlgänge ohne Schmerzen sind nach EDINGER ein besonders charakteristisches Symptom der beginnenden Tabes.

Wenn auch, wie erwähnt, die Kehlkopferscheinungen hie und da lange Zeit allein vorhanden sein können, so vermisst man doch in den meisten Fällen die anderen zu der Tabes gehörenden Erscheinungen nicht. Es ist bekannt, dass Tabiker oft schon früh Pupillenverengerung und anaesthetische Stellen in der Haut zeigen, dass sie bei geschlossenen Augen leicht ins Schwanken gerathen, sich namentlich mit geschlossenen Augen nicht umdrehen oder rückwärts gehen können (ROMBERG'sches Symptom), dass man ferner bei ihnen die Sehnenreflexe vermisst, besonders die der Patellarsehnen (WESTPHAL'sches Symptom), dass sie an lanzinirenden Schmerzen leiden, dass oft schon frühe die Harnentleerung beeinträchtigt ist, ebenso wie die Fähigkeit, Schmerz zu empfinden und dass das Muskelgefühl schon früh leidet.

Wenn zu dem Arzte ein Kranker kommt mit engen Pupillen, die auf Licht kaum, auf Akkommodation aber oft noch ganz gut reagiren, wenn bei ihm die Sehnenreflexe fehlen und er eine unvermuthete Berührung mit einem Bleistift oder einer Nadel nicht empfindet, so ist die Diagnose Tabes so gut wie sicher; schwankt er dann noch bei geschlossenen Augen, so ist eine andere Diagnose überhaupt nicht mehr möglich. Ist gar erst einmal Ataxie eingetreten, so kann von einer Verkennung der Krankheit gar nicht mehr die Rede sein.

Die Prognose ist schlecht; die Tabes ist eine progressive Krankheit, sie kann freilich trotzdem zeitweise stillstehen und, da nicht alle Fasern eines Nerven zugleich zu Grunde gehen, sogar vorübergehende Besserungen durch Übung der noch übrig gebliebenen Muskel- oder Nervenfasern zeigen. Nur in wenigen Fällen sind Kranke in der Kehlkopfkrise gestorben.

Auf die viel umstrittene Behandlung der Tabes einzugehen, liegt ausserhalb des Rahmens dieses Buches.

Ob die Diphtherie Zerstörungen der Nerven bis in die Medulla hinein hervorruft, steht dahin. LUC nimmt es an, wenn er auch meint, dass sie die peripheren Nerven häufiger ergreife.

Von der Medulla aus erkrankt die Zunge bei der Bulbärparalyse, welche ihren Namen Glossopharyngolabialparalyse von der vorwiegenden Betheiligung der Zunge trägt; die Lähmung der Zunge ist oft das erste Symptom der Krankheit. Die Kern-

erkrankung ruft natürlich auch in den Zungenmuskeln die Amyo-
trophie, den Muskelschwund, hervor.

Bei verschiedenen Erkrankungen des Rückenmarks werden
nervöse Störungen in den oberen Luftwegen beobachtet; ich habe
sie zum Theil schon erwähnt, und möchte hier nur noch anführen,
dass auch bei der *Syringomyelie* sensible und motorische Erkrankungen im Halse gefunden worden sind. Die Ersteren haben das
Charakteristische, dass in der Regel auch das Temperaturgefühl,
sowie die intralaryngeale Reflexerregbarkeit herabgesetzt erscheinen, und dass mancherlei Paraesthesien in ihrem Gefolge vorkommen. H. SCHLESINGER hat ein- und doppelseitige Rekurrenslähmungen dabei beobachtet und F. MÜLLER konnte bei einem
Kranken bulbäre Symptome, Parese des rechten Gaumensegels
und des rechten Rekurrens, mit Hemiatrophie und Hemiparese
der Zunge und Herabsetzung der Reflexe im Schlund und Kehlkopf feststellen. Ich hatte vor mehreren Monaten Gelegenheit,
einen interessanten hierher gehörenden Fall zu beobachten. Es
handelte sich um ein 18jähriges Mädchen, welches mit Klagen
über eine seit acht Wochen bestehende Heiserkeit zu mir kam.
Ich fand eine rechtsseitige Rekurrenslähmung, die Stimmlippe
stand ungewöhnlich weit nach aussen und in Folge dessen war
die Luftverschwendung beim Sprechen eine sehr auffallende.
Ausserdem war das rechte Gaumensegel gelähmt und eine Hypaesthesie der Schlundschleimhaut vorhanden. EDINGER, der die
Güte hatte, die Kranke genau zu untersuchen, fand eine deutliche
Gefühlsstörung auf der ganzen rechten Gesichtshälfte, auf der
Schulter und dem oberen Theil des Thorax; erstere wohl in Folge
der Betheiligung der aufsteigenden Trigeminusfasern. Die Herabsetzung betraf mehr den Temperatursinn, doch war auch der
Tastsinn nicht ganz unversehrt. Ferner fand er eine gewisse
Muskelschwäche aller Muskeln des Schultergürtels, rechts und
links mit erhöhter mechanischer Erregbarkeit. Er stellte die
Diagnose auf Syringomyelie, da er auch noch ein nach seiner
Ansicht sehr häufiges Symptom der Krankheit feststellen konnte:
eine Verkrümmung des Abschnittes der Wirbelsäule, dessen Muskeln atrophisch sind, in diesem Falle also des unteren Hals- und
oberen Brusttheils.

Eine der charakteristischsten Erscheinungen bei der Syringomyelie sind bekanntlich die Panaritien an den Endphalangen der
Finger; ausserdem finden sich auf der äusseren Haut dieselben
nervösen Störungen, wie im Hals.

Die das erste Neuron, also die Ganglienzellen in den Kernen
der Medulla, den eigentlichen Nerv und die Endäste desselben
betreffenden Erkrankungen, haben das Gemeinsame, dass sie alle
mit Muskelatrophie einhergehen und sich hierdurch von denjenigen der superponirten Neurone, d. h. der weiter centralwärts
gelegenen Bahnen, unterscheiden, da diese Letzteren k e i n e Muskel-

atrophie bedingen. Die Nervenkerne liegen in der Medulla so nahe an einander, siehe Fig. 9 Seite 40, dass es nicht zu verwundern ist, wenn mehrere derselben zusammen erkranken. In dem Wirbelkanal kreuzt der *Nerv. accessorius* den *Hypoglossus* in der Höhe des Atlas, während an dieser Stelle der *Vagus* ziemlich weit entfernt ist, so dass eine hier einwirkende Ursache wohl eine Lähmung der beiden ersteren Nerven ohne Betheiligung des *Vagus* hervorrufen könnte. Ganz in der Nähe läuft die *Art. vertebralis* vorbei. Bei dem Austritt aus der Medulla und noch mehr bei dem Verlassen des Schädels liegen hingegen der Glossopharyngeus, der Vagus und der Accessorius so dicht bei einander, dass sie an dieser Stelle leicht von derselben Ursache aus gleichzeitig gelähmt werden können.

Die Schädlichkeiten, welche den peripheren Verlauf der motorischen Nerven treffen, sind bei Weitem die häufigsten und zwar kann die Nervenleitung durch die mannigfachsten Vorgänge beeinträchtigt werden. Die Nerven können gleich beim Austritt aus dem Gehirn durch entzündliche Processe oder Tumoren an der Hirnbasis leiden, in Folge von Erkrankungen der Knochen in den Kanälen, durch die sie verlaufen, ferner durch die gleichen Vorgänge auch an der Unterseite des Schädels. Unter den Tumoren, welche da in Frage kommen, sind die Krebse, Sarkome und ganz besonders die Gummi diejenigen, an welche man immer zuerst denken muss. Die motorischen Nerven erkranken ferner in ihrem weiteren peripheren Verlaufe nicht selten durch Tumoren mancherlei Art, die sich an sie anlegen oder durch Entzündungen in ihrer Umgebung, welche das Neurilem in Mitleidenschaft ziehen oder durch solche Geschwülste, welche direkt den Verlauf des Nerven ganz unterbrechen, wie es auch durch Traumen geschieht. Die gewöhnlichste Ursache liegt aber in den Infektionskrankheiten, sowie in Vergiftungen, z. B. durch Blei und in Erkältungen, doch hat die letztere Ursache nicht die Wichtigkeit, wie Ärzte und Laien bis vor Kurzem angenommen haben. Es ist allgemein bekannt, welche Rolle die Diphtherie und die Influenza bei dem Zustandekommen sehr ausgedehnter Lähmungen der motorischen und sensiblen Nerven spielen, gelegentlich aber auch einfache Anginen und andere Erkrankungen, wie Pneumonie. Auf einige weitere Schädlichkeiten werde ich bei den einzelnen Nerven noch zu sprechen kommen.

Die motorische Wurzel des Trigeminus kommt selten in Frage; viel häufiger sehen wir periphere und centrale Lähmungen des Facialis. Ist das Gaumensegel bei denselben nicht betheiligt, so kann man annehmen, dass die Ursache in dem peripher von dem Knie gelegenen Theile des Nerven sitzt, denn die das Gaumensegel versorgenden Fasern gehen, soweit wir das jetzt wissen, durch das Knie und den *Nervus petrosus superficialis major* nach dem *Ganglion sphenopalatinum*. Der Glossopharyngeus erkrankt in seinem motorischen Theile selten isolirt. Fast alle seine motorischen Fasern gehen nämlich in dem *Plexus pharyngeus* auf, der den Hauptantheil seiner motorischen Bestandtheile wohl von dem *Vago-Accessorius* erhält.

Der bei Weitem wichtigste motorische Nerv der oberen Luftwege ist der Vagus. Schon bald nach seinem Austritt aus der Medulla tauscht er Fasern mit dem Accessorius aus und vereinigt sich dicht unter dem *Foramen jugulare* so innig mit diesem Nerven, dass man weiter abwärts von einer isolirten Lähmung der Beiden nicht mehr sprechen kann.

Schädlichkeiten, die den Stamm des Vagus unterhalb der Vereinigung mit dem Accessorius treffen, haben eine Lähmung sämmtlicher Kehlkopfmuskeln zur Folge, vorausgesetzt, dass sie noch über der Stelle einwirken, wo sich der *Laryngeus superior* von dem Vagus trennt; solche Erkrankungen, die den Stamm zwischen dieser Stelle und der der Abzweigung des Rekurrens befallen, müssen im Kehlkopf dieselben Erscheinungen zur Folge haben, wie die, welche den Rekurrens in seinem Verlaufe treffen.

Krankheiten, die die Leitung in dem Stamme des Vagus schädigen, rufen aber in der Regel noch eine ganze Reihe anderer Erscheinungen in dem von den Nerven ausserhalb der oberen Luftwege versorgten Gebiete hervor. Eine der häufigsten Erscheinungen bei Lähmungen des ganzen Nerven ist eine entweder anfallsweise auftretende oder dauernde Beschleunigung des Pulses, vorausgesetzt, dass im Zustande des Herzens und der Arterien kein Grund für eine solche liegt (EDINGER); bei Reizungen des Nerven wird man das Gegentheil, eine Verlangsamung oder ein Aussetzen des Pulses beobachten. Beide Zustände können auch durch die entgegengesetzten Erkrankungen des Sympathicus verursacht werden, eine Beschleunigung des Pulses durch Reizung des Sympathicus und eine Verlangsamung durch Lähmung. Man muss sich bei der Beurtheilung des einzelnen Falles an diese Möglichkeit immer erinnern, aber auch daran, dass die Krankheiten des Vagus die häufiger vorkommenden sind. In dem Brustraum ruft die Reizung des centralen Vagusstumpfs eine akute Lungenblähung durch die Kontraktion des Zwerchfells hervor, wie dies RIEGEL und EDINGER zuerst nachgewiesen haben. Nach ihnen ist die Bronchialmuskulatur an dem Zustandekommen dieser Lungenerweiterung nur in geringem Maasse betheiligt. LAZARUS hingegen hat bekanntlich durch seine Versuche die BIERMER'sche Ansicht bestätigen können, dass auf die Reizung der Vagusäste eine Erhöhung des Drucks im Bronchialbaum entsteht, die er mit BIERMER im Gegensatz zu RIEGEL und EDINGER der Zusammenziehung der Bronchialmuskeln zuschreibt. Die Lähmung der Lungenfasern des Vagus scheint sich besonders in langsamen dyspnoischen Athemzügen mit Blähung der Lunge und erschwertem Ausathmen zu erkennen zu geben. Die gleichzeitige Erkrankung der Herz-

und Lungenfasern bringt das Krankheitsbild des *Asthma cardiacum*
hervor: hochgradige Pulsbeschleunigung mit Lungenblähung.
Das *Asthma cardiacum* ist indessen häufiger die Folge von Atheromatose der Koronararterien, von Klappenfehlern oder Myokarditis.

Es scheint beinahe sicher, dass doppelseitiges Ergriffensein
des Vagus nöthig sei zum Zustandekommen der Vaguserscheinungen,
dafür sprechen die Erfahrungen der Chirurgen bei einseitigen
Durchschneidungen des Nerven. Das Bild der Vaguserkrankungen
ist noch nicht so feststehend, dass nicht noch eine Anzahl gut
beobachteter Fälle recht wünschenswerth wäre. Besonders sind
auch die Erscheinungen, welche die Betheiligung der Magen- und
Darmäste hervorbringt, noch nicht genügend bekannt. Es scheint,
dass die peristaltische Unruhe des Magens, ein Theil der nervösen
Dyspepsien, die gastrischen Krisen der Tabiker, vielleicht auch
einzelne Fälle von Polyphagie hierher gehören, ferner die Anfälle
von Druck und Völle in der Magengegend mit gelegentlichem
Erbrechen und beschleunigten Stühlen. Die Magensymptome lassen
übrigens einen Schluss auf Vaguserkrankung nur dann zu, wenn
auch noch Zeichen von Störungen der Lungen- und Herzäste daneben bestehen. Treten alle Vagussymptome, oder doch die
Lungen- und Herzstörungen gemeinsam, anfallsweise auf, so stellen
sie ein schweres Leiden dar, das den Patienten sehr beängstigt
und dem Arzte vielfach Gelegenheit zum therapeutischen Eingriffe
geben kann (EDINGER).

Von den Ästen des Vagus erkrankt der motorische Theil
des *Laryngeus superior* selten allein, da ihn eine Schädlichkeit nur
auf einer kurzen Strecke gesondert treffen kann. Es kommen da
fast nur Gummi oder andere Tumoren oder Verletzungen in Betracht. NEUMANN hat einen Selbstmörder gesehen, der gerade an
dieser Stelle eingeschnitten hatte.

Der linke *Nervus inferior* ist durch seinen langen Verlauf
Schädlichkeiten mehr ausgesetzt, als der rechte oder die Superiores und erkrankt daher am häufigsten von allen Vagusästen.
Es können hier erstens neuritische Processe in Frage kommen.
LANDGRAF hat einen Fall beschrieben, in dem die Sektion gar
keine andere Ursache als Neuritis ergab. Man findet dieselbe
am Häufigsten bei Diphtherie, Influenza, Typhus und den anderen
akuten Infektionskrankheiten, auch nach anscheinend einfachen
Anginen, Erkältungen und Bleivergiftungen. Zweitens können die
den Nerven benachbarten Organe oder die Umgebung von Geschwülsten entzündlich erkranken und die Entzündung kann sich
auf das Neurilem fortsetzen oder die Nervenfasern werden bisweilen
auch durch das Wachsthum der Geschwulst unterbrochen. Von
entzündlichen Processen sind es besonders die von den Lymphdrüsen, von Strumitis und Peristrumitis oder von Tumoren der
Schilddrüse ausgehenden, die den Rekurrens schädigen. Die ketten-
förmig zwischen Luft- und Speiseröhre angeordneten Lymphdrüsen

sind für beide *Nervi recurrentes* gefährlich, beide können gleich
zeitig durch dieselben erkrankt sein; für den rechtsseitigen Nerven
kommen in ursächlicher Beziehung noch hinzu die im *Trigonum
colli* über der Lungenspitze liegenden Drüsen. Die Lymphdrüsen
erkranken am häufigsten in Folge von Adenitis, von Tuberkulose,
wozu auch die Skrophulose gehört und dann in Folge von Geschwülsten. Der rechte Rekurrens wird ferner besonders häufig
durch pleuritische Schwarten an der Spitze einer phthisischen
Lunge geschädigt, sehr selten durch ein Aneurysma der Subclavia,
der linke theils durch grosse akute Pleuraergüsse, theils durch
pleuritische Verdickungen in und um den Hilus der linken Lunge
und auch durch perikarditische Exsudate. Geschwülste sind eine
der gewöhnlichsten Ursachen von Erkrankung der Rekurrentes
und zwar ist bei den intrathoracischen natürlich immer in erster
Linie der linke Nerv erkrankt; der rechte nur in Ausnahmefällen.
Unter den in Frage kommenden Geschwülsten sind die Gummi
und Oesophaguskrebse die häufigsten; auch die intrathoracischen,
tuberkulösen Lymphdrüsentumoren erreichen bisweilen die Grösse
einer Faust, so dass man ihre Anwesenheit hinter der vorderen
Brustwand perkussorisch feststellen kann. Die in dem obersten
Theil der Speiseröhre nicht weit unter dem Kehlkopf sitzenden
Krebse können ebenfalls doppelseitige Lähmungen hervorrufen, indem der Tumor entweder beide Rekurrentes direkt in Mitleidenschaft zieht oder der Nerv der einen Seite durch sekundär krebsig
infiltrirte Lymphdrüsen geschädigt wird. Bei kleinen Kindern
wird man auch an Veränderungen in der Thymus denken müssen.
    In sehr vielen Fällen ist die Lähmung des linken Rekurrens
durch das Vorhandensein eines Aortenaneurysma bedingt, weshalb wir Laryngologen in der Regel viel mehr dergleichen Fälle zu
sehen bekommen, als die anderen Ärzte. TRAUBE hat diese Krankheit
schon 1860 bei zwei lebenden Kranken gefunden. Ich möchte hier
auf die Symptome und die Diagnose der genannten Aneurysmen
etwas näher eingehen, sowie auf die Differentialdiagnose von anderen
Tumoren, da, wie ich aus vielfacher Erfahrung weiss, unter den
Kollegen namentlich über die Diagnose viele irrthümliche Vorstellungen bestehen. Die landläufige Ansicht, dass ein Aneurysma
mit einem aneurysmatischen Geräusch verbunden sein müsse,
trifft an der Aorta nicht zu. Es giebt Fälle, welche so ganz
symptomlos bis zu Ende verlaufen, dass man sie überhaupt nicht
diagnosticiren kann. Andere, namentlich die an dem unteren
Umfang des Bogens liegenden, können lange Zeit als einziges
Symptom eine Rekurrenslähmung zeigen. Die Diagnose wird
leichter, je mehr sich das Aneurysma der Brustwand nähert. Dann
findet man in der Regel eine mehr oder weniger ausgebreitete
Dämpfung und Pulsation auf oder neben dem *Manubrium sterni* in
der Höhe der ersten oder zweiten Rippe. Entweder fühlt man
mit der aufgelegten Hand ein Heben und Senken der Brustwand

im Ganzen oder man kann mit den aufgesetzten Fingern die Pulsation fühlen, besonders in dem zweiten Interkostalraum neben
dem Brustbein. Man muss sich nur hüten, dass man damit nicht
die Pulsationen der eignen Finger verwechselt und auch nicht die
bei den Athmungen stattfindenden Kontraktionen der Interkostal-
muskeln. Wird das Aneurysma grösser und usurirt es gar den
Knochen des Brustbeins oder die Knorpel der Rippen, so wird
die Diagnose natürlich nicht mehr unsicher sein können.

Bei der Auskultation hört man in den meisten Fällen die
Herztöne ungewöhnlich deutlich in dem oberen Theil der Brustwand,
namentlich auf dem Manubrium, ein aneurysmatisches Geräusch
aber nur dann, wenn die Mündung des aneurysmatischen Sacks
so gegen den Blutstrom gelagert ist, dass die nöthigen Bedingungen
gegeben sind. Mitunter kann das Geräusch, wenn man es nicht
von selbst hört, durch Bewegungen hörbar gemacht werden, indem
man den Kranken seine Arme schwingen oder sich tief bücken
lässt. Wenn man ihn wieder schnell aufrichtet und er den Athem
einige Sekunden anhält, so gewinnt man so viel Zeit, um rasch
auskultieren zu können. Ich habe auf diese Art in einer ganzen
Zahl von Fällen das Geräusch bei den ersten fünf bis zehn
Schlägen gehört, nachher verschwand es wieder. Das aneurysmatische Geräusch wird man sehr oft auch links hinten unten am
Thorax über der *Aorta descendens thoracica* hören können. Unter
den peripheren Symptomen des Aortenaneurysma ist die Lähmung des linken Rekurrens fast immer das früheste und sie
bleibt oft lange Zeit das einzige Zeichen. Die Rekurrenslähmung kann in seltenen Fällen, bei abnormem Verlauf des
linken Nerven um die linke Subclavia, fehlen, dagegen bei einem
abnormen des rechten Rekurrens um den Aortenbogen auf der
rechten Seite vorhanden sein. Je nach der Lage des Sacks zu
den anderen Brusteingeweiden treten dann noch andere Zeichen
auf. So klagte einer meiner Kranken ein Jahr, ehe die Diagnose
aus sonstigen Zeichen gestellt werden konnte über eine linksseitige
Interkostalneuralgie; bei ihm verlief der Nerv wahrscheinlich um
die *Subclavia sinistra,* da er bis zum Tode nie eine Erkrankung
des Rekurrens zeigte. Ist das Aneurysma so gelagert, dass der
linke Bronchus oder die Trachea in ihrem untersten Theile gedrückt werden, so tritt Athemnoth auf; in anderen Fällen sind
es mehr die Schluckbeschwerden, welche den Kranken quälen.
Gegen das Ende zu fehlen meist beide Symptome nicht. Man
hüte sich in zweifelhaften Fällen zur Feststellung der Diagnose
die Speiseröhre zu sondiren; es sind genug Fälle bekannt geworden, in welchen durch Perforation des Aneurysma bei einer
solchen Sondirung ein plötzlicher Tod eintrat. Ein sehr charakteristisches Zeichen für Aneurysma ist die Pulsation der Trachea,
das *„tracheal tugging“,* auf welche OLIVER aufmerksam gemacht hat.
Man fühlt sie leicht als nach unten ziehende Zuckungen,

wenn man den Kopf nach hinten beugen lässt und mit Daumen und Zeigefinger den Kehlkopf in die Höhe drückt, man darf dieses Zucken aber nicht mit derjenigen Pulsation verwechseln, die sich dem Kehlkopf von den benachbarten grossen Gefässen aus mittheilt. CARDARELLI behauptet, das Tugging bei noch sehr kleinen Aneurysmen gefunden zu haben. Ein weiteres recht häufiges Zeichen bei der Krankheit ist die Veränderung des Radialpulses; entweder ist er auf der einen Seite kleiner oder man fühlt den einen kurz nach dem andern; der eine Puls kann freilich auch angeboren kleiner sein. Es giebt sehr dünne, auch anormal verlaufende *Arteriae radiales*, an die man dabei denken muss, oder es kann auch der Ursprung der grossen Gefässe in der Aorta durch *Endarteritis deformans* verengert und diese Schuld an der Verschiedenheit der beiden *Artt. radd.* sein.

Ein für Aneurysma sprechendes Zeichen ist ferner der im Augenblick der Kompression der beiden *Crurales* auf dem horizontalen Ast des Schambeins oder der *Brachiales* in dem Sitz des Aneurysma auftretende Schmerz, den ich aber häufiger bei solchen der Bauchaorta beobachtet habe.

Für die Diagnose des Aortenaneurysma kann man mitunter auch das Spiegelbild verwerthen. Ich habe in einer Anzahl von Fällen deutlich eine Verengerung der Trachea gesehen, welche durch einen mehr oder weniger umschriebenen pulsirenden Tumor bedingt war. Eine Verwechslung kann da ausser mit sonstigen Tumoren mit den Pulsationen stattfinden, welche man normal, namentlich bei etwas gebogen verlaufenden Luftröhren beobachtet.

In gar manchen Fällen ist aber die Diagnose des Aneurysma nur aus dem weiteren Verlauf und der Sektion zu stellen. Das zeigt unter anderen schon der Fall, dessen Präparat KAST und SCHEDE vor nicht langer Zeit in dem ärztlichen Verein in Hamburg vorzeigten. Bei einer 42 jährigen Dame, welche längere Zeit an Hüsteln, Herzklopfen, Athemnoth und Interkostalneuralgien gelitten hatte, gesellte sich nachher noch verschärftes Athmen über der ganzen rechten Thoraxseite hinzu, bei der Sektion wurde ein hühnerei-grosser Tumor am Hilus der Lunge um den rechten Bronchus gefunden. Hätte der Tumor ebenso an der linken Seite gesessen, so hätte leicht noch eine Rekurrenslähmung dazukommen können, und dann wäre der Fall von einem Aortenaneurysma gar nicht zu unterscheiden gewesen. Ich behandelte einst einen Amerikaner, bei welchem ich nach der Rekurrenslähmung und der linksseitigen Bronchostenose sicher auf ein Aneurysma schliessen zu können glaubte. Weder andere Kollegen, welche den Fall mit mir sahen, noch ich konnten aber je das geringste auskultatorische oder sonstige physikalische Zeichen für Aneurysma finden, so sehr und oft wir uns darum bemühten, zuletzt fünf Minuten vor seinem Tode. Bei der Sektion fand sich ein gut wallnussgrosses Aneurysma am unteren Umfang des Bogens.

Dringen die Aneurysmen in die Lungenspitze oder in die Wirbelsäule, oder verbinden sie sich mit Herzklappenfehlern oder Karcinomen der Speiseröhre, so wird die Diagnose immer schwieriger. Ein von ROSENSTEIN beschriebener Fall von Aneurysma mit Karcinom der Speiseröhre wurde während des Lebens für ein Pyloruskarcinom gehalten.

Für das Vorhandensein eines anderen Tumors, namentlich eines Karcinom oder Sarkom sprechen doppelseitige Lähmungen und schon früh auftretende Athembeschwerden. Starke Dyspnoe und doppelseitige Lähmung finden sich fast nur bei diesen Neubildungen. Insbesondere sind es die Krebse in dem oberen Theile der Speiseröhre oder krebsige Schwellungen der Lymphdrüsen längs der Trachea, welche die doppelseitigen Lähmungen hervorbringen. Es sind aber von TRAUBE-MUNCK, BÄUMLER und v. ZIEMSSEN auch Fälle beschrieben worden, in welchen bei doppelseitiger Stimmlippenlähmung ausser dem Aneurysma der Aorta auch noch eines der Anonyma oder der Subclavia vorhanden war. Bei den bösartigen Tumoren hat der Auswurf hie und da eine grünliche oder röthliche, an Himbeergelee erinnernde Farbe, Kranke mit Aneurysma werfen fast nie Schleim aus. Das einzige sichere Zeichen für die Anwesenheit eines Tumors sind ausgehustete Theilchen desselben, wie ich Seite 622 und 641 schon angegeben habe. KUSSMAUL erzählte mir einmal von einem Fall von Trachealkarcinom, in welchem er aus einer einzigen in dem Auswurf gefundenen Epithelperle schon sehr früh die richtige Diagnose gestellt habe; HUBER hat einen schon erwähnten Fall von Mediastinalsarkom bei einem Studenten beschrieben, der fingerlange Stücke der Geschwulst aushustete.

Die Ursache der Aneurysmen liegt in einer Erkrankung der mittleren Haut und diese scheint, was ich von v. LANGENBECK zuerst gehört habe, besonders häufig bei früher syphilitisch gewesenen Kranken vorzukommen. MALMSTEN hat gefunden, dass sich in 80 Procent der Fälle von Aneurysma der Aorta Syphilis in der Vorgeschichte ergiebt. Nach HAMPELN erlaubt ein Aortenaneurysma einen nie trügenden Rückschluss auf eine 8—20 Jahre vorausgegangene Syphilis; umgekehrt soll man es, wenn dieselbe ausgeschlossen ist oder 30—40 Jahre darüber verflossen sind, wenn auch noch so viel für ein Aneurysma spräche, mit einer anderen Geschwulst zu thun haben; mit letzterer Behauptung bin ich nicht ganz einverstanden. Es ist ohnehin bekannt, dass die Syphilis sehr bezeichnende Veränderungen, im Anfangstheil der Aorta hervorruft. BOLLINGER zeigte uns auf dem Kongress für innere Medicin in München ein sehr schönes Präparat dieser Erkrankung. Wie aber die Syphilis auf die Media wirkt, das ist noch ganz unbekannt, denn die Beobachtungen von DOEHLE, der in der Aorta durch diffuse und gummöse Entzündungen der Media oder Adventitia bedingte Einziehungen gefunden hat, harren noch der Bestätigung.

Meine Erfahrung spricht zu Gunsten der Ansicht von v. LANGEN-
BECK und MALMSTEN; die von mir behandelten Kranken waren
ohne Ausnahme früher syphilitisch inficirt gewesen. Meist kommen
aber noch Gelegenheitsursachen hinzu, unter welchen die körperlichen Überanstrengungen obenan stehen. Es ist daraus zu erklären, dass so viel mehr Männer erkranken, nach EMMERICH
67,2 gegen 32,8 Procent Weiber. Der Procentsatz bei letzteren
erscheint EMMERICH noch sehr hoch, er erklärt ihn dadurch, dass
in Bayern die Weiber so viel mehr schwere Körperarbeit leisten
müssen. Einer meiner Kranken führte den Beginn seiner Erkrankung direkt auf die Zeit einer Revolution in Mittelamerika
zurück, wo er einen ganzen Tag schwere Kisten verladen musste,
um das Eigenthum seiner Firma zu retten.

Die Symptome des Aortenaneurysma können bei tiefer Lage
überhaupt sehr verschleiert und überdies die meisten der Erscheinungen auch bei anderen Tumoren der Brusthöhle vorhanden sein,
so die Pulsation der vorderen Brustwand, die Kompressions-
erscheinungen, die Rekurrenslähmung, die Interkostalneuralgie und
das sogenannte aneurysmatische Geräusch, welches in solchen
Fällen durch eine Kompression der Aorta hervorgebracht wird.

Die Aortenaneurysmen tödten in der Regel in wenigen
Sekunden, indem sie in eine der Körperhöhlen oder in die Speise-
oder Luftröhre, am seltensten nach aussen platzen. Es kommen
auch Fälle vor, in welchen eine kleine Perforationsöffnung in dem
Sack sich wieder für kürzere oder längere Zeit schliesst und es
kann sich dieser Vorgang wiederholen, so dass in Ausnahmefällen
selbst ein Monate langes Bluthusten dem Tode vorhergehen kann,
das sonst fast nur bei Embolien oder Fremdkörpern in der Lunge
vorkommt; HAMPELN berichtet über einen Fall, der sogar $1\frac{1}{2}$ Jahre
vor dem Tode Blutspeien gehabt hat.

Die Prognose der Aortenaneurysmen ist nicht so absolut
schlecht, wie man glauben sollte. Ich habe in meinem Leben
fünf Fälle von Heilungen gesehen, deren eine nun schon über
zwanzig Jahre anhält. Ein zweiter starb später unter den Erscheinungen von Durchbruch eines Aneurysma, nachdem er eine
Zeit lang von seinen Beschwerden ganz befreit gewesen war.
Die Sektion ergab, dass er zwei aneurysmatische Säcke hatte,
deren einer ganz mit festen Gerinnseln gefüllt war; der Durchbruch war von dem zweiten aus geschehen. Die beiden Kranken
hatten längere Zeit Jodkali genommen. Ausser diesen habe ich
noch drei Fälle durch Schmierkuren in Aachen heilen sehen. Bei
dem einen derselben hält die Heilung nun auch schon zehn Jahre
an, wie ich mich vor wenig Tagen wieder überzeugen konnte.
Nach mündlicher Mittheilung hat auch v. ZIEMSSEN einen Heilungs-
fall durch eine antisyphilitische Kur gesehen. Aortenaneurysmen
können sogar spontan heilen; VOGEL führt einen spontan geheilten
Fall eines Aneurysma der Bauchaorta an.

Bisweilen erkrankt der Accessorius auf der Strecke vor seiner Vereinigung mit dem Vagus. Dann findet sich eine Lähmung sowohl des äusseren Astes, der die *Muscc. cucularis* und *sterno-cleidomastoideus* versorgt, als auch des inneren, der nach klinischen Fällen zu urtheilen, zu den Kehlkopfmuskeln geht. Ein recht hübsches Beispiel davon giebt der Seite 48 erzählte Fall.

Schädigungen des peripheren Neuron des Hypoglossus werden sich in einer entsprechenden, verminderten Beweglichkeit der Zunge zu erkennen geben. Er erkrankt in seinem Verlaufe besonders durch lymphatische oder bösartige Tumoren, seltener durch entzündliche Vorgänge. Ich möchte hier gleich einfügen, dass man Lähmungen der Zunge nicht mit Störungen der Muskelthätigkeit verwechseln darf, die durch Entzündungen oder Geschwülste in der Tiefe der Zunge hervorgerufen werden.

Die Lähmung der Erweiterer des Eingangs der Nase ist in der Regel peripherer Natur. Sie kommt zuweilen bei der Bulbärparalyse, gewöhnlich aber nur bei den Facialislähmungen vor, zusammen mit der der übrigen Gesichtsmuskeln. Die progressive Muskelatrophie, die, weil zur Atrophie führend, eine Kernerkrankung ist, kann im Gesicht und Hals ihre ersten Erscheinungen aufweisen. Von v. BRUNS ist ein solcher Fall beschrieben, in dem der Kranke eine Grabesstimme hatte, die Stimmlippen sich nur auf 3—4 mm näherten und ziemlich grobe Schwingungen machten. LÖRI berichtet über eine grössere Anzahl solcher Beobachtungen mit zum Theil Anfangs nur einseitigen Paralysen, KOSCHLAKOFF hat ebenfalls einen einseitigen, auf progressiver Muskelatrophie beruhenden Fall gesehen.

Die Lähmungen des weichen Gaumens sind meistens periphere und zwar findet man sie öfter in Gemeinschaft mit Facialislähmungen, aber nur dann, wenn die Ursache über dem Knie des Nerven sitzt, woraus eben hervorgeht, dass die motorischen Nerven des Gaumensegels in dem vom *Ganglion geniculatum* sich abzweigenden *Nerv. petr. sup. maj.* verlaufen. Die Lähmung des Gaumensegels kommt bei den Erkrankungen des inneren Astes des Accessorius vor, also zugleich mit solchen des *Nervus laryngeus inferior* und ist auch bei Erkrankungen des ganzen Nerven, zugleich mit Lähmungen der *Muscc. cucullares* und *sterno-cleidomastoidei* beobachtet worden. Die Lähmungen des weichen Gaumens werden bei Entzündungen durch Infiltration der Muskeln leicht vorgetäuscht.

Die Lähmungen der Schlundmuskulatur kommen selten allein vor, in der Regel sind sie mit der des Gaumens verbunden; dieser Letztere kann eher einmal gesondert gelähmt sein. Nach A. EULENBURG leiden auch Kranke mit THOMSEN'scher Krankheit an Schluckbeschwerden, wohl in Folge des zeitweiligen Unvermögens, den Mund zu schliessen oder die Zunge zu bewegen.

Zungenlähmungen sind, wie schon erwähnt, meist durch

Erkrankungen der Centralorgane bedingt, da der Hypoglossus in seinem peripheren Verlaufe verhältnissmässig selten erkrankt.

Ist der *Nervus laryngeus inferior* gelähmt, so stellt sich im Anfang die gelähmte Stimmlippe in die Mitte, man spricht dann von Posticuslähmung, weil nur der *Musc. posticus* nicht thätig ist. Die Stimmlippe nimmt diese Stellung ein durch eine sekundäre Kontraktur der Verengerer. Schreitet die Lähmung bis zu der völligen Aufhebung der Funktion des Nerven fort, so rückt die Stimmlippe ein wenig mehr nach aussen, in die Stellung zwischen der medianen und der Ruhestellung, die sogenannte Kadaverstellung. Nach den Untersuchungen Semon's ist dieser Ausdruck zwar nicht ganz richtig, da in Leichen die Weite der Glottis sehr verschieden sein kann, von zwei bis zu sechs Millimeter; er ist aber einmal allgemein angenommen. Hat die Stimmlippe die Kadaverstellung eingenommen, so ist die Posticuslähmung in eine solche des Rekurrens übergegangen, bei welcher sämmtliche Kehlkopfmuskeln mit Ausnahme des Anterior gelähmt sind. Die Posticuslähmung kann jahrelang andauern, so lange die Verengerer leistungsfähig bleiben und es wird von der Ursache abhängen, ob sie später überhaupt in eine Rekurrenslähmung übergeht; Semon hat eine fünfzehnjährige Dauer einer Posticuslähmung gesehen.

Dieser Symptomenkomplex: die Medianstellung der Stimmlippe bei Posticuslähmung, sowie das Nachaussenrücken beim Fortschreiten der Lähmung zur Rekurrenslähmung hat etwas Eigenthümliches und es hat sich über diese auch physiologisch so wichtige Frage ein lebhafter Streit entsponnen, welcher aber, wie es scheint, jetzt zu Gunsten der Theorie der sekundären Kontraktur der Verengerer entschieden ist.

Ich muss diese wichtige Frage hier etwas ausführlicher besprechen, bitte aber dabei sich auch der in dem Abschnitt über Physiologie, Seite 77—83, angeführten, einschläglichen Thatsachen erinnern zu wollen.

Von Rosenbach sind in Bezug auf die peripheren Lähmungen die Verengerer der Stimmritze mit den Flexoren und der Erweiterer mit den Extensoren der Glieder verglichen worden. Wie an den Gliedern die Extensoren gesetzmässig immer zuerst gelähmt würden und sich dann nach einiger Zeit erst eine sekundäre Kontraktur der Flexoren einstelle, so verhalte es sich auch im Kehlkopf. Semon hat die Medianstellung der Stimmlippe bei Lähmung des *Nerv. recurrens* erklärt, durch die Neigung der Glottiserweiterer, früher zu erkranken, als die Verengerer, und dieses von ihm unabhängig von Rosenbach gefundene Gesetz durch eine Sammelforschung ausser für die peripheren, auch für die centralen Erkrankungen bewiesen. Die Verdienste Semon's in Bezug auf die Rekurrensfrage kann man, auch ohne denen Anderer dabei zu nahe treten zu wollen, nicht hoch genug schätzen. Durch seine rastlose Energie und seinen so scharfen kritischen Verstand hat er die wissenschaftliche Bearbeitung dieser wichtigen Frage auf einer Höhe zu halten verstanden, wie sie wenigen Gebieten in der Medicin zu Theil wird.

KRAUSE glaubte durch seine Versuche an Thieren berechtigt zu sein, eine andere Ansicht aufzustellen, dass nämlich die Medianstellung der Stimmlippe nicht auf einer Lähmung des *Nervus recurrens,* sondern auf einer tonischen Reizung des Nerven beruhe, und dass bei gleich starker Innervation die zusammen so viel kräftigeren Verengerer den schwächeren *Musculus posticus* überwänden und dadurch die Stimmlippe in die Mitte gestellt würde. Er hatte durch kleine Fremdkörper, welche er im Verlaufe des Nerven anbrachte, eine entzündliche Reizung desselben hervorgerufen und dadurch die Medianstellung erzeugt. Er verglich den Zustand mit den aus centraler Ursache entstandenen, oft so lange dauernden Kontrakturen der Muskeln der Extremitäten und hat nach Analogie dieser Erscheinung die anhaltende Reizung des Nerven als Ursache herangezogen. In seinen letzten Versuchen erhielt er durch Galvanisiren des centralen Endes des durchschnittenen Nerven auch Medianstellung der anderen Stimmlippe, woraus er auf das Vorhandensein von centripetalen Fasern im Rekurrens schliesst. SEMON hält ihm in Bezug auf diesen Punkt entgegen, dass er selbst bei seinen zahlreichen Versuchen nie eine derartige Wirkung beobachtet, wohl aber gefunden habe, wie ausserordentlich schwer es sei, das centrale Ende des Nerven so zu isoliren, dass keine Stromschleifen den anderen Rekurrens treffen könnten. Ausserdem müsste, wenn man den Rekurrens der einen Seite durchschneidet und das centrale Ende elektrisch reizt, nach der KRAUSE'schen Anschauung immer eine doppelseitige Kontraktur entstehen. Die Stimmlippe der durchschnittenen Seite müsste in Folge der Operation in der Mitte stehen und die der anderen Seite in Folge der Reizung des centralen Endes des durchschnittenen Nerven. Wenn man auch die Möglichkeit der nach KRAUSE's Versuch hervorgebrachten Medianstellung der Stimmlippe der unverletzten, resp. der nicht erkrankten Seite zugeben wollte, so müssten dann doch immer beide Stimmlippen gelähmt sein, wäre auch nur ein Rekurrens erkrankt.

Gegen die von KRAUSE geäusserten Ansichten über die Ursache der Medianstellung der Stimmlippen bei Rekurrenslähmungen hat nun SEMON allein und in Verbindung mit HORSLEY auf Grund sehr umfassender Thierversuche und Beobachtungen an Kranken, und neuerdings BURGER auf Grund seiner Studien über die bei der Tabes vorkommenden Lähmungen im Kehlkopf lebhaften Widerspruch erhoben.

SEMON und seine Anhänger, vor Allem aber SEMON selbst, haben durch Versuche nachgewiesen, dass in der That der *Musc. posticus* bei Durchschneidungen des Nerven oder nach Herausnahme des Kehlkopfs seine Erregbarkeit gegen gewöhnliche und gegen elektrische Reize wesentlich früher einbüsst, als die Verengerer, die noch lange nach seinem Absterben erregbar bleiben.

Die Untersuchungen von RISIEN RUSSEL haben, wie schon in der Anatomie kurz erwähnt, jetzt festgestellt, dass der Rekurrens aus zwei Abtheilungen besteht, dass die für den Posticus bestimmte an der trachealen Seite des Rekurrens und etwas nach hinten gelegen ist, während sich die für die übrigen Muskeln, die Verengerer, an der lateralen Seite, mehr nach vorn, befindet. Er hat ferner beobachtet, dass das frühere Erliegen des *Musculus posticus* durch das seines Nerven bedingt ist. Die Nerven der Verengerer bleiben noch Stunden lang reizbar, nachdem der des Posticus schon abgestorben ist. ONODI hatte zwar auch schon gefunden, dass die Fasern für die einzelnen Kehlkopfmuskeln trennbar sind, und ebenso, dass die Fasern für die Erweiterer früher leistungsunfähig werden, als die für die Verengerer, die räumliche Lage der Faserbündel im Rekurrens hat dagegen erst RISIEN RUSSEL festgestellt. Damit sind die früheren Theorien hinfällig geworden, welche die Erscheinung aus der oberflächlichen Lage des Muskels erklären wollten, der sich dadurch rascher abkühle u. s. w.

Gegen die von KRAUSE verfochtene Theorie sind noch weitere und nach meiner Ansicht so gewichtige Gründe geltend gemacht worden, dass sie, wie es scheint, nicht mehr aufrecht zu erhalten ist. Seine ursprüngliche Ansicht der primären Kontraktur der Verengerer hat er selbst aufgegeben, da er in seiner letzten Arbeit auf die Annahme einer Reflexkontraktur gekommen ist. Vor Allem scheinen auch mir ganz besonders die Fälle von Lähmungen des Vago-Accessorius dagegen zu sprechen, in welchen es sich in den von dem äusseren Aste des Nerven innervirten Muskeln, dem Cucullaris und dem Sternokleidomastoideus, um die unzweideutigsten Lähmungen handelt und in denen auch solche des inneren Astes zugleich vorhanden sind: des Gaumensegels und des Posticus. Es ist doch nicht denkbar, dass es sich in diesen Fällen um eine Lähmung des einen Theils des Nerven handeln soll, während der andere sich im Reizzustande befände. Ferner sprechen gegen KRAUSE die Versuche von B. FRÄNKEL und GAD, welche den isolirten *Nervus recurrens* durch Kälte lähmten und dadurch Medianstellung erzielten; wenn sie dann den Nerven an seinen Platz zurücklegten, wo er dem Einfluss des warmen Blutes wieder ausgesetzt war, so wurde er wieder leistungsfähig. Sie konnten den Versuch an demselben Nerven mehrere Male hintereinander mit dem gleichen Ergebniss wiederholen. Das ist denn doch sicher keine Reizung, sondern Lähmung. Weiter spricht auch noch die Thatsache gegen KRAUSE, dass man bei Posticuslähmungen sehr bald den Muskel degenerirt findet, was nicht eintreten könnte, wenn er sich mit den anderen Muskeln in anhaltender Kontraktion befände und nur durch die stärkeren Verengerer besiegt würde.

Die Degeneration, die bekanntlich immer ein Zeichen von Lähmung im ersten Neuron ist, findet man aber in diesen Fällen sehr konstant.

Gegen KRAUSE spricht ferner noch, dass bei Tabikern mit doppelseitiger Posticuslähmung der Stridor im Schlafe stärker wird; primäre Kontrakturen lösen sich im Schlafe nach HITZIG, CHARCOT, SEELIGMÜLLER und ERB. Es kann sich auch danach nur um eine sekundäre Kontraktur der Verengerer handeln. Das Erhalten-sein einer guten Singstimme bei Posticuslähmung kann man ferner nicht erklären, wenn man eine primäre Kontraktur annimmt, ebensowenig wie die Ausgleichung der Exkavation des inneren Stimmlippenrandes bei der Phonation, wie sie von GRABOWER neuerdings wieder beschrieben und auch von mir in mehreren Fällen deutlich gesehen worden ist.

JELENFFY will die Medianstellung durch den von RÜHLMANN zuerst betonten Ansatz des Posticus an den Aryknorpel in zwei Bündeln erklären. Das eine schwächere soll sich an den *Processus muscularis* ansetzen und den Stimmfortsatz nach aussen drehen, das andere stärkere an den hinteren unteren Rand des Knorpels nach innen von dem Hypomochlion, so dass es den *Musc. lateralis* in der Einwärtsdrehung des Stimmfortsatzes unterstützen könne. Ich schliesse mich SEMON, BURGER und Anderen an, wenn sie gegen diese der KRAUSE'schen sehr nahestehenden Ansicht an-führen, dass die bei Rekurrenserkrankungen gefundene Atrophie des ganzen Posticus unmöglich wäre, wenn er bei der Median-stellung durch seine Kontraktion mitwirkte; es dürfte dann wenigstens diese innere Parthie nicht atrophisch werden.

Auch die von WAGNER geäusserte Ansicht, dass es der *Musc. anterior* sei, welcher durch seinen Zug die Stimlippe in die Mitte stelle, ist nicht haltbar. Bei der doppelseitigen Rekurrenslähmung mit Kadaverstellung beider Stimmlippen bleibt der Anterior als vom *Laryngeus superior* innervirt unbetheiligt, dann müsste doch bei jedem Phonationsversuch die Medianstellung eintreten, die Stimmlippen rühren sich aber dabei nicht vom Fleck. Auch v. MEHRING's und ZUNTZ' Versuche, wonach die Medianstellung zur Kadaverstellung wird, wenn die Sensibilität in Folge der Durch-schneidung des sensiblen Astes des *Laryngeus superior* oder durch Kokain ausgeschaltet ist, sprechen nicht zu Gunsten WAGNER's.

Ich möchte hier nur darauf aufmerksam machen, dass nach EDINGER's Ansicht, in Folge des mangelhaften Ersatzes verbrauchter Nervensubstanz, immer diejenigen Muskeln oder Nerven zuerst erkranken, an welche die grössten Anforderungen in Bezug auf die Arbeitsleistung gestellt werden. Dies sind hier sicher die Erweiterer.

Nach dem völligen Erliegen der Erweiterer ist der Vokalis der erste und oft der einzige der Verengerer, welcher erkrankt; die anderen folgen, wenn überhaupt, erst nach kurzer, mitunter auch längerer Zeit nach. Als Beispiel eines sehr raschen Verlaufs hat MARTIUS einen Fall mitgetheilt, in welchem sich in Folge einer im Verlaufe von Diphtherie des Rachens eingetretenen eitrigen Perineuritis des Vagus eine Medianstellung der linken Stimmlippe und schon wenige Stunden darauf die Kadaverstellung entwickelte; doch ist dies nicht die Regel.

Die Symptome einer Lähmung der Nasenmuskeln werden sich unter dem Bilde der Nasenverengerung zeigen; die der Lähmung der Lippen und des Mundes sind sehr deutlich, der Mensch kann den Mund nicht spitzen, keinen Kuss geben, nicht pfeifen, ein Licht nicht ausblasen u. s. w. Bei der totalen Lähmung der Lippenmuskeln ist eine der unangenehmsten Beschwerden die, dass der Speichel nicht im Munde gehalten werden kann und in Folge dessen immer über die Lippen oder den Backen herunterläuft, wo er dann eine Dermatitis u. s. w. hervorruft.

Eine Lähmung des weichen Gaumens zeigt sich meistens zuerst dadurch, dass die Sprache offen nasal wird, wie bei dem Aussprechen der Nasenlaute, nicht todt, klanglos, hart, wie bei verstopfter Nase und dass bei dem Schlucken Flüssigkeiten vorn aus der Nase herauskommen. Bei der einseitigen Lähmung des Levator ebenso des Tensor hebt sich das Gaumensegel auf der kranken Seite nicht, hängt auch im Ruhezustand meist tiefer herab und weiter nach vorn; der Gaumenbogen der gesunden Seite stellt einen halben gothischen Bogen dar, beim Phoniren geht die Uvula in einer schrägen Linie nach oben aussen, nach der gesunden Seite hin. Eine doppelseitige Lähmung bewirkt, dass der weiche Gaumen gar nicht gehoben werden kann. Eine einseitige Lähmung des *M. azygos uvulae* krümmt das Zäpfchen nach der gesunden Seite hin, eine doppelseitige verlängert dasselbe; nicht jedes schiefe Zäpfchen ist indessen das Zeichen einer Muskellähmung; ein solches kommt auch angeboren oder durch Narben bedingt vor. Bei Paresen finden sich die erwähnten Erscheinungen natürlich in geringerem Grade. Es wäre schon möglich, dass bei intakter Innervation der Schlundmuskeln durch die Thätigkeit des *Constrictor superior*, trotz der Lähmung des Gaumensegels, dennoch der Abschluss nach der Nase zu Stande käme. In der Regel ist die Lähmung des Velum mit der der Konstriktoren des Schlundes verbunden. Die der Letzteren ist daran erkennbar, dass sich die Schleimhaut beim Phoniren und Würgen nicht runzelt, sondern glatt bleibt, bei einseitiger nur auf der gelähmten Seite, und dass die Gaumenbogen nicht zusammentreten. In dem untersten Theil des Schlundes macht sich die Paralyse besonders auch dadurch geltend, dass festere Bissen nicht geschluckt werden, sondern am Grunde der Zunge oder auf dem Kehldeckel stecken bleiben, wo sie lebhafte Athembeschwerden hervorrufen können; Verschlucken, das Eindringen von Speisen in den Kehlkopf, kann aber nur entstehen, wenn ausserdem die Kehlkopfmuskeln gelähmt oder augenblicklich ein-

mal unthätig sind oder eine Anaesthesie des Kehlkopfeingangs
das Herankommen der Speisen nicht fühlbar werden lässt. Die
Kranken können bei halbseitigen Lähmungen bequemer oder überhaupt nur schlucken, wenn sie sich nach der gesunden Seite hin
neigen. Jede Angina, auch die Diphtherie bedingen durch die
entzündliche Infiltration der Muskeln des Gaumensegels und des
Schlundes Erscheinungen, die denen der Lähmung der Muskeln
durch Erkrankung der Nerven so ähnlich sehen und so direkt in
diese übergehen, dass eine Trennung der Symptome erst nach
dem Verschwinden der Schwellung möglich wird, nur sind bei
der entzündlichen Infiltration mehr Schmerzen vorhanden.

Wesentlich verschlimmert werden Sprache und Schlucken,
wenn ausser den schon genannten Muskeln auch die der Zunge
betheiligt sind. Bei einseitiger Lähmung des Geniohyoideus wird
die Spitze der Zunge nach der kranken Seite hin aus dem Munde
gestreckt, da der gesunde Muskel den kranken quasi nur mit sich
schleppt und keine Hilfe von demselben erfährt; eine doppelseitig gelähmte Zunge kann überhaupt nicht mehr vor die Zähne
gebracht werden, sie liegt unthätig in dem Munde. Bei der
totalen Lähmung zeigen sich an der Oberfläche der Zunge oft
fibrilläre Zuckungen; in paretischen Zuständen erscheinen alle
Symptome in abgeschwächtem Maasse.

Die Folgen der Zungenlähmung sind: eine mehr oder weniger
undeutliche Sprache, welche sich von der Aphasie dadurch unterscheidet, dass bei ihr die Worte alle ausgesprochen werden können,
dass sie aber in Folge der mangelhaften Artikulation undeutlich
oder in höheren Graden ganz unverständlich sind. Der Aphasische
sagt verkehrte Worte, spricht aber das einzelne falsche Wort,
wenn keine Zungenlähmung dabei ist, deutlich aus.

Ausser der Störung der Sprache ist bei der Zungenlähmung
auch das Kauen erschwert, da die Speisen nicht richtig unter die
Zähne geschoben werden; ebenso kann das Schlucken schwierig
sein, wegen der Unmöglichkeit, die Zunge an den harten Gaumen
zu heben, was zur Verhinderung des Rückstauens der Bissen
nöthig ist; die Speisen kehren aus der Schlundhöhle wieder in den
Mund zurück.

Die Erscheinungen, welche die Lähmungen der Muskeln des
Kehlkopfs hervorrufen, haben eine ganz besondere Wichtigkeit
für die innere Medicin, da sie oft lange der einzige Ausdruck
eines verborgenen Leidens sind, auf welches wir z. B. nur durch
eine Heiserkeit aufmerksam werden, die durch eine Lähmung
der Stimmlippen verursacht ist.

Eine Lähmung des *Laryngeus superior* wird sich zunächst immer
durch die Lähmung des Anterior und durch die Anaesthesie der
Schleimhaut bemerklich machen, da er ein gemischter Nerv ist;
nur wenige bei der Aetiologie schon besprochene Fälle machen
eine Ausnahme. Die Folge der Lähmung des Anterior ist eine

mangelhafte Spannung der Stimmlippen, die Glottisspalte ist dann unregelmässig, keine scharfe Linie, sondern eine mehr oder weniger geschlängelte, siehe Tafel IV, Fig. 1. Die Folge dieser mangelhaften Spannung ist ein Tieferwerden der Stimme bei Abnahme des Umfanges, besonders nach oben. Bei der Parese des Muskels kann die Glottis natürlich noch ganz gerade erscheinen und wird erst unregelmässig, wenn eine Ermüdung durch Überanstrengung dazu kommt. Ich glaube, dass Überanstrengungen bei nicht paretischen Muskeln nur dann diese Wirkung haben können, wenn ein chronischer Katarrh vorhanden ist oder den Stimmmuskeln eine ganz übermässige Arbeit zugemuthet wird, denn ein gesunder Kehlkopf kann auch grosse Anstrengungen vertragen. Ich habe unter dem Abschnitt „Chronischer Katarrh" schon erklärt, auf welche Weise bei demselben eine Ermüdung leichter zu Stande kommt und es wird dadurch begreiflich, dass die Paresen des Anterior gerade bei dem chronischen Katarrh des Kehlkopfs häufiger bemerkbar werden. Legt man den Finger während der Angabe eines Tons auf das *Ligamentum conoideum,* so fühlt man, dass sich der vordere Bogen des Ringknorpels dem Schildknorpel bei der Parese fast nicht, bei der Paralyse gar nicht nähert. Die Stimme bessert sich oft augenblicklich, wenn man das vordere Ende des Ringknorpels mit dem Daumen etwas in die Höhe drückt oder einen Induktionsstrom auf die beiden Anteriores einwirken lässt. Der hier geschilderte Zustand kann, wie früher schon erwähnt, durch die mannigfachsten Erkrankungen der Halsschleimhaut bedingt sein.

Bei der Lähmung oder der Schwäche des Anterior zeigt sich bei Sängern, Rednern u. s. w. ein Verlust der früheren Ausdauer und Kraft der Stimme, rascheres Ermüden und Abnahme des Umfanges, da die Stimmlippen nicht mehr oder nur mit grösserer Anstrengung zu der früheren Spannung gebracht werden können. Bei einem Lehrer, den ich behandelte, hatte sich der frühere Stimmumfang von zwei Oktaven in Folge einer Parese des Anterior auf drei Töne vermindert; durch geeignete allgemeine und örtliche Maassnahmen, unter welchen namentlich auch Singübungen waren, kehrte die Stimme in ihrem ganzen Umfange wieder zurück.

Verschlimmert wird der Zustand besonders dadurch, dass die Kranken, sei es, dass sie wirklich Schleimabsonderungen an den Stimmlippen und der Hinterwand haben, welche fortzuräuspern sie sich beständig veranlasst fühlen, sei es, dass sie, die Störung der Stimme durch die mangelhaft gespannten Stimmlippen der Anwesenheit von Schleim zuschreibend, fortwährende Räusperanstrengungen machen und dadurch ihre Kehlkopfmuskeln noch mehr ermüden. Schliesslich kommt es dann in Folge der durch die Anstrengungen hervorgerufenen Hyperaemie wirklich zu geringer Schleimabsonderung, die Kranken werden dadurch in ihrem Glauben nur noch bestärkt und räuspern dann mit verdoppelter Gewalt. Bei der Lähmung oder Schwäche des Anterior findet sich gewöhnlich, wie bei der aller anderen Muskeln des Kehlkopfs eine durch die vermehrte Anstrengung verursachte mehr oder weniger ausgesprochene Röthe der Stimmlippen und diese ist der Grund, weswegen die Paresen des Anterior so häufig übersehen werden. Man glaubt in dieser Röthe eine genügende Erklärung für die Stimmstörung gefunden zu haben, während sie doch nur eine sekundäre ist und bei der Beseitigung der Parese von selbst verschwindet. Jedenfalls sollte eine solche Röthung erst dann örtlich behandelt werden, wenn sie sich bei der Behandlung der Parese nicht bessert.

Sehr häufig ist die Parese des Anterior mit einer solchen des Vokalis verbunden, in welchem Falle dann die Glottis dieselbe ovale Gestalt annimmt, wie bei der alleinigen Lähmung der Letzteren, siehe Tafel IV, Fig. 2.

Bei der Erkrankung des *Nervus laryngeus inferior* steht man fast immer schon bei der ersten Untersuchung vor der vollendeten Thatsache der Posticuslähmung, die Stimmlippe steht in der Mitte. Die Entstehung dieser Lähmung hat man sehr selten zu beobachten Gelegenheit; sie beginnt gewöhnlich damit, dass sich die eine Stimmlippe bei dem Einathmen nicht so weit nach aussen bewegt, wie die andere; allmählich wird diese Bewegung immer geringer und eines Tages, es dauert ja meistens längere Zeit bis zu der vollendeten Thatsache, steht ziemlich überraschend die Stimmlippe in der Mitte. Nicht so ganz selten beginnt die Lähmung, besonders bei der Tabes, auch mit ataktischen Bewegungen.

Der eine Kranke, den BURGER anführt, bemerkte als erstes Symptom, dass er die gesungenen Töne nicht mehr richtig treffen konnte, was BURGER gewiss mit Recht als eine ataktische Erscheinung ansah. Bei dem Kranken war in Bezug auf die Beweglichkeit der Stimmlippen noch lange nachher nicht die geringste Störung mit dem Spiegel zu bemerken. Meistens indessen zeigen solche Fälle schon früh leicht ataktische Bewegungen: die Stimmlippen beginnen beim Phoniren die Einwärtsbewegung richtig und vollenden einen kleinen Theil der Strecke ganz gut, dann fahren sie wieder in die Anfangsstellung zurück, gehen darauf etwas weiter vor und dieses Spiel wiederholt sich noch ein paar Mal, bis sie sich dann endlich richtig zusammenlegen und der gewollte oder nicht gewollte Ton zum Vorschein kommt; mitunter stürzen die Stimmlippen zuletzt förmlich aufeinander. Ich hatte vor nicht langer Zeit Gelegenheit, in einem Falle die eben erwähnten Beobachtungen BURGER's bestätigen zu können. BURGER, dessen ausgezeichnetem Buche ich hier in Vielem folge, vergleicht die Bewegungen mit denen, welche ein Ataktischer ausführt, wenn er die Ferse des einen Beins auf das Knie des anderen legen soll, was ihm auch nicht im ersten Anlauf gelingt.

Nach kürzerer oder längerer Zeit also stellt sich dann die

Stimmlippe unbeweglich in die Medianlinie. In vielen Fällen kann man nur noch an den gehörnten und Aryknorpeln zuckende Bewegungen nach der Mittellinie hin bemerken, die durch Zusammenziehungen des nicht gelähmten, weil beiderseitig innervirten *Musc. transversus* hervorgebracht werden. Bei einigen Kranken macht die Epiglottis bei der Phonation geringe zuckende Bewegungen nach der gesunden Seite zu, hervorgerufen durch die Wirkung des *Musc. aryepiglotticus*. Ich möchte sie den Bewegungen vergleichen, die das Zäpfchen bei der einseitigen Gaumenlähmung macht. Sie sind schon von TÜRCK, dann von SCHRÖTTER, KAYSER und TREITEL beschrieben worden; ich habe sie ebenfalls wiederholt gesehen. v. ZIEMSSEN und BRIEGER haben nach RÖMISCH je einen Fall bekannt gegeben, in dem auch der *Musc. aryepiglotticus* bei der Rekurrenslähmung degenerirt war, also wenigstens in diesen Fällen seine Fasern sicher nicht vom *Nerv. laryng. sup.* erhalten hat, wie es von Einigen angenommen wird. In der That scheint auch daraus hervorzugehen, dass die Innervation dieses, sowie wahrscheinlich auch anderer Kehlkopfmuskeln eine veränderliche ist. Fälle wie die von einer ganzen Anzahl der bewährtesten Forscher veröffentlichten, die den *Musc. anterior* degenerirt fanden bei gesundem *Nerv. lar. superior* beweisen, dass der Muskel bei den betreffenden Kranken vom *Laryngeus inferior* aus innervirt war.

In diesem Stadium treten dann Athembeschwerden auf, deren Grad von verschiedenen Umständen abhängig ist. So werden sie im Ganzen stärker sein, wenn die Lähmung rasch entstanden ist, weil dann der Mensch nicht Zeit gehabt hat, sich an die kleinere Öffnung im Luftrohr zu gewöhnen; die allmähliche Verengerung kann, ohne wesentlich zu stören, einen viel höheren Grad erreichen, als eine rasch auftretende. Der verhältnissmässig viel engere Kehlkopf der Kinder verträgt die durch eine Posticuslähmung hervorgerufene Verengerung nicht so leicht, wie ein Erwachsener. SOMMERBRODT musste in einem Fall von einseitiger Posticuslähmung bei einem Kinde die Tracheotomie machen, was bei Erwachsenen wegen dieser Ursache wohl noch nie nöthig gewesen ist. Bei älteren Menschen macht sich die Verengerung des Lumens des Luftrohrs nur bei Anstrengungen geltend, bei dem Steigen, dem anhaltendem Sprechen u. s. w. Die Stimme leidet im Anfang wenig oder gar nicht. Es sind mehrere Fälle bekannt, in welchen Kranke mit einseitiger Lähmung noch singen oder kommandiren konnten, so lange eben die Lähmung nur den einen Erweiterer der Glottis betraf. Erlischt später die Thätigkeit des Internus, welcher ja meistens der nächst Befallene ist, so wird die Stimme nach und nach heiserer, kann jedoch durch die Lähmung des *Nervus recurrens* allein nie ganz verschwinden; sollte dies dennoch der Fall sein, so müsste eine funktionelle Störung der Stimmlippenmuskeln dazugekommen sein. Geht eine Posticuslähmung

in eine Rekurrenslähmung über, wobei die Stimmlippe aus der
Medianstellung sich nach aussen in die Kadaverstellung begiebt,
so wird die Athembeschwerde natürlich abnehmen, da die Glottis
weiter wird, dagegen leidet die Sprache mehr; sie ist selten in
solchen Fällen ganz gut und hat meistens einen eigenthümlichen
rappelnden Ton, den ich ähnlich nur noch bei Stimmlippenpolypen
gefunden habe. Sie kann aber immer noch relativ gut sein, da
durch die Thätigkeit des fast nie veränderten Transversus die
gesunde Stimmlippe über die Medianlinie hinübergezogen wird
und sich an die kranke doch noch ganz gut anlegt. Tafel IV,
Fig. 14.) Bei dem Phoniren legt sich dabei der gehörnte Knorpel
der kranken Seite vor den der gesunden, die beiden Knorpel
sind überkreuzt, weil der der kranken Seite weiter nach vorn
hängt. Die in Folge dessen weniger gespannte Stimmlippe der
kranken Seite wird in viel grösseren Schwingungen vibriren, als
die gesunde, wodurch den rappelnde Ton zu Stande kommt. Die
kranke Stimmlippe steht in vielen Fällen, aber nicht immer, höher
als die gesunde. Vielleicht könnte man dies daraus erklären, dass
die Gelenkfläche des Aryknorpels nach innen ansteigt; da die kranke
Stimmlippe in der Mittellinie steht, so muss sie etwas höher erscheinen.

In dem Spiegel sieht man bei der Posticuslähmung die Stimmlippe in der Mittellinie stehen mit geradem Rande, der Aryknorpel
hängt fast immer mit dem gehörnten (Santorini'schen) nach vorn
in den Kehlkopf hinein, durch die Lähmung des Muskels, welcher
die Beiden nach hinten ziehen sollte; die Stimmlippe scheint
kürzer zu sein, weil sie nicht gespannt und ein Theil desselben
durch die Spitze des gehörnten Knorpels verdeckt ist. Selbst
bei schlecht haltenden Kranken kann man oft die Diagnose schon
bei einem flüchtigen Einblick aus diesem Kürzererscheinen der
Stimmlippe vermuthen, auch ehe man deutlich unterscheiden
konnte, ob sie in der Mitte feststeht. Natürlich muss man, wenn
einmal die Aufmerksamkeit auf die Erscheinung gelenkt ist, noch
eine genauere Untersuchung folgen lassen. Bei dem Übergang
der Posticuslähmung in die des Rekurrens erscheint zunächst der
innere Rand der Simmlippe nach aussen gebogen, ausgeschweift,
da der Vokalis von den Verengerern meistens zuerst gelähmt wird;
die Stimmlippe sieht schmäler aus, weil sie zum Theil unter der
Taschenlippe liegt oder in vorgerückteren Fällen auch wirklich
atrophisch geworden ist. Noch später, bei vollendeter Rekurrenslähmung, steht die Stimmlippe in der Kadaverstellung. Das Bild
der Posticuslähmung ist ein so charakteristisches, dass man es
ebenfalls im Fluge auffassen kann: die Glottis hat bei dem Einathmen die Gestalt eines rechtwinkligen, ungleichseitigen, hinten
etwa 4—6 Millimeter breiten Dreiecks, dessen Hypothenuse die
gesunde Stimmlippe bildet, Tafel IV, Fig. 9, bei der Rekurrenslähmung bildet die Glottis hingegen ein spitzwinkliges Dreieck
mit ungleich langen Seiten; Tafel IV, Fig. 13.

Bei der doppelseitigen Lähmung der Postici ist die Athembehinderung während des Einathmens das wichtigste und am meisten hervortretende Symptom. Wenn die Lähmung nicht sehr langsam entstanden ist, so hört man gewöhnlich schon bei dem ruhigen Verhalten des Kranken die Einathmung als eine sehr mühsame, langgezogene, tönende, bei Bewegungen und auch im Schlafe tritt diese Erscheinung noch deutlicher auf. Da die Stimmlippen hierbei aneinander liegen, so ist die Sprache gar nicht oder fast nicht gestört, wodurch dann die für die doppelseitige Posticuslähmung so charakteristische Erscheinung entsteht: der Kranke holt mit vieler Mühe Athem und spricht einige Worte mit ganz guter Stimme, muss dann aber, weil er doch zu wenig Luft schöpfen konnte, rasch wieder tönend einathmen; die Sprache bekommt dadurch natürlich etwas Abgerissenes, die Worte werden wie explodirend hervorgestossen und haben einen kurzen harten Klang. Dieselbe mühsame, tönende Einathmung bei gut erhaltener Stimme beobachtete ich vor zwei Jahren übrigens auch bei einem Kranken, der eine starke Verengerung der Luftröhre hatte. Bei der doppelseitigen Posticuslähmung erscheinen im Spiegel natürlich beide Stimmlippen kürzer, was aber nicht so auffallend ist, wie bei der einseitigen Lähmung, da der Maasstab der Verminderung der Länge fehlt.

Im Spiegelbild liegen die Stimmlippen aneinander, bei der Einathmung gehen sie noch etwas näher zusammen und bei der Phonation oder Exspiration wieder etwas auseinander, sie machen perverse Bewegungen, wie man das nennt, Tafel IV, Fig. 10 u. 11. GERHARDT zuerst und Andere nach ihm haben diese Erscheinung durch die Luftverdünnung in der Trachea bei der behinderten Inspiration zu erklären versucht. BURGER meint, dass diese Erklärung nicht aufrecht zu halten sei, weil er dieselben Bewegungen bei einem Tracheotomirten beobachtet habe, bei welchem der erwähnte Entstehungsgrund natürlich weggefallen war. Er nimmt deshalb an, dass der Nervenreiz, welcher normaliter Erweiterer und Verengerer treffe, da er auf den gelähmten Erweiterer nicht wirken könne, sich jetzt nur noch auf die nicht gelähmte Muskelgruppe der Verengerer übertrage.

Die doppelseitige Rekurrenslähmung ist im Ganzen selten. Sie unterscheidet sich von der Lähmung der beiden Postici dadurch, dass man das stridoröse Einathmen nicht vernimmt und der Athem höchstens bei grösseren Anstrengungen gehindert ist, die Stimme aber sehr heiser, fast tonlos klingt. Sehr bezeichnend ist für diese Erkrankung, noch mehr, als für die einseitige Rekurrenslähmung das Sprechen mit sehr erkennbarer Luftverschwendung. Der Spiegel zeigt beide Stimmlippen in der Kadaverstellung ohne alle Beweglichkeit, Tafel IV Fig. 15. In ganz alten Fällen sind dann auch die Stimmlippen atrophisch geworden und erscheinen auffallend schmal und ausgeschweift.

Ein weiteres Symptom der Lähmungen des *Laryngeus inferior*
ist, dass man bei dem Anlegen des Fingers an die Platten des
Ringknorpels bei den doppelseitigen auf beiden Seiten, bei den
einseitigen auf der kranken keine Vibrationen wahrnimmt.

Bei Pferden kommt die Posticuslähmung nicht so selten vor;
das sogenannte Kehlkopfpfeifen derselben beruht auf dieser Krankheit. Man macht bekanntlich jetzt häufig die Tracheotomie bei
Pferden oder hat auch die eine Stimmlippe mit gutem Erfolg für
die Leistungsfähigkeit exstirpirt.

Nicht immer befällt übrigens die Lähmung oder die Schwäche
alle die vom Rekurrens versorgten Muskeln zusammen. Am längsten
bleibt gewöhnlich der Transversus thätig, da er in gar manchen
Fällen wahrscheinlich auch Fasern vom *Laryngeus superior* erhält,
wie u. A. auch Killian annimmt.

Lähmungszustände einzelner Muskeln aus centraler
Ursache kommen, den Posticus ausgenommen, nur bei Hysterie
vor. Ich habe, wie an anderer Stelle schon erwähnt wurde, bei
einem sehr nervösen Sänger eine zwei Tage andauernde Lähmung
des linken Lateralis gesehen, wobei die Stimmlippe ganz unbeweglich in der Stellung der tiefsten Einathmung stand. Lähmungen
aller oder einzelner Verengerer kommen als hysterische Aphonie
sehr häufig zur Beobachtung. Ein so vollständiges Erloschensein
der Stimme findet man ausser bei Hysterie fast nur noch bei Anhäufung von Borken im Kehlkopf während der trockenen Pharyngolaryngitis oder auch dann, wenn der Anblasestrom zu schwach
ist, die Stimmlippen in Schwingungen zu versetzen, wie bei Schwerkranken oder Sterbenden; ich fand diese letztere Ursache der
Aphonie nicht so ganz selten bei sehr anaemisch gewordenen
Phthisikern. Die Lähmung betrifft fast immer den Transversus
und Lateralis zusammen, im Spiegelbild stehen die Stimmlippen
in der äussersten Erweiterung, Tafel IV Fig. 7. Es giebt aber
auch Fälle, in welchen die Stimmlippen ganz gut aneinander gelegt werden und doch kein Ton hervorkommt, weil das Phonationscentrum in der Rinde nicht funktionirt. Treupel sieht in den
hysterischen Aphonien keine Lähmungen, nur eine besondere Art
des Sprechens unter dem Einfluss einer bestimmten Vorstellung,
einer Einbildung. Ich möchte mich der Ansicht, die Burger ver-
tritt, anschliessen, dass es ein Ausserfunktionbleiben des genannten
Centrum in der Rinde ist, in der wir uns ja die psychischen
Thätigkeiten, also auch den Willen wurzelnd denken.

Die hysterische Lähmung kann man praktisch in verschiedene
Grade eintheilen. Zum ersten Grad rechne ich die Fälle, in
welchen die Stimme, nachdem sie vielleicht lange ganz verschwunden gewesen war, bei der Spiegeluntersuchung sofort erscheint,
mit der Herausnahme des Spiegels aus dem Halse aber wieder
verschwindet. Zum zweiten Grad wären die Fälle zu rechnen,
in welchen die Stimme auch bei der Untersuchung nicht zum

Vorschein kommt, die Kranken können nur flüstern. Im dritten
Grad verliert sich auch diese Fähigkeit, es kommt nicht der
leiseste Ton aus dem noch so schönen Munde. Diesen Zustand
hat Solis Cohen als Apsithyria (vom α privativum und ψιϑυϱεῖν,
flüstern) beschrieben. Der Unterschied der Apsithyrie und der
Aphasie, mit der sie eine gewisse Ähnlichkeit hat, ist der, dass
die Ersteren schreiben können, die Aphasischen nicht.

Mit den hysterischen Stimmlippenlähmungen verbinden sich
hier und da noch andere nervöse Erscheinungen, Kopfweh, Herzklopfen, Neuralgien u. s. w., welche mit denselben abwechseln
oder auch gleichzeitig vorhanden sein können.

Die hysterische Lähmung gesellt sich mitunter auch zu Erkrankungen der Schleimhäute: zu Katarrhen, zu Neubildungen,
namentlich auch zu *Laryngopharyngitis sicca,* oder auch zu anderen
Krankheiten; Gerhardt hat sie bei Ikterus und Perityphlitis mit
Ikterus begegnet. Bei vorhandener Anlage dient die örtliche
Erkrankung als Anlass, dass die latente Hysterie zum Vorschein
kommt, wie bei der traumatischen Neurasthenie das Trauma.

Die hysterischen Lähmungen kommen selbst bei anscheinend
kräftigen Männern zur Beobachtung. Ich hatte einst ein Gutachten
über einen Soldaten abzugeben, welcher seit vielen Wochen schon
aphonisch war und für einen Simulanten gehalten wurde. Trotz
der energischsten Versuche gelang es aber nie, weder beim Wecken
aus tiefem Schlafe, noch durch andere gelinde und starke Mittel,
einen Ton aus ihm herauszubringen. Als ich ihn untersuchte, fiel
mir eine sehr reichliche, dünne Schleimabsonderung aus dem Cavum
auf, wie man sie ähnlich sonst nur bei Operationen im Schlunde
oder Kehlkopf sieht. Die Stimmlippen standen unbeweglich im
Maximum der Erweiterung. Aus der begleitenden nervösen Absonderung schloss ich, dass es kein Simulant war, denn diese
kann niemand simuliren. Er wurde daraufhin denn auch entlassen.

Ich habe schon mehrfach angeführt, dass die traumatische
Neurose ganz dieselben Erscheinungen hervorbringen kann, wie
die mit ihr vielleicht identische Hysterie. Auch bei hochgradigen
Neurasthenien kommen ähnliche Symptome zur Beobachtung.

Erkrankungen der Schleimhäute bedingen meistens nur Paresen
der verschiedenen Muskeln, wie ich schon bei dem chronischen
Katarrh erwähnt habe. Die Kranken fürchten sich, so zu sagen,
mit lauter Stimme zu reden, wegen des leichten Schmerzes, den
ihnen das Sprechen verursacht. Die Parese, die Stimmlippenschwäche, kann auch auf entzündlicher Infiltration des *Musc. vocalis*
beruhen, oder sie findet sich in Folge von Erkrankungen des
Schlundes als Fernwirkung. Sie ist zum Beispiel sehr oft durch
Mandelpfröpfe, *Pharyngitis lateralis,* durch hintere Hypertrophien
der Nasenmuscheln, durch Pachydermie am *Processus vocalis* oder
an der Hinterwand hervorgerufen. Die Kranken klagen über
mangelhafte Ausdauer beim Singen oder Reden, ähnlich wie bei

der Mogiphonie, doch ohne das Schmerzgefühl und nicht nur beim beruflichen Gebrauch der Stimme. Ich behandelte mehrere Jahre hindurch einen Lehrer, der anhaltend an Sprechbeschwerden mit mangelnder Ausdauer litt; sobald ich die Taschen oben in der rechten Mandel mit der Sonde berührte, sank die Stimme fast zum Geflüster herab; er wurde schliesslich durch die Kürettage der Mandel geheilt.

Wie aus dem Vorstehenden sich ergiebt, ist die Erkennung der Ursachen meistens der schwierigere Theil unserer Aufgabe. Ich glaube, man sollte Erkältung als Ursache nur dann annehmen, wenn eine deutliche Abkühlung des Körpers oder des Halses vorhergegangen ist und nicht ohne weitere Nachforschung die Angaben der Kranken annehmen, welche ja nur zu sehr geneigt sind, alle Erkrankungen einer „Erkältung" zuzuschreiben. Man wird gut thun, eine recht eingehende Untersuchung des Körpers auf andere etwaige Ursachen hin vorzunehmen; es werden namentlich in den Fällen, in welchen eine centrale Ursache zu vermuthen ist, auch die vom Centrum beherrschten Funktionen genau zu prüfen sein. Findet man noch andere nervöse Störungen, so kann man von diesen zurückschliessen und so mitunter eine Simulation von einer wirklichen Erkrankung unterscheiden. Es ist dieses in neuerer Zeit bei der traumatischen Neurose auch von praktischer Wichtigkeit für die Unfallversicherungen geworden. Ich habe oben schon den Fall des Soldaten erwähnt. Vor Kurzem wurde ich ebenfalls zu einem Gutachten über einen Schmied aufgefordert, der angab, dass er anhaltend heiser sei und Anfälle von grosser Athemnoth habe und deswegen nicht arbeiten könne. Die Ansichten der Kollegen, die den Fall begutachtet hatten, waren sehr verschiedene. Ich fand einen krampfhaften Verschluss der Taschenlippen beim Phoniren, sogenannte Taschenlippensprache, ferner einen Puls von 48; da ich aus dieser Bradykardie auf eine Reizung des Vagus schliessen durfte, so erklärten sich mir die Klagen des Kranken über Anfälle von Luftmangel leicht durch die Einwirkung des Vagus auf die Bronchialmuskeln, in Folge welcher ein zeitweiliger Blähungszustand der Lungen durch Krampf der genannten Muskeln, ein *Asthma acutum* entstand, was ganz gut mit der krampfhaften Bewegung der Taschenlippenmuskeln und der durch die Reizung des Vagus verursachten Bradykardie stimmte. Ähnliche Fälle kommen nicht so selten vor.

Die Halsgegend muss ausserdem nach Geschwülsten abgetastet werden, u. A. auch nach substernalen Kröpfen. Um Letztere zu finden, lasse man den Kranken husten und fühle währenddem in die unteren Gegenden des Halses hinein; die Lungenspitzen und der Thorax müssen perkutirt und auskultirt werden u. s. w.

Trotz der genauesten Untersuchung werden aber doch immer noch eine ganze Anzahl Fälle übrig bleiben, in welchen die Diagnose der Ursache unsicher bleibt. Wenn z. B. eine Rekurrenslähmung fünfzehn Jahre lang das einzige Symptom einer beginnenden Tabes sein kann, wie in dem SEMON'schen Falle, so wird die ursächliche Diagnose recht lange ungewiss bleiben müssen, ebenso wie bei einem gerade erst beginnenden Aneurysma, wenn es zufällig an der Stelle sitzt, wo der Rekurrens um die Aorta herumgeht.

Die genauere Diagnose des erkrankten Muskels oder Nerven ergiebt sich in dem obersten Theil der Luftwege, in Nase, Schlund und Mund aus den bekannten Funktionen der Muskeln, etwas schwieriger gestaltet sich die Sache im Kehlkopf. Ich habe deshalb die Tafel IV anfertigen lassen, mittelst welcher man die Einzeldiagnose leicht wird machen können, wenn man sich dabei die in dem Abschnitt Physiologie beschriebenen Funktionen der einzelnen Muskeln noch einmal klar gemacht hat. Man kann ja kurz sagen, dass der Anterior der Hauptspanner der Stimmlippen ist, so lange der Posticus die Fixation des anderen Endes nach hinten übernimmt, dass der Transversus die beiden Aryknorpel mit den hinteren inneren Kanten aneinander bringt, wobei die *Processus vocales* nach aussen gerichtet bleiben, dass der Vokalis, nachdem die Stimmlippe gespannt ist, die feinere Einstellung besorgt, dass der Lateralis den *Processus vocalis* und damit die Stimmlippe selbst in die Mitte stellt, und dass der Posticus die Aufgabe hat, den *Processus vocalis* nach aussen zu drehen und den Aryknorpel nach hinten zu fixiren. Bei jeder Figur sind die Namen der gelähmten Muskeln genannt.

. Bei der Stellung der Diagnose wird man sich aber auch die möglichen Fehlerquellen vor Augen halten müssen. Erstens können auch myopathische Processe, wie sie von FISCHER, BUROW, MACKENZIE u. A. beschrieben wurden, die Ursache abgeben; zweitens können Bewegungsbeschränkungen am Gaumensegel, im Schlund und an den Aryknorpeln sehr häufig auch die Folge entzündlicher Vorgänge sein; sie sind nicht ungewöhnlich bei tuberkulösen Infiltrationen oder bei Perichondritis aus den verschiedenen Ursachen oder bei Erkrankungen des Cricoarytänoidealgelenks. KUTTNER sah eine doppelseitige Medianstellung der Stimmlippen in Folge eines Abscesses zwischen der Platte des Ringknorpels und den *Muscc. posticis*. Die Trichinen, die ja eine Vorliebe für den Kehlkopf haben, werden dieselben Symptome hervorrufen können; es sind mir indessen darüber keine Beobachtungen bekannt. Die mangelhafte Einwärtsbewegung der Stimmlippe, die anscheinende Parese des Lateralis, ist in vielen Fällen bezeichnend für beginnenden, tief sitzenden Krebs. Bei den entzündlichen Vorgängen, Perichondritis u. A., wird man mit dem Spiegel immer eine Schwellung im Gaumen, Schlund und im Kehlkopf, an oder unter den Stimm- oder Taschenlippen wahrnehmen können. Bei den Erkrankungen des Cricoarytaenoidalgelenks ist anfangs immer Schmerz vorhanden, der sich entweder schon spontan, z. B. im Liegen auf dem Rücken geltend macht oder in dem Ohr und durch Druck auf die Gelenkgegend mit dem Finger von aussen oder mit der Sonde von innen hervorgerufen werden kann. Wenn die eine Stimmlippe in Folge einer abgelaufenen Entzündung des Cricoarytänoideal-gelenks, die zu einer Anchylose geführt hat, unbeweglich geworden ist, so ist eine Unterscheidung von einer Lähmung fast nicht mehr möglich. Man kann höchstens aus der Anamnese auf eine vor-handen gewesene Gelenkerkrankung schliessen, wenn der Kranke im Beginn Schmerzen gehabt hat. Manchmal stimmt auch die Stellung der Stimmlippe nicht mit derjenigen überein, die wir bei Lähmungen beobachten. Bei tiefsitzenden Tumoren ist, wenn sie schon eine Bewegungsstörung machen, immer eine Schwellung vorhanden oder es sind Reizerscheinungen auf der Oberfläche der Schleimhaut in Form von Papillomen zu sehen.

Ich habe bisher fast immer nur von Lähmungen gesprochen, während es sich fast noch häufiger um Schwächezustände der betreffenden Muskeln handelt. Diese unterscheiden sich von den Lähmungen nur durch den Grad der Bewegungsstörung. Die Be-wegungen selbst werden noch ausgeführt, aber langsam, zögernd, in Absätzen oder die Stimmlippen werden nicht normal gespannt, was sich durch deutlicher sichtbare Schwingungen derselben kund giebt.

Die Lähmungen in den oberen Luftwegen bedrohen das Leben in der Regel nicht direkt und haben also im Ganzen eine gün-stige Prognose, *quoad vitam*. Dagegen richtet sich die Prognose für die Wiedererlangung der Funktion nach der Möglichkeit der Beseitigung der Ursachen, nach dem Grade der Störung und nach ihrer Dauer. Ich habe eine Posticusparalyse, welche schon sechs Wochen bestanden hat, selten wieder heilen sehen.

Unter den durch centrale Erkrankungen hervorgerufenen Lähmungen geben die hysterischen und die durch syphilitische Tumoren bedingten eine bessere Prognose. Wenn bei letzteren noch keine Leitungsunterbrechungen gesetzt sind, so kann sich die Störung vollkommen ausgleichen, im anderen Falle, wie uns die Thierversuche gelehrt haben, auch dann, wenn eine korrespon-dirende Hirnstelle die Funktion übernimmt. Bei der Bulbärparalyse habe ich einmal eine erhebliche Besserung durch längere An-wendung des konstanten Stroms erlebt, doch wird dieselbe wohl kaum sehr lang Stand gehalten haben. Von den hysterischen Aphonien sind die des ersten Grades recht günstig; wie GER-HARDT meint, dem ich mich ganz anschliesse, sollten die Kranken allemal mit lauter Stimme sprechend das Zimmer des Arztes ver-lassen. Auch die des zweiten und dritten Grades ergeben eine günstige Prognose, wenn es gelingt, die Ursache zu heben, was bei den als Fernwirkungen von den Genitalorganen ausgehenden noch am häufigsten möglich sein wird. Von den peripheren Lähmungen sind die diphtherischen prognostisch im Ganzen sehr günstig. Sie führen nur in Ausnahmefällen zum Tode; noch günstiger verhalten sich die durch Erkältung verursachten Lähmungen.

Nach vollständigen Zerstörungen der peripheren Nerven kann sich, wie wir wissen, der Nerv wieder herstellen. Bei Durchschneidungen ist das ein nicht so seltenes Ereigniss, aber auch wenn der Achsencylinder durch entzündliche Processe zu Grunde gegangen ist, kann sich der Nerv unter dem trophischen Einfluss seiner Ganglienzelle erneuern, indem sich zunächst der Achsencylinder wieder bildet.

Eine scheinbare Heilung oder Besserung tritt aber auch dadurch ein, dass andere Nerven oder Muskeln aushülfsweise die Funktion übernehmen. Je jünger das Individuum ist, desto eher wird es solche Hülfsbewegungen ausführen lernen. Ich erinnere nur an das Trinken der Säuglinge mit Wolfsrachen, die doch ganz gut trinken lernen, indem sie die Zunge anders gebrauchen als gesunde Kinder; sie benutzen sie zugleich zum Verschluss der Spalte. Tabiker können bedeutende Besserungen in Bezug. auf ihre Leistungsfähigkeit erlangen, wenn sie die in den halb zerstörten Hintersträngen liegenden noch intakten Reserven, wie es NOTHNAGEL genannt hat, durch Übung zur Hülfe heranziehen.

Die Behandlung der Lähmungen wird in der Regel mit der der Ursachen zu beginnen haben. Leider ist uns die Einwirkung auf die Erkrankungen der Centralorgane nur in sehr beschränktem Grade möglich. Am meisten sind es noch die syphilitischen, welche man therapeutisch beeinflussen kann. Bei denselben scheint es mir in dringenden Fällen angebracht, Quecksilber und Jod zugleich und in nicht zu zaghafter Weise anzuwenden. Man wird am Besten eine Schmierkur in Dosen von 4 bis 10 Gramm *Ung. cin.* mit Gaben von 3 bis 10 Gramm Jodkali *pro die* verbinden. Erst nach vorläufiger Abheilung der Syphilis kann man versuchen, den zurückbleibenden Schaden an den peripheren Nerven durch Elektricität, Massage und Gymnastik zu bessern. Die anderen centralen Ursachen wird man nach den Regeln der Kunst behandeln und sie wenigstens auf dem Stadium, in welchem man sie vorfindet, zu erhalten suchen.

Die durch periphere Ursachen bedingten Lähmungen sind schon eher einer Behandlung zugänglich und zwar namentlich die durch entartete Lymphdrüsen oder Kröpfe verursachten. Die Behandlung der Kröpfe siehe in dem Abschnitt über die Erkrankungen der Schilddrüse. Die geschwollenen Lymphdrüsen kann man in vielen Fällen je nach der Ursache durch Jod oder Jodeisenpräparate, in Verbindung mit den KAPESSER'schen Schmierseifeeinreibungen und einer allgemeinen stärkenden Behandlung durch Luftkuren und Seeaufenthalt, sowie durch Salz- oder Jodbäder zur Rückbildung bringen. Ein stärkendes Verfahren wird man auch bei den hysterischen

Erkrankungen als Allgemeinkur einschlagen, doch sind hier in der Regel die lauen Thermal- oder sonstigen Bäder den zu kalten vorzuziehen. Selbstverständlich muss eine deutlich vorliegende Krankheit der Genitalorgane behandelt werden. Da indessen nicht jede Hysterie der Ausdruck einer Genitalerkrankung ist und eine auf die Genitalorgane gerichtete örtliche Behandlung oft sehr angreifend auf die Nerven wirken und für den Organismus schädigend sein kann, so wird der gewissenhafte Arzt die Vortheile und Nachtheile einer solchen örtlichen Behandlung genau zu berücksichtigen haben. Ich möchte rathen, immer erst die anderen, wenn auch oft nur palliativ und zeitweise wirksamen Mittel zu erschöpfen, wenn nicht eine ganz bestimmte Indikation vorliegt.

Sehr nachtheilig ist es, wenn eine hysterische Heiserkeit für eine durch Erkältung bedingte gehalten wird und die Kranken in das Zimmer gesperrt werden und den Hals recht warm halten müssen, was sonst ganz verständige Kollegen noch so oft verordnen. Ein Katarrh kann nie eine vollständige Aphonie bedingen, bei ihm ist die Stimme heiser, rauh, sehr rauh, aber nie erloschen. Hysterische sollten jeden Tag, bei Kälte erst recht, in die Luft gehen, wenn auch nur eine halbe Stunde und den Hals immer recht frei tragen, weil die Wärme erschlafft.

Bei frischen Erkältungen gewähren die Schwitzkuren im Bett oder in Form der irischen und Dampfbäder grossen Nutzen. Wegen der Behandlung der diphtherischen Lähmungen verweise ich auf den Abschnitt Diphtherie.

Ich möchte hier auch der Behandlung der Aortenaneurysmen ein paar Worte widmen, weil meiner Überzeugung nach eine Heilung hie und da noch möglich ist, besonders im Anfang, zu welcher Zeit wir Laryngologen die Krankheit öfter zu sehen bekommen. Da in den meisten Fällen eine syphilitische Erkrankung vorhergegangen ist, so kann man es bei der Schwere des Leidens in jedem Falle verantworten, eine energische antisyphilitische Kur einzuleiten. Erlauben es die Verhältnisse, so lasse man die Schmierkur auswärts vornehmen, da eine gewisse Ruhe, Bettliegen u. s. w., nöthig ist und viele Menschen dies zu Hause nicht durchführen können. Aus allgemein menschlichen Gründen schicke ich solche Kranke wegen ihrer Heiserkeit! gern in ein Schwefelbad und lasse sie dort schmieren und Jodkali nehmen. Ich habe aber auch zwei der Fälle durch Jodkali in grossen Dosen zu Hause geheilt. Die Jodkalibehandlung ist nach POWELL's Angabe zuerst von NELATON, dann von BOUILLAND, CHUCKERBUTTY und besonders von BALFOUR empfohlen worden, wie ich glaube, rein empirisch. Jetzt, wo man weiss, dass sehr häufig Lues mit im Spiele ist, wird man die Wirkung eher begreifen können. Wenn es auch selten gelingt, das Aneurysma mit Jodkali vollständig zu heilen, so habe ich doch in gar manchen Fällen insofern eine gute Wirkung gesehen, dass es einen mehr oder weniger langen

Stillstand in der Entwicklung der Geschwulst gab. Gerade in dem oben erwähnten stärksten Fall haben grosse Dosen Jodkali lange Zeit einen günstigen Einfluss gehabt; der Kranke nahm davon in einem Jahre 2500 Gramm ohne allen Nachtheil ausser zeitweiligem geringem Schnupfen. Nach meinen neueren Erfahrungen würde ich jetzt eine Quecksilberkur mit dem Jod jedesmal verbinden. Von den anderen Behandlungsarten dürfte noch am meisten die von Tillmanns angegebene Behandlung mit der Elektrolyse Beachtung verdienen. Tillmanns hat einige günstig verlaufene Fälle veröffentlicht. Er sticht die Anode direkt in das Aneurysma ein und lässt dann einen konstanten Strom hindurchgehen. Man hat die Gerinnselbildung, welche hier der elektrische Strom hervorruft, auch auf andere Weise durch die Einführung von Fremdkörpern, Drähten, Violinsaiten, Catgut herbeizuführen gesucht, Schrötter hat dafür einen eigenen Trokar angegeben. In verzweifelten Fällen würde ich nach Fehlschlagen einer antisyphilitischen Kur das Verfahren für erlaubt halten. Dagegen kann ich mich mit der vorgeschlagenen Unterbindung der peripheren Gefässe nach Brasdor nicht einverstanden erklären, da durch sie der intravaskuläre Druck erheblich gesteigert werden muss. Vorübergehendes Schwinden der Beschwerden hat Lindner auch danach beobachtet.

Sehr unterstützt wird jede Behandlung der Aneurysmen durch das Tufnell'sche Verfahren: monatelanges Bettliegen, knappe Ernährung und Einschränkung der Flüssigkeitszufuhr bis auf 250 Gramm.

Die Darreichung des Jodkali dürfte versuchsweise auch in zweifelhaften Fällen wohl gestattet sein, da es sich im Falle eines anderen Tumors in dem Mediastinum doch immer um absolut letale Fälle handeln wird.

Die örtliche Behandlung der Lähmungen kann meistens sehr vortheilhaft durch Strychnin unterstützt werden, siehe Seite 503. Das Hauptmittel bleibt aber die Anwendung der Elektricität und zwar namentlich in der Form des Induktionsstroms. Man setzt den positiven Pol in den Nacken oder an eine sonstige indifferente Hautstelle und den negativen bei den Lähmungen der Nase und der Lippenmuskeln auf die zu reizenden Muskeln oder die dieselben versorgenden Nerven. Auch die Muskeln des weichen Gaumens trifft man am Besten von der Mundhöhle aus, von vorn oder von hinten am Velum, doch wird man gut thun, die zu behandelnden Theile erst durch Kokain unempfindlich zu machen, da die Anwendung der Elektricität an dieser Stelle recht schmerzhaft ist.

Die hysterischen Lähmungen des Halses, namentlich die hysterische Aphonie hat man früher fast ausschliesslich mit Elektricität behandelt. Ich erinnere mich noch lebhaft des Erstaunens, welches die Veröffentlichung von Gibb machte, der jahrelang andauernde

Aphonien in einer Sitzung damit geheilt hat. Seitdem ist dasselbe von den meisten Kollegen auch erreicht worden, doch hat man nach und nach die Erkenntniss gewonnen, dass die Elektricität dazu gar nicht nöthig ist.

Eine besondere Wichtigkeit ist bei dieser Behandlung auf die Regelung der Athmung zu legen, denn alle hysterisch Aphonischen athmen sehr unvollkommen und die Dauer der Heilung ist vielfach davon abhängig, ob sie das Tiefathmen erlernen und beibehalten. Fast alle Kollegen, die in der letzten Zeit über die Behandlung der hysterischen Aphonien geschrieben haben, sind darin einig. Wenn ich auch glaube, dass es im Ganzen ziemlich einerlei ist, welchen örtlichen Reiz man anwendet, um den auf der Stimme liegenden Bann zu lösen, GERHARDT benutzt eine Kehlkopfsonde, die er ohne Spiegel in die tieferen Theile des Schlundes einführt und ich ging damit früher unter Leitung des Spiegels in den Kehlkopf ein, so muss ich doch sagen, dass unsere Erfolge jetzt seit der Anwendung des elektrischen Konkussors, Fig. 83 Seite 170, in Verbindung mit dem Einüben des Tiefathmens wesentlich bessere geworden sind. Es kommt seitdem fast nicht mehr vor, dass eine Kranke unser Zimmer nicht mehr oder weniger laut sprechend verlässt. Ausnahmen bilden natürlich die durch anderweitige Erkrankungen bedingten Fälle; aber selbst bei diesen erreichen wir, mein Kollege G. SPIESS und ich, jetzt bessere Erfolge als früher. Ausser dem Tiefathmen ist es besonders wichtig, den ersten lauten Ton wieder zu gewinnen; man gelangt dazu nach der Schüttelung des Kehlkopfs entweder durch die einfache Aufforderung oder dadurch, dass man erst einen lauten Hustenton zu erzielen sucht. Dabei muss man den Kranken ruhig, suggestiv zusprechen: „Es wird schon gehen; versuchen Sie es noch einmal; so war es schon besser; sehen Sie, da kommt schon der Ton; jetzt wird er bald ganz gut sein u. s. w." Dazwischen braucht man immer wieder den Konkussor. Ist einmal ein Ton vorhanden, so lässt man die Vokale anlauten, A, I, O, E, U; dann leicht auszusprechende Worte, wie Papa, Mama, sagen und dann zählen. Zweckmässig ist es, sich bei diesen Übungen einer möglichsten Abwechslung zu bedienen. Manche Kranke gelangen durch gesungene Töne rascher an das Ziel. In sehr veralteten Fällen dauert es mitunter auch mehrere Tage, bis man etwas erreicht. Eine Dame aus Merseburg, die vier Jahre kein lautes Wort gesprochen hatte, brachte schon am zweiten Tage einzelne Töne zum Vorschein und konnte vom vierten ab laut sprechen. In solchen Fällen ist es natürlich angezeigt, die Übungen einige Wochen unter der Aufsicht des Arztes fortsetzen zu lassen, bis die Kranken das Vertrauen in ihr Sprechvermögen wieder gewonnen haben.

Man kann die Stimmbildung auch dadurch unterstützen, dass man die grossen Zungenbeinhörner oder die des Schildknorpels seitlich zusammendrückt.

Gelingt es nicht, auf die geschilderte Weise nach wiederholten Versuchen eine laute Stimme zu erzielen, so ist wahrscheinlich eine örtliche Erkrankung der Genitalien oder eine Anaemie die Ursache. Die hysterischen Stimmlähmungen verschwinden, wie andere Paralysen und Paresen aus gleicher Ursache, oft auch unter dem Eindruck grösserer Gemüthsbewegungen; die katholischen Kranken der Art bilden ja ein Hauptkontingent der durch Wallfahrten und Muttergottesbilder hervorgerufenen Wunderheilungen.

Die Anwendung der Elektricität hat in den hysterischen Fällen keinen grösseren Nutzen, als die der oben angegebenen Behandlung. Ich kann es daher nicht billigen, wenn man hartnäckige Fälle durch starke Ströme mit dem elektrischen Pinsel behandelt, sei es, dass man denselben auf den Hals oder auf den Rücken aufsetzt. Die armen Kranken krümmen und winden sich unter den Qualen, aber einen Ton bringen sie doch nicht hervor, wohl aber schädigt man leicht das Nervensystem durch solche Gewaltkuren. Von manchen Kollegen, z. B. von SCHNITZLER jun., sind recht gute Erfolge, wenigstens augenblickliche, mittelst der Hypnose erzielt worden. Ich war in den letzten Jahren nie mehr genöthigt, dazu zu greifen.

Als ein jedenfalls unschädliches Mittel ist auch der von JONQUIÈRE so warm empfohlene Ovarialdruck nach CHARCOT anzusehen; der Arzt oder die Kranken selbst üben einen starken Druck im Hypogastrium nach der Gegend der Eierstöcke zu aus.

Die Anwendung des inducirten Stroms habe ich oben bei den Lähmungen der Nase und des Gaumens schon erwähnt. Ich möchte hier nur noch anfügen, dass man den Strom nicht zu schwach nehmen soll. Ich verwende ihn aussen am Halse 2—5 Minuten lang so stark, dass zuweilen Stromschleifen auf das Platysma überspringen. Den Kehlkopf elektrisirt man von aussen oder von innen. Bei der äusseren Anwendung setzt man nach ROSSBACH am Besten den negativen Pol auf das *Ligamentum conoideum*, den positiven in den Nacken oder auf eine andere indifferente Hautstelle. Wenn ich den Anterior treffen will, so nehme ich als negative eine ziemlich spitze Elektrode, die positive muss natürlich breit sein. Die spitze negative setze ich seitwärts von der Mittellinie des Halses auf den Muskel. Der *Musc. vocalis* ist nach ROSSBACH auch von aussen ziemlich sicher zu erreichen, wenn man beide Pole auf die Platten des Schildknorpels setzt, die beiden Muskeln, den Anterior und Vokalis zusammen, kann man reizen, wenn man eine breitere Platte des negativen Pols auf den Schildknorpel vorn aufsetzt, die andere im Nacken; auf den Rekurrens indessen kann man von aussen nicht einwirken. Man erkennt gleich, ob die Pole richtig sitzen, wenn man während der Anwendung Töne angeben lässt; erklingen sie normal oder wenigstens besser als vorher, so sitzt die Elektrode richtig. Die innere

Anwendung der Elektricität macht man heute nur noch unter Kokain-anaesthesie, welche dieselbe sehr erleichtert. Als Elektroden benutzt man die hier abgebildete von MACKENZIE, Fig. 155, oder

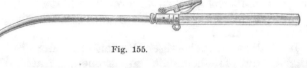

Fig. 155.

den dafür eingerichteten GOTTSTEIN-HERYNG'schen Watteträger, Fig. 100 Seite 186; letzterer wird vorn mit Watte armirt und mit dem negativen Pol verbunden. v. ZIEMSSEN hat angegeben und ich kann es natürlich nur bestätigen, dass jeder Kehlkopfmuskel von einem bestimmten Punkte im Halse aus zu reizen ist. Um den Vokalis zu treffen, geht man mit der Elektrode auf die Stimmlippen nahe dem Eingang nach dem Ventrikel; den Transversus erreicht man von der hinteren Fläche der *Plica interarytaenoidea* aus, den Lateralis von dem vordersten Theil des *Sinus piriformis* seitlich. Den Posticus soll man auch von dem Sinus, von einem etwas höher und hinter dem für den Lateralis angegebenen Platze aus treffen können. Ich muss offen gestehen, dass es mir nicht gelungen ist, von da oder von einer anderen Stelle aus irgend einen Einfluss auf den gelähmten Posticus auszuüben und anderen Kollegen ist es, wie ich auf meine Anfragen erfuhr, gerade so ergangen. KIESSELBACH theilte mir dagegen mit, dass es ihm in einem Falle geglückt sei, den Posticus von dem von v. ZIEMSSEN angegebenen Punkte aus zur Zusammenziehung zu bringen. Ich habe versucht, mittelst einer langen Elektrode bis auf die hintere Fläche des Muskels zu gehen, aber auch von da aus habe ich keinen nennenswerthen therapeutischen Erfolg zu verzeichnen, wahrscheinlich, weil der Posticus immer so rasch atrophirt. Als Doppelelektroden, mit welchen beide Pole in den Kehlkopf eingeführt werden, kann man die Fig. 76, Seite 164 abgebildeten Ansätze benutzen. Ich halte sie indessen nicht für sehr praktisch, Recht zweckmässig scheint es mir dagegen, vor dem Elektrisiren ein Milligramm Strychnin subkutan einzuspritzen.

Sehr nützlich und für viele Fälle von Parese des Anterior auch völlig hinreichend sind Singübungen, so gut oder so schlecht sie auch Anfangs ausfallen mögen. Es kommt bei denselben aber darauf an, dass die Übungen nicht zu lange dauern, höchstens dreimal täglich fünf Minuten und vor Allem, dass der Ton richtig gebildet wird. Der Kranke darf den Ton nicht herausquetschen, sondern muss ihn während des Ausathmens anlauten lassen, mit „Hä" oder „Ha" oder „Hi" oder einen der Seite 74 genannten Konsonanten vor dem Vokal, und zwar darf er nur die Töne, welche bequem in seiner Stimme liegen, üben, das heisst sie an- und ab-

schwellen lassen, sie zu halten suchen u. s. w. Alle paar Tage
kann er dann versuchen, ob er ohne viel Mühe und ohne zu
quetschen einen höheren oder tieferen Ton hinzufügen kann und
diesen dann in den Umfang seiner Übungen mit aufnehmen.
Gelingt es noch nicht, einen anderen Ton hinzuzufügen, so müssen
die Übungen in der alten Weise geduldig noch einige Tage weiter
gemacht werden.

In Fällen doppelseitiger Posticuslähmung ist man oft gezwungen, die Tracheotomie zu machen. Nach Abheilung der
Wunde tragen solche Kranke mit grossem Vortheil sogenannte
Ventilkanülen, die das Einathmen durch die Kanüle gestatten,
während bei der Ausathmung sich eine Klappe schliesst und das
Sprechen, welches man auch in diesen Fällen ohne Nachtheil gestatten kann, dann auf natürlichem Wege vor sich geht.

MUSELIER berichtet über einen Fall, in welchem bei einer
Hysterischen wegen Dyspnoe die Tracheotomie nöthig wurde.
Ob diese Dyspnoe nun freilich auf Rekurrenslähmung beruhte, ist
nicht erwiesen.

Man hat bei doppelseitigen Posticuslähmungen versucht, mittelst
der Durchschneidung der beiden *Nervi recurrentes* die Posticuslähmung in eine Rekurrenslähmung zu verwandeln, weil sich bei
letzterer die Stimmlippen in die Kadaverstellung begeben und
dadurch mehr Raum zum Athmen in der Stimmritze entsteht.
Der Versuch ist aber nicht geglückt, vermuthlich, weil es alte
Fälle waren und schon eine Anchylose im Arygelenk entstanden
gewesen war. GREVILLE MACDONALD hat vorgeschlagen, bei doppelseitigen Posticuslähmungen die eine Stimmlippe zu exstirpiren, um
Raum zum Athmen zu schaffen; bei Pferden hat man es, wie
schon bemerkt, mit gutem Erfolg gethan. In Fällen, die sehr
viele Beschwerden verursachen, könnte man diese Art der Behandlung vielleicht in Betracht ziehen, besonders da die Stimme
dabei wegen der Erhaltung der einen Stimmlippe voraussichtlich
leidlich verständlich bleiben dürfte; ich persönlich würde mehr
für das Einlegen einer Ventilkanüle stimmen.

β) Die Hyperkinesen, Krämpfe.

In Bezug auf die allgemeinen Ursachen der Hyperkinesen
kann ich mich auf das bei den Akinesen Gesagte beziehen. Wenn
die centrale Erkrankung nicht bis zur vollständigen Unterbrechung
oder Störung der Leitung geführt hat, so kann von der Rinde
oder von dem Faserlauf im Gehirn aus ein Reiz erzeugt werden,
der zu der Hervorbringung von krampfartigen Zuständen in den
Muskeln der oberen Luftwege führt. Die centralen Ursachen
herrschen bei den Krämpfen bedeutend vor, die peripher verursachten sind selten, wenn man die als Fernwirkungen auftreten-

den ausser Betracht lässt, die aber doch wenigstens central vermittelt werden.

Krämpfe an den Lippen, an den Nasenmuskeln, an der
Zunge kommen bei den allgemeinen Nervenkrankheiten vor, wie
bei Chorea, Hysterie, Epilepsie, Athetose, Eklampsie. Sehr selten
sind die auf die Zunge allein beschränkten; Max Levy hat vor
Kurzem einen Fall von regelmässiger Zusammenziehung der von
dem Hypoglossus versorgten Zungen- und vorderen Halsmuskeln
beschrieben. Sonst sind die klonischen Krämpfe der Zungenmuskeln noch bei verschiedenen Erkrankungen beobachtet worden,
sowohl bei Anaemischen, wie Vollblütigen, bei Neurasthenikern,
einmal sogar nach einer Tonsillotomie u. s. w. In den Fällen von
klonischem Krampf wird die Zunge stossweise nach vorn und
rückwärts oder nach den Seiten hin- und hergeworfen, in den
tonischen ist dieselbe ganz hart und an den weichen Gaumen
angedrückt. Während der Dauer des Krampfes ist natürlich die
Bewegung der Zunge behindert. Auch bei Tetanus und Trismus
befinden sich die Kaumuskeln sowie die des Mundbodens und der
Zunge in anhaltender krampfhafter Zusammenziehung.

Die Behandlung wird sich auch hier vor Allem nach dem
Allgemeinzustand zu richten haben; vielleicht werden wir bei
Tetanus in kurzer Zeit günstige Erfolge durch das Behring'sche
Serum machen dürfen. Den Krampf des Trismus kann man versuchen, durch allmähliche örtliche Dehnung zu überwinden. In
langdauernden Fällen von Kieferkrämpfen wird man schliesslich
auch wohl zu Narkoticis, besonders subkutan, greifen müssen,
eventuell auch zur künstlichen Ernährung.

Die Krämpfe in den Muskeln des Schlundes gehören zu
den selteneren Krankheiten. Sie werden manchmal, wenigstens
die schwächeren, ausgelöst durch verhältnissmässig leichte Erkrankungen an den Seitensträngen des Schlundes, durch Mandelpfröpfe und sonstige entzündliche Processe in den Mandeln oder
am Zungengrund u. s. w. Sie kommen ebenfalls bei den oben
erwähnten allgemeinen Nervenerkrankungen vor, namentlich auch
bei Hysterie; bei Lyssa bilden sie eine der Haupterscheinungen.
Sie werden bei letzterer durch den Anblick einer glänzenden
Fläche, namentlich durch den von Flüssigkeiten hervorgerufen.
In dem einen Falle von Lyssa, den ich vor vielen Jahren gesehen
habe, konnte der Kranke ganz gut Flüssigkeit schlucken, wenn
sie ihm in einem verdeckten Löffel gereicht wurde.

In der Regel sind bei den krampfartigen Zuständen der
Muskeln des Schlundes auch die der Speiseröhre betheiligt
(siehe darüber den Abschnitt über die Erkrankungen der Speiseröhre). In einigen Fällen ist das Schlucken bei dem Krampf der
Schlundmuskeln ganz unmöglich, in anderen gehen die Speisen
bis auf einen gewissen Punkt herunter und werden dann wieder
ausgestossen, in noch anderen schliesst sich die Musculatur der

Speiseröhre fest um den Bissen, lässt ihn weder vor- noch rückwärts; es verursacht dies recht unangenehme Beschwerden und
Schmerzen hinter dem Sternum, bis der Krampf nachlässt und
der Bissen nach unten weiterbefördert wird. Ebenso selten wie
die Krämpfe der Schlundmuskeln sind die der Muskeln des
weichen Gaumens, insbesondere auch die der Heber desselben.
Es sind Fälle von tonischem Krampf beobachtet, öfters sind dieselben aber klonisch.

Die tonischen Krampfzustände in dem Schlund und der damit verbundenen Speiseröhre sind selten von langer Dauer; es
kommen freie Zeiten dazwischen. Ich habe allerdings einmal
einen Fall von krampfhaftem Verschluss des Schlundes und
Krämpfe der Speiseröhre gesehen, der volle drei Tage anhielt.
Die Krämpfe unterscheiden sich durch die freien Intervalle von
den Lähmungen, mit denen die Symptome im Übrigen grosse
Ähnlichkeit haben; bei Lähmung ist nämlich die Schluckbehinderung eine gleichmässig andauernde.

Die Behandlung wird hier vor Allem auch wieder den
Allgemeinzustand im Auge haben müssen. Man kann ausserdem
versuchen, die Reflexerregbarkeit der Theile durch Kokainlösungen,
Morphiumeinspritzungen, Bromkali und die antihysterischen Mittel
zu beseitigen. Etwaige empfindliche Reflexpunkte innerhalb des
Halses müssen einer entsprechenden Behandlung unterworfen
werden. Gottstein und Wertheimber heilten einen Fall, in dem
alle anderen Mittel nichts halfen, durch mehrwöchentliche innerliche Anwendung von feingestossenem Eis. Bei längerer Dauer
ist es natürlich nothwendig, die Ernährung durch die Schlundsonde einzuleiten. In dem eben erwähnten Fall, der drei Tage
lang anhielt, war es selbst auf diese Weise unmöglich, Nahrung
beizubringen. Es gelang nur sehr schwer, die Sonde überhaupt
einzuführen; die eingegossene Flüssigkeit wurde weithin heraus-
geschleudert und ebenso das Rohr, als ich es nur einen Moment
nicht ganz festhielt; es musste zur Ernährung *per anum* gegriffen
werden. M. Mackenzie, der den Kranken nach mir sah, suchte
die Ursache darin, dass der Knabe früher einmal Vitriol geschluckt
habe. Ich betrachtete den Fall mehr als einen rein nervösen, da
mehrere Jahre zwischen dem Trinken der Säure und der Erkrankung lagen und der Kranke damals auch Monate lange, von Beschwerden ganz freie Pausen hatte. Mackenzie verordnete ihm
Eisen und Arsenik, wonach er anscheinend geheilt geblieben ist,
wenigstens hat er sich weder bei ihm noch bei mir wieder vorgestellt.

Die Hyperkinesen des Kehlkopfs zeigen sich unter verschiedenen Bildern, je nach dem Alter der Kranken und der Art
des Auftretens des Krampfes und ob er klonisch oder tonisch ist.
Die vier Hauptformen sind der *Laryngismus stridulus* der
Kinder, der Kehlkopfkrampf der Erwachsenen, die *Aphonia spastica* und der nervöse Husten.

1. Der *Laryngismus stridulus* der Säuglinge ist eine nicht seltene Krankheit, welche nicht verwechselt werden darf mit dem Pseudokroup. Die Erscheinungen der Beiden sind verschieden genug: der Pseudokroup äussert sich mehr in einem meist Nachts auftretenden rauhen Husten, der sehr an den wirklichen Krouphusten erinnert und im Beginn meist schwer davon zu unterscheiden ist, während der *Laryngismus stridulus* die Kinder auch plötzlich, aber mehr am Tage befällt, ohne Husten, wenigstens ist derselbe nicht nothwendig damit verbunden. Ausserdem findet man den Stimmritzenkrampf fast immer nur bei solchen Kindern, welche durch Verdauungsstörungen, die Dentition oder Rhachitis disponirt sind. Die Verdauungsstörungen der Säuglinge sind in der Regel durch eine zu reichliche oder durch eine für das betreffende Kind nicht geeignete Nahrung hervorgerufen. Überernährte Kinder zeichnen sich durch einen zu reichlichen Fettansatz aus oder durch Auftreibung des Bauches bei dünnen Gliedern; sehr oft besteht bei ihnen der Stuhlgang aus harten, grauen Brocken. FLESCH hat auf die Überernährung als Ursache des Laryngismus in dem GERHARDT'schen Handbuch für Krankheiten der Kinder aufmerksam gemacht und ich muss ihm in den meisten Punkten beistimmen. Manchmal ist der Laryngismus auch der Ausdruck einer beginnenden Eklampsie; gar manche Kinder sterben in einem Anfalle. Die Anwesenheit von harten Kothmassen im Darm ist auch bei älteren Kindern schon hinreichend, einen eklamptischen Anfall hervorzurufen. Ich habe einmal einen sechsjährigen Knaben in einem solchen beobachten können. Er lag bei erweiterten Pupillen mit Krämpfen der Glieder da, bis auf den Abgang einer allerdings kolossalen, aus dem Mastdarm stammenden Kothmasse der Anfall sofort aufhörte. Bei demselben Knaben wiederholte sich der Anfall noch einmal nach vier Jahren; diesmal wurde ihm sofort ein Klystier gegeben, worauf wieder eine grosse Masse Koth mit demselben günstigen Erfolge abging; DETERMANN hat einen sehr ähnlichen Fall erlebt. So gut durch harte Kothmassen im Darm solche allgemeine Krämpfe mit Verlust des Bewusstseins ausgelöst werden können, dürften auch beschränktere Gebiete dadurch beeinflusst werden. Nicht so ganz selten behalten Kinder, welche an Laryngismus gelitten haben, noch lange eine geringe Sprachstörung zurück, sie lernen spät, erst im vierten Jahre z. B., sprechen, können dann lang bestimmte Laute, wie die Zischlaute oder die Zungenlaute nicht aussprechen; es bleibt ihnen leicht etwas Sonderbares in ihrem ganzen Leben, wie Kindern, welche einen Hydrocephalus gehabt haben. In wie fern diese Störungen mit der erwähnten Verdauungsanomalie oder vielmehr der durch sie bedingten centralen Reizung in Zusammenhang zu bringen sind, vermag ich nicht zu entscheiden.

Nach STEFFEN leiden neun Zehntel, nach BULL 94 Procent

der Kinder mit Laryngismus an Rachitis, die jedenfalls der Ausdruck einer Ernährungsstörung ist. Ausser der bekannten Erweichung der Knochen am Hinterhaupt findet man bei ihr die
Auftreibung der Gelenkenden und der Rippen. Die Krankheit
befällt auch oft mehrere Geschwister hinter einander, nicht auf
Grund von Heredität, sondern in Folge derselben Ernährungsweise.
H. REHN legt in Bezug auf die Aetiologie der ungeeigneten Ernährung mehr Bedeutung bei, als der Rachitis. Er hat wiederholt beobachtet, dass bei künstlich ernährten Kindern der Stimmritzenkrampf verschwand, drei bis fünf Tage, nachdem eine Amme
genommen war.

Unter den Ursachen des Stimmritzenkrampfs der Kinder
werden noch verkäste Bronchialdrüsen angeführt; die Ansicht,
dass die Thymus daran Schuld sei, ist hingegen wohl jetzt allgemein verlassen; das *Asthma thymicum* scheint mehr auf der Raum-
beschränkung in dem Thorax durch die vergrösserte Thymus zu
beruhen. Es giebt also mehrere Ursachen des *Spasmus glottidis*
der Kinder: die centralen, vielleicht also der Hydrocephalus, die
Eklampsie und die peripheren, die Verdauungsstörungen und die
Rachitis.

Der *Laryngismus stridulus* kommt fast nur bei Kindern bis
zum zweiten Lebensjahre vor und in dieser Zeit meistens von dem
vierten Monate bis zum zwölften; nach dem zweiten Lebensjahre
ist er sehr selten. Er wird eigenthümlicher Weise in der ersten
Hälfte des Jahres am häufigsten beobachtet, namentlich im März.
FLESCH erklärt dies aus der erhöhten Nervosität der Kinder in
Folge des anhaltenden Aufenthalts in geschlossenen Räumen im
Winter. Sicher können die Anfälle bei vorhandener nervöser
Disposition durch Katarrhe ausgelöst werden.

Der Anfall kommt gewöhnlich ohne alle Vorzeichen. Man
hört plötzlich eine oder mehrere tönende Einathmungen, wie bei
dem Keuchhusten, dann folgt eine mehr oder weniger lange
Pause, in welcher hie und da leise Andeutungen des Tones vorhanden sind, die, wenn man nicht achtsam geworden wäre, ganz
unbemerkt vorübergehen könnten. Ein etwas stockendes Athem-
holen, eine Bewegung des Daumens nach innen, die gerade so gut
eine willkürliche sein könnte, dies sind die Mahnungen, dass nicht
Alles in Ordnung ist, dann kommt ebenso unerwartet der zweite
Anfall. Die einzelnen Fälle unterscheiden sich aber nicht nur
durch die Zahl, sondern auch durch die Stärke der Anfälle. Es
kommen alle Grade vor von einem nur einen Augenblick dauernden Anhalten des Athems mit einem inspiratorischen Ton bis zu
einer Apnoe von mehreren Minuten, welche den geängstigten
Eltern wie ebenso viele Stunden erscheinen. Die Kinder lassen
den Kopf zurücksinken, die Pupillen werden eng, die Augen treten
hervor, die Haut wird blass, um den Mund und an den Händen
bläulich, kalter Schweiss bedeckt namentlich den Kopf, die Daumen

werden eingeschlagen, es treten Zuckungen in Händen und Füssen
auf; dann kehrt der Athem wieder, meist noch mit einigen inspiratorischen Tönen, und nach kurzer Zeit hat das Kind wieder
sein normales Aussehen; man merkt ihm nur noch eine geringe
Mattigkeit an. Die Anfälle wiederholen sich in kürzeren oder
längeren Pausen, manchmal liegen solche von Monaten dazwischen,
manchmal nur solche von Minuten. Das Zustandekommen der
Krämpfe in den Armen und Beinen, die sogenannten karpopedalen
Kontraktionen, habe ich in der Physiologie schon besprochen und
dieselben nach SEMON durch ein Überschäumen der Energie von
dem Centrum des Kehlkopfs auf die benachbarten der Arme und
Beine erklärt. Es wäre auch denkbar, dass dieses Überschäumen
im Thalamus oder in der Oblongata stattfände und nicht in der
Rinde. Gerade diese Gliederkrämpfe beweisen aber auch, dass
es sich bei dem Laryngismus nicht um eine doppelseitige Lähmung
der Erweiterer handeln kann, sondern um einen Krampf der Verengerer. Bei ersterer würde ausserdem ein so plötzlicher, völliger
Nachlass nicht wahrscheinlich sein, und dann wäre auch der Luft-
abschluss kein so vollkommener, denn bei der doppelseitigen
Posticuslähmung kann doch immer noch inspirirt werden, wenn
auch mühsam, stridulös.

In sehr seltenen Fällen erfolgt der Tod durch das Anhalten
des Athems, meist ist er ein ganz plötzlicher im Beginn eines
Anfalls, das Kind giebt einen inspiratorischen Ton von sich, neigt
den Kopf und bleibt trotz aller Belebungsversuche todt. Wer
einmal bei einem solchen Ausgang zugegen war, wird wohl den
Eindruck gewonnen haben, dass es sich in diesen Fällen nicht
um einen Tod durch Erstickung handeln kann, sondern vermuthlich um einen durch centrale Ursachen bedingten oder einen
Herztod. Wenn es nur der Abschluss der Luft wäre, so müsste
man ein solches Kind durch Einleitung der künstlichen Respiration
nach dem Nachlass des Krampfes doch wieder zum Leben erwecken können; bei Ertrunkenen gelingt dies noch nach viel
längerer Zeit.

Die Differentialdiagnose wäre höchstens zwischen Laryngismus, eklamptischen Anfällen, Keuchhusten, doppelseitiger Rekurrenslähmung, Pseudokroup und wirklichem Kroup zu machen.
Bei der Eklampsie ist aber die Athmung nicht so vollständig
unterbrochen, es tritt Schaum vor den geschlossenen Mund und
es sind auch in der Regel allgemeine Krämpfe vorhanden. Bei
dem Kroup sind die Stimme und der Husten rauh, der Anfall
dauert länger, und dann ist oft auch Fieber dabei. Die Inspirationen können bei Kroup, wie bei dem Pseudokroup auch
mit einem inspiratorischen Ton erfolgen, derjenige bei dem Laryngismus hat aber, wie gesagt, eine grössere Ähnlichkeit mit dem
inspiratorischen bei Keuchhusten, und wenn jenem einige hüstelnde
Töne vorangehen, so ist die Unterscheidung mitunter erst durch

den weiteren Verlauf möglich. Die Töne bei Keuchhusten sind
indessen gewöhnlich länger und entschiedener inspiratorische. Bei
der doppelseitigen Rekurrenslähmung ist die Dyspnoe andauernder
und steigert sich bei Bewegungen, die Inspiration ist aber doch
immer möglich.

MACK hat den krampfhaften Verschluss der Stimmritze mit
dem Spiegel gesehen; dazu gehört nun ein besonderes Glück, dass
der Anfall gerade in dem Augenblicke eintritt, in welchem man
den Spiegel schon in der Hand hat.

Bei der Behandlung der Krankheit muss man wieder vor
Allem die angeführten allgemeinen Ursachen zu beseitigen suchen.
Bei den centralen Ursachen, dem Hydrocephalus u. s. w. ist dies
ja nur in beschränktestem Maasse möglich, allenfalls durch die
QUINCKE'sche Lumbarpunktion. Bei der Eklampsie muss man nach
den verursachenden Momenten forschen, die sich ja zum Theil
mit denen des Laryngismus decken. Vor allem Anderen sind die
Ernährungsstörungen zu berücksichtigen, namentlich die zu reichliche oder nicht passende Ernährung; an zu geringer leiden selbst in
den armen Familien die wenigsten Kinder, am Gegentheil aber sehr
viele. Man wird bei Kindern mit Stimmritzenkrampf die Nahrung
längere Zeit in geringerer Menge und verdünnter als vorher geben
müssen. Säuglinge haben in den ersten zwei Monaten völlig genug
mit 120 Gramm alle drei Stunden. Bei Laryngismus wird man
als Nahrung halb Milch und halb Wasser oder Schleim verordnen
und je nach dem Alter und dem Gedeihen des Kindes in der
Menge ab und zu geben. Daneben ist es besonders wichtig, auf
regelmässige Stuhlentleerung zu sehen und wenn nöthig, mit Kalomel
0,01 mehrmals täglich, *Pulv. Magnesiae c. Rheo*, besonders auch mit
kleinen Klysmen, Zäpfchen von Seife oder Glycerin nachzuhelfen,
zumal durch letztere der unterste Theil, der Mastdarm, entleert
wird. Ist die erste Gefahr vorüber, so muss man versuchen,
die Nahrung so einzurichten, dass bei genügender Ernährung kein
Übermaass stattfindet, wobei die Wage zur Kontrolle ein noth-
wendiges Hilfsmittel ist. In manchen Fällen wird man auch zu
einer ganz anderen Art der Ernährung übergehen müssen; für
ganz kleine, bisher künstlich ernährte Kinder wird man jedenfalls eine Amme suchen und grösseren eine andere als die bisherige geben. Es giebt für jedes Kind eine passende Nahrung,
doch ist es nicht immer die Milch, sei sie auch noch so gut.
Ich habe mit HARTENSTEIN's Leguminose mehrere Kinder auf-
gezogen, welche Milch in keiner Form vertrugen. Allerdings
erfordert die Leguminose eine genaue Zubereitung, man muss sie
mit nicht kalkhaltigem Wasser — kalkhaltiges schliesst nämlich die Amylumkörner nicht auf — oder mit Fleischbrühe eine
Stunde lang kochen und nicht, wie HARTENSTEIN immer angiebt,
nur 10—20 Minuten. Erst nach längerem Kochen verliert sie
nämlich ganz den Geschmack nach rohen Erbsen und ist dann

eine recht angenehm schmeckende, gute Nahrung. Auch LAH-MANN's vegetabilische Milch wurde in einem von mir beobachteten Falle ausgezeichnet vertragen, nachdem vorher gute Kuhmilch nicht angeschlagen hatte. Im letzten Jahr ist auch die GÄRTNER'sche Fettmilch und die Somatose aufgekommen und scheinen sich in der That als Kindernahrung zu bewähren. Ich möchte jedoch damit nicht behaupten, dass andere Kindernährmittel nicht auch gut seien, ich habe nur keine Erfahrungen mit Allen sammeln können. Geistige Getränke müssen in der Regel ausgeschlossen werden.

Die Rhachitis ist ebenfalls eine Ernährungsstörung, die wohl immer von nicht passender Nahrung herkommt, weswegen man vor Allem eine richtige Ernährung für das betreffende Kind ausfindig machen und ausserdem die bei Rhachitis empfohlenen Mittel: Phosphor, Leberthran, Jodeisen u. s. w. verordnen wird.

Unter den Arzneimitteln haben sich gegen die Wiederkehr der Anfälle die Brompräparate am meisten bewährt, statt derselben kann man auch Moschus, *Castoreum sibir.*, *Aether valer.*, weitere Valerianapräparate und andere Nervina anwenden, so das Antipyrin in kindlichen Dosen; kleineren Kindern wird man Bromkali 0,1 bis 0,2, grösseren 0,4 bis 0,5 alle paar Stunden geben und bei dem Nachlass der Erscheinungen die Dosis vermindern.

. Während des eigentlichen Anfalls helfen alle Arzneimittel nichts. Die inneren Mittel brauchen zu ihrer Wirkung eine gewisse Zeit, um aufgesogen zu werden; Chloroforminhalationen, die auch empfohlen sind, können nichts helfen, da eine Einathmung überhaupt nicht möglich ist. Das einzige sehr praktische Mittel während des Anfalls besteht meiner Erfahrung nach darin, dass man mit dem kleinen, oder bei grösseren Kindern mit dem Zeigefinger bis zu der Epiglottis eingeht und dann den Zungengrund ähnlich wie bei der Chloroformasphyxie nach vorn und oben schiebt; der Krampf hört dann augenblicklich auf. Der Vortheil dieses einfachen Mittels ist der, dass man es immer bei der Hand hat und es der Mutter oder der Pflegerin des Kindes leicht lehren kann. DEMME hat ein Kind im Anfall intubirt und dasselbe nachher durch künstliche Athmung ins Leben zurückgebracht. Einen recht günstigen Einfluss auf die Anfälle hat auch in der Regel eine Ortsveränderung, besonders nach einem höheren oder waldreichen Orte. Ich behandelte vor Jahren ein halbjähriges Kind, welches im Laufe der Krankheit so elend geworden war, dass man den Tod in der nächsten Zeit voraussehen konnte; es war mitten im kalten Winter. Ich schlug den verzweifelten Eltern als letztes Mittel die Übersiedlung nach Kronberg vor, einem 200 Meter höher gelegenen Platze. Das Kind wurde im geschlossenen Wagen hinausgefahren und kam in ein Zimmer, in welchem der Ofen so rauchte, dass man nur bei geöffneten Fenstern existiren konnte. Trotzdem oder vielmehr gerade dadurch verminderten sich die noch am Tage vorher so zahlreichen Anfälle sehr rasch und nach

vierzehn Tagen kam das Kind in wesentlich gebessertem Zustande
wieder zurück und wurde ganz geheilt. Ähnliche Fälle habe ich
oft erlebt. Mitunter genügt es schon, das Kind aus einer Parterre-
wohnung in einen höheren Stock zu bringen oder in einen anderen
Stadttheil. Ist die See rasch zu erreichen, so wird die Seeluft
gewiss auch sehr günstig wirken. Man sollte, wenn es irgend
möglich ist, und es giebt sehr wenige Familien, in welchen dies
wirklich nicht möglich wäre, das Mittel der Ortsveränderung nicht
unversucht lassen. Über die von KÜRT empfohlene Reizung der
Conjunctiva bulbi habe ich noch keine persönliche Erfahrung, sie
leuchtet mir aber sehr ein. KÜRT hat bei einem *Spasmus glottidis*
durch die Berührung der Konjunktiva einen günstigen Einfluss
auf den Krampf eintreten sehen und dieselbe Wirkung beobachtete
er auch, wenn er die Nasenschleimhaut mit einer Feder kitzelte.
Nach ihm soll der Trigeminus ein Hemmungsnerv für eine ganze
Reihe von anderen Nerven sein. Er erklärt dadurch auch den
günstigen Einfluss der Ätzungen der Nasenschleimhaut auf verschiedene nervöse Erkrankungen. Sollte sich die Ansicht bestätigen,
so könnte man auch Kokaineinpinselungen auf die Nasenschleimhaut versuchen und eventuell auch in langsam verlaufenden Fällen
Ätzungen derselben, am Besten wohl dann Flächenätzungen mit
Trichloressigsäure.

2. Der Kehlkopfkrampf der Erwachsenen ist bis jetzt
nur als Spasmus der Verengerer beobachtet worden, wenn man
nicht einen Fall von PRZEDBORSKI als hysterischen Krampf der Erweiterer gelten lassen will. Bei einem 19jährigen Mädchen stellten
sich die Stimmlippen bei dem Einathmen in maximale Erweiterung,
während die Stellung bei der Phonation normal war; sie athmete
laut, wie eine Dampfmaschine. Der Krampf der Verengerer ist
fast ausschliesslich durch centrale Erkrankungen oder funktionelle
Störungen bedingt; namentlich die Hysterie und die Neurasthenie
sind häufige Ursachen. Charakteristisch ist bei diesen, dass der
Spasmus fast immer erst dann auftritt, wenn andere vorhandene
Krampfformen nachlassen; sie ersetzen sich gleichsam. Ist der
Laryngospasmus vorüber, so tritt die alte nervöse Erscheinung an
den Extremitäten oder sonstwo wieder auf. BURGESS sah einen
sechs Stunden andauernden heftigen Anfall bei einem jungen
Mann, der erst nach Ausbruch eines Masernausschlags aufhörte.
Ferner wird der Kehlkopfkrampf besonders oft bei Epilepsie,
Tetanus, Hydrophobie, Chorea, Tetanie oder auch bei Mediastinal-
geschwülsten beobachtet. Über den bei der Tabes in Gestalt von
Kehlkopfkrisen auftretenden Krampf der Verengerer habe ich
oben schon ausführlicher gesprochen, Seite 681 f. Derselbe tritt
auch zuweilen auf, wenn sich Stimmlippenpolypen oder Granulome
an der inneren Seite einer Tracheotomiewunde während der Exspiration zwischen den Stimmlippen einklemmen. Er kann dann
einen hohen, sogar todtbringenden Grad erreichen, ebenso

wie bei der Anwesenheit von Fremdkörpern in dem subglottischen Raum.

Nicht so selten hat man bei der Behandlung von Kehlkopf-
kranken Gelegenheit, laryngospastische Anfälle zu beobachten.
Bei dem Einblasen von Pulvern, besonders wenn der Luftstrom zu
stark ist, auch sonst bei stärkeren Mitteln, ebenso bei dem Pinseln
durch die Berührung der Larynxschleimhaut, wird hie und da
ein Krampf ausgelöst, der für den Kranken gewöhnlich sehr unangenehm ist, da er ihn in einen Zustand höchster Angst versetzt.
Vergeblich ringt er nach Luft, einzelne krähende Inspirationen
erfolgen, er greift angstvoll mit beiden Händen um sich, bis entweder durch Kunsthilfe oder durch die Erschlaffung der Anfall
nachlässt und nach kurzer Zeit das Athmen wieder normal geworden ist. Bei den gewaltsamen Inspirationen dringt die Luft
durch den Oesophagus in den Magen und wird später mit lautem
Geräusch als Ructus wieder ausgestossen. Der durch andere Ursachen hervorgebrachte einzelne Anfall verläuft ähnlich mit einer
Reihe krähender, tönender Inspirationen, unterbrochen von kurzen
lauten Exspirationen. Es gesellt sich dazu ein grosses Angstgefühl.
Mit dem Spiegel sieht man in solchen Fällen, dass die Stimmlippen fest aneinander gepresst sind und haarscharf an- oder mit
dem Rand sogar übereinander liegen, wobei der rechte *Processus
vocalis* sich meist auf dem linken befindet.

Der Laryngospasmus der Erwachsenen kann sich mit kürzeren
oder längeren Unterbrechungen durch Monate hinziehen, sich aber
auch auf einen einzigen Anfall beschränken. Die Dauer des einzelnen Anfalls wird immer eine beschränkte sein müssen, da bei
längerem fortgesetzten Aufhören der Athmung eine Kohlensäurevergiftung des Blutes und damit Bewusstlosigkeit eintritt, wodurch
der Krampf nachlässt. Soweit steigert sich freilich derselbe in
der Regel nicht; es kann aber doch zu recht heftigen Erstickungsanfällen kommen. Todesfälle allein durch und in dem Anfall
sind, soviel ich weiss, nur in Folge der Einklemmung von Tumoren oder Fremdkörpern beobachtet worden. Aus bis jetzt nicht
bekannten Gründen verlieren sich die Anfälle nach einer gewissen
Zeit wieder und der Ausgang in Genesung ist der gewöhnliche.
Eine Verwechslung der Anfälle könnte nur mit der beiderseitigen
Posticuslähmung stattfinden, doch ist bei dieser das Aussehen des
Kehlkopfs in den Pausen nicht anders, die Stimmlippen bleiben
dicht aneinander liegen, während sie bei dem Laryngospasmus in
den anfallsfreien Zwischenräumen vollkommen normal bewegt
werden können.

Luftröhrenkrampf, Tracheospasmus, eine Zusammenziehung
der glatten Muskeln in der häutigen Hinterwand der Luftröhre
hat zuerst LANDGRAF bei einem 31jährigen Manne beschrieben,
die Athemnoth verschwand auf einige Sondirungen. LANDGRAF
meint, dass in diesem Falle die Athemnoth nur durch einen solchen

Spasmus zu Stande gekommen sein könnte. Nachher hat LUBLINSKI einen analogen Fall bei einer Hysterica beobachtet, er konnte direkt in dem Spiegel die stark vorspringenden Längsfalten der hinteren Wand erblicken und ich selbst habe einmal einen recht charakteristischen Fall gesehen.

3. Die gelindeste Form des Spasmus ist die *Aphonia spastica*, der phonatorische Kehlkopfkrampf. Wenn der Kranke einen Ton angeben will, aber nur dann, kontrahiren sich die Verengerer sehr heftig, die Stimmlippen werden so fest an und sogar über einander gepresst, dass kein Ton herauskommt. Auch die Taschenlippen nehmen an der Verengerung theil, sie rücken nahe zu einander und verdecken die Stimmlippen ganz oder theilweise. Sobald der Kranke den Phonationsversuch unterlässt, geht die Athmung und Stimmlippenbewegung wieder wie normal von Statten und dadurch unterscheidet sich die *Aphonia spastica* von dem aus anderen Veranlassungen entstandenen Kehlkopfkrampf der Erwachsenen. In den schwächsten Fällen wird der Ton zwar erzeugt, aber dann schnell wieder abgebrochen; die Vokale werden, wie es JURASZ sehr richtig beschrieben hat, doppelt ausgesprochen, ei-eins, zwei-ei, i-ich ka-ann ni-icht oder sie werden in ihre Bestandtheile zerlegt, wie SCHECH anführt, e-i statt ei u. s. w. Die Art zu sprechen hat eine grosse Ähnlichkeit mit dem Beginn der Sprache bei Stotternden, die auch gern den ersten Vokal verdoppeln oder verdreifachen, i-i-ich kann nicht. Diese sprechen aber, wenn sie einmal in den Gang gekommen sind, einige Worte oder auch ganze Sätze richtig weiter. In manchen Fällen verbindet sich eine *Dyspnoea spastica,* ein inspiratorischer Kehlkopfkrampf, von welchem man den exspiratorischen, den nervösen Husten, unterscheiden muss, mit der *Aphonia spastica*. Das Aneinanderliegen der Stimmlippen dauert nach dem Aufhören des Phonationsversuches noch eine Zeit lang an und führt zu kurzer Erschwerung der Einathmung. Der einzelne Anfall beginnt, wie bei der tabischen Larynxkrise, bisweilen mit einem starken Husten, der indessen selten so lange dauert, dass er gefährlich werden könnte. MICHAEL hat einen Fall beschrieben, in dem die *Aphonia* und *Dyspnoea spastica* so heftig auftraten, dass er die Tracheotomie machen wollte. Während des Chloroformirens verschwanden bei den ersten Athemzügen alle Erscheinungen, traten aber sofort nach Wegnahme des Chloroform wieder auf, und die Tracheotomie musste später doch gemacht werden; trotzdem bestanden die Anfälle noch Jahre lang unverändert fort. Einen ähnlichen Fall hat KRAUSE beschrieben bei einem jungen Manne von 28 Jahren, bei dem auch die Tracheotomie angezeigt schien. Vorher versuchte KRAUSE aber noch Pinselungen mit Kokain, wodurch er nach und nach eine vollständige Heilung erzielte. Neuerdings hat ONODI einen weiteren Fall eines 24jährigen Mädchens veröffentlicht: sie litt seit $1^1/_2$ Jahren an hystero-epileptischen Anfällen

und wohl damit in Zusammenhang an *Aphonia* und *Dyspnoea spastica*; während der Inspiration erweiterte sich die Glottis gar nicht. Die Kranke wurde durch Äthereinathmungen sehr erleichtert und schliesslich durch Hypnose in mehreren Sitzungen geheilt. Dass es sich in diesen Fällen um Krampf gehandelt hat, ist durch den Nutzen des Chloroform und des Äther in dem ersten und dritten, den des Kokain im zweiten Fall sehr wahrscheinlich. Nach MICHAEL kann man durch den Druck auf den Ringknorpel die *Aphonia spastica* leicht von der Parese des Anterior unterscheiden. Bei der *Aphonia spastica* wird durch Druck auf den Ringknorpel die Sache verschlimmert, während bei der Parese des Anterior ein auf den Ringknorpel von unten nach oben wirkender Druck die Wirkung des Anterior ersetzt und die Stimme verbessert. Bei Druck auf den Schildknorpel dagegen wird bei der spastischen Aphonie die Stimmritze verkürzt und es können danach tiefe Töne hervorgebracht werden.

Was die Behandlung des Kehlkopfkrampfs und der *Aphonia spastica* anbelangt, so ist der einzelne Anfall selten ein Objekt derselben. Wird er einigermaassen bedrohlich, so kann man, ähnlich wie es bei dem Krampf der Kinder angegeben ist, mit dem Zeigefinger die Zunge nach vorn drücken. Am einfachsten sind immer kleine Reize, welche man an der Nase anbringt. Bei dem Kehlkopfkrampf, der nach der Anwendung von Arzneimitteln im Kehlkopf entsteht, drücke ich die Nasenspitze fest mit den Fingern und fordere den Kranken auf, Athem zu holen, was in der Regel rasch ein Aufhören des Krampfes zur Folge hat. Durch die Beobachtungen von KÜRT wird ja auch die Wirkung dieser Maassregel verständlich. Seitdem ich mich in Acht nehme, den Luftstrom des Pulverbläsers zu stark zu machen, kommen solche Anfälle nur noch sehr selten vor. Wichtig ist die mehr suggestive Wirkung, die der Arzt dadurch ausübt, dass er seine Kaltblütigkeit behauptet. Sieht der Kranke, dass der Arzt selbst unruhig wird, so nimmt der Spasmus gleich zu. Ausserdem genügen bekanntlich häufig Bespritzungen des Gesichts mit haltem Wasser, Hautreize, besonders durch einen Schwamm mit recht heissem Wasser in der Halsgegend oder Senfteige auf Brust und Waden. Bei öfterer Wiederholung der Anfälle ist es zweckmässig, die Larynxschleimhaut durch Einspritzungen von Kokain allein oder mit nachfolgender Einblasung eines adstringirenden Pulvers weniger empfindlich zu machen. Ferner sind bei der Behandlung etwaige sonstige Ausgangspunkte des Reflexes in der Nase, dem Nasenrachenraum, der Brust und dem Magen zu beachten. In ganz hartnäckigen Fällen wird man auch die Anwendung des elektrischen Stroms, namentlich des konstanten, nicht ausser Betracht lassen dürfen. Es ist oben erwähnt worden, dass einige Kranke tracheotomirt werden mussten. Über die örtlichen Maassnahmen darf man aber die Behandlung der ursächlichen Allgemeinerkrankungen nicht vergessen.

4. Der nervöse Husten. Man kann den nervösen Husten,
den exspiratorischen Kehlkopfkrampf, wieder in zwei Unter-
abtheilungen theilen, in die einfache Steigerung des gewöhnlichen
Hustens und in den mit verschiedenen Krampf- und Lähmungs-
zuständen oder Koordinationsstörungen der Stimmlippen verbundenen. Klinisch lassen sich Beide nicht immer trennen, es finden
sich viele Übergangsformen, so dass es doch praktisch zu sein
scheint, Beide in einem Abschnitt zu vereinigen.

Unter nervösem Husten verstehen wir einen nicht durch physikalisch erkennbare Veränderungen in den Respirationsorganen
verursachten Husten. Derselbe unterscheidet sich von dem gewöhnlichen dadurch, dass er nie Schleim fördert. Es kommt
freilich vor, dass durch lange fortgesetzte heftige Anstrengungen
sich schliesslich etwas Schleim loslöst, das ist dann aber immer
nur wenig und ändert nicht die Diagnose: nervöser Husten. Einen
anscheinend nervösen Husten beobachtet man oft, wenn ein
Katarrh mit zähem Schleim in den unteren Lappen der Lunge
vorhanden ist; der Hustenreiz ist dann meistens auch sehr heftig
und fördert ebenfalls keinen oder wenig Schleim; bei der Auskultation indessen hört man die zähen Rhonchi in einem oder
beiden Unterlappen.

Wir kennen bis jetzt keinen durch pathologisch-anatomisch
erkennbare Veränderungen verursachten centralen Husten. Man
sollte in Zukunft bei Sektionen, die bei rein nervösen Fällen
allerdings selten genug vorkommen werden, auf den dorsolateralen
Theil des Vaguskerns achten, denn es wäre nach den Untersuchungen von HOLM sehr gut möglich, dass man an dieser Stelle
den Grund finden könnte. Sonst ist der Hustenreiz in allen bis
jetzt bekannten Fällen entweder durch direkte Reizung des Vagus
oder durch Erkrankung anderer Organe verursacht worden, die
letztere Art gehört freilich mehr zu den Fernwirkungen. Zu den
centralen nervösen Hustenformen müssen wir die durch Hysterie
und die durch andere nervöse Krankheiten, wie Chorea, Tabes
und Epilepsie veranlassten rechnen. Ob ein sogenannter hysterischer Husten indessen centralen Ursprungs ist oder als Fernwirkung aufgefasst werden muss, das ist in dem einzelnen Fall
ausserordentlich schwer zu entscheiden. Nur die genaue Erwägung
des ganzen Zustandes und bisweilen nur eine längere Beobachtung
werden eine richtige Diagnose ermöglichen. Als centralen müssen
wir jedenfalls den Husten bei Chorea auffassen. Es sind eine Anzahl Fälle unter Anderen von v. SCHRÖTTER und NICOT beschrieben
worden, in welchen sich im Verlauf eines nervösen Hustens Erscheinungen von Chorea im Gesicht und im übrigen Körper
zeigten. Nur diese allein hat man nach meiner Ansicht das Recht,
Chorea laryngis zu nennen. Der Name ist nämlich von den
meisten Autoren, meiner Meinung nach, mit Unrecht auch auf
anderartige Fälle angewendet worden. v. SCHRÖTTER hat z. B. auch

den nervösen Husten des Pubertätsalters als *Chorea laryngis* beschrieben. Man kann aber unmöglich jeden nervösen Husten,
z. B. denjenigen, welcher durch Fremdkörper im Ohr hervorgerufen
wird, als Chorea bezeichnen, auch wenn dabei hie und da
Zuckungen im Gesicht vorkommen. Ich glaube, dass man besser
den Namen Chorea für die nicht mit sonstigen Zuckungen verbundenen Fälle ganz fallen lässt, um so mehr, als es auch noch
eine Chorea des Kehlkopfs giebt, die sich in nicht koordinirten
Bewegungen der Stimmlippen äussert, auf die ich später zurückkommen werde.

Eine fernere Art des centralen nervösen Hustens ist der
tabische Husten. Es ist bekannt, dass die Larynxkrisen bei
der Tabes oft durch einen heftigen Krampfhusten eingeleitet
werden, dem dann erst der Erstickungsanfall folgt.

Verschieden von diesen Larynxkrisen sind die Fälle, die man
sich jetzt gewöhnt hat, *Ictus laryngis* zu nennen. CHARCOT beschrieb sie zuerst unter dem Namen *Vertige laryngée*, Kehlkopfschwindel. Der einzelne Anfall wird in der Regel durch einige
leichte Hustenstösse eingeleitet, worauf eine nur wenige Sekunden
dauernde Bewusstlosigkeit folgt, in der die Kranken sogar hinfallen können; nach dieser kurzen Dauer ist der Anfall ganz
vorüber; der Kranke bezeichnet ihn als Ohnmacht, wenn er sich
desselben überhaupt erinnert. SCHADEWALDT hat über einen Fall
mit letalem Ausgang in dem Anfall berichtet. Der einzelne Anfall gleicht sehr der *Epilepsia minor*; doch kommen auch stärkere
Anfälle mit wirklichen epileptischen Zufällen vor. Ein Theil der
Kollegen rechnet sogar den *Ictus laryngis* zu der Epilepsie, er
wird aber fast nur bei Männern, die sonst nicht epileptisch sind,
beobachtet. Von SCHADEWALDT's sieben Kranken waren sechs
Trinker. Das Auftreten nach verhältnissmässig leichten Hustenstössen unterscheidet den Kehlkopfschwindel von den Larynxkrisen und macht es auch unwahrscheinlich, dass die frühere
Ansicht, von dem Zustandekommen der Anfälle durch Blutandrang
nach dem Gehirn, die richtige sei. Ähnliche Zustände kommen
auch bei der Tabes zur Beobachtung und ich habe früher schon
erwähnt, dass ich vor zehn Jahren dieselben Zufälle, die durch
einen gewöhnlichen, heftigen Katarrh veranlasst waren, bei einem
bis jetzt ganz gesunden Menschen gesehen habe. Weitere Beobachtungen dieser Fälle von Kehlkopfschwindel müssen uns noch
Aufklärungen über die Pathologie der Krankheit bringen.

Ich glaube, man kann viele Fälle des nervösen Hustens, der
in dem Pubertätsalter auftritt, zu den durch centrale Ursache bedingten rechnen. Sir ANDREW CLARK schreibt ihn den Veränderungen zu, welche das Nervensystem und auch der Kehlkopf in diesem Alter eingehen und will dadurch erklären, warum
sich die Nervenerkrankung gerade als Husten äussert. Er hat
den nervösen Husten hauptsächlich bei überfütterten Kindern

beobachtet, welche daneben noch viel Alkohol bekamen. Ausser der Regelung der Diät und dem Verbot des Alkohols hält er bei der Behandlung eine strenge Erziehung der Kinder zu nicht nervösen Menschen für besonders wichtig.

Der nervöse Husten kann auch durch Reize hervorgerufen werden, welche die peripheren Nerven treffen und zwar sind es entweder solche Reize, die den Vagus direkt in seinem Verlaufe oder seine Äste schädigen, oder es sind Fernwirkungen von anderen Organen aus. Zu der ersten Art gehört der von dem äusseren Ohr ausgelöste Husten, der durch den *Ramus auricularis vagi* vermittelt wird. Es ist in der Literatur ein Fall beschrieben, in welchem bei einem Mädchen ein zwölf Jahre dauernder Husten verschwand, nachdem ihr eine Glasperle aus dem Ohr entfernt worden war. Ich habe schon eine grosse Anzahl von Kranken mit nervösem Husten durch das Herausspritzen von Ohrenschmalzpfröpfen geheilt. Viele Menschen husten bekanntlich schon beim Einführen eines Ohrtrichters. Als weiteres Beispiel eines durch Reizung der Vagusäste hervorgebrachten Hustens beschreibt v. Schrötter einen interessanten Fall, in welchem der Reiz bei dem Sondiren einer *Fistula colli congenita* auftrat, sobald der Sondenknopf an eine bestimmte Stelle kam. Ferner sind hierher auch die durch eine periphere Neuritis bedingten Fälle zu zählen, sei es, dass die Neuritis eine idiopathische, sei es, dass sie eine von benachbarten Organen, von entzündeten Lymphdrüsen, Aortenaneurysmen oder bösartigen Tumoren verursachte ist.

Ich glaube, dass der durch die im Inneren des Thorax gelegenen Ursachen bedingte Husten seine Erklärung oft in einer Reizung der Trachealschleimhaut finden muss und durch den *Laryngeus superior* oder durch die dem *Plexus pharyngeus* oder *retrotrachealis* entstammenden Vagusäste vermittelt wird, welche die tieferen Theile der Luftröhre und die Bronchien innerviren.

Zu diesem durch direkte Betheiligung des Vagusstammes oder seiner Äste verursachten nervösen Husten ist eine besondere neurasthenische Disposition des Kranken nicht erforderlich. Dagegen treten die im Folgenden zu besprechenden Fälle nur bei solchen Menschen auf, die an einen gewissen Grad allgemeiner oder örtlicher Neurasthenie leiden. Ist diese vorhanden, so können sehr viele Stellen im Körper den Ausgangspunkt bilden.

Eine der gewöhnlichsten Ausgangsstellen ist die Nasenschleimhaut. Brindel erzählt von einer 62jährigen Dienerin, deren hartnäckiger Husten nach dem Ausziehen eines nach der Nasenhöhle zu gewachsenen Zahns aufhörte. Man findet nicht selten, dass bei Kranken schon die leiseste Berührung des Naseninneren mit einer Sonde sofort einen Husten auslöst, kann indessen dabei leicht getäuscht werden. Ist nämlich ein sehr häufiger Husten vorhanden, so kann es natürlich vorkommen, dass der Kranke zufällig in dem Augenblick der Untersuchung hustet; wiederholtes

Berühren der Stellen wird vor Irrthum schützen. Ich habe auch Fälle gesehen, in welchen ein äusserst heftiger nervöser Husten, trotzdem die Schleimhaut ziemlich unempfindlich war, durch eine Ätzung derselben günstig beeinflusst wurde. Der eine betraf einen Taubstummen, welcher durch seinen furchtbar klingenden, den ganzen Tag ununterbrochen anhaltenden Husten alle Angestellten des Hauses in Verzweiflung brachte. Trotzdem bei ihm die Nasenschleimhaut gar nicht empfindlich war, ätzte ich ihn nach früheren Erfahrungen doch oberflächlich mit dem Erfolg, dass der Husten sofort aufhörte; dasselbe habe ich bei ihm noch mehrere Male erlebt. Ich betrachtete solche Fälle früher immer als Ablenkung der nervösen Aufmerksamkeit und habe die Wirkung mit derjenigen verglichen, welche man bei Pferden durch das Einschnüren der Oberlippe während Operationen erzielen kann; die Pferde halten dann bei den schmerzhaftesten Eingriffen ganz still.

Die verschiedenen Mandeln geben ebenfalls alle Anlass zu nervösem Husten; die Rachenmandel recht häufig auch zu einem nur anscheinend nervösen dadurch, dass im Liegen der von ihr abgesonderte Schleim in den Kehlkopf fliesst. Dieser Husten unterscheidet sich aber von dem nervösen dadurch, dass er hauptsächlich in der Nacht und im Liegen erscheint, während der richtig nervöse nur am Tage vorkommt. Einen ähnlichen Entstehungsgrund hat der Husten, der alte Leute mitunter befällt, wenn sie sich niederlegen und der durch das Auslaufen der am Eingang des Oesophagus bei ihnen nicht so ganz seltenen Taschen, der Altersdivertikel, verursacht wird; wenn alte Leute gleich nach dem Niederlegen über Husten klagen, so sind in der Regel diese Taschen Schuld daran. In einem derartigen Falle erzielte ich eine bedeutende Besserung der Beschwerden durch das länger fortgesetzte Auspinseln der Taschen mit Lugol'scher Lösung. Ich habe einen Fall gesehen, in welchem bei einem erwachsenen, sonst gesunden Manne ein lange dauernder Husten nach der Herausnahme der Gaumenmandeln aufhörte. In der Zungenmandel ebenso wie in der Schlundschleimhaut findet sich oft der Ausgangspunkt. Es ist ferner nicht erstaunlich, dass der nervöse Husten von der Kehlkopfschleimhaut ausgehen kann. Hier können aber auch wieder Täuschungen in Bezug auf die Natur des Hustens dadurch entstehen, dass kleine, unentdeckte Geschwürchen oder kleine unsichtbare Fremdkörper die Ursache zu einem anscheinend nervösen Husten abgeben. Sehr oft verlegen die Kranken den Hustenkitzel in die Gegend dicht unter dem Kehlkopf. Drückt man auf diese Stelle der Trachea, so erfolgen sogleich heftige Hustenstösse auch in den Fällen, in welchen der Spiegel die Schleimhaut daselbst ganz unverändert zeigt.

Nach Rosenbach soll die Entstehung eines nervösen Reizhustens manchmal durch einen akuten Bronchialkatarrh eingeleitet

werden, aber nur bei sehr reizbaren Individuen; ich habe auch
wiederholt Fälle von geheiltem nervösem Husten einen Rückfall
machen sehen nach einem deutlichen akuten Katarrh. Wie ich
früher schon erwähnte, kann auch noch längere Zeit nach der
Heilung des Keuchhustens ein durch einen akuten Katarrh
hervorgerufener Husten den charakteristischen inspiratorischen
Ton wieder annehmen, der doch jedenfalls auf nervöser Basis
beruht; die einmal eingefahrene Landstrasse befährt sich eben
leichter. NAUNYN theilt Beobachtungen mit, in welchen ein nervöser Husten durch Erkrankungen der Leber und Milz veranlasst
wurde. Im Winter 1893 habe ich eine ältere Dame an einem
sehr heftigen und hartnäckigen derartigen Husten behandelt, der
plötzlich verschwand, als unter den Erscheinungen einer Gallen-
steinkolik ein Stein abging. Kollege BAERWINDT von hier theilte
mir mündlich mit, dass er bei einem Siebziger einen sehr heftigen
trocknen Husten mit Gallenkoliken, bei prall gefüllter Gallenblase
beobachtet habe; der Husten sei mit dem Aufhören der Schmerzen
und dem Kleinerwerden der Gallenblase verschwunden. Ich hatte
1895 wieder Gelegenheit, einen durch Gallenstein bedingten Husten
zu behandeln. KRIMER beschreibt Fälle, in denen der Hustenreiz
von der Magen-, Darm- oder Blasenschleimhaut ausging. Würmer
im Darm wurden früher als sehr häufige Ursache der verschiedensten nervösen Erscheinungen, auch des Hustens angesehen. Von
den Genitalorganen ist es ja auch bekannt, dass sie sehr häufig
Schuld an dem Krampfhusten sind. Ich habe den Fall eines
achtjährigen Mädchens beobachtet, das während anderthalb Jahren
einen Stunden dauernden Husten bekam, sobald sie sich bei dem
Zubettegehen umlegte. Bei ihr machte der weitere Verlauf es
mehr als wahrscheinlich, dass eine Pyosalpinx die Schuld trug.
Der HEGAR'sche Fall, in welchem der Husten jedesmal aufhörte,
sobald er ein Intrauterinpessar in den retroflektirten Uterus ein-
legte und ebenso gewiss wiederkam, wenn er es wieder heraus-
nahm, ist auch bekannt. In einem von STRÜBING mitgetheilten
Fall entstand Husten sowohl bei Reizungen der äusseren Haut
als auch bei Druck auf die Ovarialgegend und jeder beschäftigte
Arzt wird ähnliche Beispiele in seiner Praxis erlebt haben. Sehr
merkwürdig sind auch die von v. LEYDEN zuerst, nachher von
STRÜBING und EBSTEIN beschriebenen Hustenanfälle, welche sich
bei den geringfügigsten Reizen der äusseren Haut einstellen. In
dem v. LEYDEN'schen Fall genügte die einfache Perkussion, um bei
dem jungen Manne einen äusserst heftigen Husten zu erzeugen.
In dem EBSTEIN'schen wurde er auch durch leise Geräusche erzeugt. Man muss dabei immer erwägen, ob der Husten nicht
durch die rein psychische Erregung hervorgebracht sei, was z. B.
bei einer Brustuntersuchung sehr gut der Fall sein könnte.

Einen heftigen Reizhusten verursachen auch Fremdkörper.
Solange man dieselben aber nicht entdeckt hat oder vermuthen

kann, werden diese Fälle in der Regel zu den rein nervösen gerechnet werden, freilich nur, bis der später nie ausbleibende Schleimauswurf die Diagnose anders gestaltet. Ich verweise hier auf die Seite 580 ff. angeführten Fälle. Krebs der Trachea macht sich auch lange Zeit nur durch einen Reizhusten bemerkbar.

Die Haupterscheinungen eines nervösen Hustens bestehen entweder in einem anhaltenden Hustenreiz oder in dem eigenthümlichen Ton des Hustens, der so charakteristisch ist, dass man die Diagnose schon durch die geschlossene Thür des Wartezimmers machen kann. Beide Arten verbinden sich aber in der mannigfachsten Weise mit einander, wenn auch für die mehr centralen Formen des Hustens der brüllende Ton der häufigere ist und für die Fernwirkungsformen der gesteigerte Hustenreiz. Der brüllende Ton ist der am meisten störende, denn es giebt darin wirklich entsetzliche Fälle. Der anhaltende einfache Reizhusten im gewöhnlichen Ton kann freilich ebenfalls sehr lästig und störend für den Kranken und die Umgebung sein. Der eigenthümliche Klang des Hustens wird, wie JURASZ sehr richtig bemerkt, seine Erklärung in der bei dem Husten mangelhaften Spannung der Stimmlippen finden, meiner Ansicht nach müssen aber auch die Taschenlippen dabei mitspielen, der Ton des Hustens erinnert oft sehr an den bei den Kranken mit Taschenlippensprache beobachteten. Solange die Aufmerksamkeit des Kranken abgelenkt ist durch Essen und Trinken, manchmal durch das Untersuchen u. s. w., hört der Reiz auf. Der Husten unterliegt auch bis zu einem gewissen Grade dem Willen, der Kranke kann ihn eine Zeit lang unterdrücken, gewöhnlich folgen dann aber um so heftigere Explosionen nach. Der Hustenreiz steigert sich, wenn der Kranke merkt, dass man seinem Zustande eine ängstliche Beachtung schenkt; besonders nachtheilig ist Bedauern von Seiten der Angehörigen, welche doch eigentlich fast mehr zu bedauern sind, als der Kranke. Der Husten hält entweder den ganzen Tag hintereinander an, nur durch die erwähnten Einflüsse unterbrochen, oder er kommt zu bestimmten Stunden, nach dem Essen, im Liegen, nach Aufregungen u. s. w. Nachts hört er immer auf und das ist das charakteristische Unterscheidungszeichen von dem durch Fremdkörper oder Katarrh in den unteren Lappen verursachten Husten, da er bei diesen auch in der Nacht fortdauert. Bei Fällen, in welchen, wie in dem von v. ZIEMSSEN berichteten, die Anfälle auch in der Nacht auftreten, würde ich immer nach einer anderen Ursache suchen.

Merkwürdig ist, dass in der Regel die Lungen selbst durch einen noch so lange andauernden Husten nicht geschädigt werden; man sollte wenigstens das Auftreten eines Emphysem erwarten dürfen, es ist aber nicht der Fall. Auch im Kehlkopf findet man höchstens eine Röthung und leichte Verdickung der Hinterwand, wie bei jedem länger anhaltenden Husten. ROSENBACH

hat angegeben, dass das inspiratorische Athemgeräusch abgeschwächt sei, dass es bisweilen den vesikulären Charakter ganz
verloren habe und dass man statt des Athemgeräusches klein-
blasiges Rasseln höre. Ich untersuche jeden derartigen Kranken
auf der Brust, kann mich aber nach meiner sehr reichlichen Erfahrung den Angaben ROSENBACH's nicht anschliessen.

Wie erwähnt, gehört in den meisten Fällen eine gewisse Veränderung des Nervensystem, sei es durch Hysterie, traumatische
Neurose, Neurasthenie u. s. w. zum Entstehen eines nervösen
Hustens. Ein Mensch mit ganz gesunden Nerven bekommt ihn
nicht. Bei Kindern im Pubertätsalter trifft jene Vorbedingung
oft zu, da sich ohnehin in der Zeit durch das raschere Wachsen
leicht eine Anaemie ausbildet, weshalb der Husten auch „Wachshusten" genannt wird. Man findet aber auch recht heftige Fälle
bei ganz robusten Knaben. Ein Unterschied im Auftreten zwischen
Mädchen und Knaben scheint nicht stattzufinden; er ist bei Beiden
gleich häufig.

Der Husten hört in den rein nervösen Fällen meist ebenso
plötzlich auf, wie er entstanden war, kann aber wiederkommen.
Der Wachshusten dauert mitunter Jahre lang, meistens aber nur
etwa sechs Monate. In den Fernwirkungsfällen hängt das Aufhören auch von der Beseitigung der ursprünglichen Ursachen ab.

Die Diagnose „nervöser Husten" ist nicht immer so leicht zu
stellen; man ist da mancherlei Täuschungen ausgesetzt, die nur
durch eine genaue Untersuchung aller in Betracht kommenden
Organe zu vermeiden sind. Wenn ein über Husten klagender
Kranker zu dem Arzt kommt, handelt es sich zunächst einmal
darum, festzustellen, ob der Husten ein durch Schleimbildung
in dem Bronchialbaum bedingter oder ein nervöser Reizhusten ist.
Man muss suchen, diesen Unterschied zu ergründen. Ich sage
absichtlich, „man muss suchen", denn es ist in vielen Fällen
gar nicht so leicht herauszubekommen, ob der Kranke erstens
überhaupt hustet oder nur räuspert und dann, ob er mit oder
ohne Schleim hustet. Viele Kranke, die dem Ergebniss der
Untersuchung nach sicher Schleim auswerfen müssten, leugnen
dies, bis man sie fragt, ob sie nicht „Morgens verschleimt" seien.
Dann bekommt man nicht selten sofort eine ausführliche Er-
zählung zu hören über die Beschwerden, den Schleim los zu
werden oder die Ansicht, dass sie zwar verschleimt seien, dass
das aber nichts zu sagen habe, denn die Verschleimung hätten
sie schon lange, der Vater sei auch sein ganzes Leben lang verschleimt gewesen u. s. w. Andere verstehen unter Auswurf nur
das Herausbefördern aus dem Munde. Es ist bekannt, dass Kinder
und viele Erwachsene den Schleim schlucken, sobald er aus dem
Kehlkopf in den Schlund geräth. Gewöhnlich hilft da ein während
der Untersuchung auftretender Hustenstoss mit oder ohne Schleimrasseln auf die richtige Fährte. Die Erkennung eines Schleimhustens

ist bei der physikalischen Untersuchung gewöhnlich nicht unschwer. Es gehört dazu nur eine genaue Untersuchung der Brustorgane, wobei man sich allerdings erinnern muss, dass bei derselben unsere Wahrnehmungen nur bis zu einer gewissen Tiefe reichen. Ich habe keine Erfahrung darüber, ob es richtig ist, dass wir nur dann perkussorische und auskultatorische Befunde haben, wenn der krankhafte Herd nicht tiefer als 1,5 Centimeter unter lufthaltigem Lungengewebe liegt, wie dies behauptet wird. Die physikalische Untersuchung muss sich aber auch auf die hintere untere Thoraxgegend erstrecken und sollte da nicht nur durch die Kleider hindurch vorgenommen werden. Es ist ein zu häufiges Vorkommniss, dass man eine Pleuritis oder einen zähen Katarrh in der Gegend findet, die durch das von unten aus schwieriger erfolgende Aushusten des Schleims einen nervösen Husten vortäuschen. Es möchte Vielen beinahe lächerlich erscheinen, dies in einem für praktische Ärzte bestimmten Buche zu erwähnen, ich kann aber wohl sagen, dass diese Bemerkungen durch Hunderte von Fällen veranlasst sind. Die besprochene Gegend des Thorax erfreut sich einer auffallenden Nichtbeachtung bei der Perkussion und Auskultation.

Die Untersuchung des allenfalls ausgeworfenen Schleims in Bezug auf seine Eigenschaften und Bestandtheile wird sehr oft einen genügenden oder sicheren Aufschluss gewähren.

Man muss ferner in Betracht ziehen, dass es sich bei einem anscheinend nervösen Husten auch um einen beginnenden Katarrh oder Keuchhusten handeln kann, die Beide öfter längere Zeit nur heftigen Hustenreiz erzeugen. Ferner können, wie erwähnt, von aussen eingedrungene oder in der Lunge entstandene Fremdkörper die Schuld an sehr hartnäckigen Hustenanfällen tragen und man wird dieselben durch die physikalische Untersuchung der Lunge nicht jedesmal gleich finden können. Nach der Brust muss eine genaue Durchsuchung der Bauchhöhle auf etwaige den Husten auslösende Ursachen folgen. Ich möchte hierbei nur noch erwähnen, dass Doss den Husten bei der Palpation der Bauchhöhle in einem guten Theil der Fälle dadurch erklären will, dass bei dem Zufühlen mit einer kalten Hand der Kranke zunächst den Athem anhält und die dann folgende tiefe Einathmung den Husten hervorruft. Es ist ferner zu beachten, dass man den nervösen, von den weiblichen Genitalorganen ausgehenden Husten durch Druck auf die Ovarialgegend sowohl auslösen, als auch einen vorhandenen zeitweise unterbrechen kann.

Eine Untersuchung des Nervensystems darf auch nicht fehlen. Man denke vor allem an die Tabes, deren Initialsymptome freilich sehr dunkel sein können, solange der Husten mit gelegentlichen Anfällen von Krisen das einzige Symptom ist, das ihr Kommen verräth.

Ich beginne die Untersuchung jedes Hustenden gewöhnlich mit

der Durchforschung der oberen Luftwege und zwar betrachte ich
zuerst alle Theile derselben, auch das Cavum auf etwaige pathologische Befunde, dann nehme ich die Sonde zur Hand und prüfe,
ob ich nicht durch Berührung mit derselben den Ausgangspunkt
des Hustens ergründen kann. Es ist dabei besonders wichtig,
auf die Nasenschleimhaut und die Gegend der Mandeln zu achten,
zuletzt vergesse man auch das äussere Ohr nicht!

Trotz der grössten Sorgfalt und trotz aller Ausdauer wird es
doch bisweilen nicht gelingen, die Ursache eines Hustens bei der
ersten Untersuchung zu finden; dann muss die weitere Beobachtung des Falles die erwünschte Klarheit bringen.

Die Prognose des nervösen Hustens ist *quoad vitam* günstig;
die Grundkrankheit kann freilich die Prognose trüben. Eine
Lungenkrankheit habe ich danach nicht entstehen sehen. Es kann
ja ein nervös Hustender auch tuberkulös werden, an und für
sich ist er aber dazu nicht mehr disponirt als ein anderer
Mensch auch.

Was die Behandlung betrifft, so bedarf das Allgemeinbefinden in allen Fällen der eingehendsten Berücksichtigung. Es
ist bei dem nervösen Husten noch besonders wichtig, auch auf
die Eltern und Erzieher einzuwirken, ihnen die Angst zu nehmen
und sie zu einer vernünftigen Führung der Kinder anzuleiten, weil
Ängstlichkeit der Umgebung das Leiden verschlimmert.

Eine gewissenhafte Beachtung aller einschlagenden Verhältnisse wird dann auch ergeben, ob eine sofortige örtliche Behandlung der Ausgangsstelle des Reizes angebracht ist oder ob die
allgemeine Behandlung vorhergehen muss. In der Nase hat man
da ein gutes Mittel zur Entscheidung, indem man erst einige Tage
eine Einstäubung einer Kokainlösung gebrauchen lässt. Wird der
Husten darauf viel besser, so darf man mit guter Aussicht auf
Erfolg an die örtliche Behandlung herangehen, die man natürlich
mit noch mehr Hoffnung beginnen kann, wenn man einen Punkt
gefunden hat, von dem aus der Husten hervorzurufen ist. Solche
Stellen wird man in der Nase und im Schlunde zunächst mittelst
einer oberflächlichen Ätzung mit dem Galvanokauter oder der
Trichloressigsäure behandeln. Im Kehlkopf genügt es häufig,
einfach Kokain oder schwache Mischungen von Sozojodolzink
oder Tannin einzublasen, oder auch die kokainisirte Hinterwand
mit *Lapis mitigatus* zu bestreichen. Mit all diesen Mitteln werden
mitunter ganz überraschende Erfolge erzielt. Ich erinnere nur an
den Fall von Hack, der einen mehrere Jahre dauernden Husten
bei einem alten Manne mit einer einzigen Einblasung von Alaun
geheilt hat. Man kann sich freilich in solchen Fällen des Ein-
drucks nicht ganz erwehren, dass die Wirkung des Alaun eine
nur suggestive gewesen ist. Aus den erwähnten Heilerfolgen ziehe
ich aber den Schluss, dass es in sehr hartnäckigen Fällen, in
denen sich die allgemeine Behandlung als ohnmächtig erwiesen

hat, auch erlaubt ist, die Nase zu ätzen, selbst bei wenig auffallender Hyperaesthesie der Schleimhaut, wie ich es in dem oben
angeführten Falle des Taubstummen und sonst noch in gar manchen
anderen wiederholt mit gutem Erfolge gethan habe.

Die allgemeine Behandlung, die unter Berücksichtigung
der aetiologischen Verhältnisse vorzugehen hat, findet eine Unterstützung in gewissen Arzneimitteln, wie in den Brompräparaten,
dem Arsenik, der Valeriana, *Asa foetida* u. s. w. Erwachsenen giebt
man die Brommittel zu ein bis sechs Gramm täglich, Kindern
entsprechend weniger; die Arsenikkuren in allmählich steigender
und dann wieder abnehmender Gabe, wie ich das früher bei den
Hyperaesthesien ausgeführt habe. Die Valeriana scheint mir besonders in einem kalten Aufguss wirksam zu sein. Ich lasse fünf
Esslöffel der zerschnittenen Wurzel in eine Bierflasche voll Wasser
thun, sie zwölf Stunden ziehen und davon drei Mal täglich eine
Tasse voll trinken. Auch das *Chininum valerianicum* verordne ich
gern, ein bis zwei Gramm auf dreissig Pillen, drei Mal täglich
ein bis drei Stück zu nehmen. Sehr warnen möchte ich vor der
Anwendung der eigentlichen Narkotika zur Unterdrückung des
Hustens; man erreicht den Zweck doch nicht und kommt in der
Regel rasch zu Dosen, die dem allgemeinen Zustand entschieden
schaden. Noch mehr aber möchte ich davon abrathen, den Husten
durch Schreck coupiren zu wollen. LINKENHELD hat zwar einen
Fall berichtet, in dem eine unvermuthete kalte Douche den
Husten plötzlich verschwinden liess und von Anderen sind ge-
gerade diese kalten unvermutheten Douchen und noch mehr die
starken faradischen Ströme mittelst des elektrischen Pinsels, unvermuthet auf den Rücken angewendet, empfohlen worden, ich
kann mich aber der Empfehlung, nach meiner Erfahrung, nicht
anschliessen, denn man kann unter Umständen dem Kranken durch
solche Gewaltmaassregeln leicht grossen Schaden zufügen. Viel
eher empfiehlt sich eine vernünftiger als vorher geleitete Erziehung,
eine Kaltwasserkur, schwedische Heilgymnastik, der konstante
Strom auf .den Rücken, ein Ortswechsel oder in geeigneten Fällen
die Hypnose. Sehr nützlich habe ich mässig kalte Waschungen
entlang der ganzen Wirbelsäule gefunden, mit nachfolgendem
etwas kräftigem Reiben mittelst eines rauhen Tuches und längeren
Aufenthalt in frischer Luft. Bei Kindern verbietet sich leider, der
Störung halber, der Besuch der Schule, denn eine nützliche,
regelmässige Beschäftigung thut denselben recht gut; jedenfalls
sollte man sie nicht ganz unthätig herumlaufen lassen, sondern
ihnen eine Anzahl Stunden geben und sie sonst nicht nur mit
Bücherlesen, sondern auch mit körperlichen, selbst etwas anstrengenden Arbeiten im Garten, Feld oder mit Papparbeiten u. s. w.
beschäftigen.

GOTTSTEIN hat bei der in einzelnen Anfällen auftretenden Form
ganz besonders eine Art Gymnastik empfohlen, indem er den

Kranken aufforderte, recht tief Athem zu holen und dann den
Athem zu halten und sich dabei durch den stets doch wieder
auftretenden Husten nicht irre machen zu lassen. Je energischer
er dem Kranken zuredete, je mehr er seine Willensschwäche
tadelte, desto eher gelang es, ihn zur zeitweiligen Unterdrückung
des Hustens zu bewegen. Hatte GOTTSTEIN längere Zeit diese
Übungen persönlich geleitet, so liess er dieselben durch Angehörige fortsetzen und fuhr in dieser Behandlung so lange fort,
bis der Husten Tag und Nacht aufgehört hatte; er empfahl diese
häuslichen Übungen im Anfang noch zwei- bis dreimal täglich zu
beaufsichtigen. Die anderen Formen der Medikation, die je nach
der Art des Falles und der Individualität der Patienten, in Anwendung kommen müssen, „sind nur als Zierrathen zu betrachten, die den fest umrissenen Rahmen der zielbewussten
methodischen Disciplinirung schmücken und ihm seine Einförmig-
keit nehmen".

Da die Krankheit sehr oft verzogene Kinder und Mutter-
söhnchen befällt, so ist, wenn es irgend geht, eine Trennung von
den krankmachenden Einflüssen im Hause, den Eltern oder Grosseltern, anzustreben. Meistens findet man aber gerade auf dieser
Seite den grössten Widerstand. Aus diesen Gründen und wegen
des Nutzens der Ortsveränderung empfiehlt sich ganz besonders
die Verbringung solcher Kranker in eine geeignete, vernünftig
aber doch auch mit Strenge geleitete Anstalt. Es geht diesen
Hustern dabei freilich öfter wie den choleraverdächtigen Ham-
burgern im Jahre 1893: Niemand will sie haben!

γ) Die Parakinesen.

Unter dem Namen Parakinesen (Dyskinesen) möchte ich
diejenigen nervösen Erkrankungen begreifen, welche in einer ver-
kehrten Richtung der Bewegungen bestehen, und diejenigen, welche
die Bewegung zwar in der gewollten Richtung zeigen, aber in
veränderter, nicht normaler Weise.

Zu der ersten Gruppe rechne ich 1. die perverse Aktion
der Stimmlippen, 2. die Ataxie und zu der zweiten 3. die
rhythmischen und zitternden Bewegungen der Stimmlippen, 4. das unvollständige Mutiren und 5. die Mogiphonie.

1. Die perverse Aktion der Stimmlippen, die zuerst von
B. FRÄNKEL beschrieben worden ist, besteht darin, dass die Stimmlippen bei der Absicht, einen Ton anzugeben, auseinanderweichen
und umgekehrt sich bei dem Einathmen aneinanderlegen, zuweilen so fest, dass förmliche Erstickungsanfälle entstehen; sie
sieht dann der *Dyspnoea spastica* sehr ähnlich und beruht wie diese
auf einem funktionellen, inspiratorischen Kehlkopfkrampf. Bei

der *Dyspnoea spastica* findet man aber zum Unterschied von der perversen Aktion gewöhnlich auch die *Aphonia spastica*, bei welcher die Stimmlippen bei dem Phonationsversuch fest aneinanderliegen, während sie bei der perversen Aktion dann in der Erweiterungs- stellung stehen. In dem Falle, den SCHEIER veröffentlicht hat, konnte die Kranke mit schwacher, aber nicht heiserer Stimme sprechen. Die Stimmlippen lagen bei der Phonation aneinander; wollte nun die Kranke einathmen, so wichen die Stimmlippen auf einen Augen- blick auseinander, um sich aber sofort wieder bis auf einen ge- ringen Spalt zu nähern; bei dem Ausathmen traten sie bisweilen bis in die normale Einathmungstellung; ebenso traten die Stimm- lippen einen Augenblick etwas auseinander, wenn gleich nach der Einathmung, bei der sie aneinanderlagen, phonirt werden sollte, und danach erst traten sie in die Phonationsstellung. In den Fällen, die ich gesehen, konnten die Kranken einen Ton nicht hervorbringen, da bei dem Versuch dazu die Stimmlippen aus- einanderwichen. Man sieht die perverse Aktion der Stimmlippen nicht so selten bei dem Beginn der Untersuchung mit dem Spiegel, besonders bei etwas ängstlichen Personen. Diese per- verse Aktion verliert sich aber immer während der zweiten oder den folgenden Einführungen des Spiegels. Die dauernd perverse Aktion beruht meistens auf Hysterie; bei ihr zeigen die Bewe- gungen der Stimmlippen dasselbe Verhalten wie bei der vorüber- gehenden Form.

2. Die Ataxie. An der Zunge sind ataktische Bewegungen beobachtet worden. So berichtet LAUFENAUER über einen Fall, in welchem die Bewegungen der Zunge nur ruckweise, zögernd ausgeführt wurden, mit Überschreitung der gewollten Bewegungs- grenze und Zurückschnellen in die entgegengesetzte Richtung.

In einem anderen durch Hysterie bedingten Falle konnte die Kranke die Zunge nicht wieder zurückbringen, wenn sie dieselbe herausgestreckt hatte; bisweilen blieb auch die Zunge vier bis fünf Tage im Munde, ohne dass sie vor die Zähne gebracht werden konnte. In zwei weiteren Fällen hatte der Ton einer Stimmgabel in der Hypnose die Wirkung, dass die Zunge nach der Richtung, aus welcher der Ton erklang, ruckweise hinbewegt wurde und dann dort feststand.

Die Gesichtsmuskeln sind ebenfalls bisweilen bei der Ataxie betheiligt, die Kranken schneiden Grimassen, besonders that dies der Kranke von CRUVEILHIER. Nur wenn die Kranken sprechen wollen oder bei Gemüthsaffektionen treten die Bewegungen im Gesicht auf, in der Ruhe nicht. FRIEDREICH beschreibt als kenn- zeichnendes Merkmal der nach ihm benannten Krankheit, der hereditären Form der Ataxie, eigenthümliche von ihm als eine Koordinationsstörung aufgefasste Sprachstörungen und Zungen- bewegungen. Es sind neuerdings derartige Fälle von ANDERSON und LUNZ veröffentlicht worden, der Erstere fand die Sprache

nicht auffallend verändert, nur langsam, bei dem LUNZ'schen
Kranken war sie schwerfällig, skandirend.

Die Ataxie der Stimmlippen kommt besonders bei der Tabes
zur Beobachtung. Sie ist zuerst von CRUVEILHIER und FÉRÉOL
beschrieben worden. FÉRÉOL's Kranker hatte eine durch ein eigen-
artiges Seufzen unterbrochene Sprache, er sagte einige Worte wie
gewöhnlich im Ausathmen und fuhr dann im Einathmen fort zu
sprechen, à rebours, wie FÉRÉOL es nannte. KRAUSE hat zuerst die
Ataxie mit dem Spiegel gesehen, er bezeichnete sie als ruckweise
Bewegungen mit Stehenbleiben der Stimmlippen auf halbem Wege,
und nach ihm hat auch BURGER Fälle beobachtet. Der Letztere
beschreibt die Bewegungen in dem einen seiner Fälle folgender-
massen: „Die Stellung der Stimmbänder ist bei der Phonation wie
bei der ruhigen Athmung normal. Bei regelmässiger tiefer Respiration zeigen sich sowohl bei der Ab- wie bei der Adduktion unregelmässige Bewegungen der Stimmbänder, als würden dieselben
plötzlich zurückgehalten, sie gehen eine kleine Strecke in ent-
gegengesetzter Richtung, um ebenso plötzlich die ursprüngliche
Bewegung wieder fortzusetzen. Im Allgemeinen machen die Stimmbänder bei einer tiefen Inspiration oder bei einer tiefen Exspiration statt einer, zwei oder drei Ab- und Adduktionen. In der
Regel ist dabei während der Inspiration die Abduktion die stärkere,
doch kommt auch das Gegentheil zur Wahrnehmung. Später
zeigte sich die Phonation so: die Stimmbänder kommen mit einem
gewissen Ruck aneinander und schnellen beim Aufhören des In-
tonirens mit einem Ruck, dem noch einige kleine Bewegungen
folgen, in die Stellung der ruhigen Athmung zurück. Namentlich
zeigt sich dies bei der Bildung der höheren Töne." In zwei von
seinen Fällen waren zugleich ataktische Bewegungen der Zunge
vorhanden, welche sich auch nur beim Herausstrecken bemerklich
machten. SCHULTZEN, dem ich einen Theil der folgenden Notizen
entnehme, schildert in einem von ihm beobachteten Falle von
beginnender Tabes die ataktischen Bewegungen der Stimmlippen,
wie folgt: „Sie stellen sich im Wesentlichen dar, als beständige,
unregelmässig zuckende, oft ruckartig erfolgende, verschiedenartige
Unterbrechungen der gewöhnlichen respiratorischen Ab- und Ad-
duktionsbewegungen und zwar ganz vorwiegend, oft allein derjenigen des rechten Stimmbandes, während bei der willkürlich
vertieften Inspiration nur zeitweise und nur am rechten Stimm-
bande Hemmungen verschiedenen Grades vorkamen und bei der
Phonation überhaupt keine Störungen beobachtet wurden. An
Stelle der genannten Bewegungen des rechten Stimmbandes sah
man dann und wann nur ein feines Zittern in nahezu vollständiger Medianstellung." FANO bezeichnet dieselben als unkoordinirte
rapide Bewegungen von Adduktion und Abduktion beim Inspi-
rium; er traf die eine Stimmlippe beim Einathmen in der Mittellinie an, was er mit Recht als ataktisches Symptom auffasste;

Schultzen konnte diese vorübergehende Medianstellung in seinem
Falle öfter beobachten. Bei der Ataxie kommen auch nach Krause's
Beobachtungen ruckweise Bewegungen mit Stehenbleiben der
Stimmlippen auf halbem Wege vor. Es gehört zum Wesen der
Ataxie, dass alle diese Erscheinungen nur bei gewollten Bewe-
gungen auftreten.

Ich hatte vor zwei Jahren im Sommer Gelegenheit, bei einem
beginnenden Tabiker die ataktischen Bewegungen der Stimmlippen,
genau so wie sie Burger beschrieben hat, zu beobachten; bei
der zweiten Untersuchung, vierzehn Tagen nach der ersten, bewegte sich die linke Stimmlippe nicht mehr so weit nach aussen,
wie zuerst und bei der dritten stand sie unbeweglich in der Mittellinie. Die rechte Stimmlippe bewegte sich nachher noch ataktisch.

Herms hat auf der Gerhardt'schen Klinik unter 122 Tabeskranken siebzehn Mal den Kehlkopf betheiligt gefunden, fünf Mal
in der Form der Ataxie der Stimmlippen.

3. Die rhythmischen und zitternden Bewegungen der
Stimmlippen. Die rhythmischen Bewegungen sind mehr
oder weniger regelmässige und meistens unwillkürliche; sie unterscheiden sich dadurch von den ataktischen. Den Übergang bilden
die bei der eigentlichen Chorea vorkommenden Bewegung-
störungen, die ebenso wie die im übrigen Körper ziemlich unregelmässig sind. Sie sind zuerst von v. Ziemssen beschrieben
worden. Die Fälle machen sich durch eine ungenügende Stärke
und Ausdauer der Stimme bemerklich, die auf dem Mangel an
Koordination und Ausdauer der Muskeln beruht. Die Kranken
können einen gesungenen Ton nicht lange halten, sondern brechen
ihn plötzlich ab, auch nicht mehrere Worte hintereinander aussprechen, sie verschlucken einzelne Silben oder Theile derselben,
um zur nächsten Inspiration zu eilen. Mit dem Spiegel kann man
die zuckenden Bewegungen der Stimmlippen sehen; sie erfolgen
wie die am übrigen Körper, besonders bei der Ausführung willkürlicher Bewegungen als Mitbewegung. Diese Art der Chorea
kann auf den Hals beschränkt sein, gerade so wie auf das Gesicht.
In einem von Kast mitgetheilten Fall von Chorea waren besonders
die Muskeln des Gesichts und der Zunge betheiligt, das Kauen
und Schlucken war wegen der brüsken Unterbrechung der dabei
erfolgenden Muskelbewegungen überaus mühsam; die herausgestreckte Zunge wurde gegen den Willen des Kranken zurück-
gerissen. Dass v. Schrötter einen Theil der Fälle von nervösem
Husten zur Chorea rechnet, wurde oben schon erwähnt; mir scheint
ein Unterschied zwischen diesen beiden Zuständen zu bestehen.

Regelmässigere rhythmische Zuckungen beobachtet man bei
den verschiedensten Krankkeiten. P. Heymann sah sie nach einer
offenbaren Erkältung an allen vom Hypoglossus versorgten Muskeln, sie hörten nur während des Sprechens auf. In einem zweiten
Fall Heymann's waren sie auf den Kehldeckel beschränkt.

KNIGHT berichtet über einen das Gaumensegel und die Verengerer
der Stimmritze betreffenden Fall ohne Angabe der Ursache. Bei
einer Kranken von SCHADEWALDT, einer Sängerin, entstanden die
rhythmischen Zusammenziehungen der Gaumen- und Zungenmuskeln
dadurch, dass sie längere Zeit das Treffen von abwechselnd hohen
und tiefen Tönen geübt hatte. GERHARDT hat einen Fall von
klonischem Krampf des Cucullaris und des Sternocleidomastoideus,
zugleich mit solchen des Gaumensegels und der Stimmlippe derselben Seite gesehen; die Stimmlippe bewegte sich in dem GER-
HARDT'schen Fall nach jeder Einathmung zuckend nach innen mit
daran sich anschliessenden perversen Bewegungen. SCHEINMANN
stellte im Verein für innere Medicin in Berlin einen Kranken mit
einem vermuthlich syphilitischen Herd im Gehirn vor, bei dem er
eine leichte Parese des Velum und etwa 160 Zuckungen in der
Minute an dem *Constrictor pharyngis superior* und isochrone, ab-
duktorische an der linken Stimmlippe fand; EULENBURG konnte
bei demselben Kranken in dem vom äusseren Aste des Accessorius
versorgten Muskeln Krämpfe hervorrufen. Aus dieser Zusammenstellung von Krampferscheinungen zogen die beiden Kollegen
nicht unberechtigte Schlüsse auf die Innervation der Kehlkopfmuskeln durch den Accessorius.

Als Folge von Hirntumoren sah ferner SPENCER bei einem
zwölfjährigen Mädchen neben Nystagmus der Augen isochrone,
rhythmische Zuckungen 180 Mal in der Minute im *Constrictor pharyngis* und an den Aryknorpeln, welche sich zu- und voneinander
bewegten; die Respirationsbewegungen der Stimmlippen wurden
durch diese Zuckungen unterbrochen.

In einem Falle, der bei der Sektion einen den Pons und die
Medulla abplattenden Tumor im Kleinhirn und Atrophie der
Wurzeln des Vagus und Accessorius ergab, beobachtete OPPENHEIM
rhythmische Zuckungen am Gaumensegel, an der inneren und
äusseren Muskulatur des Kehlkopfs, besonders an den Aryknorpeln
und den Stimmlippen. v. SCHRÖTTER rechnet auch diesen Fall zu
den choreatischen.

Ein Mädchen von 27 Jahren, das SCHLESINGER beobachtete,
litt seit 14 Jahren an symmetrischen Zuckungen in den Muskeln
der Arme, des Schultergürtels, der Oberschenkel, des Halses, der
Zunge, des Kehlkopfs und des Zwerchfells. Er nimmt an,
dass die von FRIEDREICH zuerst beschriebene Krankheit, der
Paramyoklonus, zu Grunde lag. Die Athmung war eigenthümlich krampfartig, die Kranke stiess von Zeit zu Zeit unartikulirte
Töne oder die Worte „also" und „eben" hervor. Der Paramyoklonus unterscheidet sich bekanntlich ausser durch die symmetrischen Zuckungen und dem Freibleiben der Gesichtsmuskeln dadurch von anderen ähnlichen Erkrankungen, dass willkürliche
Bewegungen ganz gut ausgeführt werden können, dass die
Zuckungen im Schlafe aufhören und dass die Psyche nicht be-

theiligt ist.   Über das genauere Verhalten der Stimmlippen bei diesen Kranken kann ich nichts angeben.

Mehr als Fernwirkungen dürften die Fälle von FURUNDARENA-LABAT und MAJOR aufzufassen sein.   In dem Ersten verschwanden die rhythmischen Zuckungen der Stimmlippen nach der Ätzung der geschwollenen unteren Nasenmuscheln, im Fall MAJOR's befand sich die linke Stimmlippe in Folge eines Aortenaneurysma in der Medianstellung, das rechte allein machte Zuckungen.

H. OPPENHEIM hat bei Mutter und Tochter Schling- und Stimmbeschwerden auftreten sehen in Folge von Athetose, einer Krankheit, welche ebenfalls mit rhythmischen Zusammenziehungen der Muskeln der Finger und Zehen einhergeht und nur selten diejenigen des Gesichts, des Halses und des Nackens ergreift.

Die zitternden Bewegungen der Stimmlippen finden sich bei der *Paralysis agitans,* der Chorea, der multiplen Sklerose, in seltenen Fällen bei Hysterie und bei toxischen Nervenerkrankungen.   GERHARDT konnte sie auch durch künstliche Faradisation hervorrufen, wenn er die Elektroden auf die Eintrittsstelle der Rekurrentes setzte; nach normaler Phonation erfolgte dann „das Wiederauseinanderweichen (vorher ruhig und gleichmässig) zitternd und absatzweise"; NEUMANN hat dieselbe Beobachtung an Thieren gemacht.

Bei *Paralysis agitans* hat SCHULTZEN, dem ich einen Theil der folgenden Notizen entnehme, unter zwölf Fällen fünf Mal eine Betheiligung der Kehlkopfmuskulatur an dem Zittern beobachtet, dessen Grad in einer gewissen Beziehung zu dem Allgemeinbefinden stand.

Die Erkrankung des Kehlkopfs in Fällen von *Paralysis agitans* ist zuerst von FR. MÜLLER und von ROSENBERG beschrieben worden.   MÜLLER fand, dass sich die Stimmlippen dabei schlossen, aber bei dem Zurückgehen ihre Bewegung in zwei oder drei Absätzen ausführten und dass dann noch ein paar kleine Zuckungen nachfolgten.   Bei dem ruhigen Athmen standen die Stimmlippen still und nur bei längerem Untersuchen kamen manchmal einige rhythmische Bewegungen vor.   In einem von mir beobachteten Falle wurde die Stimmritze bei dem Tonangeben ganz gut geschlossen; bei dem Beginn der Einathmung erschlafften zuerst die *Muscc. vocales* bei noch geringer Erweiterung, dann traten die Stimmlippen nochmals aneinander und dann erst erfolgte die richtige Erweiterung; manchmal geschah diese Bewegung auch in zwei oder drei Absätzen.   In dem einen SCHULTZEN'schen Falle, wie in dem von ROSENBERG beschriebenen waren die Zitterbewegungen der Stimmlippen stärker resp. zeitweise allein auf der mehr erkrankten Körperhälfte zu bemerken.   In drei der vier Fälle war der Kopf nicht betheiligt, der zitternde Charakter der Sprache hängt also nicht von den Bewegungen des Kopfes ab, wie

MÜLLER früher angenommen hat, sondern von denen im Kehlkopf.
Zu der *Paralysis agitans* gesellt sich bekanntlich im weiteren Ver-
lauf eine sekundäre Rigidität ·der Muskeln, Schreibstellung der
Hand u. s. w. Die Sprache wird deswegen im weiteren Verlaufe
von einer zitternden zu einer unterbrochenen, sie ist wie zerhackt,
mit unregelmässigen Pausen zwischen den einzelnen Silben oder
Worten im Gegensatz zu der skandirenden Sprache mit gleich-
langen Pausen bei multipler Sklerose. Sind die Zunge und die
Lippen an der Rigidität betheiligt, so tritt eine steife gepresste
Sprache ein und je nach dem Verhältniss zwischen Rigidität und
Schüttelbewegungen eine mehr oder weniger zerhackte Sprache
mit Wiederholungen der ersten Buchstaben oder Silben, ähnlich
wie auch beim Stottern. Das Velum ist ebenfalls betheiligt und
macht in der Mittellinie Bewegungen auf und ab, ebenso die Epiglottis, welche sich hebt und senkt. Bei der Phonation führen
die Stimmlippen nicht gleich auf Kommando ihre Bewegungen
aus und verharren nicht lange in der Mittellinie, es tritt dann ein
eigenthümliches Spiel zwischen Spannung und Erschlaffung auf,
wodurch die wechselnde Tonhöhe bei sonst monotoner Sprache
entsteht. Allmählich wird aber die Stimme wegen der bald eintretenden Erschlaffung der Muskeln tiefer. Dem Auftreten der
Paralysis agitans sollen nach GRAWITZ öfter krisenartige Schmerzen in der Gegend der Gallenblase oder im Kopf, in der Wade
oder im Fusse vorangehen.

Bei der multiplen Sklerose tritt das Zittern im Kehlkopf
wie an den Gliedern nur bei beabsichtigten Bewegungen auf, als
sogenanntes Intentionszittern; es unterscheidet sich dadurch
von dem eben erwähnten bei *Paralysis agitans*, bei der es anhaltend ist. Einzelne Fälle sind von ERB, LÖRI, KRZYWICKI und
GOTTSTEIN genau beschrieben worden. SCHULTZEN fand das Zittern
zweimal unter 18 Kranken, sowohl bei der Phonation als auch
bei dem Einathmen. Das Charakteristische besteht darin, dass
die Stimmlippen, wenn keine Phonation beabsichtigt ist, sich ganz
ruhig verhalten, will der Kranke aber einen Ton angeben, so gerathen sie in einen Zustand abwechselnder Spannung und Erschlaffung; nach Anderen werden sie schlaff mit fibrillären Zuckungen
oder mit oscillirenden Bewegungen, nach KRZYWICKI stürzen sie
schliesslich förmlich auf einander los. LÖRI's Kranker konnte den
Ton auch nicht einmal kurz halten. Die Sprache ist, entsprechend
der nach KUSSMAUL's Ansicht verlangsamten Leitung der motorischen Impulse zu den Muskeln der Athmungsorgane, des Kehlkopfs und der Lunge, eine deutlich skandirende, mit gleich
langen Pausen, bei beständig wechselndem Rhythmus und Tonhöhe;
letztere wechselt in ganz bestimmten musikalischen Intervallen.
Ferner beobachtet man jauchzende Inspirationen beim Lachen
und Weinen, die Worte werden mehr ausgestossen, die Sprache
ist nasal, wenn das Gaumensegel betheiligt ist, die Stimme er-

scheint durch die mangelhafte Spannung tiefer. Bei dem Kranken
von GOTTSTEIN trat im Beginn der Phonation an den *Processus
vocales* leichtes Zittern auf, das sich zunächst auf die ganzen
Stimmlippen verbreitete, die dann förmlich auf einander stürzten;
die Vibrationen waren bei der Phonation stärker als normal;
bei dem Aufhören derselben zuckten die Stimmlippen noch zwei
bis drei Mal nach der Mitte zu pendelartig zurück. In dem
COLLET'schen Falle war der Charakter des Intentionszitterns weniger
ausgeprägt.

Bei Hysterie finden sich die Zitterbewegungen selten.
v. SCHRÖTTER's Kranke zeigte nicht eigentlich Zitterbewegungen
und die MACKENZIE's hatte tremolirende Aktion der Kehlkopfmuskeln; LÖRI erwähnt ein leichtes Erzittern der Stimmlippen bei
dem Versuch zu phoniren.

Der Fall, den B. BAGINSKY bei einer Hysterischen als Nystagmus der Stimmlippen beschrieben hat (die Kranke machte
etwa fünfzig Bewegungen mit denselben in der Minute), wird
von SCHULTZEN, der einen ganz ähnlichen in Folge von traumatischer Neurose entstandenen beobachtete, als veranlasst
durch die hysterische Tachypnoe angesehen, da sie synchronisch
mit dem Athmen sich mit diesem steigerten und verminderten;
sie seien als eine konsequente Begleiterscheinung der Tachypnoe
anzusehen, und es sei daher der Name Nystagmus nicht gerechtfertigt.

Als Begleiterscheinung toxischer Nervenerkrankungen
hat KRAUSE die zitternden Bewegungen im Kehlkopf bei Bleiintoxikation beobachtet, KUSSMAUL bei Merkurialismus und
SCHULTZEN in zwei Fällen von Alkoholismus, in denen das Zittern
während des Spitalaufenthalts verschwand. Ein weiterer Kranker
SCHULTZEN's hatte das Stimmlippenzittern ebenfalls in Folge von
chronischem Merkurialismus, erworben durch die Anfertigung
elektrischer Lampen; bei ihm war das Kehlkopfzittern langsamer
als das des Körpers, nahm aber mit diesem an Intensität ab und
zu, und trug nicht den Charakter des Intentionszitterns.

Zu der Diagnose der verschiedenen Arten der nervösen
Erkrankungen in den oberen Luftwegen wird man in jedem
Falle die allgemeinen Erscheinungen im übrigen Körper herbeiziehen müssen, fast mehr als den Befund bei der Spiegeluntersuchung, der, wie aus der Beschreibung ersichtlich ist, bei verschiedenen Zuständen ein sehr ähnlicher sein kann.

Die Prognose ist je nach dem Grundleiden verschieden;
im Ganzen zeichnen sich die beschriebenen nervösen Erkrankungen durch eine grosse Hartnäckigkeit aus. Die nicht auf
organischen Veränderungen beruhenden Formen hören aber,
ebenso wie andere nervöse Erscheinungen unter dem Eindruck
einer grösseren Gemüthsbewegung oft plötzlich auf, hie und da
tritt dann aber eine andere an ihre Stelle.

Die Behandlung dieser Zustände kann nur eine allgemeine sein. Bei dem Fortbestehen der Grundkrankheit wird an eine Besserung der lokalen Erscheinungen nicht zu denken sein. Höchstens könnte man bei den perversen Bewegungen der Stimmlippen versuchen, durch Kokain die Empfindlichkeit herabzusetzen oder, wenn Hysterie im Spiele ist, schliesslich die Hypnose anzuwenden.

4. Die vierte Form der Parakinesen bildet das sogenannte verlängerte Mutiren der Stimme bei Jünglingen im Pubertätsalter. Anstatt dass die Stimme beim Mutiren, wie normal, in die Tiefe geht, bleibt sie vollständig in der Höhe und bildet die Eunuchenstimme, die *voix eunukoide* FOURNIER's, oder aber die Umbildung ist keine ganz vollständige und es kommen einzelne Töne in der richtigen Männerstimme und dann einige Töne oder Worte in der hohen Lage, die Stimme schnappt in die höhere Lage zurück. In dem Alter von 13—16 Jahren ist dies das natürliche Vorkommniss, setzt sich dieser physiologische Vorgang aber länger fort, so spricht man von einem „verlängerten Mutiren" oder „nicht vollständigem Mutiren".

Mit dem Spiegel sieht man in einigen Fällen ein stärkeres Vibriren der Stimmlippen, wie bei mangelhafter Spannung; in den meisten Fällen indessen habe ich mich vergeblich bemüht, irgend eine Abweichung von der normalen Stimmlippenbewegung zu entdecken. Fast immer war auch die Thätigkeit des Anterior eine ganz normale, er zog sich prompt zusammen. Ich glaube, dass die Ursache wenigstens in einer grösseren Zahl von Fällen in dem nicht richtigen Zusammenwirken der einzelnen Abtheilungen des Vokalis liegt. Ein genaueres Erforschen dieses Muskels und die Untersuchungen mit dem Laryngostroboskop von OERTEL oder SPIESS werden uns wohl noch Aufschlüsse über den Zustand des verlängerten Mutirens bringen. Eine dabei sichtbare Röthung der Stimmlippen kann ich nur als ein zufälliges Ereigniss ansehen.

Die Prognose dieses Zustandes ist hinsichtlich der Wiederherstellung der richtigen Stimmlage im Allgemeinen günstig; es sind nur wenige Fälle, welche die falsche Lage dauernd behalten. Es ist aber doch der Mühe werth, dem Zustand zeitig eine gewisse Beachtung zu schenken, da eine solche überschnappende Stimme dem Menschen immer etwas Lächerliches verleiht, was ihm in Geschäften oder auch bei dem Kurmachen störend werden kann.

Als das beste Mittel habe ich noch immer die von MICHEL zuerst angegebene Methode gefunden, welcher die Kranken täglich mehrere Male eine Seite mit übertrieben tiefer, pathetischer Stimme und recht bestimmter Aussprache jeder einzelnen Silbe vorlesen lässt. Es gehört freilich eine Ausdauer dazu, welche nicht alle Menschen in diesem Alter haben, um so weniger, als die Besserung sehr langsam eintritt. Wenn man es den Kranken aber recht eindringlich macht und ihnen die Nachtheile schildert, welche eine solche Stimme für ihr Fortkommen u. s. w. haben kann, so erreicht man es doch meistens, dass sie mit der nöthigen Geduld daran gehen, die Übungen zu machen. Einen begleitenden Katarrh wird man natürlich auch behandeln müssen. Das Elektrisiren habe ich nicht sehr wirksam gefunden. Sehr nützlich ist hingegen in diesen Fällen, sowie in denen der nächsten Form die allgemeine Gymnastik und ganz besonders die Behandlung mit dem Konkussor.

5. Als fünfte Form ist noch die Mogiphonie anzuführen. Sie wurde zuerst von B. FRÄNKEL beschrieben und benannt. Er will damit einen bei Lehrern, Sängern und Predigern vorkommenden Zustand bezeichnen, der sich dadurch kundgiebt, dass den Kranken bei der Ausübung ihres Berufes die Stimme mit einem schmerzlichen Gefühl im Halse versagt und zwar nur dann, wenn sie die Stimme in ihrem Beruf anstrengen oder auch nur gebrauchen. FRÄNKEL hält die Mogiphonie für eine Beschäftigungsneurose, analog dem Schreibkrampf. Ganz ähnliche Beschwerden beobachtete ich an mir selbst in Folge eines Rheumatismus der Kehlkopfmuskeln, besonders des Anterior. Die Prognose der Krankheit ist nicht sehr günstig für die dauernde Wiederaufnahme des Berufes.

Die Behandlung derselben muss vor Allem in Ruhe des Organs bestehen und in einer allgemein stärkenden Kur. Örtlich könnte man vielleicht Massage ohne oder mit Konkussor anwenden.

d) Die Erkrankungen der vasomotorischen Nerven.

α) Die Lähmung der vasomotorischen Nerven.

Lähmungen der vasomotorischen Nerven kommen unter den verschiedensten Umständen vor. Eine sehr gewöhnliche Form ist die oft bei der ersten Untersuchung zu bemerkende Röthung der Halsschleimhaut, auf welche auch schon ROSSBACH und HACK aufmerksam gemacht haben. Man findet mitunter sogar eine recht starke Röthung, welche am nächsten Tage verschwunden ist und die eine Art Schamröthe im Halse darstellt. Wenn man das nicht weiss, so glaubt man bisweilen Wunder, welche schöne Kur man gemacht habe. Die Stimmlippen können dabei ziemlich dunkelroth aussehen. Von dieser Röthung zu unterscheiden ist die normal rothe Färbung der Stimmlippen, welche bei ungestörter Funktion auch manchmal einen recht bedeutenden Grad erreichen kann; sie bleibt bei den folgenden Untersuchungen natürlich unverändert.

Einen etwas stärkeren Grad einer vasomotorischen Lähmung stellen die Fälle dar, in welchen, wie es QUINKE und STRÜBING beschrieben haben, plötzliche Anschwellungen mit starker Röthe auftreten. RÉTHI hat ein bis auf die Haut des Oberkörpers sich ausdehnendes Oedem des Schlundes nach dem Gebrauch von Ipecacuanha gesehen, LAW beobachtete Erstickungsanfälle bei einem Kranken, der an vasomotorischen Oedemen der Haut litt, so dass die Augenlider oft mehrere Tage geschwollen waren. Solche seröse Schwellungen kommen nach meiner Erfahrung auch an den Lippen, den Wangen (nach Nasenätzungen z. B.), im Unterhautzellgewebe des Halses und in der Gegend der Schilddrüse vor. Ich habe einmal bei einer Hysterischen eine solche Schwellung gesehen, die kropfähnlich neben am Halse auftrat und nach einer halben Stunde wieder verschwunden war. STRÜBING hält gerade den Wechsel des Auftretens an verschiedenen Körperstellen bezeichnend für die von ihm beschriebene Krankheit. Sicher vasomotorischen Charakter haben auch die bei dem Oedem schon erwähnten Fälle von Urticaria im Halse und auf der äusseren Haut zugleich. Siehe Seite 345.

Sehr gewöhnlich werden vasomotorische Lähmungen bei Operationen im Halse, besonders auch bei der Exstirpation des Kehlkopfs ausgelöst; es kommt da eine ausserordentlich starke Absonderung aus dem Cavum herunter, welche bei der Operation sehr störend sein kann, indem sie das ganze Feld überschwemmt und die Hände und Instrumente sehr schlüpfrig macht. Sie kann auch schon durch die einfache Untersuchung mit dem Spiegel erzeugt werden; man sieht dann auf einmal eine zähflüssige Absonderung am Velum abtröpfeln.

Unter den vasomotorischen Lähmungen ist eine der gewöhnlicheren die Röthung der Nasenspitze, veranlasst durch Erkrankungen der weiblichen Genitalien. Sie geht aber auch nicht so selten von Erkrankungen der Nase aus, namentlich zeigt sie sich oft nach operativen Eingriffen in derselben. Wiederholt sich diese Lähmung der Gefässnerven, so kann ein dauernder Zustand daraus entstehen, die leichteste Form der Akne; die eigentliche Akne ist eine entzündliche Erkrankung der Haut.

In der Nase ist die gewöhnlichste Erscheinung der vasomotorischen Lähmung das Anschwellen der Muscheln auf geringe Reize hin.

Eine weitere Form derselben ist der vasomotorische Schnupfen, die *Coryza vasomotoria*, die ein sehr charakteristisches Krankheitsbild darstellt. Was FINK als *Hydrorrhoea nasalis* beschrieben hat, scheint dasselbe zu sein. Der anscheinend ganz gesunde Kranke fängt auf einmal heftig an zu niesen, zwanzig bis hundert Mal, die Nase verstopft sich, es tritt eine sehr reichliche

wässerige Absonderung ein, es werden in kurzer Zeit zwanzig
bis dreissig Taschentücher gebraucht, zuletzt verschwindet der
Schnupfen ebenso schnell, wie er gekommen ist, für Stunden
oder Tage. Manchmal kommen die Anfälle in regelmässiger Folge
zu gewissen Stunden, meistens aber sind sie ganz unbestimmt in
ihrem Auftreten. Untersucht man einen solchen Kranken während
des Anfalles, so findet man die Nase in der Regel ganz zugeschwollen und mit schleimig-wässerigem Sekret erfüllt, während
sie in der Zwischenzeit ganz normal sein kann. Die Anfälle
können sich Monate lang mit gleicher Heftigkeit wiederholen, sie
treten ohne Veranlassung auf oder es sind kleine Temperaturunterschiede oder Staub die augenblickliche Ursache des einzelnen
Anfalls. Nicht so ganz selten sind ausstrahlende Schmerzen nach
der Stirn, den Ohren, Wangen, Zähnen u. s. w. damit verknüpft.
A. Cahn fand in einem Fall die Ursache in einer Gallenstein-
kolik, mit dem Beginn der Schmerzen setzte jedesmal der
Schnupfen ein; bei einer anderen Patientin bestand ein Zusammenhang zwischen dem Schnupfen und den von einem *Ulcus
rotundum ventriculi* verursachten Schmerzen. Ich erinnere an die
oben erwähnten, durch Gallensteine ausgelösten Fälle von nervösem Husten. Nach Aschenbrandt wären diese Erkrankungen
als solche des *Nervus sphenopalatinus* aufzufassen. Die Anfälle
sind so charakteristisch, dass man die Diagnose schon aus der
Beschreibung des Kranken stellen kann. Von dem akuten
Schnupfen, bei welchem auch Inter- und Remissionen vorkommen
können, unterscheidet sich die *Coryza vasomotoria* dadurch, dass
bei dem ersteren die Absonderung nach und nach schleimig-eitrig
wird und dass die Remissionen doch nicht so vollständige sind,
während bei dem nervösen Schnupfen die Absonderung immer
gleich wässerig bleibt.

Der nervöse Schnupfen kommt kaum je bei nicht nervösen
Personen vor, eine gewisse, wenn auch nur lokale Neurasthenie,
scheint zu seiner Entwicklung nöthig zu sein.

Der einzelne Anfall bedarf selten einer besonderen Behandlung. In sehr quälenden Fällen ist es mir manchmal gelungen,
durch eine ganz kleine Morphiumdosis, 0,002—0,003 subkutan,
den Anfall abzuschneiden. Wichtiger ist die Behandlung der
Neurasthenie durch die öfter schon erwähnten Maassnahmen, unter
welchen ich die Seebäder und das Arsenik besonders wirksam
gefunden habe. Warnen möchte ich vor der Anwendung von
Kokain in solchen Fällen, dasselbe verliert schnell seine zusam-
menziehende Einwirkung auf die Vasomotoren, es tritt dann nur
um so rascher eine Erschlaffung ein, welche der Kranke mit immer
stärkeren Dosen Kokain beseitigen will und so sehr leicht dem
Kokainismus verfällt.

Eine Mittelstellung zwischen dem entzündlichen und vasomotorischen Schnupfen nimmt der sogenannte Heuschnupfen ein.

Es ist dies eine Entzündung der Nasenschleimhaut mit Hyperaesthesie, welche bei dem Vorhandensein einer gewissen, mitunter
ebenfalls nur lokalen Neurasthenie durch ganz bestimmte Reize
hervorgerufen wird und zwar in der Regel durch die Pollen blü-
hender Gräser, in Nordamerika durch die der *Ambrosia artemisifolia*.
Die Krankheit tritt bei uns in den Monaten Mai und Anfang Juni
auf, in der Zeit, wann unsere Grasarten blühen, in Nordamerika
im August, der Blüthezeit der Ambrosia.

Die Krankheit befällt in der Regel nur Menschen aus einer
höheren gesellschaftlichen Stellung, meist mehr die Städter, weniger
die Landbewohner und mehr Männer als Frauen. Sie ist in vielen
Fällen erblich, aber nach dem vierzigsten Lebensjahre und bei
Kindern selten; doch habe ich auch Fälle bei Letzteren gesehen.
In England und Amerika ist der Heuschnupfen häufiger als bei
uns, soll aber Neger nur in den seltensten Fällen befallen.

Alle Jahre zu der bestimmten Zeit zeigt sich bei den der
Krankheit Unterworfenen plötzlich ein heftiges Niesen, dem ein
Zuschwellen der Nase gerade wie bei dem akuten und vasomotorischen Schnupfen folgt. Es schliesst sich gewöhnlich eine starke
Entzündung der *Conjunctiva bulbi* und Asthma, das sogenannte
Heuasthma an, welches in der Regel wohl reflektorisch ist. Die
Schwellung ist ziemlich gleichbleibend die ganze Zeit hindurch,
bis die Pflanzen verblüht haben, meist also ein bis zwei Monate;
sie verschwindet nachher vollständig, es bleibt nur hie und da
eine gelinde Hyperaesthesie der Schleimhaut zurück. Das Heuasthma kann auch ohne Heuschnupfen vorkommen, die Kranken
empfinden nur eine geringere oder stärkere Athembehinderung
um die angegebene Zeit im Jahre, während sie sonst nie an
Asthma leiden.

In den ausgebildeten Fällen ist der Heuschnupfen ein sehr
quälendes Leiden. Er hat in der Heftigkeit des Auftretens eine
grosse Ähnlichkeit mit der *Coryza vasomotoria*, doch dauert bei
dieser Krankheit die Nasenerkrankung, wie schon erwähnt, nur
kurze Zeit, während sich der Heuschnupfen durch Monate mit
sehr geringen Remissionen hinzieht und immer an die bestimmte
Jahreszeit gebunden ist.

Die Prognose ist in frischen Fällen nicht ungünstig. Bei
sehr eingewurzelten wird es aber schwer gelingen, die Krankheit
ganz zu beseitigen.

Behandlung. Bei Menschen in besserer Lebensstellung ist
es mir mehrfach gelungen, die Krankheit nicht zum Ausbruch
kommen zu lassen, indem ich die Kranken Ende Mai nach Helgo-
land oder Borkum schickte und sie, wenn dort das Gras in Blüthe
kam, rasch zurückreisen liess, zu welcher Zeit dann die Wiesen
bei uns schon gemäht waren. Kranke, welche nicht die Mittel
zu dieser Ortsveränderung besitzen, können sich, wenn sie in
einer grossen Stadt wohnen, dadurch schützen, dass sie dieselbe

während der kritischen Zeit nicht verlassen oder, wenn sie gezwungen sind, doch herauszugehen, sich die Nasenlöcher mit Watte zustopfen. Im Allgemeinen wird die Behandlung in der Kräftigung der neurasthenischen Konstitution bestehen müssen, unter Anderem auch durch Arsenikkuren, welche schon im Winter zu beginnen haben. Örtlich habe ich in vielen Fällen durch eine prophylaktische Behandlung der Nasenschleimhaut eine grosse Erleichterung resp. auch Heilung gesehen, insbesondere durch eine oberflächliche Ätzung mittelst der Galvanokaustik. Es ist aber rathsam, die Behandlung mit derselben schon im März zu beginnen, da es darauf ankommt, dass die Reizung, welche die galvanokaustische Ätzung hervorruft, Mitte Mai vollständig verschwunden ist. Statt der Galvanokaustik kann man sich natürlich auch der anderen Ätzmittel, Trichloressigsäure, Chromsäure u. s. w. bedienen. In dem Anfall habe ich den Spray mit Borsäurekokainlösung in der Regel recht nützlich befunden; wenn es natürlich auch nicht gelingt, damit den Anfall vollständig abzuschneiden, so erleichtert das Mittel den Kranken doch sehr. Man darf hier eher zum Kokain greifen, da die Krankheit eine zeitlich beschränkte ist. Gegen das Asthma kann man die verschiedenen Räuchermittel, Stramoniumcigaretten, Salpeterpapier, Poudre de Cléry u. s. w. anwenden.

Eine sonderbare Selbsterfahrung theilt FERBER in Hamburg mit. Derselbe, 30 Jahre lang an Heuschnupfen leidend, hat seit drei Jahren keine Beschwerden mehr, seitdem er sich die Ohren reibt, sowie er einen Nasenkitzel spürt.

Wahrscheinlich gehören auch verschiedene Formen des Ptyalismus zu den vasomotorischen Lähmungen. Ich sah erst vor sechs Wochen einen zehnjährigen sehr nervös veranlagten Knaben, der eine ungemein reichliche Schleimabsonderung aus der linken Nase hatte, mit einem Ptyalismus, der eine starke Maceration des Mundepithels veranlasst hatte; sobald ich die untere Muschel mit einer Sonde auch nur ganz leise berührte, steigerte sich die Absonderung aus der Nase zu einer richtigen Rhinorrhoe. M. HEIMANN heilte einen Fall von Ptyalismus mittelst Einpinseln von *Pyoctaninum caeruleum* auf das Zahnfleisch.

β) Die Reizung der vasomotorischen Nerven.

Geradeso wie eine aussergewöhnliche Röthung kann bei der ersten Untersuchung auch eine aussergewöhnliche Blässe des Halses vorhanden sein, die bei der nächsten geschwunden ist. In der Regel wird man in diesen Fällen auch die Wangen blass finden, da die Kapillaren der Haut des Gesichts ebenfalls zusammengezogen sind.

Eine weitere Erscheinung von vasomotorischem Krampf hat man recht oft Gelegenheit, in der Nase zu sehen, wenn Schwellungen, welche eben noch vorhanden waren, gleich darauf vollständig verschwunden sind. HACK berichtet einen solchen Fall, den ich bei dem chronischen Katarrh schon erwähnt habe. Auf derselben Ursache beruht es, wenn man eine recht umfangreiche, hintere Hypertrophie der unteren Muschel bei dem Eingehen mit der Schlinge plötzlich so geschrumpft findet, dass man sie nicht mehr fassen kann, oder dass sie, wenn man sie herausbekommen hat, höchstens ein klägliches Rudiment dessen darstellt, was sie gewesen ist.

---

20. Die Fernwirkungen.

Unter dem Namen Fernwirkungen will ich eine Reihe von Zuständen besprechen, welche gewöhnlich unter dem Begriff Reflexerkrankungen zusammengefasst werden. Da aber die Ursachen dieser Erscheinungen nicht immer nur der Reflex von Erkrankungen anderer Theile sind, so passt der Name Reflexerkrankungen nicht ganz, denn diese bilden nur einen Theil der hierher gehörenden Krankheiten. Die Fernwirkungen kommen theils auf mechanischem, theils auf reflektorischem Wege zu Stande.

Die mechanischen Ursachen sind Verengerungen an irgend einer Stelle der oberen Luftwege. Seite 225 habe ich den Einfluss, den eine Verengerung an einer jeden Stelle des Luftweges auf das Zustandkommen von Hyperaemien und Katarrhen hat, schon besprochen und bitte sich hier nur daran erinnern zu wollen, dass hinter der engen Stelle bei dem Einathmen in Folge der in dem Luftrohr entstehenden Luftverdünnung immer eine passive Blutüberfüllung eintreten muss, die aber in den meisten Fällen nur vorübergehend ist, da entweder die Ursache bald schwindet oder die Blutüberfüllung durch die Thätigkeit des Herzens wieder ausgeglichen wird.

Sitzt die enge Stelle am Eingang oder ganz vorn in der Nase in Folge von Ansaugen der Nasenflügel, von Verbiegungen der Scheidewand, von Polypen u. s. w., so erstreckt sich die ansaugende Wirkung von der Nasenspitze bis in die Alveolen. Wird die Wirkung nicht durch das unwillkürliche oder willkürliche Öffnen des Mundes unterbrochen, so erstreckt sich die passive Hyperaemie mit Verdickung der Schleimhaut bis in die feinsten Bronchien und die Folge wird ein mechanisch erzeugtes Asthma sein, d. h. eine Erschwerung des Lufteintrittes mit Lufthunger, der bis zu Erstickungsgefühlen führen kann. Ist die übrigbleibende Öffnung in der Nase oder auch die in den tiefer liegenden Luftwegen gerade noch so gross, dass die zugeführte Menge Sauerstoff unter gewöhnlichen Verhältnissen für das Bedürfniss hinreicht, so genügt eine ganz geringe Schwellung, um Sauerstoffmangel hervorzurufen. Diese geringe Schwellung kann Folge eines Katarrhs oder einer gelinden Hyperaemie sein, zu deren

Zustandekommen schon allein das Niederlegen im Bett aus-
reicht. Die eben geschilderten Folgen der Verengerungen werden·
sich besonders bei solchen Kranken einstellen, die gewohnt gewesen sind, den Mund im Schlafe geschlossen zu halten. Diese
wachen dann, je nach der Enge und der Herzkraft, die einen
Theil der Stockung beseitigen kann, früher oder später in der
Nacht mit heftiger Athemnoth auf, mit Asthma, wie sie und der
hinzugerufene Arzt es wohl nicht ganz mit Unrecht nennen; sie
setzen sich auf, machen einige Athemzüge mit offenem Munde, der
Zustand verliert sich dann rasch wieder oder er bleibt, wenn die
Kohlensäurevergiftung eine stärkere gewesen ist, wohl auch noch
einige Zeit nachher bestehen. Die Art der Anfälle ist so charakteristisch, dass man aus der Schilderung des Kranken schon auf
diese Form der Entstehung schliessen kann. Ist die eben geschilderte Ansicht richtig, so wird ein vollständiger Verschluss
der Nase, wie er bei wachsenden Polypen schliesslich eintritt,
diese Form des Asthma nicht mehr veranlassen können, da dann
durch den Mund geathmet werden muss. Menschen, bei welchen
die ganze Nase mit Polypen erfüllt ist, leiden deshalb nie an
dieser Art von Asthmaanfällen.

Dauert ein solcher Zustand lange Zeit jede Nacht an, so
bildet sich natürlich die Hyperaemie der Bronchialschleimhaut im
Laufe des Tages nicht mehr ganz zurück und es entsteht ein
chronischer Bronchialkatarrh, der die Ausathmung behindern und
eine Lungenblähung zur Folge haben kann.

Nach dem Gesagten ist es ersichtlich, dass diese Form des
Asthma fast nur bei Erwachsenen vorkommt, welche in Bezug
auf das nächtliche Schliessen des Mundes schon festere Gewohnheiten angenommen haben. Kommen diese Anfälle bei noch nicht
Erwachsenen vor, so ist gewöhnlich die Rachenmandel Schuld,
doch habe ich dieselben z. B. auch durch das Ansaugen der Nasenflügel entstehen sehen. Der Zustand findet sich auch bei Kindern,
äussert sich aber da mehr in Form von Alpdrücken und ähnlichen
Beschwerden. KÖHLER hat den Einfluss von Zusammenschnüren
der Luftröhre durch Bleidrähte an Kaninchen und FRANKENBERGER
an Hunden studirt; trotz der Dyspnoe wurde das Herz nicht verändert gefunden, wenn die Thiere nicht umherliefen.

Eine andere Art der mechanischen Entstehung von anscheinenden Reflexerkrankungen ist der Husten, der durch das Herab-
fliessen des aus den adenoiden Vegetationen abgesonderten Schleims
in den Kehlkopf hervorgebracht wird und der eine gewisse Ähnlichkeit mit dem nervösen Husten zeigt, nur dass er natürlich bei
dem Niederlegen vermehrt erscheint, während der nervöse Husten
gerade Nachts schweigt.

Eine grosse Zahl der durch die behinderte Nasenathmung
bedingten Zustände habe ich schon bei dem chronischen Katarrh,
Seite 225, namentlich aber bei den Erkrankungen der Rachen-

mandel, Seite 266 f., ausführlich besprochen, ich kann daher hier darauf verweisen.

Bei den mechanisch entstandenen Fernwirkungen genügt es häufig, die mechanische Ursache zu heben, um die Kranken rasch zu heilen. Bei dem Ansaugen der Nasenflügel wird man einen Nasenöffner, Seite 237, verordnen, der Nachts und bei körperlichen Anstrengungen getragen werden muss. Tissié hat ihn neulich für Velocipedfahrer empfohlen, ich habe ihn als vortheilhaft für Bergsteiger angegeben, und wie ich aus einer Prager Sportzeitung gesehen habe, wird er auch fleissig von denselben benutzt. Vorhandene Polypen, sonstige Schwellungen oder Vorsprünge der Scheidewand müssen beseitigt, grosse Rachenmandeln entfernt werden u. s. w.

Ich glaube, man sollte die so entstehende Form des Asthma sehr genau von der anderen Art unterscheiden, in welcher die Störungen auf dem Wege des Nervenreflexes zu Stande kommen. Als ein Beispiel dieser letzteren Form ist dasjenige Asthma zu betrachten, welches durch die Anwesenheit eines ganz kleinen, die Athmung sicher nicht behindernden Polypchens in der Nase hervorgerufen wird. Ich kenne eine Anzahl Personen, welche öfter mit der Bemerkung zu mir zurückkommen: „Ich muss wieder einen Polypen haben, denn ich habe jetzt wieder drei Nächte Asthma gehabt." Bei der Untersuchung finde ich dann jedesmal einen ganz kleinen Polypen an der mittleren Muschel, der wird weggenommen und damit ist das Asthma wieder für lange Zeit verschwunden.

Während für das Zustandekommen der ersten Form eine besondere Anlage nicht erforderlich ist, höchstens eine gewisse Herzschwäche disponirend wirkt, so ist das Auftreten von Reflexerkrankungen allemal an einen erkennbaren Grad von Neurasthenie geknüpft. Es ist dabei aber nicht nöthig, dass immer das ganze Nervensystem erkrankt sei, es giebt, wie Rossbach richtig bemerkt hat, auch eine auf einzelne Abschnitte desselben beschränkte Neurasthenie oder hysterische Beschaffenheit des Nervensystem. Bei der Hysterie sind diese beschränkten lokalen Erscheinungen schon lange bekannt; Monoplegien bestehen oft Jahre lang ohne andere hysterische Symptome. Die neurasthenische Anlage und mit ihr die Dispositon zu Fernerkrankungen kann angeboren, anerzogen oder sonst erworben sein. Ein nervös ganz gesunder Mensch bekommt aber kein Asthma von einer Nasenreizung aus. Die örtliche Disposition kann auch in der Gestalt der Familiennase ihren Grund haben.

B. Fränkel und nach ihm Hack haben zuerst das Vorkommen einer Reflexerkrankung von der Nase aus betont, denn Voltolini, dem wir die erste Kenntniss von dem Zusammenhang zwischen Asthma und Nasenpolypen verdanken, hat damals die Reflexerkrankungen als solche noch nicht erkannt gehabt.

Ist, wie eben erwähnt, die Nervenschwäche erste Bedingung,
so ist es bei Reflexerscheinungen nothwendig, dass noch eine
zweite hinzukommt, der örtliche Ausgangspunkt der Reizung.
Diese zwei Komponenten bilden das Wesen der wirklichen Reflexerkrankungen. Es besteht also darin, dass bei nervös disponirten
Menschen von einem Punkte der oberen Luftwege oder auch von
anderen Organen, von Ohr, Magen, Darm, Genitalien eine Reizung
ausgeht, welche sich auf andere Nerven resp. auf andere Äste
desselben Nerven überträgt und in näheren oder entfernteren
Gegenden äussert, aber immer in solchen, die von dem Reizpunkte räumlich getrennt sind. Vor wenigen Wochen hat KATZ
einen in der MENDELSOHN'schen Poliklinik beobachteten Fall von
typischem Asthma mit CURSCHMANN'schen Spiralen und CHARCOT-
LEYDEN'schen Krystallen im Auswurf veröffentlicht, in dem sich
der Anfall jedesmal am ersten Tag der Menses einstellte und mit
dem Aufhören derselben wie „weggepustet" war; das richtige
Asthma uterinum, das übrigens schon früher beobachtet worden ist,
so von SALTER, BRÜGELMANN und PEYER.

In den allermeisten Fällen findet man die Ursache in einer
gewissen erhöhten Reizempfindlichkeit der gesamten Nasenschleimhaut; bei Weitem seltener ist der Ausgangspunkt in einer Erkrankung des Nasenrachenraums, der Seitenstränge, der Mandeln, vielleicht auch der Kehlkopfschleimhaut zu suchen.

Die Ursache der Reflexerscheinungen ist von HACK in der
Schwellung der unteren Muschel, besonders in der des vorderen
Endes derselben gesucht worden. Später haben Andere den Ausgangspunkt in dem hinteren Abschnitt der Nase, hauptsächlich an
der Scheidewand zu finden geglaubt. Nach den jetzt fast allgemein
angenommenen Anschauungen können die verschiedensten Stellen
den Ausgangspunkt abgeben, wenn auch die Schleimhaut der unteren
Muschel eine vorwiegende Geneigtheit dazu hat; sicher ist aber
die Ursache häufig auch in der mittleren Muschel zu finden.
SCHECH meint, dass die Berührung der Muschelschleimhaut mit
der des Septum Anlass zu Reflexerscheinungen gebe; ich halte
es indessen nicht für unbedingt nothwendig, dass sich gerade
diese Stellen berühren, weil ich glaube, dass nervöse Reflexerscheinungen von verschiedenen Stellen und durch verschiedene
Vorgänge ausgelöst werden können.

Die örtliche Ursache kann bei vorhandener Neurasthenie mitunter eine ganz minimale sein. So behandelte ich, wie schon
kurz erwähnt, mehrere Jahre eine durch häufige typhlitische Anfälle neurasthenisch gewordene Dame, bei welcher ein ganz minimales, kaum zwei Millimeter langes Ritzchen an der Grenze der
äusseren Haut und der Schleimhaut am Eingang der linken Nase
zu wiederholten Malen einen Hustenreiz und Kratzen im Halse
hervorrief, so dass dieselbe, die sonst über eine sehr schön geschulte Stimme verfügte, dann gar nicht singen konnte. Früher

dauerten die „Katarrhe" immer Monate lang und trotzten jeder Behandlung, später genügte eine ganz leichte Lapisätzung der Stelle, um in 24 Stunden die Erscheinungen jedesmal gänzlich zum Schwinden zu bringen.

HERZOG sah bei einem 21jährigen Mädchen, dass ein seit drei Jahren bestehender Husten mit Fremdkörpergefühl in dem Hals auf das Durchschneiden einer gegen die Berührung mit der Sonde nicht empfindlichen Verwachsung zwischen unterer Muschel und Scheidewand sofort aufhörte.

Als nicht ganz seltene Ursache von Fernwirkungen sind auch noch die Erkrankungen der Nebenhöhlen der Nase zu erwähnen. Ich habe die an dieselben sich anknüpfenden Fernwirkungen in dem betreffenden Abschnitt schon angegeben.

In dem Nasenrachenraum werden die Reflexerscheinungen öfter durch Entzündungen ganz umschriebener Stellen oder durch Sekretstockungen in den Falten der Rachenmandel, oder in den Taschen der *Recessus pharyngei* verursacht, seltener habe ich die Ursache in der Anwesenheit von Cysten gefunden. Bekanntlich hat TORNWALDT eine grössere Anzahl solcher Fernwirkungen durch die Behandlung des Nasenrachenraums, besonders durch Operation von Cysten in der Rachenmandel geheilt; meine Kranken hatten aber nicht immer den gehofften Erfolg. SURUKTSCHI erwähnt, dass er einen $5\frac{1}{2}$ Jahre bestehenden nervösen Husten nach der Wegnahme einer Geschwulst im Nasenrachenraum habe verschwinden sehen.

In der *Pars oralis* sind die besonders in dem oberen Ende der Mandeln befindlichen Pfröpfe recht häufig Ursache von reflektorischen Vorgängen: Husten, halbseitige Trigeminusneuralgien, Parese der Stimmlippen u. s. w. In dem Kehlkopf werden die reflektorischen Erscheinungen mehr durch die Anwesenheit von Fremdkörpern oder von trockenen Krusten ausgelöst und können sich in Husten oder Erstickungsanfällen zeigen.

Verhältnissmässig recht häufig werden nervöse Reflexe, langdauernder Husten u. s. w. bei der Anwesenheit von Fremdkörpern oder von Schmalzpfröpfen im Ohre gefunden. Hier ist die Verbindung durch den *Ramus auricularis vagi* gegeben und dessen von ZUCKERKANDL beschriebene Verbindungsschleife mit dem *Nervus auriculo-temporalis trigemini*. HERZOG hat ausserdem Angstgefühle, Schwindel, Herzklopfen, Schmerzen im Nacken und Kopf als Folge von solchen Pfröpfen gesehen, ebenso WALKER DOWNIE.

Die reflektorische Fernwirkung besteht vorwiegend häufig in Migraeneanfällen und sonstigen Kopfschmerzen, und zwar sind die Schmerzen im vorderen Theil des Kopfes, in der Stirn, in der Regel durch Erkrankungen der vorderen Nase erzeugt, die im Hinterkopf durch solche im Cavum oder in den hinteren Nebenhöhlen der Nase.

Bei Reflexerkrankungen, Migraene, Neuralgien, Asthma handelt

es sich manchmal um ganz kleine Reizpunkte, wie ich es bei
einem Mädchen gesehen habe, das ich wegen Migraene schon an
der unteren und mittleren Muschel mit allmählich sich besserndem
Erfolge geätzt hatte, bei dem aber trotzdem immer noch, wenn
auch seltener, Anfälle kamen. Ich fand an der rechten mittleren
Muschel noch eine linsengrosse, sehr empfindliche Stelle, welche
bei der Berührung mit der Sonde auch von der Kranken als
Ausgangspunkt angegeben wurde. Nach der Zerstörung dieses
Reizpunktes war dieselbe lange Zeit von ihrem Leiden befreit, es wiederholte sich auch nie mehr in der alten Weise.
BRÜGELMANN legt bei der Behandlung des Asthma grossen Werth
auf das Auffinden solcher kleinen Reizpunkte, die man nach dem
Kokainisiren noch schmerzhaft finde. Habe man die richtigen
Punkte geätzt, so trete allemal eine heftigere Reaktion mit Fieber
auf, wenn dies nicht der Fall sei, so nützten auch die Ätzungen
nicht. Ich kann ihm darin nicht ganz beistimmen.

Neigung zu Kopfweh findet sich auch als Folge von allgemeiner Hyperaesthesie der Schleimhaut der Nase oder in Folge
von Erkrankungen der Nebenhöhlen, bei welchen es aber fraglich
ist, wie weit man diese Art zu den Fernwirkungen rechnen soll,
denn oft sind es auch die direkten Schmerzen, die die Kranken
quälen. BRESGEN betont jedenfalls mit Recht, dass man viele
Fälle durch die Behandlung der verschiedenen krankhaften Zustände in der Nase günstig beeinflussen kann.

In dem augenblicklichen Migraeneanfall bringen die zahlreichen neuen chemischen Mittel grossen Nutzen. Ich gebe in
der Regel Antipyrin oder Phenacetin oder Chinin. PUSINELLI hat
sehr empfohlen, das Phenacetin 0,5 bis 1,0 mit Coffein 0,05 bis 0,2
zu verbinden, und will eine viel deutlichere Wirkung von der
Mischung gesehen haben. Zwischen den Anfällen giebt er den
Vinum seminum Colchici 2,0 zwei bis drei Mal täglich mehrere Tage
hintereinander.

Nicht so ganz selten sind die von der Nase ausgehenden
halbseitigen Trigeminusneuralgien. Ich behandelte schon lange,
bevor man etwas von Reflexerkrankungen wusste, zwei junge
Männer, welche bei jedem Schnupfen einen halbseitigen heftigen
Kopfschmerz bekamen. Sie hatten beide einen Dorn, dessen Spitze
so nahe der unteren Muschel war, dass die geringste Schwellung
der Schleimhaut das Einbohren desselben in die untere Muschel
zur Folge hatte. Ich trug die Spinae mittelst einer Scheere ab
und die Schmerzen wiederholten sich nie mehr. Halbseitige Trigeminusneuralgien sind indessen oft auch durch entzündliche Erkrankungen der mittleren Muschel verursacht. COLLIER hat
einen Fall von zwölfjähriger und einen von vierjähriger Dauer
durch die Wegnahme der mittleren Muschel geheilt. Er betont
ganz mit Recht, dass im Allgemeinen diesen ursächlichen Nasenkrankheiten zu wenig Rechnung getragen werde.

Eine weitere Fernwirkung ist der Reflexhusten, der von der Nase, dem Cavum, den Mandeln, dem Ohr und der Kehlkopfschleimhaut ausgehen kann, und von dem ich oben schon Beispiele angeführt habe.

Das *Asthma bronchiale acutum* ist eine sehr häufige Fernwirkung. SENATOR versteht, meiner Meinung nach sehr richtig, unter Asthma einen Krankheitszustand, welcher durch plötzlich auftretende Anfälle von Dyspnoe charakterisirt wird, während in den Zwischenzeiten, welche innerhalb der einzelnen Paroxysmen liegen, keine oder wenigstens keine erhebliche Behinderung des Athmens vorhanden ist. Es geht dem einzelnen Anfall in der Regel ein sogenannter Schnupfen voraus, der mit Niesen anfängt, dann tritt die Athemnoth ziemlich plötzlich auf, es entsteht ein vorwiegend respiratorisches Schnurren und Pfeifen auf der Brust, welches von Weitem schon hörbar ist und wobei der Auswurf stockt; nach und nach lässt die Beklemmung nach und es erscheint etwas Schleim beim Husten, worauf sich der Anfall in der Regel in zwei bis acht Tagen löst.

Es giebt auch noch eine andere Form, die ich das chronische Asthma nennen möchte, bei welcher die Kranken Monate lang immer mehr oder weniger Beklemmung haben, die in jeder Nacht heftiger wird; man hört dabei auf der Brust Schnurren und Pfeifen gerade so, wie bei dem akuten Anfall. Diese Art hört ebenfalls gewöhnlich ziemlich plötzlich wieder auf, sei es unter dem Einfluss einer Ortsveränderung, sei es unter dem einer Kur oder spontan. Die eben beschriebenen Fälle werden in der Regel als chronische Bronchitis betrachtet und behandelt. So beschrieb A. CAHN vor Kurzem eine Monate dauernde Bronchitis mit nächtlichen Verschlimmerungen, die sofort nach Wegnahme eines bohnengrossen Polypen verschwand; das war ein solcher Fall von chronischem Asthma, nicht von Bronchitis. Ich halte das chronische Asthma ebenfalls für eine reine Reflexerkrankung, für einen andauernden Krampf der Bronchialmuskeln, der die engen Stellen in den Luftwegen hervorbringt, in denen sich dann unter dem Einfluss der Stauung Schleim absondert, der die zähen Rhonchi erzeugt. Diese Form muss auch eine Fernwirkung sein und zwar eine meist von der Nase ausgehende. Wenn sie wirklich auf entzündlichen Vorgängen in der Bronchialschleimhaut beruhte, so könnte man die Rhonchi unmöglich nach Monate langem Bestande nach einer Nasenätzung in wenigen Stunden verschwinden sehen, wie ich dies oft beobachtet habe. Dies kann nur durch das Aufhören eines Krampfes geschehen, denn, wenn das Leiden ein entzündliches, ein Katarrh, gewesen wäre, so müsste sich mit dem Nachlass des Anfalls ein reichlicher Auswurf von Schleim einstellen. BRÜGELMANN sieht in der Wirkung einer zur rechten Zeit gegebenen Morphiumeinspritzung einen Beweis der Krampftheorie, denn darauf verschwinden Schleimrasseln und

Lungenblähung sehr rasch, sobald nur der Kranke erst wieder
bis in die Alveolen durchathmen kann.

Bei dem akuten und chronischen Asthma geht der Reiz von
der Nase auf den Lungenvagus über; die Reizung desselben erzeugt nach Biermer's Ansicht, der ich mich ganz anschliesse,
die Kontraktion der Bronchialmuskeln, dadurch wird, wie Schech
sehr richtig sagt, der Schleim aus den zwischen den Knorpeln
gelegenen Schleimdrüschen ausgepresst und ausserdem durch die
Cirkulationsstörung auch eine Schwellung der Schleimhaut herbeigeführt. Ich glaube, dass zum Zustandekommen der Geräusche
das Vorüberstreichen der Luft an den verengerten, feuchten
Stellen des Luftrohrs hinreicht. Nach v. Leyden ergiesst sich in
die durch Krampf schon verengerten Bronchien ein Lymphstrom, der
doch wohl ebenfalls aus den Schleimdrüsen stammen muss; diese
Lymphe gerinnt und vermehrt die Verstopfung der Bronchiolen.
In der geronnenen Lymphe bilden sich dann die Charcot-
Leyden'schen Krystalle und die Spiralen von Curschmann. In
fast allen Fällen findet man im Auswurf auch die eosinophilen
Zellen, grosse Lymphzellen, welche mit einer gewissen Vorliebe
den Farbstoff des Eosins annehmen. Siehe Taf. VII, Fig. 6.
Wie Scheinmann, Seifert und Andere annehmen, entwickeln sich
aus ihnen die Krystalle. Die genannten Krystalle wurden eine
Zeit lang als besonders bezeichnend für das Asthma angesehen;
es hat sich aber seitdem herausgestellt, dass sie sich bei den
verschiedensten Processen und in den verschiedensten Absonderungen des Körpers finden; ich erinnere nur daran, dass sie
neuerdings auch von Zinn und Jacobi in dem Kothe von Kranken,
die an Helminthiasis leiden, recht häufig, sogar bei Anchy-
lostomiasis fast ausnahmslos gefunden worden sind. Nach den
Untersuchungen von v. Pöhl bestehen die Charcot-Leyden'schen
Krystalle aus Sperminphosphat; das Spermin und die Harnsäure
sind Abkömmlinge des Nuklein und insofern stehen die Krystalle
mit den eosinophilen Zellen in Verbindung, denn diese liefern
das Nuklein. Die Spiralen entstehen, wie A. Schmidt durch
geeignete Versuche nachgewiesen hat, durch Luftwirbel, und
finden sich ebenfalls nicht nur bei dem Asthma. Ich halte diese
Bildungen alle für Folgen, nicht für Ursachen desselben.

In Bezug auf die Entstehung des Asthma hat mir immer die
oben geschilderte Biermer'sche Ansicht des Bronchialkrampfes
am Meisten eingeleuchtet. Die Möglichkeit dazu ist in den glatten
Muskelfasern der Bronchien gegeben. Die neuesten Untersuchungen von Lazarus stimmen auch ganz mit dieser Ansicht
überein. Er hat bei Reizung des *Nervus trigeminus* in der Nase eine
Druckzunahme in den Luftröhren gefunden, die eigentlich doch nur
durch die Zusammenziehung der Bronchialmuskeln erzeugt werden
kann. Wenn Lazarus den Vagus durchschnitten hatte, so konnte er
von der Nase aus keine Druckerhöhung in den Bronchien mehr er-

zeugen, wohl aber durch Reizung des peripheren Endes des Vagus. Dies beweist, dass die Bahn der Reizung durch den Vagus gehen muss und nicht durch den Phrenicus. Das Asthma ist danach also kein Krampf des Zwerchfells. Die Kontraktion der Bronchien wirkt als erheblicher Inspirationsreiz und die erhöhte Inspirationsenergie wird bei der Stenose der Bronchiolen und der dadurch erzeugten Behinderung der Ausathmung rasch ein vorübergehendes *Volumen pulmonum auctum* herbeiführen, eine Lungenblähung, wie RIEGEL es sehr richtig genannt hat.

Das Emphysem, die dauernde Lungenerweiterung, bildet sich dabei erst sehr spät aus. Ich habe öfter noch nach jahrelangem Bestehen eine solche Lungenblähung sich wieder zurückbilden sehen, so dass ich nicht annehmen kann, dass in den Fällen schon ein Emphysem, eine Erweiterung der Alveolen mit Verlust der Zwischenwände vorhanden gewesen wäre. Bei einem älteren Herrn, der vier Jahre an sogenanntem Emphysem mit Bronchitis gelitten hatte, verschwand Beides sehr rasch und vollständig, nachdem seine Nase durch A. CAHN von Polypen gereinigt war. Emphysem und Asthma werden sehr häufig mit Unrecht als fast identische Begriffe angesehen. Das Emphysem kann sich schliesslich durch oft wiederholte Asthmaanfälle ausbilden, an und für sich ist aber ein Emphysematiker noch nicht asthmatisch. Er leidet dauernd an Kurzathmigkeit, aber nicht an Asthma, d. h. an anfallsweise auftretender Athemnoth. Meiner Meinung nach sollte man diese zwei Begriffe immer bestimmt auseinanderhalten.

Ich glaube, dass das sogenannte katarrhalische Bronchialasthma, wenn es überhaupt besteht, eine recht seltene Krankheit ist, will aber gewiss nicht leugnen, dass eine kapilläre Bronchitis eine recht erhebliche Athemnoth erregen kann, das ist aber kein Asthma.

BRÜGELMANN sieht in dem Asthma eine centrale Erkrankung. Es ist nach ihm abhängig von dem Grade der noch vorhandenen Willenskraft, der grösseren oder geringeren Gewohnheit des Centralorgans asthmatisch zu reagiren, von dem Kräftezustand und der Erziehung. Er unterscheidet fünf Formen: das nasale, das pharyngeale, das bronchiale, das Intoxikationsasthma und das neurasthenische. Die dritte Art hält er ebenfalls für sehr selten, hie und da werde aber der auslösende Reiz doch von der Bronchialschleimhaut geliefert. Unter der vierten Form versteht er nicht das, was ich mechanisches Asthma nenne, sondern ein durch Einathmen von Kohlensäure erzeugtes, wie der Fall eines Mineralwasserfabrikanten beweist, den er beobachtete. Bei der neurasthenischen Form sind örtliche Ätzungen seiner Ansicht nach möglichst zu vermeiden, dagegen hält er bei derselben grosse Stücke auf die Hypnose, was mit seiner Theorie von der vorwiegend centralen Natur der Krankheit übereinstimmt.

Bei dem Zustandekommen des einzelnen Asthmaanfalls und vielleicht auch bei den anderen sogenannten Reflexerkrankungen

wirken ausser der Disposition und der örtlichen Ursache
noch weitere, den einzelnen Anfall auslösende Anlässe mit. Es
giebt Asthmatiker, welche nur an bestimmten Plätzen von ihrem
Leiden befallen werden. Meistens sind es tiefgelegene Orte,
welche vermöge ihrer Lage auch sonst eher nervenerschlaffend
wirken, während diese Kranken sich in anregender Luft wohl
fühlen. Es genügt dazu mitunter schon eine geringe Erhebung.
So kannte ich einen Kranken, welcher unten in Heidelberg sehr
an Luftmangel litt, der aber, sobald er nur einmal auf dem
Schlosse war, ohne alle Beschwerde auf der sogenannten
Himmelsleiter zu dem Königsstuhl steigen konnte. Wer die
Örtlichkeit kennt, wird zugeben, dass das für einen Menschen
mit dauerndem Luftmangel eine unmögliche Leistung wäre. Eine
andere Kranke hatte überhaupt nur zweimal im Leben asthmatische Anfälle, beide Mal bei mehrere Jahre auseinander liegenden
Besuchen in Genf; bei dem zweiten Anfall hatte sie gar keine
Erinnerung mehr von dem ersten, da sie die erste Erkrankung
für einen gewöhnlichen Erkältungskatarrh gehalten hatte, die Erinnerung wurde erst durch den neuen Anfall wieder wachgerufen. Ähnliches habe ich von einer 30jährigen Dame erlebt, die als Kind
bei einem Aufenthalt in Kronberg einen Asthmaanfall hatte und
damals, wie jetzt wieder, so krank wurde, dass man sie im Wagen
nach Frankfurt verbrachte; dort angekommen, entstieg sie beide
Male ganz gesund dem Wagen. Ein anderer meiner Patienten
bekam in Berchtesgaden einen so heftigen Anfall, dass die Angehörigen mich telegraphisch um Rath fragten, was sie machen
sollten. Ich antwortete, sie sollten ihn, so krank wie er wäre, in
einen Wagen setzen und nach Vordereck fahren, welches etwa
300 m über Berchtesgaden liegt. Sie entgegneten: „Transport
wegen der Schwere der Erkrankung unmöglich“. Ich schrieb ihnen
dann ausführlich meine Begründung und da der Zustand noch gar
nicht besser war, so befolgten sie meinen Rath und bei der An-
kunft in Vordereck hatte der Kranke seine Athemnoth ganz verloren.
Ein Lederhändler, welcher früher in hohem Grade an Asthma litt und
durch die Behandlung so gebessert ward, dass er nur noch seltene
und leichte Anfälle hat, bekommt jedesmal einen starken Anfall,
wenn er nach Nürnberg kommt, wo er seinen ersten Anfall hatte.
Andere dagegen haben gerade an einzelnen bestimmten Orten
kein Asthma; so erinnere ich mich eines Engländers, welcher nur
in Kronberg kein Asthma hatte. Meistens ist es die hohe, trockne
Luft, welche das Auftreten der Anfälle verhindert; mitunter ist
es aber auch umgekehrt, und ebenso wie mit den Bergen verhält
es sich mit der Seeluft. Den meisten Kranken sagt sie zu, anderen
bekommt sie sehr schlecht. Nach BRÜGELMANN's Erfahrung bildet
die Umgegend von Paderborn eine für die meisten Kranken
asthmafreie Insel; er meint, dass überhaupt das Thalklima fast
immer einen günstigen Einfluss habe, womit meine Erfahrung nicht

stimmt. Einigen thut die Wärme gut, Andere fühlen sich nie wohler, als wenn es 10—20 Grad kalt ist; Einzelne ziehen eine trockene Luft vor, Andere eine feuchte. Die nervenanregende Luft von Berlin und der nordöstlichen Ebene von Deutschland bekommt manchen Kranken sehr gut. In vielen Fällen scheint überhaupt jeder Wechsel der Luft gut zu thun. Man kann wohl sagen, dass jeder Asthmatiker sein Privatklima hat, welches ihm zusagt; die Schwierigkeit besteht nur darin, dasselbe zu finden. Das kann in jedem einzelnen Falle nur die Erfahrung sagen, wenn es auch gewisse allgemeine Anhaltspunkte dafür giebt, nach welchen man gehen kann.

Ein eigenthümliches Zusammentreffen habe ich in wenigstens zehn Fällen beobachtet, dass nämlich Kinder, welche im ersten und zweiten Jahre an Milchgrind gelitten hatten, im späteren Leben an Asthma erkrankten. Mein Vater hatte mich nach seinen Erfahrungen schon darauf aufmerksam gemacht. Nach SCHREBER hat DUNCAN BULKLEY unter 4700 Eczemkranken 17 Mal Asthma gefunden, CASCOIN 141 Mal unter 2000; SCHREBER selbst hat auch drei Fälle gesehen. VON NOORDEN, BRÜGELMANN, RAYNAUD, BRIGAULT, UNGER, und DUBROUSQUET erwähnen bei Asthmakranken auch das Vorkommen von Urticaria, Quaddelsucht, *Erythema multiforme* und anderen Hautausschlägen, welche auch nervösen Ursprungs sind.

Eine weitere sehr wichtige Fernwirkung von der Nasenschleimhaut aus stellt die Epilepsie dar. Als HACK zuerst Fälle von dieser Krankheit veröffentlichte, welche er durch die Nasenätzung geheilt haben wollte, ging es wohl den Meisten so wie mir, dass sie glaubten, HACK habe den sehnlichen Wunsch, den armen Kranken zu helfen, für die That genommen. Nachher kamen aber die Fälle von SCHREIBER in Köln, welcher in fünf Fällen eine lange dauernde Unterbrechung der sonst häufigen Anfälle gesehen hatte, bei Einzelnen dauerte sie schon fünf Jahre. Ich selbst konnte bei einem Kollegen denselben erfreulichen Erfolg einer Nasenätzung beobachten und habe auch noch drei Fälle von kleiner Epilepsie bei Kindern durch die Nasenätzung vor langer Zeit geheilt. Es ist ja selbstverständlich, dass diese Ursache der Epilepsie nur ganz vereinzelt zutrifft. Bei all diesen Kranken, auch bei den meinigen, ging den Anfällen eine Aura in der Nase voraus, sie begannen mit Niesen oder Jucken in der Nase. In den von mir behandelten Fällen war auch die Schleimhaut empfindlich; einen Anfall konnte ich indessen durch Reizung derselben nicht hervorrufen. In einem Falle, den ROTH gesehen hat, sind die früher häufigen epileptischen Anfälle nach Herausnahme von Nasenpolypen seit beinahe vier Jahren nicht wiedergekommen. In den letzten drei Jahren haben sich die Mittheilungen über Epileptiker, die durch die Behandlung krankhafter Veränderungen in der Nase geheilt worden sind, aus allen Ländern

sehr gemehrt. Ausser von den genannten Kollegen sind Heilungsfälle durch Beseitigung von Nasenerkrankungen von FISCHER,
HARTMANN, BORIVAUD, GRIFFIN, TERESKIEWICZ, TEN SIETHOFF,
ADENOT u. A. mitgetheilt worden. Einen besonders interessanten
Fall hat KJELLMANN gesehen; ein sechsjähriger Knabe mit Epilepsie
lutschte am Daumen und verschloss sich mit den anderen Fingern
der Hand die linke Nase, rechts bestand eine starke Schwellung
der unteren Muschel. Auf die Ätzung der rechten Nase und
nächtliche Überwachung hörten die Anfälle ganz auf, wiederholten
sich aber wieder, als die Überwachung Nachts aufhörte. Epileptische Anfälle bei Kindern sind auch bei der Anwesenheit von
Fremdkörpern in der Nase beobachtet worden. Ganz ähnliche
Reflexerkrankungen müssen die Fälle gewesen sein, die DODD
durch die Korrektion von Refraktionsanomalien bei Kranken mit
labilem Nervensystem von ihrer Epilepsie befreite. Ich bitte, mich
aber nicht misszuverstehen, als ob ich die Epilepsie für eine oft
von der Nase ausgehende Krankheit hielte und empfehlen wollte,
bei allen Epileptikern versuchsweise einmal die Nase zu ätzen!
Es sind, ich kann sagen, leider nur einige Wenige, denen man
auf diese Weise hilft.

Als weitere von den oberen Luftwegen in specie von der
Nase ausgehende Erkrankungen werden erwähnt: Speichelfluss,
Zwangsvorstellungen und Angstgefühle. Ein in der Nähe
wohnender Nervenarzt hat mir schon viele neurasthenische
Kranke geschickt, welche, wenn sich Veränderungen in der Nase
fanden, allemal einen Nutzen von der Ätzung der Nase hatten,
besonders die mit Angstgefühlen; jetzt heilt er sie alle mit
Hypnose! Kopfdruck, Kopfweh und Schwindel stehen sicher nicht
so ganz selten mit Nasenleiden in Verbindung.

JACOBI in New York hat bei Nasenenge mimische Krämpfe
gesehen, welche erst nach Freilegung der Nase schwanden und
B. FRÄNKEL hat schon 1884 einen Fall von Gesichtskrampf von
der Nase aus geheilt, neuerlich auch PELTESOHN. Ich habe denselben Erfolg bei einem Kranken durch Ätzung der Nase erzielt,
sowie andere Fälle von Blepharospasmus, nervösem Herzklopfen
und *Morbus Basedowii* sich bedeutend bessern sehen. In einem
der Letzteren konnte ich nach der Ätzung der einen Seite der
Nase ganz deutlich ein Zurückweichen des Auges in die Orbita
bemerken; als ich dann später die andere Seite ätzte, trat auch
das andere Auge zurück; B. FRÄNKEL hat dieselbe Erfahrung bei
einer Basedowkranken gemacht! Ich komme im vorletzten Abschnitt meines Buches noch darauf zurück. SCHEINMANN, SOM-
MERBRODT und ZIEM erwähnen auch Erblassen der äusseren Haut
mit Frieren und Schüttelfrösten als eine von der Nase ausgehende
Fernwirkung.

Ein mir sehr befreundeter Kollege bekommt sehr häufig mit
Beginn einer neuen Schwellung im Nasenrachenraum eine starke

Röthung der Bindehaut der Augenlider, starken Juckreiz der äusseren Haut der oberen Augendeckel und eine Chemose der unteren Lidränder bis nach der Wange zu (Schleppsäbel), die meist während des Tages fast vollständig verschwinden, um am anderen Morgen oft recht störend wieder vorhanden zu sein.

In einem Falle sah ich nach einer Ätzung der Nase einen über den ganzen Körper gehenden Prurigo, in anderen Fällen Schmerzen in den Gelenken, in der Handwurzel oder im Knie auftreten; Letzteres habe ich zweimal an mir selbst erlebt. Auch auf das Innere der Augen sollen sich die Reflexe von den oberen Luftwegen aus erstrecken. ZIEM hat angegeben, dass er bei Nasenleiden, besonders auch bei Erkrankungen der Nebenhöhlen fast immer Gesichtsfeldbeschränkungen gefunden habe. Ich kann ihm nach meinen Untersuchungen darin nicht ganz beistimmen, da ich sie in fast allen Fällen vermisst habe. Es hat sich seitdem herausgestellt, dass Gesichtsfeldbeschränkungen ein nicht ganz seltenes Vorkommniss bei Hysterie und natürlich auch bei traumatischer Neurose und Neurasthenie sind. Sehr häufig wird dagegen das Flimmerskotom von der Nase ausgelöst. Es ist mir einmal gelungen, bei mir selbst ein im Entstehen begriffenes durch Einblasen von Kokainpulver in die Nase zu koupiren, während sonst bekanntermaassen ein einmal vorhandenes Flimmerskotom immer seinen Verlauf durchmacht.

Der MICHAEL'schen Ansicht, dass auch der Keuchhusten hierher gehöre, was er aus dem Erfolge der örtlichen Behandlung der Nase schloss, kann ich mich nach den häufigen negativen Ergebnissen einer derartiger Behandlung nicht anschliessen.

Meistens kann man bei all diesen Fällen von Fernwirkungen in der Nase Veränderungen der Sensibilität oder Schwellungen nachweisen, welche letztere bei der ersten Untersuchung in Folge der Zusammenziehung der Schwellkörper allerdings nicht immer sichtbar zu sein brauchen. Die Kranken geben aber gewöhnlich von selbst oder auf Befragen an, dass die Nase oft zuschwelle, besonders im Liegen oder in warmen Zimmern u. s. w. In anderen Fällen weisen die Kranken dadurch auf die Natur ihres Leidens hin, dass sie erzählen, die Erscheinung werde jedesmal durch Niesen oder Nasenkitzel eingeleitet. Oft aber muss man die richtige örtliche Diagnose erst durch die Untersuchung feststellen, indem man die empfindlichen Stellen mit der Sonde aufsucht. Es gelingt dies indessen in vielen, sicher hierher gehörenden Fällen nicht, geschweige denn einen Anfall hervorzurufen.

Auch durch Vermittelung der Olfaktoriusfasern können Reflexe ausgelöst werden. SOLTMANN führt in GERHARDT's Handbuch für Kinderkrankheiten an, dass er einen Fall gesehen habe, in welchem ein Säugling in Folge des Geruchs von Spirituosen in einem Destillationsgeschäft an Krämpfen erkrankte; sie hörten auf, als das Kind weggebracht wurde und wiederholten sich bei der Rück-

kehr desselben in die alten Verhältnisse. Ich erinnere hier an
das bei der Hyperosmie erwähnte Kind, das in Folge des Geruchs
von angebrannter Milch erkrankte. Bekannt ist es ja und in
dem Abschnitt über Hyperosmie schon erwähnt, dass es Menschen
giebt, welche durch verschiedene Gerüche Asthmaanfälle bekommen.
RÉTHI heilte zwei Fälle durch Ätzung der Nasenschleimhaut, die
durch den Geruch des Fleisches, Abneigung vor dem Genuss
desselben bis zu Erbrechen bekamen. Ja, die alleinige Angst vor
einem Anfalle kann ihn hervorrufen, wie es in dem Fall einer
Dame geschah, welche durch den Geruch von Rosen Asthmaanfälle
bekam und bei der das Vorhalten einer künstlichen Rose ebenfalls
einen solchen hervorrief. Die Reflexbahn musste in diesem Falle
durch den Opticus nach der Hirnrinde verlaufen sein.

Die beschriebenen Erscheinungen sind nichts Ausserordent-
liches, denn wir sehen, dass solche Fernwirkungen auch von
anderen Körperstellen her gar nicht so selten ausgelöst werden.
Eines der interessantesten Beispiele ist doch die *Arthritis gonorrhoica,* von der ich mehrere Fälle unter der Behandlung des
Kollegen SCHÜTZ habe sehr schön heilen sehen und auch die Schwellung der Kniegelenke nach Katheterisiren. Ich erinnere ferner
an die mannigfachen nervösen Beschwerden und auch Epilepsie,
die durch Anhäufung von Smegma im Präputium hervorgerufen
werden. Umgekehrt kann man auch vorhandene Nervenreize durch
Erregung eines anderen Nerven beruhigen. KÜRT hat bekanntlich
gefunden, dass man den *Spasmus glottidis* durch leises Kitzeln
der *Conjunctiva bulbi* unterbrechen kann u. s. w.

Die Ursache, welche bei den anfallsweise auftretenden Fernwirkungen gerade den einzelnen Anfall hervorbringt, lässt sich
nicht immer angeben. Es sind reflexauslösende Momente, unter
welchen bisweilen auch der Kältereiz auf der äusseren Haut eine
Stelle einnimmt. In manchen Fällen sollte man meinen, dass sich
ein gewisses Quantum der Noxe immer erst ansammeln müsse,
da nach einer Entladung gewöhnlich eine gewisse Zeit hindurch
ein Scheinfriede herrscht. Nach EDINGER's Ansicht sammeln sich
die Reize in den Ganglienzellen des Sympathicus. Leises Kitzeln
der Fusssohlen ruft z. B. den Reflex erst bei längerem Andauern
des Reizes hervor.

Die Erkennung einer Erkrankung als Fernwirkung kann in
manchen Fällen ausserordentlich schwer sein. Der negative Standpunkt, dass man den Nutzen der örtlichen Behandlung in solchen
Fällen einfach leugnet, ist gewiss nicht der richtige, denn damit
hilft man dem Kranken nicht. Wie aber soll man erkennen,
dass die Erkrankung z. B. von der Nase oder dem Schlund abhängt? Manchmal ist es sehr einfach, wenn man durch Berührung
der empfindlichen Theile mit der Sonde die Erscheinung hervorrufen oder durch Kokain, sei es durch Aufstreichen einer stärkeren
oder durch das Einstäuben einer schwächeren Lösung, die

Symptome für einige Zeit beseitigen oder bessern kann. Das Misslingen eines derartigen Versuches ist aber noch kein Beweis für das Gegentheil. Es kann, wie SCHECH sehr richtig anführt, bei der Anwesenheit mehrerer Reflexzonen die richtige Stelle nicht gefunden oder vom Kokain nicht berührt worden sein, oder, wenn sie richtig getroffen war, das angewandte Mittel zu schwach zur Erzeugung der Areflexie gewesen sein, oder endlich der pathologische Reiz konnte nicht mehr gehemmt werden.

Auch die dem Ausbruch des Asthma, sowie anderer Reflexe vorausgehenden oder dieselben begleitenden nasalen Symptome sind nicht absolut beweisend, denn einerseits treten nasale Erscheinungen auch bei solchen Kranken auf, deren Asthma nicht von der Nase ausgeht, andererseits fehlen sie nicht selten bei solchen, deren Asthma unzweifelhaft nasalen Ursprungs ist. Die Frage, ob eine Reflexerkrankung von der Nase oder einem anderen Organe herkomme, lässt sich indessen häufig schon durch negative Angaben in Bezug auf die Anamnese entscheiden. Ich hatte einen Kranken, welcher jedes Mal sicher Asthma bekam, wenn er etwas genoss, worin Citronen waren, diese Anfälle gingen also wohl vom Magen aus. Der Zusammenhang mit den Genitalorganen giebt sich bei Weibern meist dadurch kund, dass in der Zeit der Menses die Beschwerden sehr zunehmen oder auch nachlassen. Wirkliches Emphysem, senile Veränderung der Brustwand, Fettherz und andere Herzfehler oder Atherombildung an den Adern, Tympanie der Därme, welche bei der Diagnose Asthma in Frage kommen könnten, lassen sich durch die Untersuchung und durch die Symptome finden.

Bei der Beurtheilung der ursächlichen Wichtigkeit einer krankhaften Veränderung in der Nase muss man den anderen Faktor für das Zustandekommen eines Reflexes, die Neurasthenie, nicht vergessen. Wenn z. B. ein Vierziger, der seit zwei Jahren an Asthma leidet, eine Verbiegung des Septum oder eine Leiste hat, so wird es sehr wahrscheinlich sein, dass diese nicht die Ursache der Krankheit sind, denn sie bestehen jedenfalls schon seit seinem vierzehnten Jahre oder noch länger. In solchen Fällen lässt sich nicht so ganz selten der Nachweis erbringen, dass andere, die Nerven schädigende Einflüsse vorhergegangen sind. Es können dies allgemeine Ursachen, Aufregung im Geschäft oder bei der Krankheit von Angehörigen sein, auch eine schwere eigene Erkrankung kann die Nachwirkung haben, namentlich die mit Erkrankung der Nerven einhergehenden, wie die Diphtherie, Influenza, Typhus u. s. w.

Bei dem Aufsuchen der Schmerzpunkte mit der Sonde muss man sich gegenwärtig halten, dass neurasthenische Personen Schmerzen lebhafter empfinden als gesunde, und dass in Folge dessen oft Punkte als schmerzhaft angegeben werden, die nicht die ursächlichen sind. Eine Wiederholung der Untersuchung nach

Kokainisirung wird ein besseres Ergebniss haben. Ursächliche Punkte bleiben auch nach einer zehnprocentigen Kokainlösung noch recht empfindlich.

Es lässt sich freilich nicht leugnen, dass manche Ärzte in dem Wunsch, dem Kranken zu helfen, leicht einen allzuweiten Gebrauch von der örtlichen Behandlung machen. Diese Gefahr ist nur durch die gewissenhafteste Berücksichtigung der anderen Quellen, aus denen die Krankheitserscheinungen hervorgehen können, zu vermeiden.

Die Prognose ist im Ganzen nicht ungünstig, wenn es gelingt, die Diagnose richtig zu stellen. Ist aber das Leiden schon zu lange eingewurzelt, ist die Nervenbahn einmal die Reaktion auf gewisse Reize gewöhnt, wie wir es jetzt besser ausdrücken, so gelingt es oft nicht mehr, das ursprüngliche Verhältniss wieder herzustellen, man kann dann nur Besserungen erzielen. Zum Theil wird die Prognose auch von dem Grade und der Ausdehnung der Neurasthenie abhängen.

Bei der Behandlung muss man den allgemeinen Zustand ganz besonders berücksichtigen; ich verweise auf das später bei der Behandlung des Asthma und sonst öfter Gesagte, das auch für andere Fernwirkungen passt. Die örtliche Behandlung allein genügt in vielen Fällen nicht. Dieselbe kann auf zweierlei Weise einen günstigen Erfolg haben: einestheils kann sie den Ausgangspunkt zerstören und dadurch die Bildung der Reflexe von da aus verhindern, anderntheils wirkt sie als Derivans, als Gegenreiz, der nervöse Strom wird auf ein anderes Gebiet übergeleitet, wo er unschädlich verläuft, allerdings mitunter auch schädlich, indem er andere nervöse Erscheinungen hervorruft.

Wegen dieser möglicherweise auch schädlichen Wirkungen soll man sich vor dem Beginn der örtlichen Behandlung, wie schon früher erwähnt, auch hier immer Rechenschaft geben, ob der zu erwartende Nutzen ein ziemlich wahrscheinlicher ist! Die wachsende Erfahrung wird die Sicherheit der Entscheidung steigern.

Wann soll man nun eine örtliche Behandlung einleiten? Wenn deutliche Erscheinungen von der Nase ausgelöst werden können oder wenn Veränderungen in derselben oder Störungen des Nasenathmens vorhanden sind, dann ist der Versuch, die Krankheit von der Nase aus zu behandeln, nöthig und besonders bei Asthmatikern völlig berechtigt. Schech führt an, dass sich nach seinen Beobachtungen 64 Procent aller Asthmatiker als nasenkrank erwiesen hätten. Ich glaube, dass dieser Procentsatz noch zu niedrig gegriffen ist. Einer genauen Statistik steht immer der Mangel an Dauerbeobachtung im Wege, wie er sich nothwendigerweise bei der ambulatorischen Behandlung geltend macht. Man hört nichts mehr von den Kranken und kann sich oft genug überzeugen, dass Geheilte wie Ungeheilte von gleichem

Mangel an Dankbarkeit erfüllt sind. Man hat nicht nöthig, alle Kranke, von denen man nichts mehr hört, zu den nicht Geheilten zu rechnen.

Die günstige Einwirkung einer örtlichen Behandlung auf die Reflexe kann in manchen Fällen auch aus der Wiederherstellung der Cirkulation und namentlich für die aus mechanischen Ursachen entstandenen aus der Freilegung der Nasenathmung abgeleitet werden. Diese wirkt ja wieder auf die Regelung der Cirkulation zurück.

SCHECH sieht, seiner Theorie nach, den Nutzen der örtlichen Behandlung in dem Aufheben des Kontaktes der Schleimhautflächen.

Aus der oben erwähnten derivatorischen und suggestiven Wirkung der örtlichen Eingriffe geht hervor, dass in gar vielen Fällen der Erfolg nicht eigentlich der Behandlung direkt zugeschrieben werden kann; die Dauer einer solchen Heilung oder Besserung ist dann auch immer eine ungewisse.

Man wird aber die örtliche Behandlung nicht damit anfangen können, gleich die ganze empfindliche Schleimhaut der Nase zu zerstören, das Maasshalten ist sehr zu empfehlen! Man behandele zunächst die hauptsächlich schmerzhaften Stellen und warte ab, in wie weit der erste Eingriff eine Besserung herbeiführt. Die günstige Wirkung stellt sich nicht immer gleich ein, besonders, wenn es sich darum handelt, dass eine gestörte Cirkulation sich wieder regeln soll. Aus all diesen Gründen soll man eine neue Ätzung nicht vornehmen, ehe die vorhergehende abgeheilt ist, wozu meist drei bis vier Wochen gehören. Ich ätze gewöhnlich zuerst die unteren Muscheln und dann das zweite Mal die mittleren, sofern natürlich diese in Frage kommen. Es ist sonach jedenfalls zu empfehlen, dass man den Kranken auf die möglicherweise längere Dauer der Kur aufmerksam macht.

Ist die Nasenathmung behindert, so muss dieselbe ganz frei gemacht werden, wie das BOSWORTH sehr richtig betont hat. Ich habe das jedesmal einzuschlagende Verfahren bei dem chronischen Katarrh, bei den Veränderungen der Nasenscheidewand und bei den Neubildungen beschrieben.

Der Nasenrachenraum muss ebenfalls für die Athmung frei gemacht werden, oder wenn nur noch Reste der Rachenmandel vorhanden sind, so müssen die darin vorhandenen entzündlichen Processe nach den Regeln der Kunst beseitigt werden.

Bei der Behandlung des Asthma muss man vor Allem feststellen oder festzustellen suchen, welcher Art dasselbe ist, ob es ein mechanisch verursachtes oder ein reflektorisches ist und in jedem Fall, ob die Athemnoth nicht von irgend einem anderen Organe ausgeht. Ich habe einen Fall gesehen, welcher von einem Kollegen wegen Asthma sechs Monate vergeblich in der Nase behandelt wurde; bei näherer Untersuchung stellte sich heraus, dass der Mann eine Stenose der Aortenklappen hatte. Ich bemühe mich immer, ähnliche Fehler durch eine möglichst genaue allgemeine Untersuchung zu vermeiden.

BRÜGELMANN legt bei der neurasthenischen Form grossen Werth auf die Beseitigung der Genitalleiden, Smegmaanhäufungen, nach denen man sogar Epilepsie beobachtet hat, der chronischen Gonorrhoen, der Uterinleiden etc.

Ist es durch direkten Nachweis oder durch das Ausschliessen anderer Ursachen gewiss oder mindestens sehr wahrscheinlich, dass die Erkrankung in den oberen Luftwegen, namentlich also von der Nase ausgelöst ist, so wird man nach zwei Richtungen vorzugehen haben, je nachdem es sich um ein mechanisches oder reflektorisches Asthma handelt. Bei dem mechanischen wird man suchen müssen, die Nasenathmung möglichst frei zu legen, daher die Schwellungen der Muscheln und der Scheidewand beseitigen, die Vorsprünge und Verbiegungen wegnehmen, Nachts, wenn die Nasenflügel angesogen werden, einen Nasenöffner tragen lassen, die Rachenmandel und die Gaumenmandel operiren u. s. w., soweit da krankhafte Veränderungen vorhanden sind. Diejenige Veränderung, welche als wahrscheinlichste Ursache erscheint, ist zuerst in Angriff zu nehmen und erst dann weiter zu gehen, wenn sich die Erfolglosigkeit der seitherigen Behandlung herausgestellt hat.

Handelt es sich darum, die Schwellungen der Muscheln zu beseitigen, so wird man der galvanokaustischen Streifung noch eine Ätzung mit Trichloressigsäure oder Chromsäure folgen lassen, wie es Seite 241 f. des Näheren beschrieben worden ist. Es gelingt auf diese Weise meistens in einer Sitzung, die Schwellung und damit oft auch das Asthma dauernd zu heilen. Immer genügt zwar der erste Eingriff nicht, man erzielt nur eine mehr oder weniger grosse Besserung; hat man aber eine solche einmal erreicht, so wird man mit mehr Zuversicht an die weitere Behandlung gehen dürfen und dann auch nicht ruhen, bis die Nasenathmung ganz frei geworden ist. Durch die Anwendung des Kokain sind diese Operationen nicht mehr so schmerzhaft, wie früher und in Folge dessen leidet auch das allgemeine Befinden weniger. Ganz besonders segensreich für die Entfernung der Spinen und Cristen der Scheidewand erweisen sich aber in solchen Fällen die Elektrolyse und die elektrisch getriebenen Sägen und Trephinen. Vermittelst dieser schmerzlosen Methoden kann man ohne Schädigung des Kranken die Nase allmählich sehr frei bekommen. Polypen müssen entfernt werden und die Kranken zu öfterem Nachsehen wiederkommen, damit eine gründliche Ausrottung dieser Geschwülste stattfinden kann. Besonders sollten die Kranken mit Polypen gleich zur Revision kommen, wenn nach längerer Pause wieder ein Asthmaanfall aufgetreten ist.

Diese Maassnahmen halte ich bei der chronischen Form des

Asthma versuchsweise selbst in solchen Fällen für erlaubt, in
denen durch die Untersuchung ein direkter Zusammenhang desselben mit der Nase nicht nachgewiesen werden konnte. Man
darf in einem solchen Falle auch eine nicht empfindliche Nasenschleimhaut ätzen; ich habe wiederholt einen günstigen Erfolg
davon gesehen; freilich war derselbe vielleicht mehr der suggestiven oder ableitenden Wirkung zuzuschreiben; die Kranken
waren aber doch geheilt.

Da das Asthma, wie die anderen Reflexerkrankungen aus der
örtlichen Reizstelle auf der Basis einer Neurasthenie sich entwickelt,
so verdient diese letztere natürlich eine ganz besondere Berücksichtigung. Man wird also ausser den schon öfter besprochenen
allgemeinen stärkenden Maassnahmen suchen müssen, den Kranken
so lange wie möglich unter Verhältnisse zu versetzen, in welchen
er keine Anfälle hat, damit der Nervenreiz, um es ganz vulgär
auszudrücken, verlernt, den einmal gewohnten Weg zu gehen. Es
empfiehlt sich deshalb, die Kranken im Sommer mehrere Monate
in eine ihnen zusagende stärkende Luft zu senden. In der Regel
sind dafür die auf einem Bergabhang gelegenen Orte die geeignetsten, wie Badenweiler, Rigikaltbad, Seelisberg, Axenstein und Axen-
fels, oder auch das Inselbad bei Paderborn und hundert andere
mehr. Die eingeschlossenen Thäler, wie Berchtesgaden, Engelberg
und alle ähnlich liegenden Orte passen gewöhnlich nicht so gut.
Noch mehr geeignet sind meistens die über 1500 Meter hoch gelegenen Orte, wie Davos, Pontresina, Maloja, Andermatt, Zermatt u. s. w.
Davos empfiehlt sich ganz besonders für Kinder, weil diese dort in
dem Schulsanatorium Fridericianum zugleich Unterricht empfangen
können. Man lasse solche Kinder womöglich ein Jahr anhaltend
dort. Bei all diesen Empfehlungen muss man aber immer hinzufügen: „wenn sie es vertragen", denn mit absoluter Gewissheit
kann man das nie vorhersagen. Anfangs hat man immer mit der
Akklimatisation zu rechnen, wenn es sich aber nach sechs Wochen
herausstellt, dass der Kranke den Ort nicht verträgt, so muss ein
anderer ausgesucht werden. Manche Kranke vertragen eine
niedere Luft, z. B. die Seeluft besser, im Winter besonders auch
die der Riviera oder die trockene Luft Egyptens. Sehr zweckmässig ist es mit einer solchen Luftveränderung, eine gut geleitete
Luft- und Wasserkur zu vereinigen. Ein dafür sehr geeigneter
Platz ist Schönegg bei Beckenried, da der dortige Kollege WUNDER-
LICH es sehr gut versteht, die Anwendung von verdichteter und
verdünnter Luft mit der Kräftigung des Allgemeinzustandes zu
verbinden. Dasselbe kann aber auch an anderen Plätzen erreicht
werden, wenn die Kur ernst genommen wird.

Können diese erwähnten Maassregeln natürlich nur vermögen-
den Kranken verordnet werden, so sind die ärmeren in dieser
Richtung doch auch nicht ganz hülflos. Fast jeder Mensch hat
einen Onkel, eine Tante oder Schwester in einer geeigneten Gegend,

wohin er ohne grosse Kosten eine Zeit lang gehen kann, oder
er wird sich, wenn er Beamter ist, an einen Ort versetzen lassen
können, welcher ihm in Rücksicht auf sein Asthma zusagt. Es
genügt dazu oft schon eine ganz geringe Veränderung des
Wohnsitzes.

Ist einmal eine schon lange bestehende Lungenblähung vorhanden, so wird die angegebene Behandlung allein oft nicht genügen, auch die Lunge zu spontaner Rückbildung zu veranlassen.
In diesen Fällen passt dann, wenn die Schleimabsonderung nicht zu
reichlich ist, die Behandlung in den Kammern mit verdichteter
Luft mit $^1/_8$—$^1/_2$ Atmosphären Druck, womöglich in Verbindung
mit Ausathmen in verdünnte Luft. Dies kann entweder so geschehen, dass der Kranke in der Glocke zeitweise mittelst eines
Schlauches in die äussere Luft ausathmet oder so, dass man ihn
mit dem WALDENBURG'schen, oder GEIGEL'schen oder einem ähnlichen Apparat zuerst in verdünnte Luft ausathmen und dann ver-
dichtete einathmen lässt. Von Instrumentenmacher JOCHEM in
Worms werden nach BIEDERT's Angaben ganz brauchbare billige
Apparate angefertigt, welche für diesen Zweck genügend sind.
Man darf nur nicht zu starke Veränderungen der Luftdichte anwenden: $^1/_{60}$—$^1/_{40}$ Atmosphären.

Auch die medikamentöse Behandlung ist nicht ganz wirkungs-
los. Zwischen den Anfällen hat sich in der neueren Zeit das
Jodkali wegen seiner guten Wirkungen sehr beliebt gemacht.
Ich gebe es gewöhnlich in *Tr. Lobeliae inflatae* 2,0 auf 30,0, davon
30—40 Tropfen drei Mal täglich. Kranken, welche das Jod nicht
vertragen, gebe ich schon seit dreissig Jahren die *Tr. Lobeliae* allein
ebenso stark und habe gar manche Fälle damit geheilt oder gebessert.

Während der Anfälle verordne man Chloral mit Jodkali ana
10,0 auf 200,0 und gebe davon zweistündlich etwa 10—15 Gramm
bis zur Beruhigung, oder nach RUHEMANN's Vorschlag *Hyoscin jod.*
0,0002 mehrmals täglich. Die meisten Kranken werden durch das
eine oder andere der für Asthma angegebenen Mittel: Cigaretten,
Pulver oder Kerzen erleichtert. In den letzten Jahren habe ich
besonders gern das Poudre de Cléry oder ähnliche, z. B. das in der
hiesigen Goetheapotheke verfertigte Asthmapulver verordnet. Ein
Theelöffel davon wird auf einer Untertasse verbrannt und der aufsteigende Dampf eingeathmet. Die Hauptbestandtheile aller dieser
Mittel sind Stramonium und Salpeter. Auch das einfache Salpeterpapier wirkt in vielen Fällen sehr günstig, als ein ebenso billiges
wie wirksames Mittel! So lange es irgend geht, hüte man sich,
die Anfälle mittelst Morphium- oder gar Kokaineinspritzungen zu
bekämpfen, denn so gross mitunter der augenblickliche Nutzen
davon sein kann, so gefährlich ist es, solchen Kranken dies Mittel
zu geben, sie verfallen unrettbar dem Morphinismus oder dem
noch schlimmeren Kokainismus und verlieren dadurch immer mehr
die Möglichkeit, die geringste Beschwerde zu ertragen.

Ausser den oben erwähnten Athemübungsapparaten hat man noch verschiedene andere angegeben, welche alle den Zweck haben, die Ausathmung zu befördern, so den von ROSSBACH erfundenen Asthmastuhl, den Apparat von STEINHOFF oder den von TRAUB in Form eines Korsetts und den von B. FRÄNKEL angegebenen und von ALEXANDER geänderten Apparat in Form einer Harmonika, der mir sehr praktisch erscheint. Vor langen Jahren schon hat GERHARDT empfohlen, zur Beförderung des Schleimauswurfs und zur Austreibung der Residualluft, den Thorax mit den flach aufgelegten Händen während jeder Ausathmung zusammenzudrücken. Bei unvorsichtiger Anwendung können aber Lungenblutungen danach entstehen; im Ganzen ziehe ich die oben besprochene Behandlung vor.

Asthmatiker soll man, wenn irgend möglich, nicht ins Zimmer einsperren, wodurch der eine ursächliche Faktor, die Neurasthenie, sicher verschlimmert wird; der einzelne Anfall ist gar nicht immer der Ausdruck einer Erkältung.

Zum Schluss möchte ich besonders auch auf den Abschnitt über chronischen Katarrh und den über Nervenerkrankungen verweisen, in welchen öfter von Fernwirkungen die Rede sein musste.

21. Die Blutungen.

So häufig die Blutungen aus den oberen Luftwegen auch sind, so nehmen sie doch verhältnissmässig selten einen durch ihre Menge verderblichen Umfang an und sind mehr deshalb von Wichtigkeit, weil sie öfter das erste Zeichen oder die Folge einer Krankheit sein können. Das aus der Lunge stammende Blut wird mitunter so reichlich ergossen, dass es zum Theil vorn aus der Nase herauskommt, während umgekehrt das von einer Nasenblutung herstammende, ehe es entleert wird, in die tieferen Theile der oberen Luftwege oder in den Magen gerathen und, von unten ausgeworfen, den Anschein einer Lungen- oder Magenblutung erwecken kann. Eine genaue Unterscheidung der verschiedenen Ursprungsstellen ist oft recht schwierig, aber doch von grosser Wichtigkeit, nicht nur wegen der Prognose und der einzuleitenden Behandlung, sondern auch wegen anderer Verhältnisse, z. B. wegen einer Lebensversicherung. Eine Versicherungsgesellschaft wird einen Menschen, der auch nur einmal aus den oberen Luftwegen geblutet hat, schwerlich annehmen, wenn nicht ganz genau feststeht, dass die Blutung nicht aus der 'Lunge oder dem Magen gekommen ist.

Man theilt die Blutungen ein in freie, auf die Schleimhaut und die in oder unter dieselbe ergossenen. Letztere nennt man Haematome, wenn sie umschriebene grössere Tumoren darstellen, Ecchymosen, wenn sie umschrieben und kleiner und Suggillationen, wenn sie diffus sind.

Die Haematome erreichen in der Nase bisweilen eine Grösse, dass sie dieselbe ganz ausfüllen und vorn als schwarze Geschwülste hervortreten. Sie entstehen gewöhnlich nur in Folge einer stärkeren Gewalt, durch die der Knorpel zerbricht, weswegen sie auch in der Regel auf beiden Seiten zugleich vorhanden sind und durch die Bruchstelle so zusammenhängen, dass man den Inhalt von der einen Seite nach der anderen drücken kann. Man wird immer gut thun, sie zu spalten, sie mit Jodoform- oder Nosophengaze auszustopfen und später antiseptische Lösungen zum Spülen zu verordnen. Suggillationen sind in der Nase nur insofern wichtig, als sie manchmal Bluterkrankungen anzeigen können, bei welchen sie aber in dem Schlunde in der Regel deutlicher ausgesprochen sind.

Grosse Haematome und Suggillationen sieht man bei dem Skorbut, wie unter der äusseren Haut, so auch in der Mundschleimhaut.

In der *Pars oralis* und am weichen Gaumen kommen in Folge von Verletzungen sehr grosse Haematome vor, besonders leicht, wenn die Menschen mit Gegenständen im Munde hinfallen, z. B. mit Bleistiften, Pfeifen, Stöcken und Schirmen. Gelegentlich findet man sie auch in Folge von Anstrengungen oder bei Keuchhusten u. s. w. Wird die Uvula von einem Haematom befallen, so kann sie bedeutend an Umfang zunehmen; das Blut sackt sich in dem untersten Theile derselben, wodurch sie dann eine keulenförmige Gestalt bekommt.

Haematome im Cavum habe ich nie gesehen; von STOERK und B. FRÄNKEL sind sie bei Kropfkranken beobachtet worden. Sie erreichen rasch eine bedeutende Grösse und können deshalb mit Retropharyngealabscessen verwechselt werden.

Am Kehlkopf sind die Haematome als Folge von Quetschungen oder sonstigen Verletzungen nicht ganz selten. Sie erreichen auch da mitunter eine bedeutende Grösse; BRESGEN hat einen solchen Fall abgebildet, in welchem beiderseits Haematome vorhanden waren, die fast die ganze Hinterfläche des Kehlkopfs bedeckten und eine bedeutende Schwellung der aryepiglottischen Falten verursachten. Ist das Haematom durchgebrochen, so findet man eine freie Blutung neben der submukösen.

Kleinere Ecchymosen kommen im Kehlkopf, namentlich auf den Stimmlippen, nach starken Anstrengungen z. B. nach Singen oder Schreien vor. Sie sind fast ausnahmslos einseitig und von blaurother Farbe, wodurch sie sich von den entzündlichen Vorgängen unterscheiden. Ich habe auch wiederholt beobachtet, dass sie nur einen kleineren Theil der Stimmlippe hinten oder vorn einnahmen oder einen Längsstrich auf derselben bildeten. Verwechseln könnte man letzteren mit der hier und da auf der Stimmlippe sichtbaren Längsvene, die ich auch in der Breite eines Drittels der Stimmlippe gesehen habe. Ich erinnere hier an die Seite 550 erwähnten Fälle von Abreissen der Stimmlippe vom *Processus vocalis*, wobei natürlich starke submuköse Blutungen vorhanden waren.

Am Kehlkopf, an dem harten und weichen Gaumen und an der Hinterwand des Schlundes entstehen Ecchymosen nicht selten auch in Folge von harten oder eckigen Bissen, Knochensplittern oder Gräten u. s. w.

Unter die Ursachen der viel häufigeren freien Blutungen sind alle Hindernisse der Cirkulation zu rechnen: Geschwülste, Kröpfe, enge Hemdkragen, die beim Bücken natürlich noch mehr einschnüren u. s. w. Ausserdem kann es sich dabei um allgemeine

Ursachen handeln, welche eine Stauung hervorrufen, wie um
Herz- und Lungenleiden, Atheromatose der Gefässe, Verdauungstörungen, namentlich Cirrhose der Leber oder um Änderungen
der Blutmischung, um eine durch Krankheiten, wie Anaemie,
Leukaemie, Pseudoleukaemie, Skorbut u. s. w. hervorgerufene oder
eine idiopathische Haemophilie.

Einen gewissen Einfluss, insbesondere auf die Neigung zu
Nasenbluten, haben auch die Erblichkeit, die Gravidität, die
Zeit der Pubertät und geschlechtliche Ausschweifungen. Ferner
kommen hier die exanthematischen Krankheiten in Betracht und
auch Frakturen der Schädelbasis.

In den letzten zwanzig Jahren sind die durch operative Eingriffe in der Nase veranlassten Blutungen recht häufige Erscheinungen geworden. Sie sind mitunter sehr heftige, wie von
verschiedenen Autoren berichtet wird und wie die Meisten wohl
selbst erlebt haben.

Das Blut, das vorn aus der Nase herauskommt, kann aus
dieser selbst, aus dem Nasenrachenraum, dem Pharynx, der
Lunge und dem Magen stammen, starke Blutungen aus Magen und
Lunge werden bekanntlich häufig zum Theil aus der Nase entleert.
In letzteren Fällen kann die Diagnose recht schwer werden,
weil bei heftigem Nasenbluten in dem hinteren Theile der Nase
das Blut zuvor verschluckt worden sein kann und dann ausgebrochen oder ausgehustet wird. Ich habe in einem Falle gesehen,
wie das aus dem Cavum stammende Blut an der hinteren Schlundwand über die *Incisura interarytaenoidea* in den Kehlkopf und an
der Hinterwand der Luftröhre herablief, bis in die Gegend der
Theilung. Hatte sich dort eine gewisse Menge von Blut angesammelt, so wurde es durch Husten ausgeworfen. Wenn ich
das nicht mit eignen Augen gesehen und längere Zeit beobachtet
hätte, so würde ich bei dem Kranken, den ich zwei Jahre vorher an einer geringen Infiltration der Lungenspitze mit gutem
Erfolg behandelt hatte, sicher eine Lungenblutung diagnosticirt
haben. Die Beobachtung stammt aus dem Jahre 1868, der Kranke
lebt heute noch gesund.

Blutungen aus der Nase sind gewöhnlich durch Excoriationen
an dem vorderen Theil der Scheidewand verursacht, die meistens
durch Kratzen mit den Fingern erzeugt werden. Namentlich bei
Kranken, welche an häufigem, aber nicht sehr starkem Nasenbluten
leiden, finden sich in der Regel diese wunden Stellen am Septum.
Eine recht schlimme Form bilden die bei Lebererkrankungen,
besonders bei der Cirrhose vorkommenden Blutungen, welche oft
sehr reichlich und schwer zu stillen sind. Ich habe beobachtet,
dass sie in solchen Fällen öfter aus erweiterten Venen in dem
hinteren Theile der Nase ihren Ursprung nehmen. In einem
Falle konnte ich die Stelle an dem unteren Umfange der unteren
Muschel hinten sehen und durch Betupfen mit Tannin heilen

Während einer heftigen Blutung kann man sich in den meisten Fällen nicht damit abgeben, die Quelle derselben hinten suchen zu wollen; da Alles mit Blut bedeckt erscheint, ist es ohnehin beinahe unmöglich, die meist sehr kleine Stelle zu finden. Sehr heftiges, durch eine Teleangiektasie am vorderen Ende der unteren Muschel hervorgerufenes Nasenbluten habe ich bei einer Dame in den Fünfzigern gesehen. Ich möchte hier auch noch die sogenannten vikariirenden Blutungen anstatt oder vor der Menstruation anführen; die bisher beobachteten Fälle sind von B. FRÄNKEL und von ENDRISS zusammengestellt worden; J. N. MACKENZIE berichtet über gleiche Erfahrungen. OBERMEYER beobachtete einen sehr interessanten Fall von vikariirenden Menstrualblutungen bei einem Mädchen; sie hatte mit 15 Jahren nur einmal richtig menstruirt und dann immer vikariirt, als sie mit 24 Jahren schwanger wurde, hörten die Nasenblutungen auf und erschienen erst sechs Wochen nach der Niederkunft wieder. Gewöhnliches Nasenbluten kommt in der Zeit der Menses wegen der lebhafteren Blutcirkulation ohnehin leichter vor, ist aber nicht als vikariirende Blutung aufzufassen, da es in diesem Falle nicht Ersatz für die Menses ist. Dass die Nase von der Geschlechtssphäre aus leicht beeinflusst wird, zeigen auch die von ENDRISS angeführten Fälle, in welchen bei Onanisten so lange heftiges Nasenbluten bestand, als das Laster fortgesetzt wurde. Einige der dort erwähnten Kranken wurden durch eine Behandlung der Geschlechtsorgane geheilt.

Seltener geben Geschwüre in der Nase Anlass zu Blutungen; diese können aber von grosser Heftigkeit sein, wenn eine Arterie angefressen ist, z. B. bei diphtherischen oder syphilitischen Geschwüren. Diagnostisch wichtig sind die Blutungen, welche aus Tumoren in der Nase kommen. Es sind dies in der Regel Krebse, wenn es nicht Teleangiektasien oder harte Papillome sind, weshalb ein bei leichter Berührung blutender Nasentumor immer als verdächtig für Karcinom angesehen werden muss. Ein blutender Nasentumor ist indessen oft nur der Ausläufer eines Karcinom des *Antrum Highmori* oder einer anderen Nebenhöhle.

Kleine, mit Schleim gemischte Blutungen entstehen auch in Folge heftigen Räusperns aus dem Cavum, dem Rachen und namentlich von der Zungenwurzel, wenn die Schleimhaut daselbst chronisch entzündet ist. Sie geben leicht zu Verwechslungen mit Lungenblutungen Anlass, da viele Menschen Husten und Räuspern nicht unterscheiden können. Sie behaupten, das Blut ausgehustet zu haben, während sie, wenn sie es vormachen sollen, das Blut deutlich aus dem Schlunde herausarbeiten.

Blutungen aus dem Cavum sind im Ganzen selten, wenn sie nicht chirurgischen Eingriffen ihre Entstehung verdanken. Ich habe, als ich mich noch des BÖKER'schen Schabers bediente, bei der Operation der Rachenmandel vier Mal eine unangenehme

Blutung erlebt. Sehr heftige Hämorrhagien habe ich ferner beobachtet in zwei schon erwähnten Fällen, in welchen ich Verwachsungen der Tube mit der hinteren Pharynxwand mit einem
nur rothglühenden Kauter durchtrennt hatte; die Blutungen traten
bei beiden Kranken erst nach einigen Stunden auf.

Eine recht häufige, meist auch recht andauernde Art des
„Blutspeiens" ist das durch schlechte Zähne verursachte. Viele
Kranke saugen Nachts, ohne es zu wissen, an den Zähnen; sind
diese mit weichen Granulationen versehen oder ist das Zahnfleisch
entzündet, so geschieht es gar nicht selten, dass das aus denselben
gesogene Blut im Schlafe in den unteren Theil des Rachens geräth und am Morgen ausgeräuspert oder auch ausgehustet wird.
Wenn ein Kranker angiebt, dass er schon Monate lang jeden
Morgen Blut auswerfe, so ist grosse Wahrscheinlichkeit vorhanden,
dass es aus den Zähnen stammt, denn ein Phthisiker spuckt nicht
Monate lang Blut aus seiner Lunge. Die Quelle ist meist leicht
zu finden, wenn man den Kranken mit geschlossenem Munde an
dem Zahnfleisch saugen lässt; öffnet er dann gleich den Mund,
so sieht man in der Regel, mit oder ohne Spiegel, sofort die
blutenden Stellen. Vergessen muss man nicht, dass der Kranke
auch aus zwei Quellen bluten kann, was ich bei einem Phthisiker
erlebt habe, der Monate lang aus dem Zahnfleisch geblutet hatte
und dann eine Lungenblutung bekam.

Blutungen, welche nach Zahnextraktionen bleiben, kommen
seltener zu unserer Beobachtung, sie können durch Verletzung
eines kleinen Gefässes entstehen oder einer Bluterdyskrasie ihren
Ursprung verdanken.

Erhebliche arterielle und venöse Blutungen kommen bei der
Tonsillotomie vor. Erstere stammen, wie in dem Abschnitt
Anatomie auseinandergesetzt wurde, nicht aus der Karotis, sondern
aus dem Tonsillarast der *Maxillaris externa,* letztere sind parenchymatöse. Die Gefahr ist grösser bei Erwachsenen mit narbigen
Mandeln, weil die in die feste Masse eingebetteten Arterien sich nicht
zurückziehen können. Ich glaube nicht, dass eine Verletzung der
in der Anatomie beschriebenen grossen Ader an der Hinterwand
des Schlundes bei der Tonsillotomie stattfinden kann, ausser
wenn man ein spitzes Messer gebraucht. Je weiter man bei der
Tonsillotomie nach aussen geht, desto mehr läuft man Gefahr,
grössere Arterien zu treffen, weshalb man den Rath gegeben hat,
nur den über die Gaumenbogen hervorstehenden Theil der Mandel
abzuschneiden, wonach indessen die Mandel oft wieder nachwächst.
Ich habe, so lange ich mich des Tonsillotom bediente, fünf sehr
heftige Blutungen erlebt, welche mich veranlasst haben, seit mehr
als zwanzig Jahren nur noch die galvanokaustische Schlinge anzuwenden. Seitdem habe ich nur noch einmal in dem Seite 279
erwähnten Falle eine heftigere Blutung gesehen. Todesfälle durch
Blutung nach Tonsillotomie sind mir nicht bekannt; ich habe aber

erlebt, dass Kranke sehr nahe am Tode waren und möchte die Stunden der Angst keinem Kollegen wünschen. Die stärkste Blutung sah ich bei der Nichte eines Kollegen, welche der Onkel mit dem Messer operirt hatte und die einige Stunden nachher eine furchtbare Blutung bekam, so dass wir die ganze Nacht am Bette sitzen und das Kind durch Reizmittel zu beleben suchen mussten; auch nachdem das Bluten durch *Liq. ferri* gestillt war, drohte das Kind aus Anaemie immer einzuschlafen, wobei jedesmal der Puls verschwand; es erbrach alle Reizmittel; schliesslich gelang es durch Klysmata von Wein und Kastoreum, die Herzthätigkeit dauernd zu heben.

Sehr heftige oder langdauernde Blutungen habe ich auch nach Verletzungen des in dem vorderen Gaumenbogen verlaufenden Astes der *Pharyngea ascendens* gesehen, welche bei Gelegenheit der Eröffnung von peritonsillären Abscessen entstanden waren.

Die Venen am Zungengrunde können ebenfalls zu Blutungen Anlass geben, sei es in Folge von Verletzungen beim Essen oder auch durch Husten, besonders Keuchhusten oder andere die Kongestion vermehrende Umstände, wie das Heben schwerer Lasten etc. Wenn es gerade eine stark variköse Vene betrifft, so kann die Blutung natürlich auch recht heftig werden. Dasselbe beobachtet man auch bei den erweiterten Venen an der Hinterwand des Schlundes. Diese Erweiterungen findet man in der Regel bei Kranken, welche an chronischen Verdauungsstörungen oder an Herzfehlern leiden.

Nach Landgraf kann man die Zungenblutungen durch die Beimengung von Plattenepithelien mikroskopisch von anderen unterscheiden.

Blutungen in oder an dem Kehlkopf kommen hier und da in Folge von Operationen vor, spontan sind sie selten und, wenn aus Geschwüren stammend, immer geringfügig; es zeigen sich nur Streifen von Blut auf dem Schleim; eine innigere Vermengung beider deutet auf tieferen Ursprung. Die spontanen Blutungen treten meistens bei der *Laryngitis haemorrhagica* auf, welche wieder fast immer ihren Grund in einer *Pharyngolaryngitis sicca* hat. Bei dem Losreissen einer Kruste kann ein etwas grösseres Gefäss verletzt werden, wonach man gelegentlich auch das Blut an einem Punkte der Stimmlippe hervorquellen sieht. Ferras beobachtete eine mit den Menses zusammenhängende, reichlichere Blutung aus der Hinterwand des Kehlkopfs und Avellis eine aus der Seitenwand.

Nach operativen Eingriffen im Larynx habe ich zwei Mal sehr starke Blutungen erlebt in den Seite 398 schon kurz angeführten Fällen. Das eine Mal handelte es sich um den auch schon bei den allgemeinen Betrachtungen erwähnten Phthisiker, bei welchem unter der Behandlung in Falkenstein und der Einspritzungen mit Tuberkulin die Geschwüre im Kehlkopf alle heilten bis auf ein kleines an der Spitze des Kehldeckels, welches sich nicht schliessen wollte. Ich beschloss, dasselbe mit der KRAUSE'schen Doppelkürette ganz zu entfernen. Das gelang auch leicht, allein nachher blutete der Kranke fünf Stunden lang, trotz aller angewendeten Mittel, bis ich entdeckte, dass sein Hemdkragen in Folge einer Gewichtszunahme von 25 Pfund in Falkenstein viel zu eng geworden war, so dass man mit dem Finger nicht zwischen Haut und Kragen eindringen konnte. Nachdem dieses Hinderniss beseitigt war, stand die Blutung sofort. Das zweite Mal hatte einer meiner Assistenten, der schon Jahre lang bei mir und sehr gewandt im Operiren war, ein Stück der oedematösen aryepiglottischen Falten mit der Doppelkürette entfernt und die Wunde mit Milchsäure geätzt. Bei der Operation und nachher blutete es gar nicht stärker, als in anderen Fällen auch. Nach fünfzehn Minuten aber stürzte der Kranke aus dem Wartezimmer wieder herein im Zustande der Erstickung durch das massenhaft aus dem Munde hervorquellende Blut. In der Meinung, dass es aus der operirten Stelle stamme, versuchte ich erst, mir dieselbe zu Gesicht zu bringen, was aber wegen der Menge des Blutes nicht möglich war. Um die Aspiration des Blutes zu verhindern und dann von oben zu tamponniren, machte ich an dem bewusstlos zusammensinkenden Kranken rasch in zwei Schnitten die Tracheotomie, legte eine Tamponkanüle ein, worauf sich der Kranke ein wenig erholte; fortwährend kam aber Blut in Menge aus der Kanüle und in zehn Minuten hatte das Leben aufgehört. Die vorgenommene Sektion ergab, dass die Blutung aus einer Lungenkaverne gekommen war, in der vielleicht durch die Anstrengung bei der Kürettage eine Ader einige Stunden früher, als es sonst geschehen wäre, geplatzt war. Eigentlich hätte ich mir das schon gleich sagen können, denn im Larynx ist gar kein Gefäss das zu einer so rasch tödtlichen Blutung Veranlassung geben könnte

Ich möchte hier noch auf den Seite 612 erwähnten Kranken von FERRARI verweisen, bei dem die Blutung nach der Exstirpation eines Stimmlippenangioms einen tödtlichen Verlauf hatte, allerdings nicht in wenigen Minuten.

Ein paar Mal habe ich ein erweitertes Gefäss in der Trachea bluten sehen und zwar bei alten Männern mit Atherom der Gefässe und *Hypertrophia cordis*. Sonst blutet es in der Luftröhre in Folge von aspirirten zackigen Fremdkörpern oder von Durchbrüchen benachbarter Geschwülste, unter welchen die Aneurysmen nicht zu den seltensten gehören. Auch zerfallene Krebse im Kehlkopf und in der Luftröhre können viel und heftig bluten. Ferner können die Schleimhaut und die der Trachea anliegenden Gefässe durch das untere Ende von Tracheotomiekanülen arrodirt werden, was zu mehr oder weniger starken, ja selbst tödtlichen Blutungen Anlass geben kann. Es sind wiederholt Fälle von raschem Tod bekannt geworden durch eine auf diese Art entstandene Anbohrung der *Vena anonyma*. Bei dem Durchbruch eines

Aortenaneurysma hat man in der Regel keine Zeit, lange zu überlegen, wo die Blutung herstammen könnte. Es kann aber in Ausnahmefällen durch die Stauung und die Entzündung auch schon vor dem eigentlichen Durchbruch in die Luftröhre zu monatelanger Haemoptoe kommen.

Ob eine Blutung aus der Lunge oder der Luftröhre stammt, kann man sehr oft nicht mit Gewissheit erkennen, denn erstens macht das von oben aspirirte Blut auch in der Lunge Erscheinungen bei der Auskultation, und zweitens findet man recht oft bei sicher aus der Lunge stammenden Blutungen gar nichts bei der physikalischen Untersuchung. Ist die Blutung überhaupt erheblich, so thut man bekanntlich ohnehin besser, während derselben eine zu genaue Untersuchung der Lunge nicht vorzunehmen.

Aus dem Oesophagus kann es in Folge von Fremdkörpern bluten, ferner durch krebsige oder andere Geschwüre, selten in Folge des Durchbruchs eines Aneurysma.

Einzelne Fälle von tödtlichen Blutungen aus Varicen der Speiseröhre sind beschrieben worden. Diese Varicen findet man gewöhnlich bei *Cirrhosis hepatis* und bei Milztumoren, da die Venen des unteren und mittleren Drittels des Oesophagus sich in die Milzvene entleeren. Wenn es aus der Speiseröhre blutet, so wird in der Regel das Blut zunächst in den Magen fliessen und dann ausgebrochen werden. EWALD und MARCHAND haben vor nicht langer Zeit über Fälle berichtet, in welchem bei Kranken mit Lebercirrhose eine Oesophagusvene geborsten war; das Blut wurde nicht eigentlich erbrochen, sondern lief mehr aus dem Munde ohne besondere Anstrengung bis zu dem bald eintretenden Tode des Kranken. Blutungen aus geplatzten Varicen beschreiben P. FRIEDRICH und NOTTHAFFT.

Dass Blut auch aus Magengeschwüren und -krebsen herkommen kann, ist bekannt. Mitunter ist aber die Differentialdiagnose von Lungenblutungen recht schwer zu machen, besonders bei starken Blutungen, in denen das Blut nicht, wie sonst, in der Farbe verändert erscheint. Vorhergehende Magenstörungen, Schmerzen in der Magengegend u. s. w. können als Anhaltspunkte dienen, wenn die Kranken nicht deutlich anzugeben vermögen, ob das Blut durch Erbrechen herausbefördert wurde. Man muss aber dabei immer wieder beachten, dass es, wie schon erwähnt, verschlucktes Blut sein kann, welches durch das Erbrechen heraufkommt. Da sich dies namentlich auch bei den im Halse operirten Kindern ereignet, so ist es sehr zu empfehlen, deren Angehörige darauf aufmerksam zu machen, dass dieselben Blutbrechen bekommen könnten und dass sie darüber nicht erschrecken sollten.

Behandlung. Bei jeder Blutung ist es erste Regel, die Ursprungsstelle derselben aufzusuchen, und dazu wische man in Nase und Hals das ergossene geronnene oder flüssige Blut zunächst mit Watte weg. Gewöhnlich ist es nur ein einzelnes Gefäss, das

blutet; ist es einmal gefunden, so gestaltet sich die Stillung der
Blutung ganz einfach.

Blutet die Nase gleich nach einer Operation, so braucht man
sich in der Regel nicht zu sehr zu übereilen, da selbst eine
augenblicklich recht starke Blutung gewöhnlich nach wenigen
Minuten steht. Wenn sie länger anhält, so sollten zuerst kalte
Überschläge auf die Nasenwurzel versucht werden oder Ferropyrin
angewendet werden. HEDDERICH hat das Letztere nach seinen
in der JURASZ'schen Klinik damit gemachten Erfahrungen sehr
empfohlen und ich halte es ebenfalls für ein recht zweckmässiges,
nicht ätzendes Stypticum. Meiner Erfahrung nach wirkt es aber
nur, wenn man einen damit getränkten Wattebausch auflegt, dann
aber sehr prompt. Man verwendet es meistens in 10—20procen-
tiger Lösung oder als Pulver. Bei einigermaassen starken Blutungen aus der Nase sollte man sich nicht lange mit Palliativmitteln
aufhalten, sondern sofort zu dem Tamponnement übergehen. Ich
bin, ebenso wie WEIL und FREUDENTHAL, in den letzten 5 Jahren
immer damit ausgekommen, dass ich die Nase mit fingerbreiten
Jodoform- oder Dermatolgazestreifen von vorn ausstopfte; nur darf
man dabei den vorderen Theil dicht hinter den Nasenbeinen nicht
vergessen. Ich nehme zu dem Zwecke das eine Ende des Streifens
mit einer nicht geknöpften Sonde auf, führe es so weit wie nöthig
nach hinten oben und stopfe zuerst locker nach, bis ich einen Halt
gewonnen habe, dann nach unten, worauf ich die Gaze fester eindrücke. Um das Durchrutschen des Tampons nach hinten zu
verhüten, führe ich jetzt öfter einen Streifen Gaze wie eine Schleife
ein und fülle dieselbe mit weiteren Streifen aus. Wenn die blutende
Stelle sich nicht in dem unteren Theil der Nase befindet, so ist es
ganz zweckmässig, unter dem Tampon ein SONNENKALB'sches
Röhrchen, Fig. 145 Seite 564, einzulegen, der Kranke kann dadurch athmen. Stammt die Blutung indessen aus dem hintersten
Theil der Nase, und haben die vorher angegebenen Methoden
keinen Erfolg gehabt, so versuche ich zunächst durch das Bei-
seitedrücken der unteren Muschel mittelst einer platten Sonde,
mit der ich allmählich nach hinten vorgehe, mir die Quelle der
Blutung zu Gesicht zu bringen. Habe ich dieselbe gefunden,
so bestreiche ich sie mit *Liq. ferri sesquichlorati* oder lege Ferropyrin
darauf. Wenn dieses Verfahren keinen Erfolg gehabt hat oder
wenn die Blutung von Anfang an gleich so heftig gewesen ist, dass
man nichts unterscheiden kann, so ist das Tamponnement von hinten
in der Regel nicht zu umgehen, besonders nicht, wenn das Blut
aus dem hinteren Theil der Nase stammt. Die Art der Ausführung des Tamponnement ist bekannt. Man führt ein BELLOC'sches
Röhrchen oder einen weichen Katheder durch die Nase bis in den
Mund, befestigt einen Faden daran, zieht diesen mit dem Instrumente durch die Nase zurück und bindet einen Tampon daran,
den man mittelst des Fadens in die Choane hineinzieht. In der

Regel muss man vom Munde aus mit dem Finger etwas nachhelfen, bis der Tampon über den *Constrictor pharyngis superior* gelangt ist. Um das so schwierige Einfädeln des Fadens in dem Munde zu umgehen, habe ich das auch viel zu dicke Instrument BELLOC's so ändern lassen, dass man die Feder mit dem daran hängenden Faden aus dem Munde herausziehen kann, Fig. 156. Ich verwende jetzt immer Jodoform- oder Dermatolgaze zu dem Tampon,

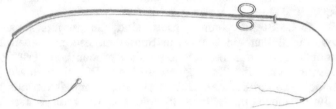

Fig. 156.

weil beide fester haften, als die so leicht schlüpfrig werdende Eisenchloridwatte. Die Grösse des Tampon muss sich nach der muthmaasslichen Grösse der Choane richten; ich nehme ihn lieber etwas zu gross, da er in der Feuchtigkeit doch schrumpft und sich auch ganz gut etwas zusammendrücken lässt. Nach dem hinteren Tamponnement muss man in der Regel die Nase auch noch von vorn zustopfen. Es sind auch Gummitampon zum Aufblasen angegeben worden, die aus zwei mit einem Schlauch verbundenen Ballon bestehen, sogenannte Rhineurynter; sie verderben aber zu leicht bei längerem Liegen und platzen gewöhnlich in dem Augenblicke, in dem man sie brauchen will. Recht zweckmässig ist dagegen ein von PHILIPP angegebenes Verfahren, die Nase zu tamponniren. Er führt ein Stück aseptischen Stoffs mittelst einer Sonde, einer Thermometerhülse, eines Bleistifts oder Federhalters so in die Nase ein, dass es die Gestalt eines zusammengelegten Regenschirms annimmt, und füllt diesen Sack mit Wattebäuschchen, ähnlich, wie man jetzt in der Regel die Scheide tamponnirt. Ich verweise hier auf die Blutungen nach Operationen am *Septum narium*, deren Stillung ich Seite 559 f. bereits besprochen habe.

Auf welche Weise man auch die Nase tamponnirt habe, so lasse man den Tampon höchstens zwei Tage liegen und nehme ihn recht langsam wieder heraus, während man ihn immer wieder mit lauem Wasser aufweicht. Blutet es nach der Herausnahme noch, so muss man einen neuen einlegen. Ich habe einmal bei einem Manne mit atheromatösen Gefässen das Tamponnement vierzehn Tage lang immer wiederholen müssen.

Weder von kalten noch von heissen Einspritzungen bei Nasenbluten habe ich grossen, dauernden Erfolg gesehen. Die heissen

soll man in einer Temperatur von 50 Grad Celsius anwenden, es
muss dabei das Abfliessen des Wassers in den Kehlkopf durch
gewaltsames Athmen durch den Mund und durch Vorbeugen des
Kopfes verhindert werden.

Ist das Nasenbluten nicht so heftig und hat man Zeit, sich
zu vergewissern, woher die Blutung stammt, so reinige man zunächst, wie in allen Fällen von Blutung, das Gesichtsfeld mit
Wattepinseln, wonach sich in der Regel ganz vorn an der
Scheidewand eine Excoriation zeigen wird, aus welcher das Blut
rieselt.

Da diese Stellen immer klein sind, so genügt meistens ein
leichtes Andrücken eines an eine Sonde angeschmolzenen Höllen-
steinknopfs oder das Bestreichen mit 3procentiger Trichloressig-
säurelösung, um die Blutung zu stillen. Ich ziehe diese beiden
Mittel dem rothglühenden Galvanokauter vor; jedenfalls müsste
man diesen noch im Glühen abnehmen, da man sonst den gesetzten Schorf abreisst. Siebenmann hat vor Kurzem für diese
Scheidewandblutungen das *Kalium hypermanganicum* in Substanz
warm empfohlen; ich konnte es seitdem noch nicht erproben.
Der einzelne Anfall von gewöhnlichem Nasenbluten aus der vorderen Scheidewand ist am einfachsten dadurch zu stillen, dass
man einen kleinen Bausch aseptischer Watte auf die Stelle legt
und dann den Nasenflügel einige Minuten lang andrückt. Die
Eisenchloridwatte halte ich auch hierfür nicht sehr zweckmässig,
da sie zu schlüpfrig wird und leicht herausfällt, während die
aseptische Watte eher anklebt. Jedenfalls muss man nachher die
sich bildenden Krusten noch so lange immer wieder mit Öl auf-
weichen, bis sie nicht wiederkommen. In der vorlaryngoskopischen
Zeit war einmal ein hiesiger Kollege genöthigt, wegen heftigen
Nasenblutens die Karotis zu unterbinden. Ich glaube, dass sich
diese Operation heute mit unseren verbesserten Hülfsmitteln vermeiden lassen wird.

Einen aus der Nase und dem Halse blutenden Kranken wird
man, wenn noch keine Ohnmacht droht, mit dem Kopfe hochlegen
und bei anhaltender Blutung die verschiedenen sonstigen Hülfsmittel anwenden, namentlich auch das Abschnüren der Extremitäten
mittelst der Assalini'schen Schnallen. Hat man keine solche zur
Hand, so thut es auch ein gewöhnlicher Bindfaden. Durch das
Abschnüren wird das Blut in den Extremitäten zurückgehalten
und der Blutdruck im Körper in Folge dessen herabgesetzt. Bis
jetzt war ich nie genöthigt, zu diesem Mittel zu greifen, allein
im gegebenen Falle würde ich es sicher anwenden.

Ich möchte davor warnen, bei Blutungen das Kokain allein
zum Stillen derselben verwenden zu wollen. Die augenblickliche
Wirkung wird durch die gefässzusammenziehenden Eigenschaften
des Mittels eine ganz gute sein, aber die nachfolgende Erschlaffung
der Gefässwandungen die Sache nur verschlimmern.

Sinkt der Blutdruck in Folge irgend einer Blutung aus den oberen Luftwegen oder aus der Lunge allzusehr, was man an einem kleinen und schwachen Pulse merkt, so muss man in akuten Fällen Alkohol, am besten in der Form von Kognak verabreichen, in chronischen Digitalis oder Strophanthus.

In Fällen, wie in dem von GUIBERT, bei dessen Kranken ein Carotisaneurysma in der Keilbeinhöhle geplatzt war, werden freilich alle angegebenen Mittel nicht helfen.

Es ist selbstverständlich, dass man den allgemeinen ursächlichen Zuständen bei der Behandlung Rechnung tragen muss, namentlich auch durch Regelung der fehlerhaften Lebensweise, durch Verbesserung der Verdauung, durch geeignete Behandlung der Herzfehler, durch Beseitigung von Cirkulationshindernissen u. s. w. Bei schwachen, vikariirenden Blutungen braucht man keine energischen Mittel anzuwenden, sind sie aber heftiger, so muss man durch heisse Fussbäder das Blut nach unten oder durch Senfpapier und andere Hautreize nach der äusseren Haut hin ablenken. Bei aussetzenden Menses ist es zweckmässig, einige Tage vor dem zu erwartenden Eintritt derselben ein leichtes Abführmittel zu geben und die Kranken mässige Spaziergänge machen zu lassen, aber doch so, dass sie bei dem Gehen warm werden. Von vielen Seiten werden in diesen Fällen heisse Fussbäder oder heisse Einspritzungen in die Vagina als *remedium sine quod non* verordnet. Nach meiner, in dieser Beziehung allerdings nicht sehr grossen Erfahrung, habe ich den Eindruck gewonnen, als ob sich die Menses durch die Fussbäder oder die Einspritzungen meistens nicht herbeiziehen liessen.

Die Blutungen im Cavum stillt man, wenn sie heftig sind, durch das Tamponnement, das hier wie in dem hinteren Theil der Nase ausgeführt wird oder so, dass man das Cavum mit kirschgrossen Gaze- oder Wattekugeln ausstopft. Der Sicherheit wegen ziehe ich den an einem Faden befestigten Tampon vor. Bei den oben erwähnten, sehr starken Blutungen aus dem Nasenrachenraum habe ich einen mit *Liq. ferri* getränkten Wattebausch an die mir durch die Operation ja bekannte Ursprungsstelle zehn Minuten lang angedrückt und damit das Blut zum Stehen gebracht.

In dem Cavum kann man gewöhnlich die principielle Forderung, sich das Gesichtsfeld frei zu legen, nicht erfüllen, was aber bei Blutungen in der *Pars oralis* meistens leicht möglich ist. Hat man die Stelle gefunden, so genügt es fast immer, einen Tropfen reinen *Liq. ferri* darauf zu bringen, um das Ziel zu erreichen. Sind grosse Gefässe angefressen, z. B. bei Diphtherie oder Syphilis, so muss man, wenn es nicht gelingt, der Blutung durch Aufdrücken von mit *Liq. ferri* getränkter Watte Herr zu werden, zur Unterbindung der Karotiden schreiten, denn die der einen genügt wegen der Anastomosen meistens nicht.

Ich habe vor Kurzem bei einem jungen Manne eine schon

drei Wochen anhaltende, nach einer Zahnextraktion entstandene Blutung durch Reinigung der Stelle von Gerinnseln und Betupfen mit *Liq. ferri sesquichl.* in wenigen Minuten gestillt.

Nach Tonsillotomien streicht man, nachdem die blutende Stelle freigelegt ist, reinen *Liq. ferri* auf; in leichteren Fällen kann man auch mit einer Lösung von 30 Tropfen in einem Weinglas voll Wasser gurgeln lassen, die Stelle, wie MACKENZIE empfohlen hat, mit *Tannin. puri* und *Ac. gallarum ana* bepudern oder mit der betreffenden Auflösung gurgeln lassen oder man wendet eines der Seite 282 beschriebenen operativen Stillungsverfahren an. Nach meinen jetzigen Erfahrungen würde ich vorher noch einen mit Ferropyrin getränkten Wattebausch einige Zeit mit dem Finger auf die blutende Stelle andrücken.

Kehlkopfblutungen bei *Laryngitis haemorrhagica* beseitigt man, wenn sie gering sind, durch das Einblasen eines adstringirenden Pulvers, Sozojodolzink 1 : 5 oder Tannin oder Bismuth, nachdem zuerst die Krusten durch Einträufeln von Europhen- oder Mentholöl, durch laues Wasser oder Kokainlösung entfernt sind. Bei stärkeren nach Operationen entstandenen Blutungen verfährt man wie im Schlunde, man sucht die Quelle auf und bringt einen Tropfen *Liq. ferri* darauf. HERYNG empfiehlt bei Tuberkulösen die blutende Stelle mit *Ac. lact. pur.* und *Liq. ferri sesquichlor. ana* zu pinseln. Ich hatte in den letzten Jahren keine Gelegenheit, das Mittel zu versuchen. Siehe Seite 398. Hier könnte eventuell auch die Tracheotomie und die Einführung einer Tamponkanüle nöthig werden, um Zeit für die übrigen Stillungsversuche zu gewinnen. In schlimmen Fällen sollte man den Kehlkopf nach der Tracheotomie von unten und oben mit Gaze ausstopfen. Als letztes Mittel bliebe dann noch die Spaltung des Kehlkopfs, weil man dadurch jedenfalls einen freien Zugang zu der Quelle der Blutung gewinnt. Ich würde in einem dem oben erwähnten FERRARI'schen ähnlichen Falle sicher nicht zögern, zu diesem Mittel zu schreiten.

Die aus der Luftröhre selbst stammenden Blutungen stillt man am besten durch Inhalationen einer fünfprocentigen Lösung von *Liq. ferri sesquichl.* mittelst eines nicht zu warmen Dampfspray oder durch Einblasen von Tannin in die vorher mit Kokainpulver anaesthesirte Trachea.

Die Diagnose der Ursache von Lungenblutungen wird, abgesehen von dem physikalischen Befund heute durch den fast immer möglichen Nachweis von Tuberkelbacillen sehr erleichtert. Die anderen Ursachen von Lungenblutungen, z. B. die Stauungen bei Herzfehlern und Geschwülsten im Mediastinum, die Krebse, Fremdkörper, Verletzungen u. s. w. treten gegenüber der Häufigkeit der Tuberkulose so zurück, dass man nicht fehl gehen wird, wenn man bei Lungenblutungen immer zuerst an letztere denkt.

Die Prognose der Lungenblutungen ist bei nicht zu weit

vorgeschrittener Lungenerkrankung günstig; starke Blutungen scheinen sogar eher vortheilhaft auf die Heilung der Lunge zu wirken!

Bei der Behandlung der Lungenblutungen muss der Kranke mit dem Oberkörper immer hoch gelegt und für vernünftige Erwärmung der Haut, speciell der Füsse, gesorgt werden.

Lungenblutungen stehen bei ruhigem Verhalten des Kranken und Stillung des zu heftigen Hustenreizes in der Regel von selbst. Ich lasse gewöhnlich nur ein leicht säuerliches Getränk, Citronensaft in Wasser und kleine Dosen Morphium nehmen. Alle übrigen Mittel, die so allgemein als unentbehrlich gehaltenen Eisbeutel eingeschlossen, lassen doch im Stich, wenn es sich um eine ernstliche Blutung handelt. Ich halte den Eisbeutel in vielen Fällen direkt für schädlich und nur dann für indicirt, wenn es sich darum handelt, eine zu starke Herzaktion zu mildern. Dann gehört er aber nur auf die Herzgegend.

Von den inneren Mitteln hat sich noch am meisten das *Extr. fluid. Hydrastis canadensis* in Dosen von fünf Gramm bewährt; dagegen hat mich und Andere das Ergotin innerlich oder subkutan oft im Stich gelassen. Aus alter Gewohnheit gebe ich innerlich oft noch *Liq. ferri sesquichl.* zweistündlich fünf bis zehn Tropfen in Zuckerwasser und glaube davon auch eine günstige Einwirkung gesehen zu haben. Bei heftigem Reizhusten muss man ein Opiat geben; kontrainidicirt ist es aber, wenn sich bei reichlichen Lungenblutungen Blutgerinnsel im Auswurf finden und grosse Dyspnoe nebst livider Farbe der äusseren Haut bei kleinem Puls anzeigen, dass ein grosser Theil der Bronchien mit Blut erfüllt ist. In solchen Fällen ist es am Besten zu versuchen, die Gerinnsel durch mässiges Zusammendrücken der Thoraxwände herauszubefördern; daneben sind dann gewöhnlich auch Reizmittel angezeigt. Bei Herzschwäche, schwachem, frequentem Pulse verordnet man Digitalis, Strophanthus und Kognak in Milch, auch das Abbinden der Extremitäten ist dann am Platze.

Wenn die Blutung sehr lange dauert, wird man schon der suggestiven Wirkung halber mit den Mitteln wechseln müssen und deswegen auch die Ergotineinspritzungen anrathen, weil der Kranke denselben meist viel Vertrauen entgegenbringt und sie von den pflegenden Personen gleich gemacht werden können. Der Kranke will bei den öfter erneuten Anfällen von Blutspeien ein energisch scheinendes Mittel haben, sonst geräth er in die grösste Aufregung und da sind die jedenfalls nichts schadenden Ergotineinspritzungen sehr geeignet.

Am Anfang wird man die Nahrungzufuhr etwas einschränken müssen und öfter kleinere Mengen von flüssigen oder weichen Speisen geben, bei längerer Dauer muss man aber natürlich auf eine gute, blande Ernährung bedacht sein. Der Alkohol passt nur bei Schwächezuständen oder bei solchen Kranken, die sehr daran gewöhnt sind. Als Getränk empfiehlt sich ein säuerlicher Zusatz, Citronensaft, Essig etc. zu einem nichtkohlensäurehaltigen Wasser.

Bei dem früher erwähnten Kranken, der nach Monate langem Blutspeien einen Lungenstein aushustete, hatte ich so recht Gelegenheit, das ganze Arsenal unserer sogenannten Mittel anzuwenden und habe mich dabei wieder überzeugen können, wie machtlos wir solchen starken Lungenblutungen gegenüberstehen.

Die Behandlung der Blutungen aus der Speiseröhre fällt mit der der Magenblutungen zusammen, da man selten genug eine Differentialdiagnose machen kann. Wenn man aber wegen des völlig gesunden Magens annehmen darf, dass das Blut der Speiseröhre entstammt, so wird man Pulver von *Bismuth. salicylic.* oder Tannin mit Opium trocken geben und ausserdem *Serum lactis aluminatum*, Eiswasser, Eisstückchen, Citronengefrornes und kalte Milch mit rohen Eiern verordnen.

22. Die ärztliche Behandlung der Singstimmen.

Die Behandlung der Singstimmen bildet eine der Hauptbeschäftigungen der Halsärzte und zwar sind es entweder solche Kranke, die mit mehr oder weniger Begabung sich noch der Ausbildung der Stimme widmen, oder ausgebildete, deren Organ in Folge der grossen Anforderungen natürlich mehr Schädlichkeiten ausgesetzt ist und die auch jede geringe Störung desselben mehr verspüren. Eine gut ausgebildete Stimme verträgt Anstrengungen, die einen minder kundigen Sänger sicher ruiniren würden; das macht die Übung, genau wie bei einem Turner oder Fechter. Wir erinnern uns ja noch vom Paukboden, wenn man eine Bühne oder den Concertsaal mit einem solchen vergleichen darf, welche Fortschritte man allmählich in der Ausdauer macht.

Dass nicht jeder Mensch eine gute Singstimme hat, liegt daran, dass seine oberen Halsorgane, in denen die zum Wohlklang erforderlichen Obertöne den von den Stimmlippen erzeugten Tönen zugefügt werden, nicht so gebildet sind, dass die nöthigen Obertöne alle entstehen können. Ausserdem kommen freilich noch die Psyche und das Allgemeinbefinden dabei in Betracht. Es ist sehr einleuchtend, dass ein geräumiger Nasopharynx mehr Luft zum Mitschwingen enthält, dass sich in ihm andere Schallwellen bilden können, als in einem durch Rachenmandeln oder sehr vorstehende Tubenwülste verengten. Es ist auch klar, dass von einer normal glatten Schleimhaut die Töne besser und gleichmässiger reflektirt werden, als von einer trockenen, rauhen, und dass sie auch durch eine freie Nase ungehinderter nach aussen gelangen. Einen nachtheiligen Einfluss auf den Wohlklang der Simme haben die grossen Gaumenmandeln, ausser, dass sie als Entzündungserreger wirken, auch deshalb, weil der Nasenrachenraum, wenn sie gross sind, gewöhnlich auch nicht frei ist, und weil sie der Stimme einen klosigen Klang verleihen. Es ist ferner allgemein bekannt, dass bei Nasenverstopfung die Stimme sofort anders klingt, dass sie einen hölzernen Charakter bekommt, wie das jeder bei einem akuten Schnupfen an sich selbst erfahren kann. Es können auch

Stimmen dadurch minder stark sein, weil die Kehlkopfmuskeln
zu schwach sind oder, was viel häufiger der Fall ist, weil die
Stimmbildung durch entzündliche Vorgänge in dem Kehlkopf, in
den oberen Theilen des Halses oder in der Nase direkt oder
reflektorisch beeinträchtigt ist. Ein Sänger kann dabei das
Singen nur dadurch ermöglichen, dass er mit einer gewissen Anstrengung singt. Dieser Anstrengung wird er sich aber erst dann
bewusst, wenn er früher als sonst ermüdet und merkt, dass er
an dem Tage sich nicht „disponirt" fühlt. Ist z. B. die Hinterwand des Kehlkopfs verdickt, so kann der Sänger die Stimmlippen
zusammenbringen, doch gehört dazu, weil eine etwas grössere
Masse Schleimhaut dazwischen liegt, eine etwas grössere Kraft-
anstrengung der Stimmmuskeln, hauptsächlich des Transversus,
die durch die häufige Wiederholung früher zu Ermüdung führen
wird. Diese Ermüdung kann, wenn es sein muss, durch noch
grössere Anstrengung überwunden werden, wodurch es ein gewissenhafter Sänger doch noch ermöglicht, eine Opernpartie durchzuführen, gerade so, wie der Wanderer die letzten Kräfte seiner
Beinmuskeln daran setzt, die Ruhe und Erquickung verheissende
Herberge zu erreichen. Es werden dann immer wieder die Nothnagel'schen Reserven herangezogen. Schliesslich gehen diese
Reserven auch bei der Stimme einmal zu Ende und dann hat der
Sänger die Möglichkeit, weiter zu singen, eingebüsst. Der gut
Geübte kann sich allerdings unendlich viel grössere Anstrengungen
als der Ungeübte zumuthen; ich habe einen sehr bekannten und
berühmten Tenoristen und eine ebenso bekannte Sängerin vor
Opernvorstellungen untersucht und eine so stark entzündete Hinter-
wand des Kehlkopfs gefunden, dass ich die Durchführung ihrer
Rolle für unmöglich hielt, und als sie gegen meinen Wunsch doch
sangen, ganz erstaunt war, dass man der Stimme fast gar nichts
anmerkte. Natürlich hat das Singen unter solchen Umständen seine
Grenzen und wird immer nur zum Nachtheil der Stimme längere
Zeit durchgeführt werden können, dann kommt der Bankerott.
Es ist leicht begreiflich, dass dieser Bankerott um so eher eintreten
wird, wenn schwächende, allgemeine Einflüsse körperlicher und
psychischer Natur vorhanden sind, weshalb man bei der Beurtheilung einer geschädigten Singstimme auch diesen Verhältnissen
stets Rechnung tragen muss!

　　Jeder Muskel wird durch passende Übungen in seiner Leistungsfähigkeit erhöht, durch Überanstrengungen geschwächt und die
Muskelfasern des Kehlkopfs machen davon keine Ausnahme. Bei
der Ausbildung von Stimmen wird darin so viel gefehlt, dass die
Stimme in eine für sie nicht geeignete Lage hineingezwungen
wird oder den Kehlkopfmuskeln gleich im Anfang zu grosse Anstrengungen zugemuthet werden, sei es von den Lehrern oder von
den allzueifrigen Schülern, die die Zeit auf dem Konservatorium,
für die sie die Geldmittel mit Mühe zusammengebracht haben,

möglichst ausnutzen wollen. Es wird dann weiter gesungen ohne
Berücksichtigung der Übermüdung oder gerade vorhandener
schwächender Umstände, Krankheiten der Athmungsorgane sowohl,
als auch des ganzen Körpers oder der Menses.

Die Wirkung einer Erkrankung kann, meiner Ansicht nach,
auch eine sehr indirekte sein. Ich habe oft gesehen, dass ein
entzündeter Seitenstrang im Pharynx die Ausdauer der Stimme
sehr herabsetzt, wohl dadurch, dass die Künstler ein gewisses
unbestimmtes Hinderniss im Halse fühlend, um dieses nicht zur
Geltung kommen zu lassen, die Töne mit grösserer Kraft einsetzen, als sie es sonst gewohnt waren, wodurch wieder die Ermüdung früher eintritt. Gewöhnlich ist zwar bei der die *Pharyngitis lateralis* bedingenden Nasopharyngitis auch eine Verdickung
der Hinterwand des Kehlkopfs vorhanden, ich habe indessen den
Mangel an Ausdauer wiederholt bei solchen Künstlern, deren Hinterwand eine ganz unbeschädigte war, durch einige Bestreichungen
des Seitenstrangs mit *Lapis mitigatus* geheilt.

Ein anderer Grund zur Ermüdung liegt in dem fehlerhaften
Ansatz des Tones. Derselbe darf immer nur im Ausathmen anlauten, nie sollten die Stimmlippen vorher zusammengepresst
werden. Ich habe in der Physiologie, Seite 74, schon erwähnt,
dass ein im Ausathmen gebildeter Ton nicht nur sehr viel leichter
anspricht, sondern auch bei geringerer Anstrengung viel weiter
trägt. Ein bekannter Sänger, dessen Stimme schon recht aus-
gesungen war, hat mir diese Erfahrung bestätigt. Als er durch
einen seiner Kollegen darauf aufmerksam gemacht wurde, dass
er den Ton falsch ansetze, erlernte er mit grosser Ausdauer die
Stimmbildung im Ausathmen und sang dann noch Jahre lang als
beliebter Künstler an einer der grösseren Bühnen Deutschlands.
Ich kenne aber auch einen ebenda schon erwähnten, sehr vor-
züglichen, noch jungen Tenoristen, dessen Kehlkopf beim Singen
so zusammengezogen ist, dass zwischen Hinterwand und Petiolus
nur eine erbsengrosse Öffnung bleibt, durch die man kaum die
Stimmlippen sehen kann. Bis jetzt singt er die grössten Partien,
wobei man ihm allerdings in den letzten Akten doch etwas von
der Ermüdung anmerkt. Es wird mir sehr interessant sein, die
Thätigkeit des Künstlers weiter zu verfolgen. Ich möchte glauben,
dass sich über kurz oder lang eine unliebsame Änderung einstellen dürfte.

Der Kehlkopf soll beim Singen oben offen stehen, dass man
in denselben wie in einen Becher, dessen Grund die Stimmlippen
sind, hineinsehen kann. Vielleicht aber schickt sich auch hier
Eines nicht für Alle und es muss Jeder so singen, wie es für ihn
am Natürlichsten ist.

Das Ergebniss aller der genannten Schädigungen ist immer
die Ermüdung der Kehlkopfmuskeln. Es ist erklärlich, dass ein
Mensch mit kräftiger allgemeiner Muskulatur sich grössere An-

strengungen zumuthen darf, als ein künstlich aufgepäppeltes Kon-
servatoriumspflänzchen, wie solche den Ärzten oft vorkommen,
welche den Vorzug geniessen, in Städten zu prakticiren, die mit
solchen Anstalten begabt sind.

Der Muskel, der gewöhnlich zuerst ermüdet, ist der Anterior,
der eine Stimmlippenspanner. Man kann an der mangelhaften
Annäherung des Ring- an den Schildknorpel gewöhnlich die
Schwäche des Anterior am leichtesten feststellen. Der Raum
zwischen den beiden Knorpeln vorn bleibt bei der Phonation ganz
oder fast ganz unverändert.

MICHAEL sagt in seinem mit sehr grosser Sachkenntniss geschriebenen Buche: „Bildung der Gesangsregister", dass durch
Parese eines Muskels oder durch Schleimhauterkrankungen, welche
die für diese Parese charakteristischen Formen der Stimmritze
hervorbringen, die Klangfarben ausfallen, welche durch seine
specifische Wirksamkeit bedingt sind. Bis zu einem gewissen Grade
können die Funktionen einzelner Muskeln durch andere ersetzt
werden, speciell kann der Spanner einen Theil der Arbeit des
Stimmlippenschliessers übernehmen und umgekehrt. Jedes Register
kann nur dann vollkommen producirt werden, wenn der dasselbe
beherrschende Muskel, der Leitmuskel, vollkommen leistungsfähig ist.
Bei den übrigen Muskeln, die den Leitmuskel in seiner Wirkung
nur sekundiren, braucht keine absolute Leistungsfähigkeit vorhanden
zu sein. Die einzelnen Register werden nach MICHAEL von den
folgenden Muskeln beherrscht. Das tiefe Brustregister hat keinen
eigentlichen Leitmuskel, die höhere Hälfte desselben den Transversus, das Mittelregister den Vokalis, das Kopfregister den Anterior, für die höchsten Töne desselben ist jedoch eine vollständige
Leistungsfähigkeit des Transversus ebenfalls erforderlich. Beim
Intoniren des „Hä" hat die Stimmritze die Gestalt einer feinen
schwarzen Linie. Schwächezustände einzelner Muskeln drücken
sich im Bilde durch eine entsprechende Formveränderung dieser
Linie aus. Da nun die für die einzelnen Muskellähmungen charakteristische Form, ebenso auch die für die einzelnen Register nothwendigen Stellungen bekannt sind, so hält es MICHAEL für möglich, aus dem Bilde zu erkennen, ob die Gesangstimme gesund,
resp. ob und welche Register dem betreffenden Individuum fehlen.

Ich möchte hier noch daran erinnern, dass MICHAEL, wie wir
Anderen auch, dem *Musc. anterior* eine wesentliche Rolle bei den
Stimmstörungen zuschreibt. Er nimmt an, dass man die Wirkung
des Muskels bei nach hinten übergebeugtem Kopf durch Druck
auf den Ringknorpel verstärken, resp. ersetzen und umgekehrt
bei nach vorn gebeugtem Kopf durch Druck auf den Ring- und
den Schildknorpel aufheben kann.

Das Druckverfahren ist wichtig für die Diagnose, indem dasselbe bei nach hinten übergebeugtem Kopfe die Stimme resp. den
Gesangsumfang bei Paresen der Muskeln erhöhen, während ein

Druck auf den Schildknorpel die Stimme bei Krampfzuständen des Muskels bessern wird. Ist dagegen die Stimme durch entzündliche Vorgänge verschlechtert oder in ihrem Umfange verringert, so hat der Druck auf den Ringknorpel keine Verbesserung zur Folge.

Ich habe es für nöthig gehalten, die Ansichten des erfahrenen Kollegen hier genauer auszuführen, da er mir in musikalischer Beziehung entschieden überlegen ist, doch kann ich mich nach meinen Erfahrungen seiner Auffassung nicht in Allem anschliessen.

Mit dem Spiegel sieht man in einigermaassen hochgradigen Fällen von Parese des Anterior, dass die Stimmritze keine linienförmige Gestalt hat, sondern eine geschlängelte, bei den Schwellungen der Hinterwand, dass die Aryknorpel mit dem hinter den *Processus vocales* gelegenen Theil nicht an einander liegen, wenigstens nicht bei leise gesungenen Tönen. Durch die vermehrte Anstrengung röthen sich die Stimmlippen und die Hinterwand. Es ist wichtig, dies zu beachten, denn diese Röthung der Stimmlippen wird sehr häufig für einen Katarrh gehalten und dann mit schwächeren oder stärkeren Adstringentien behandelt, natürlich fast mehr zum Schaden als zum Nutzen der Stimme. STÖRK ist darin anderer Ansicht, indem er angiebt, dass er diese Röthung der Stimmlippen nach Anstrengungen nicht gesehen hat; doch beobachtete ich dieselbe so oft, dass ich mich dem ausgezeichneten Kollegen hierin nicht anschliessen kann.

Ich brauche hier nicht näher darauf einzugehen, dass die Stimme natürlicherweise auch durch alle entzündlichen Vorgänge nicht nur des Kehlkopfs, sondern auch der übrigen Theile der oberen Luftwege geschädigt wird.

Mitunter ist es auch die Unterrichtsmethode, die für ein bestimmtes Individuum, seine körperliche und geistige Veranlagung, sowie für seine Stimme nicht geeignet ist. Ich habe eine junge Dame lange am Halse behandelt, während sie bei einem anerkannten Lehrer Unterricht hatte; sie kam über ein Jahr lang aus ihren sogenannten Katarrhen nicht heraus, bis sie eine halbjährige Unterbrechung ihrer Studien eintreten liess und dieselben dann unter einer anderen Leitung wieder aufnahm und zwar mit so gutem Erfolg, dass sie sich später als Concertsängerin einen guten Namen erwerben konnte. Der erste Unterricht war nicht der richtige für ihre stimmlichen Anlagen gewesen.

Man ersieht aus dem Gesagten, dass es oft recht schwierig sein kann, den richtigen Grund für eine Stimmstörung zu finden, auch gelingt dies selbst nach eingehendster Berücksichtigung aller Verhältnisse nicht immer gleich bei der ersten Untersuchung. Erst nach Ausschaltung einer Ursache wird man auf die anderen aufmerksam werden, denn es vereinigen sich nicht selten mehrere.

Ich habe versucht, in dem Vorstehenden einige der Hauptveranlassungen von Stimmschädigungen zusammen zu stellen. Im einzelnen Fall wird die Diagnose immer zunächst mit dem Spiegel zu machen und nachher auch das allgemeine Befinden zu berücksichtigen sein. Einer besonderen Erwägung bedarf es stets, ob die vorhandene Röthung der Kehlkopfschleimhaut einer Überanstrengung der Stimme, einer katarrhalischen Erkrankung des Kehlkopfs oder einer von den Nachbarorganen fortgeleiteten Entzündung ihren Ursprung verdankt. Seite 19 und 132 habe ich darauf aufmerksam gemacht, dass normale Stimmlippen bisweilen auch roth sind, doch ist bei solchen die Funktion nicht beeinträchtigt.

Die Unterscheidung dieser verschiedenen Ursachen ist meistens sehr leicht, wenn sich der Kranke einige Tage jeder Stimmanstrengung enthält. Eine durch Überanstrengung hervorgerufene Röthe verliert sich in der Regel in wenigen Tagen. Besteht sie nach einer Woche noch weiter, so werden wohl andere Ursachen vorliegen und dann wird es sich um die Entscheidung handeln, ob die Röthung nur im Kehlkopf ihren Sitz hat, oder ob, was in der Regel der Fall ist, aus der Nachbarschaft fortgeleitete Entzündungen resp. die durch dieselben bedingten nervösen Fernwirkungen die Schuld tragen. Die Ursache der ersteren ist in den meisten Fällen in einer Erkrankung des Nasenrachenraums zu suchen.

Bei der Behandlung wird es sich vor Allem immer um die wichtige Frage handeln: darf der Kranke in seinen Stimmanstrengungen fortfahren oder nicht?

Junge Menschen, die in der Stimmänderung begriffen sind, sollen, nach den übereinstimmenden Erfahrungen fast aller Praktiker, überhaupt nicht singen. Es wäre nun sehr leicht, zu sagen, dass, wer eine Stimmstörung hat, einerlei welcher Art, sich immer des Singens enthalten soll, das würde jedenfalls das Beste sein, allein das Leben stellt eben häufig andere Anforderungen. Hier soll eine begonnene oder fast vollendete Ausbildung nicht unterbrochen werden, dort handelt es sich um die Ermöglichung einer Opernvorstellung, zu der ein berühmter Gast angereist kam. Herr Doktor! darf ich singen? sonst muss die ganze Vorstellung unterbleiben! Diese und ähnliche Fragen kommen dem beschäftigten Praktiker hundert Mal vor. Ich habe nun gefunden, dass bei Gesangsschülern selbst eine geringe, einerlei aus welcher Ursache stammende Röthung der Stimmlippen, die sich auf eine kurze Behandlung nicht wesentlich bessert, das Weitersingen ernstlich verbietet. Bei nicht geröteten Stimmlippen hingegen hängt die Erlaubniss zum Singen von der ursächlichen Krankheit ab. Ausgebildeten Künstlern habe ich es im Falle einer Nothlage immer erlaubt, dass sie den einen Abend auftreten durften, wenn die Stimmlippen weiss waren; selbst bei ziemlich geröteter Hinterwand habe ich davon nie einen Nachtheil gesehen. Durch unsere hiesige Oper habe ich darin eine ziemlich ausgedehnte Erfahrung.

Unbedingt verbieten soll man das Singen, wenn die Stimmlippen roth sind, die wenigen Fälle mit physiologisch rothen Stimmlippen ausgenommen, und dasselbe ferner widerrathen während schwächender Körperzustände, wie bei Anaemie, Herzfehlern, Lungenkrankheiten, während der Menses oder der Gravidität, in der Rekonvalescenz von schweren Krankheiten u. s. w.

Zu verbieten sind ferner die Anstrengungen der Stimme bei akuten Entzündungen der Mandeln und des Nasenrachenraums, sowie bei stärkeren chronischen Katarrhen, insbesondere auch bei sekundärer Lues im Halse. Ich habe bei einem Sänger mit *Angina luica* die Erfahrung gemacht, dass sich sein Hals gar nicht besserte, solange er an der Bühne thätig war. Als es bei dem Gebrauche von Protojoduretpillen immer nicht anders mit ihm werden wollte, veranlasste ich ihn, sich einen sechswöchentlichen Urlaub geben zu lassen, worauf die Wirkung des Mittels ziemlich rasch in günstigster Weise hervortrat.

Menschen, die ihre Stimme mehr gebrauchen, als andere, müssen auch in Bezug auf die Lebensweise und die Nahrung sich einer besonderen Solidität befleissigen. Es ist gar kein Zweifel, dass die Männerstimmen deswegen in der Regel früher als Frauenstimmen zu Grunde gehen, weil durch das Rauchen und Biertrinken die Halsschleimhaut sich immer in einem gereizten Zustande befindet, einige wenige, besonders bevorzugte Individuen ausgenommen.

Ich verweise hier auf das, was ich über das ganze diätetische Verhalten bei den allgemeinen Betrachtungen gesagt habe; Alles dieses gilt in erhöhtem Maasse für Sänger. Ein solcher sollte jedenfalls nicht eine grössere Mahlzeit unmittelbar vor dem Singen zu sich nehmen und wo möglich das Opfer bringen, nicht zu rauchen, wenn sein Hals im Geringsten empfindlich ist. Das lange Sitzen in rauchiger Luft ist dem Selbstrauchen fast gleich zu achten. Der Hautpflege und Abhärtung kann nicht genug Aufmerksamkeit geschenkt werden. Alle Bühnen sind zugig, dort soll der Künstler in theilweise recht leichter Kleidung auftreten, es ist daher für ihn viel besser, wenn er sich möglichst an Temperaturunterschiede gewöhnt. Ich kann deshalb auch M. Mackenzie gar nicht beistimmen, wenn er sagt, dass die Sänger ihren Hals kaum warm genug halten könnten, das Gegentheil habe ich immer für richtiger gehalten. Eine wichtige Sache ist, dass die Sänger nicht sprechen, wenn sie nach den Vorstellungen aus dem heissen Saale in das Freie treten. Ein besonderer Respirator ist nur für die nöthig, die nicht genügend durch die Nase athmen können, für alle Übrigen ist die Nase ein natürlicher, sehr guter Respirator; sie müssen ihn nur benutzen, indem sie den Mund nicht öffnen.

Viele Künstler bedürfen etwas zur Anfeuchtung des Halses bei dem Singen. Die dazu dienlichen Mittel sind, je einfacher

und weniger reizend, desto besser. Altbekannt ist das Kauen
von getrocknetem, nicht gezuckertem Obst! oder der Gebrauch
von Pastillen, unter welchen ich die Pastillen von isländischem
Moos, die *Pastilles des agents de change* oder die verschiedenen
Mineralwasserpastillen am Besten gefunden habe; auch die gewöhnlichen Salmiakpastillen sind recht brauchbar. Jeder Sänger
hat übrigens darin seine Vorliebe für ein bestimmtes Mittel.
Es ist gewiss, dass der Nutzen derselben zum Theil ein suggestiver ist, weshalb ich auch Alle, die nicht reizen, für gut und
erlaubt halte.

Es ist selbstverständlich, dass man bei Stimmstörungen selbst
die leichteren Erkrankungen zu heilen suchen muss. Die Entzündungen der Nase, besonders auch die des Nasenrachenraums,
sollten behandelt werden und zwar ist es in diesen Fällen vorzuziehen, dieselben mit schwachen Mitteln öfter zu behandeln,
anstatt mit starken Mitteln die Erkrankung rascher beseitigen zu
wollen. Bei den Seitensträngen verwende man lieber fünf Mal
Lapis mitigatus, als ein Mal den *Lapis purus.* Im Übrigen verweise
ich auf die Behandlung des akuten und chronischen Katarrh.

Bei den ganz leichten Katarrhen oder Verschleimungen habe
ich das Kalomel als ein höchst geeignetes Mittel gefunden. Ich
blase davon soviel wie eine halbe Linse während des „Hä“-sagens
in den Kehlkopf ein und lasse den Sänger nachher zwei bis drei
Stunden ganz stille schweigen. Die Künstler der hiesigen Oper
kennen das Mittel schon ganz gut und kommen öfter zu mir mit
der Bitte, sie doch einzublasen, sie seien Vormittags bei der Probe
nicht gut disponirt gewesen. Spätestens sollte die Einblasung
fünf Stunden vor Beginn der Vorstellung vorgenommen werden.
Ich habe es z. B. noch vor Kurzem unserem Baritonisten dadurch
ermöglicht, bei Gelegenheit der Anwesenheit einer berühmten
Sängerin die Rolle des Vaters in der Traviata so durchzuführen,
dass Jedermann sagte: X. X. ist aber heute sehr gut disponirt.

Sehr wichtig für die Stimme ist die freie Nasenathmung, wie
ich früher bei mehreren Gelegenheiten schon erwähnt habe. Der
Wohlklang der Stimme bessert sich jedesmal in erheblicher Weise,
wenn man etwaige Hindernisse in der Nase entfernt. Die Freilegung erleichtert das Singen auch deshalb, weil die entzündlichen Reizungen in Nase und Rachen verschwinden. Durch die
Beseitigung dieser Entzündungen wird zugleich die Fortpflanzung
derselben auf den Kehlkopf verhindert und die Nasenathmung
ermöglicht, wodurch der direkte Zutritt der Luft mit ihren
schädigenden Einflüssen, der Austrocknung, dem Staube und den
Temperaturunterschieden zu dem Kehlkopf wegfällt. In der Nase
soll man vor Allem die Schwellungen der unteren Muscheln, die
Verbiegungen und Vorsprünge der Scheidewand behandeln, in dem
Nasenrachenraum die Reste der *Tonsilla pharyngea,* die auch noch
durch ihre Absonderungen schädlich wirken, entfernen u. s. w.

Ich habe in dem Abschnitt über die Erkrankungen der Mandeln schon gesagt, dass die Herausnahme grosser Gaumenmandeln nur nützt und der Stimme nie schadet. Die Narbe verursacht kurze Zeit das Gefühl eines kleinen Hindernisses, das aber längstens nach sechs Wochen verschwindet.

Selbstverständlich muss man den ursächlichen allgemeinen Zuständen Rechnung tragen und sie durch die Mittel, welche uns unsere Wissenschaft an die Hand giebt, zu bessern suchen. Bronchial- und Lungenkrankheiten müssen behandelt, die Blutbeschaffenheit berücksichtigt werden u. s. w., ganz besonders aber die Zustände, die auf das Nervensystem einen nachtheiligen Einfluss haben, soweit sie überhaupt zu beseitigen sind.

Was ich hier über die Behandlung der Halsorgane von Sängern gesagt habe, gilt ebenso auch für die Menschen anderer Berufsarten, die ihre Stimme mehr anstrengen müssen, besonders also auch für Prediger, Schauspieler, Redner, Lehrer und Andere, doch kommen bei diesen Allen die Störungen nicht so häufig vor, wie bei den Sängern.

23. Die Erkrankungen der Schilddrüse.

Die anatomisch wichtigen Punkte in Bezug auf die Schilddrüse habe ich bereits Seite 49 f. besprochen; ich möchte hier nur nochmals an das Vorkommen der Nebenschilddrüsen erinnern, deren Entstehung ich Seite 55 geschildert habe und die nicht nur Anlass zu der Bildung von Geschwülsten in den oberen Luftwegen geben, sondern auch das Ausbleiben der Ausfallserscheinungen nach der Herausnahme der Hauptdrüse erklären, da sie deren Funktion dann übernehmen.

Man kann nach Ssalistschew die durch ein Bindeglied mit der Hauptdrüse noch in Verbindung stehenden alliirten von den ganz getrennten, den eigentlichen Nebenschilddrüsen unterscheiden.

Die normale Schilddrüse kann sich entzünden; man nennt dies eine Thyreoideitis im Gegensatz zu der Strumitis, die eine schon vergrösserte Schilddrüse befällt. Die Entzündung kann aus traumatischen oder idiopathischen Ursachen entstehen, meistens ist sie durch die Einwanderung von pathogenen Bakterien bedingt und stellt dann die Metastase einer vorhandenen Grundkrankheit dar. Kocher und Tavel haben gefunden, dass sich eine Thyreoideitis ebenso wie eine Strumitis, den mannigfachsten Krankheiten zugesellen kann. Die Entzündungen in der Schilddrüse neigen sehr zur Vereiterung. Je nachdem man in dem Eiter der Abscesse das pathogene Bakterium der Grundkrankheit allein oder gemischt mit eitererregenden Mikroorganismen findet, wird man von einer Metastase der Grundkrankheit oder von einer sekundären Infektion sprechen dürfen. Diese so entstandenen Entzündungen können, da die Drüse sonst keine Verbindung mit der Aussenwelt hat, nur auf dem Blutwege hingewandert sein; es handelt sich immer um eine hämatogene Übertragung. Tavel hat in 11 untersuchten Fällen 8 Mal verschiedene Bakterien gefunden: den *Bacillus typhi,* das *Bacterium coli commune,* den *Streptococcus pyogenes* und *lanceolatus,* den *Staphylococcus pyogenes* und den *Bacillus strumitis* α und β. Seine Angaben sind nachher von verschiedenen Seiten bestätigt worden. Spirig hat die Typhusbacillen und Brunner das *Bacterium coli commune* im Eiter von Schilddrüsenabscessen gefunden,

HEDÄUS in 21 Fällen von akuter Strumitis den FRÄNKEL-WEICHSELBAUM'schen Diplokokkus.

Man beobachtet die Thyreoideitis besonders in der zweiten Periode des Typhus, bei Pyaemie, Pneumonie, Bronchitis, bei Puerperalfieber, Endometritis und anderen septischen Erkrankungen; in einem Falle wurde sie als eine mit Orchitis abwechselnde beschrieben. Ich habe nur den Seite 297 erwähnten Fall einer eiternden Thyroideitis gesehen, die nach einer endometralen Behandlung entstanden war.

Die Behandlung der akuten Thyreoideitis besteht in Anwendung von Kälte, wenn sich nicht schon ein Abscess gebildet hat, dessen Entwicklung man durch laue Umschläge zu fördern suchen muss, ferner in Einreibungen von grauer Quecksilber-, Jodkalisalbe oder Jodvasogenin. Sobald man deutliche Fluktuation fühlt, muss man den Abscess mittelst nicht zu kleiner Einschnitte öffnen und nach den Regeln der Chirurgie weiter behandeln.

Die gewöhnlichste Erkrankung der Schilddrüse ist die Vergrösserung, der Kropf, die Struma; man nennt so die nicht entzündlichen Schwellungen der Schilddrüse, welche auch nicht durch heterogene Tumoren verursacht sind.

Über die Ursachen des Kropfes wissen wir, dass er in bestimmten Gegenden besonders häufig als endemische Krankheit beobachtet wird, dagegen in anderen dicht daneben, anscheinend in jeder Beziehung ganz gleich gelegenen Orten nicht vorkommt. Wir haben hier in Frankfurt verhältnissmässig wenig endogen entstandene Kröpfe; aus drei verschiedenen Plätzen der Nachbarschaft kommen dagegen ziemlich viele Fälle zur Beobachtung. Zwei derselben sind im Gebirge gelegen, der dritte Ort ist die mit Frankfurt anscheinend ganz gleich im Mainthal gelegene Stadt Offenbach, aus welcher ich immer eine grössere Anzahl Kropfkranker zu sehen bekomme. Die Fälle haben sich, dem Anschein nach, seit der Einführung der neuen Wasserleitung dortselbst eher vermehrt, eine Beobachtung, die auch MOSETIG in Wien nach der Einführung der Hochquellenleitung gemacht hat. LÜCKE nimmt an, dass ein bestimmtes Miasma, welches wir noch nicht kennen, ferner eine für das Gedeihen desselben geeignete Bodenbeschaffenheit, sowie individuelle und Gelegenheitsursachen zu der endemischen Entwicklung des Kropfes gehören. Man hat bekanntlich von jeher dem Trinkwasser einen wesentlichen Einfluss auf die Entstehung der Kröpfe zugeschrieben und es scheint auch etwas Wahres daran zu sein. Welche Art des Wassers aber die Schuld trägt, das ist ganz unbekannt. JOHANNESSEN berichtet aus Norwegen, dass in einzelnen Fällen das Wasser eines bestimmten Brunnens Kropf erzeugt hätte. Eine Familie erkrankte isolirt in einer nichtkropfigen Gegend, nachdem sie einen in einer Kropfgegend wohnenden Bruder besucht hatte. Auch die geologische Beschaffenheit des Bodens hat man zur Erklärung heran-

gezogen und besonders die Dolomiten·und die neueren geologischen
Schichten beschuldigt. Die geologische Formation kann natürlich nur dadurch einen Einfluss haben, dass sich dem Trinkwasser
gewisse Bestandtheile beimischen, unter denen namentlich die
Magnesia eine Rolle spielen soll. Die Meinungen sind aber darüber
noch so getheilt, dass es bis jetzt nicht möglich ist, ein bestimmtes
Bild zu gewinnen. Es giebt jedenfalls viele Magnesium enthaltende Brunnen, die Kröpfe nicht hervorbringen.

MORRIS will beobachtet haben, dass das kalkhaltige, harte
Wasser Schuld sei; mehrere Kropfkranke besserten sich nach
Änderung des Wassers; ein aus Hambelden, Buckinghamshire,
gebürtiges Dienstmädchen bekam bei Besuchen zu Hause wiederholt eine Anschwellung der Schilddrüse, die verschwand, wenn
sie nach London zurückkehrte. Von vier Geschwistern erkrankten
drei, die in der Schule aus einem kalkhaltigen Brunnen tranken,
an Kropf, und nur das eine, das noch zu Hause war, blieb
verschont.

Der Kropf kommt auch epidemisch vor in Schulen und bei
dem Militär, besonders im Sommer.

Die Kröpfe kommen selten angeboren vor, meistens entwickeln sie sich erst in dem Kindes- oder Pubertätsalter. DEMME
hat unter 642 Kröpfen 43 angeborene gefunden, ORMSBY sowie
SCHIMMELBUSCH haben ebenfalls je einen Fall veröffentlicht. FIRBAS
hat in Steiermark drei Fälle von angeborenen Strumen gesehen,
die sich durch eine röchelnde Respiration bald bemerkbar machten.

Zu dem weiteren Wachsthum eines schon vorhanden gewesen
Kropfes tragen diejenigen Ursachen bei, welche die Athmung
und den Blutumlauf hindern, wie zu enge Kragen, Tragen von
schweren Lasten auf dem Kopfe, besonders beim Steigen oder
sonstige grössere Körperanstrengungen. Mitunter bewirkt schon
die Stauung durch den Husten bei einem einfachen Katarrh, dass
eine Struma rasch zunimmt und lebhafte Athembeschwerden
macht. Zu den grösseren Anstrengungen, die ein rasches Wachsthum zur Folge haben, gehört auch die Niederkunft.

Wie ich in der Physiologie auseinandergesetzt habe, müssen
wir den Kropf als eine funktionelle Hypertrophie der Schilddrüse
ansehen, veranlasst durch die Überproduktion eines besonders für
das Nervensystem verderblichen Giftstoffes im Körper. Ob nun
durch die Bestandtheile des Wassers diese Überproduktion befördert oder die Thätigkeit der Drüse beeinträchtigt wird, das
ist noch nicht festgestellt. Jedenfalls hat man günstigen Einfluss
von dem Kochen des Trinkwassers gesehen. Diese eben erwähnte
Anschauung hat in den Erfolgen, welche man mit der Verabreichung von Schilddrüsensubstanz bei Kröpfen erzielte, eine
Bestätigung gefunden, die Ansprüche an die Leistungen der
Drüse werden dadurch vermindert und sie wird wieder kleiner.

Die Kropfbildung befällt entweder die ganze Drüse oder

einen der Lappen allein, oder nur einzelne kleine Theile eines solchen, oder endlich die alliirten oder die eigentlichen Nebenschilddrüsen. Nach LÜCKE will TOURDES gefunden haben, dass der Kropf häufiger den rechten Lappen befalle.

Man kann folgende Arten des Kropfes unterscheiden: 1. die *Struma hyperaemica*, 2. die *Struma parenchymatosa, follicularis* oder *lymphatica*, 3. die *Struma fibrosa*, 4. die *Struma vasculosa, aneurysmatica, varicosa* oder 5. die *Struma colloides* oder *gelatinosa* und 6. die *Struma cystica*.

Die hyperaemische Form kommt bei physiologischen Störungen in der Blutbahn vor, so bei der Menstruation, namentlich bemerkt man sie öfter bei jungen Mädchen in der Zeit vor dem Eintritt der Menses, ferner bei Schwangerschaft, nach Anstrengungen, wozu man also auch den Husten rechnen kann; im Schlafe ist die Schilddrüse immer blutreicher. Wenn die Hyperaemie sich nicht von selbst zurückbildet, so beginnt die wirkliche Strumabildung. Man wird leicht einsehen, dass die Grenze keine feste ist.

Bei der zweiten Form, der parenchymatösen, handelt es sich nach VIRCHOW um die Wucherung der Follikelzellen, die sich durch Theilung vermehren. Dadurch, dass die Proliferation der Epithelien in den Follikeln ungleichmässig vor sich geht, kommt es zu zapfenförmigen Auswüchsen, die sich verästeln, abschnüren und so zur Bildung neuen Follikulargewebes führen. Es ist dies dann eine wirkliche Hyperplasie, nicht nur eine Vergrösserung der Follikel, sondern auch eine Vermehrung derselben. Die Anfangs soliden Zapfen höhlen sich später aus und bekommen eine blasige Beschaffenheit, es kommt zur *Struma follicularis*. Die Erkrankung findet sich sehr oft auf einzelne Theile eines Lappens in Form von Knoten beschränkt, welche in verschiedener Grösse und Härte aus dem sonst nicht veränderten oder hypertrophischen Drüsengewebe hervorragen. In einem solchen Knoten finden sich alle Bestandtheile der Drüse vertreten: die Follikel, das Bindegewebe und die Gefässe. Je nach dem nun einer dieser Bestandtheile vorwiegend betheiligt ist, unterscheidet man eine *Struma follicularis, fibrosa* und *vasculosa*. Während die erste Form, wenn sie auf einen Theil der Drüse beschränkt ist, in einem weichen von der Nachbarschaft durch eine Bindegewebsschicht geschiedenen Knoten besteht, den man leicht ausschälen kann, ist die fibröse Form meistens der Ausdruck von entzündlichen Vorgängen, auf welche ich gleich noch zu sprechen kommen werde. Die vaskuläre Form ist entweder eine mehr arterielle mit erweiterten, sehr geschlängelten Gefässen, es ist dies die *Struma aneurysmatica*, oder es sind, was häufiger der Fall ist, die Venen erweitert: die *Struma varicosa*. Man findet aber in Beiden neben den Gefässen natürlich noch folliküläre Strumamasse. Ich komme bei dem *Morbus Basedowii* darauf zurück, dass sich derselbe meistens bei der gefäss-

reichen Kropfform findet, und da wir ihn als ein Produkt der Über-
absonderung der Schilddrüse anzusehen haben, so dürfen wir wohl
annehmen, dass der Gefässreichthum des Kropfes in einer gewissen
Beziehung zu der reichlicheren Absonderung steht. Bisweilen verfallen die Gefässe der amyloiden Degeneration und zwar immer
sekundär. Diese amyloide Form wurde zuerst von FRIEDREICH
beschrieben und von BECKMANN Wachskropf genannt. Die Ablagerung von Kolloid in den Follikeln kann in sehr reichlichem
Maasse stattfinden und es kommt dann zu der Form der Hypertrophie, die man als *Struma gelatinosa* oder *colloides* bezeichnet. · Die in örtlich beschränkterem Maasse stattgehabte Ausscheidung von Kolloid kommt öfter zu fettigem Zerfall mit
Resorption, es bildet sich so die *Struma cystica* und auch die
gelatinöse Form kann sich dadurch, dass die Gefässe in Folge
des Drucks allmählich zum Schwinden gebracht werden, in die
cystöse Form umwandeln und in Folge dessen der ganze Knoten
durch Atrophie der Lappensepta zu einer Cyste werden, doch ist
dies nicht die Regel, denn die cystöse Form entsteht meistens aus
einzelnen Follikeln. Durch das Zusammenfliessen mehrerer Cysten
bilden sich die multilokulären cystösen Kröpfe. Die Wände
können bei den verschiedenen Arten durch Bindegewebsbildung
eine bedeutende Dicke erlangen und verkalken. Die Kalkablagerung findet man sowohl in einzelnen kleinen Plättchen,
als auch in einer Ausdehnung, dass sich fast die ganze Drüse
knöchern anfühlt.

Der Kropf kann sich nach aussen oder innen vergrössern.
Die Richtung nach innen wird ihm, wie Seite 50 schon erwähnt
wurde, gewöhnlich durch die sich seinem Wachsen nach aussen
entgegenstellenden Hindernisse angewiesen: Schlüsselbeine, Sternum,
die vordern Halsmuskeln, enge Kleidung am Halse etc. Die intrathoracischen Kröpfe sind im Ganzen seltene Vorkommnisse, doch
hat WUHRMANN in Zürich in der Literatur 75 gutartige und
16 bösartige Fälle gefunden. Nach ihm liegen die von dem
Isthmus ausgehenden ebenfalls in der Mitte und die mit den
Seitenlappen zusammenhängenden seitlich im Thorax. Zu einem
Theil stammen sie auch von accessorischen Drüsen her, namentlich von der von GRUBER beschriebenen *Glandula thyreoidea inferior
accessoria*. Die intrathoracischen Strumen kommen fast nur zusammen mit solchen der oberen Drüse vor und gehören sehr häufig
zu der kolloiden oder cystischen Form. Das Wachsthum nach
innen ist das gefährlichere. Dasselbe wird häufig begünstigt
durch den so schädlichen Volksglauben, der leider auch noch in
den Köpfen von vielen Kollegen spukt, dass man das Wachsthum
eines Kropfes hintanhalten könne, wenn man ihn recht fest zuschnüre,
man bewirkt dadurch nur, dass derselbe nach innen wächst in
der so verhängnissvollen Richtung. Eine besondere Form des
nach innen zu sich entwickelnden Kropfes ist der Tauchkropf,

der *Goître plongeant* der Franzosen, der sich wohl nicht so ganz
selten aus einer Nebenschilddrüse entwickelt; ist ein solcher ganz
leicht beweglich, so nennt man ihn Wanderkropf. Der Tauchkropf entsteht mitunter auch dadurch, dass sich die Entwicklung
der Struma so nahe an der oberen Thoraxöffnung vollzieht, dass
die Drüse bei jedem Athemzug nach innen gesogen wird und mit
ihr der Kehlkopf, wenn sie an der Luftröhre angewachsen ist.
Man kann das Auf- und Absteigen derselben bei dem Athmen
oft direkt beobachten. Mit dem Tauchkropf hat der Blähkropf,
die Seite 58 besprochene Tracheocele, durch das Auftreten und
Wiederverschwinden eine entfernte Ähnlichkeit.

Der zur Hypertrophie führende Process kann, wie erwähnt,
in der Hauptdrüse und in den Nebenschilddrüsen gleichzeitig
oder auch auf Letztere beschränkt sein. Diese accessorischen
Schilddrüsen kommen, wie bei den Neubildungen schon erwähnt,
hinter der Rachenwand, im Kehlkopf, in der Trachea und der
Zunge, auch im Mediastinum vor. In diesem Jahr hat WIESMANN
den schon früher durch KRÖNLEIN, BAGINSKY und KOLACZEK bekannt gemachten, im Mediastinum beobachteten Fällen von
Nebenkröpfen einen weiteren Fall hinzugefügt, bei dem sich ein
ausser allem Zusammenhang mit der Schilddrüse stehender, fast
zwei Faust grosser Tumor im Mediastinum gebildet hatte, der
natürlich erhebliche Athmungs- und Schluckbeschwerden verursachte.

Die Schilddrüse schickt, wie in der Anatomie erwähnt wurde,
bisweilen auch fangarmartige Fortsätze nach hinten, die die Luftröhre und die Speiseröhre umschlingen, wie ich es bei einem
jungen Mädchen gesehen habe, das nach einer parenchymatösen
Jodeinspritzung starb. Nehmen diese Arme an der Vergrösserung
Theil, so müssen sie natürlich recht erhebliche Beschwerden im
Athmen und Schlucken hervorrufen.

Die Folge des Wachsens einer einseitigen Struma ist eine
Verdrängung der Luftröhre nach der anderen Seite, mit Kompression derselben, gewöhnlich verbunden mit Erweichung und
Atrophie der Knorpel, wie das ROSE zuerst beschrieben hat.
Bisweilen findet man die Trachea so weit nach der einen Seite
verdrängt, dass sie ganz aussen neben dem *Musc. sternocleidomastoideus* liegt. Es genügt in solchen Fällen schon ein ganz
leichter Druck auf dieselbe, um das Athmen ganz aufzuheben;
bei der beiderseitigen Vergrösserung der Schilddrüse nimmt die
Trachea die Säbelscheidenform an.

Die Erscheinungen, die ein sich nach aussen entwickelnder
Kropf macht, bestehen oft nur in einem Schönheitsfehler. In
anderen Fällen bewirkt er durch Druck auf die abführenden
Gefässe eine Stauung, eine Hyperaemie des Kopfes, die sich in
der Röthung des Gesichts ausspricht. Von viel grösserer Bedeutung sind indessen die Beschwerden, die ein nach innen sich

entwickelnder Kropf zur Folge hat. Am häufigsten leiden die
Kranken unter Athemnoth und zwar meistens durch die direkte
Kompression der Luftröhre mit und ohne Verdrängung aus ihrer
Lage. In seltenen Fällen wird einer oder die beiden *Nervi recurrentes* durch peristrumitische Processe geschädigt, wodurch es zu
einer ein- oder doppelseitigen Posticuslähmung und der für dieselbe charakteristischen Form der Stimm- oder Athemstörung
kommen kann.

Je nach der Lage des Kropfes zu der Luftröhre treten die
Athembeschwerden früher oder später auf. Die trachealen Verengerungen, besonders die durch Kropf erzeugten, zeichnen sich,
meiner Erfahrung nach, bei der Einathmung durch einen eigenthümlichen heulenden Ton aus, der gar nicht zu verkennen ist,
wenn man ihn einmal gehört hat. Das lange Ansatzrohr bis zu
der verengerten Stelle verleiht ihm seinen eigenthümlichen Timbre
im Gegensatz zu den im Kehlkopf erzeugten stenotischen Geräuschen.
Ein wichtiges Unterscheidungsmittel dieser zwei Verengerungen ist
noch, dass bei Kehlkopfstenosen der Kehlkopf durch das Einathmen
nach unten bewegt wird, während dies bei den Trachealverengerungen
nicht der Fall ist. Die Säbelscheidenform der Luftröhre erkennt
man leicht daran, dass sich das stenotische Athemgeräusch durch
einen gelinden Druck auf die seitlichen Lappen der Schilddrüse
vermehren und durch einen Druck von vorn vermindern lässt
oder umgekehrt, wenn die Luftröhre von vorn nach hinten zu-
sammengedrückt ist. Die Kropfstenose erreicht nicht selten einen
sehr hohen Grad, der nur deswegen überhaupt ertragen werden
kann, weil er allmählich aufgetreten ist.

Die Folgen der Verengerungen des Luftwegs in Bezug auf
das Zustandekommen von Hyperaemien der Schleimhaut und deren
Folgen habe ich in dem Abschnitte über Fernwirkungen eingehender besprochen.

Eine eigenthümliche, noch nicht ganz aufgeklärte Erscheinung
ist der plötzliche Kropftod, auf den ROSE aufmerksam gemacht
hat. Bei einer Drehung des Kopfes, bei einer Bewegung oder bei
dem Chloroformiren kann das Leben von Kranken, die eine Kropfstenose haben, ganz plötzlich aufhören und trotz aller sofort an-
gestellter Belebungsversuche erloschen bleiben. ROSE erklärt diesen
Kropftod durch die Erweichung der Trachealknorpel, in Folge
deren die Trachea schliesslich nur noch ein Luftband darstellte
und durch die Blutstauung im rechten Herzen, welche eine Folge
der Athembehinderung sei. Durch diese Vorgänge tritt eine Erweiterung besonders des rechten Herzens ein, und wie WEIGERT
nachgewiesen hat, auch eine Verfettung der Muskelfasern. Entsteht
nun durch die Abknickung der Luftröhre ein augenblicklicher
Athemstillstand, so hat das geschwächte Herz nicht die Fähigkeit,
das gesetzte Hinderniss auszugleichen und gewinnt sie auch nicht
wieder, weil eben die Muskulatur entartet ist. WÖLFLER und

WETTE suchen die Erklärung des so plötzlich eintretenden Todes in Fällen von stenosirenden Kröpfen in einer Lähmung des Respirationscentrums. Ich möchte mich wegen der erwähnten Befunde am Herzen der ROSE'schen Ansicht anschliessen, dass es sich nämlich in diesen Fällen um einen Herztod handelt; man müsste sonst einen solchen Kranken durch sofortige Tracheotomie und Einleitung der künstlichen Athmung wieder zum Leben bringen können; Ertrunkene kann man doch nach viel längerem Athemstillstand wieder erwecken.

Die durch die Athemnoth bedingte Stauung ist eine recht bedeutende. In einem Falle hatte ich das Unglück, nach einer parenchymatösen Jodinjektion in einen Kropf eine akute Verengerung der vorher gar nicht so eng gewesenen Trachea eintreten zu sehen und war genöthigt, in meiner Sprechstunde die Tracheotomie zu machen; dabei waren die die Schilddrüse umgebenden Venen kleinfingerdick. Ich konnte das Kind wieder zum Leben bringen, es starb aber plötzlich nach drei Tagen. Bei der Sektion zeigten sich die Schilddrüsenvenen fast nicht mehr erweitert, dagegen der rechte Ventrikel und Vorhof derartig fettig entartet. dass an vielen Stellen nur Fett zwischen Peri- und Endocard war.

ROSE führt sehr richtig an, dass der hochgradig kropfstenotische Kranke sich durch die Erfahrung eine Kopfhaltung angewöhne, in der es ihm möglich sei, mit der geringsten Beschwerde zu athmen. Die Luftröhre ist dabei durch den Kropf geschient, so dass sie in dieser Stellung noch offen ist: in der „letzten Stellung", wie es ROSE nennt, „in der der Kranke noch athmen kann". Tritt im Schlafe oder bei Krankheiten oder durch Chloroform eine Veränderung in dieser Kopfhaltung ein, so entsteht die Abknickung mit ihren verderblichen Folgen. ROSE zieht aus seinen Beobachtungen noch den praktischen Schluss, dass man bei stark stenotischen Kranken der Operation des Kropfes die Tracheotomie vorausschicken solle, auch um der durch die verstärkte Einathmung ermöglichten Aspiration eitriger Keime aus der Operationswunde in das Mediastinum vorzubeugen,

Die Einengung der Speiseröhre durch Kröpfe macht selten hochgradige Erscheinungen. Gewöhnlich wird nur das Gefühl eines Knollens im Halse angegeben. In sehr seltenen Fällen wird der Druck auf die Karotis so stark, dass Anaemie des Gehirns eintritt.

Nach den Untersuchungen von SCHÖNEMANN besteht ein gewisser Zusammenhang zwischen der Struma und der *Hypophysis cerebri.* Bei seinen in Bern angestellten Untersuchungen fand er in 112 Leichen mit Struma nur ein Mal eine normale Zirbeldrüse, nur fünf Mal war die Schilddrüse bei pathologisch veränderter Hypophysis normal, in einem Fall von *Cachexia thyreopriva* war der Hirnanhang auffallend gross. Die pathologischen Veränderungen an der Hypophyse bestanden in bindegewebiger Umwandlung, in starker Gefässentwicklung und in reichlicher Kolloidbildung.

Ich habe vorhin schon erwähnt, dass sich die vergrösserte Schilddrüse entzünden kann, dass man diese Entzündungen als Strumitis bezeichnet und dass sie fast immer eine metastatische und zwar durch verschiedene Grundkrankheiten veranlasste ist. Mitunter lässt sich aber auch die Grundkrankheit ebensowenig nachweisen, wie bei den kryptogenetischen Septikaemien.

Die Strumitis beschränkt sich im weiteren Verlaufe nicht immer nur auf die Drüse, sie bricht durch die Kapsel und ergreift die Nachbartheile. Die Entzündung kann auch gleich von Anfang an als Peristrumitis auftreten.

Die Strumitis führt sehr rasch Vergrösserungen des Volumen der Struma herbei; diese können aber auch durch Blutungen in die Substanz oder in schon vorgebildete Cysten bedingt sein. Die Blutungen in die Substanz geben ferner Veranlassung zur Bildung von Cysten, indem die durch die ergossene Blutmenge zerstörte Drüsensubstanz eine fettige Metamorphose eingeht und resorbirt wird. Solche Blutungen findet man hauptsächlich in der Schwangerschaft, nach Traumen, selbst nach heftigerem Husten und durch Bücken bei äusserlich eng eingeschnürtem Hals; sie können gefährliche Erstickungsanfälle herbeiführen; GUBL hat sogar einen Todesfall durch Blutung in eine Cyste erlebt. Blutungen in Cysten treten ferner sehr leicht ein bei Probepunktionen. Ausser den schon genannten bakteriellen Krankheiten findet man hier und da noch andere in den Strumen lokalisirte, so ist z. B. Tuberkulose der Schilddrüse öfter beschrieben worden; WEIGERT hat uns in seinem Demonstrationskurs vor Kurzem eine Schilddrüse mit Tuberkeln vorgezeigt. BIRCH-HIRSCHFELD, DEMME, E. FRÄNKEL und KÖHLER haben Fälle von syphilitischer Erkrankung der Drüse beobachtet; in des Letzteren Fall war sie die Ursache eines Myxödem.

In der Schilddrüse, besonders in der vergrösserten, entwickeln sich bisweilen auch gutartige und bösartige Neubildungen: Fibrome, Lipome u. s. w. A. EWALD führt ein von ESQUARDO beschriebenes Enchondrom an. Den Übergang von den gutartigen zu den bösartigen machen die einfachen oder gelatinösen Adenome. In einem von MIDDELDORPF berichteten Fall war nämlich das gar nicht sehr grosse Adenom in eine Vene durchgebrochen und hatte zahlreiche Metastasen in die Knochen, mit Spontanfrakturen und in die Lunge zur Folge gehabt. Ähnliche Metastasen wurden von v. EISELSBERG, KRASKE, RIEDEL und GUSSENBAUER beobachtet. Das Sarkom kommt als rundzelliges, spindelzelliges und riesenzelliges, oder in der angiokavernösen oder der alveolären Form vor. Die Krebse zeigen sich meistens in der medullären, seltener in der scirrhösen Form. Die bösartigen Schilddrüsengeschwülste greifen nicht so ganz selten auf benachbarte Organe, den Kehlkopf und die Luftröhre, über. SEMON sah bei einem Kranken zwei gestielte, von einem Krebs der *Glandula thyreoidea* ausgehende Geschwülste in der Luftröhre.

Die Diagnose der verschiedenen Kropfformen ist nicht immer leicht zu machen. Die einfachen Hyperaemien der Schilddrüse sind immer über die ganze Drüse verbreitet; ihre Gestalt ist dabei nicht verändert, ihre Umrisse, die man schon im normalen Zustande kaum fühlen kann, sind hier ebenfalls nicht sehr deutlich. Die parenchymatöse und die follikuläre Hypertrophie ist dagegen meist härter und schärfer begrenzt. Man fühlt einzelne deutlich von einander abgesonderte, rundliche Lappen und Knoten, die bei uns selten die Grösse eines Hühnereies überschreiten, aber oft viel grösser erscheinen, da die umgebende Schwellung und Blutstauung den Hals viel dicker aussehen machen. Bei dieser Form ist häufig nur ein Theil, oft nur ein ganz kleiner Theil der Schilddrüse befallen. Die vaskuläre Form dagegen verbreitet sich, wie die Hyperaemie, über das ganze Organ, zeichnet sich aber dadurch vor den anderen aus, dass man durch etwas anhaltenden Druck die Drüse verkleinern kann, indem man das Blut dabei auf diese Weise auspresst. Die kolloide Form befällt ebenfalls die ganze Drüse und bringt sehr grosse Strumen zu Wege, ebenso wie die fibröse Form, die sich von Anfang an in multiplen Knoten zu zeigen pflegt, und durch die Anhäufung vieler derselben auch recht erhebliche Geschwülste erzeugt. Die einzelnen Knoten sind oft gegen einander beweglich. Die Mischformen bringen die grössten, namentlich auch die hängenden Kröpfe hervor. Die cystische Form können wir erst dann diagnosticiren, wenn die Cysten schon eine gewisse Grösse erreicht haben. Die Cystenkröpfe werden, wenn sie nicht sehr gross sind, nicht hängend und sind in ihrer Konsistenz sehr verschieden, je nach der Stärke der Cystenwand und der Füllung; sie erreichen indessen mitunter eine enorme Grösse; BRUNS hat einen bis zum Nabel reichenden Cystenkropf operirt. Man findet derartige Kröpfe, die so hart sind, wie fibröse und andere, die sofort die Fluktuation erkennen lassen. Den sichersten Aufschluss giebt die aseptisch ausgeführte Probepunktion. In den seltenen Fällen, in denen der Cysteninhalt ein seröser ist, kann man bei der Durchleuchtung bemerken, dass sie Licht durchlassen.

Man erkennt die Tauchkröpfe und überhaupt die intrathoracischen daran, dass sie bei dem Schlucken, Husten und Pressen nach oben gehoben werden und man sie dann in der *Incisura sterni* fühlt. Bei denselben vermisst man oft die eine Hälfte der Drüse an der normalen Stelle oder kann mitunter auch einen Fortsatz in Gestalt eines nach unten, nach dem Mediastinum ziehenden Strangs fühlen. Eigenthümlich ist es, dass man selbst bei recht erheblichen substernalen Kröpfen fast nie eine Dämpfung auf dem Manubrium findet. Wenn die Beschwerden schon länger bestanden oder sich allmählich gesteigert haben, so spricht dies mehr für einen Kropf, als für eine andere intrathoracische Geschwulst, ebenso, wenn angegeben wird, dass vorher schon Kropfbeschwerden vorhanden gewesen waren.

Wir besitzen bis jetzt keine exakte Methode, die Grösse einer Struma zu bestimmen. Das Messen des Umfangs des Halses ist sehr unsicher und giebt wenig Unterschied bei Zu- oder Abnahme der Schwellung. Nach ersichtlich recht bedeutenden Abschwellungen während der Behandlung konnte ich öfter mittelst des Messbands kaum einen Centimeter Unterschied finden. Auch die Versuche, mittelst Bleidrähten den Umfang aufzunehmen, haben kein brauchbares Ergebniss gehabt. Man kann die Vergrösserungen der Schilddrüse in ein Schema, Fig. 157, einzeichnen, das ich mir ebenfalls als Gummistempel habe anfertigen lassen, oder muss

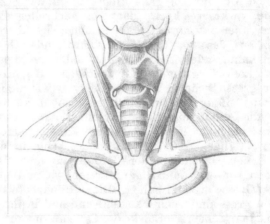

Fig. 157.

sich durch Vergleiche mit bekannten Grössen, Pflaumen, Eiern, Äpfeln u. s. w. helfen. Wichtiger ist es, auf die Konsistenz der Strumen zu achten, denn die Besserungen machen sich oft zuerst im Weicherwerden der Geschwulst bemerklich.

Die Peristrumitis unterscheidet sich von einer Struma dadurch, dass bei der ersteren eine Verschiebung der Geschwulst gegen die Umgebung nicht möglich ist, weil der Kropf mit den benachbarten Weichtheilen verwächst. Die Peristrumitis theilt dieses Kennzeichen mit den bösartigen Tumoren, wenn diese die Kapsel durchbrochen haben.

Die durch Schilddrüsenschwellungen verursachten Stenosen der Luftröhre kann man oft mit dem Spiegel sehen, namentlich mit der KILLIAN'schen oder KIRSTEIN'schen Methode. Man sieht dann, dass die eine Seite buchtig vorgewölbt ist, wodurch das Lumen der Trachea halbmondförmig wird oder dass in der Säbelscheidenform beide Seiten der Mittellinie sehr genähert sind oder dass bei Schwellungen des mittleren Lappens die vordere Wand nur auf eine ganz kurze Strecke sichtbar ist. Bei substernalen

Kröpfen ist es mir bisweilen schon gelungen, die denselben von der Aorta mitgetheilten Pulsationen in der Trachea zu sehen.

Differentialdiagnostisch kommen bei den Kröpfen noch in Betracht, die Cysten der Schilddrüse und der Speicheldrüsen, die Hygrome, die branchiogenen Cysten und Atherome, die Blutcysten aussen am Halse, die Echinokokken, die angeborenen Cystenhygrome und Lymphdrüsen mit erweichtem Inhalte, die festen Geschwülste des Oesophagus, der Lymphdrüsen, der Knochen und der Speicheldrüsen. Die vaskulären Formen könnte man mit Aneurysmen, pulsirenden Sarkomen und solchen Geschwülsten verwechseln, denen die Pulsation von benachbarten Arterien mitgetheilt wird. Die Entwicklung der bösartigen Tumoren findet fast nur in einer schon vorhanden gewesenen Struma statt, nach Orcel drei Mal unter vier Fällen. Kommt nach dem vierzigsten Lebensjahre eine bis dahin stillstehende Struma in ein rascheres Wachsen und verbinden sich damit ausstrahlende Schmerzen nach der Ohrgegend oder nach den Armen, so wird die Diagnose einer bösartigen Geschwulst beinahe sicher. Treten dazu noch Lymphdrüsenschwellungen, so schwindet auch der letzte Zweifel.

Die Behandlung der Kröpfe richtet sich nach dem Grade der Beschwerden. Wenn auch hie und da beobachtet worden ist, dass Kröpfe allein durch Ruhe und gute Pflege verschwunden sind, wie ein derartig verlaufener Fall z. B. von Kocher berichtet wird, von einer Kranken, die längere Zeit wegen einer Gonitis in seinem Hospital lag und bei welcher ein recht grosser Kropf sich vollständig zurückbildete, so wird man sich bei erheblichen Beschwerden nicht darauf verlassen dürfen, sondern zu den anerkannten Behandlungsmethoden schreiten müssen. Die einfachste Behandlung in Kropfgegenden ist das Abkochen des Trinkwassers; Kocher hat einige Fälle lediglich dadurch geheilt, sonst ist das Hauptmittel bekanntlich das Jod, welches zuerst von Coindet im Jahre 1820 empfohlen worden ist. Nach der Entdeckung des Jodothyrin, wie das Mittel neuerdings statt Thyrojodin benannt worden ist, durch den leider so früh verstorbenen Baumann können wir uns die Wirkung dieses Mittels leichter erklären. Das Jod begünstigt nämlich in der Schilddrüse die Bildung von Jodothyrin, das wir in der rohen Drüse oder in den Thyreoidintabletten dem Körper schon fertig darbieten; es erscheint aber wahrscheinlich, dass sich das Jod zunächst mit der betreffenden organischen Substanz verbindet und auf diese Weise in der Drüse aufgespeichert wird. In leichteren Fällen genügt die innerliche Darreichung von Jodkali in mässigen Dosen von 0,5—1,0 pro die. Statt der üblichen Jodkalisalbe, deren Wirksamkeit vielfach angezweifelt wird, verordne ich nach einem Recepte von Georg Thilenius seit 30 Jahren immer die Lösung: *Kali jod.* 5,0, *Spir. saponat.* 50,0, *Spir. Lavand.* 10,0. Morgens und Abends einen Theelöffel voll einzureiben oder einzuklatschen (siehe Seite 443), bis der Schaum in der Haut ver-

schwunden ist.   Diese Mischung wird von allen Kranken vorgezogen, da sie die Haut nicht befleckt oder fett macht.   Ein
ganz wirksames Mittel scheint nach den bisherigen Erfahrungen
auch das Jodvasogen zu sein, das ebenfalls äusserlich eingerieben
oder eingeklatscht wird.   Als Unterstützungskur empfehle ich gern
das Trinken der Adelheidsquelle.   Man unterlasse es nicht, das
Befinden der Kranken während der Jodbehandlung von Zeit zu
Zeit zu kontrolliren, da es in einzelnen, wiewohl sehr seltenen
Fällen zu den Erscheinungen der sogenannten Jodkachexie kommt,
von der RILLIET schon 1858, später ROSER und LÜCKE Fälle beschrieben haben.   In der Berner Poliklinik werden nach ARND
durch Jod 90 Procent der Kropfkranken so weit gebessert, dass
die Operation vermieden wird.

Nach LANZ hat MOYAN schon 1893 Kröpfe durch die Verabreichung von Schilddrüsensubstanz geheilt, seine Erfahrungen
aber nicht veröffentlicht.   Im Jahre 1894 haben dann EMMING-
HAUS und REINHOLD gefunden, dass das Mittel auf die Kröpfe
einiger zufällig damit behafteter Geisteskranker sehr günstig wirkte.
Sie gaben 6—7,5 Gramm von der rohen Hammelschilddrüse alle
10—14 Tage; bei einer kropfleidenden Wärterin, welche die günstige Wirkung bei den Kranken beobachtet hatte und das Mittel
mitgebrauchte, ging der Kropf schon auf zwei Dosen zurück.
BRUNS hat sich ebenfalls von der günstigen Einwirkung des Mittels
auf Kröpfe überzeugen können und seine Erfahrungen drei Monate
später veröffentlicht.   Seitdem wurde nun das Mittel in verschiedener Form angewendet, als rohe oder selbst als gebratene Schilddrüse, als Glycerinextrakt, in Gestalt der Thyreoidintabletten,
deren jede 0,3 der Schilddrüsensubstanz entspricht, oder in der von
Jodothyrintabletten à 0,3 und hat viele gute Erfolge aufzuweisen.
Nach den Mittheilungen von BRUNS kann man bei kropfigen Hunden
die Wirkung des Mittels schon nach vier Tagen mikroskopisch
nachweisen und nach 14 Tagen ist der Höhepunkt der Wirkung
erreicht.   Ebenso prompt wirkt das Jodothyrin und die Schilddrüsentherapie überhaupt bei dem Menschen und zwar um so rascher,
je jünger derselbe ist; allein leider ist der Erfolg in drei Viertel
der Fälle nicht von Dauer; nach dem Aussetzen der Behandlung
wachsen die Kröpfe wieder, ganz besonders diejenigen, welche
vorher recht prompt reagirt haben.   Dieselben Erfahrungen haben
v. BERGMANN, ANGERER und EWALD gemacht, doch soll es sich
bei der gewöhnlichen Jodbehandlung ähnlich verhalten.   Nach
KOCHER ist die Wirkung bei der Schilddrüsenbehandlung rascher
bemerkbar, bei der mit Jod aber eine vollständigere und ich
möchte nach meiner Erfahrung hinzusetzen, auch eine dauerndere;
ich habe viele meiner Kranken Jahre lang nach der Kur ohne
Rückfall gesehen.

Die rohe Schilddrüse giebt man auf Butterbrod, und zwar
Erwachsenen 10 und Kindern 5 Gramm, alle 8—14 Tage einmal;

doch untersuche man die Drüsen vorher, indem man sie aufschneidet; PALLESKE fand in der Hälfte der Schafschilddrüsen Entozoen. Schaf-, Schweins- und Rinderschilddrüsen wirken ganz gleich gut. Weit bequemer ist die Anwendung des Mittels in der Form der jetzt überall käuflich zu habenden Tabletten. Kinder lasse ich von denselben, die also, wie erwähnt, 0,3 Gramm der Substanz entsprechen, Anfangs zwei halbe und Erwachsene zwei ganze nehmen und steige alle drei Tage um eine halbe resp. ganze bis zu 10 Stück pro die bei Erwachsenen. Von dem Jodothyrin soll man 1—5 Gramm täglich verordnen; es scheinen ihm keine schädlichen Eigenschaften innezuwohnen; es ist nur noch sehr theuer. Dagegen werden über die Schilddrüsenbehandlung in jeder Form unangenehme Wirkungen mitgetheilt, die sich besonders an dem Herzen bemerkbar machen, grosses Schwächegefühl mit raschem kleinem Puls, stenokardische Anfälle; ja selbst einige Todesfälle nach dem Gebrauch des Mittels sind bekannt geworden. Man wird deswegen gut thun, die Kranken während des Gebrauchs dieser Organsaftbehandlung, wie man die Methode jetzt ziemlich allgemein bezeichnet, genau zu beaufsichtigen und sie auf die Möglichkeit des Auftretens solcher Erscheinungen aufmerksam zu machen, sowie auf die Nothwendigkeit, die Behandlung dann sofort zu unterbrechen. Man fasst das beschriebene Krankheitsbild unter dem Namen Thyreoidismus zusammen. LANZ ist geneigt, einen Theil der ungünstigen Wirkungen der Verwendung von nicht mehr ganz frischen Tabletten zuzuschreiben. ZUM BUSCH will dies aber nach seinen Erfahrungen in London nicht gelten lassen; er sieht die unangenehmen Erscheinungen als Thyreoidismus an, vielleicht verstärkt durch eine Intoleranz des Organismus gegen dieses Mittel, als eine Idiosynkrasie. Unter 68 Kranken, die zusammen über 10 000 Tabletten genommen hätten, habe er die betreffenden Erscheinungen nur vier Mal beobachtet. Immerhin wird man besser thun, solche Tabletten, die im Glase etwas faulig riechen, nicht zu verwenden.

Bei stärkerer Schwellung, besonders bei erheblicher Athemnoth, ist die gleichzeitige Anwendung der Kälte angezeigt, welche man am wirksamsten in der Form der LEITER'schen Röhren anwendet, Fig. 158; dieselben sind biegsam, so dass man sie ganz an die Haut anlegen kann. Man thut gut, zunächst auf diese ein Stückchen Baumwollen- oder Leinenzeug zu legen, dann werden die richtig gebogenen Röhren mittelst eines Tuches um den Hals gebunden, der obere Schlauch in einen Eimer mit Wasser gethan, angesogen, so dass er als Heber wirken kann und das untere Ende des Schlauches in einen tiefer stehenden Eimer geleitet. Um eine tüchtige Abkühlung herbeizuführen genügt es, Wasser von Zimmerwärme zu nehmen; thut man etwas Eis in das Wasser, so kann man die Wirkung erhöhen. Das Durchlaufen des Wassers dauert anderhalb Stunden, wonach man die beiden Eimer wechselt.

Der Vortheil der Röhren vor dem Eisbeutel besteht darin, dass sie sich besser anschmiegen und dass man sie nicht abzunehmen braucht, wodurch die Wirkung eine gleichmässigere und andauerndere ist,

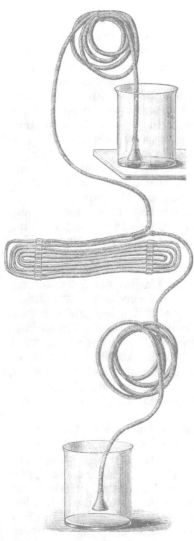

sodann wird der Kranke nicht in seinem Schlafe gestört und kann sich vermöge der langen Gummiröhren doch ziemlich frei bewegen, am Tische schreiben u. s. w. Je nach der Erkrankung lässt man die Röhren Tage lang liegen oder beschränkt ihre Anwendung in gebesserten oder leichten Fällen auf mehrere Stunden Vor- und Nachmittags. Mittelst Kälte und grösseren Dosen Jodkali habe ich schon viele recht kritische Fälle geheilt, namentlich wenn sich die Drüse z. B in Folge eines Hustens akut vergrössert hatte. Bei reinen Cystenkröpfen kann diese Behandlung natürlich nichts helfen.

Zuerst von BOECHAT 1880 und danach von LUTON wurden die parenchymatösen Einspritzungen von Jodtinktur, $^1/_2$—1 Gramm empfohlen, später hat sie LÜCKE vielfach angewendet, und auf dessen Empfehlung hin sind sie sehr in Aufnahme gekommen. Man hat auch noch andere Substanzen eingespritzt: Alkohol, Karbollösungen etc. 1894 hat GARRÉ und 1896 haben ROSENBERG und HERZFELD Einspritzungen von Jodoform 1,0, *Ol. olivar. Aeth. sulf. ana* 7,0 in einer grösseren Zahl Fälle mit günstigem Erfolg angewendet; sie halten dieselben für gefahrlos. Die Mischung muss dunkel aufbewahrt und darf nicht mehr benutzt werden, wenn sie braun geworden ist. Eine Anzahl namentlich nach Einspritzungen mit Jodtinktur tödtlich verlaufener

Fig. 158.

Fälle sind indessen veröffentlicht worden und sicher noch viel mehr vorgekommen. Ich selbst habe, nachdem ich viele tausend Einspritzungen ohne unangenehme Nebenwirkung gemacht hatte, in einem Falle eine recht unangenehme, einen Tag dauernde

Dyspnoe beobachtet, und in einem anderen, den ich oben schon erwähnte, einen letalen Ausgang erlebt. Seitdem ist mir die Lust vergangen, diese Erfahrung noch einmal zu machen, da ich glaube, dass es ziemlich einerlei ist, welches Mittel man einspritzt, und ich die Schuld vielmehr entweder dem Akt des Einspritzens und der dadurch besonders bei ängstlichen Kranken hervorgerufenen Erregung oder dem Anstechen einer Vene zuschreiben möchte, welches letztere aber gerade in der Schilddrüse nicht immer leicht zu vermeiden ist. Jedenfalls warne ich davor, die parenchymatösen Einspritzungen bei erheblicher Stenose anzuwenden. Ich habe mich auf die oben geschilderte Behandlung beschränkt und wenn es damit nicht gelingen wollte, den Kropf zu vermindern, den Kranken die Operation anempfohlen.

Eine weitere unangenehme Eigenschaft der parenchymatösen Einspritzungen besteht darin, dass sich durch den darauf folgenden Entzündungsprocess Verwachsungen zwischen der Schilddrüse und der Umgebung bilden, welche eine etwaige spätere Operation sehr erschweren können.

Bei allen arzneilichen Behandlungen der Kröpfe muss man dafür sorgen, dass keine Stauungen stattfinden. Man wird den Stuhlgang regeln müssen, bei Husten ein Narkotikum geben und vor Allem darauf halten, dass die Kranken keine zu engen Kragen tragen. Man sollte nicht glauben, dass Letzteres so schwer zu erreichen wäre. Die grössere Mehrzahl selbst der gebildeten Menschen antwortet auf die betreffende Verordnung regelmässig: „aber meine Kragen sind doch nicht zu eng" und nimmt die gegentheilige Ansicht als eine Art Beleidigung auf. Es ist aber jede Behandlung umsonst, wenn man die Blutcirkulation nicht frei macht. Man lasse die Kranken ebenso auf die Enge der Kragen an den Nachthemden oder -jacken achten. Der Hals darf auch bei dieser Erkrankung nicht warm eingewickelt werden.

Bei starker Stenose ist zunächst natürlich die Tracheotomie angezeigt, die aber in solchen Fällen ihre grossen Schwierigkeiten hat. Lücke empfiehlt, die Drüse nach Bose, von oben her von der Luftröhre abzulösen; Andere rathen, die untere Tracheotomie zu machen, weil man den Zugang zwischen den beiden seitlichen Lappen der Schilddrüse immer finden könne. Ich habe keine Erfahrung darüber, ob dies auch bei einseitiger erheblicher Kropfbildung zutrifft. Da die Verengerung in der Regel ziemlich weit unten sitzt, so muss man sich fast immer der biegsamen König'schen Kanüle bedienen. Ist die Schwellung ziemlich plötzlich entstanden, so kann es sich darum handeln, zu versuchen, durch Heben des zum Theil substernal liegenden Kropfes die Athmung zu befreien. Koch musste in einem Falle den Kropf die ganze Nacht in dieser Weise halten lassen, bis die Operation soweit vollendet war, dass die Athmung frei wurde, und über einen gleichen Fall berichtete Krönlein.

Namentlich durch die Bemühungen KOCHER's ist man jetzt dahin gelangt, dass die Verluste nach der Operation in geübten Händen bei gutartigen Kröpfen unter einem Procent bleiben. Wer in dieses Procent gerade hineinfällt, für den ist es aber doch recht unangenehm, und ich rathe deshalb bei allen, einen unmittelbaren Eingriff nicht erfordernden Kröpfen, es zunächst einmal mit der oben beschriebenen Behandlung zu versuchen und kann für diesen Rath auch die früher bereits erwähnten Erfolge von LANZ in der Berner Poliklinik anführen. Die innere Anwendung des Jod und vielleicht auch die äussere ist nicht so unwirksam, wie es WETTE annimmt. Abgesehen von dem Procent Todesfälle ist doch für Mädchen die Narbe vorn am Halse auch gerade keine Zierde.

Hat man es freilich mit einem Kropf zu thun, der die Ursache einer erheblichen Stenose in der Luftröhre ist, so darf man zwar eine kurze Zeit lang den Versuch machen, mittelst der kombinirten Eis- und Jodbehandlung das Leiden zu bessern; gelingt dies aber nicht bald, so muss man zu der radikalen Operation schreiten, in Erinnerung daran, dass eine allzulange Stenose eine Herzverfettung oder doch eine Herzschwäche zur Folge haben kann, welche die Aussichten einer späteren Operation zum Mindesten nicht bessert.

Man kann den Kropf operiren mittelst der totalen Exstirpation oder mittelst der theilweisen, die wieder nur einen Lappen oder nur die Knoten betreffen kann; letztere Methode nennt man die Enukleation. Sie ist zuerst von SOCIN und neuerdings von JULIUS WOLFF methodisch geübt worden. Bei der totalen Exstirpation muss man wegen der gleich zu erwähnenden Folgen einen kleinen Rest übrig lassen.

Je nach dem man bei der theilweisen Herausnahme der Geschwulst einen Theil der Kapsel schonen kann oder nicht, unterscheidet man ausser der Enukleation noch die Resektion oder die partielle Exstirpation.

Nach der Exstirpation des einen Lappens pflegt der andere zu atrophiren. STEVENSON hat dies in vier Fällen, KÖHLER bei einem Kranken beobachten können, und viele Andere haben die gleiche Erfahrung gemacht. Es ist sogar in England wiederholt vorgekommen, dass sich diese Atrophie nach einfachen Durchschneidungen des Isthmus, die wegen der Stenose gemacht wurden, eingestellt hat. PORTA hat meines Wissens zuerst empfohlen, bei Kröpfen die zuführenden Arterien zu unterbinden, WÖLFLER und KOCHER haben diese Operation oft ausgeführt und zwar mit gutem Erfolg, namentlich bei den vaskulären Formen; Letzterer empfiehlt sie besonders für die oft sehr gefässreichen Kröpfe bei *Morbus Basedowi*. Wegen der Folgen unterbindet er immer nur drei Arterien.

Die Versuche, den Kropf mittelst der Elektrolyse heilen zu wollen, sind noch nicht abgeschlossen, sie theilen mit den parenchymatösen Einspritzungen den Nachtheil, dass sie die allenfalls nöthig werdende Operation durch die entstehenden Verwachsungen mit der Haut sehr erschweren.

Die Cystenkröpfe soll man nur dann, wenn eine Probepunktion einen serösen Inhalt ergeben hat, mittelst der Punktion durch einen Trokar und nachfolgender Einspritzung von Jodtinktur behandeln, denn nur dann hat das Verfahren Aussicht auf Erfolg. Die Punktion muss mittelst eines aseptischen Trokar ausgeführt werden. Nachdem der Inhalt abgeflossen ist, soll man nach LÜCKE den Sack durch Auswaschen reinigen und dann erst die Jodtinktur einspritzen. Es folgt darauf eine erneute Füllung des Sacks und in dessen Umgebung eine leichte entzündliche Schwellung; erst vom achten Tage an pflegt dieselbe abzunehmen. Gewöhnlich gelingt es nicht gleich bei dem ersten Male, die Cyste zur Verödung zu bringen, man kann dann, je nach der Reaktion, nach einigen Wochen das Verfahren wiederholen. Bei kolloidem oder gar bei krümligem Inhalt ist die Spaltung mit Annähen der Schnittränder an die der äusseren Haut und nachheriges Tamponnement, wenn die Blutung es erfordert, das bessere Verfahren. Noch mehr empfiehlt sich aber, den ganzen Sack herauszunehmen, besonders wenn die Wandung nur lose mit der Umgebung verbunden ist.

Die früher üblichen Verfahren, wie das Durchziehen eines Haarseils u. s. w., sind nach heutigen Anschauungen nicht mehr zulässig.

Um den Druck der Muskeln auf den Kropf und die dadurch bedingte Verdrängung der Struma nach innen zu beseitigen, hat schon DUPUYTREN vorgeschlagen, die vorderen Halsmuskeln zu durchschneiden, also namentlich die *Muscc. sternohyo-* und *sternothyreoidei.* PONCET hat das Verfahren, das er Cirkumthyreoidektomie nennt, oft angewendet und ORCEL hat nach ihm dieselbe Operation bei Krebs der Schilddrüse ausgeführt und empfiehlt sie sehr als Erleichterungsmittel. Die Operation besteht darin, dass man einen Schnitt von dem Schildknorpel bis zum Brustbein und einen zweiten von dem einen Kopfnicker bis zu dem anderen macht, wodurch die ganze Muskulatur freigelegt wird. Dann durchschneidet man die *Muscc. sternohyoidei* und *sternothyreoidei,* sowie die inneren zwei Drittel der Kopfnicker, wonach man die Geschwulst zu grosser Erleichterung der Kranken leicht von der Umgebung lösen kann. PONCET und JABOULEY haben das Verfahren nachträglich noch verbessert, indem sie die Drüse aus dem Hautschnitt herauswälzen, da sie beobachtet haben, dass sie dann atrophirt; sie nennen dieses Verfahren Exothyreopexie. Den substernalen Kropf wird man heutzutage immer herausnehmen müssen, wenn er zu Beschwerden Anlass giebt, die auf andere Weise nicht zu heben waren. Die strumöse Verengerung der Speiseröhre bedarf in der Regel keiner besonderen Behandlung; ist sie störend, so kann man das Einführen von Sonden versuchen.

Da bei vielen Kropfkranken, bei denen es zur Operation kommt, schon eine länger dauernde Athemnoth vorhergegangen ist und man daher immer mit der Herzschwäche zu rechnen haben wird, so empfiehlt es sich, in Narkose nur bis zur Vollendung des Hautschnittes zu operiren, da die unter der Haut gelegenen Gewebschichten wesentlich weniger schmerzhaft sind oder überhaupt die ganze Operation unter der lokalen Anaesthesie, z. B. mit subkutaner Anwendung von Kokain oder der Einspritzungen von SCHLEICH zu machen.

Die Operation der Adenome wird man in nicht zu weit vorgeschrittenen Fällen immer noch anrathen dürfen, allenfalls auch noch die der Sarkome, deren Exstirpation jedenfalls etwas bessere Ergebnisse liefert, als die der Krebse.   In der Clinical Society of London berichtete TURNER vor einiger Zeit über ein von ihm beobachtetes Sarkom, das nach der ersten Tracheotomie fast ganz verschwand und auch nach der zweiten eine erhebliche Abschwellung zeigte.   In der Diskussion über den Fall erwähnte BOWLES, dass er in Bern ein Sarkom der Schilddrüse gesehen habe, bei dessen Entfernung von KOCHER ein grosser Theil der Luftröhre mit gutem Erfolge weggenommen worden sei; der Kranke habe sich nachher mit einer silbernen Ersatzröhre ganz wohl befunden. Die krebsigen Schilddrüsentumoren dagegen ergeben eine ganz schlechte Prognose für die operative Entfernung.   SULZER hat zwar von acht Operirten nur einen verloren, die anderen bekamen aber alle sehr bald Rückfälle.   Bei Krebs wird sich die Behandlung darauf beschränken müssen, die Kräfte zu erhalten, so grausam dies auch ist, und die Schmerzen durch Narkotika zu stillen und vielleicht die vorderen Halsmuskeln zu durchschneiden.

Nach einer Anzahl Kropfausschneidungen beobachteten REVERDIN, JUILLARD und KOCHER eine eigenthümliche Veränderung der Kranken, die KOCHER als *Cachexia strumipriva* zuerst genauer beschrieben hat; neuerlich hat er den Namen in *Cachexia thyreopriva* umgewandelt.   Die dabei auftretenden, eigenthümlichen psychischen und somatischen Veränderungen finden sich besonders bei noch in der Entwicklung begriffenen Individuen und haben einen progressiven Charakter.   Die Kranken beginnen bald nach der Operation oder auch erst nach vier bis sechs Monaten über Ziehen in den Armen und Beinen, grosse Müdigkeit, Gefühl von Schwere und Schwäche in den Gliedern, Frostgefühl, über Blauwerden der Hände und Füsse und über eine Abnahme der geistigen Fähigkeiten, Langsamkeit im Denken, Sprechen und Handeln zu klagen.   Dazu kommen eigenthümliche Ernährungsstörungen in der Haut, dieselbe wird pachydermisch, verdickt, wie von einem steifen Oedem durchsetzt, spröde, rauh, schilfernd und trocken, die Haare werden dünn und fallen bald aus.   Die Verdickung der Haut giebt den Kranken ein gedunsenes Aussehen im Gesicht; die Wangen hängen herab, die Hände werden steif und dick, wie elephantiastisch. Dabei entwickelt sich nach und nach ein hoher Grad von Anaemie und eine auffallende Hypertrophie der Muskulatur bei erstaunlich geringer Kraft der Arme und Beine, der Bauch erscheint gross, die Glieder kurz gedrungen. Bei Kindern beobachtet man, dass die Supraklavikulargegenden hervorquellen, was PEL sehr mit Recht als ein besonders gutes Kennzeichen angegeben hat. Treten die Veränderungen mehr akut auf, so äussern sich die cerebralen Erscheinungen als Tetanie oder in Form von epileptischen Krämpfen.

Pathologisch-anatomisch findet man in der äusseren Haut und in den inneren Organen eine Bindegewebswucherung mit lebhafter Kern- und Zelltheilung und mucinartiger Infiltration.

Von England aus waren schon früher eine Anzahl Beobachtungen über eine ebenso eigenthümliche Erkrankung bekannt geworden, die zuerst 1873 von SIR WILLIAM GULL als kretinoides Oedem beschrieben, 1878 aber besonders von ORD genauer studirt und mit dem Namen Myxoedem belegt worden war. Die Kranken zeigten ganz analoge Erscheinungen, wie die oben geschilderten, nur dass keine Operation vorangegangen war. ORD und HADDEN fanden die Schilddrüse dabei immer sehr atrophisch. Das Myxoedem wurde mehr bei Frauen als bei Männern, aber auch schon bei Kindern beobachtet. In Bezug auf die Lösung der interessanten Frage des Zusammenhangs der beiden Zustände sehen wir durch das Zusammenwirken einer grösseren Anzahl von Forschern, namentlich aber durch eine von SEMON und HORSLEY veranstaltete Sammelforschung und durch die Erfolge der Behandlung mit Thierschilddrüsen jetzt viel klarer. Es hat sich die Richtigkeit der fünf Jahre früher von SEMON schon ausgesprochenen Ansicht ergeben, dass beide Processe identisch und durch eine Funktionsuntüchtigkeit der Schilddrüse bedingt seien. Diese Funktionsuntüchtigkeit besteht fast immer in einer Atrophie oder in dem Fehlen der Drüse, sei es, dass sie angeboren fehlt, operativ entfernt, oder durch bis jetzt unbekannte Ursachen atrophisch geworden ist. In den Fällen, in welchen bei Thierversuchen oder nach Operationen am Menschen die zu erwartenden Folgen in Bezug auf das Auftreten die Cachexie ausbleiben, muss man das Vorhandensein einer Nebenschilddrüse oder das Zurückbleiben eines kleinen Theils des Kropfes annehmen; in manchen Fällen hörten nämlich die Erscheinungen auf, nachdem sich eine neue Kropfgeschwulst gezeigt hatte. Es hat sich ferner ergeben, dass wir das Myxoedem und die *Cachexia thyreopriva*, den sporadischen Kretinismus und wahrscheinlich auch den endemischen Kretinismus, als pathogenetisch identische Processe anzusehen haben, da sie alle auf einer Funktionsbehinderung der Schilddrüse beruhen. KOCHER hatte ja schon früher nachgewiesen, dass die Schilddrüse bei allen Kretins verändert ist. Viele derselben haben aber einen und zwar mitunter einen recht grossen Kropf und bei diesen müssen wir

annehmen, dass nicht das Fehlen der Drüse, sondern das Zugrundegehen ihrer Substanz durch Kropfbildung und die Beeinträchtigung der Funktion derselben durch entzündliche Vorgänge
Schuld an dem Zustand des Kranken ist. Ich habe mich darüber
in dem Abschnitte „Physiologie" schon näher ausgesprochen.

Wenn früher noch ein Zweifel über Abhängigkeit des Myxoedem von der Schilddrüse bestanden hat, so sind diese durch
die Erfolge der Behandlung beseitigt, welche man in vielen Fällen
nach dem genialen Vorschlage von HORSLEY durch die Einverleibung
von Schilddrüsen erreicht hat.

Das Bild der ausgebildeten Myxoedemfälle gleicht vollkommen
dem oben geschilderten der Kranken mit *Cachexia thyreopriva*.

In den Anfangsstadien sind die Veränderungen noch nicht so
deutlich ausgesprochen, und doch zeigen sich bei ihnen schon
Erscheinungen, die nach den Angaben KRÄPELIN's in sehr vielen
Fällen eine frühzeitige Diagnose gestatten werden. Er hat drei
Fälle beschrieben, bei denen sich Schwellungen und Verdickungen
in der Haut vorfanden, die bei einem seiner Kranken nach einem
Jahre zum Theil wieder verschwunden waren. Besonders fand er diese
Veränderungen an der Haut der Arme und Beine entwickelt, neben
Steifigkeit im Nacken und in den Gliedern, und neben psychischen
Störungen, Depression, Angst, Sinnestäuschungen, Empfindlichkeit
gegen Gehörseindrücke, Reizbarkeit, psychischer Erregung, Tremor
und Hyperaesthesie. Bei einer 59jährigen Frau beobachtete er
ferner plattenartige Verdickungen der Haut mit auffallenden Falten
im Gesicht, Zittern in den Händen und motorische Unruhe.

Ich hatte Gelegenheit, einen solchen beginnenden Fall zu
beobachten, in welchem EDINGER schon sehr früh die richtige
Diagnose gestellt hat. Wir fanden an dem 40 Jahre alten Kranken,
dessen Schilddrüse nicht zu fühlen war, eine ganze Anzahl über
handgrosser, verdickter Stellen in der Haut der Extremitäten,
die sich ziemlich scharf gegen die gesunde Haut absetzten. Sie
fühlten sich ähnlich an, wie die verdickten Hautstellen bei Sklerodermie, nur, dass bei dieser die begleitenden nervösen Symptome
fehlen. Sehr bald stellte sich bei unserem Kranken eine Schwierigkeit in dem Gebrauch der geschwollenen linken Hand und des
linken Beins ein. Er bezeichnete es Anfangs als eine Steifigkeit,
später zeigte sich deutliches Zittern, erst in der linken, dann auch
in der rechten Hand, dann in Arm und Bein. Die Intelligenz hat
nur sehr allmählich abgenommen, dagegen aber sich schon früh eine
gewisse Ängstlichkeit und Langsamkeit im Denken und Handeln
eingestellt. Die verdickten Stellen in der Haut waren auf eine
Kur mit Schilddrüsenextrakt besser geworden, aber der Tremor
hatte eher zugenommen. Seitdem haben sich unter dem Gebrauch
von Schilddrüsentabletten die Zeichen der Myxoedemerkrankung
bei ihm mehr und mehr zurückgebildet; das Zittern war wohl
die Folge der Anfangs zu hohen Dosen, es hat sich ganz verloren.

Die Einwirkung der hier besprochenen Zustände auf das Wachsthum des Körpers und auf die geistige Entwicklung bei Kindern habe ich Seite 85 erwähnt, ich möchte hier nur noch einen recht charakteristischen Fall anführen, über den Anson in Wellington in Neuseeland berichtet hat. Er betraf ein zehnjähriges Mädchen, welches das Aussehen eines fünfjährigen hatte und geistig und körperlich alle Zeichen des Myxoedem darbot, es war während der letzten drei Jahre nur zwei Zoll gewachsen. Als Anson ihm alle zwei Tage eine viertel Schilddrüse verabreichte, war schon nach zehn Tagen eine merkliche Veränderung in seinem Allgemeinbefinden eingetreten, nach 50 Tagen war es bereits $1^1/_2$ Zoll gewachsen, nach einem Jahre vier Zoll und war ein ganz anderes Kind geworden. Ähnliche Beobachtungen sind auch in Europa gemacht worden; die Seite 85 erwähnten, von H. Rehn behandelten Kinder, zeigten ebenfalls ein wesentlich rascheres Wachsthum auf die Schilddrüsentabletten.

Die ausgebildeten Stadien der Krankheit mit ihrem oben geschilderten Befunde geben ein so charakteristisches Bild, dass es gewiss Keinem wieder aus dem Gedächtniss schwinden wird. Grössere Schwierigkeiten wird die Diagnose der beginnenden, spontan entstehenden Formen machen können, doch sind auch da die umschriebenen Hauterkrankungen in Verbindung mit den geistigen Veränderungen an dem Kranken so bezeichnend, dass die Diagnose nicht so schwer ist, wenn man einmal die Möglichkeit einer derartigen Erkrankung mit in den Bereich seiner Erwägungen aufgenommen hat.

Da es sich jetzt herausgestellt hat, dass ein Theil der Fälle von Tetanie, wenn auch sicher nicht alle, durch eine mangelhafte Funktion der Schilddrüse bedingt sind, so wird man namentlich bei chronischer Tetanie ebenfalls auf das Verhalten der Schilddrüse sein Augenmerk richten müssen. Die Tetanie zeichnet sich nach Schultze ausser durch die bekannten, anfallsweise auftretenden tonischen Kontrakturen an den Extremitäten, durch eine ausserordentliche Erregbarkeit der von dem *Facialis* versorgten Muskeln aus, so dass ein leichtes Streichen über die Schläfengegend schon genügt, um die Gesichtsmuskeln zum Zusammenziehen zu bringen. Diese chronischen Fälle verhalten sich zu der nach Operationen beobachteten akuten Tetanie, wie die *Cachexia thyreopriva* zu dem Myxoedem. G. Gottstein hat einen chronischen Fall durch die Verabreichung von Thyreoidintabletten wesentlich gebessert.

Die Prognose der erwähnten Zustände war noch vor wenigen Jahren eine absolut schlechte, hat sich indessen durch die verbesserte Behandlung viel günstiger gestaltet.

Horsley hat, sich auf die Versuche von Schiff und v. Eiselsberg stützend, ursprünglich angegeben, man solle ein Stück einer Schafschilddrüse, weil diese der menschlichen am ähnlichsten sei,

unter der Haut oder im Peritoneum einheilen. Die von ihm vor
geschlagene Behandlungsmethode wurde zuerst von LANNELONGUE
und dann von BIRCHER ausgeführt und ein günstiger Erfolg danach
beobachtet; leider hatte derselbe keinen Bestand, da die trans-
plantirte Schilddrüse bald resorbirt wurde und sich die Wirkung
verlor; BIRCHER hat deswegen die Operation wiederholt. MURRAY
und WALLACE BEATTY haben an Stelle derselben die subkutane
Einverleibung eines Schilddrüsenextrakts eingeführt. Soviel ich
ersehen kann, sind HOWITZ, HECTOR MACKENZIE und FOX alle drei
unabhängig von einander auf die Idee gekommen, rohe Schilddrüsen
von Schafen oder deren Saft *per os* zu geben, wonach sie glänzende
Erfolge beobachteten. Die Wirkung war in dem ersten Falle eine
vollständige Heilung durch eine sechsmonatliche Behandlung.
CALVERT hat die Annehmlichkeit des Mittels noch erhöht, indem
er die Drüse in leicht geröstetem Zustande verabreichte und erzielte damit in einem Falle eine wesentliche Besserung.

Ob das Jodothyrin allein genügt, um ein Myxodem zu
heilen, muss erst noch festgestellt werden. Die Art der Behandlung aller der erwähnten Zustände mit Schilddrüse oder deren
Produkten, die man heutzutage mit begründeter Aussicht auf
Erfolg wird anrathen können, habe ich oben bei der der Kröpfe
schon geschildert. Nach den bisherigen Erfahrungen wird man
freilich diese Mittel, wenn auch in verminderter Gabe das ganze
Leben oder wenigstens längere Jahre hindurch anwenden müssen.

Darüber, dass die eben besprochene Gruppe von Krankheitszuständen durch eine wahrscheinlich quantitativ, vielleicht auch
qualitativ nicht genügende Schilddrüsenabsonderung erzeugt
wird, sind heute alle Gelehrten einig, und ebenso fast alle
darüber, dass im Gegensatz hierzu der *Morbus Basedowii* durch
ein Übermaass oder eine in anderer Weise qualitativ krankhafte
Verändernng des Drüsensafts hervorgerufen wird. Man kann die
Cachexia thyreopriva, das Myxoedem, die Tetanie und den
Kretinismus als eine Folge der Hypothyreosis und den
Morbus Basedowii und diesem verwandte Zustände als eine solche
der Hyperthyreosis oder Dysthyreosis, der krankhaft veränderten Absonderung ansehen.

Den *Morbus Basedowii* hat der Kollege, nach dessen Name
die Krankheit genannt worden ist, zuerst im Jahre 1840 beschrieben. Vorher sind schon Fälle von FLAJANI und GRAVES
beobachtet worden, allein sie erkannten die Zusammengehörigkeit
der drei Hauptsymptome nicht, des Exophthalmus, der Tachykardie und des Kropfes. Im Laufe der Zeit kam man indessen
nach und nach zu der Erkenntniss, dass diese drei Hauptsymptome nicht immer alle vorhanden sein müssen, dass eigentlich
nur die Erkrankung der Schilddrüse das Konstante ist, die aber
freilich auch nicht immer unter der Form des Kropfes auftritt,
sondern hier und da, wie erwähnt, in einer krankhaft veränderten

Funktion der Drüse besteht, und dass sowohl die Tachykardie, als auch Exophthalmus in einzelnen Fällen fehlen oder noch nicht zur Entwicklung gelangt sein können. Man kann danach mit Möbius die symptomenreichen und symptomenarmen Fälle unterscheiden, die letzteren, in denen einzelne Zeichen fehlen, nennen die Franzosen die *Formes frustes*. Es hat sich ferner herausgestellt, dass eine Anzahl sonstiger nervöser Symptome gewöhnliche Begleiter der Krankheit sind, so das Zittern, und andere, deren Anwesenheit gerade die Zugehörigkeit der *Formes frustes* zu dem *Morbus Basedowii* bewiesen hat. Ich werde nachher bei der Erwähnung der Symptome noch näher darauf zurückkommen.

In Beziehung auf das Wesen und die Entstehung des *Morbus Basedowii* stehen sich hauptsächlich zwei Ansichten bis jetzt noch unvermittelt gegenüber. Die eine, deren Hauptvertreter Möbius ist, sieht in der vermehrten oder wenigstens krankhaft veränderten Absonderung der Schilddrüse die Ursache und diese Ansicht wird hauptsächlich auf die guten Erfolge nach Exstirpation der Drüse gegründet, sowie auf die Zuführung von Schilddrüse in Substanz oder Tabletten und auf die Fälle, in denen sich die Krankheit akut entwickelte in Folge von örtlichen Reizungen in der Schilddrüse. L. Rehn hat einen hierher gehörenden Fall beschrieben, in dem er Herzklopfen, Erweiterung der Pupillen, Ohnmachten, Schwindel und Blässe des Gesichts in Folge der Zurückhaltung von nekrotischen Resten in einer nicht ganz exstirpirten Drüse beobachtete, und das sofortige Verschwinden dieser Symptome, nachdem die Reste entfernt worden waren.

Eine ähnliche Beobachtung hat Jaboulay mitgetheilt: Er hatte bei einem Kranken die Exothyreopexie gemacht, die Drüse aus ihrer Lage nach aussen gewälzt und konnte danach eine sehr reichliche Absonderung von der Oberfläche derselben warnehmen. Nachdem diese sich mit Granulationen bedeckt hatte, liess die Absonderung nach und es traten nun Basedowsymptome auf, die wieder verschwanden, nachdem er die Oberfläche abermals freigelegt hatte und dadurch die Absonderung wieder reichlicher fliessen konnte. Es sprechen ferner zu Gunsten dieser Ansicht die Verschlimmerung der Beschwerden der Kranken, die man nach der Verabreichung der Schilddrüsenpräparate gesehen hat. Ich habe diese Verschlimmerung selbst in mehreren Fällen beobachtet, muss aber gleich bemerken, dass von einer ganzen Reihe bewährter Beobachter, so von Bruns, Kocher, Lanz, Heinsheimer, F. Müller, Silex u. A. Berichte über Heilungen oder Besserungen der Krankheit nach der Schilddrüsentherapie berichtet wurden. Es sind verschiedene Erklärungen für diese anscheinend in keiner Weise in die Theorie passenden Fälle aufgestellt worden. Kocher nimmt an, dass nur die Fälle gebessert würden, in denen der Druck der vergrösserten Schilddrüse eine Nervenreizung hervorgerufen gehabt habe, die nach der gleich noch zu be-

sprechenden zweiten Ansicht über das Zustandekommen des
Morbus Basedowii von KOCHER als Ursache angesehen wird; durch
die Verkleinerung des Kropfes habe der Druck aufgehört. Nach
demselben Autor sind es gerade auch die Fälle, in denen die
Verabreichung der Schilddrüsenpräparate keine nervösen Erscheinungen hervorruft.

MÖBIUS, dessen vortrefflicher Monographie ich einen grossen
Theil des hier Mitgetheilten entnehme, hält es für ein Postulat
der Vernunft, dass die in ihrer Thätigkeit so sehr gesteigerte
Drüse schliesslich erschöpft wird und dass dann die Myxoedem-
symptome auftreten müssen. Der erste derartige Fall ist von
KOWALEWSKI beschrieben worden, der bei einer mit *Morbus Basedowii* behafteten Epileptischen die Haut bis zu den Knien herauf
geschwollen, trocken, schmutziggrau, haarlos und glänzend fand;
die zuerst sehr aufgeregte Kranke war ganz stumpfsinnig geworden. Auch bei einer von JOFFROY und ACHARD beobachteten
Wäscherin trat zuerst die Verdickung der Haut an den Unter-
schenkeln auf, bis sich nach und nach das vollständige Bild des
Myxoedem entwickelte. Ähnliche Beobachtungen haben WILLIAMS,
PUTNAM, BALDWIN, SOLLIER und v. JAKSCH mitgetheilt.

Die nervösen Erscheinungen bei der Krankheit erklären die
Anhänger der MÖBIUS'schen Theorie für hervorgerufen durch die
Einwirkung des in dem Schilddrüsensaft enthaltenen starken
Basedow-Giftes auf das Nervensystem.

Die zweite Ansicht über die Pathologie des *Morbus Basedowii*,
deren Hauptvertreter EULENBURG und KOCHER sind, sieht das
Primäre in einer Erkrankung der Nerven, sei es einer solchen des
gesammten System, ähnlich der Neurasthenie oder in einer
krankhaften Veränderung der Medulla, welcher Theil des Centralnervensystem von Einigen aber nur als Vermittler der von anderen
Organen, namentlich auch von dem Uterus und der Nase herstammenden Reize betrachtet wird. Die vermehrte oder auch nur
krankhaft veränderte Absonderung der Schilddrüse, deren Einfluss
auf die Entstehung vieler Symptome auch von den Anhängern
dieser Ansicht nicht geleugnet wird, und die damit ursächlich eng
verbundene Kropfbildung wäre danach eine Reflexerscheinung,
die durch die Medulla vermittelt würde. Durch den Wegfall des
Organ für diese Absonderung wären nach dieser Ansicht die Erfolge nach chirurgischer Behandlung der Drüse zu erklären. Die
Anhänger der Nerventheorie stützen dieselben besonders durch
die therapeutischen Erfahrungen: durch die günstigen Erfolge der
Galvanisation des Halssympathicus, der Ätzungen der Nase oder
der Verordnung von *Natron phosphoricum*. Fälle von Besserung
und Heilung des *Morbus Basedowii* nach Behandlung der Nase
sind von HACK, B. FRÄNKEL, HOPMANN und MUSEHOLD veröffentlicht worden und ich selbst habe zwei Kranke gesehen, bei denen die
Erscheinungen der Krankheit nach der Behandlung der Nase ver-

schwunden sind. Die erste, schon Seite 764 erwähnte Patientin hatte die charakteristische Trias der Erscheinungen, namentlich auch einen recht ausgesprochenen Exophthalmus; ich war sehr erstaunt, als ich wenige Tage nach der Ätzung der rechten unteren Muschel eine sehr auffallende Verschiedenheit des Hervorstehens der Augen zu Gunsten der geätzten Seite bemerken konnte; nachdem ich nun noch die linke Nase behandelt hatte, trat auch das linke Auge zurück und zugleich besserten sich die übrigen Erscheinungen so, dass heute nach etwa zehn Jahren die Frau zwar noch nervös ist, aber keines der drei Symptome mehr aufweist. Ich sehe sie wegen einer Kieferhöhleneiterung jetzt fast jede Woche. Der zweite durch Nasenbehandlung, wenigstens augenblicklich, geheilte Fall betrifft einen russischen Kollegen, der in diesem Sommer mit allen Erscheinungen des *Morbus Basedowii* zu mir kam, mit Kropf, Exophthalmus, mit einem Puls von über 130 und mit Zittern. Er theilte mir mit, dass er jedesmal vor Verschlimmerungen seines Zustandes an vermehrten Nasenbeschwerden leide und wiederholt auf eine örtliche Behandlung der Nase bedeutende Besserungen in seinem Befinden verspürt habe. Ich nahm ihn auf seine Bitte in Behandlung, ätzte ihm zunächst die beiden unteren Muscheln, worauf der Exophthalmus sich bald verringerte und der Puls auf 80 sank; da sein Allgemeinbefinden noch nicht ganz nach Wunsch war, so nahm ich ihm mit der sehr wenig angreifenden elektrischen Säge auch noch eine die Athmung hindernde Leiste auf der linken Seite der Nase weg, wonach der Puls auf 76 sank und sowohl von dem Kropf, als auch von dem Exophthalmus fast nichts mehr zu bemerken war. Einen günstigen Einfluss auf den Verlauf der Krankheit hat SCANES SPICER in vier Fällen nach der Operation von Nasenpolypen beobachtet, eine Beobachtung, die durch die Erfahrungen von SCHÄFFER, JURASZ, PAUL HEYMANN und STOKER ergänzt wird, die weiche Kröpfe, welche aller Behandlung getrotzt hatten, auf einfache Ätzungen der Nase oder die Entfernung von Nasenpolypen sich zurückbilden sahen.

LEMCKE hat eine dritte Theorie aufgestellt, er nimmt an, dass das Schilddrüsengift hauptsächlich auf die Muskeln wirke, und dass sich alle Erscheinungen des *Morbus Basedowii* aus einer Erschlaffung der willkürlichen und organischen Muskeln erklären lasse, den Exophthalmus, die Trägheit der Pupille und die Hyperhydrosis eingeschlossen. Er glaubt, dass man die Diagnose auf Basedowkrankheit schon stellen müsse, wenn ein Kranker an Tachykardie und Tremor leide.

Eine vierte Ansicht stammt von BERNDT, der den reflexauslösenden Reiz nicht in der Absonderung, sondern in der Volumveränderung der Schilddrüse sucht. Er nennt seine Ansicht die Theorie des Reflexes durch mechanische Reize; seine Ansicht trifft sich in vielen Punkten mit der EULENBURG-KOCHER'schen.

Ich muss gestehen, dass mich meine Erfahrungen mit der Nasenbehandlung, sowie die gleich zu erwähnenden sonstigen Erscheinungen, die auf die Betheiligung des *Nervus sympathicus* zurückzuführen sind, z. B. der Exophthalmus, ferner die Veränderungen an der äusseren Haut und an ihren Gefässen, veranlassen, der EULENBURG-KOCHER'schen Ansicht den Vorzug zu geben. Vielleicht geht es dabei, wie bei der Epilepsie, wie ich dies oben in dem Abschnitt über Fernwirkungen besprochen habe: die Epilepsie ist sicher in der Regel keine Fernwirkung von der Nase aus, in Ausnahmefällen wird sie aber durch eine geeignete Behandlung der Nase geheilt.

Unter den Erscheinungen des *Morbus Basedowii* nimmt der Kropf die erste Stelle ein. Die Erkrankung kann sich zu einem schon vorhanden gewesenen Kropf hinzugesellen, und dann behält derselbe seinen ursprünglichen Charakter bei; entwickelt sich die Schwellung der Schilddrüse erst im Beginn der Krankheit, so tritt sie fast nur in der Form der *Struma vasculosa* auf: als weicher, nicht sehr grosser, gefässreicher Kropf, welche Form auch die von GUTTMANN betonten Gefässgeräusche erklärt. Nach MÖBIUS ist das Drüsengewebe verändert, es fehlen aber noch ausreichende mikroskopische Untersuchungen über diesen Punkt. Ich habe die vergrösserte Schilddrüse bei der Basedow'schen Erkrankung oft recht schmerzhaft gefunden, ohne dass sich die Drüse wie eine entzündete angefühlt hätte.

Das zweite Hauptsymptom, das Herzklopfen, ist gewöhnlich dasjenige, welches zuerst die Aufmerksamkeit des Kranken auf sich zieht. Anfangs ist es nur das Gefühl der gesteigerten Herzthätigkeit, das besonders verdächtig ist, wenn es in der Ruhe eintritt, später wird der Puls dauernd beschleunigt und unregelmässig und diese Erscheinung vermehrt sich noch durch Aufregung oder Bewegung. Es kommt dabei verhältnissmässig selten zu einer Herzhypertrophie; wenn sie vorhanden ist, so pflegt sie in der Regel im linken Ventrikel am ausgeprägtesten zu sein. Herzgeräusche hört man öfter, sie haben den Charakter des Gepressten, nicht den der einfachen, anaemischen Geräusche, sie theilen aber mit den Letzteren den Wechsel in Stärke und Tonart. Ein Zeichen der erhöhten Spannung in den Gefässen ist der Arterienpuls in der Netzhaut, das sogenannte BECKER'sche Symptom, und diese vermehrte Spannung wird auch an anderen Körperstellen gefunden, im Unterleib, in der Milz und der Leber. MÖBIUS will gefunden haben, dass sich die Gefässerkrankung nicht an allen Stellen gleich stark zeige.

Das dritte Glied in der Reihe der Hauptsymptome bildet der Exophthalmus. Wie er zu Stande kommt, ist nicht erklärt. MÖBIUS bekennt in seiner Monographie, dass man sich keine rechte Vorstellung davon machen könne und dass vermuthlich eine stärkere Füllung der Arterien daran Schuld sei. Er führt aber eine Beob-

achtung von Marina an, welcher bei einem 41jährigen Gichtkranken
mässigen Exophthalmus mit den gleich zu erwähnenden Gräfe'schen
und Stellwag'schen Zeichen, neben starker Schweissbildung gefunden hat. Der Kranke starb unter bulbären Symptomen, und bei
der Sektion fand man ein Aneurysma der *Arteria basilaris*, sowie Erweiterung aller Gehirnarterien bis in die feinsten Verzweigungen.
Für die Erklärung des Zustandekommens des Exophthalmus liegt
doch die Möglichkeit der Entstehung durch Reizung des Sympathicus
experimentell beglaubigt vor. Ich habe 1860 die Versuche mit-
erlebt, die Rudolf Wagner in Göttingen an dem Kopfe eines mit
dem Schwert Hingerichteten vornahm, bei dem sich auf Reizung
des Halssympathicus die geschlossene Lidspalte öffnete und zwar
durch das Hervortreten des Bulbus. Wagner erklärte die Erscheinung durch die Zusammenziehung der organischen Muskelfasern in
den *Fissurae orbitales*. Sicher kann hier wenigstens die Blutüberfüllung zur Erklärung nicht herangezogen werden! Ich erinnere
ferner daran, dass v. Schrötter und Zaufal den Exophthalmus
auch bei angebornem Verschluss der Nase beobachtet haben.
Bei dem Exophthalmus der Basedowiker ist die Lidspalte erweitert,
der Lidschschlag ein seltener (Stellwag'sches Symptom), das
obere Augenlid bleibt bei dem Blick nach unten auffallend zurück
(v. Gräfe's Symptom), die *Muscc. recti interni* werden insufficient
(Möbius' Symptom). Selten kommt es zu wirklichen Lähmungen,
hier und da breitet sich aber die Erkrankung auf die medullären
Kerne der Augenmuskeln aus, und es wird über Zittern der
Bulbi, Tremor der Lider und auch Vereiterung der Hornhaut berichtet.

Möbius erwähnt ferner, dass die Kranken mitunter schon
lange vor der deutlichen Erkrankung an verschiedenen nervösen
Erscheinungen gelitten hätten, dass diese bereits als das erste
Zeichen der Basedowerkrankung anzusehen seien und dass sich
diese nervösen Symptome hier und da so steigern könnten, dass
sie nahe an geistige Störungen streiften. Man beobachte bei
solchen Kranken z. B. unnatürliche Heiterkeit, grosse Unruhe,
Gedächtnissschwäche, Reizbarkeit u. s. w.; die beiden ersten von
Basedow beschriebenen Fälle hätten als wahnsinnig gegolten.
Es verhält sich nach Möbius hier ähnlich, wie bei dem Alkoholismus, dass nämlich der Giftstoff in Verbindung mit der ererbten
und individuellen Eigenart, sowie mit den Lebensumständen sehr
verschiedene Formen von geistiger Erkrankung hervorruft.

Fast stets leiden die Kranken an Schlaflosigkeit, was Trousseau
„une complication cruelle" nennt, und ausnahmslos an Zittern
(Marie's Symptom, vorher schon von Taylor und Charcot beschrieben). Lähmungen werden ausser an den Augen, im Gebiete
des Facialis beobachtet, an den Kaumuskeln, der Zunge, in dem
Schlund und dem Kehlkopf. Charcot hat eine Paraparese der
Beine beschrieben, ein plötzliches Nachgeben derselben, das sich

bei einigen Kranken allmählich bis zu einer vollkommenen Lähmung steigerte. Die von H. W. MACKENZIE als besonders charakteristisch beschriebenen Wadenkrämpfe konnte MÖBIUS nur selten
finden, und meine eigene Erfahrung entspricht dem ebenfalls.
Mikroskopisch oder makroskopisch erkennbare Veränderungen an
den Nerven, welche diese Erkrankungen erklären könnten, sind
bis jetzt nicht gefunden worden.

In der äusseren Haut zeigen sich bei vielen Kranken Erscheinungen, die wir der Betheiligung des Sympathicus zuschreiben
müssen, so die schnelle Erweiterung der Kapillaren, den Dermo-
graphismus, die Taches cérébrales TROUSSEAU's, die einseitige Schweissbildung, die Urticaria, Pigmentflecken, die Sklerodermie u. s. w.
Ausserdem ist der Widerstand der Haut gegen elektrische Ströme
vermindert (CHVOSTEK, CHARCOT und VIGOUROUX). Die geringe
Erweiterungsfähigkeit des Brustkorbs soll nach LOUISE FISKE
BRYSON und HAMMOND den Luftmangel der Kranken erklären;
mir schien er immer ein vorwiegend kardialer zu sein, eine Ansicht, die auch KAHLER schon ausgesprochen hat. Nach RENAUT
und BERTOYE sollen die Kranken öfter fiebern, besonders im
Beginn und gegen das Ende des Verlaufs; MÖBIUS hält diese
Angabe für übertrieben. Die meisten der von der Basedowkrankheit Befallenen werden rasch mager, sogar recht mager,
trotz einer guten Nahrungzufuhr, es kommt aber in den gewöhnlichen Fällen erst sehr spät zu der eigentlichen *Cachexie thyroidienne*
GAUTHIER's; der Begriff Cachexie ist freilich ein sehr dehnbarer.

Die Erfahrungen, die man bei der Behandlung mit Schilddrüsensubstanz gemacht hat, haben uns zu der Erkenntniss geführt, dass möglicherweise noch eine Anzahl von verschiedenen
krankhaften Veränderungen in dem Körper auf dem Mangel oder
dem Überschuss von Schilddrüsenabsonderung beruhen. Man hat
günstige Erfahrungen nach der Verabreichung von Schilddrüse bei
Diabetes gesehen, ferner bei Psoriasis, Lupus und anderen
Hautkrankheiten. Bei Lupus wäre es immerhin möglich, dass der
Nährboden für die Bacillen im Körper so verändert würde, dass
die Bedingungen für ihr Wachsthum nicht mehr die gleichen
wären, und man könnte vielleicht daraus die so merkwürdig verschiedene Wirkung des Tuberkelbacillus auf die befallenen Gewebe erklären.

Die Erscheinungen, die man selbst schon nach geringen
Gaben von Schilddrüse bei einzelnen gesunden Menschen beob-
achtet hat, lassen es aber auch als möglich erscheinen, dass eine
Anzahl in ihrem Zustandekommen bisher unerklärter nervöser
Symptome, vielleicht auch ein Theil derjenigen, die man bei der
Neurasthenie findet, auf Überschuss oder gelegentlich auch auf
Mangel an Schilddrüsensaft zurückzuführen wären. Es ist denk-
bar, dass die Basedowerkrankung in den nächsten Jahren eine
Erweiterung nach dieser Seite hin erfahren wird.

Die mitgetheilten Wirkungen des Schilddrüsensaftes auf die
Ernährung, sowie die Erfahrungen mit den Thyreoidintabletten
bei der Fettsucht, bei der Rhachitis (HEUBNER), dürften auch
in Bezug auf den Stoffwechsel und die Blutbildung die Entdeckung
neuer Thatsachen erwarten lassen. Es wird danach auch begreiflich, dass die Basedowkrankheit in einzelnen Familien, d. h. in
solchen mit neuropathischer Belastung, bei verschiedenen Gliedern
angetroffen wird.

Sehr genaue, sechs Jahre lang fortgesetzte Beobachtungen,
über einen Basedowkranken hat v. HÖSSLIN veröffentlicht. Er
fand bei ihm rhythmische Schwankungen der Pulsfrequenz, ferner
paroxysmale Tachykardie, abhängig von der Grösse der Struma,
Schwankungen in der Herzgrösse und eine *Leukoplakia linguae*, die
in ihrer Intensität von der Schwere des Basedowischen Zustandes
beeinflusst war. Eine Beziehung zu dem Stoffwechsel fand sich
darin, dass bei vegetabilischer Kost die schweren Anfälle ganz
ausblieben.

Aetiologisch wäre noch zu erwähnen, dass das Geschlecht
einen grossen Einflus hat, BUSCHAN fand unter 980 Fällen
805 Weiber und nur 175 Männer; von 495 Kranken waren
15 jünger als 10 Jahre, die Mehrzahl zwischen 16 und 40 Jahre
alt. Die Krankheit kommt auch in ganz kropffreien Gegenden
vor, und unterliegt demnach nicht denselben aetiologischen Bedingungen, wie der Kropf.

Zu der Entstehung der Krankheit gehört aber ausser der
neuropathischen Disposition auch in der Regel noch eine Gelegenheitsursache, und als solche finden wir in recht vielen Fällen plötzliche, starke wiederholte oder langandauernde schwache Gemüthsbewegungen angeführt. Die BASEDOW'sche Erkrankung soll dem
Bilde eines erschreckten Menschen gleichen: weitgeöffnete, starre,
vortretende Augen, Herzklopfen, Zittern, abwechselndes Erblassen
und Rothwerden der Haut, Schweiss, Erbrechen und Durchfall.
MÖBIUS meint, man solle daraus nicht schliessen, dass die Krankheit eine Art krystallisirten Schreckens sei, die Analogie sei indessen beachtenswerth. HENOCH hat im Anschluss an eine Erkältung einen Fall entstehen sehen; infektiöse Thyreoiditis soll nach
MÖBIUS in vielen Fällen die Schuld tragen; REINHOLD berichtet
über eine nach Influenza entstandene Erkrankung bei einem vorher sicher nicht basedowischen Patienten. Andere haben die
Entwicklung der Krankheit nach Syphilis, Polyarthritis und Typhus
beobachtet. Ferner haben die physiologischen und pathologischen
Vorgänge in dem Bereich der Geschlechtsphäre bei Weibern einen
entschiedenen Einfluss auf die Entstehung. Die Erfahrungen von
meinen Specialkollegen und mir sprechen schliesslich dafür, dass,
wie oben erwähnt, die Symptome auch von der Nase aus beeinflusst werden.

In Bezug auf den Verlauf kann man von einem akuten

und einem chronischen *Morbus Basedowii* reden; man wird die
zu einer vorhandenen Struma hinzutretenden Fälle als sekundäre
und die, in welchen der Kropf zugleich mit den anderen Symptomen auftritt, als primäre bezeichnen dürfen. Der weitere
Verlauf ist fast immer ein chronischer, zeitweilige akute Steigerungen des Processes wechseln mit Stillstand und spontanen
Besserungen, was in Bezug auf die Beurtheilung des Werthes
therapeutischer Maassnahmen von einiger Wichtigkeit ist.

Das erste Auftreten ist mitunter sehr akut; MARTIUS meint,
dass ein ähnlich akutes Auftreten der Symptome auch bei anderen
Vergiftungen zu finden sei, so bei Vergiftungen mit Blei, Alkohol,
psychischen Affektionen, bei Nierenschrumpfung u. s. w.

Die akute Erkrankung, bei der gewöhnlich viele Symptome
der Krankheit gleichzeitig vorhanden sind, entwickelt sich bisweilen in wenigen Wochen von einem leichten Unwohlsein bis zu
dem Tode. F. MÜLLER sah einen Kranken in $3^1/_2$ Monat sterben,
einen zweiten in 7 Monaten, DITISHEIM einen in 4 Monaten. In
den meisten Fällen hat die Krankheit wohl vorher schon latent
bestanden und sich durch einen äusseren Anlass gesteigert.

Einen solchen latenten Fall stellt wahrscheinlich die Kranke
von CHEADLE dar, die eine Struma hatte und an etwas verstärkter
Pulsation der Karotiden litt; zwei Schwestern der Kranken und
eine Tante zeigten ausgesprochenen Basedow.

Aus dem Vorstehenden geht hervor, dass die Prognose in
den akuten Fällen immer eine schwere ist, dass aber die chronischen Fälle häufig einer mehr oder weniger lang dauernden
Heilung zugeführt werden können. Durch die Schwächung des
Körpers, die die Krankheit bewirkt, erliegen die Basedowkranken
leichter interkurrirenden Krankheiten. Nach verschiedenen
Zusammenstellungen bewegen sich die Todesfälle zwischen
9 und 25 Procent, wobei aber berücksichtigt werden muss, dass
in den älteren Zusammenstellungen jedenfalls eine Anzahl der
Fälle nicht enthalten ist, die wir heute zu der Krankheit rechnen.
Von schlimmer Vorbedeutung ist die Häufung der Symptome.

Die Diagnose ist in den ausgesprochenen Fällen bei Vorhandensein der drei Hauptsymptome nicht schwer, die der *Formes
frustes* ergiebt sich aus den oben geschilderten Erscheinungen.

In Bezug auf die Behandlung wird man sich vor Allem
angelegen sein lassen müssen, die schädlichen Einwirkungen ab-
abzuhalten. Man wird suchen, die Kranken in möglichst gute
äussere Verhältnisse zu versetzen, und sie, wenn irgend möglich,
aus dem Hause an einen ruhigen Ort zu bringen, wo die nöthige
psychische Behandlung mit mehr Aussicht auf Erfolg unternommen
werden kann, als in der Unruhe des täglichen Lebens. Nach den
früher über die Behandlung nervöser Beschwerden mitgetheilten
Grundsätzen wird man einen hochgelegenen Platz oder die See
vorziehen; STILLER berichtet über zwei Kranke, die an über

1000 Meter hochgelegenen Plätzen sehr gebessert wurden; doch möchte ich eher für eine geringere Höhe sprechen, da die sehr hohe Luft, ebenso wie die der See, erregend auf das Herz wirken. Wegen des Herzens wird ein Versuch, dessen gesteigerte Thätigkeit in Nauheim zu beruhigen, nach den dort in den letzten 20 Jahren gemachten Erfahrungen wohl am Platze sein.

Grossen Nutzen verspricht auch die elektrische Behandlung, die von BENEDIKT, v. DUSCH und namentlich von CHVOSTEK sehr empfohlen worden ist. Die Behandlung besteht darin, dass man zuerst die Anode an der *Incisura sterni* mit ganz schwachen Strömen etwa 1—1,5 M.A. zwei Minuten lang einwirken lässt und währenddem die Kathode je eine Minute auf dem rechten und eine auf dem linken *Ganglion sympathicum supremum* ansetzt, danach die Anode mit 2 M. A. drei Minuten lang auf den Dornfortsatz des fünften Brustwirbels oder eines besonders empfindlich gefundenen Wirbels und die Kathode auf den Hinterkopf, zuletzt setzt man beide Pole auf die *Processus mastoidei* und lässt den Strom mit 1—1,5 M. A. eine Minute lang quer durch den Kopf gehen. Die Anode soll man dabei an den geraden Tagen rechts und an den ungeraden Tagen links ansetzen. Kollege WURM in Teinach versicherte mir, dass er in zahlreichen Fällen grossen Nutzen von der Methode gesehen habe. Selbstverständlich darf man sich nicht auf die Anwendung des galvanischen Stroms beschränken, sondern muss der allgemeinen Neurasthenie nach den schon öfter besprochenen Grundsätzen Rechnung tragen.

Weniger wirksam scheint mir die medikamentöse Behandlung zu sein. Ich habe früher bei einer Kranken zwar einen vorübergehenden günstigen Einfluss von Eisen, Chinin und Digitalis gesehen, allein noch öfter haben mich diese Mittel im Stiche gelassen. Eher könnte man die Anwendung der Thyreoidintabletten in sekundären Fällen versuchen; jedenfalls dürften sie nur mit grosser Vorsicht angewendet werden und unter steter Kontrolle und bei Verschlimmerungen des Allgemeinzustandes müsste man sogleich damit aufhören. Nach den Seite 86 bereits mitgetheilten Beobachtungen von OWEN und MIKULICZ über den Einfluss der Thymuspräparate auf Kropf und *Morbus Basedowii*, die seither von mehreren Seiten bestätigt wurden, dürfte der Versuch, die Basedowkrankheit mittelst dieser Drüse zu behandeln, wohl gerechtfertigt sein, um so mehr, als bis jetzt wenigstens Niemand einen nachtheiligen Einfluss dieser Behandlung auf das Allgemeinbefinden berichtet hat. Die Schwierigkeit besteht nur noch darin, von dem Fleischer die richtige Drüse zu erhalten. Man giebt drei Mal wöchentlich 10 bis 15 Gramm der rohen Drüse auf Butterbrod oder in Oblaten oder täglich 2—10 Stück der Tabletten. MÖBIUS hat ebenfalls Versuche mit diesem Mittel gemacht, ohne zu einem bestimmten Urtheil zu gelangen; er schliesst seine Mittheilung mit den Worten: „Wie viel Täuschungen bereiten therapeutische Versuche!" Die betreffende

Behandlung wird aber unter allen Umständen wie die mit Thyreoidintabletten bei Struma, andauernd gebraucht werden müssen.

Ausgehend von der richtigen Ansicht, dass in dem Körper
ein Stoff erzeugt werde, der durch den Saft der Schilddrüse neutra-
lisirt wird, haben BALLET und ENRIQUEZ versucht, Kranken mit
Morbus Basedowii das Serum von entkropften Hunden einzuspritzen
und wollen damit günstige Erfolge erzielt haben. MÖBIUS hält
diese Marschrichtung für eine richtige und meint, man solle diese
Bestrebungen nicht aufgeben, denn wenn es überhaupt eine
chemische Therapie der Basedow'schen Krankheit gebe, so wird
das Mittel ein Antidot des Basedowgiftes sein müssen.

TRACHEWSKY hat vor einem Jahre, von der Ansicht ausgehend, dass die Krankheit durch die Medulla vermittelt werde,
empfohlen, das auf die Medulla wirkende *Natron phosphoricum* zu
geben, 2—10 Gramm pro die. KOCHER und SAHLI berichten,
dass sie mit der Wirkung des Mittels zufrieden waren, dass die
Kranken sich namentlich subjektiv wohler gefühlt und besser ge-
schlafen hätten. Auch MÖBIUS lobt die beruhigende Wirkung des
Natron phosphoricum. Ich habe das Mittel wiederholt angewendet,
kann aber nicht sagen, dass es meinen Erwartungen ganz entsprochen hätte, namentlich liess es mich in einigen schweren
Fällen ganz im Stich.

Die Fälle, in denen eine vernünftig eingeleitete Behandlung
der Nase von gutem Erfolg gewesen ist, mehren sich und es dürfte
gewiss erlaubt sein, einen Versuch der Heilung auf diesem Wege
zu machen, namentlich in denjenigen Fällen, in welchen die Nasenathmung behindert ist oder in denen Niesen und dergleichen
Reizerscheinungen einen Zusammenhang der Krankheit mit der
Nase vermuthen lassen.

Es ist, wie oben angeführt, begreiflich, dass sich in vielen
Fällen nach der Wegnahme der das Basedowgift liefernden Schilddrüse Besserungen und Heilungen gezeigt haben. Die erste, auf
die Heilung des *Morbus Basedowii* gerichtete Kropfexstirpation hat,
so viel ich weiss, TILLAUX 1880 veröffentlicht, im Jahre 1882
theilte dann L. REHN seine günstigen Erfahrungen mit und seitdem ist die Zahl der bekannt gewordenen guten Ergebnisse immer
mehr gewachsen. Ich glaube, man sollte die Operation immer
vorschlagen, wenn ein Versuch mit den anderen Methoden miss-
glückt ist. KOCHER hat nach einer ausgiebigen Erfahrung mitgetheilt, dass er die Unterbindung dreier der vier *Arteriae thyreoideae* in den meisten Fällen für hinreichend halte. Die Ergebnisse
der Herausnahme einer nicht komplicirten Struma sind jetzt so
gute geworden, dass man es den nicht schon zu sehr herab-
gekommenen Kranken getrost empfehlen kann, sich der Operation
zu unterziehen.

24. Die Erkrankungen der Speiseröhre.

In der Speiseröhre kommen mannigfache angeborene Missbildungen vor, von denen uns zunächst die Fisteln interessiren,
die aus den untersten Kiemenbogen hervorgehen, insofern sie Anlass zu Sackbildungen geben.

KELLOCK und BATTEN fanden bei einem fast dreijährigen
Kinde, das in Folge des Essens jedesmal Erstickungsanfälle bekam,
dass die rechte *Art. subclavia* aus dem Bogen der Aorta links entsprang und hinter dem Oesophagus verlief. Ähnliche Fälle seien
von BAYFORD, MACKENZIE und PRICHARD beschrieben worden.
BRENNER beobachtete eine Oesophagotrachealfistel, die er für angeboren hielt, die aber bis zum 24. Jahr keine Erscheinungen gemacht hatte, weil sie von einer den oberen vom unteren Theil
der Speiseröhre abgrenzenden Falte gedeckt wurde.

Die entzündlichen Erkrankungen der Speiseröhre betreffen entweder die Schleimhaut oder sie befallen die tieferen
Schichten des Organs.

Unter den ersteren finden wir den Katarrh. BILLARD hat
vor 60 Jahren eine bei ganz kleinen Kindern im Anschluss an
die bei der Geburt vorhandene physiologische Hyperaemie der
Oesophagusschleimhaut beobachtete *Oesophagitis acuta* beschrieben,
die sich durch Abneigung gegen die Nahrungsaufnahme zu erkennen giebt. Sie kann leicht mit anderen Zuständen verwechselt
werden, da das Verweigern der Nahrung bei Sor und Retropharyngealabscessen ebenso vorkommt. Die Kinder trinken kurze Zeit
und erbrechen nachher gleich, doch nicht Alles, wie bei den angeborenen Verschlüssen der Speiseröhre, sondern nur einen Theil der
Nahrung. Die Ursache mag hier, wie bei der *Oesophagitis acuta*
der Erwachsenen recht oft in zu heisser Nahrung bestehen. In dem
einen von MACKENZIE angeführten Falle war dagegen die akute
Speiseröhrenentzündung zweimal auf das Essen von Gefrorenem
gefolgt. Bei Erwachsenen und Kindern wird die *Oesophagitis acuta*
auch nach chemisch wirkenden Substanzen beobachtet, die un-
absichtlich oder in selbstmörderischer Absicht genossen werden.
Namentlich sind es die im Hausgebrauch zum Putzen verwendeten
Stoffe, die hier in Betracht kommen, wie die Kalilauge und die
Mineralsäuren. Der Irrthum entsteht fast immer dadurch, dass

die betreffenden Flüssigkeiten bei dem Materialisten in gerade vorhandenen Sodawasserflaschen oder Mineralwasserkrügen geholt und ohne nähere Aufschrift hingestellt werden. Die Zahl der auf diese Weise Erkrankten soll sich in Deutschland auf mehrere Hundert im Jahr belaufen, was ich nach meinen immerhin doch beschränkten Beobachtungen nicht für unglaublich halte. Es wäre wirklich angezeigt, dass die Regierungen ein Gesetz erliessen, welches den Verkauf solcher Stoffe in sonst zu anderem Gebrauch bestimmten Gefässen ohne Aufschrift mit strengen Strafen belegte.

Noch häufiger als die zufälligen Verätzungen der Speiseröhre sind die bei Selbstmördern vorkommenden. Eigenthümlich ist, dass die Selbstmörder in Berlin die Säure bevorzugen und die in Wien die Lauge. (In Berlin vergiften sich 86 Procent und in Wien nur 20,4 Procent mit Säure.) Die Mortalität ist nach v. HACKER für Lauge 26,4 und für Schwefelsäure 54,7 Procent.

In England kommen öfter Verbrennungen der Speiseröhre durch kochende Flüssigkeiten vor, weil Kinder dort ab und zu aus Wasserkesseln und Theekannen trinken. Ich habe hier erst einen derartigen Fall und den vor vielen Jahren beobachtet.

Die nächste Folge einer jeden Verbrennung ist eine entzündliche Schwellung des Schlunds und des Kehlkopfeingangs mit Oedem und eine Anfangs von den anderen Symptomen nicht zu trennende Oesophagitis. Der Kranke empfindet in leichten Fällen das Gefühl von Brennen im Schlunde und Magen, in schwereren sind die Schmerzen ausserordentlich lebhafte, in den schwersten scheint durch die Nekrose der Schleimhaut und die Zerstörung der Nervenendigungen die Empfindung Anfangs abgestumpft zu sein. Der Kranke liegt in schwerem Shok darnieder, wie auch ich es in einem Fall gesehen habe. Nach einigen Tagen, wenn das verschorfte Epithel losgestossen ist, pflegen sich bei Allen die Schmerzen zu steigern, lassen während der Granulation aber wieder nach und es folgt dann ein Zeitraum von Wohlbefinden, bis durch die Narbenbildung die Erscheinungen der Stenose auftreten. Diese machen sich in der Regel nicht vor sechs Wochen geltend, können aber rasch zunehmen, bis zu völligem Verschluss.

Die Diagnose einer solchen traumatischen, akuten Oesophagitis ist mitunter recht schwer, besonders wenn man nicht weiss, was vorhergegangen und der Kranke ohnmächtig daliegt. MACKENZIE giebt den vernünftigen Rath, in einem solchen Falle etwa herumstehende Flaschen und Gefässe auf ihren Inhalt zu untersuchen, um wo möglich gleich auch die Beschaffenheit des genommenen Giftes kennen zu lernen. In den meisten Fällen haben die Kranken aber schon erbrochen und die Untersuchung des Erbrochenen giebt dann Aufschluss.

Die Prognose dieser Oesophagusentzündungen hängt von der Stärke des genommenen Giftes, von der Zeit, die bis zu der ersten Hilfe verflossen ist, und von der richtigen Behandlung ab.

Wird man sehr bald nach der Verbrennung zu dem Kranken gerufen, so muss die Behandlung damit beginnen, dass man ein gerade zur Hand befindliches Gegenmittel reicht, da man gewöhnlich keine Zeit hat, in die Apotheke zu schicken. Man wird bei Kalilauge Essig 'in der nöthigen Verdünnung, bei Säuren *Natron bicarb.* oder Kreide in Wasser geben, in beiden Fällen, wenn nichts Anderes zur Hand ist, auch rohes Eigelb oder Öl trinken lassen, Eisumschläge auf den Hals verordnen und gegen den Schmerz Morphium subkutan einspritzen. In frischen Fällen ist es auch recht zweckmässig, die Magenausspülung zu machen, mit einem das Gift neutralisirenden Mittel oder mit lauem Wasser; natürlich darf man dazu nur eine weiche Sonde verwenden. Die Einführung der Sonden habe ich Seite 147 f. näher beschrieben. Die Nahrung soll Anfangs eine kalte, flüssige sein: Milch, kalte Schleimsuppen, rohe Eier. In den ersten Tagen lasse man, wenn es geht, auch Eiswasser oder Citronengefrornes schlucken. Bei grossen Schmerzen werden die Opiate in der ganzen ersten Zeit nicht zu umgehen sein.

Wenn nach Abstossung der nekrotischen Schichten der Granulationsprocess beginnt und die Schmerzen sich vermindern, gehe man zu einer lauen, Anfangs noch flüssigen, später weichen Nahrung über. Ist die Dysphagie so gross, dass gar nichts genossen werden kann, so muss man einige Tage lang seine Zuflucht zur Ernährung durch den Mastdarm nehmen. Für diese ist zunächst die Entleerung des Darms durch ein Wasserklystier nöthig. Danach giesst man nach RIEGEL's Vorschrift mittelst eines Irrigators zwei bis dreimal täglich 250 Gramm Milch ein, mit zwei bis drei Eiern, mehreren Messerspitzen voll Kochsalz und ein bis zwei Esslöffeln Rothwein. Diesen Eingiessungen kann man vortheilhaft eines der verschiedenen Peptone, Haemalbumin, nach EWALD auch etwas Traubenzucker hinzufügen. Das Rohr soll dabei möglichst hoch, jedenfalls bis über den *Sphincter tertius* eingeführt werden. Mit dieser Art der Ernährung kann man einen Menschen mehrere Wochen lang am Leben erhalten, sogar eine Kräftezunahme erreichen, weshalb es sich empfiehlt, dieselbe zur Hebung der gesunkenen Kräfte auch vor den später zu besprechenden Operationen anzuwenden.

Ganz gut sind für diesen Zweck auch die „*Nutrient Suppositories*", die man bei Slinger & Son in York (England) bekommt, die Schachtel mit 10 Stück zu 5 Shilling. Ich habe eine Kranke sechs Wochen damit ernährt. HENRY WRIGHT hat einen Fall von Magenkarcinom mit *Mosquera's peptonised beafmeal Suppositories* über fünf Monate erhalten.

Feste Speisen gebe man in schweren Fällen erst nach Ablauf von mindestens sechs Wochen, aber nur, wenn keine Schluckbeschwerden mehr geklagt werden. L. REHN ist dafür, gleich nach dem Kollaps eine Magenfistel anzulegen; man vermeide dadurch den Reiz der Speisen in dem entzündeten Oesophagus und die Ernährung sei viel leichter.

Als eine weitere, aber seltene Erkrankung ist die *Oesophagitis crouposa* oder *pseudocrouposa,* wie sie Birch-Hirschfeld nennen will, beschrieben worden. Reichmann berichtet einen solchen Fall, in welchem ein 33jähriger Mann, der schon länger an Schluckbeschwerden gelitten hatte, plötzlich einen absoluten Verschluss der Speiseröhre bekam; am fünften Tage erbrach er ein membranartiges dickes Gebilde; nach einer dann vorgenommenen Sondirung wurde das Schlucken ganz frei. Einige Tage später entleerte der Kranke ein dem erbrochenen Membranstück analoges Gebilde *per anum.*

Eine *Oesophagitis phlegmonosa* schliesst sich öfter an eine ebensolche Gastritis oder einen Retropharyngealabscess an, zuweilen auch an vereiterte tuberkulöse Lymphdrüsen, die von aussen in den Oesophagus durchbrechen. Die Entzündung befällt nicht immer die ganze Länge des Organs, sondern beschränkt sich manchmal auf einzelne Abschnitte. Nach den Beobachtungen von Konrad Zenker, Paulicki und Spillmann können auch Strikturen die Folge von durchgebrochenen tuberkulösen Lymphdrüsen sein.

Ich habe mehrere Fälle von *Oesophagitis circumscripta* beobachtet, ohne dass ich sie mir jedesmal aetiologisch erklären konnte. Die Kranken schlucken ganz gut, hat aber der Bissen einen gewissen Punkt erreicht, so entsteht, während er über denselben weggleitet, ein sehr unangenehmer, recht heftiger Schmerz. Diese Beschwerden dauern zwei bis drei Tage an. Ich glaube, dass leichte Verletzungen, kleine Einrisse in der Schleimhaut durch Fischgräten oder Knöchelchen die Ursache abgeben können. Kühle, weiche Nahrung und Pulver von 0,2 *Bism. salicyl.* mit 0,003 Morphium erleichtern in solchen Fällen sehr rasch. Man giebt die Pulver trocken oder in sehr wenig Wasser gelöst drei Mal täglich eine halbe Stunde vor einer Nahrungsaufnahme.

Auffallend ist es, dass die Diphtherie den Oesophagus so gut wie ganz verschont, denn die wenigen bekannt gewordenen Fälle sind an Zahl verschwindend gegenüber der sonstigen Häufigkeit der Krankheit, und verschluckt werden doch gewiss sehr viele Bacillen und Membranen.

Die akuten Exantheme führen ebenfalls oft zur Entzündung der Speiseröhrenschleimhaut; deutliche Erscheinungen machen aber fast nur die Blattern, bei welchen man nach dem Tode charakteristische Pusteln im Oesophagus gefunden hat.

Wie ich bei dem Sor schon erwähnt habe, steigt derselbe bisweilen in den Oesophagus herunter und kann dann erhebliche Beschwerden verursachen.

In Folge der Einwirkung kaustischer Stoffe kann es, wie gesagt, zu oberflächlichen Schleimhautentzündungen kommen, in der Regel greift die Entzündung indessen auf die tieferen Schichten

über, wo sie zu Narbenbildung führt und die Entstehung von
narbigen Stenosen veranlasst. Die durch kaustische Stoffe
verursachten Verengerungen sind die häufigsten und erstrecken
sich meistens über einen grösseren Theil des Organs. Bei dem
Sondiren meint man zwar leicht, dass es sich um verschiedene
getrennte enge Stellen handele, diese sind aber durch senkrecht verlaufende Narbenstränge mehr oder weniger verbunden.
Die durch Bindegewebswucherung mit nachfolgender Schrumpfung
entstandenen Verengerungen können hie und da auch die Folge
von Gummigeschwülsten sein oder von Fremdkörpern, die dann
wohl immer lange auf dem einen Platz gesessen haben werden.
So lange ein Gummi noch nicht geschwürig zerfallen ist, oder in
dem Verlauf des Heilungsprocesses noch nicht zur Stenose geführt
hat, bietet es in der Regel sowohl der Sonde als auch den Speisen
nur einen geringen Widerstand dar. Sind in Folge von Syphilis
einmal Narben aufgetreten, so gehören diese gewöhnlich zu den
hartnäckigsten, weil die Gummi gewöhnlich ebenfalls vom submukösen Gewebe ausgehen. Roe berichtet einen Fall, in dem die
Stenose durch eine interstitielle Verdickung der Wände in Folge
einer bindegewebigen Entartung der Muskeln entstanden war.

Die Klagen der Kranken bestehen darin, dass sie nur flüssige
Nahrung schlucken können, während die festeren Bestandtheile
derselben wieder heraufkommen. In den schlimmsten Fällen kann
überhaupt nichts mehr geschluckt werden. Die Beschwerden
werden noch gesteigert, indem sich zu den Verengerungen noch
ein Oesophaguskrampf hinzugesellt, wie das bei allen Arten
von Erkrankungen der Speiseröhre nicht selten vorkommt; siehe
Seite 717 f.

Strikturen sind ferner Folge von anderen Erkrankungen und
können auch angeboren sein; sechs Fälle davon sind bis jetzt bekannt geworden; sie können durch eine Hypertrophie der Muskelschicht verursacht sein, Ruppert, Baillie, Reher, Mayo Collier
und Treves haben dergleichen Fälle beobachtet. In einem Fall
von Maske war umgekehrt eine Atrophie der Muskeln Schuld an
der Verengerung. Quincke, Bryck und Debove haben Strikturen
in Folge von Ulcus simplex oesophagi gesehen und Leichtenstern in
Folge von einer Verwachsung mit melanotischen Drüsen. Buss,
dessen Arbeit ich diese Notizen entnommen habe, hat selbst einen
durch Drüsen verursachten Fall mit tödtlichem Ausgang erlebt,
ein anderer Kollege hatte den Patienten sondirt und war dabei
durch die kranke Stelle in das Mediastinum gerathen.

Bei der Stellung der Diagnose muss man daran denken,
dass Stenosen auch durch andere, ausserhalb und innerhalb der
Speiseröhre gelegene Schwellungen und Tumoren, sowie durch
fremde Körper verursacht sein können. Von den ausserhalb
gelegenen Ursachen sind es am häufigsten Schwellungen der Schilddrüse, welche die Veranlassung abgeben, ferner Lymphadenome,

Aneurysmen der Aorta und andere mediastinale Geschwülste, ebenso Exostosen und Verkrümmungen der Wirbelsäule; bei den innerhalb der Speiseröhre befindlichen Ursachen handelt es sich um die verschiedensten Neubildungen, namentlich um Krebse. Ich habe noch wenig Erfahrungen mit dem Oesophagoskop machen können. ROSENHEIM aber hat damit eine Anzahl interessanter Diagnosen gestellt. In der Regel müssen wir leider bei denselben noch auf das Sehen verzichten und unsere Schlüsse nur aus der Anamnese, den Symptomen und den Ergebnissen der Seite 147 f. beschriebenen sonstigen Untersuchungsmethoden ziehen. Wie dort erwähnt, bestimmt man den Sitz einer Erkrankung in der Speiseröhre je nach der Entfernung von den Schneidezähnen in Centimetern. Mit der Sonde muss man aber sehr vorsichtig sein, namentlich wenn es sich um ein zu vermuthendes Aneurysma oder um ein zerfallenes Karcinom handelt, aber auch bei narbigen Stenosen kann man leicht einen falschen Weg bohren, wie in der Urethra, mit womöglich noch unangenehmeren Folgen. Die Sonde lässt sich, zur Unterscheidung der innerhalb befindlichen Geschwülste in der Regel an ausserhalb gelegenen leicht vorbeiführen, während die Durchführung derselben durch narbige Stenosen hie und da recht schwierig, ja unmöglich sein kann. Die narbigen Verengerungen fühlen sich immer hart an und können nur mit harten Krebsen und allenfalls mit knorpligen Fremdkörpern verwechselt werden. Harte Fremdkörper kann man leicht mit einer mit Metallknopf versehenen Sonde diagnosticiren, sie geben ein hartes, so zu sagen klingendes Gefühl. Ein noch nicht zerfallenes Gummi wird wenig Schmerzen und wenig Schluckbehinderung verursachen, während die geschwürigen ihre Anwesenheit durch Beides verrathen. Bei Geschwüren oder zerfallenen Neubildungen findet man bisweilen Blut an der Sonde oder Gewebsfetzchen in den Fenstern derselben, die sich zu mikroskopischer Verwerthung für die Diagnose eignen.

Die Prognose der narbigen Verengerungen ist günstig zu nennen, wenn dieselben noch für eine Sonde durchgängig sind und die Behandlung lange genug fortgesetzt wird. Selbst die Anfangs nicht durchgängigen Stenosen sind bei geeigneter Behandlung oft noch dauernd zu heilen. Die nicht geschwürig zerfallenen Gummi geben eine recht günstige Prognose, die, welche schon zu Geschwüren und Narben geführt haben, eine zum Mindesten zweifelhafte.

Bei der Behandlung muss man im Beginn vor Allem natürlich den ursächlichen Indikationen genügen. Es wird dies aber fast nur bei der Syphilis und bei Fremdkörpern möglich sein. Auch wenn die Syphilis in der Anamnese des betreffenden Kranken nicht vorkommt, kann man doch eine kurze Zeit lang einen therapeutischen Versuch mit Jodkali machen.

Bei den ausgebildeten Stenosen wird es sich zunächst darum handeln, ob die engen Stellen noch durchgängig sind oder nicht.

Kann man noch mit einer dünnen konischen Sonde durchkommen, so lässt man dieselbe eine Zeit lang liegen, was der Kranke am ersten Tage meistens nur eine Minute lang verträgt, die Toleranz wächst aber mit jeder Einführung. Es giebt Kranke, die sie zuletzt eine halbe Stunde und auch noch länger vertragen. Nach und nach geht man dann zu dickeren über. In vielen Fällen gelingt es leichter mittelst der platten, von MACKENZIE angegebenen Sonden, Fig. 159, als mit den cylindrischen

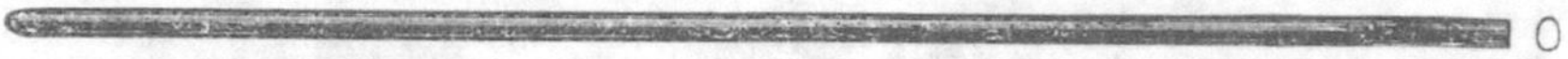

Fig. 159.

durch die stenosirte Stelle zu dringen. Die Nummern der Sonden, besonders der MACKENZIE'schen, richten sich nach dem Maasse des queren Durchmessers in Millimetern. (Leider sind die Nummerangaben auf den englischen Sonden nicht zuverlässig.) Sobald eine Nummer leicht einzuführen war, steigt man zu einer stärkeren und so fort bis zu den dicksten von achtzehn Millimetern. Je dicker sie vertragen werden, desto eher kann man auf eine völlige Wiederherstellung rechnen. Ich führe gewöhnlich die dickste erreichbare Nummer ein Vierteljahr lang täglich, dann ein Vierteljahr lang alle zwei Tage, ebenso lange zwei Mal wöchentlich und dann mindestens noch ein halbes Jahr lang ein Mal die Woche ein. Sobald sich bei dem Einführen von Neuem Schwierigkeiten ergeben, muss die Sonde wieder öfter angewendet werden. Ist man zu der dicksten Nummer gelangt, so kann der Kranke selbst oder ein Angehöriger das Einführen ganz gut lernen. Man muss sie nur immer wieder auf die Wichtigkeit der regelmässigen Anwendung aufmerksam machen und sie von Zeit zu Zeit kontrollieren. Wenn man die Sondirung auch in mittelschweren Fällen nicht wenigstens ein Jahr lang fortsetzt, so kann man auf eine dauernde Heilung nicht rechnen.

Bei ganz engen Stenosen wird man gut thun, die Sondirung mittelst einer feinen, mit einer konischen Spitze versehenen Röhre vorzunehmen, um nach gelungener Einführung flüssige Nahrung einflössen zu können.

Die Schwierigkeit, das Lumen bei engen Stenosen zu finden, hat zu einer Reihe von Verbesserungen an den Sonden geführt; ich hatte zufällig in der letzten Zeit keine Gelegenheit, dieselben selbst zu erproben, will sie aber nicht unerwähnt lassen, da sie doch in manchem Falle von Nutzen sein werden. So hat SCHREIBER eine Sonde angegeben, die kurz vor ihrem unteren, ziemlich dünnen Ende einen elastischen Ballon trägt, der in Fig. 160 im aufgeblasenen Zustande abgebildet ist, die kleine Spitze ist die eigentliche, zum Vorschieben bestimmte Sonde. Da durch den Ballon die Falten in der Speiseröhre ausgeglichen werden, ist es dem Erfinder in einer Anzahl von Fällen leicht gelungen, die

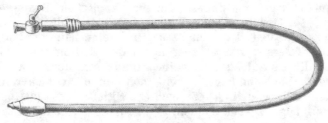

Fortsetzung des engen Kanals zu finden. PETERSEN's Sonde, Fig. 161, ist mit einer konischen Olive versehen, die etwas schräg durchbohrt ist. Man schiebt die Olive so weit wie möglich vor und sucht dann mit der in der Durchbohrung steckenden feinen Sonde die Öffnung nach unten.

Treten während der Sondenbehandlung Schmerzen auf, so muss man dieselbe einige Tage unterbrechen und, wenn nöthig, kurze Zeit die Nahrung nur durch den Mastdarm verabfolgen; bei dem Wiederaufnehmen der Behandlung wäre die Sonde zuerst nicht zu dick zu wählen und nur alle zwei Tage einzuführen. In einem Falle, in welchem die sehr enge Stelle durch ungeschicktes Sondiren ganz verlegt war, nährte ich das Kind durch vier Tage nur vom Mastdarm aus, wonach die Einführung einer ganz dünnen konischen Röhre wieder gelang. Die durch diese eingegossene Nahrung bewirkte, dass das auf das Äusserste abgemagerte Kind in wenigen Tagen aufging, wie ein Schwamm, der sich voll Wasser saugt. Über die Anwendung der Quellsonden von Laminaria oder Tupelo, nach SENATOR, habe ich keine persönliche Erfahrung. Ich würde mich auch wegen des möglichen Abbrechens nur ungern zu deren Anwendung entschliessen.

Fig. 161.   Der Kranke vermag oft schon besser zu schlucken, wenn der die Stenose verstärkende Krampf durch Morphiumpulver beseitigt wird. Ich gebe da, wie in anderen Fällen, die von mir schon erwähnten Pulver von Bismuth und Morphium immer gern trocken.

Man hat vielfach empfohlen, bei narbigen Strikturen kleine Einschnitte in den Rand der verengerten Stelle zu machen und besondere Instrumente dazu angegeben, deren eines ich in Fig. 162

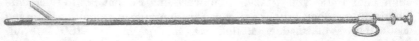

abgebildet habe. Bedingung ihrer Anwendung ist natürlich, dass die Striktur überhaupt noch passirbar ist. Das Hervortreten der

Klinge kann durch eine Schraube geregelt werden. Die Sonde wird durch die enge Stelle durchgeschoben, dann lässt man die Klinge durch Druck auf das äussere Ende vortreten und zieht das Instrument zurück. Es dürfen immer nur seichte Einschnitte gemacht werden und zwar kann man deren mehrere in einer Sitzung anbringen, worauf gleich eine stärkere Sonde durchgeführt werden soll. Eine persönliche Erfahrung habe ich über diese Operation nicht, da ich bisher immer mit der einfachen Erweiterung durch Sonden ausgekommen bin. KENDAL FRANKS hat in vier Fällen Strikturen mittelst der Elektrolyse geheilt. Er verwendete dazu konische, mit einer Elektrode armirte Sonden und den Strom bis zu 10 M. A., alle zwei bis vier Wochen einmal. Stärkere Ströme würde ich jedenfalls für bedenklich halten.

Anders wird die Behandlung in den Fällen sein müssen, wenn die stenosirte Stelle undurchgängig ist; dann muss auf operativem Wege Hülfe geschafft werden. Die dabei in Frage kommenden operativen Eingriffe können entweder in der Eröffnung der Speiseröhre oben am Halse oder in der Gastrotomie bestehen. Sitzt die Verengerung so hoch oben, dass man noch darunter operiren kann, so lässt man am Besten nachher dauernd eine Sonde liegen, durch die man die Nahrung einflösst.

Nicht selten gelingt es, von der Wunde am Halse aus eine vorher nicht durchgängige Stelle leicht zu passiren. v. BERGMANN hat von vier Kranken, die er wegen Narben oesophagotomirt hat, drei durch nachträgliche Sondenbehandlung von der Wunde aus heilen können und auch HEINECKE gelang es auf diese Art, rasch zu stärkeren Sondennummern zu steigen und in einem Falle eine weiche Sonde auf länger einzulegen. Bei Oesophagotomien lässt sich nach PHELPS das Organ leicht bedeutend nach oben zu ziehen.

Wenn die Ernährung schon erheblich gestört ist, so sollte man nicht zu lange mit der Gastrotomie warten. Die Operation kann auch in sehr jugendlichem Alter von günstigem Erfolge sein. CLUTTON berichtet über ein vierjähriges Kind, das er gastrotomirt hat und bei dem er die durch Trinken von Natronlauge verursachte Striktur nachher durch Sondenbehandlung von unten heilen konnte. Früher legte man bei der Gastrotomie die Öffnung immer an dem linken Rippenrande an, vernähte in der ersten Sitzung die Magenwand mit dem *Peritoneum parietale* und eröffnete den Magen erst nach einigen Tagen. Diese Operationsstelle hat den Nachtheil, dass ein Verschluss nicht gut möglich ist und dass der deswegen immer ausfliessende Magensaft ein Ekzem der Bauchwand hervorruft, das die Kranken ausserordentlich belästigt. Man hat in England öfter mit gutem Erfolge ganz kleine stichförmige Öffnungen in die vorher angenähte Magenwand gemacht und durch sie für jede Nahrungsaufnahme einen mässig dicken Katheter eingeführt. Die Öffnung soll sich in der Zwischenzeit von selbst geschlossen halten. Es ist meinem Freunde L. REHN und mir aber nicht gelungen, die unangenehme Komplikation des Ekzem dadurch zu vermeiden. Meines Wissens ist das Verfahren in Deutschland nicht in Aufnahme gekommen. HAHN legt die Öffnung in der Seitenwand des Thorax zwischen der achten und neunten Rippe an, weil an dieser Stelle der Magensaft nicht so leicht ausfliessen und die Öffnung besser geschlossen gehalten werden kann.

v. HACKER und KOCHER machen eine schlitzförmige Öffnung in den *Rectus abdominis* und wollen dadurch eine Art Sphincter für die Magenfistel schaffen; FRANK macht über dem Rippenbogen zwei horizontale Schnitte durch die äussere Haut, löst das dazwischen befindliche Hautstück von der Unterlage los und zieht die Magenwand, aus derselben eine Art Divertikel bildend, darunter durch. Nachdem sie an der Stelle eingeheilt ist, lässt sich dieses Magenstück leicht durch Druck verschliessen.

WITZEL legt nach der Eröffnung der Bauchhöhle zwei schräge Falten in der Magenwand an, die er über einem Drain zusammennäht; der gefüllte Magen schliesst den Gang von selbst.

Nach dem, was man hört, wird jetzt die HACKER'sche Methode am Meisten ausgeführt; von ihr aus lässt sich auch die gleich zu erwähnende retrograde Sondirung am Besten vornehmen, und deswegen wird man in den Fällen, in denen man Aussicht auf eine Wiederherstellung des Lumen der Speiseröhre haben kann, die Fistel vielleicht besser am Rippenbogen anlegen.

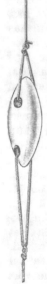

Fig. 163.

Ist die Speiseröhre noch durchgängig, aber nicht zu sondiren, so lässt man nach HAGENBACH zweckmässig einen Faden verschlucken, an dem ein Schrotkorn befestigt ist. Nach PETERSEN spült man am Besten denselben nachher heraus, denn das Aufsuchen im Magen ist immer misslich. Mit Hülfe dieses Leitfadens kann man dann Sonden oder die von KRASKE angegebenen Oliven, Fig. 163, nach oben durchziehen; gewöhnlich ist danach auch die Sondirung von oben bald wieder möglich. Von den genannten Autoren sind eine Anzahl auf diese Weise geheilte Fälle mitgetheilt worden. Ist die Speiseröhre augenblicklich nicht passirbar, so muss man von der Magenfistel aus die Cardia aufsuchen, indem man die Sonde der vorderen Magenwand entlang nach der Gegend hinführt. In der Regel gestaltet sich die Sondirung von unten aus leichter, als die von oben, sobald man einmal den Weg zu der Cardia gefunden hat.

Es gehört aber meist sehr viel Geduld und eine nicht zu kleine Fistel dazu, so dass man den Finger als Leiter benutzen kann.

Ein Kind mit vollständigem Verschluss der Speiseröhre operirte BERNAYS in der Weise, dass er zunächst die Gastrotomie machte und dann die Oesophagotomie. Brachte er den Finger in den oberen und ein Bougie in den unteren Theil der Speiseröhre ein, so konnte er fühlen, dass eine verhältnissmässig dünne Wand sich dazwischen befand. Mit einem zugespitzten Bougie durchbohrte er diese Zwischenwand und konnte danach an einem Faden von unten rosenkranzähnlich angeordnete, allmählich dicker werdende Oliven durchziehen und es gelang ihm, das Kind auf diese Weise vollständig wieder herzustellen. HJARD hat einen Fall von unten aus durch die Elektrolyse geheilt.

Die Erweiterungen der Speiseröhre befallen das Organ in seiner ganzen Länge und sind dann cylindrisch oder spindelförmig; man nennt sie einfach Erweiterungen und unterscheidet bei ihnen die primären und die sekundären. Beschränkt sich die Erweiterung auf einen kleineren Theil, so ist sie meistens sackartig; sie wird dann Divertikel genannt.

Die primären, allgemeinen Erweiterungen sind meistens angeboren und durch eine Schwäche der Wandungen bedingt. Sie machen sich durch das bisweilen noch nach mehreren Tagen stattfindende Regurgitiren von unveränderten Speisen kenntlich, während die aus dem Magen zurückkommenden immer schon theilweise verdaut sind. Diese primären Erweiterungen können eine recht bedeutende Grösse erreichen, so dass eine Verwechslung des Inhalts, der Menge nach, mit Speiseresten, die aus dem Magen stammen, recht gut möglich ist. DAVY berichtet über einen Fall, der eine Dämpfung an der Brustwand mit, natürlich fortgeleiteter, Pulsation zeigte.

Die Diagnose der primären allgemeinen Erweiterung ist nach MACKENZIE nur dann zu machen, wenn man bei einem Kranken, der unverdaute Speisen wieder auswirft, mit der Sonde glatt in den Magen gelangt.

Bei weitem häufiger sind die sekundären, allgemeinen Erweiterungen, die das ganze Organ dann betreffen, wenn die Verengerung nahe dem unteren Ende sitzt.

Die ursächliche Verengerung kann durch Narben herbeigeführt sein, durch Neubildungen, namentlich durch Krebse, oder sie kann auch in einer angeborenen Enge der Cardia bestehen. Diese Form unterscheidet sich von der vorigen dadurch, dass die Sonde bei ihr immer nur mit Schwierigkeiten, wenn überhaupt bis in den Magen eingeführt werden kann. VIRCHOW zeigte in einer Sitzung der Berliner medizinischen Gesellschaft einen solchen erweiterten Oesophagus, der die Dicke eines Oberarms hatte; er war durch eine Verengerung der Cardia veranlasst. LEICHTENSTERN berichtet über einen Kranken mit sehr starker allgemeiner Erweiterung, deren Entstehung er durch einen primären zeitweiligen Krampf der Cardia erklärte. Die Behandlung dieser Form fällt mit der der Stenosen zusammen.

Bei den Divertikeln, den beschränkten sackförmigen Erweiterungen, unterscheidet man je nach der Entstehung Traktions- und Pulsionsdivertikel. Bei der ersteren Art wird durch ausserhalb der Speiseröhre befindliche entzündliche Processe, z. B. durch Drüseneiterungen mit Durchbruch nach dem Lumen, bei der Vernarbung die Wand der Speiseröhre sackförmig nach aussen gezogen. Man findet gar nicht so selten ein Divertikel, an dessen Spitze aussen eine verkäste, mitunter melanotische oder auch schon vernarbte Lymphdrüse hängt.

Sehr viel häufiger ist die zweite Art, das Pulsionsdivertikel, das sich über einer verengten Stelle der Speiseröhre bildet. Diese Verengerung wird in der Regel eine narbige, mitunter auch eine durch einen Tumor, namentlich durch harte Krebse verursachte sein. Fast immer sind einzelne Stellen der Wandung schwächer, wodurch diese eher nachgeben und auf solche Weise eine sackartige Erweiterung bilden; in selteneren Fällen ist die Erweiterung eine cylindrische. Füllt sich das einseitige Divertikel mit Speiseresten, so sinkt es schon durch die Schwere des Inhalts nach unten, tiefer als die verengte Stelle und bildet dann einen richtigen Sack. Dehnt sich derselbe durch Ansammlung seines Inhalts aus, so muss er die unterhalb der Verengerung liegende, noch gesunde Speiseröhre nach der entgegengesetzten Seite drängen, wodurch das Divertikel in die Verlängerung der senkrechten Achse des Organs geräth und die weiterführende normale Öffnung an die Seite zu liegen kommt; siehe die nebenstehende schematische Zeichnung, Fig. 164. Es ist wichtig, sich dies wegen der Sondirung und der Diagnose klar zu machen.

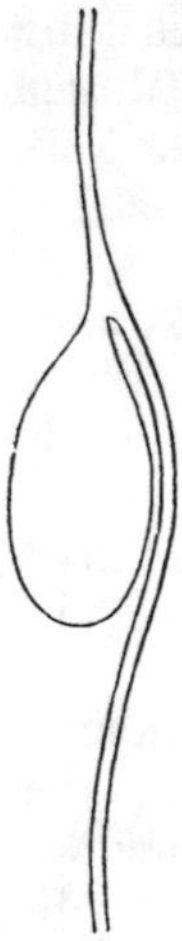

Eine weitere Entstehungserklärung giebt v. Bergmann für gewisse Fälle von Divertikeln, die in dem obersten Theil des Oesophagus liegen. Er nimmt gewiss mit Recht an, dass sie sich mitunter aus angeborenen Kiemenfisteln entwickeln und konnte dies in einem von ihm operirten Falle bestätigen, in welchem eine Fistel mit dem Divertikel verbunden war.

Die Erscheinungen, die ein solches, einerlei wie, entstandenes Divertikel macht, bestehen in leichteren Fällen einfach in Regurgitiren der Speisen, ferner hier und da in einem aashaften Geruch aus dem Munde, der durch die

Fig 164. Zersetzung der Speisereste in dem Sack hervorgerufen wird und in Druckgefühlen, im Gefühl eines Hindernisses, das sich bis zur Brechneigung steigern kann. Entzündliche Vorgänge in der Umgebung der Divertikel können auch die *Nervi recurrentes* in Mitleidenschaft ziehen und eine Lähmung derselben bedingen. Eine solche ist nämlich nicht immer durch einen bösartigen Tumor der Speiseröhre veranlasst.

Die Diagnose ist meistens sehr leicht daraus zu stellen, dass man bei dem Sondiren ein Mal glatt durchkommt, das andere

Mal auf ein nicht zu überwindendes Hinderniss stösst, je nachdem der Sack leer oder gefüllt ist. Es erklärt sich dies leicht
aus Fig. 164. Man hüte sich jedenfalls, wie bei allen Sondirungen,
vor Gewaltanwendung, die eine Durchbohrung der Divertikelwand
zur Folge haben könnte. Die erwähnte Erscheinung bei dem
Sondiren ist indessen allein nicht maassgebend, da dieselbe mitunter auch bei anderen Krankheiten beobachtet wird. Man fängt
sich z. B. auch bei Krebsen mitunter in Taschen der Wand, wie
EWALD sehr richtig angegeben hat, oder es ist, wie in einem von
ihm berichteten Falle, ein erektiler Tumor, der dieselbe Erscheinung hervorruft. In grösseren Säcken hört man statt des Schluck-
geräusches auskultatorisch ein lautes Plätschern.

Bei den von mir behandelten Kranken lag die Öffnung
immer seitlich; BERKHAN giebt an, sie befinde sich in der Regel
hinten.

Ich habe mir schon vor mehr als 20 Jahren für die Sondirung bei Divertikelfällen nach Art des MERCIER'schen Katheters
an der Spitze abgebogene Sonden in verschiedenen Dicken machen
lassen, Fig. 165, mit denen es mir wiederholt gelungen ist, die
Öffnung bei vorsichtigem! Tasten nach den verschiedenen Seiten

Fig. 165.

zu finden. BERKHAN war schon 1876 auf die gleiche Idee gekommen und hat mit vorn katheterförmig gebogenen Gutta-
perchabougies einen Fall von Divertikel erfolgreich behandelt und
denselben 1889 veröffentlicht. Man muss freilich vor der Anwendung dieser Sonden davon überzeugt sein, dass es sich nicht
um ein Karcinom handelt, denn bei einem solchen würde man
sehr leicht mit einer so geformten Sonde durch die Wand gerathen können.

Die Prognose der Divertikel hängt von der Widerstands-
fähigkeit der Wandungen ab; es ist sehr selten, dass die Wand
eines Divertikel durchbricht, wenn nicht geschwürige Processe
in demselben vorhanden sind. Meistens geben die Wandungen
bis zu einem gewissen Grade nach und bleiben dann so bestehen, während die Kranken mehr oder weniger Beschwerden
haben. Ich habe mehrere Heilungen von Divertikeln gesehen,
nachdem es gelungen war, die verengerte Stelle zu erweitern.
v. BERGMANN hat bekanntlich ein weit oben sitzendes mit sehr
gutem Erfolge exstirpirt. KOCHER und BUTLIN berichteten danach
über gleich günstige Ergebnisse und seitdem sind eine ganze Anzahl derselben operirt und geheilt worden.

Ein Kranker, über den MINTZ berichtet, spült sich sein Divertikel zweimal wöchentlich aus und befindet sich bei dieser palliativen Behandlung sehr wohl.

Schede gelang die Einführung der gewöhnlichen Sonden bei Divertikeln in einigen Fällen sehr leicht, nachdem er die Speiseröhre faradisirt hatte. Das einfache Verfahren wird sich jedenfalls auch in anderen Händen sehr nützlich erweisen.

Die oben beschriebene Sondenbehandlung muss aber bei Divertikelkranken ganz besonders lang fortgesetzt werden, wenn eine dauernde Heilung erzielt werden soll und man wird in solchen Fällen immer gut thun, zu recht dicken Sonden überzugehen. Ich behandelte einen Kranken, der in Folge einer durch Verschlucken eines Knochens entstandenen Narbenstenose ein recht grosses Divertikel hatte, zuletzt mit unseren dicksten Sonden von etwa 20 Millimeter Durchmesser. Er ging dann nach Paris und liess sich dort ein Bougies von etwa 35 Millimeter anfertigen, mit dem er sich selbst noch mehrere Jahre sondirte. Er wurde ganz geheilt und ich sah ihn noch nach 15 Jahren ohne alle Beschwerden.

Bei alten Leuten kommt, wie ich Seite 731 schon kurz bemerkt habe, eine Erweiterung des Anfangstheils der Speiseröhre vor, auf die uns Baum in seinem Kolleg aufmerksam gemacht hat, die ich aber sonst noch nirgends erwähnt gefunden habe. Baum gab damals an, dass die Krankheit von einem englischen Autor schon beschrieben sei, ich konnte aber keine Notiz darüber in der mir zugänglichen Literatur finden. Mangels pathologischer Nachweise kann ich nicht sagen, ob der Zustand in einer seitlichen Divertikelbildung am Eingang des Oesophagus besteht, wie Baum annahm oder in einer Erweiterung der *Sinus piriformes* nach unten, wie ich glaube. Die Erscheinungen sind ziemlich charakteristisch. Die Kranken klagen darüber, dass ihnen im Laufe des Tages immer wieder kleine unverdaute Reste der Mahlzeiten emporkommen und dass sie, was sehr bezeichnend ist, beim Niederlegen immer erst eine Zeit lang husten müssen, wobei dann auch Speisereste mit dem Schleim ausgeworfen werden. Der Husten entsteht durch das Auslaufen des Inhalts der Säcke, der sich in den Kehlkopf ergiesst. Manche klagen auch über ein Gefühl von Druck tief im Hals neben dem Kehlkopfe, was sie zu dem Versuch veranlasst, dasselbe durch Streichen zu entfernen, wobei sie dann gewöhnlich auch gleich die richtige Therapie entdecken, nämlich die Alterstaschen, wie sie Baum genannt hat, auf diese Weise zu entleeren. Der Zustand kommt selten vor dem 65. Jahre vor, meistens erst nach dem 70. Ich habe etwa ein Dutzend Fälle im Laufe der Zeit gesehen. Das Leiden belästigt, wenn es mehr entwickelt ist, die alten Leute recht sehr, namentlich wird ihr Schlaf dadurch wesentlich beeinträchtigt. Die Behandlung besteht darin, dass die Kranken lernen, sich den Inhalt der Taschen durch Streichen von unten nach oben, seitlich neben dem Kehlkopf auszupressen. Einer meiner Kranken hatte es gelernt, seine Taschen durch Gurgeln zu reinigen. Er konnte ein Achtel Liter Wasser darin verschwinden lassen und brachte dasselbe sammt dem Inhalt der Tasche dann gurgelnd wieder zum Vorschein.

Schluckbehinderungen können auch durch Neubildungen verursacht sein.

Im obersten Theil des Oesophagus sind verhältnissmässig kleine, auch gutartige Geschwülste schon im Stande, erhebliche Beschwerden zu verursachen, während in dem unteren Theil selbst ziemlich grosse fast unbemerkt bleiben, weil die Wandungen nachgiebiger sind.

Die gutartigen findet man recht oft zufällig bei Sektionen. Nach Zenker und v. Ziemssen machen dieselben keine Beschwerden, solange noch ein grösserer Theil der Peripherie der Oesophaguswand ausdehnungsfähig bleibt und sich der Bissen deswegen an dem Hinderniss noch vorbeidrücken kann. Es sind von gutartigen Neubildungen beschrieben worden: Warzen, die einzeln oder mehrfach bei älteren Leuten gefunden wurden und die denen der äusseren Haut sehr ähnlich sehen, wie denn Klebs überhaupt den Erkrankungen des Oesophagus grosse Ähnlichkeit mit denen der äusseren Haut zuschreibt. Man hat ferner weiche Papillome beobachtet, Cysten bis zu der Grösse einer Haselnuss, Fibrome, Lipome, Rhabdomyome, Leiomyome, Adenome u. s. w. Verhältnissmässig am häufigsten findet man die Fibrome und zwar sind es meistens gestielte; ich habe dieselben schon Seite 600 erwähnt. Sie erreichen hie und da eine bedeutende Grösse; ein von Rokitansky beschriebenes Fibrom war etwa 17 Centimeter lang und 6 dick. Minski hat eine Zusammenstellung der Speiseröhrenfibrome gemacht und bildet einige ab, die vorn aus dem Munde heraushingen (so gross werden sie heutzutage bei uns nicht mehr). Er sieht einen grossen Theil derselben als angeborene, als Produkte der Kiemen an; ein anderer Theil gehört zu den Teratomen, wie z. B. die behaarten Rachenpolypen. Werden die Geschwülste nach oben gepresst, so verlegen sie das Lumen des Kehlkopfs unter den Erscheinungen des behinderten Athmens. Sie sind schon öfter operirt worden.

Zu erwähnen wären hier noch die Gefässgeschwülste, die Anlass zu tödtlichen Blutungen geben können; ich habe Seite 781 zwei derartige Fälle angeführt. Es handelt sich da hauptsächlich um Varicen, die angeboren und durch mancherlei Krankheiten erworben vorkommen, so nach Rokitansky und Eberth bei kollateralem Kreislauf. Friedrich bildet einen sehr schönen Fall von Varicen im Ziemssen'schen Archiv ab, Band 53. Notthafft hat eine umschriebene Venenerweiterung bei einem Kranken mit Sarkom der Speiseröhre veröffentlicht, die zu tödtlicher Blutung führte.

Von bösartigen Geschwülsten sind die Sarkome nur ganz vereinzelt vorgekommen. Eine der häufigsten Krankheiten der Speiseröhre bilden aber die Krebse. Sie haben ihren Sitz entweder dicht unter dem Ringknorpel oder an der Kreuzungsstelle der Speiseröhre mit dem linken Bronchus und der Aorta oder am Eingang in den Magen. Es sind das die Stellen, an denen grössere Bissen leichter stecken bleiben und es wäre immerhin möglich, dass die so hervorgebrachte Reizung zu der Entwicklung der Krebse in gewissen Beziehungen stände. Ausserdem sollen Schnapstrinker besonders zu Speiseröhrenkrebs geneigt sein.

Die selteneren harten Formen machen nur dann Beschwerden, wenn sie durch ihre Grösse oder durch Infiltration der Wandungen die Fortbewegung der Speisen hindern. Da der Krebs sich in der Schleimhaut entwickelt und vielen Insulten ausgesetzt ist und auch die weiche Form vorherrscht, so zerfällt er meistens sehr bald. Durch dieses geschwürige Zerfallen kann ein vorher recht verengtes Lumen für kürzere oder längere Zeit wieder frei werden und dann entstehen öfter, gerade wie beim Darmkrebs, Zweifel an der Richtigkeit der Diagnose. Wer nur einmal das Präparat eines zerfallenen Oesophaguskrebses gesehen hat, wird leicht begreifen, warum es oft sehr schwer, wo nicht unmöglich ist, die Sonde in den unterhalb des Krebses gelegenen Theil der Speiseröhre einzuführen; sie fängt sich in den wandständigen Taschen und findet in Folge dessen nicht die Öffnung nach dem unteren Abschnitte.

Drüsenschwellungen sollen bei dem Speiseröhrenkrebs über den Schlüsselbeinen bisweilen beobachtet werden; ich habe sie aber nur in einem von den sehr vielen Fällen gefunden, die ich gesehen habe. Der Krebs greift nicht selten von der Speiseröhre auf benachbarte Organe über, durch welche Eigenschaft er für den Kehlkopf wichtig wird, da er den an der Aussenseite verlaufenden *Nervus recurrens* durch entzündliche Processe oder direkt angreift und lähmt, was oft schon recht früh geschieht. Beide *Nervi recurrentes* können nur dann in Mitleidenschaft gezogen sein, wenn der Krebs ziemlich weit oben, an oder über der oberen Thoraxöffnung sitzt, oder der linke Nerv durch eine krebsig infiltrirte, mediastinale Lymphdrüse betheiligt wird. Eine doppelseitige Lähmung mit Schluckbehinderung gilt als sehr bezeichnend für Speiseröhrenkrebs. Besonders unangenehm ist der Übergang des Krebses auf die Luftröhre und den Bronchus, wenn sich eine Durchbohrung der Zwischenwände ausgebildet hat. Dann gerathen die geschluckten, flüssigen Speisen in die Luftröhre, wodurch sich die Qualen der armen Kranken noch viel mehr erhöhen.

Gar nicht so selten zerstören besonders die in der Mitte der Länge gelegenen Tumoren auch die Wand der Aorta. Ich habe schon mehrfach erwähnt, dass man bei diesem Sitz sehr vorsichtig mit dem Sondiren sein soll, damit nicht eine durch die Sonde verursachte Blutung den freilich unvermeidlichen Tod des Kranken in einer für den Arzt immer unliebsamen Weise beschleunigt. Der an der eben genannten Stelle sich entwickelnde Krebs macht bisweilen auch Durchbrüche nach dem Herzbeutel und geht hier und da einmal auf die Wirbelsäule über, während der an der Cardia gelegene nicht selten auf den Magen fortschreitet oder auch umgekehrt. Eine Verbreitung der Krankheit auf andere Organe durch Metastasen ist seltener, als die durch das Übergreifen.

Über die Diagnose habe ich schon mehrfach gesprochen. Am sichersten wird sie durch die mikroskopische Untersuchung von ausgeworfenen oder in den Fenstern von Sonden hängen gebliebenen Fetzen. EWALD hat einen Fall bei einem nur 29 Jahre alten Manne gesehen, sonst ist, wie bei allen Krebsen, das mittlere und höhere Alter mehr disponirt. Wenn ein Kranker in dem genannten Alter über ein allmählich auftretendes Schluckhinderniss klagt, wenn die Sonde eine Stenose an den Prädilektionsstellen ergiebt, so ist bei anamnestischem Ausschluss anderer Möglichkeiten die Diagnose schon fast mit Gewissheit zu stellen. Tritt dann zu der Abmagerung noch die bekannte kachektische Farbe hinzu, so ist aller Zweifel gehoben. Es wäre in diesem Alter ausser den oben erwähnten Ursachen von Verengerung höchstens noch das syphilitische Geschwür in Betracht zu ziehen, dasselbe gehört aber zu den grössten Seltenheiten. Man wird in zweifelhaften Fällen besser thun, an die gewöhnlichere Ursache, den Krebs, zu denken. Ich habe schon erwähnt, dass Drüsenschwellungen bei dem Speiseröhrenkrebse fast nie gefunden werden, wenigstens nicht in dem Stadium, in dem noch ein Nutzen für die Differentialdiagnose erwartet werden könnte, bei Sektionen sind sie öfter krebsig entartet gefunden worden.

Die Prognose ist bekanntlich eine absolut schlechte, die Kranken leben selten länger als ein Jahr nach dem Auftreten der ersten Erscheinungen, meistens sehr viel kürzer. Auch bei anscheinend ziemlich gutem Befinden können plötzliche Verschlimmerungen und Todesfälle eintreten. Der Durchbruch in die Luftröhre tödtet durch Fremdkörperpneumonie in drei bis vier Wochen, wenn es nicht durch die ausschliessliche Sondenfütterung oder Gastrotomie gelingt, den Kranken länger zu erhalten.

Die Behandlung wird nur in den seltensten Fällen eine radikale sein können. Es sind einige wenige Fälle von Exstirpationen des obersten Theiles der Speiseröhre bekannt geworden, die günstig verliefen und kurze Zeit eine Heilung erhoffen liessen. Vor nicht langer Zeit hat MARWEDEL einen Fall bekannt gegeben, in welchem CZERNY 4 cm eines krebsigen Oesophagus in der Höhe des Ringknorpels mit günstigem Erfolge resecirt hat. In der Regel wird das frühe Übergreifen der Krankheit auf die Umgebung eine Operation kontraindiciren.

Man wird sich also in den meisten Fällen auf die symptomatische Behandlung beschränken müssen. Besonders wichtig ist natürlich die Regelung der Diät, bei der man alle reizenden Speisen und Getränke streng vermeiden lassen muss; zu den reizenden gehören aber nicht nur die sogenannten scharfen, sondern auch harte oder zu heisse. Das beste Nahrungsmittel ist immer die Milch mit verschiedenen Zusätzen, wie Kaffee, Thee, Kakao, Fleischpulver, Nährmehle, ferner die verschiedenen Nährsuppen, ebenso Kindernährmittel, wie auch die Hartenstein'sche Leguminose. Den Suppen kann man Peptone beifügen oder Valentine's meat juice, Brand's beef jelly, Fleischpulver und Eier. Letztere können die Kranken im Anfang auch geniessen, wenn sie nur ganz kurz gekocht sind, später roh oder in Wein, Bier u. s. w.

Alkoholika wird man besser in verdünntem Zustande verordnen. Das Schlimme bei all diesem ist nur, dass die Kranken die natürlich einförmige Kost recht bald satt bekommen, und es wird häufig eine der Hauptaufgaben des Arztes sein, den Küchenzettel mit möglichst viel Abwechselung auszustatten.

Da auch bei dem Krebs sich fast immer mehr oder weniger Krampf der Muskulatur hinzugesellt, so brauchen die Kranken die Bismuth-Morphiumpulver gewöhnlich mit Nutzen. Das Schlucken wird dadurch lange Zeit recht erleichtert. Statt dessen kann man zur Abwechslung auch Kokain versuchen oder die Anginapastillen und die von Neumann angegebene, früher schon erwähnte Antipyrinlösung, 1 : 3—2.

So lange die Kranken die Flüssigkeit mit Leichtigkeit geniessen können, soll man das Einführen von Sonden möglichst vermeiden. Nimmt indessen die Schwierigkeit, flüssige Nahrung zu schlucken, beständig zu, so ist der Zeitpunkt für das instrumentelle Einschreiten gekommen. v. Ziemssen und Mackenzie empfehlen, und ich kann mich ihnen nach meiner Erfahrung anschliessen, die mechanische Erweiterung der Krebsstenosen durch das Einführen von Sonden. Ersterer hat zwar im Anschluss an Sondirungen zwei Mal unter siebzehn Fällen eine Perforation der Wandungen erlebt, diese schien ihm aber nicht in direktem Zusammenhang mit der Sondeneinführung zu stehen; sie kommen bekanntlich ebenso häufig bei nicht sondirten Kranken vor. Dagegen hat er von der vorsichtigen Einführung von Sonden alle ein bis zwei Tage, namentlich auch in den letzten Stadien einen so ausgezeichneten palliativen Erfolg gesehen, dass er sie nicht genug empfehlen kann. Bei engen Stenosen wird man im Anfang besser konische Sonden verwenden. Mackenzie führte seine Sonden bis zu Nummer 8 zwei Mal die Woche ein. Treten Schmerzen danach auf, so setzt man diese Behandlung ein paar Tage lang aus. Es empfiehlt sich, diese Sondirungen kurz vor der Nahrungsaufnahme zu machen. Bietet die Einführung der Sonden grössere Schwierigkeiten, so thut man besser, nach einer gelungenen Sondirung eine Dauersonde einzulegen und zwar entweder durch die Nase, wobei sich die Kranken sehr bald an die Anwesenheit der Sonde im Schlunde gewöhnen oder indem man kürzere Röhren in die enge Stelle einlegt. LEYDEN und RENVERS haben recht praktische Dauerröhren angegeben, die, an einem Faden befestigt, tagelang liegen bleiben können und bei deren Anwendung sie bedeutende Gewichtszunahmen und längeres Wohlbefinden der Kranken beobachteten. Vorsicht ist bei der Anwendung dieser instrumentalen Maassnahmen immer nothwendig, da Perforationen stets im Bereich der Möglichkeit liegen, selbst bei recht vorsichtigem Einführen.

Steigern sich die Schwierigkeiten der Ernährung von oben, so entsteht die Frage wegen der Eröffnung des Magens, wobei es von den Umständen abhängen wird, ob man dem Kranken zurathen soll oder nicht. Es lässt sich gewiss nicht leugnen, dass man in den meisten Fällen nachher eine Besserung in dem Befinden erwarten darf, doch ist diese fast immer nur von kurzer Dauer. Selten, dass ein Kranker noch sechs Monate nach der Operation lebt. Mehr indicirt wäre die Operation, wenn ein Durchbruch des Krebses in die Luftröhre stattgefunden hat. In Fällen von Krebs wird es sich, da eine künstliche Wiederherstellung des Lumen der Speiseröhre nicht in Frage kommt, immer nur um eine der oben erwähnten, einen guten Verschluss ermöglichenden Operationsmethoden handeln können.

Schliesslich bleibt noch die Mastdarmernährung übrig, welche ich auf die Fälle beschränken möchte, in welchen es sich äusserer Gründe halber darum handelt, das Leben des Kranken möglichst zu verlängern, in allen übrigen ist es ein grausames Verfahren.

Über die Fremdkörper in der Speiseröhre und deren Behandlung habe ich schon in dem Abschnitte über „Fremdkörper" berichtet; siehe Seite 585 f.

Die nervösen Erkrankungen der Speiseröhre betreffen die sensiblen und die motorischen Nerven.

Die Anaesthesie wird sich wohl kaum als Krankheit besonders bemerklich machen, ist aber gewiss bisweilen mit der Anaesthesie des Schlundes nach Diphtherie oder anderen Krankheiten zusammen vorhanden. Dagegen sind Hyperaesthesien nicht so ganz selten. Ich möchte hierher einen Theil der Gefühle der Hysterischen rechnen, die man als zu dem wahren Globus gehörig betrachten kann, während die meisten Fälle des sogenannten *Globus hystericus*, wie ich früher erwähnt habe, einer Hypertrophie der Zungentonsille ihre Entstehung verdanken. LEUBE sprach mir einmal mündlich die Ansicht aus, dass er das Sodbrennen für eine Neurose halte. So sehr mich damals dieser Ausspruch überraschte, so möchte ich mich ihm nach meinen eigenen Beobachtungen jetzt, wenigstens für einen grösseren Theil der Fälle, anschliessen und das Symptom hier zu den Hyperaesthesien der

Speiseröhre rechnen. Für diese Auffassung spricht das Vorkommen des Sodbrennens bei nervösen Menschen mit vollständig gesundem Magen oder einfacher nervöser Dyspepsie und namentlich auch die ausgezeichnete Wirkung des warmen gerösteten Specks, den man Morgens nüchtern mit etwas starkem Thee ohne Zucker und ein wenig geröstetem Weissbrot geniessen lässt. Am übrigen Tage darf die Diät keine zu einförmige sein. Der Speck schafft eine Deckschicht über die hyperaesthetische Schleimhaut, welche verhindert, dass sie durch den normalen Mageninhalt benetzt werden kann. Bekanntlich hat LEARED Leberthran gegen Sodbrennen empfohlen, die meisten Kranken werden aber wohl den Speck vorziehen. *Natron bicarbonicum* hilft nur im Augenblick, verschlimmert aber bei fortdauerndem Gebrauch, meiner Erfahrung nach, die Neigung zu Sodbrennen in erheblichem Grade.

Eine Hyperaesthesie der Speiseröhre wird bisweilen auch durch entzündliche und geschwürige Processe der Schleimhaut vorgetäuscht.

Man kann die Hyperaesthesie am Besten ausser durch Speck durch Narkotika bekämpfen, indem man recht kleine Mengen einer Kokain- oder Morphiumlösung schlucken lässt, oder die Mittel in Pulverform trocken verordnet oder einhüllende Mittel, wie Eigelb oder Öl.

OSGOOD hat sechs Fälle von minutenlang dauernden Schmerzanfällen mitgetheilt, die von der epigastrischen Gegend ausstrahlend, sich durch die Speiseröhre bis in den Schlund und die Ohren fortsetzten; verursacht waren sie durch Wandernieren und Intestinalkatarrh.

Die Lähmungen der Speiseröhre werden selten beobachtet, da sie sich von dem durch andere Lähmungen beherrschten Bilde nicht abheben. Man findet sie bei cerebralen Krankheiten, die das Schluckcentrum beeinflussen oder bei peripheren Nervenerkrankungen, wie bei der Diphtherie und ähnlichen Krankheiten, wobei sie aber von den Schlundlähmungen im gegebenen Falle kaum zu unterscheiden sind. Namentlich lassen sich die beiden Processe der Anaesthesie und der Lähmung nicht auseinander halten, denn der Bissen kann, wie M. MACKENZIE richtig bemerkt, ebenso gut nicht weiter befördert werden, weil die anaesthetische Schleimhaut den Stimulus zum Weiterschieben desselben nicht abgiebt oder weil die Muskulatur gelähmt ist. Periphere Lähmungen sind auch die durch Bleivergiftung hervorgebrachten, von denen MACKENZIE zwei Fälle beobachten konnte.

Unter den Ursachen werden von verschiedenen Seiten auch Verletzungen, namentlich Sturz auf den Kopf oder den Rücken, sowie schwere Erschütterungen des ganzen Körpers angegeben. Es sind schon mehrere derartige Fälle beschrieben worden; vor Kurzem von EINHORN einer, in welchem die Speiseröhrenlähmung durch Fall auf den Rücken veranlasst worden war.

Die Haupterscheinung bei der Lähmung ist das Steckenbleiben von Bissen mit unangenehmen Angst- und Beklemmungsgefühlen. Wegen der Erweiterung des Lumen werden Flüssigkeiten mit erheblich verstärktem Geräusch geschluckt.

Die Diagnose ist in den akut eingetretenen Fällen nicht schwer, wenn man mit der Sonde frei durch bis in den Magen gehen kann. In den langsam entstandenen wird man sich die Möglichkeit einer Verwechslung mit den Erweiterungen, die durch Stenose verursacht sind, vor Augen halten müssen.

Die Behandlung sollte in der allgemeinen Kräftigung bestehen, wozu auch hier, wenn es nöthig ist, die Ernährung des Kranken mit der Sonde gehört und in Strychnineinspritzungen und Galvanisation mittelst besonderer, langer Elektroden, die man zugleich auch als ein mechanisch Zusammenziehungen erregendes Mittel betrachten kann.

Der Krampf der Speiseröhre gesellt sich in der Regel zu solchen Krankheitszuständen, die mit einer Hyperaesthesie verbunden sind. So ist es etwas sehr Gewöhnliches, dass man ihn bei allgemeinen und umschriebenen Entzündungen, bei Geschwüren, Fremdkörpern und bei Tumoren, namentlich auch bei geschwürig gewordenen Krebsen findet. ROSENHEIM hat den Krampf im oberen Theil der Speiseröhre auch bei Krebsen der unteren Hälfte oder dem des Magens beobachtet.

Der Krampf tritt aber mitunter auch spontan bei anscheinend sonst gesunden Menschen, z. B. bei Hysterischen, auf. Man nennt die rein nervösen Formen auch Oesophagismus. MACKENZIE erwähnt einen Fall, den ich Gelegenheit hatte, vor ihm zu sehen und den ich schon näher unter den Hyperkinesen, Seite 718, beschrieben habe. weshalb ich mich hier darauf beschränken kann, ihn anzuführen.

Bei der Hydrophobie ist der Krampf eine gewöhnliche Erscheinung; seltener kommt er bei Chorea und anderen Nervenerkrankungen vor. MACKENZIE führt mehrere Fälle an, in denen er Folge von heftigen Würgebewegungen gewesen ist.

Die subjektiven Erscheinungen sind fast dieselben, wie bei der Lähmung. Der Bissen gelangt bis zu einer gewissen Stelle und geht dann nicht weiter, während der Kranke grosse Beklemmung, Angstgefühle und Herzklopfen verspürt. Das Geschluckte wird meistens gleich wieder nach oben befördert, weil es nicht weiter hinunter gelangen kann.

Ein Theil der Fälle von wirklichem *Globus hystericus* beruht sicher auf einem durch eine hysterisch hyperaesthetische Stelle im Oesophagus verursachten Krampf der Muskulatur.

Mit der Sonde kann man in der Regel die krampfhafte Zusammenziehung der Muskeln überwinden, was die Diagnose gegenüber den organischen Stenosen sichert. Diese können aber durch einen Krampf hinwieder enger erscheinen, als sie wirklich sind.

Die einzelnen Krampfanfälle dauern selten sehr lang, doch war die Dauer eines Anfalls in dem von MACKENZIE und mir gesehenen Fall drei Tage.

Für die Behandlung des nervösen Oesophagismus hat LENHARTZ das Ausspülen des Magens warm empfohlen. Ausserdem wird man sich in den Fällen, in welchen der Krampf von allgemeinen Ursachen abhängig ist, auf die Versuche beschränken müssen, diese zu bessern, auch habe ich immer viel Nutzen von den oben schon mehrfach angeführten Bismuth-Morphiumpulvern gesehen. Man kann, wenn diese nicht ausreichen, auch Kokain oder Antipyrin in Lösung anwenden, Brommittel oder Arsenik verordnen, oder versuchen, durch das Sondiren die Hyperaesthesie zu vermindern. Sollte einmal das Unvermögen, zu schlucken, länger anhalten, so ist hier gewiss die Mastdarmernährung sehr an ihrem Platze.

Selbstverständlich muss man bei oesophagealem, durch Hyperaesthesie verursachtem Spasmus alle reizenden Speisen und Getränke vermeiden lassen.

Rupturen der Speiseröhre kommen traumatisch und spontan vor. Nach v. ZIEMSSEN und ZENCKER sind die letzteren als Folge von Selbstverdauung aufzufassen.

Register.

(Die beigesetzten Ziffern bedeuten die Seitenzahlen.)

Aaser 451.
Abel 205, 451, 456.
Abhärtung 98 ff.
— Hinderniss der 104.
Accessorische Schilddrüse
 s. Nebenschilddrüse.
Achard 822.
Adenoide Vegetationen s.
 Rachenmandel.
Adenome 613 f.
— der Speiseröhre 845.
Adenot 764.
Adstringentien, Anwen-
 dung der 156 ff.
Aether bromatus, Anwen-
 dung des 175.
— König'scher 177.
Aethylchlorid 176 f.
Aetiologie und Therapie,
 allgemeine 87.
Aetzmittel, Anwendung
 der 156 ff.
Aetzmittelträger, gedeck-
 ter, für den Kehlkopf
 157, Fig. 50.
— für die Nase 157 Fig.
 51 u. 52; 158 Fig. 53.
Aetzung, Nachbehandlung
 der, in der Nase 242 f.
Afanassieff 517.
Ageusie 663 f.
Ahlfeld 179.
Akinese 678.
Akinesen, centrale 679.
Akinese, periphere 685,
 s. auch Lähmungen.
Akkumulatoren 110.
Akkumulator 159, Fig. 54.
Akne der Nase 537.
— rosacea 536.
Aktinomycesdrusen Tafel
 VII, Fig. 1.

Aktinomykose, Erkran-
 kung der oberen Luft-
 wege bei 412 ff.
Aktion, perverse, d. Stimmlippen 738 f.
Alexander 515, 773.
Alkohol, in Beziehung zu
 den Erkrankungen der
 oberen Luftwege 107.
Almquist 533.
Alpdrücken 268.
Alterstaschen der Speise-
 röhre 731, 844.
Alvarez 414, 419.
Amyloide Geschwülste
 617.
Anaemie, Beziehung der,
 zu den Erkrankungen
 d. oberen Luftwege 90.
— des Halses 188.
Anaesthesie 666 ff.
— Behandlung der 667 f.
Anaesthesia dolorosa 667.
Anaesthesie des Kehlkopfs
 699.
— lokale, künstliche 170 ff.
— durch Kokain 170 ff.
— der Speiseröhre 849.
Anatomie der Gaumen-
 mandeln 19.
— des Kehlkopfs 23 ff.
— der Luftröhre 49.
— der Mundhöhle 18.
— der Nase 8 ff.
— — der Nebenhöhlen
 der 10 ff.
— des Nasenrachenraumes
 16 ff.
— der Rachenmandel 16.
— des Riechnerven 36.
— der Speiseröhre 49.
Anderson 83, 84, 739.

Andrews 627.
Aneurysma Aortae, Be-
 handlung des 711 f.
— Diagnose des 688 ff.
— Prognose des 692.
— Recurrenslähmung bei
 688.
— Symptome des 692.
— Vorkommen von, bei
 Syphilis 691.
Angerer 614, 810.
Angina acuta 259 f.
— Behandlung der 262.
— epiglottidea 283.
— follicularis 259 f.
— — Auftreten von, nach
 Operationen in d. Nase
 243, 259 f.
— fossularis 260.
— — Behandlung der 262.
— gangraenosa 467 f.
— lacunaris 261 f.
— — Behandlung der 262.
— leptothricia 263.
— — Behandlung der
 263 f.
— Ludovici 292 f.
— phlegmonosa 289 ff.
— rheumatica 259.
— bei Scharlach 505 ff.
Anginapastillen nach
 Avellis 156, 390, 402,
 654, 848.
Angiome, kavernöse, der
 Nase 612.
Anosmie 659 f.
— Behandlung der 660 f.
— centrale 660.
— essentielle 659 f.
— respiratorische 659.
Ansätze für die Elektro-
 lyse 164, Fig. 75 u. 76.

Ansaugen der Nasenflügel 225 f.
Anselmier 609.
Anson 819.
Anton 239, 551.
Antrum Highmori, s. Kieferhöhle.
Aortenaneurysma s. Aneurysma Aortae.
Aorteninsufficienz, pulsirende Bewegung am weichenGaumen bei 92.
Aphonia, hysterica 705 f.
— — Behandlung der 712 f.
— spastica 718, 726 f.
— — Behandlung der 727.
— — Unterscheidung der, von Parese des Anterior 727.
Aphthen 541.
Apladin 614.
Aprosexie 190, 269.
Apsithyria 706.
Argyrie 197.
Arnd 810.
Aron 58.
Aronsohn 243.
Arsenikkur 535,538,623 f., 670, 677, 737, 751, 852.
— als Ursache von Herpes oris et pharyngis 529.
Arterien s. Gefässe.
Arteriae thyreoideae, Unterbindung der, bei Struma vasculosa 814.
Arthritis gonorrhoica 766.
Aryknorpel, Anatomie der 23.
— Überkreuzung der 217.
Arzneimittel in Pulverform 177.
Aschenbrandt 61, 749.
Aspergillus fumigatus Taf. V, Fig. 3.
— — in der Nase 2.
— — im Nasenrachenraum 211.
Assalini 784.
Assalinische Schnallen 784.
Asthma 753 f., 755, 758.
— acutum 759 f.
Asthmastuhl 773.
Asthma-Athemapparate 772 f.
— Behandlung des 769 ff.
— cardiacum 687.
— Charcot-Leydensche Krystalle bei 760.

Asthma, chronisches 759 f.
— Curschmannsche Spiralen 760.
— eosinophile Zellen 760.
— sog. Heuasthma 750.
— klimatische Ursachen des 762.
— Milchgrind als Vorläufer von 763.
Asymmetrie der Choanen 550.
Ataxie der Stimmlippen 738, 739 ff.
— der Zunge 739.
Athmung, Physiologie der 61 f.
— durch die Nase 61 f.
Athmungsbahnen, Verlauf der, im Gehirn 79 f.
Athmungscentrum 77 f.
Atlee 577.
Atresie d. Nasenlöcher 561.
— der Choanen 562.
Aufbau des Nervensystems 35.
Aufrecht 472, 490.
Autolaryngoskopie 138.
Antorhinoskopie 138.
Autoskop, Kirstein's 139, Fig. 40, 148.
Autoskopie 139 f.
Avellis 83, 119, 131, 133, 156, 222, 345, 357, 362, 367, 390, 402, 618, 654, 673, 848.
— Untersuchung d. Kehlkopfventrikels nach 133.
Avicenna 492.

Babes 411, 505.
Bacillus Diphtheriae aus Membranen Tafel VII, Fig. 3a; aus Reinkulturen Taf. VII, Fig. 3b.
— influenzae Taf. VII, Fig. 4.
— leprae Taf. VI, Fig. 5.
— mallei Taf. VI, Fig. 6.
— ozaenae Taf. V, Fig. 2, — scleromatis Taf. VII, Fig. 2.
— tuberculosis Taf. VI, Fig. 4.
Bacterium coli commune Taf. VI, Fig. 1.
Bälz 101.
Baerwindt 732.

Bäumler 226, 405, 422, 424, 438, 521, 691.
Baginsky, B. 745, 803.
Baginsky's Tonsillotom 282, Fig. 115.
Baillie 835.
Bajonnetförmige Röhre zur Ausspülung der Kieferhöhle 336, Fig. 130.
Baldewein 545, 575.
Baldwin 822.
Balfour 711.
Ballet 830.
Ballonspritze,M.Schmidt's, 171, Fig. 85.
Bang 380, 381.
Bardeleben 176.
Bardenheuer 651.
Barker 628.
Barrow Boyce 319.
Barwinski 542, 543.
Bary, de 346.
Basedow 820, 825.
Basedow'sche Krankheit s. Morbus Basedowi.
Batten 831.
Bauer, L. 496.
Baum 293, 584, 844.
Baumann 85, 809.
Baumgarten 358.
Baurowicz 205.
Bayer 92, 345, 348, 514, 516, 630.
Bayford 831.
Beatty, Wallace 820.
Beausoleil 279.
Bebe 450.
Beck 450.
Becker'sches Symptom 824.
Beckmann 802.
Bednar'sche Aphthen 541.
Beely 53.
Beer 79.
Behring 378, 449, 455, 457, 458, 459, 461, 481, 485, 487, 488.
Behring'sches Diphtherie-Heilserum 455, 481.
Beleuchtung, elektrische 110.
— durch Hohlspiegel 110.
Belloc'sches Röhrchen 121, 782 f.
— verändert von M. Schmidt 783, Fig. 156.

Benedict 94, 829.
Bensch 597, 598.
Beregszaszky 66.
Berg 616.
Bergeat 621, 622, 623.
Bergengrün 513.
Berger 14, 319.
Bergh 424.
v. Bergmann 4, 55, 409, 497, 502, 810, 839, 842, 843.
Bergmann'sche Kaupastillen 156, 262.
Berkhan 843.
Bernard, Claude, 87, 266.
Bernays 840.
Berndt 823.
Bernhardt 58.
Bertoye 826.
Beschorner 83, 648.
Besnier 411.
Betschart 623.
Betz 312, 574.
Beumer 516.
Bidwell 602.
Biedert 772.
Biefel 29.
Biermer 686, 760.
Bildung der verschiedenen Stimmregister 73.
Billard 831.
Billroth 64, 176, 187, 585.
Binz 520.
Birch-Hirschfeld 806, 834.
Bircher 84, 820.
Bischoffswerder 203.
Blähkropf s. Tracheocele.
Blänsdorf 158.
Blaschko 409, 410.
Blattern, Erkrankung der oberen Luftwege bei 510 f.
Bleiintoxikation, zitternde Bewegungen im Kehlkopf bei 745.
Blennorrhoe 286 ff.
Blennorrhoea chronica Störk's 223 f. 416 f.
Bloch 61, 62, 270, 553.
Blom, Oker 618.
Blumenfeld 387.
Blutstauung in den oberen Luftwegen, Ursachen der 88 ff.
Blutungen, die 774 ff.
— Behandlung der 781 ff.
— bei Cirrhosis hepatis 776, 781.

Blutungen bei Erkrankung der Geschlechtsorgane 777.
— freie und submuköse 774 f.
— aus den Gaumenbögen 779.
— am weichen Gaumen 775.
— bei Herzkrankheiten 776.
— im Kehlkopf 398, 775, 779 f.
— aus der Luftröhre 780 f.
— aus dem Magen 781.
— bei Milztumoren 781.
— der Nase 774 ff.
— — Behandlung der 782 ff.
— im Nasenrachenraum 775, 777.
— in der Pars oralis 775, 777.
— der Speiseröhre 781, 845.
— nach Tonsillotomie 21, 279, f., 778 f.
— vikariirende 777.
— aus dem Zahnfleisch 778.
— aus der Zunge 777, 779.
Bockenheimer 602.
Boechat 812.
Böck 409, 410, 422, 423.
Böckel 615.
Böker 501, 777.
Bönnecken 176.
Bönninghaus 28, 338.
Boerhave 286.
Bohn 529, 535.
Bohrer zu Nasenoperationen 167 ff., Fig. 80, Fig. 82.
Bokai 390, 449, 487, 496, 499.
Bollinger 379, 380, 412, 691.
Bolz 624.
Bonoma 412.
Borivaud 764,
Bose 497, 498, 813.
Boström 412.
Bosworth 287, 554, 769.
Bottini 623.
Bouchaud 597.
Bouchut 492.
Bouilland 711.
Bowles 816.

Bowmann 180.
Braatz 179.
v. Bramann 618.
Branchiogene Geschwülste 618.
Brandt 56, 448.
Brandt'sches Olfaktorium 196.
Brasdor 712.
Braun 66, 672.
— Mich. 239.
Braunschweig 159, 163.
Brehmer 374.
Brenner 831.
Bresgen 3, 167, 269, 336, 535, 554, 555, 556, 758, 775.
Breuer 79.
Brieger 339, 454, 455, 702.
Brigault 763.
Brindel 358, 730.
Broca 627.
Brösicke 53.
Bromäthernarkose 175 f.
— bei Operation der Mandeln 273 f.
Bronchien, Fremdkörper in den 580 f.
— Operationen in den 187.
— Sondirung der 146.
— Verengerungen der 187, 572.
Bronchitis fibrinosa, Behandlung der 492.
Brondgeest 408.
Browne, Lennox 310, 613, 630.
Brügelmann 756, 758, 759, 761, 762, 763, 770.
Brunner 798.
Bruns, P. 57, 58, 140, 178, 567, 570, 600, 625, 807, 810, 821.
v. Bruns, V. 66, 158, 195, 606, 614, 615, 618, 642, 693.
Brunton 65.
Bruschettini 521.
Bryck 610, 835.
Bryson, Louise Fiske 826.
Bryson'sches Symptom. 826.
Buhl 473.
Bulbärparalyse 683 f., 693.
Bulkley, Duncan 763.
Bull 719.
Bulla ethmoidalis 13.

Burger 79, 80, 83, 681,
  695, 697, 701, 704,
  705, 740, 741.
Burgess 724.
Burkart 79.
Burkhardt 56.
Burow 617, 622, 623, 708.
Bursa pharyngea, Schlund-
  ring Waldeyer'scher 18.
Busch, Zum 811.
Buschan 827.
Buschke 258.
Buss 835.
Butler 282.
Butlin 152, 614, 624, 626,
  627, 633, 634, 650,
  651, 843.
Buzzi 414.

Cachexia strumipriva, s.
  thyreopriva 84, 816 f.
Cahen-Brach 495.
Cahn, A. 749, 759, 761.
Caldwell 338.
Calmettes 273.
Calvert 820.
Canalis 90.
Candinnen 282.
Cannon 521.
Capart 205, 238, 239, 649.
Carabelli 57.
Carcinom s. Karcinom.
Cardarelli 690.
Cardone 591.
Carmichael 517.
Carrington 297.
Carstens 493, 494, 495.
Cartaz 614, 626.
Cartilago corniculata 23,
  24.
— cricoidea siehe Ring-
  knorpel.
— cuneiformis 23, 24.
— thyreoidea s. Schild-
  knorpel.
Cascoin 763.
Cash 65.
Castelli 542.
Castex 101, 414, 433.
Cathcart 65.
Catrin 451.
Çavum nasopharyngeum s.
  Nasenrachenraum 16.
Centrum für die Athmung
  77 f.
— für Erweiterung und
  Verengerung d. Stimm-
  ritze 76 f.

Champonnière 537.
Chappel 243.
Charcot 93, 697, 714, 729,
  756, 760, 825, 826.
— -Leyden'sche Krystalle,
  Taf. VII, Fig. 6.
— -Leyden'sche Krystalle,
  bei Asthma 760.
Charrin 527.
Charters Symonds 75.
Chassaignac 56.
Chauliac, Guy de 492, 543,
  585.
Cheadle 828.
Cherschewsky 681.
Cheval 239.
Chiari, O., 57, 221, 298,
  299, 321, 336, 406, 596,
  601, 611.
Chlorose in Beziehung zu
  den Erkrankungen der
  oberen Luftwege 90.
Choanalpolypen 590.
Choanen, Asymmetrie der
  550.
— angeborener Verschluss
  der 562.
Cholesteatome 617.
Chorda tympani 39, 41 f.
Chorditis vocalis hypertro-
  phica inferior (Ger-
  hardt) 223, 288.
Chorea des Kehlkopfs 728 f.
  741.
Chondrome 615.
Chromsäureanwendung
  157.
Chromsäuregeschwüre 229,
  535.
Chuckerbutty 711.
Churchill 636.
Chvostek 826, 829.
Cimmino 206.
Cirrhosis hepatis, Blu-
  tungen bei, 776, 781.
Claiborne 57.
Clark, Sir Andrew 91,
  282, 729.
Clemens 520.
Clinton 301.
Clutton 839.
Cohen, Solis 75, 522, 524,
  585, 602, 609, 614,
  616, 652, 706.
Coindet 809.
Coley 423, 625.
Colin 264.
Collet 745.
Collier 758, 835.

Comby 514.
Concetti 203.
Conchotome 328, Fig. 121,
  122, 123.
— Hartmann'sches 246,
  Fig. 106.
Conitzer 618.
Cormac Mc. 66.
Cornet 379.
Cornil 358.
Corput, van den 628.
Coryza vasomotoria 190,
  748 f.
Costa, Da 259.
Coy, Mac 621.
Coyne 26.
Cozzolino 206.
Crepon 400.
Cricoarytaenoidalgelenk,
  Entzündung des, 308.
Critchett 180.
Crocker, Radcliffe, 410,
  612.
Crull 562.
Cruveilhier 44, 739, 740.
Cullingworth 499.
Curschmann 89, 471, 756,
  760.
—'sche Maske 151.
—'sche Spirale, Taf. VII,
  Fig. 6.
—'sche Spiralen bei Asthma
  760.
Curtis 635.
Cutler 286.
Cylindrome 621.
Cysten des Kehlkopfs 611.
— der Nase 609.
— d. mittl. Nasenmuschel
  609.
— des Nasenrachenraums
  609.
— der Nebenhöhlen 609.
— der Pars oralis 609 f.
— der Speiseröhre 845.
— der Zunge 610.
Czermak 140, 141.
Czerny 12, 339, 562, 847.

Dale, James 85.
Danziger 259.
Darwin 422.
Davy 841.
Debove 835.
Deckart 263.
Dehio 466.
Deichert 265.
Déjerine 79, 80.

Dekanülement, erschwertes 500 f.

Delavan, Bryson 80, 283, 826.

Demarquay 319.

Demme 25, 239, 723, 800, 806.

Demonstration des laryngoskopischen Bildes 139.

Denning 85.

Dermoide 618.

Desinfektion 483.

Desinfizirung der Hände 179.

— der Instrumente 113 f., 179.

Determann 719.

Dettweiler 105, 380, 384, 385, 387, 389.

Deucher 453.

Deumann 458.

Diabetes, Behandlung des mit Schilddrüse 826.

— Pharyngitis sicca bei 226.

Diaphragma, angeborenes, des Kehlkopfs 58.

Diaphragmabildung im Kehlkopf 567.

— im Schlund 565 f.

Dietrich 543.

Dieulafoy 285, 358.

Digitaluntersuchung des Nasenrachenraums 123.

Dionisio 269.

Diphtherie, Antitoxine der 454 f.

— Auftreten von Erythema multiforme nach Heilserumbehandlung der 487.

— Behandlung der 486 ff.

— — mit Arzneimitteln 488 f.

— — gangraenösen Form 504.

— — mit Heilserum 486 f.

— — des Kehlkopfs 491 f.

— — postdiphtherischen Lähmungen 503 f.

— — örtliche, der 487 f.

— Beeinflussung der Prognose durch die Heilserumbehandlung 481.

— Blutungen nach der Tracheotomie 499 f.

Diphtherie, Dekanülement erschwertes, nach Tracheotomie, bei 500 f

— Desinfektion bei 483.

— Diagnose der 476 ff.

— Disposition, örtliche und allgemeine 461 f.

— Entstehung von Epidemien 462 f.

— — der Membranen 459 f.

— Erkrankung der Bronchien bei 470.

— — des Herzens bei 471 f.

— — des Kehlkopfs bei 469.

— — der Lungen bei 470.

— — der Lymphdrüsen bei 475.

— — der Nase bei 469.

— — der Nerven bei 473 ff.

— — der Nieren bei 472.

— — der Verdauungsorgane bei 472.

— Formen der 464 ff.

— — gangränöse, der 467 f.

— — membranöse, der 466.

— Heilserum Behring 455 f., 486.

— Immunisirung, prophylaktische 485.

— Inkubation der 464.

— Intubation bei 492 ff.

— Lähmung der Augenmuskeln bei 475.

— Mischformen 457 f.

— Nachbehandlung nach Tracheotomie 498 f.

— Nachweis der Bacillen 452 ff.

— Prognose der 479 ff.

— Prophylaxe der 482.

— Toxine und Antitoxine 454 f.

— Tracheotomie bei 497 ff.

— Übertragung der 451, 462.

— als Ursache der Muskellähmungen 473 f.

— in Verbindung mit Scharlach 507.

— Verlauf der 476.

Diphtherie, Vorkommen der 463 ff.

Diphtheriebacillen aus Membranen Taf. VII, Fig. 3a; aus Reinkulturen Taf. VII, Fig. 3b.

Diphtheroid 465.

Diplokokkus pneumoniae (A. Fränkel'scher) Taf. V, Fig. 1.

Dipterenlarven 542.

Direkte Laryngoskopie 140.

Ditisheim 828.

Dittel 627.

Dittrich 301.

Divertikel der Speiseröhre 841 ff.

— Alters- 731, 844.

— Diagnose der 843.

— Prognose der 843.

— Pulsions-, 842.

— Schema eines Pulsions- 842, Fig. 164.

— Traktions- 842.

Djakonow 562.

Dmochowsky 285, 310, 311, 312, 315, 316, 332, 333, 358.

Dodd 764.

Doehle 691.

Dohrn 286.

Donalies 260.

Donath 473.

Donders 89, 267.

Doppelküretten, Heryng'sche 184, Fig. 97.

— Landgraf-Krause'sche 183, 184, Fig. 96.

Doppeltsehen, Auftreten von, bei Erkrankung d. Nebenhöhlen 318.

Dor 79 80.

Doss 735.

Doutrelepont 418.

Drahtschlinge, kalte 167.

— — Schlingenschnürer für die 167, Fig. 78.

Dreyfuss 300.

Drillbohrer 167, 168, Fig. 80.

Drublowsky 285, 358, 359.

Drüsenfieber 194.

Dubrousquet 763.

Ductus Bartholinianus 18.

— Riviniani 18.

— Stenonianus, Anatomie des 18.

Ductus thyreoglossus 54.
— Whartonianus 18.
Dürbeck 614.
Dufour 629.
Dukes, Clemens, 464.
Duma 609.
Dumontpallier 195.
Duplay 58, 176.
Duplay'sches Nasenspeculum 124, Fig. 27.
Dupuis 502.
Dupuis'sche Schornsteinkanüle 502, Fig. 140, 571.
Dupuytren 815.
Durchleuchtung d. Nebenhöhlen 141 f.
— des Kehlkopfs 143.
— der Kieferhöhle 141 f.
— der Stirnhöhle 142 f.
— Lampe für die, 141, Fig. 41 u. Fig. 42.
Duret 75.
Durham 548.
Dursy 9.
v. Dusch 829.
Dyspnoea spastica 726, 739 f.
Dysthyreosis 820.

Eber 380.
Eberth 845.
Ebstein 532, 732.
Ecchondrome 615.
Ecchymosen 774 f.
Echinokokken in d. oberen Luftwegen 612.
Edgren 473.
Edinger 35,36,38,40,48,60, 78, 80, 81, 656, 666, 683, 684, 686, 687, 697, 766, 818.
Edwards 286.
Ehlers 425.
Ehrich 58.
Ehrlich, P. 455, 488.
Eichhorst 263, 264, 433.
Eigenbrodt 462.
Einhorn 850.
v. Eiselsberg 86, 414, 806, 819.
Eisenlohr 80.
Eisenmenger 609, 618.
Ekzem der oberen Luftwege 531 f.
Elektrode für den Kehlkopf nach Mackenzie 715, Fig. 155.

Elektrolyse 163 ff.
— Ansätze für die 164, Fig. 75 u. 76.
— Behandlung von Oesophagusstenosen mit 839.
— Behandlung der Ozäna mit 165, 166, 238 f.
— Behandlung von Strumen mit 814 f.
— Behandlung der Vorsprünge der Nasenscheidewand mit 557.
— Griff für 165, Fig. 77.
— Trockenbatterie für die 164. Fig. 74.
Elektromotor 168, 169, Fig. 81.
Elektromotorische Instrumente 169, Fig. 82; 170, Fig. 83.
Ellermann 277, 615.
Elliotson 412.
Elsberg 217, 279.
Embryonalspalten im Gesicht, Schema der Lage der 52, Fig. 11.
Emerson 451.
Emmerich 483, 625, 692.
Emminghaus 810.
Empyeme der Nebenhöhlen 312 ff.
Enchondrome 615.
Endolaryngeale Operationen 178 f.
Endriss 777.
Enriquez 830.
Entwicklungsgeschichte u. Missbildungen 51.
Enukleation der Struma 814.
Enuresis nocturna 269 f.
Eosinophile Zellen Taf. VII. Fig. 6.
— in Schleimpolypen 590 f.
Epiglottis s. Kehldeckel
Epilepsie als Fernwirkung 763 f.
Epithel u. Drüsen im Kehlkopf Fig. 6, S. 29.
Eppinger 413, 509, 513, 596.
Epulis 622.
Erb 41, 422, 424, 429, 538, 664, 680, 681, 697, 744.
Erkältung in Beziehung zu den Erkrankungen der oberen Luftwege 95 ff.

Erkältung, Ursache der Kehlkopfmuskellähmungen 707.
— Wesen der 95 f.
— Zustandekommen der 97 f.
Ernährung durch den Mastdarm 833.
Erweiterer des Kehlkopfs, deren Rindencentrum 80 f.
Erweiterungen der Speiseröhre 841 f.
Erysipel, Erkrankungen der oberen Luftwege bei 525 ff.
Erythema multiforme, Auftreten von, nach Heilserumbehandlung der Diphtherie 487.
Erythem der Nase 536.
Escat 17.
Escherich 456.
v. Esmarch 422, 430, 446, 476, 629.
Esquardo 806.
Esser 532.
Eucain 174.
Eulenburg, A. 693, 742, 822, 823, 824.
Ewald 85, 781, 806, 810, 833, 843, 847.
Exner 35, 47, 147.
Exophthalmus bei Morbus Basedowi 820 f., 824 f.
Exostosen der Nase 562.
Exothyreopexie 815.

Fagge 86.
Fairweather 414.
Falsches Stimmband s. Taschenband.
Fano 740.
Farlow 20.
Fasano 541.
Fascien an der Vorderseite des Halses 25.
Fauvel 546, 584.
Feer 453, 463.
Fehleisen 299, 525.
Fehleisen'scher Erysipelkokkus 525.
Feldbausch 236.
Félizet 610.
Felsenthal 525.
Ferber 751.
Féréol 740.
Fernwirkungen, die 753 ff

Fernwirkungen, Angstge-
fühle 764.
— Asthma 753 f., 755,758.
— Behandlung der 755 ff.,
768, 771.
— Diagnose der 766 f.
— Epilepsie 763 f., 824.
— Flimmerskotom 765.
— Herzklopfen 757.
— Husten als 728, 759.
— Kopfschmerzen 757 f.
— mechanisch entstan-
dene 753 ff.
— Migräne 757 f.
— Morbus Basedowi 764.
— nervöse 755 f.
— örtliche Behandlung
768 f.
— Parese der Stimmlippen
757.
— Prognose der 768.
— Schmalzpfröpfe im Ohr
als Ursache von 757.
— Schwindel 757.
— Speichelfluss 764.
— Trigeminusneuralgien
758.
— Ursachen der 753 ff.
— Zwangsvorstellungen
764.
Ferrari 612, 780, 786.
Ferras 779.
Ferrier 75.
Fettsucht, Behandlung der,
mit Schilddrüse 827.
Fibrome 596 ff.
— des Kehlkopfs 601.
— der Nase 596 f.
— des Nasenrachenraums
597 ff.
— der Pars oralis 600.
— der Schilddrüse 806.
— der Speiseröhre 845.
— der Trachea 602.
— der Zunge 600 f.
Fiessinger 95.
Finger 425, 446.
Fingerschützer 123, Fig. 26.
Fink 630, 748.
Firbas 266, 800.
Fischenich 206, 300.
Fischer 58, 520, 708, 764.
Fistula colli congenita 54.
Flajani 820.
Flaton 820.
Fleiner 422, 502.
Fleischmann'scher Schleim-
beutel s. Schleimbeutel
am Zungengrund.

Flesch 719, 720.
Flimmerskotom 765.
Flocken 487.
Foa 626.
Formes frustes 821, 828.
Fournier 432, 438, 442,
444, 680, 746.
Fowlerton 202, 229.
Fox 262, 820.
Fränkel, A. 471.
— Diplokokkus pneumo-
niae Taf. V, Fig. 1.
Fränkel, B. 11, 13, 26, 27,
33, 53, 75, 97, 102,
103, 108, 132, 139, 181,
196, 205, 206, 217, 219,
220, 259, 264, 269, 310,
317, 346, 500, 522, 523,
542, 556, 561, 574, 575,
596, 603, 604, 612, 613,
615, 619, 635, 636, 637,
638, 639, 642, 643, 648,
649, 682, 696, 738, 747,
755, 764, 773, 775, 777,
822.
Fränkel's, B., Kehlkopf-
zange 182, Fig. 93.
— Nasenspeculum 124,
Fig. 28.
— Nasenspüler 154,
Fig. 47.
— Zungenspatel 117, Fig.
19; 117, 140.
Fränkel, C. 419, 449, 450,
452, 453, 454, 455, 459.
Fränkel, E. 303, 310, 311,
312, 313, 315, 316, 321,
354, 377, 513, 514, 806.
Fränkel S. 85.
Frank François 62, 660,
840.
Frankenberger 573, 754.
Franks, Kendal 839.
Frèche 601.
Fremdkörper 573 ff.
— im Kehlkopf 579 f.
— — Behandlung der 580.
— — Erscheinungen der
579 f.
— — Vorkommen von
Laryngospasmus bei
724 f.
— in der Luftröhre u. den
Bronchien 580 f.
— — Behandlung der 584.
— — Diagnose der 582 f.
— in der Nase 573 f.
— in dem Nasenrachen-
raum 576.

Fremdkörper in den Ne-
benhöhlen 576.
— in der Pars oralis 576 f.
— — Diagnose der 577 f.
— in den Speicheldrüsen
576.
— in der Speiseröhre 585 f.
French 73, 140.
Frenulum linguae s.
Zungenbändchen.
Freudenthal 62, 208, 782.
v. Frey 657.
Friedländer 414.
Friedreich 542, 739, 742,
802.
Friedrich 845.
Frisch 414.
Fröhner 380.
Frühoperation bei ange-
borener Spaltbildung
am Gaumen 56.
Fugge s. Fagge.
Furundarena 743.
Furunkulose der Nase
535 f.

Gad 696.
Gaffky 512.
Galatti 496.
Galvanokaustik, Anwen-
dung der 158 ff.
— Anwendung der, in
der Nase 241 ff.
— Griff für, 160, Fig. 55.
Galvanokaustische Instru-
mente für den Kehl-
kopf 162, Fig. 70—72.
— für die Nase 161, Fig.
58—67; 162, Fig. 73.
— für den Seitenstrang
161, Fig. 68, 162,
Fig. 69.
— Schlinge für die Nase
160, Fig. 56.
— für den Nasenrachen-
raum 161, Fig. 57.
Ganghofer 18.
Garel 79, 80, 345, 346, 606.
Garré 812.
Gastrotomie bei Verschluss
der Speiseröhre 839 f.
Gaucher 253.
Gaultier 517.
Gaumen, spitzer 267 f.
— weicher, pulsirende Be-
wegung bei Aorten-
insufficienz 92.
— Blutungen am 775.

Gaumen, weicher, Krampf
der Muskeln des 718.
— weicher, Lähmung des
693, 698.
Gaumenbogen, Blutungen
aus den 779.
— Gegend zwischen den
beiden 20, Fig. 4.
— Löcher, angeborene in
dem 55.
— Verwachsungen der
565 f.
Gaumenhaken 121, Fig. 23.
— Krause'scher 121.
— M. Schmidt'scher 121,
Fig. 23.
— Voltolini'scher 120,135.
Gaumenmandeln, Anato-
mie der 19.
— Behandlung der, mit
Ignipunctur 278.
— — mittelst Schlitzung
277 f.
— Blutung aus den, nach
Tonsillotomie 21, 279 f.,
282 f., 778 f.
— Durchschnitt, horizon-
taler, der Gegend der
20, Fig. 5.
— Entfernung, galvano-
kaustische der 280 f.
— Gefässe der 21, Fig. 4.
— Husten, ausgehend von
den 731.
— Hypertrophie der 276 ff.
— — Behandlung der
277 ff.
— — Erscheinungen der
276, 279.
— Kürettage der 278 f.
— Lage der, zu den gross.
Gefässen 19.
— Operation der 279 ff.
— Peritonsillitis der 289 ff.
— Verhalten der, beim
chron. Katarrh 214.
Gaumensegel, Lähmung
des 693, 698.
— Muskeln des 22.
— Untersuchung der hin-
teren Fläche des 122.
Gaumenspalten, über das
Tragen von Obtura-
toren bei 56.
Gautier 238, 826.
Gay 475.
Gebbert 158.
Gefässe der Gaumenmandel
21.

Gefässe des Kehlkopfs 33.
— Lage der, des Halses
zu den Gaumenmandeln
20, Fig. 5.
— des Mundes und der
Zunge 21.
— der Nase 30 f.
— der Nebenhöhlen 32.
— des Schlundkopfs 32 f.
Genersich 458.
Gentile 524.
Gerber 431.
Gerhardt, C., 48, 88, 174,
223, 433, 435, 436, 443,
509, 525, 529, 602, 641,
642, 678, 704, 706, 709,
713, 742, 743, 765, 773.
Gerlach 27.
Geruch, Empfindung des
60 f.
Geschmack, Empfindung
des 41, 63.
Geschmacksnerven 41 ff.
Geschwülste, bösartigen,
die der oberen Luft-
wege 620 ff.
— gutartige, die der
oberen Luftwege 588 ff.
— — in den oberen Luft-
wegen, Diagnose der
619.
— der Schilddrüse 806.
— Verwandlung gut-
artiger in bösartige
629 f.
Geschwür, tertiär syphi-
litisches, am hinteren
Ende der linken Ta-
schenlippe Tafel III,
Fig. 2.
— tuberkulöses, ober-
flächliches auf d. linken
Stimmlippe Taf. III,
Fig. 1.
Gesichtskrampf, mimischer
764.
Gesichtsspalten, Ursache
der 52 f.
— Schema der Ent-
stehung der 52, Fig. 10.
— Schema der Lage der
52, Fig. 11.
Gewöhnung an Tempe-
raturunterschiede 104 f.
Gibb 611, 641, 712.
Gieson, Ira van 682.
Glandula thyreoidea s.
Schilddrüse.
Gleitsmann 160, 242.

Globus hystericus 672,
849, 851.
— Lage der, des Halses
Glöckler 487, 504.
Glossitis catarrhalis 215.
— follicularis infectiosa
acuta 293.
— phlegmonosa 292 f.
Glottiskrampf beim Ein-
bringen von Arznei-
mitteln 725, 727.
— der Erwachsenen 172,
724 ff.
— — Behandlung des 727.
— — Ursachen des 724 f.
— der Säuglinge 719 f.
Gluck 608, 652.
Golasz 419.
Gold 412.
Goldmann 460.
Goldscheider 521.
Goldschmidt 409, 410.
Goldstein 591.
Gonococcus Taf. VI, Fig. 3.
Goodwillie 168, 600.
Gosken 173.
Gosselin 597.
Gottlieb 85.
Gottstein, J., 97, 129, 273,
302, 344, 350, 462, 485,
529, 571, 602, 648, 715,
718, 737, 738, 744, 745,
819.
Gottstein's Kehlkopfzange
182, Fig. 94.
—'scher Schaber 273, Fig.
112.
—'s Tamponnement 238.
—'s Watteträger 238,
Fig. 104, 247.
Gouguenheim 302, 353,
372, 395, 398, 621.
Gowers 42, 664.
Grabower 40, 45, 48, 77,
697.
Gradenigo 203, 310.
v. Gräfe 180, 421.
v. Gräfe'sches Symptom
820, 825.
Granulome 614 f.
Graves 820.
Grawitz 78, 744.
Greco 614.
Griesinger 512.
Griff für die Elektrolyse
165, Fig. 77.
Griff für Galvanokaustik
160, Fig. 55.
Griffin 764.
Grimm 681.

Grube 802.
Gruber 58.
Grünwald, L., 14, 128, 204,
  205, 209, 310, 312, 315,
  316, 317, 318, 319, 320,
  321, 322, 324, 327, 331,
  332, 336, 337, 339, 401,
  526, 590.
—'sche scharfe Löffel 329,
  Fig. 126.
Grützner 657.
Gsell 55.
Guarnieri 510.
Guber 592, 604.
Gubl 806.
Guibert 785.
Gull 87, 817.
Gurgeln 155.
Gussenbauer 600, 648, 806.
Guttmann 824.
Gutzmann, A., 56, 270.
— H., 56.
Guye 269.
Gymnastik 102.

Haarzunge, grüne 215.
— schwarze 215.
Habermann 220.
Habs 499.
Hack, W., 29, 61, 200,
  736, 747, 752, 755,
  756, 763, 822.
v. Hacker 148, 562, 832,
  840.
Hadden 817.
Haematom 774 f.
Hände, Desinfektion d.179.
Haffter 175, 176.
Hagenbach 840.
Hagemann 380.
Hagen 21.
Hager 298, 299.
Hahn 493, 643, 840.
Hajek 202, 310, 322, 324,
  329, 338, 343, 554, 556,
  564, 600, 617 622.
Hakenpincette, lange 252,
  Fig. 109.
Hakensonde 118, Fig. 20.
Hallopeau 288.
Hals, Anämie des 188.
— äussere Untersuchung
  des 143 ff.
— Hyperämie des 188.
— Palpation des 145.
Halsmuskeln, Rheumatis-
  mus der 145 f.
Halsrippen 58 f.

Halstheile, Lage der, zu
  den Wirbeln 25.
Halsverletzungen 546 f.
Halswirbel, Verengerung
  d. Schlundes durch Lor-
  dose der 566.
Haltung des Kehlkopf-
  spiegels 130, Fig. 37.
Halyabbas 543.
Hamburger 147.
Hamilton 609.
Hammond 826.
Hampeln 691, 692.
Hanau 358.
Hansemann 437, 449. 452.
Harke 10, 110. 310, 316,
  324, 523.
Harris 548, 619.
Harrison Allen 259.
Hartenstein 722.
Hartmann, A., 54, 151,
  246, 279, 310, 329,
  334, 764.
Hartmannsches Conchotom
  246, Fig. 116.
Hartmann'sches Röhrchen
  326, Fig. 119 c.
Hasenscharte 52.
Haslund 424, 435, 447.
Hasselmann 53.
Haug 597.
Hausmann'sche Maske 151.
Hautkrankheiten in Be-
  ziehung z. Erkrankung
  der oberen Luftwege
  528 ff.
Havilland 627.
Haward 629.
Heath 310.
Hebra 414, 415.
Hebrock'scher Lungen-
  schützer 276, Fig. 113.
Hecht 585.
Hedäus 799.
Hedderich 782.
Hedinger 158.
Hegar 732.
Heilserum, Behandlung d.
  Diphtherie mit 486 f.
Heimann, M., 751.
Hein 44.
Heinecke 839.
Heinsheimer 821.
Heinze, O., 352, 566.
Heise 618.
Helary 621.
Helbing 292.
Heller 155, 488, 540, 541.
Hellmann 411.

Helmholtz 75, 658.
Henle 11, 23, 24, 44, 49,
  294.
Henoch 503, 827.
Herms 741.
Herpes der oberen Luft-
  wege 528 f.
— — Behandlung des
  531.
— — Diagnose des 531.
Herxheimer, K., 443, 538.
Heryng, Th. 79, 141, 166,
  173, 310, 354, 370, 376,
  395, 398, 402, 530, 568,
  715, 786.
Heryng'sche Doppelküret-
  ten 184, Fig. 97, 252.
— neue Küretten 185,
  Fig. 99.
— Spritze 173, Fig. 89.
— Ulcus benignum 530.
— Watteträger 186,
  Fig. 100.
Herzberg 321.
Herzfeld 202, 539, 812.
Herzleiden in Beziehung
  zu Erkrankungen der
  oberen Luftwege 92.
Herzog 757.
Herzog Dr. Carl Theodor
  in Bayern 319.
Hesse 412, 471.
Heuasthma 750.
Heubner 194, 458, 471,
  479, 505, 508, 827.
Heuschnupfen 749 f.
Heusinger 58.
Hewlett 62.
Heymann, P., 13, 26, 285,
  310, 333, 344, 448, 522,
  523, 554, 566, 589, 609,
  741, 823.
Hinkel 259.
Hippokrates 525, 545, 575,
  595.
Hirnabscesse im Anschluss
  an Nebenhöhleneite-
  rungen 319.
Hirnbrüche 618 f.
Hirnnervenkerne, Lage
  der 40, Fig. 9.
Hirschberg 421, 598.
His 51, 54.
Hitzig 42, 697.
Hjard 841.
Hjelmann 425.
Hochhaus 473.
Höckernasen 562.
Hölscher 512.

Hönigschmied 43.
Hörschelmann 194.
v. Hösslin 827.
Hoffa 567.
v. Hoffmann 227, 265, 277.
v. Hofmann 450.
Holm 45, 46, 78, 728.
Holmes 585.
Holz 523, 533.
Hood 229.
Hooper 69.
Hopmann 113, 200, 206, 224, 400, 550, 591, 822.
Horsley 77, 78, 79, 80, 83, 84, 86, 695, 817, 818, 819.
Howitz 820.
Huber 622, 691.
Hünicken 421.
Hürthle 83, 84.
Hueter 499.
Hulke 576.
Hummel 412.
Hunauld 58.
Hundswuth, Krampf der Speiseröhre bei 851.
Huschkesche Knorpelchen 552.
Husten, Behandlung des, bei Tuberkulose 389 f.
— als Fernwirkung 728 ff.
— ausgehend von der äussern Haut 732.
— ausgehend von den Baucheingeweid. 732.
— ausgehend von den Genitalorganen 732.
— ausgehend von den Mandeln 731.
— ausgehend vom Ohr 730.
— ausgehend von der Nase 730 f.
— durch Fremkörper verursacht 732 f.
— Kehlkopf- 731.
— nervöser 718, 728 ff.
— nervöser, Behandlung des 736.
— nervöser, Diagnose des 734 f.
— nervöser, Prognose des 736.
— nervöser, Symptome des 733.
— durch Krebs d. Trachea verursacht 733.
— Physiologie des 82 f.

Husten des Pubertätsalters 729 f.
— bei Tabes 729.
— Ursachen des 728 ff.
— Wachshusten 734.
Hutchinson 215, 407, 421, 422, 423, 445.
Hutchinson'sche Trias 421.
Hutyra 411.
Hydrophobie, Krampf der Speiseröhrc bei 851.
Hydrorrhoea nasalis 748.
Hypaesthesie 666 ff.
Hyperämie des Halses 188.
Hyperaesthesie 668 ff.
— Behandlung der 670 f.
— des Kehlkopfs 670.
— der Nase 668 f.
— des Nasenrachenraums 669.
— der Speiseröhre 849.
— der Zunge 669.
Hyperalgesie 668 ff.
Hypergeusie 664.
Hyperkinesen 716 ff.
— Aphonia spastica 718, 726 f.
— Glottiskrampf der Erwachsenen 724 f.
— Husten, nervöser 718, 728 ff.
— des Kehlkopfs 718 ff.
— -Laryngismus stridulus 719 ff.
— der Lippen 717.
— Luftröhrenkrampf 725 f.
Hyperosmie 661.
Hyperthyreosis 820.
Hypertrophie der Muscheln der Nase 200 f.
— papilläre, der Nasenmuscheln 200.
Hypnose 737.
— Behandlung der Akinesen mit 714.
Hypogeusie 663 f.
Hypokinese 678.
Hypophysis cerebri, Verhalten der, b. Struma 805.
Hyposmie 659.
Hypothyreosis 820.
Hyrtl 50, 57.
Hysterie in Beziehung zu Erkrankungend.oberen Luftwege 92 f.
— Lähmung der Muskeln in den oberen Luftwegen bei 705 f.

Hysterie, zitternde Bewegungen der Stimmlippen bei 743, 745.

Jaboulay 815, 821.
Jaccoud 459.
Jacobi, A. 464, 465, 478, 481, 489, 760, 764.
Jacobsen, A. 24.
Jacobson-Huschke'sche Knorpelchen 9, s. Anatomie der Nasenscheidewand 9.
Jacobson'sches Organ 2.
Jacquot 527.
Jäger 97.
v. Jaksch, 822.
Jansen 338, 341.
Jarke 519.
Ictus laryngis 729.
Jeanselme 288.
Jelenffy 69, 697.
Influenza, Behandlung der 524 f.
— Diagnose der 523 f.
— Erkrankung der obern Luftwege bei 521 ff.
— Katarrh 190.
— Lähmungen bei 523.
— Prognose der 524.
— Bacillen Taf. VII, Fig. 4.
Ingals, Fletscher 259.
Innervation des Kehlkopfs 81 ff.
Inspektion des Halses 144 f.
Instrumente zur Ausspülung der Nebenhöhlen 326, Fig. 119.
— Desinfizirung der 179.
— zur Erweiterung von Verwachsungen des Gaumensegels mit der hint. Pharynxwand 565, Fig. 148.
Intentionszittern 744.
Intubation bei Diphtherie 492 ff.
— Situationsbild der 494, Fig. 136.
Intubationstuben 494, Fig. 137. (O'Dwyer'sche) 568.
— Instrument zur Einführung der, nach Carstens 495, Fig. 138.

Intubationstuben, O'Dwyer'sches Instrument zum Herausnehmen der 495, Fig. 139.
Jodakne 537.
Jodismus 445 f.
Jodothyrin 85, 809, 810.
Jodtinktur, parenchymatöse Einspritzung von, bei Struma 812 f.
Jodvasogen 810.
Joffroy 822.
Johannessen, Axel 462, 487, 799.
Johnson 138, 625.
Jolly 523, 678.
Jonquière 714.
Jordan 299, 525.
Joseph 345.
Jouslain 238, 619.
Irsai 308.
Israel 412, 413, 562.
Juillard 816.
Juffinger 415, 416.
Juniska 412.
Jurasz 57, 124, 157, 206, 215, 263, 301,302, 303, 305, 309, 336, 347, 348, 427, 555, 566, 591, 605, 726, 733, 782, 822.
Jurasz'scher Löffel 157, Fig. 52.
Jurasz'sches Nasenspeculum 124.
Jutrosinski 523.

Kaarsberg 599.
Kabierske'scher Pulverbläser 329 Fig. 125.
Kaczorowski 152, 153, 253.
Kafemann 166, 248, 270, 395, 618.
Kahler 826.
Kakosmie 663.
Kalning 411.
Kalodont Sarg's 253.
Kanasugi 177.
Kanthak 27, 601, 611.
Kanüle, T förmige nach Dupuis 502, Fig. 140; 571.
— — nach Schimmelbusch 503, Fig. 141.
Kapesser 403, 710.
Kaposi 416, 440, 441.
Karcinom, Aetiologie des 626 f.

Karcinom, Differentialdiagnose zwischen K., Tuberkulose und Syphilis 369 f., 438 f., 644 ff.
— des Kehlkopfs 636 ff.
— — Taf. III, Fig. 3.
— der Kieferhöhle 631.
— der Nase 631.
— Diagnose des 631.
— Behandlung des 632.
— des Nasenrachenraums 631.
— des Schlundes 631.
— — Behandlung des 632.
— — Diagnose des 631.
— der Speiseröhre 846 ff.
— — Behandlung des 847 f.
— der Zunge 633.
— — Behandlung des 635 f.
— — Differentialdiagnose des 634 f.
— — Prognose des 635.
Karewski 422.
Karl Theodor Herzog in Bayern, Dr. 319.
Karutz 270, 311.
Kast 690, 741.
Katarrh, akuter 190 ff.
— — Auftreten unt. den Erscheinungen des Pseudokroups, bei Kindern 193.
— — Behandlung des 195 ff.
— — des Kehlkopfs 192 f.
— — Lymphdrüsenfieber beim 194.
— — der Nase 190 f.
— — des Nasenrachenraums 191.
— — der Nebenhöhlen 193.
— — — Behandlung des 314.
— — Prognose des 194 f.
— — bei Säuglingen 193.
— — des Schlundes 192.
— — der Speiseröhre 831.
— — Ursachen des 194.
— chronischer 199 ff.
— — Behandlung des233.
— — Diagnose des 230 ff.
— — Entzündung der Seitenstränge beim 214.
— — Folgen des 201.

Katarrh, chronischer, des Kehlkopfs 217 f.
— — — Behandlung des 254 ff.
— — des lymphatischen Ringes 208.
— — der Nase, Erscheinungen des 201, 207.
— — des Nasenrachenraums 209 f.
— — — Erscheinungen des 211.
— — des Rachens 212.
— — — Erscheinungen des 212 f.
— — Rötung der Nase beim 201.
— — Behandlung des,der Mundhöhle 253.
— — — der Luftröhre 257.
— — Prognose des 233.
— — Ursachen des 225 ff.
— — Verhalten der Gaumenmandeln beim 214.
— — des Zahnfleisches 215.
Katz 756.
Katzenstein 631.
Kaufmann 377.
Kayser 62, 702.
Kehldekel, Anatomie des 22 f.
— Funktion des 65 f.
— Verhalten des, beim Singen 74.
Kehldeckelheber,Reichertscher 129, Fig. 36.
— Mount-Bleyer'scher 129, Fig. 35.
Kehlkopf, amyloide Geschwülste am 617.
Kehlkopf, gedeckter Aetzmittelträger für den 157, Fig. 50.
— Anatomie des 23 f.
— Anaesthesie des 699.
— Bild normales des Taf. II, Fig. 2.
— Blutungen im 775, 779 f.
— Chorea des 728 f., 741.
— Cysten des 610.
— Diaphragma angeborenes, des 58.
— Diaphragmabildung im 567.
— Durchleuchtung des 143.

Kehlkopf, Epithel und Drüsen des 29, Fig. 6.
— Erscheinungen des Typhus im 513 f.
— Farbe der Schleimhaut des 29, 188.
— Fibrome des 601.
— Fremdkörper in den 579 f.
— Gefässe des 33.
— Hyperaesthesie des 670.
— Hyperkinesen des 718ff.
— Hypokinesen des 694.
— Innervation centrale des 81.
— — motorische 48.
— — sensible 81.
— Instrumente, galvanokaustische, für den 162, Fig. 70—72.
— Intubation des 492 ff.
— Karcinom des 636 ff.
— — Taf. III, Fig. 3.
— — Behandlung des 649 f.
— — Diagnose des 644 f.
— — Differentialdiagnose des 369 f., 438 f., 645 f.
— — Prognose des 643 f.
— — Symptome des 642 f.
— — Tracheotomie bei 653.
— Katarrh akuter des 192 f.
— — chronischer des 217 f.
— — — Erscheinungen des 221.
— — — Behandlung des 254 ff.
— Kinderknötchen, im 602.
— Knorpel des 23.
— Kontusionen des 548.
— Krampf im 719 ff.
— Kürettage des 185 f., 395 ff.
— Küretten 185, Fig. 98.
— Lähmung der Muskeln des 699 ff.
— — centrale 80.
— Nebenschilddrüsen im 617 f.
— Nerven des 46.
— Pachydermie des 219 f.
— — Behandlung der 255 ff.
— Palpation des 145.
— Papillome des 604 f.
— Perichondritis des 304 ff.

Kehlkopf, Perichondritis, Behandlung der 308 ff.
— — Diagnose der 307.
— — Erscheinungen der 305 f.
— — Folgen der 302.
— Phlegmone des 297.
— Respiration, Verhalten des, bei der 77 f.
— Photographie des 140 f.
— Sänger- und Kinderknötchen im 602.
— Sarkom des 622.
— Schleimdrüsen des 28.
— Schleimhaut des 28.
— Schleimpolypen des 590.
— der, als Schutzorgan 82.
— Schwierigkeiten bei der Untersuchung des 135 f.
— Skarifikation des 396 f.
— Skoliose des 132.
— Spiegelbild des 132, Taf. II, Fig. 2.
— Stimmbildung ohne 75.
— Syphilis des Taf. III, Fig. 2.
— — tertiäre des 433.
— — Differentialdiagnose der 369 f., 438 f., 645 f.
— Tuberkulose des 352 ff., 360 ff.
— — Taf. III, Fig. 1.
— — Behandlung, chirurgische 395.
— — — diätetische 391 f.
— — — örtliche, mit Medikamenten 383 ff.
— — Diagnose der 366 ff.
— — Formen der 253 ff., 360 ff.
— — Geschwüre 352 f., 362 ff.
— — Heilungsvorgänge bei der 354 f.
— — Infiltration bei 362.
— — Laryngofissur bei 400 f.
— — miliare Form der 353.
— — Perichondritis bei 353 f.
— — Prognose der 373 ff.
— — Symptome der 371.
— — Tracheotomie bei 399 f.
— — Tumoren 362.
— — Verlauf der 373.

Kehlkopf, Tuberkulose, Vorkommen der 352 ff., 372 f.
— Untersuchung des 128 ff.
— — der Hinterwand des, nach Killian 133, nach Kirstein 139.
— Verengerungen in dem 566 ff.
— — Behandlung der 568 f.
— Verschluss desselben beim Schlucken 64 f.
— Zerreissung von Gefässen des 550.
— zitternde Bewegungen im, bei Alkoholismus 745.
— — bei Bleiintoxikation 745.
— — bei Merkurialismus 745.
Kehlkopfelektrode nach Mackenzie 715, Fig. 155.
Kehlkopfknorpel, Brüche der 548 f.
— Prognose und Behandlung d. Brüche der 549.
Kehlkopfmesser 181, Fig. 92; 397, Fig. 132.
Kehlkopfscheere 397, Fig. 133.
Kehlkopfschleimhaut, Farbe der 132.
Kehlkopfsonde 132, Fig. 39; 157, Fig. 49.
Kehlkopfspeculum 140.
Kehlkopfspiegel, Abbildung des 130, Fig. 37.
— Einführung des 129 f.
— Grösse des 114.
— Haltung des 130, Fig. 37.
Kehlkopfspritze 255, Fig. 111.
Kehlkopfventrikel, Untersuchung des, nach Avellis 133.
Kehlkopfzange, B. Fränkel's sche 182, Fig. 93.
— Gottstein'sche 182, Fig. 94.
— Scheinmann'sche 183, Fig. 96.
— M. Schmidt'sche 180, Fig. 91.
Keilbeinhöhle, Anatomie der 14 s. Anatomie der Nebenhöhlen.

Keilbeinhöhle, Eröffnung der 340 f.
— Sondirung der 128.
— Untersuchung der 330 ff.
Keimfreiheit der Nase 62.
Kekwick 312.
Kellock 831.
Kelly, Browne 279.
Keuchhusten, Behandlung des 519 f.
— Diagnose des 519.
— Erkrankungen der oberen Luftwege bei 517 ff.
— Formen und Erscheinungen des 519.
Key Axel 34.
Kidd, Percy 400.
Kieferhöhle, Anatomie der 10 ff. s. Anatomie der Nebenhöhlen.
— Behandlung der, Erkrankungen der 334 ff.
— Durchleuchtung der 141 f.
— Erkrankungen der 317 ff.
— Karcinom der 631.
— Röhre, bajonnetförmige zur Ausspülung der 336, Fig. 130.
— Sonde für die 127, Fig. 33.
— Sondirung der 127.
— Untersuchung der 325 ff.
— Wand, mediale der 11, Fig. 1.
Kiemann 261.
Kiemenbogen 52.
Kiemenfisteln 54.
— als Ursache von Divertikeln der Speiseröhre 842.
Kiemenspalten, embryonale, im Bereich des Gesichts u. der Kiemenbogen 52, Fig. 8.
Kiesselbach 715.
Killian, G. 113, 118, 133, 139, 310, 327, 502, 572, 620, 705, 808.
G. Killian'sche Methode der Untersuchung der Kehlkopfhinterwand 133.
Killian, J. 120.
Kinderernährung 722 f.

Kinder, Halten derselben bei Untersuchung oder Operationen 137.
Kinderknötchen 601.
Kiotomie 252 f.
Kirchner 380.
Kirstein 139, 140, 148, 178, 500, 549, 572, 580, 808.
Kirsteins Autoskop 139, Fig. 40.
Kirstein'sche Tracheoskopie, Verwendung der, bei Operationen in der Luftröhre 187.
Kitasato 455, 521.
Kjellmann 764.
Klangfarbe der Stimme 70.
Klebs 641, 845.
Kleidung 102.
Klemensiewicz 456.
Klemperer, F. 77, 454, 654.
Klingel 206.
Knapp 263.
Kneippsche Kur 101.
Knieförmig abgebogene Pincette 330, Fig. 127, 128.
Knight 742.
Knochencysten, Erkrankung der, in der mittl. Muschel 321 f.
Knorpel des Kehlkopfs 23.
Knorr 378, 452.
Koch, P. 522, 641, 813.
Koch, R. 369, 378, 404.
Kocher 83, 84, 582, 635, 798, 809, 810, 813, 814, 816, 821, 822, 823, 824, 829, 830, 840, 843.
Köbner 421.
Köhler 289, 422, 754, 806, 814.
Kölliker 9, 35, 561.
König 53, 147, 177, 561, 562, 600, 813.
Körner, O. 4, 267, 268.
Köster 604.
Köstlin 501.
Köttnitz 414.
Kohlrausch 31.
Kohts 463, 472, 474, 504.
Kokain, Anaesthesie durch 170 ff.
— Gefahren des 174 f.
Kokainismus 174, 772.
Kokainvergiftung 174 f.
Kolaczek 803.

Koll 242, 275.
Kondorsky 412.
Kondylome graue 427 f.
— spitze 639.
Konkussoren 170, Fig. 83.
Kontrarespirator Guye's 276.
Kopfschmerzen als Fernwirkung 757 f.
Koplik 518.
Koschier 566.
Koschlakoff 693.
Kossel 488.
Kostanecki 53.
Kowalewski 822.
Kowallek 562.
Kräpelin 818.
Krakauer 220, 591.
Krampf 716 ff.
— Gesichts-, mimischer 764.
— des weichen Gaumens 718.
— — des Kehlkopfs 719 ff.
— — der Lippen 717, 851.
— — der Luftröhre 725 f.
— — der Nase 717.
— — des Schlunds 717.
— — der Speiseröhre 717, 851.
— — der Zunge 717.
Kraske 806, 840.
Kraske'sche Oliven zur Behandlung von Oesophagusstenosen 840, Fig. 163.
Krause Fedor 41.
Krause H. 75, 121, 224, 254, 287, 310, 336, 473, 682, 695, 696, 697, 726, 740, 741, 745.
Krausescher Gaumenhaken 121.
Krause'sche Pincette 186, Fig. 101.
Krause Paul 404.
Krebs s. Karcinom.
Krecke 430.
Kreidl 79.
Kretinismus 84, 817, 821.
Krieg 221, 282.
Krieger 105, 463.
Krimer 732.
Krishaber 497, 682.
Krocker 379.
Kronecker 67.
Krönlein 632, 803, 813.
Kropf s. Struma.
Kropftod 804.

Kroup, genuiner, Behandlung des 492.
— — Vorkommen der Löfflerschen Diphtheriebacillen bei 456.
Krückmann 358.
Kruse 521.
Krzywicki 744.
Künne 614.
Künstliche Nase 561 f.
Kürettage der Gaumenmandeln 278 f.
— des Kehlkopfs 185 f., 395 ff.
— — üble Zufälle nach 398 f.
Küretten für den Kehlkopf 185, Fig. 98.
— neue Heryng'sche 185, Fig. 99.
Kürt 521, 724, 727, 766.
Küster 337, 341, 572.
Kuhn 430.
Kuhnt 320.
Kunkel 443.
Kurorte, Wahl der, bei Tuberkulose 392 ff.
Kussmaul 193, 691, 744, 745.
Kutschbrod 450.
Kuttner 220, 401, 433, 525, 708.

Labat 743.
Labbé 345, 537.
Labium vocale s. Stimmlippe.
Labus 254.
Lachmann 649.
Lacoarret 429.
Lähmung der Muskeln in den oberen Luftwegen.
— des Anterior Taf. IV, Fig. 1.
— des Lateralis Taf. IV, Fig. 4.
— des Lateralis u. Transversus Taf. IV, Fig. 7.
— des Posticus Taf. IV, Fig. 9, 10 und 11.
— des Posticus und Vokalis, Taf. IV, Fig. 12.
— des Transversus Taf. IV, Fig. 3.
— des Vokalis Taf. IV, Fig. 2.
— des Vokalis und Lateralis Taf. IV, Fig. 6.

Lähmung des Vokalis und Transversus Taf. IV, Fig. 5.
— des Vokalis, Lateralis und Tragsversus Taf. IV, Fig. 8.
— der Vokalis, Lateralis, Transversus und Posticus Taf. IV, Fig. 13, 14 und 15.
— des Anterior 699 ff., 792 f.
— der Augenmuskeln bei Diphtherie 475.
— Differentialdiagnose 708.
— bei Diphtherie 473 ff.
— — Behandlung der 503 f.
— bei Erkrankungen der Centralorgane 678 ff.
— des weichen Gaumens 693, 698.
— bei Hysterie 705 f.
— — Behandlung der 712 f.
— bei Influenza 523.
— der Kehlkopfmuskeln 699.
— des Lateralis 705.
— der Muskeln in den oberen Luftwegen, Behandlung der 710 f.
— des Posticus 682, 694, 701 ff.
— des Posticus, doppelseitige 704.
— Prognose der 709.
— der sämtlichen vom Nervus recurrens versorgten Muskeln 694, 701 ff.
— des Schlundes 693, 698.
— der Speiseröhre 850 f.
— der Stimmlippen 694 ff.
— des Transversus, 701 f., 705.
— Ursachen der 707.
— des Vokalis 697 f. 701.
— der Zunge 680, 693 f. 699.
— der Nerven der obern Luftwege:
— des Nervus accessorius 686, 693.
— des Nervus facialis 685, 693.
— des Nervus glossopharyngeus 685.

Lähmung des Nerv. hypoglossus 693.
— des Nervus laryng. inf. 686, 687, 694, 701 ff., 846.
— des Nerv. laryng. inf. Taf. IV, Fig. 13.
— — doppelseitige 688, 691, 704.
— — — Taf. IV, Fig. 10, 11 und 15.
— — bei Pferden 705.
— — bei Syringomyelie 684.
— — bei Tabes 681.
— — superior 473, 686, 687, 699 ff.
— des Nervus recurrens s. Nervus laryng. inf.
— des Nervus trigeminus, motor. Theil 685.
— der sensiblen Nerven 665 ff.
— des Sinnesnerven 659 ff.
— des Nervus vagus 686.
— des N. vagus bei Diphtherie 474 ff.
— der vasomotorischen Nerven 747 ff.
— Ursachen der, centrale 678 ff.
— — Diphtherie 473 ff. 683.
— — Influenza 523.
— — periphere 684.
— — Syringomyelie 684.
— — Tabes 680 ff.
— — s. auch Akinese.
Lafont 598.
Laker 239, 672.
Lamina cribrosa s. Anatomie der Nase.
Laminaria 561, 838.
Lamorier 341.
Lampe 236.
— für die Durchleuchtung 141, Fig. 41 und Fig. 42.
— Meissen'sche 141.
— Vohsen'sche 141.
Lanceraux 113, 419.
Landau 91.
Landgraf 146, 187, 512, 513, 514, 515, 516, 522, 534, 572, 621, 636, 687, 725, 779.
Landgraf-Krause'sche Doppelkürette 183, 184 Fig. 196.

Landkartenzunge 216.
Landmann 511.
Landois 65.
Lane 442, 548, 549.
Lang 425.
Lange, V. 264, 271. 423.
Lange'scher Haken 593,
  Fig. 154.
v. Langenbeck 56,147,600,
  691, 692.
Langenbuch 498.
Langendorff 83.
Langerhans 541.
Langhans 641.
Lannelongue 820.
Lanz 810. 811, 814, 821.
Laquer 93, 632.
Laryngismus stridulus
  719 ff.
— — Behandlung des
  722 f.
— — Differentialdia-
  gnose 721.
— — Ursachen des 719 f.
— — Vorkommen des
  720.
Laryngitis catarrhalis
  acuta 192.
— — Behandlung der
  195.
— — chronica 217 f.
— — chron., Behandlung
  der 254 f.
— granulosa 601 f.
— haemorrhagica 222,
  779, 786.
— hypoglottica hyper-
  trophica (Gerhardt)
  223, 288.
— sicca 218.
Laryngofissur bei Larynx-
  phthise 400 f.
Laryngoskopie, direkte
  140, 580.
— Schwierigkeiten bei
  der 134 ff.
Laryngospasmus s. Glot-
  tiskrampf.
Laryngotyphus 513.
Larynx s. Kehlkopf.
Larynxkrisen 681 f., 724.
Lassar 111, 409, 410, 423,
  446, 447, 537.
Laufenauer 739.
Laurent 243.
Lausens 174.
Laveran 345, 346, 537.
Law 748.
Lazarus 686, 760.

Leared 391, 850.
Lebensweise, falsche, in
  Beziehung zu Erkran-
  kungen der oberen
  Luftwege 106.
Ledderhose 414.
Lefèvre 542.
Leffertz 310, 346, 568.
Leichtenstern 835, 841.
Leiter'sche Röhren, 150,
  810, 811, Fig. 158.
Lemcke 415, 823.
Lemoine 505.
Lenhartz 852.
Lennox Browne 310, 613,
  630.
Leprabacillen Taf. VI,
  Fig. 5.
Lepra, Erkrankung der
  oberen Luftwege bei
  408 ff.
Leptothrix buccalis, Taf.
  VI, Fig. 2.
Lermoyez 55, 62, 245,
  285, 326, 358, 447,
  448.
Letamend, de 1.
Letzerich 517.
Leube 849.
Leukoplakia 216.
Leusser 492.
Levy, Max 717.
Lewin, G. 21, 178, 344,
  345, 436, 532.
Lewin, W. 436.
v. Leyden, 3, 373, 384, 471,
  681, 732, 756, 760,
  849.
v. Leyden'sche Krystalle,
  Taf. VII, Fig. 6.
— — bei Asthma 760.
-- — bei Helminthiasis
  760.
Lichen ruber planus der
  oberen Luftwege 537 f.
— syphiliticus 429.
Lichtquellen 109 ff.
Lichtwitz 13, 326, 580,
  612.
Liebe 319.
Liebreich 96, 408.
Lieven 203.
Ligamentum ventriculare
  s. Taschenband.
Lindemann 576.
Lindner 493, 712.
Linkenheld 737.
Lipome 614.
— der Speiseröhre 845.

Lippen, Herpes der 528.
— Hyperkinesen der 717.
— Lähmung der 698.
— Syphilom der 425.
v. Lissa 414.
Lister 62.
Litten 91, 92, 145, 535.
Lobstein 195.
Löffel, scharfer, Grün-
  wald'scher 329, Fig.
  126 a.
Löffler 449, 450, 453, 454,
  488, 505.
Löri 259, 509, 693, 744,
  745.
Löwe 148, 553.
Löwenberg 205.
Longet 69.
Loomis 612.
Lordose der Halswirbel
  566.
Louis 516.
Loven 42.
Lowe 590.
Lubet-Barbon 176.
Lubliner 418, 571.
Lublinski 345, 515, 642,
  726.
Luc 80, 93, 329, 399, 679,
  683.
Lucas, Champonnière 537,
Lucatello 512.
Ludwig, C. 33, 83, 342.
Lücke 799, 801, 810, 812,
  813, 815.
Luftröhre, Anatomie der
  49.
— Blutungen aus der
  780 f.
— Ecchondrome der 616.
— Fibrome der 602.
— Fremdkörper in der
  580 f.
— Katarrh, chron. 224.
— — Behandlung des, der
  257.
— Krampf der 725 f.
— Operationen in der
  186 f.
— Sondierung der 146.
— Verengerungen in der
  571 f.
Luftwege, obere, Erkran-
  kungen der, in Be-
  ziehung zum Alkohol
  107, 108.
— zur Anaemie 90.
— zur Chlorose 90 f.
— zur Erkältung 95 ff.

Luftwege, obere, Erkran-
kungen der, in Bezie-
hung zu Herzleiden 92.
— zu Hysterie 92 ff.
— zu falscher Lebensweise
106.
— zu Mikroorganismen
108.
— zur Neurasthenie 94 f.
— zum Tabak 106 f.
— zur Tympanie der
Därme 87 ff.
— bei Aktinomykose
412 ff.
— bei Blattern 510.
— chirurgische, Erkran-
kungen der 544 ff.
— bei Diphtherie 449 ff.
— bei Erysipel 525 ff.
— bei Hautkrankheiten
528 ff.
— Hyperämie, Ursachen
der 225 f.
— Hysterie in Beziehung
zu den Erkrankungen
der 92 f.
— bei Infektionskrank-
heiten 351 ff.
— bei Influenza 521 ff.
— bei Keuchhusten 517 ff.
— bei Lepra 408 ff.
— bei Lupus 404 ff.
— bei Masern 508 ff.
— der Nerven in den
655 ff.
— der parasitäre 540 ff.
— bei Rotz 410 ff.
— bei Scharlach 505 ff.
— bei Sklerom 414 ff.
— bei Syphilis 418 ff.
— bei Tuberkulose 351 ff.
— bei Typhus 512 ff.
— Geschwülste, bösartige,
in den 620 ff.
— — gutartige, in den
587 ff.
— Nerven der 41.
— — Vertheilung der
Taf. I, Fig. 1, 2 u. 3.
Lunge, Blutungen aus der
776, 781.
— — Behandlung der
787 f.
— — Prognose der 786 f.
Lungenblähung 761.
Lungenemphysem 761.
Lungenschützer, Heb-
rock's 176, Fig. 113
und 114.

Lungensteine 581.
Lunn 515.
Lunz 739, 740.
Lupus, der oberen Luft-
wege 404 ff.
— Behandlung des 407 f.
— — mit Schilddrüse 826.
— Diagnose des 406.
— des Kehlkopfs 405.
— der Nase 405.
— Prognose des 407.
— des Schlunds 405.
— Symptome des 406.
Luschka 18, 209.
Lustgarten 419.
Luton 812.
Lymphadenome 614.
Lymphangione 613.
Lymphatischer Ring, Ana-
tomie des 18.
— chronischer Katarrh des
208.
— Physiologie des 63 f.
— Tuberkulose des 358 ff.
Lymphdrüsen des Halses
34.
Lymphdrüsenfieber 194.
Lymphgefässe d. Halses 34.
— der Nase 33 f.
Lymphosarkome 625 f.
Lys 462.

Macdonald, Greville 75,
225, 716.
Macintyre 72.
Mack 722.
Mackenzie, H. 820, 826.
— J. N. 777.
— M. 16, 57, 259, 286,
292, 409, 410, 412, 577,
615, 622, 629, 641, 649,
708, 715, 718, 745, 786,
795, 831, 832, 837, 841,
848, 850, 851, 852.
— Stephan 538, 543.
Magenblutungen 781.
Magendie 41, 69.
Maggiora 203.
Major 269, 270, 743.
Malachowski 446.
Malcolm 636.
Malgaigne 488.
Malmsten 691, 692.
Manchot 319.
Mandelentzündung s. An-
gina
Mandeln, Behandlung der
272, 277 ff.

Mandeln, Erkrankungen
der vier 258 ff.
Mandelpfröpfe 264 ff.
Marie's Symptom 825.
Marina 825.
Markhaus 86.
Marmorek 300, 527.
Martin 176, 273, 609.
Martius 698, 828.
Marty 406.
Marwedel 847.
Marx, C. 537.
Masern, Behandlung bei
510.
— Erkrankungen der obe-
ren Luftwege bei 508 ff.
— -kroup 509.
Masini 77.
Maske 835.
Maske zur Inhalation,
Curschmann'sche 151.
— Hausmann'sche 151.
— Haffter'sche, zur Nar-
kose 176, Fig. 90.
Massage mit der elektrisch
bewegten Sonde 672.
— Vibrations- 239.
Massei, F., 293, 395, 525,
526, 541, 603.
Massirsonden, elektrische,
239 f.
Matterstock 419.
Maul- u. Klauenseuche 532.
Mauthner 421.
Mayer, W., 499.
Medulla, Lähmungen bei,
Erkrankung der 680 ff.
Mehring 697.
Meissel, Bresgen'sche 167,
555, Fig. 142.
Meissen'sche Lampe 112.
— — am Kopf des Unter-
suchenden 111, Fig. 13.
Melanosarkom 592, 621.
Meltzer 66, 67.
Mendel 473, 530.
Mendelsohn 756.
Menses, Einfluss der, auf
Erkrankungen der obe-
ren Luftwege 92, 785,
791.
Mercier 843.
Merk 157.
Merkel 15, 19, 21, 38, 52,
202.
Merklen 92.
Merkurialismus, zitternde
Bewegungen im Kehl-
kopf bei 745.

Mery 451.

Messer, winklig gebogenes (Hajek) 564, Fig. 146.

— winklig abgebogenes 565, Fig. 147.

Mettenheimer, C. 562.

Meunier 414.

Meyer, E., 149.

— Georg 259.

— v., H., 70.

— Paul 473.

— Rudolf 517.

— Wilh. 146, 212, 266, 269, 271.

Michael 517, 726, 727, 765, 792.

Michaëls 652.

Michel 68, 206, 209, 279, 746.

—'scher Nasenrachenspiegel 119, Fig. 21.

Michelson 43.

Middeldorff 460, 598, 806.

Migräne als Fernwirkung 757 f.

Mikulicz 86, 148, 282, 336, 415, 562, 571.

Milchsäureätzung 185 f., 394 f.

Milium der oberen Luftwege 531.

Millar 195.

Miller 542.

Mineralwasserkuren bei chronischem Katarrh 235 f.

— bei Tuberkulose 393.

Minski 845.

Mintz 844.

Miot 557.

Missbildungen und Entwicklungsgeschichte 51.

Möbius 84, 86, 821, 822, 824, 825, 826, 827, 829, 830.

—'s Symptom 825.

Möller 267.

Mogiphonie 738, 747.

Moldenhauer 268, 561.

Moos 475.

Morbus Addisonii 538.

— Basedowi 84, 86, 801 f., 814, 820 ff.

— — Behandlung des 764, 828 f.

— — Behandlung des, mit Thymustabletten 829 f.

Morbus Basedowi als Fernwirkung 764.

— — Formes frustes 821.

— — Natron phosphoricum, bei Behandlung des 822, 830.

— — Prognose des 828.

— — Symptome des 820 f., 824 ff.

— — Becker'sches Symptom 824.

— — Bryson'sches Symptom 826.

— — Gräfe'sches Symptom 820, 825.

— — Marie's Symptom 825.

— — Möbius'sches Symptom 825.

— — Stellwag'sches Symptom 820, 825.

— — Zittern bei 821.

— maculosus Werlhofii 538.

Morris 800.

Mosetig 799.

Mosler 86, 535.

—'sches Verfahren 155, 240, 247.

Mount-Bleyer 141.

—'scher Haken 129, 132, 136, 137.

— — 129, Fig. 35.

Moure 66, 165, 203, 211, 346, 530, 550, 556, 557, 558, 612.

Mourek 215.

Moutard-Martin 345, 537.

Moyan 810.

Müller, F., 92, 684, 743, 744, 821. 828.

Mündler 413.

Münzenfänger 578 Fig. 151.

Mukocelen, der Nebenhöhlen 312 f.

Mund, Lähmung des 698.

— Untersuchung des 116 ff.

Mundathmung, Folgen der 208, 226, 267.

Mundhöhle, Anatomie der 18 ff.

— Gefässe der 21.

— chronischer Katarrh der 253.

Mundsperrer 493, Fig. 134.

— O'Dwyer'scher 494, Fig. 135.

Mundwasser 152 f.

Munk 78, 691.

Murray 83, 820.

Muschel, Abtragen der mittleren 327.

— — der unteren 246 f.

Muscheln, Hypertrophie der der Nase 200 f., 596.

Musehold 27, 141, 822.

Muselier 716.

Muskeln des Gaumens 22.

— des Kehlkopfs 24.

Mutiren, verlängertes 738, 746.

Mykosis pharyngea leptothricia 263.

Myokarditis bei Diphtherie 471.

Myles 263, 285.

Myome 615.

— der Speiseröhre 845.

Myxoedem 84, 817 f.

Myxome 615.

Nadelmesser, Weber'sches 291, Fig. 116, 296.

Nährklystiere 833.

Nahm 359.

Napier 2, 6.

Narkose mit Bromaether 175 f.

Nase, Aetzmittelträger für die 157, Fig. 51 u. 52; 158, Fig. 53.

— Aetzungen der 240 ff.

— Anaesthesie der 667.

— Anatomie der 8 ff.

— Aspergillus fumigatus in der 211.

— Athmung durch d. 61 f.

— Besteck Sandmann's, für Operationen in der 168, Fig. 79.

— Blutungen der 774 ff.

— — Behandlung der, der 782 ff.

— Cysten in der 609.

— Dermoide der 618.

— Diphtherie der 468.

— Erkrankungen der Nebenhöhlen d. 310 ff.

— Erscheinungen des Typhus in der 514.

— Erythem der 536.

— Exostosen der 551.

— Fibrome der 596 f.

— Fremdkörper in der 573 f.

— Frontalschnitt durch die 11, Fig. 2.

— Furunkulose der 535 f.

Nase, Galvanokaustik, Anwendung der, in der 241 ff.
— galvanokaustische Instrumente für die, 161, Fig. 58—67; 162, Fig. 73.
— galvanokaustische Schlinge für die, 160, Fig. 56.
— Gefässe der 30 f.
— Geruchsinn der 60 ff.
— Hirnbrüche in d. 591 f.
— Höcker- 562.
— Husten, ausgehend von der 730 f.
— Hyperaesthesie d. 668 f.
— Hypertrophie der Muscheln 200 f.
— Karcinom der 631.
— Katarrh, akuter der 190 f.
— Katarrh, chronischer, der 198 ff.
— kavernöse Angiome d. 612.
— Keimfreiheit der 62.
— Krampf an d. Muskeln der 717.
— künstliche 561 f.
— Lähmung der Muskeln der 698.
— Lupus der 405.
— Lymphgefässe der 33 f.
— Massage der 239 f.
— Muschel, mittl. Cyste der 609.
— Muschelschwellungen. Abtragung von 244.
— Nerven der 41, 43.
— Penicillium glaucum in der 211.
— Perichondritis d. 303 f.
— Reinigung der 153 f., 237 f.
— Röthung der, b. chronischen Katarrh 201.
— Sarkome der 621.
— Schleimhaut der 28.
— Schleimpolypen in der 588 ff.
— Schussverletzungen d. 545 f.
— Schwellgewebe der 31 f.
— Sonde, flache für die, 157, Fig. 51.
— Sondirung der 125 ff.
— Sprayapparat für die 152.

Nase, Synechien in der 563.
— Syphilis, tertiäre, der 430 f.
— Tamponnement d. 782 f.
— Tamponnement d., nach Philipp 783.
— Teleangiektasien der 612.
— Thiere, lebende, in der 542.
— Tuberkulose der 355 ff.
— Untersuchung der, von hinten 118 ff.
— Untersuchung der, von vorn 124 ff.
— Verletzungen, äussere, der 544 f.
— Verschluss d. Choanen der 562.
— Vertheilung d. Nerven in der, Taf. I. Fig. 1 u. 2.
— Verwachsungen u. Verengerungen in d. 561 ff.
Nasenathmung, Folgen d. behinderten 266 ff.
Nasenbad 154 f.
— Vorsichtsmassregeln b. dem 156.
Nasendouche, Weber'sche 153.
Naseneingang, Verengerung des 561.
Nasenerweiterer m. Schutzplatte für die untere Muschel 170, Fig. 84.
Nasenflügel, Ansaugen der 225 f.
Nasenhöhle, Wände der 14 f.
— äussere Wand der Nase 15, Fig. 3.
Nasenlöcher, Atresie der 561.
Nasenöffner 236 f., Fig. 102 u. 103.
Nasenpolypen 201.
Nasenrachenraum, Anaesthesie des 667.
— Anatomie des 16 f.
— Aspergillus fumigatus in 211.
— Ausspülungen d. 154 f.
— Behandlung d. 247 ff.
— Blutungen im 775, 777.
— Cysten des 609.
— Digitaluntersuchung des 123.
— Fibrome des 597 ff.

Nasenrachenraum, Fibrome des, Behandlung der 598 ff.
— — Erscheinungen der 598 f.
— galvanokaustische Schlinge für den 161, Fig. 57.
— Hyperaesthesie d. 669.
— Karcinom des 631.
— Katarrh akuter, des 191.
— Katarrh, chronischer des 209 f.
— normales Bild des, Taf. II, Fig. 1.
— Penicillium glaucum in dem 211.
— Sarkome des 621.
— Schleimhaut des 28.
— Sonde für den 122, Fig. 25.
— Sondirung des 122.
— Syphilis, tertiäre im 431.
— Tamponnement d. 785.
— Tuberbulose des 357.
— Untersuchung d. 118 ff.
— Verletzungen des 546.
— Verwachsungen im 564.
— Watteträger für den, 122, Fig. 24; 154, Fig. 46.
Nasenscheidewand, Anatomie der 9 f.
— Behandlung d. Perforationen in der 247.
— Entwicklung der 51.
— erste Anlage der 51.
— Perforation der, idiopathische 202.
— — syphilitische 430 f.
— — tuberkulöse 356.
— Perichondritis d. 303.
— Verbiegungen u. Vorsprünge d. 544, 550 ff.
— — Behandlung der, mit Säge und Meissel 554 ff.
— — mit Elektrolyse 557.
— — mit Galvanokauter 556.
— — mit Trephine und Säge 558 ff.
Nasenschleimhaut, Epilepsie als Fernwirkung von der — aus 763 f.
Nasensonde 126, Fig. 30.

Nasensonde nach Schech 127, Fig. 32.
Nasenspeculum, Duplay'sches 124, Fig. 27.
— federndes 124, Fig. 29.
— B. Fränkels 124, Fig. 28.
— Jurasz'sches 124.
— M. Schmidt'sches 170, Fig. 84.
Nasenspitze, vasomotorische Röthung d. 748.
Nasenspüler. B. Fränkels, 154, Fig. 47.
Nasensteine 573 f.
Nasse 53.
Natron phosphoricum bei Morbus Basedowi 822, 830.
Naunyn 732.
Nauwerck 522.
Navratil 48.
Nebenhöhlen, Anatomie der, s. Anatomie der Nase 10 ff.
— Blutungen nach Operationen in den 341.
— Cysten der 609.
— Durchleuchtung der 141 f.
— Empyeme der 312 ff.
— Entwicklung der — s. Anatomie der Nase 10 f.
— Erkrankungen d. 310 ff.
— — akute 312 ff.
— — Auftreten von Doppeltsehen bei 318.
— — Behandlung der 333 ff.
— chronische 312, 314 ff.
— — Diagnose der 324 ff.
— — Differentialdiagnose der 332 ff.
— — Erscheinungen der 317 ff., 320 ff.
— — Prognose der 323 f.
— Gefässe der 32.
— Hirnabscesse im Anschluss an Eiterungen der 319.
— Instrumente zur Ausspülung der 326. Fig. 119.
— Katarrh, akuter der 193.
— — Behandlung des 314.
— Lampe für die Durchleuchtung der 141, Fig. 41 u. 42.

Nebenhöhlen, Mukocelen der 312 f.
— Neubildungen d. 332 f., 609, 621, 631.
— pathologisch - anatomische Befunde bei Empyem der 315 f.
— Prognose der Eiterungen der 323 f.
— Sondirung der 126 ff.
— Untersuchung der 141, 324 ff.
— Ursachen d. Empyeme der 314 f.
Nebenschilddrüsen 617, 798, 803.
— im Kehlkopf 617 f.
— in der Pars oralis 617.
Neisser 412, 450.
Nélaton 577, 600, 711.
Nerven der oberen Luftwege, Verlauf der motorischen 37.
— verschiedene Arten der 41 ff.
Nervensystem, Aufbau des 35.
Nerven, Betheiligung der einzelnen, an d. Innervation 39 ff.
— Erkrankungen der, der oberen Luftwege 655 ff.
— — bei Diphtherie 473.
— — der motorischen 677 f.
— — der sensiblen 665 ff.
— — der, bei Syphilis 435.
— — der, bei Typhus 515 f.
— Funktion, Breite des Umfangs der 655 f.
— — erhöhte und verminderte 656 f.
— des Kehlkopfs 46 f.
— der Nase 41, 43.
— des Nasenrachenraums 43.
— der Pars oralis 44 f., 47.
— der Speiseröhre 49.
— der Zunge 41, 44 f.. 49.
— vasomotorische, Lähmung 747 ff.
— — Reizung 751 ff.
— Vertheilung der, in d. Nase, Tafel I, Fig. 1 und 2.

Nerven, Vertheilung der, in den oberen Luftwegen, Taf. I, Fig. 1, 2 und 3.
— — der Zunge, Taf. I, Fig. 3.
Nervus accessorius 40, 44, 47.
— — Lähmung des 686. 693.
— facialis 40, 44 f.
— — Lähmung des 685, 693.
— glossopharyngeus 39, 40 f, 44.
— — als Geschmacksnerv 41 ff.
— — Lähmung des 685.
— hypoglossus 38, 48.
— — schematischer Verlauf des 39, Fig. 8.
— — Lähmung des 693.
— laryngeus inferior 46.
— — Lähmung des 686, 687, 694, 701 ff.
— — bei Aneurysma Aortae 688.
— — doppelseitige, des 688, 691, 704.
— — bei Karcinom der Speiseröhre 846 f.
— — bei Pferden 705.
— — bei Syringomyelie 684.
— — bei Tabes 681.
— laryngeus superior 46.
— — Lähmung des 473, 686 f., 699 ff.
— lingualis 42, 44.
— olfactorius 36, 41.
— phrenicus 474.
— recurrens, s. Nervus laryngeus inf.
— sympathicus 40.
— trigeminus 43.
— — Hyperaesthesie des 668 f.
— — Lähmung des motorischen Theils des 685.
— — Neuralgie des 758.
— vagus 40, 44, 45, 46.
— — Lähmung des 686.
Netter 414.
Neubauer 50.
Neubildungen, siehe die verschiedenen Geschwülste.
— Operation der 177 ff.

Neumann 69, 419, 468, 504, 628, 654, 687, 743, 848.

Neuralgie 668.
— des Trigeminus als Fernwirkung 758.

Neurasthenie in Beziehung zu Erkrankungen der oberen Luftwege 94 f.

Neurome 614.

Neuron 34.

Newcomb 273.

Newmann 630.

Nicaise 69, 492.

Nicot 728.

Niemann 378.

Niemeyer, F. 94, 531.

Niere, bewegliche, in Beziehung z. Ernährungsstörungen 91.

Nieren, Erkrankung der, bei Diphtherie 472.

Noma 505.

Noltenius 311.

v. Noorden 91, 226. 236, 344, 487, 520, 763.

Nothnagel 710, 790.

Notkin 84.

Notthafft 845.

Nussbaum 670.

Obermeyer 777.

Obturatoren, über das Tragen von, bei Gaumenspalten 56.

Odontine 253.

Odontome 616.

O'Dwyer 309, 492, 493, 495, 568, 580.

Oedeme, die 342 ff.
— akute 344.
— angioneurotische (Strübing) 345, 748.
— Behandlung der 349.
— chronische 344.
— in Folge von Arzneimitteln 344.
— in Folge von Verletzungen 346.
— idiopathische 344.
— primäre 344 f.
— sekundäre 346 ff.
— umschriebene(Quincke) 345.
— Ursachen der 344 ff.
— Versuche über künstliche 343.

Oedeme, Vorkommen der 348.

Oertel, 73, 74, 181, 473, 746.

Örtliche Behandlung 150 ff.

Oesophagismus 851.

Oesophagitis acuta 831 f.
— circumscripta 834.
— crouposa 834.
— phlegmonosa 834.

Oesophagoskop Rosenheim's 148, Fig. 44, 836.

Oesophagoskopie 148.

Oesophagotom 838, Fig. 162.

Oesophagus s. Speiseröhre.

Oesophagussonde nach Petersen 838, Fig. 161.
— nach Mackenzie 837, Fig. 159.
— nach M. Schmidt 843, Fig. 165.
— nach Schreiber 838, Fig. 160.

Oesophagusquellsonde nach Senator 838.

Ohr, Husten, ausgehend vom 730.
— Schmalzpfröpfe im, bei Fernwirkungen 757.
— -katheter 329, Fig. 124.

Oidium lactis Taf. VII, Fig. 5.

Olfaktometer Zwaardemaker's 143, Fig. 43, 144, 660.

Olfaktometrie 143 f.

Olfactorium, Brandt'sches 196.

Olfactorius s. Riechnerv.

Oliver 145, 689.

Ollier 301.

Ollivier 381.

Onodi 44, 47, 48, 77, 82, 83, 696, 726.

Opel 60, 659.

Operationen in den Bronchien 187.
— endolaryngeale 178 ff.
— extralaryngeale 187.
— in der Luftröhre 186 f.
— in der Luftröhre unter Verwendung der Kirstein'schen Tracheoskopie 140, 609.

Operation der gutartigen Neubildungen 177 ff.

Operation der bösartigen Neubildungen 632, 636, 648 ff.

Oppenheim 42, 680, 682, 742, 743.

Oppenheimer 374.

Orcel 809, 815.

Ord 817.

Organsaftbehandlung 811.

Orlowski 456.

Ormsby 800.

Orth 616.

Osgood 850.

Osteome 616.

Otto 229.

Oulmont 515.

Owen 86, 829.

Ozaena 204 ff.
— Bacillus der Taf. V, Fig. 2.
— Behandlung der, mit Elektrolyse 165, 166, 205, 238 f.
— Diagnose der 231.
— Entstehung der 204.
— -Geruch 207.
— trachealis 223 f.

Pachydermia laryngis 219 f.
— Behandlung der 255 f.

Palleske 811.

Palpation des Halses 145.

Paltauf 414, 415, 618.

Panzer 246, 612.

Panzer'sche Scheere 247, Fig. 107.

Papillome 604 ff.
— Behandlung der 607 f.
— des Kehlkopfs 604 f.
— der Nase 604.
— der Pars oralis 604.
— Prognose der 606 f.
— der Speiseröhre 845.

Paraesthesie 672.
— Behandlung der 676 f.
— Diagnose der 675 f.
— bei rheumatischer Erkrankung der Halsmuskeln 674.
— bei Erkrankung der Schilddrüse 674.
— Prognose der 676.
— Symptome der 673 f.
— Ursachen der 673.
— Verwechslung der, mit Rheumatismus 674 f.

Paragcusie 665.
Parakinesen 738 ff.
— Ataxie der Stimmlippen 738 ff.
— Intentionszittern der Stimmlippen 744.
— Mogiphonie 738, 747.
— perverse Aktion der Stimmlippen 738 f.
— rhythmische u. zitternde Bewegungen der Stimmlippen 738, 741 ff.
— verlängertes Mutieren 738, 746.
Paralyse s. Lähmung.
Paralysis agitans, Stimmlippenbewegungen bei 743 f.
Paramyoklonus 742.
Parasiten der oberen Luftwege 540 ff.
Parese s. Hypokinese.
— Katarrh als Ursache der 706.
— der Stimmlippen als Fernwirkung 757.
Park Hallock 450.
Parosmie 662 f.
Pars oralis, Blutungen in der 775, 777.
— Cysten der 609 f.
— Diaphragmabildung in der 565 f.
— Erkrankungen der, bei Typhus 512 ff.
— Fibrome der 600.
— Fremdkörper der 576.
— Karcinom der 631.
— Katarrh akuter der 192.
— — chronischer der 212.
— — Behandlung des 251 f.
— Lupus der 405.
— Nebenschilddrüsen in der 617.
— Papillome der 604.
— Phlegmone der 296.
— Sarkome der 621 f.
— Syphilis tertiäre der 432.
— Teleangiektasien 612.
— Tuberkulose der 358 f.
— Untersuchung der 116 ff.
— Verengerung der, durch Lordose der Halswirbel 566.
Parulis 300.

Passavant G. 55, 64, 65, 66, 499.
Passavantscher Wulst 16, 22.
Paulicki 834.
Paulsen 205.
Pavor nocturnus 268.
Pawlowsky 418.
Payer 105.
Péan 652.
Peiper 516.
Peiser 600.
Pel 87, 266, 817.
Pelizari 414.
Peltesohn 764.
Pemphigus der oberen Luftwege 533 ff.
— Behandlung des 535.
— Diagnose des 535.
— Prognose des 535.
Penicillium glaucum Taf. V, Fig. 4.
— — in der Nase, im Nasenrachenraum 211.
Penzoldt 382, 383, 387, 392.
Perforationen, Behandlung der, in der Scheidewand 247.
Perforation der Nasenscheidewand, idiopathische 202.
— — tuberkulöse 356.
Perichondritis, Folgen der 302.
— des Kehlkopfs 304 ff.
— — Behandlung der 308 ff.
— — Diagnose der 307.
— — bei Karcinom 640.
— der Nase 303 f.
— Behandlung der, der Nase 304.
— der Nasenscheidewand 301.
— serosa 301.
— Ursachen der 301 f.
Periostitis, Vorkommen von, in den oberen Luftwegen 300.
Peristrumitis 806, 808.
Peritonsillitis der Gaumenmandeln 289 ff.
— Behandlung der 290 ff.
— der Rachenmandel 289.
— der Zungenmandeln 292.
Pernewan 679.
Pertik 53.

Pertik'sches Divertikel 17.
Pertussis 517 ff.
Petersen 261, 838, 840.
Petruschky 452.
Pettenkofer 98, 471.
Peyer 756.
Pfeiffer, E. 194.
Pfeiffer, L. 510.
Pfeiffer, R. 419, 521, 627, 628.
Pfuhl 522.
Pharyngitis lateralis 214.
— — Behandlung der 251 f.
— phlegmonosa infect. acut. Senators 297 ff., 526.
— sicca bei Diabetes 92, 226.
Pharyngomycosis leptothricia 263.
Pharynx, Erysipel des 298.
Phlegmone des Kehlkopfs 297.
— des Pharynx 296.
— — akute infektiöse (Senators) 297 ff., 526.
— der Zunge 292 f.
Phelps 839.
Philipp A. A. 783.
Phonation, Physiologie der 68 ff.
— Centrum der, im Gehirn 75 ff.
Phonograph, Aufnahme der Stimme mit dem 141.
Photographie des Kehlkopfs 140 f.
Physiologie der Athmung 61 f.
— des Hustens 82 f.
— des Kehlkopfs 68 f.
— des lymphatischen Rings 63 f.
— der Phonation 68 ff.
— der Schilddrüse 83 ff.
— des Schluckens 63 ff.
— des Schlundes 64 ff.
— der Speicheldrüsen 86.
— der Stimme 69 f.
— der Thymus 85.
Pieniazek 401, 402, 549.
Pilliet 358.
Pilling 58.
Pincette, Krausesche 186, Fig. 101.
Pingler 491.
Pinner 401.

Plaut 453.
Plica ventricularis siehe Taschenfalte 25.
Pluder 270, 355, 377, 562.
v. Poehl 760.
Pölchen 16.
Poisson 597.
Pollkier 585.
Polyak 63.
Polyp, blutender, sogenannter 596.
Polypen, in der Nase 201.
Poncet 413, 414, 815.
Porta 814.
Posticuslähmung, Taf. IV, Fig. 9, 10 u. 11.
Potain 658.
Potiquet 545.
Powell 711.
Powers 644.
de Pradel 579.
Preisz 411.
Preobraschensky 78.
Prichard 831.
Priessnitz'sche Umschläge 150.
Probang für die Speiseröhre oder Grätenfänger 585, Fig. 153.
Pröbsting 321.
Prolaps des Larynxventrikels 217.
Protassow 194.
Przedborski 724.
Pseudodiphtheriebacillus 450.
Pseudokroup 193.
— Behandlung des 197 f.
Psoriasis, Behandlung der, mit Schilddrüse 826.
Ptyalismus 751.
Pulsionsdivertikel 842.
Pulverbläser 172, Fig. 86, 87 u. 88.
— Kabierske'scher 329, Fig. 125.
— M. Schmidt'scher 172, Fig. 86.
Punktionsspritze 326, Fig. 120.
Pusinelli 758.
Putelli 616.
Putnam 822.

Quénu 340.
Quinke 37, 345, 513, 722, 748, 835.

Rachen, Farbe des 106, 117.
Rachenkatarrh, chronischer 212.
Rachenmandel, Anatomie der 18.
— Behandlung der 272 ff.
— — der Reste der 248 f.
— Diagnose der 272.
— Folgen der vergrösserten 266 ff.
— Husten, ausgehend von der 731.
— Operation der 273 ff.
— Operation der, in Brom-äthernarkose 273 f.
— Vergrösserung d. 266 ff.
— Vorkommen der, bei Neugeborenen 266.
v. Ranke 458, 496, 497, 613.
Ranson 580.
Ranula 610.
Rauchfuss 193. 194, 223, 466.
Raugé 76, 80, 127, 325.
Raynaud 763.
Raymond 659.
Recessus pharyngeus s. Anatomie des Nasenrachenraumes 16
Rekurrenslähmung Taf. IV Fig. 13, 14 u. 15.
Reflexerkrankungen s. Fernwirkungen.
Regio olfactoria s. Anatomie der Nase.
— subglottica s. subglottischer Raum.
Register der Stimme 70 ff.
— der Stimme, Bildung der verschiedenen 73.
Reher 835.
Rehn, H., 85, 194, 473, 520, 720, 819.
— L., 441, 502, 650, 821, 830, 833, 840.
Reichert'scher Kehldeckelheber 129, Fig. 36; 132, 136.
Reichmann 834.
Reinhold 810, 827.
Reinicke 179.
Reinigen der Spiegel 113.
Reiniger 158.
Reinigung der Nase 153 f., 237 f.
Reizung der vasomotorischen Nerven 751 ff.
Rekurrensfrage 694 ff.

Ren mobilis 91.
Renaut 84. 826.
Rendu 537.
Renvers 849.
Respiration, Physiologie der 61 f.
Respirationscentrum s. Athmungscentrum 77 f.
Réthi 17, 44, 45, 48, 64, 243, 345, 522, 596, 601, 748, 766.
Retropharyngealabscess 294 ff.
— Behandlung des 296.
— Bildung des, nach Schnupfen, bei Kindern 191.
— Diagnose des 294 f.
Retzius 34.
Reuter 144, 374.
Reverdin 816.
Rhachitis, Behandlung der mit Schilddrüse 827.
Rheiner 525.
Rheumatismus, Verwechslung des, mit Paraesthesie 674 f.
— der Halsmuskeln 145 f.
Rhineurynter 783.
Rhinitis acuta 190 ff.
— atrophicans 203 f.
— chronica 199 ff.
— fibrinosa 203, 452, 456.
— gonorrhoica 286 ff.
— — Behandlung der 287 f.
— hypertrophicans 198 ff.
— sicca 204.
— — anterior 203.
Rhinolalia aperta 68.
— clausa 68.
Rhinolithen 573 f.
Rhinopharyngitis sicca 210 f.
Rhinophyma 415, 536 f.
Rhinoplastik 561.
Rhinoscopia anterior 9, 124 ff.
— — Schwierigkeiten bei der 134.
— posterior 10, 16, 118 ff.
— — normales Bild der Taf. II, Fig. 1 u. 1a.
— — Schwierigkeiten bei der 134 ff.
— — Spiegel für die, bei Kindern 114, Fig. 15.
Rhinosklerom s. Sklerom.
Richet 657.
Ricord 282.

Riechhaare 36.
Riechnerv, Anatomie des
36, 41.
Riechnerven, Erkrankun-
gen der 659 ff.
Riechschleimhaut Schnitt
durch die 36, Fig. 7.
Riedel 806.
Riegel 686, 761, 833.
Riehl 406.
Rilliet 810.
Rima glottidis s. Stimm-
ritze.
Rinecker 9.
Ringknorpel, Anatomie des
23.
— Perichondritis des 305.
— Brüche des 548.
Ring, lymphatischer,
Physiologie des 63 f.
— — chronischer Katarrh
des 208.
— — Tuberkulose des
358 ff.
Ripault 427.
Risch 346.
Ritter, P. 448, 458, 517.
de Roaldes 616.
Robert 268.
Roe 562, 835.
Röhmann 446.
Römisch 72, 702.
Römpler 359.
Rönisch 217.
Roger 527.
Rokitansky 513, 845.
Romberg'sches Symptom
683.
Roos 259.
Rose 499, 582, 803, 804,
805.
Rosenbach 265, 694, 731,
733, 734.
Rosenberg 174, 426, 567,
618, 629, 636, 743, 812.
Rosenfeld 203.
Rosenheim 147, 148, 836,
851.
Rosenmüller'sche Grube s.
Recessus pharyngeus.
Rosenstein 49.
Roser 66, 181, 405, 498,
573, 810.
Rosinski 286.
Rossbach 29, 95, 96, 714,
747, 755.
de Rossi 570.
Roth (Zürich) 381, 567,
763.

Roth, Heinr. 369, 618,
645.
Rothschild, M., 520.
Rotter 597, 652.
Rotz, Erkrankung der
oberen Luftwege bei
410 ff.
Rotzbacillen Taf. VI, Fig. 6.
Rotz, Diagnose des 411.
Roux, 449, 450, 454, 488.
Le Roy 591.
Ruault 264, 395.
Rubinstein 405.
Rudaux 324.
Rückert 67.
Rühle 229, 512, 513.
Rühlmann 697.
Ruge 360.
Rumpf 377, 441.
Rupp 67.
Ruppert 835.
Rushmore 585.
Russel, Risien 47, 76, 77,
82, 696.
Ruysch 9.
Ryland 525.

Saatz 618.
Sabrazes 601, 612.
Sägen 167 ff.
Sängerknötchen 601.
Säuglinge, akuter Katarrh
der 193.
— Ernährung der 722 f.
Sahli 829, 830.
Salter 756.
Salzer 585.
Samter 613.
Samuelsohn 96.
Sandberg, Dina 424.
Sandmann 167, 556.
Sandmann's Bestecke für
Operationen in der
Nase 168 Fig. 79.
Sanné 470, 499, 501, 502,
509, 510 518.
Santorini'scher Knorpel s.
Cartilago corniculata.
Sappey 34.
Sarcine Ventriculi 542.
Sarkome 620 ff.
— Behandlung der 623 ff.
— Diagnose der 622 f.
— des Kehlkopfs 622.
— der Nase 621.
— des Nasenrachenraums
621.
— des Pars oralis 621 f.

Sarkome, Prognose der 623.
— der Schilddrüse 806.
— der Speiseröhre 846.
Sattelnasen 431, 561 f.
Secretan 417.
Schadewaldt 729, 742.
Schäde 285.
Schäffer 260, 304, 310, 315,
320, 330, 331, 339, 373,
377, 523, 542, 543, 591,
607, 823.
Schäffer'sche Sonde für
Untersuchung der Sieb-
beinhöhlen 128 Fig. 34.
Schäffer'scher Löffel 304,
Fig. 118.
Schall 158.
Schamröthe der Stimm-
lippen 747.
Schanz 450.
Schapringer 57.
Scharlach, Erkrankungen
der oberen Luftwege
bei 505 ff.
— Behandlung des 508.
— Diagnose des 507.
— Formen des 505.
— im Kehlkopf 507.
— der Nase 507.
— Prognose des 507.
— in Verbindung mit
Diphtherie 507.
Schech, Ph. 69, 203, 217,
286, 310, 463, 504, 505,
561, 610, 613, 630, 661,
665, 726, 756, 760, 766,
768, 769.
Schech'sche Nasensonde
127, Fig. 32.
Schech'sches Röhrchen 326,
Fig. 119 g.
Schech'scher Universal-
handgriff zur Galvano-
kaustik 159 f., 280.
Schede 690, 844.
Scheere, Panzer'sche 247,
Fig. 107.
— M. Schmidt'sche zur
Kiotomie 252, Fig. 110.
Scheff 61, 617.
Scheier 549, 596, 739.
Scheinmann 177, 183, 395,
622, 624, 632, 742, 760,
764.
Scheinmann's Kehlkopf-
zange 183, Fig. 96.
Schema zur Einzeichnung
von Larynxbefunden
131, Fig. 38.

Schema zur Einzeichnung von Strumen 808, Fig. 157.
Scheppegrell 341.
Scheuer 614, 618, 620.
Schiff 83, 819.
Schilddrüse, Abscesse der 297.
— accessorische s. Nebenschilddrüse.
— Anatomie der 49 f.
— Entzündung der 798 f.
— Erkrankungen der 798 ff.
— —.bei Typhus 515.
— Geschwülste der 806 f.
— Kropf der s. Struma
— Paraesthesie bei Erkrankung der 674.
— Physiologie der 83 ff.
— Syphilis der 806.
— Tuberkulose der 806.
— Zusammenhang der erkrankten,mitTetanie 819.
— Behandluug des Diabetes mit 826.
— Behandlung der Fettsucht mit 827.
— Behandlung des Lupus mit 826.
— Behandlung derPsoriasis mit 826.
— Behandlung der Rhachitis mit 827.
Schildknorpel, Anatomie des 23.
Schimmelbusch 503, 562, 800.
Schimmelpilze 542.
Schlange 54, 55.
Schlatter 532.
Schleich 816.
Schleimbeutel am Zungengrunde 21.
— Fleischmann'scher 21.
Schleimdrüsen des Kehlkopfs 27, 28.
Schleimhaut, Farbe der, des Kehlkopfs 29.
— der oberen Luftwege 27 ff.
Schleimpolypen 588 ff.
— Behandlung der 592 f.
— Diagnose der 591.
— eosinophile Zellen in 590 f.
— der Nase 589 ff.
— derNase b. Kindern 591.

Schleimpolypen, Symptome der 591.
— Wegnahme der mittleren Muschel bei 595.
Schlenker 285, 358.
Schlesinger 684, 742.
Schlichter 463.
Schlitzung der Gaumenmandeln 277 f.
Schlodtmann 48.
Schlucken, Physiologie des 64 ff.
— Verschluss des Kehlkopfs beim 64 f.
Schlund, s. auch Pars oralis.
— Krampf in den Muskeln des 717.
— Lähmung der Muskulatur des 693, 698.
— submuköse Entzündung, im 296 f.
Schlundkopf, Gefässe des 32 f.
Schlundring, Waldeyer'scher, s. lymphatischer Ring.
Schlundsonde 585, Fig.152.
Schmalz 269.
Schmecknerven 41.
— Erkrankungen der 663 ff.
Schmid 114.
M. Schmidt'sche Ballonspritze 171, Fig. 85.
— Kehlkopfzange 180, Fig. 91.
— Pulverbläser 172, Fig. 86.
— Scheere zur Kiotomie 253, Fig. 110.
Schmidt, Adolf 41.
Schmidt (Stettin) 75, 760.
Schmidthuisen 237.
Schmiegelow 13, 57, 578.
Schmorl 413, 540.
Schneider'scheMembran29.
Schnitt durch die Riechschleimhaut 36, Fig. 7.
Schnittwunden der Selbstmörder 546 f.
Schnitzler, A. 714.
— J. 59, 178, 230, 368, 649, 667.
Schnupfen, akuter 190 f.
— vasomotorischer 190, 748.
Schoenemann 805.
Schötz 621.

Scholz 318, 319, 625.
Schottelius 220, 354.
Schramm 586.
Schreber 763.
Schreiber 117, 450, 623, 763, 837.
Schrevens 463.
v. Schrötter 24, 57, 146, 167, 178, 186, 187, 217, 309, 346, 414, 418, 511, 512, 513, 514, 515, 533, 568, 572, 577, 578, 580, 583, 618, 622, 641, 702, 712, 728, 730, 741, 742, 745, 825.
v. Schrötter'sche Bolzen 569, Fig. 150.
v. Schrötter'sche Hohlröhren 568, Fig. 149.
Schütz, R. 440, 681.
Schütz 766.
Schulz 91.
Schuhmacher 427.
Schultze 819.
Schultzen 529, 538, 740, 741, 743, 744, 745.
Schwalbe 34, 42.
Schwechten 420.
Schwellgewebe der Nase 31 f.
Schwellungen, subglottische 223.
Scoutetten 542.
Scrophulose 356.
— Behandlung der 403 f.
Seebäder 101.
Seeligmüller 697.
Seifert 146, 173, 187, 203, 229, 247, 263, 382, 427, 543, 567, 572, 591, 760.
Seiler, C. 269.
Seitenstrang, Behandlung des 251 f.
— Entzündung des, beim chronischen Katarrh 214.
— Seitenstrang, galvanokaustische Instrumente für den 161, Fig. 68; 162, Fig. 69.
— Sonde für den 156, Fig. 48.
Seitz 97.
Semeleder 525.
Semmelweiss 458.
Semon 58, 69, 76, 77, 78, 79, 80, 81, 82, 227, 243, 269, 298, 299, 313, 346, 425, 431, 525, 578, 628,

Semon
629, 630, 637, 638, 640,
644, 647, 648, 649, 650,
651, 669, 671, 681, 694,
695, 697, 708, 721, 806,
817.
Senator 297, 298, 759, 838.
Sendtner 261.
Serrestre 451.
Sevestre 345, 487, 505,
537.
Shattock 628.
Shuttleworth 449, 454.
v. Sicherer 510.
Siebbein, Anatomie des
s. Anatomie der Nase.
— Behandlung der Er-
krankungen des 340.
Siebbeinhöhlen, Sondirung
der 128.
Siebbeinzellen, Anatomie
der 13.
— Erkrankungen der
329 f.
— Untersuchung der 329.
Siebenmann 29, 61, 203,
323, 784.
Siedamgrotzky 380.
Siegle'scher Sprayapparat
151.
v. Siegmund 286, 440.
ten Siethoff 764.
Silex 421, 821.
Simanowski 418.
Simon, E. 345.
Singen 62, 68.
— Mittel zur Anfeuch-
tung des Halses beim
795 f.
— Physiologie des 68 ff.
— Verhalten des Kehl-
deckels beim 74.
Singstimmen, Behandlung
der 794 ff.
— Umfang der 71, Fig. 12.
— Ursachen der Störungen
der 789 ff.
Singübungen bei Behand-
lung der Paresen des
Musc. vocalis 715.
Sinnesnerven, Erkran-
kungen der 659 ff.
Situationsbild der Intu-
bation 494, Fig. 136.
Skarifikation des Kehl-
kopfs 396 f.
Sklerom 288.
Sklerombacillus Taf. VII,
Fig, 2.

Sklerom, Erkrankung der
oberen Luftwege bei
414 ff.
— subglottische Schwel-
lung bei 223.
Sklerose, multiple, Be-
wegungen der Stimm-
lippen bei 743, 744.
Skoliose des Kehlkopfs 132.
Smith 107.
Smyth 562.
Snellen 318.
Socin 814.
Sodbrennen 849.
v. Sömmering 120.
Sokolowsky 401, 629.
Sollier 822.
Soltmann 765.
Sommer 411.
Sommerbrodt 388, 427,
520, 611, 702, 764.
Sonde für den Kehlkopf
132, Fig. 39, 157,
Fig. 49.
— für die Kieferhöhle 127,
Fig. 33.
— für die Nase 126, Fig.
30, 157, Fig. 51.
— für den Nasenrachen-
raum 122, Fig. 25.
— konische, nach Bow-
mann 335, Fig. 129.
— platte, für die Nase
157, Fig. 51.
— für den Oesophagus
837, Fig. 159.
— — nach v. Langenbeck
585, Fig. 152.
— — nach Petersen 838,
Fig. 161.
— — nach M. Schmidt
843, Fig. 165.
— — nach Schreiber 838,
Fig. 160.
— Quellsonden für den
Oesophagus, nach Sena-
tor 838.
— Schäffer'sche, für Untersuchung der Siebbein-
höhlen 127, Fig. 32.
— für den Seitenstrang
156, Fig. 48.
Sondierung d. Bronchus 146.
— der Keilbeinhöhle 128.
— der Kieferhöhle 127.
— der Luftröhre 146.
— der Nase 125 ff.
— des Nasenrachenraums
122.

Sondierung der Nebenhöh-
len 126 f.
— der Siebbeinhöhlen 128.
— der Speiseröhre 147 f.
— der Stirnhöhle 126 f.
Sonnenkalb 564, 762.
Sonnenkalb'sches Röhr-
chen 564, Fig. 145.
Sonnenschein 627.
Sonnenschirmprobang oder
Grätenfänger 585,
Fig. 153.
Sor, Abbildung Taf. VII,
Fig. 5.
— Behandlung des 541 f.
— der Speiseröhre 834.
— Vorkommen des 540.
Sota, Ramon de la 505, 543.
Soxhlet 381.
Spaltbildung am Gaumen,
Frühoperation der 56.
— im Halse 57.
Spalten, die embryonalen,
im Bereiche des Ge-
sichts und der Kiemen-
bogen 52, Fig. 10.
Speicheldrüsen, Fremd-
körper der 576.
— Physiologie der 86.
Speichelfluss 764.
Speichelsteine 576.
Speiseröhre, Anaesthesie
der 849.
— Anatomie der 49.
— Blutungen aus der
781, 845.
— Divertikel der 841 f.
— Entzündung, trauma-
tische der 831 f.
— — — Behandlung der
833.
— Erkrankungen der
831 ff.
— Erweiterungen der
841 f.
— Fremdkörper in der 585.
— Gastrotomie bei Ver-
schluss der 839 f.
— Hyperaesthesie der 849.
— Karcinom der 846 ff.
— — Behandlung des
847 f.
— Katarrh der 831 f.
— Krampf der 717, 851.
— — bei Hydrophobie
851.
— Lähmung des Nerv.-
laryng. inf. bei Kar-
cinom der 846 f.

Speiseröhre, Lähmungen der 850 f.
— Missbildungen 831.
— Nerven der 49.
— Neubildungen der 845 f.
— Papillome der 845.
— Sondirung der 147 f.
— Sor der 834.
— Stenosen der 835 f.
— — Behandlung der 836 f.
— — — mit Elektrolyse 839.
— — Kraske'sche Oliven zur Behandlung der 840, Fig. 163.
— — Diagnose der 835 f.
— — Prognose der 836.
— Syphilis der 835 f.
— Tumor, erektiler, der 843.
— Untersuchung der 147 ff.
— Verätzung der 831 f.
— Warzen der 845.
Spengler 609.
Spicer, Scanes 301, 823.
Spiegel, Reinigen der 113.
— für die Untersuchung des Kehlkopfs 114, 130, Fig. 37.
— für den Nasenrachenraum, Michel'scher 119, Fig. 21.
— für die Rhinoscopia posterior bei Kindern 114, Fig. 15.
— für die Tracheoscopia inferior 114, Fig. 15; 134.
Spiegelbild des Kehlkopfs 131 ff.
Spiegelhalter, amerikanischer 112, Fig. 14.
Spiess G. 33, 71, 83, 168, 242, 263, 485, 713, 746.
Spillmann 834.
Spinamesser, Moure'sches 556, Fig. 143.
Spirig 515, 798.
Spisharny 615.
Sprayapparate 151.
— für die Nase 152, Fig. 45.
— Siegle'scher 151.
— Wassmuth'scher 151.
Sprechen 62, 68.
Sprengel 582.

Spritze für die Auswaschung der Nase und der Nebenhöhlen 326, Fig. 119.
— Heryngsche 173, Fig. 89.
— für den Kehlkopf von M. Schmidt 171, Fig. 85.
— für die Probepunktion der Kieferhöhle 326, Fig. 120.
Spuckfläschchen, Dettweiler'sches 380.
Ssalistschew 617, 798.
Stamm 203.
Staphylococcus aureus, Taf. V, Fig. 6.
Stark 194.
Steftan Ph. 533.
Steffen 719.
Stein Reinhold 400.
v. Stein 298.
Steinhoff 773.
Stellwag'sches Symptom 820, 825.
Stenose s. Verengerung.
Stepanow 414, 415.
Stevenson 814.
Steward, P. 358.
Stichwunden 547.
Stier 545.
Stiller 828.
Stimmbänder s. Stimmlippen.
Stimmbildung 68 ff.
— ohne Kehlkopf 75.
Stimme 68 ff.
— Klangfarbe der 70.
— Register der 70 ff.
— — Umfang der verschiedenen 71, Fig. 12.
— Überanstrengung der 790.
Stimmlippe, Abreissen der 550.
Stimmlippen, Aktion, perverse der 738 f.
— Anatomie der 26 f.
— Ataxie der 738, 739 ff.
— Lähmung der 694 ff.
— Parese der, als Fernwirkung 757.
— rhythmische u. zitternde Bewegungen der 738, 741 ff.
— zitternde Bewegungen der, bei Hysterie 743, 745.

Stimmlippen, zitternde Bewegungen der, bei Paralysis agitans 473 f.
— — — bei multipler Sklerose 743, 744.
— Schamröthe der 747.
Stimmlippenknötchen 221.
Stimmlippenschwäche 706.
— Behandlung der 256.
Stimmregister, Bildung der 73.
Stimmritze 25.
— Centrum für Erweiterung u. Verengerung der 76 f.
Stimmritzenkrampf der Erwachsenen 172.
— exspiratorischer 601.
— inspiratorischer 726.
— phonatorischer 726.
— der Säuglinge 719 ff.
Stirnhöhle, Anatomie der 12 f. s. Anatomie der Nebenhöhlen.
— Behandlung der Erkrankung der 338 ff.
— Durchleuchtung der 142 f.
— Eröffnung der, von vorn 339 f.
— Röhrchen zur Ausspülung der 326, Fig. 119 e.
— Sondirung der 126 f.
— Untersuchung der 327 ff.
Stirnspiegel, Einstellung des 115, Fig. 17.
— Untersuchung mit dem 115.
Stockhausen 70, 71, 72.
Stöhr 63, 459.
Stöhrer 158.
Störk, C. 73, 121, 173, 220, 223, 300, 416, 560, 566, 602, 621, 625, 626, 775, 793.
Störk'sche Blennorrhoe 288.
Stoker 823.
Stomatitis chronica squamosa 538.
— mercurialis 443.
Storbeck 681.
Storch 239.
Strassmann 285, 358.
Strauss 358, 410.
Strelitz 533.
Streptococcus pyogenes, Taf. V, Fig. 5.
Stroboscop Oertel's 73, 746.

Stroboskop von Spiess 746.
Strübing 74, 75, 205, 206, 263, 345, 732, 748.
Strümpell 107, 323.
Struma aneurysmatica 801.
— Auftreten v. Cachexia thyreopriva nach Operation von 816 f.
— Behandlung der 809 ff.
— — mit Elektrolyse 814 f.
— — operative 814 ff.
— colloides 801 f.
— cystica 801 f.
— Diagnose der 807.
— Enukleation der 814.
— fibrosa 801.
— follicularis 801.
— gelatinosa 801 f.
— hyperaemica 801.
— Kropftod 804.
— lymphatica 801.
— bei Morbus Basedowi 820 f., 824.
— parenchymatöse Einspritzung von Jodtinktur bei 812 f.
— parenchymatosa 801.
— Schema zur Einzeichnung der 808, Fig. 157.
— Symptome der 803 ff.
— Tauchkropf 802 f., 807.
— Ursachen der 799 f.
— varicosa 801 f.
— vasculosa 801 f., 824.
— Verhalten der Hypophysis cerebri bei 805.
— Wanderkropf 803.
Strumitis 798, 806.
Stuart 66.
Stühlen 513
Stuhl zur Untersuchung 114, Fig. 16.
Stukowenkow 418.
Stumpf 270.
Suarez de Mendoza 176.
Subglottischer Raum 27.
Subglottische Schwellungen 223.
Suchannek 61, 259, 301.
Sührssen 56.
Suggillation 774 f.
Sulzer 816.
Suruktschi 757.
Suzanne 21.
Swaine 21.
Swan 627.
Sycosis 207.
Synechien in d. Nase 563.
Syphilis, angeborene 420.

Syphilis, Aortenaneurysma, Vorkommen von, bei 691.
— congenita 421.
— — tarda 421.
— hereditäre 422.
— Immunität 423 f.
— des Kehlkopfs, Taf. III, Fig. 2.
— latente 421.
— Narbenbildung bei tertiärer 433 f.
— okkulte 422.
— primäre Formen der, in den oberen Luftwegen 424 ff.
— Behandlung der primären 441 f.
— Prognose der 440 f.
— sekundäre Formen der, in den oberen Luftwegen 426 ff.
— Behandlung der sekundären 442 f.
— der Schilddrüse 806.
— der Speiseröhre 835 f.
— tertiäre Form der, in den oberen Luftwegen 430 ff.
— — Behandlung der 445 f.
— Geschwüre, tertiäre 431 ff.
— — des Kehlkopfs 433.
— — der Nase 430 f.
— — im Nasenrachenraum 431.
— — im Schlund 432.
— — der Zunge 432.
— Übertragung der 419 f.
— — durch Instrumente 113.
— Vorkommen der 439 f.
— Diagnose der 435 ff.
— Differentialdiagnose zwischen S., Krebs u. Tuberkulose 438 f., 644 ff.
— Entstehung der verschiedenen Formen der 424 ff.
— Erkrankung der Halswirbel bei 435.
— — der oberen Luftwege bei 419 ff.
— — der Nerven bei 435.
Syringomyelie, Akinesen bei 684.
Szegö 475.

Tabak, in Beziehung zu den Erkrankungen der oberen Luftwege 106 f., 628.
Tabes, Ataxie der Stimmlippen bei 740.
— Diagnose der 683.
— Husten bei 729.
— Lähmung des Nervus recurrens bei 681.
— Larynxkrisen b. 681 f., 724.
— Prognose der 683.
Tachykardie bei Morbus Basedowi 820 f., 824.
Tafel I, Fig. 1, Innervation d. oberen Luftwege.
I, Fig. 2, Innervation der Nasenscheidewand.
— I, Fig. 3, Innervation des Kehlkopfes, der Mandeln u. d. Zunge.
— II, Fig. 1, Bild des normalen Nasenrachenraums.
— II, Fig. 2, Bild des normalen Kehlkopfs.
— III, Fig. 1, Tuberkulose.
— III, Fig. 2, Syphilis.
— III, Fig. 3, Karcinom.
— IV, Lähmungen der Kehlkopfmuskeln.
— V, VI u. VII, Mikroorganismen.
Tamponnement der Nase 782 f.
— der Nase nach A. A. Philipp 783.
— des Nasenrachenraums 785.
— Gottstein'sches 238.
Tamponschraube, Gottstein'sche 238, Fig. 104.
Taschenband, s. Taschenlippe.
Taschenbesteck zur laryngosk. Untersuchung nach Avellis 109.
Taschenfalte 25.
— Anatomie der 27.
Taschenlippe 25.
Taschenlippensprache 74.
Taub 521.
Tauchkropf 802 f., 807.
Tavel 286, 299, 419, 513, 515, 798.
Taylor 825.
Teleangiektasien der Nase 612.

Teleangiektasien der Pars oralis 612.
Temperaturunterschiede, Gewöhnung an 104 f.
Teratome 618.
Tereskiewicz 764.
Terray 390.
Tetanie, chronische, Zusammenhang der, mit Erkrankung d. Schilddrüse 819, 820.
Theodor 519.
Therapie, allgemeine 87.
Thiere, lebende in den ob. Luftwegen 542 f.
v. Thiersch 537.
Thilenius, G., 809.
Thomas 506.
Thomassen 414.
Thomson, St. Clair 62.
Thorner 259, 570.
Thost 176, 606.
Thudichum 599.
Thymus, Physiologie d. 85.
Thyreoidintabletten 85, 810 f.
Thyreoidismus 811.
Thyreoiditis 798 f.
Thyrojodin, s. Jodothyrin.
Tiffany 42.
Tillaux 830.
Tillmanns 626, 628, 712.
Tilmann 58, 59.
Tissié 755.
Tissier 302, 353.
Tonsilla pendula 277.
Tonsillotom, Baginskys 282, Fig. 115.
Tonsillotomie 279 ff.
— Blutungen nach 21, 279 f., 778 f.
Tonsilla palatina s. Gaumenmandel.
— lingualis s. Zungenmandel.
— pharyngea, s. Rachenmandel.
Torday 486.
Tornwaldt 209, 210, 228, 757.
Tornwaldt'sche Krankheit 210 f.
Torus palatinus 57.
Tourdes 801.
Trachea s. Luftröhre.
Tracheocele 58, 803.
Tracheoscopie 133 f.
— inferior, Spiegel f. die 114, Fig. 15; 134.

Tracheospasmus, s. Luftröhre, Krampf der.
Tracheotomie, erschwertes Dekanülement nach 500 f.
— bei Diphtherie 497 ff.
— Blutungen nach, bei Diphtherie 499 f.
— bei Diphtherie, Nachbehandlung nach 498 f.
— bei doppelseitiger Posticuslähmung 716.
— bei Karcinom d. Kehlkopfs 653.
— bei Kehlkopfverengerungen 568.
— bei Kehlkopftuberkulose 399 f.
— bei Kropfstenose 813.
Trachewsky 830.
Trachom d. Stimmlippen 602.
Tractionsdivertikel 842.
Traub 773.
Traube 688, 691.
Trautmann 18, 248, 546.
Trautmann'scher Löffel 248, Fig. 108a.
Treitel 56, 702.
Trendelenburg 562, 604.
Trephine, Behandlung d. Nasenscheidewand mit der 558 f.
Treupel 705.
Treves 835.
Trichinen 543.
Trichloressigsäure, Anwendung 157 f.
Trockenbatterie für die Elektrolyse 164, Fig. 74.
Trockenheit des Mundes 215.
Trockner Nasenrachenkatarrh 205, 210.
Troikar, Krause'scher 336, Fig. 131.
Troitzky 519.
Trousseau 195, 346, 504, 825, 826.
Tschaikowsky 830.
Tubenöffnung, Anatomie der 16.
Tuba Eustachii, Katarrh akuter der 191.
— Katarrh chronischer der 209 f.
Tuberkelbacillen, Taf. VI, Fig. 4.

Tuberkulin, Anwendung des 403 f.
Tuberkulose, die Erkrankungen der oberen Luftwege bei 351 ff.
— Antitoxinbehandlung der 377 f.
— Behandlung, allgemeine, der 377 ff.
— — der, in Anstalten 383 ff.
— — arzneiliche, der 388 f.
— — diätetische, der 387 f.
— — örtliche, der 393 ff.
— — des Hustens bei 389 f.
— — des Magens bei 390 f.
— — der Schluckbeschwerden bei 391 f.
— Differentialdiagnose zwischen Tub., Krebs und Syphilis 438 f., 644 ff.
— des Kehlkopfs, Taf. III, Fig. 1.
— — 352 ff., 360 ff.
— — Behandlung, chirurgische, der 395 f.
— — Diagnose der 366 ff.
— — Differentialdiagnose der 369 f.
— — Formen der 352 ff., 360 ff.
— — Geschwüre bei 352, 362 f.
— — Heilungsvorgänge bei 354 f.
— — Infiltration bei 351, 362.
— — Laryngofissur, bei 400 f.
— — miliare, des 353, 365.
— — Prognose der, 373 ff.
— — Symptome der, 371 f.
— — Tracheotomie, bei 399 f.
— — Vorkommen, der 352 ff., 372 f.
— der Nase 355 ff.
— d. Naseneingangs 355.
— des Nasenrachenraums 357.
— des lymphatischen Ringes 358 ff.

Tuberkulose der Pars oralis 358.
— Perichondritis bei 353, 366.
— primäre, der oberen Luftwege 355.
— Prophylaxe der 378 ff.
— der Schilddrüse 806.
— Tumorform der 361 f.
— Wahl der Kurorte bei 392 ff.
— der Wirbel 360.
— der Zunge 360.
Tuberculum atlantis 16, 25.
— corniculatum 23, 24.
— cuneiforme 23, 24.
— Santorini s. corniculatum.
— Wrisbergi, s. cuneiforme.
Türck 118, 221, 602, 702.
Tufnell 712.
Tugging, Tracheal-, Oliver's 145, 689 f.
Tumoren, branchiogene, Bildung der 55.
Tumor tuberculosus des Kehlkopfs 362.
— der Nase 357.
Tupelo 561, 838.
Turban 384.
Turner 816.
Tyndall 62.
Tympanie, Behandlung der 89.
— d. Därme in Beziehung zu Erkrankungen der oberen Luftwege 88 f.
Typhus, Behandlung der Erkrankungen der oberen Luftwege an 516 f.
— Entstehung der Geschwüre im Kehlkopf bei 513 f.
— Erkrankung d. Nerven bei 515.
— Erkrankung d. Schilddrüse bei 515.
— Erscheinung des, in der Nase 514.
— Prognose des 516.
Typhusbacillen, Gaffky'sche 513.
Tyrmann 14, 319.

Überanstrengung der Stimme 790.

Überkreuzung der gehörnten Knorpel 217.
Ulcera catarrhalia 192, 218.
— tuberculosa 352, 362 f.
— syphilitica 431 ff.
Ulcus benignum Heryng 530.
Umfang der verschiedenen Stimmen 71, Fig. 12.
Unger 763.
Unna 538.
Unruh 521.
Unschuld 226.
Untersuchung, äussere, des Halses 143 ff.
— der hinteren Fläche des Gaumensegels 122.
— mit dem Geruch 146.
— des Kehlkopfs 128 ff.
— des Kehlkopfventrikels nach Avellis 133.
— der Kehlkopfhinterwand nach Killian 133.
— nach Kirstein 139.
— der Kinder, Schwierigkeiten bei der 136 f.
— des Kranken im Bett 115.
— des Mundes 116 ff.
— des Nasenrachenraums 118 ff.
— des Schlundes 116 ff.
— mit der Sonde 138.
— der Speiseröhre 147 ff.
— mit dem Stirnspiegel 115.
— Stuhl zur 114, Fig. 16.
— Taschenbesteck nach Avellis, zur laryngosk. 109.
— des Vestibulum nasi 128.
— Vorübungen zur 116.
Unwillkürliches Athmen 81 f.
Urbantschitsch 42, 54, 656.
Urticaria der oberen Luftwege 537, 748.

Vagus, Erkrankungen des 686 ff.
Valentin 61, 661.
Varicen im Mund u. Schlund 612.
— der Speiseröhre 845.
Variola 510 f.
Vasomotorische Nerven 747 ff.

Vasomotorische Nerven, angioneurotisches Oedem 345, 748.
— — Coryza vasomotoria 748 f.
— — Heuschnupfen 749 f.
— — Lähmung der 747 ff.
— — nach Operationen im Hals 748.
— — Ptyalismus 751.
— — Reizung der 751 ff.
Ventriculus laryngis 26.
— — Prolaps des 217.
Ventrikel, Morgagnischer, siehe Ventriculus laryngis.
Verbiegungen der Nasenscheidewand 544, 550 ff.
— — Behandlung der 554,
— — mit Elektrolyse 557.
— — mit Trephine u. Säge 558 ff.
Verengerungen der Bronchien 572.
— des Kehlkopfs 566 ff.
— — Behandlung der 568 ff.
— der Luftröhre 571.
— der Nase 561 ff.
— des Naseneingangs 561.
— des Nasenrachenraums 564.
— des Schlundes 564 f.
— der Speiseröhre 835 ff.
Vergely 614.
Vergiftung durch Kokain 174 f.
Verlauf der motorischen Nervenbahnen 37, 39.
Verletzungen 544.
Verwachsungen 561.
— der Gaumenbogen 565 f.
— im Kehlkopf 567 f.
— in der Nase 561 ff.
— im Nasenrachenraum 504.
Vestibulum nasi, Untersuchung des 128.
Vibrationsmassage 239.
Vierordt 69.
Vigouroux 826.
Vintschgau 43.
Virchow, R. 10, 219, 352, 377, 408, 459, 473, 481, 512, 575, 604, 615, 801, 841.

Vogel 692.
Vohsen 118, 141, 142.
Voit 471.
v. Volkmann 595, 614.
Volksheilstätten 384 f.
Voltolini 120, 139, 141, 181, 431, 600, 608, 755.
Voltolini'scher Haken 120, Fig. 22.
— — 120, 135.
Voltolini's Operations-methode mit dem Schwamm 608.
Vorsprünge der Nasen-scheidewand 544, 550 ff.
Volz 609.

Wachshusten 734.
Wachskropf 802.
Wände der Nasenhöhle 14 f.
Wand, äussere der Nase 15, Fig. 3.
Wagnier 206.
Wagner, Clinton, 43, 141, 268, 277, 301, 341, 459, 615.
Wagner, Rich. 69, 141, 697.
Wagner, Rudolf 825.
Waldeyer 18, 19, 34, 66.
Waldeyer'scher Schlund-ring s. Schlundring, Waldeyer'scher.
Waldow 267.
Walker 537, 757.
Wallenberg 79, 80, 81, 82.
Walter 522.
Wanderkropf 803.
Wanderniere 91.
Ward, Arthur 425.
Warzen der Speiseröhre 845.
Wassermann 644.
Wassmuth 151.
—'scher Sprayapparat 151.
Watson, Spencer 310, 742.
Watteträger, Gottstein'-scher, 238, Fig. 104, 247.
— Heryng'scher 186, Fig. 100.
— für den Nasenrachen-raum 122, Fig. 24, 154, Fig. 46.
Webb 627.
Weber 451.

Weber'sche Nasendouche 153.
—'sches Nadelmesser 291, Fig. 116, 296.
Weibgen 504.
Weichselbaum 288, 319, 323, 356.
Weigert, C. 52, 86, 288, 323, 369, 381, 459, 460, 465, 573, 596, 601, 603, 604, 615, 635, 641, 656, 804, 806.
Weil 782.
—'sche Spiegelchen 114, Fig. 15, 119.
Weinberg, Sophie 459.
Weis 585.
Wernicke 378.
Wertheimber 192, 718.
Westphal'sches Symptom 683.
Wette 805, 814.
White 644.
—, Hale 297.
Whitehead 580, 628.
Wichmann 195.
Widamski 412.
Wiesmann 579, 803.
Wijnhoff 294.
v. Wild 54.
Wilks 515.
William 158.
Williams 602, 628, 822.
Willigk 373.
Winckler 65, 68, 244.
Winternitz 538.
Wirbel, Lage der Hals-theile zu den 25.
— Erkrankung der, bei Syphilis 435.
— Tuberkulose der 360.
Witzel 840.
Woakes 315, 316, 324.
Wölfler 418, 804, 814.
Wolf 229.
— Moritz 310.
— J., 55, 56, 75, 412, 562, 632, 651, 814.
— L., 622, 626.
Wolfenden, Norris 402.
Wolfsrachen, Ursachen des 52.
Wolson 623.
Wolter 57.
Wright 263, 451, 833.
Wroblewsky 264.
Wuhrmann 802.

Wurm 829.
Wunderlich 771.
Wurtz 62.
Wyllie 65.

Xanthom der oberen Luft-wege 539.
Xanthose 199.
Xerostomie 215.

Yersin 450, 454.
Yerwant 574.

Zähne, verirrte 616.
Zahnfleisch, Blutungen aus dem 778.
— Katarrh, chronischer des 215.
Zarncke 663.
Zarniko 28, 206, 211, 604.
Zaufal 323, 825.
Zenker 369, 515, 540, 645, 834, 845, 852.
Zerstäuber für die Nase 126, Fig. 31.
Ziegel 74.
Ziegler 38, 617, 627.
Ziehl 41.
Zielewicz 583.
Ziem 123, 155, 267, 269, 319, 320, 323, 327, 488. 558, 764, 765.
v. Ziemssen 301, 307, 346, 403, 503, 512, 513, 514, 515, 617, 624, 626, 691, 692, 702, 715, 733, 741, 845, 848, 852.
Zinn 381, 760.
Zuckerkandl 12, 16, 23, 30, 31, 32, 34, 52, 120, 199, 310, 315, 316, 322, 330, 332, 544, 551, 553, 563, 588, 589, 609, 616, 619, 757.
Zunge, Anaesthesie der 667.
— Ataxie der 739.
— Blutungen aus der 777, 779.
— Cysten der 610.
— Dermoide der 618.
— Fibrome der 600 f.
— Gummi der 634.
— Hyperaesthesie der 669.

Zunge, Karcinom der
633 ff.
— — Behandlung des
635 f.
— — Differentialdiagnose
des 634 f.
— — Prognose des 635 f.
— Katarrh, chronischer
der 215.
— Krampf der 717.
— Lähmung der 680,
693 f., 699.
— Landkarten- 216.

Zunge, Nerven der 41,
44 f., 49, Taf. I, Fig. 1
und 3.
— Syphilis, tertiäre, der
432.
— Tuberkulose der 360.
Zungenabscesse 293.
Zungenbändchen 57.
Zungenbein, grosses Horn
des 22.
Zungenmandel, Entzün-
dung der 283 f.
— Peritonsillitis der 292.

Zungenspatel, Fränkel'-
scher 117, Fig. 19.
— Schmidt'scher (Czer-
mak'scher Gaumenha-
ken) 116, Fig. 18; 137.
Zuntz 446, 665, 697.
Zwaardemaker 60, 61, 63,
143, 144, 659, 660.
Zwaardemaker's Olfakto-
meter 143, Fig. 43;
144.
Zwangsvorstellungen als
Fernwirkung 764.

Springer-Verlag Berlin Heidelberg GmbH

Handbuch der Arzneimittellehre.

Mit besonderer Rücksichtnahme auf die neuesten Pharmakopöen für Studirende und Aerzte bearbeitet von Professor Dr. Theodor Husemann. Dritte Auflage des Handbuches der gesammten Arzneimittellehre. In Leinwand gebunden Preis M. 10,—.

Medicinisch-klinische Diagnostik.

Lehrbuch der Untersuchungsmethoden innerer Krankheiten für Studirende und Aerzte. Von Prof. Dr. Felix Wesener. Mit 100 Figuren im Text und auf 12 lithographirten Tafeln. In Leinwand gebunden Preis M. 10,—.

Lehrbuch der Geburtshülfe.

Von Prof. Dr. Max Runge. Mit zahlr. Abbildungen im Text. Dritte Auflage. In Leinwand gebunden Preis M. 10,—.

Handbuch der Arzneimittellehre.

Zum Gebrauche für Studirende und Aerzte bearbeitet von Dr. S. Rabow und Dr. L. Bourget, Professoren an der Universität Lausanne. Mit einer Tafel und 20 Textfiguren. In Leinwand gebunden Preis M. 15,—.

Mikroskopie und Chemie am Krankenbett.

Leitfaden bei der klinischen Untersuchung und Diagnose. Für Aerzte und Studirende. Von Prof. Dr. H. Lenhartz. Mit zahlreichen Abbildungen im Text und 3 Tafeln in Farbendruck. Zweite vermehrte Auflage. In Leinwand gebunden Preis M. 8,—.

Die Untersuchung des Pulses

und ihre Ergebnisse in gesunden und kranken Zuständen. Von Prof. Dr. M. v. Frey. Mit zahlreichen in den Text gedruckten Holzschnitten. In Leinwand gebunden Preis M. 7,—.

Die neueren Arzneimittel.

Für Apotheker, Aerzte und Drogisten bearbeitet v. Dr. Bernhard Fischer. Mit in den Text gedruckten Holzschnitten. Sechste vermehrte Auflage. In Leinwand gebunden Preis M. 7,—.

Therapeutische Monatshefte.

Herausgegeben v. Dr. Oscar Liebreich, unter Redaction v. Dr. A. Langgaard und Dr. S. Rabow. Preis für den Jahrgang von 12 Heften M. 12,—.

Die „Therapeutischen Monatshefte" tragen dem in bemerkenswerther Weise gesteigerten Interesse für alle Fragen, welche die Therapie betreffen, und dem Verlangen nach einem Organe, welches *in streng wissenschaftlicher Weise* den *Bedürfnissen des praktischen Arztes auf dem Gebiete der Therapie* entspricht, Rechnung.

☛ Zu beziehen durch jede Buchhandlung. ☚

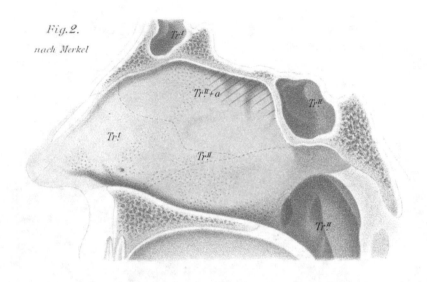

Fig.2.

nach Merkel

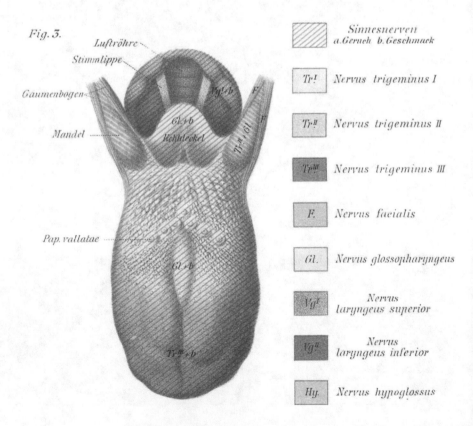

Fig.3.

Luftröhre
Stimmlippe
Gaumenbogen
Mandel
Pap. vallatae

Sinnesnerven
a.Geruch b.Geschmack

Tr.I	Nervus trigeminus I
Tr.II	Nervus trigeminus II
Tr.III	Nervus trigeminus III
F.	Nervus facialis
Gl.	Nervus glossopharyngeus
Vg.I	Nervus laryngeus superior
Vg.II	Nervus laryngeus inferior
Hy.	Nervus hypoglossus

Verlag von Julius Springer in Berlin N

Tafel I.

Fig.1.

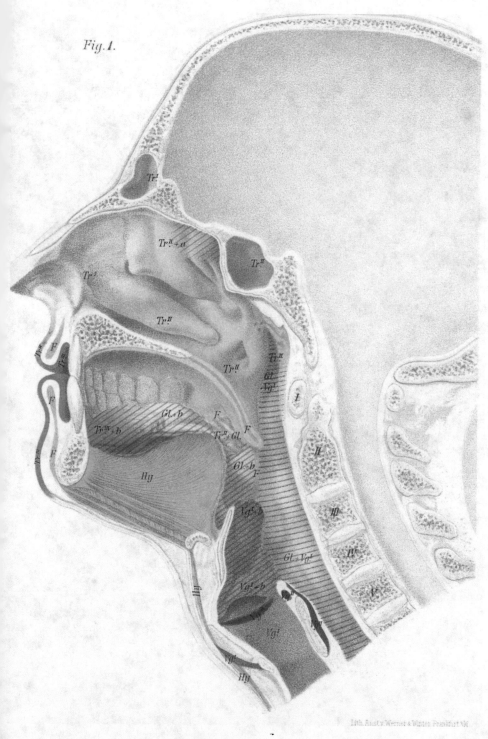

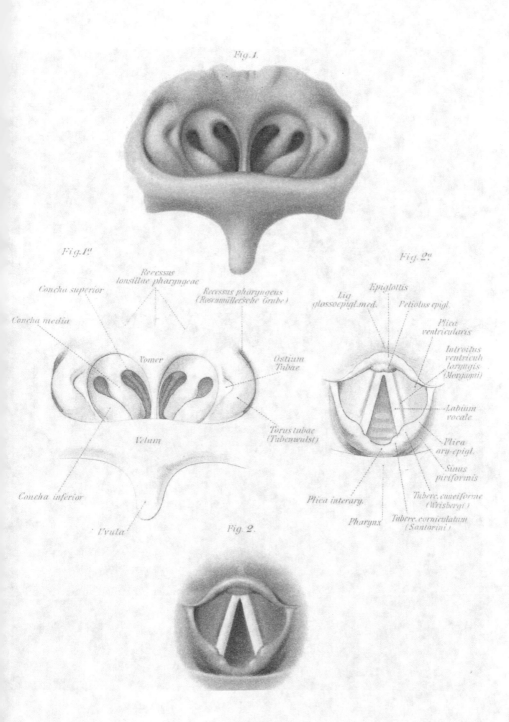

Fig.1.

Fig.1ª

Fig.2ª

Recessus
tonsillae pharyngeae

Concha superior

Concha media

Recessus pharyngeus
(Rosenmüller'sche Grube)

Epiglottis

Lig.
glossoepigl.med.

Petiolus epigl.

Plica
ventricularis

Vomer

Ostium
Tubae

Introitus
ventricul.
laryngis
(Morgagni)

Labium
vocale

Velum

Torus tubae
(Tubenwulst)

Plica
ary-epigl.

Sinus
piriformis

Concha inferior

Plica interary.

Tuberc. cuneiforme
(Wrisbergi)

Uvula

Fig. 2.

Pharynx

Tuberc. corniculatum
(Santorini)

Verlag von Julius Springer in Berlin N   Lith.Anst.v.Werner&Winter Frankfurt aM.

Fig. 1.

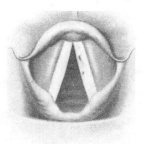

Fig. 2.

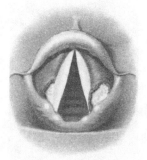

Fig. 3.

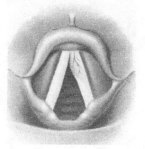

Verlag von Julius Springer in Berlin N   Lith Anst v Werner & Winter, Frankfurt a M

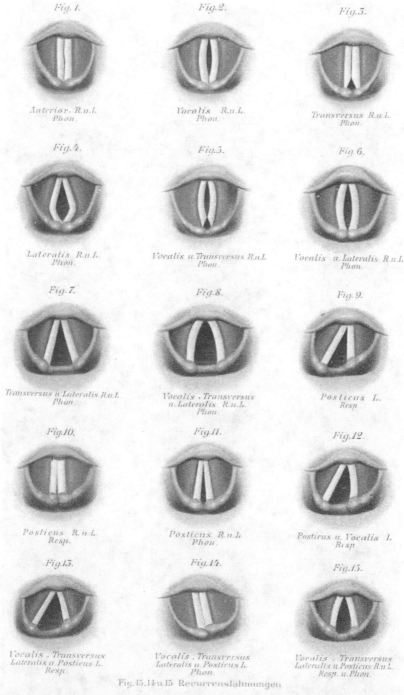

Fig. 1.

Anterior. R.u.l.
Phon.

Fig. 2.

Vocalis R.u.l.
Phon.

Fig. 3.

Transversus R.u.l.
Phon.

Fig. 4.

Lateralis R.u.l.
Phon.

Fig. 5.

Vocalis u Transversus R.u.l.
Phon.

Fig. 6.

Vocalis u. Lateralis R.u.l.
Phon.

Fig. 7.

Transversus u Lateralis R.u.l.
Phon.

Fig. 8.

Vocalis, Transversus
u. Lateralis R.u.l.
Phon.

Fig. 9.

Posticus L.
Resp.

Fig. 10.

Posticus R.u.l.
Resp.

Fig. 11.

Posticus R.u.l.
Phon.

Fig. 12.

Posticus u. Vocalis l.
Resp.

Fig. 13.

Vocalis, Transversus
Lateralis u Posticus l.
Resp.

Fig. 14.

Vocalis, Transversus
Lateralis u. Posticus l.
Phon.

Fig. 15.

Vocalis, Transversus
Lateralis u. Posticus R.u.l.
Resp. u. Phon.

Fig. 13, 14 u 15 Recurrenslähmungen

Stellungen der Stimmlippen bei der Phonation (Phon.) oder Respiration (Resp.)
je nach der Lähmung der unter den Figuren angegebenen Muskeln. R. Rechts. L. Links.

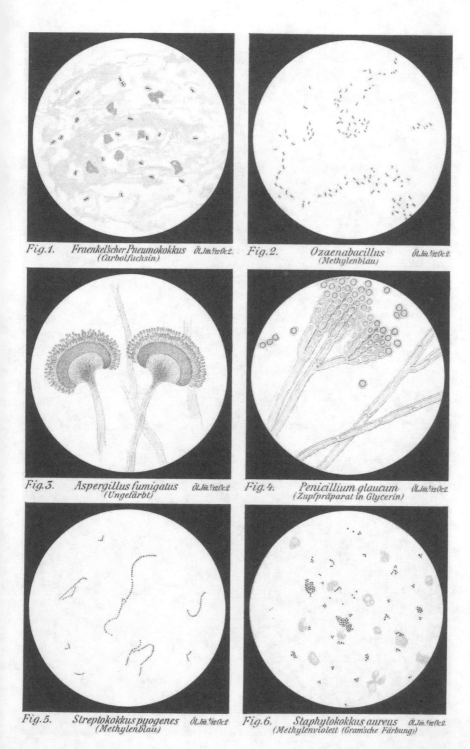

Fig. 1.   *Fraenkel'scher Pneumokokkus*   Öl.Jm.¹/₁₂Oc.2.
(Carbolfuchsin)

Fig. 2.   *Ozaenabacillus*   Öl.Jm.¹/₁₂Oc.2.
(Methylenblau)

Fig. 3.   *Aspergillus fumigatus*   Öl.Jm.¹/₁₂Oc.2
(Ungefärbt)

Fig. 4.   *Penicillium glaucum*   Öl.Jm.¹/₁₂Oc.2.
(Zupfpräparat in Glycerin)

Fig. 5.   *Streptokokkus pyogenes*   Öl.Jm.¹/₁₂Oc.2.
(Methylenblau)

Fig. 6.   *Staphylokokkus aureus*   Öl.Jm.¹/₁₂Oc.2.
(Methylenviolett (Gram'sche Färbung))

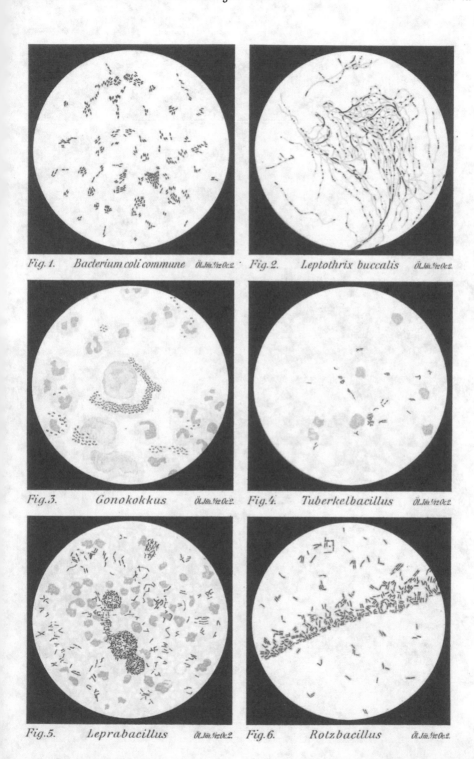

Fig. 1. *Bacterium coli commune* Öl.Jm.¹/₁₂Oc.2.

Fig. 2. *Leptothrix buccalis* Öl.Jm.¹/₁₂Oc.2.

Fig. 3. *Gonokokkus* Öl.Jm.¹/₁₂Oc.2.

Fig. 4. *Tuberkelbacillus* Öl.Jm.¹/₁₂Oc.2.

Fig. 5. *Leprabacillus* Öl.Jm.¹/₁₂Oc.2.

Fig. 6. *Rotzbacillus* Öl.Jm.¹/₁₂Oc.2.

Verlag von Julius Springer in Berlin N

Lith Anst v Werner & Winter, Frankfurt a/M

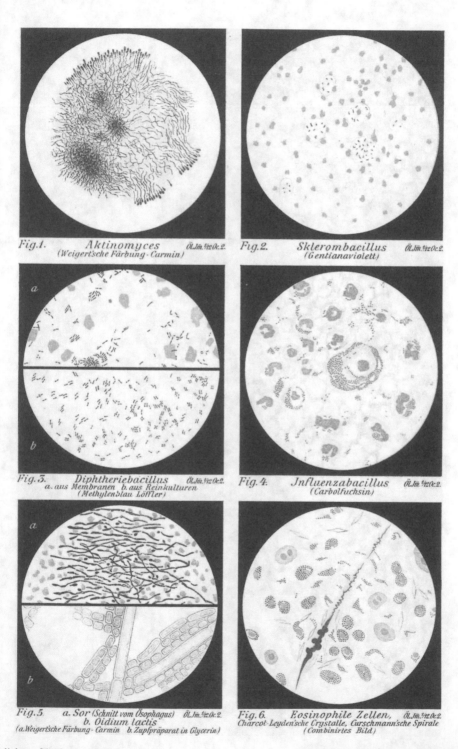

Fig. 1.   *Aktinomyces*   Öl.Jm.¹⁄₁₂Oc.2.
(Weigert'sche Färbung - Carmin)

Fig. 2.   *Sklerombacillus*   Öl.Jm.¹⁄₁₂Oc.2.
(Gentianaviolett)

Fig. 3.   *Diphtheriebacillus*   Öl.Jm.¹⁄₁₂Oc.2.
a. aus Membranen   b. aus Reinkulturen
(Methylenblau Löffler)

Fig. 4.   *Influenzabacillus*   Öl.Jm.¹⁄₁₂Oc.2.
(Carbolfuchsin)

Fig. 5.   a. Sor (Schnitt vom Ösophagus)   Öl.Jm.¹⁄₁₂Oc.2.
b. Oidium lactis
(a.Weigert'sche Färbung - Carmin   b. Zupfpräparat in Glycerin)

Fig. 6.   *Eosinophile Zellen,*   Öl.Jm.¹⁄₁₂Oc.2.
Charcot-Leyden'sche Crystalle, Curschmann'sche Spirale
(Combinirtes Bild)

Verlag von Julius Springer in Berlin N   Lith Anst v Werner & Winter, Frankfurt a/M

Printed in the United States
By Bookmasters